U0228297

# 实用临床介入诊疗学图解

## （第三版）

李彦豪　何晓峰　陈　勇　主编

科学出版社

北　京

# 内 容 简 介

全书共分13章,以图解的形式介绍了经皮血管穿刺插管术,选择性、超选择性血管插管术和造影术,实用介入技术,围介入手术期处理的一般原则,以及常见疾病的介入诊疗。其中,对常见疾病的介入诊疗主要强调其适应证、禁忌证、并发症及其处理,并通过病例的形式演示了具体的介入诊疗过程,总结了笔者在临床工作中的经验和教训。第三版秉承了上两版的编写风格,对上一版的内容和图片进行了大幅更新,并且在字里行间增加了主编评论。

本书图文并茂、实用性强,可供介入科医师、影像科医师及相关科室的临床医师和研究生参考。

**图书在版编目(CIP)数据**

实用临床介入诊疗学图解/李彦豪,何晓峰,陈勇主编.—3版.—北京:科学出版社,2012.8
ISBN 978-7-03-035184-5

Ⅰ.实… Ⅱ.①李… ②何… ③陈… Ⅲ.介入性治疗-图解 Ⅳ.R459.9-64

中国版本图书馆CIP数据核字(2012)第167179号

责任编辑:沈红芬 / 责任校对:张怡君　包志虹
责任印制:霍　兵 / 封面设计:范璧合

科学出版社 出版
北京东黄城根北街16号
邮政编码:100717
http://www.sciencep.com

北京画中画印刷有限公司印刷
科学出版社发行　各地新华书店经销

\*

2002年3月第　一　版　开本:889×1194　1/16
2012年8月第　三　版　印张:48 1/4
2025年3月第十九次印刷　字数:1 625 000

**定价:268.00元**
(如有印装质量问题,我社负责调换)

# 《实用临床介入诊疗学图解》
## （第三版）
## 编写人员

**主　　编**

李彦豪　南方医科大学南方医院介入治疗科

何晓峰　南方医科大学南方医院介入治疗科

陈　勇　南方医科大学南方医院介入治疗科

**章节责任主编**

王晓白　暨南大学附属第一医院介入和血管外科

李　龙　武警广东省总队医院放射科

陈德基　广州医学院第二附属医院放射科

陆骊工　广东省人民医院肿瘤中心介入科

王伟中　广州军区广州总医院介入治疗中心

伍筱梅　广州医学院第一附属医院放射科

**副　主　编**

曾庆乐　南方医科大学南方医院介入治疗科

何明基　广州医学院第二附属医院放射科

郭元星　广州军区广州总医院放射科

胡宝山　广东省人民医院肿瘤中心介入科

梅雀林　南方医科大学南方医院介入治疗科

赵剑波　南方医科大学南方医院介入治疗科

张　艳　暨南大学附属第一医院介入和血管外科

申　刚　广州医学院第二附属医院放射科

**编　　者**

乔宏宇　暨南大学附属第一医院介入和血管外科

赵　玮　广州军区广州总医院介入治疗中心

钱元新　广州医学院第一附属医院放射科

庞桦进　南方医科大学南方医院介入治疗科

冯建宇　南方医科大学南方医院介入治疗科

梁恒毅　广东省人民医院肿瘤中心介入科

蔡名金　广州医学院第三附属医院放射科

任医民　广州医学院第一附属医院放射科

何　凡　深圳市人民医院介入科

毛军杰　中山大学附属第三医院介入科

王江云　南方医科大学南方医院介入治疗科

杨洪伟　南方医科大学南方医院介入治疗科

杨　旸　南方医科大学南方医院介入治疗科

刘战胜　南方医科大学南方医院介入治疗科

## 摄 影 绘 图

何晓峰

梁　斌　佛山市顺德区勒流医院

# 第三版前言

屈指一算我们的孩子出生已经有十个年头了,2002年3月第一版,2007年4月第二版。还好,这小子没有夭折,十岁时又给各位看看他长成什么样了。

本版保留了一些老格式和内容,这是遗传基因决定的。老爸老妈们也就这点儿本事。也添加了一些新的内容,是孩子自然生长发育的结果而已。

写书难,认真写书更难。我们只是做到了比较认真。上二版把参考文献简单列出就完事,本版把参考文献标注入文中,工作量大增。本版修改了第二版的错误之处并更换了部分图片和内容。本版在字里行间增加了"主编评论",原因是各位编者已经成长为教授或副教授,都有自己的观点,主编对此必须尊重。但在有不同意见或者补充的情况下就以评论的方式加以表达。而且"主编评论"可以用不那么学术的语言写一些发自感悟的闲言碎语,期望可以使学术著作变得有点生动活泼。

出书难,已成为往事,但出好书则是难事。科学出版社大概认为这是一本"好书",主动联系我们出第三版。岂非天作之合耶?!三版历任三位编辑都是好样的,是孩子的接生婆。在此一并感谢。

作为本书的发起者,我已经进入退休前状态。老骥伏枥却志在交班。会不会在若干年后出第四版是二位新任主编的事儿了。我对此寄予厚望。

看官会注意到本版增加了几位新爹妈,我们的队伍不断壮大。爹妈们平时忙着挣钱吃饭、养家糊口、应付各种事务,真是忙得不可开交。但无论如何忙也要抽空给孩子做一件漂亮的新衣服过年,否则情何以堪?!各位编者正是如此,牺牲休息时间按时完成了额外的任务,而且干得漂亮。我为此感动且感到骄傲。没有你们的辛劳这一版绝对出不来!我在此叩首致谢。

写书永远是遗憾的事情。通篇望去,我看到遗憾之处比比皆是。望读者以利斧正之。

李彦豪

2012年6月

# 第一版前言

作为临床医学工作者,救死扶伤、治病救人是天职,在履职之余,想写本有关本专业的书。著书立说可能会为本人扬名,亦为各位编者增加晋升用的敲门砖。"人过留名,雁过留声","人往高处走",人之常情罢。然而,我觉得这些并不重要,重要的是把我们在工作中的所观、所思、所感写出来与大家分享。本书包含了我们十多年的辛劳和血汗,有自鸣得意的雕虫小技,亦有提起就觉汗颜的经验教训,就此献丑了。

本书有些特点,聪明的读者(您一定是聪明的!)一看就会明白,但还请容许我加以说明。确定要写此书时,我们开会讨论了写作的原则:

一是写自己的东西,不愿去"抄书"。但是,既为"书",适当的引经据典还是必要的,一点不抄也不行。毕竟我们是站在前人的肩膀上爬上来的。

二是自己不熟的和未开展的项目不写。尽管如此,您还会看到因"熟"的程度不同,部分章节写得不尽人意。有不少有价值的题目也因不熟而舍弃了,您若想了解那些内容只好去看别的专著,十分抱歉。正因为如此,原先拙著拟名为"图谱",后想"谱"即是全,不全也只好改"图解"。

三是用自己的图。此愿望大部分实现了,连线图都是我们设计制作的,不求完美,但求能表达出我们的意思。少量图片是在我们外出会诊时获得的宝贵资料,在此类图后我们会加以注明。十分感谢提供资料的同行们。

四是讨厌新八股出现在内容中,特别是一、2、(3)之类的条条。因为这些条条往往不能也不可能包括所有的可能性,反而会使我们的思维受限,所以,有必要列出的条条由"☆"代替(表示并非全部,还有其他可能性),而重要的内容着重标出。但我想窠臼难逃,可能它又改头换面回来了。

五是本书中设了病例评述。这些病例有成功的、典型的、罕见的和失败的,总之是有话要说,有感而发的。您不妨细细品味一番,提出宝贵意见。

以前出书难,所以我从未想过自己主编一本书,所写的书都是由别人组织,自己仅参加部分章节的编写,承蒙同道的厚爱,也获得主编、副主编的名衔。这次倒好,科学出版社的李君编辑找上门来帮出书,真是感谢不尽。但真正主编起来,还真令我犯难,事无巨细均要操心,且大有眼高手低之感。值得庆幸的是我们终于完成了,尽管其中还有许多遗憾。通过此次掉了几斤肉、熬了许多夜的编写过程,我们长进了,也发现自身的能力和水平十分有限,尚需努力提高。这对以后的工作是十分有益的。

李彦豪

写于 2001 年消费者权益日

# 目　录

第三版前言

第一版前言

第一章　绪论 ……………………………………………………………………………………… (1)

　　第一节　介入诊疗学的定义和范畴 …………………………………………………………… (1)

　　第二节　国内外介入诊疗学发展简史 ………………………………………………………… (1)

　　第三节　广东介入诊疗学发展简史 …………………………………………………………… (4)

第二章　经皮血管穿刺插管术 …………………………………………………………………… (7)

　　第一节　基本技术 ……………………………………………………………………………… (7)

　　第二节　经股动、静脉和腘动脉穿刺插管术 ………………………………………………… (11)

　　第三节　经锁骨下动、静脉穿刺插管术 ……………………………………………………… (14)

　　第四节　经颈动、静脉穿刺插管术 …………………………………………………………… (16)

　　第五节　经腋及肱动、静脉和桡动脉穿刺插管术 …………………………………………… (17)

第三章　选择性、超选择性血管插管术和造影术 …………………………………………… (20)

　　第一节　基本技术 ……………………………………………………………………………… (20)

　　第二节　血管造影的若干技术要点 …………………………………………………………… (23)

　　第三节　头颈部动脉插管术 …………………………………………………………………… (25)

　　第四节　胸主动脉分支插管术 ………………………………………………………………… (28)

　　第五节　腹主动脉分支插管术 ………………………………………………………………… (31)

　　第六节　盆腔及下肢动脉插管术 ……………………………………………………………… (37)

　　第七节　静脉系统选择性插管术 ……………………………………………………………… (38)

第四章　实用介入技术 …………………………………………………………………………… (42)

　　第一节　经导管血管栓塞术 …………………………………………………………………… (42)

　　第二节　经导管动脉内药物灌注术 …………………………………………………………… (56)

　　第三节　球囊导管扩张术 ……………………………………………………………………… (59)

　　第四节　内支架置入术和取出术 ……………………………………………………………… (61)

　　第五节　经皮肝穿胆道引流术 ………………………………………………………………… (66)

　　第六节　影像引导下经皮穿刺活检术 ………………………………………………………… (72)

　　第七节　经皮血管闭合术 ……………………………………………………………………… (80)

　　第八节　经皮肾盂穿刺造瘘术 ………………………………………………………………… (85)

　　第九节　经皮穿刺瘤内注药术 ………………………………………………………………… (86)

　　第十节　经颈静脉肝内门腔分流术 …………………………………………………………… (90)

　　第十一节　静脉滤器置放术和回收术 ………………………………………………………… (100)

　　第十二节　经皮穿刺胃造瘘术和胃空肠造瘘术 ……………………………………………… (102)

　　第十三节　经皮血管内异物取出术 …………………………………………………………… (106)

　　第十四节　经皮腹腔神经丛阻滞术 …………………………………………………………… (107)

　　第十五节　经皮肿瘤消融术 …………………………………………………………………… (109)

　　第十六节　影像引导下硬化疗法的基本原则 ………………………………………………… (113)

　　第十七节　经皮椎体成形术和经皮椎体后凸成形术 ………………………………………… (123)

　　第十八节　经皮血管内导管药盒系统植入术 ………………………………………………… (129)

第十九节　臭氧在感染性疾病治疗中的应用 ……………………………… (133)

**第五章　围介入手术期处理的一般原则** …………………………… (145)
第一节　概述 ………………………………………………………… (145)
第二节　手术前处理 ………………………………………………… (145)
第三节　手术中处理 ………………………………………………… (150)
第四节　手术后处理 ………………………………………………… (154)
第五节　常见介入治疗并发症的预防和处理 ……………………… (156)
第六节　围介入手术期麻醉与镇痛 ………………………………… (162)

**第六章　头颈部病变** ………………………………………………… (168)
第一节　头颈部疾病的介入治疗方法特点及一般原则 …………… (168)
第二节　良性肿瘤 …………………………………………………… (173)
第三节　恶性肿瘤 …………………………………………………… (191)
第四节　头颈部血管病变 …………………………………………… (197)
第五节　颅外头颈部动脉出血 ……………………………………… (216)
第六节　颅内动脉狭窄 ……………………………………………… (220)
第七节　颈动脉狭窄 ………………………………………………… (234)
第八节　颅内动脉瘤 ………………………………………………… (241)
第九节　创伤性颈动脉-海绵窦瘘 ………………………………… (254)
第十节　急性缺血性脑卒中 ………………………………………… (268)

**第七章　胸部疾病** …………………………………………………… (277)
第一节　咯血 ………………………………………………………… (277)
第二节　肺大疱 ……………………………………………………… (294)
第三节　肺隔离症 …………………………………………………… (299)
第四节　原发性支气管肺癌 ………………………………………… (304)
第五节　乳腺癌 ……………………………………………………… (315)
第六节　气管和主支气管狭窄 ……………………………………… (319)

**第八章　肝胆胰脾病变** ……………………………………………… (326)
第一节　原发性肝癌 ………………………………………………… (326)
第二节　肝脏转移性肿瘤 …………………………………………… (367)
第三节　肝脏良性占位性病变 ……………………………………… (378)
第四节　恶性胆道疾病 ……………………………………………… (395)
第五节　良性胆道疾病 ……………………………………………… (402)
第六节　胰腺癌 ……………………………………………………… (412)
第七节　脾功能亢进及相关性疾病 ………………………………… (418)
第八节　脾动脉瘤 …………………………………………………… (422)
第九节　脾破裂 ……………………………………………………… (425)

**第九章　胃肠道病变** ………………………………………………… (429)
第一节　胃肠道良性狭窄 …………………………………………… (429)
第二节　胃肠道恶性狭窄 …………………………………………… (434)
第三节　消化道出血 ………………………………………………… (441)
第四节　胃肠道肿瘤 ………………………………………………… (455)
第五节　急性肠梗阻的介入治疗 …………………………………… (462)

**第十章　门静脉高压症** ……………………………………………… (469)
第一节　门静脉型门静脉高压症 …………………………………… (469)

第二节　肝窦型门静脉高压症 ……………………………………………………………… (478)

第三节　肝静脉型门静脉高压症 …………………………………………………………… (486)

第四节　动静脉型门静脉高压症 …………………………………………………………… (502)

第五节　区域性门静脉高压症 ……………………………………………………………… (512)

**第十一章　泌尿生殖系统疾病** ……………………………………………………………… (517)

第一节　肾占位病变 ………………………………………………………………………… (517)

第二节　肾血管性病变 ……………………………………………………………………… (532)

第三节　肾上腺病变 ………………………………………………………………………… (552)

第四节　妇科恶性肿瘤 ……………………………………………………………………… (557)

第五节　子宫肌瘤 …………………………………………………………………………… (562)

第六节　妇科其他良性病变 ………………………………………………………………… (572)

第七节　精索静脉曲张 ……………………………………………………………………… (587)

第八节　盆腔淤血综合征 …………………………………………………………………… (608)

第九节　左肾静脉压迫综合征 ……………………………………………………………… (612)

**第十二章　血管病变** ………………………………………………………………………… (625)

第一节　主动脉夹层 ………………………………………………………………………… (625)

第二节　腹主动脉瘤 ………………………………………………………………………… (635)

第三节　下肢动脉闭塞症 …………………………………………………………………… (654)

第四节　假性动脉瘤 ………………………………………………………………………… (670)

第五节　深静脉血栓形成 …………………………………………………………………… (675)

第六节　上、下腔静脉阻塞综合征 ………………………………………………………… (681)

第七节　血管发育畸形 ……………………………………………………………………… (688)

**第十三章　骨及软组织病变** ………………………………………………………………… (711)

第一节　腰椎间盘突出症及颈椎病的介入治疗 …………………………………………… (711)

第二节　骨和软组织创伤 …………………………………………………………………… (729)

第三节　良性骨肿瘤及肿瘤样病变 ………………………………………………………… (733)

第四节　骨恶性肿瘤 ………………………………………………………………………… (738)

第五节　良、恶性椎体病变的骨水泥成形术治疗 ………………………………………… (743)

第六节　深部软组织内阳性异物套管法钳取术 …………………………………………… (746)

# 第一章  绪  论

## 第一节  介入诊疗学的定义和范畴

"介入放射学"（interventional radiology, IVR）一词由美国胃肠道放射学家 Margulis 在 1967 年首次提出，当时命名为介入诊断放射学（interventional diagnostic radiology），他敏锐地意识到在放射学领域一个崭新的亚专业正在形成，1967 年 3 月他在国际著名的学术刊物《American Journal of Roentgenology》上发表了题为《介入放射学：一个新的专业》的述评[1]。

以往"介入放射学"的定义是以影像诊断为基础，在医学影像诊断设备的引导下，利用穿刺针、导管及其他介入器材，对疾病进行治疗，采集数字化影像、组织学、细菌学及生理生化资料进行诊断的学科，属微创诊疗学的范畴。早期介入放射学的导引设备主要是 X 线血管造影系统，所以一般也称为介入放射学。随着超声、CT 及磁共振等影像成像系统被广泛用作导引设备，也许介入诊疗学这一概念更能确切地表达这一学科的内容[2]。

介入诊疗学具有集影像诊断与微创治疗为一体的鲜明学科特点，为疾病的诊断和治疗开拓了新的途径，被称为现代临床治疗学中的第三大诊疗体系，是与内科、外科并列的三大临床医学技术之一。它具有微创性、可重复性强、定位准确、疗效高、见效快、并发症发生率低、多种技术可联合应用、简便易行等诸多优点，展示了广阔的前景，特别对一些以往被认为是不治或难治之症治疗效果更佳，因此赢得了国内外医学界的广泛重视和应用，并深受广大患者的欢迎。

对于需要用药物治疗的疾病，介入治疗与内科治疗相比，其优势在于可使药物直接作用于病变部位，不仅大大提高了病变部位药物浓度和药效，还可大大减少药物用量，降低药物的副作用。

对于需手术治疗的疾病，介入治疗与外科治疗相比，更具有以下优势：

无须手术切开暴露病灶，一般只需通过穿刺插管等技术就可完成治疗。由于创伤小，术后恢复快，住院期短，可在同一部位进行多次重复治疗和并发症少而轻。

大部分患者只需局部麻醉或静脉麻醉，从而降低了麻醉的风险，并使不适合全身麻醉的患者受益。

对于手术治疗入路困难和难以处置的病变，介入治疗往往能够寻找捷径并给予巧妙的处理。对部分疑难病种的疗效与外科手术相当甚至更优。

经过了近 60 年的发展，介入诊疗学已形成了较完整的体系，临床上常将介入诊疗学分为三大类：

按入路途径，可分为**血管性介入**和**非血管性介入**技术两大类。血管性介入技术是指使用穿刺针，通过穿刺进入人体血管系统，并在透视的引导下，将导管送到病灶所在的位置，通过导管注射对比造影，显示病灶血管情况，在血管内对病灶进行诊断和治疗的方法。常用的体表穿刺点有股动、静脉，桡动脉，锁骨下动、静脉，颈动、静脉等。血管性介入技术包括造影、插管、灌注、栓塞、成形（血管或瓣膜）、支架、分流术（经颈静脉肝内门腔分流术）、植入术（如导管药盒或起搏器）、消融术等。而非血管性介入技术则指没有进入人体血管系统，在影像设备的引导下，直接经皮穿刺或插管至病灶或经人体生理和病理通道（如食管、肠道、胆管、气道、阴道、输卵管、尿路、泪道以及各种窦道、瘘道引流道等）进入病灶进行诊断和治疗的方法，包括活检、引流、造瘘、成形、支架、神经阻滞术、臭氧治疗等。血管介入和非血管介入的各种技术在介入诊疗中均可单独应用或联合应用。

按病变部位和病种，又可分为**神经介入、心脏介入和外周介入**。后者亦可细分为肿瘤介入、血管介入、消化道介入、泌尿系介入、妇产科介入、骨关节介入和急症介入等。以上种种分类并无严格的界限，只是为了表述方便而已。专职的介入医师可能从事一个类别或多个类别的介入诊疗工作。而其他专科医生只从事与本专业相关病种的治疗，通常不担任介入性诊断工作。

按引导设备，又可分为 X 线介入（DSA）、CT 介入、超声介入、MRI 介入等。

## 第二节  国内外介入诊疗学发展简史

### 国际介入诊疗学发展简史

介入诊疗学的形成和发展与其他医学学科一样，也经历了一个漫长的探索过程，也是在探索、创新和完善中发展起来的，是人类长期与疾病作斗争的经验总结。

大致可分为 3 个阶段。以下为较有代表性或标志性的研究报告。

### 早期基础探索阶段[3]

1896 年，Hasher、Morton 在 Roentgen（伦琴）发现 X 线不久，即用石膏做对比剂开始在尸体做动脉造影研究。

1910 年，Franck 和 Alwens 进行了犬、兔的动脉造影试验。

1923 年，Berberic 使用溴化锶注入人体血管进行造影。同年，Sicard 和 Forestier 用碘罂子油做静脉造影也获成功。

1924 年，Brook 用 50％的碘化钠做了第一例人体股动脉造影。

1929 年，Werner Frossmann 成功地将导管从自己的上臂静脉插入左心房，首创了心导管造影术，并因此获得诺贝尔奖。

1941 年，Farinas 采用股动脉切开插管做腹主动脉造影。

1951 年，Bierman 用手术暴露人体颈总动脉和肱动脉的方法做选择性的内脏动脉造影，并进行了第一次动脉灌注化疗。

### 雏形阶段[3]

1953 年，瑞典医生 Seldinger 首创了经皮动脉穿刺、导丝引导插管动脉造影法（即 Seldinger 技术），由于该法操作简单、损伤小、无须缝合血管，完全替代了以往需手术切开暴露血管的方法，因而很快被广泛采用，成为介入诊疗学的基本操作技术。他也因此获得诺贝尔奖提名。

1959 年，Sones 创立选择性冠状动脉造影技术[4]。

1962 年，Newton 首先采用栓塞血管的方法治疗脊椎血管瘤。

1963 年，Nusbaum 采用动脉内灌注血管收缩剂治疗消化道出血获得成功。

1964 年，美国医生 Dotter 成功地为一例下肢动脉缺血的妇女进行了血管成形术。他经导管做下肢动脉造影时，意外地将导管插过了狭窄的动脉，使狭窄血管得到了扩张，取得了意想不到的良好效果。在这启示下，他利用同轴导管开创了经皮血管成形技术，这标志着介入放射新技术的开始。他改变了血管造影诊断医师仅做诊断、不做治疗的传统模式，使其转变为集影像诊断与介入治疗于一体的临床医师，极大地推动了介入放射学的发展。

1965 年，Sano 用导管成功实施了首例颅内动静脉畸形栓塞术[4]。

1967 年，Mobin-Uddin 最早报道了他设计的下腔静脉过滤器，在动物实验获得成功；于 1969 年再次报道了过滤器的长期实验结果，并第一次把过滤器应用于 6 名患者，从而开创了过滤器临床应用的历史[5]。

1967 年，Porstman 报道了非外科手术方法堵闭动脉导管。

1967 年，Margulis 在国际著名的学术刊物《AJR》上发表了题为"介入放射学：一个新的专业"的述评[1]。

1971 年，Serbinenko 创立了可脱性球囊治疗颈动脉海绵窦瘘（carotid-cavernous fistula，CCF）的技术[4]。

1973 年，Baum 等发起成立了心血管与介入放射学学会（Society of Cardiovascular & Interventional Radiology，SCVIR，2002 年更名为 SIR），为介入放射学发展起到了极为重要的作用。2000 年其会员已达到 3500 人，其年会是仅次于 RSNA 年会的放射学会议，同年参会人数达 5000[6]。

1970 年，Christorffersen 报道剖腹直视下对胰腺肿块做穿刺活检，然后行细胞学检查，准确率高达 94％～96％，为细胞穿刺活检奠定了基础。20 世纪 70 年代，Holm 在 B 超引导下，成功地进行了经皮穿刺活检胰、肾、肝和后腹膜肿瘤组织。

1976 年，Haaga 应用 CT 导向穿刺抽吸活检获得成功[6]。

1974 年，Grunzig 发明了双腔球囊导管用于腔内血管成形术，较之 Dotter 的同轴导管又先进了一步，从而使经皮腔内血管成形术（PTA）得到极大的发展。3 年后他又用这种导管成功地为一患者在清醒状态下做了冠状动脉成形术，从此开辟了冠状动脉介入治疗的新纪元。

1975 年，Hijikata 首先报道经皮腰椎间盘髓核切除术（percutaneous lumber discectomy，PLD）治疗腰椎间盘突出症[7]。

1970 年代中期，美国马萨诸塞州总医院放射科血管诊断组医师就开始自己查房，处理术后的各种临床问题，虽然初期受到了临床医师的怀疑，但他们很快用行动消除了临床医师的疑虑，赢得了内外科医师的尊重[8]。

1976 年 Wallace 在《Cancer》杂志上，以"Interventional Radiology"为题，系统地阐述了介入放射学的概念以后，并于 1979 年在葡萄牙召开的欧洲放射学会第一次介入放射学学术大会上做了专题介绍，"介入放射学"这一名字才被国际学术界正式认可[9]。

### 发展成熟阶段[6]

1979 年，日本介入放射学家 Nakakuma 等把碘油与抗癌药混合后注入肝癌供血动脉,再用明胶海绵栓塞该动脉,使肝癌的介入治疗取得了突破性的进展。该方法已被医学界公认为不能手术切除肝癌和肝癌术后复发的首选治疗方法。

1981 年,Zeitler 发起出版了首本专业期刊《Cardiovascular Interventional Radiology》(简称《CVIR》)。《CVIR》现已成为仅次于《Radiology》和《AJR》的最有影响的放射学专业期刊。

1983 年,Dotter 和 Cragg 分别报道了用镍钛合金丝制成温度记忆合金内支架的实验结果,标志着内支架的系统研究进入了一个新纪元[9]。

1984 年,Galibert 等完成首例经皮椎体成形术(percutaneous vertebroplasty,PVP),其在治疗椎体血管瘤中获得了意想不到的良好效果,从此开创了经皮椎体成形术[10]。现已广泛应用于椎体良、恶性肿瘤及骨质疏松症等的治疗。

1984 年,Mass 报道了使用金属不锈钢圈制成的自扩式双螺旋形内支架。

1985 年,Wright 和 Palmaz 分别报道了用不锈钢丝制成的自扩式 Z 形内支架和由不锈钢丝编织成的球囊扩张式网状管形内支架,次年又改进为一种超薄壁无缝钢管式内支架。

1986 年,Puel 和 Sigwart 率先在人体开展冠状动脉支架植入术。

1987 年,Thurmond 等首次报道了选择性输卵管造影和再通术治疗输卵管阻塞性不孕[11]。

1988 年,Richter 成功地开展了经颈静脉肝内门体静脉分流术(transjugular intrahepatic portosystemic stent-shunt,TIPSS)治疗严重门静脉高压的临床应用。

1989 年,Neubaus 等采用可膨式金属支架(expandable metallic stent,EMS)进行胆道支架置入术治疗恶性梗阻性黄疸。

1990 年,Domschke 等首次成功使用自膨式金属支架(self-expandable metallic stent,SEMS)治疗食管癌引起食管梗阻的患者。

1991 年,Elson 等报道采用上腔静脉支架置入术治疗上腔静脉压迫综合征取得良好效果。

1991 年,Guglielmi 等首次报道用电解式可脱式铂金弹簧圈(gugliemi-detachable coil,GDC)栓塞脑动脉瘤的临床研究,使颅内动脉瘤血管内治疗发生了革命性的进步[12]。

1991 年,Parodi 首次用直形内支架行腔内隔绝术治疗腹主动脉瘤获得成功[13]。

1993 年,Rossi 首次发表了经皮射频消融术(radio-frequency ablation,RFA)治疗肝癌的临床研究报告[14]。

1994 年,Dake 等首次报道用支架成功治疗胸主动脉瘤[15]。

进入 21 世纪,随着分子生物学的深入发展,在介入放射学基础上出现了分子介入放射学,它是在影像监控或引导下,利用分子探针和分子对比剂对分子水平的疾病进行诊断和治疗的技术。它不同于传统介入放射学,是介入放射学的亚学科,已逐渐显示出较好的发展前景[16]。

## 中国介入诊疗学发展简史

我国介入诊疗学起步较晚,但经过几代人 30 余年不懈的努力,我国介入诊疗学的大部分项目已接近国际水平。以下为较有代表性或标志性的事件:

1979 年,我国介入放射学的创始人之一林贵教授在国内率先对原发性肝癌选择性动脉造影进行报道,1984 年又做了肝动脉栓塞治疗原发性肝癌,并对这一临床应用进行了报道[17]。

1981 年起,刘子江教授受卫生部委托,举办介入放射学学习班,向全国各地招生,将 Seldinger 技术和肺癌的支气管动脉灌注化疗术在全国普及、推广[9]。

1981 年,贺能树在《国外医学文摘》上发表文章,最早系统地介绍介入放射学[18]。

1984 年,凌锋首先开展了神经介入治疗,并于 1991 年出版了我国第一本神经介入专著——《介入神经放射学》[19]。

1985 年,冯敢生等率先进行了中药白芨做栓塞剂的试验研究,他们的研究开创了介入放射学与祖国传统医学相结合的新途径[9]。

1986 年,夏宝枢在山东省潍坊市组织召开了第 1 届全国介入放射学术会议,共收到论文 160 篇[17]。

1988 年,罗鹏飞在广东省人民医院成立全国第一个由介入放射医生管理的介入治疗科。

1990 年,在杭州召开了第 2 届全国介入放射学年会,共收到论文 424 篇。会上正式成立介入放射学组,由林贵任组长,刘子江、戴汝平任副组长[17]。

1990 年,卫生部下发了《关于把一部分有条件开展介入放射学的放射科改为临床科室的通知》,从管理体制上确立了介入放射学的作用和地位,全国各地不同程度地开展了介入诊疗工作,一些大的医院专门成立了介入病房及研究室,进一步促进了我国介入放射学的发展[2]。

20 世纪 90 年代中后期,由于大批海外学者回到国内,以及国内外频繁的学术交流,大大缩小了我国与先进国家之间介入诊疗技术的差距。

1990 年,周义城首次报道了经皮腰椎间盘摘除术(PLD),滕高军等经过改进,使其日趋成熟[7]。

1992 年,陈星荣、林贵教授等创办了全国第一本介入专业性刊物——《介入放射学杂志》,对推动介入学术发展起了重要的作用[9]。

1992 年,詹晓星等首次报道了选择性输卵管造影和再通术(FTR)治疗输卵管阻塞性不孕[20]。

1994 年,在南京召开了第 3 届全国介入放射学年会,共收到论文 574 篇。由于林贵教授已去世,刘子江任组长,戴汝平、李麟荪任副组长[17]。

1996 年,国家科委、卫生部、医药管理局联合召开的"中国介入医学战略问题研讨会",确立了介入放射学在医学领域的地位,即介入放射学与内科、外科并列为三大临床诊疗技术,并在《健康报》[2]上公开发表。

1997 年,在广州召开了第 4 届全国介入放射学年会,共收到论文 724 篇。刘子江任名誉组长,戴汝平任组长,李麟荪、肖湘生任副组长。

1997 年,为了推动介入放射学的科研工作,经刘玉清院士争取,国家科委、卫生部、医药管理局专为介入放射学补设"九五"攻关项目。同时,卫生部规定:凡是没有开展介入放射学工作的医院,不得被评为"三甲"医院。

1997 年,景在平等在国内率先进行了腹主动脉瘤的腔内隔绝治疗[21]。

1998 年,景在平等在国内率先进行了胸主动脉瘤的腔内隔绝治疗[22]。

2001 年,介入放射学组改选。选举肖湘生教授为中华医学会放射学会第 4 届介入放射学组组长,张金山、徐克、罗鹏飞教授为副组长。

2001 年,滕皋军等首次报道了经皮椎体成形术(PVP)治疗椎体良、恶性肿瘤[23]。

2002 年,在西安市召开了第 5 届全国介入放射学大会,会议讨论认为四年一届的全国介入大会间隔时间太长,为了进一步活跃学术气氛,更好地促进介入放射学的发展,决定将全国介入放射学术大会改为两年一次[17]。

2004 年,在上海召开了第 6 届全国介入放射学术大会。

2006 年,在沈阳召开了第 7 届全国介入放射学术大会。

2008 年,在北京召开了第 8 届全国介入放射学术大会。

2010 年,在广州召开了第 9 届全国介入放射学术大会。

至今,国内介入放射学各项技术得到进一步的发展,凡是国际先进技术,如主动脉支架术、颅内动脉支架术等均在国内开展,不少医院建立起独立的介入病房,由介入医师独立管理病区,不少疾病的治疗由外科为主转向介入治疗为主,如布-加综合征、难治的出血性病变、晚期肝癌、血管性病变、脓肿和囊肿引流等。

回顾我国介入放射学的发展历程,于 20 世纪中,大多偏重于介入治疗技术的引进、临床应用和方法改良,基础研究和实验研究工作较为薄弱。进入 21 世纪后,基础和实验研究工作有所加强,少数医学院校还建立了颇具规模的"介入医学实验室"。但是,大多数基础和实验研究课题仅限于动物的形态学或技术学方面的研究,涉及当代医学前沿和(或)获得国家自然基金资助的课题仍明显偏少。这是我们今后努力的方向[24]。

总之,我国介入放射学已有了长足的进步,前途是光明的,尤其是有了一大批年轻、成熟的介入放射学专家。

## 第三节　广东介入诊疗学发展简史

广东介入诊疗学在全国起步较早,取得了较多的成绩,一直在全国处于领先和先进水平。以下为较有代表性或标志性的事件:

1983 年,广东省人民医院罗鹏飞完成广东省首例肝癌介入治疗。

1983 年,广东省人民医院陈传荣在国内首先开展经皮球囊心脏瓣膜成形术[25]。

1984 年,罗鹏飞完成广东省首例肾动脉狭窄球囊成形术。

1986 年,罗鹏飞完成首例精索静脉曲张的导管栓塞治疗。

1988 年,罗鹏飞成立全国第一个由介入放射医师管理的介入治疗科。

1988 年,广东省人民医院陈传荣、陈纪言完成广东省首例冠状动脉成形术[25]。

1989 年,罗鹏飞完成全国首次用$^{198}$Au 混合碘油行 TACE。

1991 年,中山医科大学附属第一医院庄文权等在广东省内率先开展了经皮腰椎间盘髓核切除术治疗腰椎间盘突出症[26]。

1992 年,罗鹏飞率先用无水乙醇行 TAE 后残癌局部注射消融。

1992 年,中山医科大学《影像诊断与介入放射学》杂志创刊,对广东介入放射事业起到了较大的推动作用。

1993 年,中山市人民医院李晓群等完成广东省首例输卵管再通术(FTR)。

1994年,中山医科大学附属第三医院单鸿等在广东省内首先开展了颈动脉狭窄的经皮血管内支架成形治疗[27]。

1994年,第一军医大学(南方医科大学前身)南方医院李彦豪在国内首创经皮穿刺锁骨下动脉药盒植入术。

1995年,罗鹏飞在中国人民解放军总医院张金山主任的帮助下完成全省第一例TIPS手术。同年南方医院李彦豪与意大利专家一起尝试开展本技术,并得到持续开展和推广。

1996年,暨南大学附属第一医院王晓白完成广东省首例下腔静脉过滤器置入术。

1997年,单鸿、罗鹏飞、李彦豪共同编写了广东第一本介入治疗专著——《临床介入诊疗学》。

1997年,南方医院、广东省人民医院和中山医科大学附属第三医院共同成功举办了第四届全国介入放射学大会。

1997年,李彦豪完成广东省内首例胆道支架置入术。

1999年,王晓白完成广东省首例覆膜支架置入术治疗腹主动脉瘤,并在全国率先开展流变血栓清除术。

2000年,李晓群等完成广东省首例经皮椎体成形术(PVP)。

2000年,中山医科大学附属第一医院肖海鹏、庄文权等首先报道了难治性Graves病的介入治疗[28]。

2000年,单鸿等在广东省内首先报道了异位妊娠的介入治疗[29]。

2000年,中山大学肿瘤医院吴沛宏等在广东省内首先开展了经皮射频消融术治疗肝脏肿瘤[30]。

2001年,王晓白整合介入专科和血管外科,成立了全国第一个介入血管科。

2001年,南方医院介入科何晓峰在全国率先从意大利引入臭氧治疗,开创了中国臭氧治疗的新纪元。

2001年开始至今,由李彦豪、罗鹏飞、王晓白和单鸿等倡导每季度举办一次介入沙龙,互相交流经验教训,学术气氛空前活跃。

2002年,吴沛宏等在广东省内首先开展了放射性粒子植入术治疗恶性肿瘤[31]。

2003年,王晓白等完成广东省首例颅内支架植入术。

2004年,李彦豪倡导使用覆膜支架进行TIPS并取得成功,在国内得到推广应用。

2006年至今,每年举办一次由李彦豪倡导的全国介入并发症闭门坛(后更名为"全国介入并发症学术研讨会"),研讨如何防治介入治疗并发症。

2007年,广东省介入医师协会成立,从此广东省的介入医师有了"娘家",选举单鸿为主任委员,罗鹏飞、李彦豪任名誉主任委员。

2008年,武警广东省总队医院李龙翻译出版《泡沫硬化疗法教程》,并与南方医院介入科共同开发临床应用,在全国推广。

2008年,李晓群等完成广东省首例骨肿瘤射频消融术。

2010年,由中山大学附属第三医院、广东省人民医院、暨南大学附属第一医院和南方医院共同承办了在广州召开的第9届全国介入放射学大会。

2011年,李晓群等完成广东省首例胆管肿瘤射频消融术。

2011年,广州市妇女儿童医疗中心张靖举办第1届全国儿科介入放射学研讨会,推动了儿科介入放射学的发展。

目前,广东省各省级医院和部分市级甚至县(区)镇级医院开展了介入诊疗技术,部分三甲医院纷纷建立了各具特色的独立介入病房,已经培养了一大批高级介入专业人才,各级科研课题和学术专著、论文成果丰硕,呈现出生机勃勃的良好发展前景。

(主编评论:本绪论简单回顾了介入放射学的发展史,特别是广东省的。回顾历史可以看到前辈们几经奋斗建立新学科的艰辛历程,激励我们继承他们的优良传统并继续前进。与大多数前辈一样,我们大多数也出身于放射诊断学专业。经历了二十余年的转型期,我们已接近成熟,但是仍然面临来自周围和自身内部的挑战。只有完善自我和共同致力于介入诊疗学的发展,才能克服各种困难,迎来光明的未来。我坚信我们赖以生存的学科不会垮掉,因为后来者会与我们一道奋勇前进。顺便说明一下,这些资料是编者手头可查到的和根据回忆描述的,不准确之处望读者指正并原谅,特别是关于首例和首次之说。)

(何明基 陆骊工)

## 参 考 文 献

[1] Margulis AR. Interventional diagnostic radiology:a new subspecialty. AJR Am J Roentgenol,1967,99(6):761

[2] 刘玉清. 我国介入医学现状及发展战略的探讨. 中国介入医学发展战略及学术研讨会论文汇编. 北京. 1996:1~3

[3] 杨建勇,陈伟. 介入放射学理论与实践. 第2版. 北京:科学出版社,2006:1~2

[4] 刘新锋. 脑血管病介入治疗学. 北京:人民卫生出版社,2006:83~84

［5］李麟荪．临床介入治疗学．南京：江苏科学技术出版社，1994：321～323

［6］吴沛宏，黄金华，罗鹏飞，等．肿瘤介入诊疗学．北京：科学出版社，2005：414～635

［7］滕皋军．经皮腰椎间盘摘除术．南京：江苏科学技术出版社，2000：1～3

［8］梅雀林，李彦豪．介入放射学的产生、发展和未来．中华放射学杂志，2004，38（4）：432～434

［9］刘玉清．介入放射学：回顾、展望、对策．中华放射学杂志，2002，36（12）：1061～1062

［10］Galibert P，Deramond H，Rost P，et al. Preliminary note on the treatment of verterbral angioma by percutaneous acrylic verterbreplasty. Neurochirurgie，1987，33（8）：166～168

［11］Thurmond AS，Novy-M，Uchida-BT，et al. Fallopian tube obstruction：selective salpingography and recanalization. Work in progress. Radiology，1987，163（5）：511～514

［12］Guglielmi GM，Vinuela F，Dion J，et al. Electrothrombosis of saccular aneurysms via endovascular approach. Part. 2：Prelimilnary clincal experience. J Neurosurg，1991，75（9）：8～14

［13］Parodi JC，Palmaz JC，Barone HD，et al. Transfemoral intraiuminal graft implantation for abdominal aortic aneurysms. Ann Vase Surg，1991，5（6）：491～496

［14］Rossi S，Fornari F，Buscarini L. Percutaneous ultrasound guided radiofrequency electrocautery for the treatment of small hepatocellular carcinoma. J Interv Radiol，1993，8（6）：97～103

［15］Dake MD，Miller C，Semba CD，et al. Trahsumihal placement of endovasavlar stent-grms for the treatment of descending thoracic aortic aneurysm. N Engl J Med，1994，331（26）：1729～1734

［16］滕皋军．重视基础实验研究，推动介入放射学的可持续发展．介入放射学杂志，2001，10（3）：129～130

［17］肖湘生．中国介入放射学三十年回顾．第7届全国介入放射学术大会汇编．沈阳．2006：1

［18］杨建勇．介入放射学：技术还是科学？第二届全国非血管性与血管性介入新技术学术研讨会暨第三届介入放射学新技术提高班论文汇编．郑州．2005：2～3

［19］凌锋．介入神经放射学．北京：人民卫生出版社，1991：1

［20］詹晓星，杨建勇，李红发，等．选择性输卵管造影和再通术（附70例报告）．中华放射学杂志，1992，26（4）：710～712

［21］景在平，赵君．腹主动脉瘤的微创疗法——腔内隔绝术．中华普通外科杂志，1998，13（5）：306～307

［22］景在平，周颖奇，赵志青，等．腔内隔绝术治疗胸主动脉瘤一例．中华外科杂志，1999，37（7）：431

［23］滕皋军，何仕诚，郭金和，等．经皮椎体成形术治疗椎体良恶性病变临床应用（35例报告）．东南大学学报（医学版），2002，21（1）：98～105

［24］欧阳墉，倪才方．我国介入放射学发展中的主要问题及对策．介入放射学杂志，2007，16（1）：1～3

［25］李广镰，谭宁．广东省介入发展简史：团结务实求发展．岭南心血管病杂志，2009，增刊：49～50

［26］庄文权，杨建勇，陈伟，等．介入方法治疗腰椎间盘突出症的若干问题讨论．临床放射学杂志，1999，12（18）：772～775

［27］单鸿，李少文，关守海，等．颈动脉狭窄的经皮血管内支架成形治疗．中华放射学杂志，1998，32（3）：143～149

［28］肖海鹏，庄文权，胡国亮，等．介入栓塞治疗难治性Graves病的临床应用与病理机制．中山医科大学学报，2000，21（6）：458～461

［29］单鸿，马壮，姜在波，等．未破裂期输卵管妊娠的介入治疗．中华放射学杂志，2000，34（2）：2～4

［30］范卫君，赵明，吴沛宏，等．经皮射频消融术在肝脏肿瘤治疗中的临床价值．中华放射学杂志，2002，36（4）：313～316

［31］张福君，吴沛宏，顾仰葵，等．CT导向下$^{125}$I粒子植入治疗肺转移瘤．中华放射学杂志，2004，38（9）：906～909

（本章责任主编　王晓白）

# 第二章　经皮血管穿刺插管术

## 第一节　基本技术

经皮血管穿刺插管术是血管性介入技术的最基本技术，旨在为导管等器材进入血管腔建立微创性通道，主要包括 Seldinger 技术和可撕脱鞘技术。前者是由 Seldinger 医生于 1953 年创立，主要步骤为穿刺血管、引入导丝、拔除穿刺针后沿导丝引入导管[1]。可撕脱鞘技术是采用带可撕脱鞘的穿刺组合直接穿刺血管，穿刺成功拔除针芯后直接经鞘送入导管，而不需要使用导丝引导，最后将鞘后撤并撕成两片与导管脱离。由于 Seldinger 技术采用的穿刺针直径较小，创伤小而应用广泛，是本节主要介绍的内容。可撕脱鞘技术偶尔应用于经较粗大的静脉（如锁骨下静脉和股静脉）进行导管留置和插入电极线等。近半个世纪来，穿刺插管基本操作技术并无重大改变，只是在穿刺器材方面有了较大进步，如各种改良的穿刺针、导管鞘、微穿刺套装等。穿刺引导技术亦由凭触摸血管搏动，发展到透视下利用解剖标志和超声引导，使得本术的创伤更小，技术成功率更高。

### 器材

经皮血管穿刺插管术采用的器材主要是穿刺针、导丝、血管鞘和导管。

#### 金属穿刺针

血管穿刺常用金属穿刺针，长度多为 7cm，外径为 18G 或 19G，内径可通过 0.038in（1in = 2.54cm）或 0.035in 导丝，分为有芯及空芯两种。**有芯针**由穿刺针及针芯两部分组成，诊针在穿刺过程中，无组织及血栓阻塞针孔。但操作稍繁杂，穿刺后需拔出针芯，缓慢后撤针套，待血液流出或喷出。如未穿中血管则再插入针芯方可继续操作，并且不适于静脉穿刺时的边穿刺边抽吸的方式，目前已较少应用。**空芯针**其头端呈锐利的斜面，刺入血管前壁即可见血液流出或喷出，操作简便，这也是一些术者喜欢使用的理由。进行静脉穿刺时可边穿刺边抽吸，尤其有利于压力较低的静脉穿刺，如颈静脉和锁骨下静脉等。缺点是多次穿刺后其内易有血栓

及脂肪组织，应注意冲洗，目前此类穿刺针较为常用。

#### 塑料外套管穿刺针

该穿刺针直径为 18G，金属空心针芯外套塑料管，尾端有一透明塑料腔（图 2-1-1），穿刺血管成功后可见血液回流其内。一般刺中动脉时显示鲜红的血液迅速充满塑料腔，回流较慢或不能充满者表示针尖部分进入血管，需重新穿刺。刺中静脉时暗红色血液缓慢回流并充满塑料腔。固定针尾，将塑料外套进一步推入血管腔内，撤出针芯，见到喷血（动脉）或涌血（静脉）即可送入导丝。这样可防止因手抖、针套退出血管致穿刺失败。这种穿刺针常被不同术者偏爱或厌恶，但用于血管腔较小者如小儿股动脉和桡动脉穿刺，仍可获得一定的益处。缺点是一旦回血进入塑料腔但又不能引入导丝时，需将塑料腔拆开清洗存血，增加较多麻烦（图 2-1-2）。

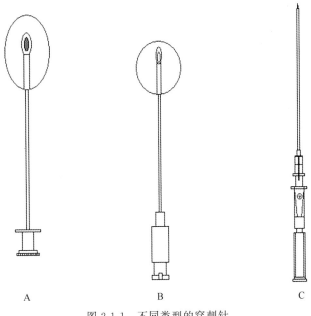

图 2-1-1　不同类型的穿刺针

有芯针（A）；空芯针（B）；塑料套管针（C）

#### 微穿刺套装（micropuncture set）

微穿刺套装由 21G（0.82mm）穿刺针、头端柔软的 0.018in 微导丝及 4F 或 5F（1mm = 3F）导管鞘组成。先用细针穿刺血管，回血后送入细导丝。待导丝无阻力时顺利插入 10cm 左右，再沿微导丝送入导管鞘。

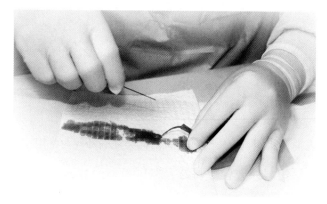

图 2-1-2　穿刺针喷血

用该套穿刺针所造成的创伤极小,安全性能好,通常用于小儿股动脉及成人肱、桡动脉和胆管部位的穿刺(图 2-1-3)。其缺点为由于穿刺针细小,不能根据是否喷出回血来确认刺入动脉内,经验不足者导丝可进入动脉壁间或血管外造成血肿和导丝折曲。

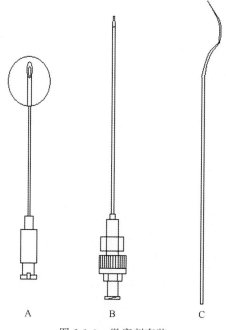

图 2-1-3　微穿刺套装
21G 穿刺针(A);5F 扩张器(B);微导丝(C)

### 导管鞘

导管鞘是置于体外与血管内的固定通道,用以送入导丝、导管和其他器材如球囊导管、支架等。导管鞘多由塑料制成,为加强支撑力其内层有金属丝缠绕者称为"金属鞘"。导管鞘由防漏阀、侧臂、鞘管和配套的扩张器组成,当血管穿刺成功后可顺导丝整体送入血管腔内。撤出扩张器,通过侧臂注入肝素盐水后再送入导丝和导管。导管鞘的粗细从4～20F 不等,可根据置入之

导管和其他器材的不同需求而选用;长度一般为 7～10cm,超过 20cm 者称为长鞘,用于过度迂曲的动脉插管和特殊需要。能跨越腹主动脉分叉至对侧髂动脉的导管鞘称为"翻山鞘"。(主编评论:导管鞘的用途也在使用过程中得到扩展,用作血管造影、替代导引导管和取出血管内异物等。)

### 导丝和导管

参阅第三章第一节。

### 基本操作方法

穿刺部位应常规消毒、铺巾。[主编评论:但必须说明并没有教科书规定所谓经皮血管穿刺插管术的消毒和铺巾常规。以往的操作方法是沿用外科手术的常规消毒方法,即超过皮肤切口 15cm 以上。考虑到介入手术切口极小(一般不超过 0.5cm)甚至不需要切开皮肤,可以认为原来消毒的范围太大,是一种浪费。笔者建议改进为以皮肤进针点为中心、周围 10cm 以内消毒即可满足介入手术要求。以往进行股动脉或静脉穿刺时,不少术者习惯进行双侧腹股沟甚至会阴部消毒,为一侧穿刺不成功做准备。但是临床上真正需要同时进行双侧穿刺的病例不足 5％,因此笔者建议一般情况下仅需一侧消毒,特殊情况如小儿和预计双侧穿刺的手术才进行双侧消毒。在保证无菌的情况下尽量简洁应该成为我们追求的目标。]

根据手术目的选择相应的穿刺器材,新器材打开即用。(主编评论:以往因节省介入器材常常将器材消毒后重复使用,习惯上在使用前要认真冲洗和浸泡。目前的器材均为一次性使用且产品质量大大提高,笔者认为一般的冲洗和浸泡措施已无必要,这样可节约手术时间和简化手术程序。即使术者坚持也应该注意冲洗和浸泡液不宜使用肝素盐水,器材沾上肝素盐水后可导致穿刺点不断渗血。)

一般情况下采用手指**触摸法**确定动脉体表穿刺点。对于动脉深在难以触及搏动者有三种方法辅助定位:**透视定位法**,即透视下根据动脉走行的骨性标志判断穿刺点;**路径图技术**,如已有近段插管可冒烟留取路径图来确定血管位置;**B 超引导**,有条件者最好行 B 超探查靶血管的位置,以减少盲穿所致的血管和邻近组织器官损伤。

股静脉因与动脉伴行,故多选择在股动脉内侧穿刺。

穿刺插管术可分为两步骤完成:穿刺和引入导管(鞘)。穿刺是本术的关键。

血管穿刺的基本技术要点:

正确选择皮肤**进针点**。一般通过触摸（动脉）选择在正对血管走行的皮肤表面、距血管**穿刺靶点**（即针刺入血管处）远端（逆行穿刺为近端）2～4cm处。不能触及搏动者，如颈静脉、股静脉则按体表标志和与并行动脉的关系确定皮肤进针点（详见后述）。

本术对局部麻醉的要求与外科手术稍有不同。方法为抽取2%利多卡因溶液5ml，用1ml进行皮肤麻醉，即在预定的进针点打一皮丘，然后进行血管周围麻醉预防疼痛和血管痉挛，即从穿刺靶血管一侧进针，负压抽吸无回血时边退边注入麻醉剂2ml，退至皮下时再进行另一侧麻醉。注意对患儿和肱动脉等部位进行局麻时应该减少麻醉剂的用量，过多注射会掩盖本身就较微弱的动脉搏动。小儿及不合作患者可使用静脉麻醉。预计采用的导管鞘直径大于6F者先做约5mm的皮肤切口。使用6F以下导管鞘时，可直接穿刺而无须做皮肤切口。

进行血管穿刺前应先将穿刺针刺入皮肤进针点，然后再触摸动脉搏动。反过来操作时常常需要再次触摸，费时费力。术者持针的方法有三种：上持针、水平持针和下持针（图2-1-4）。笔者认为以上持针和水平持针较好，可以灵活调节穿刺针的进针角度。下持针往往穿刺角度过大，难以调整。

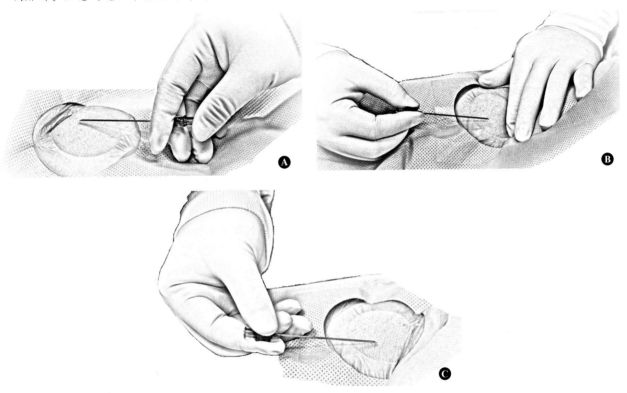

图 2-1-4　血管穿刺的持针方法
上持针(A)；水平持针(B)；下持针(C)

**穿刺时要求穿刺针进针方向与靶血管走行相一致，必须做到前壁穿刺**。如果皮肤进针点与靶血管偏离成角，不宜采用针尖偏向内侧或外侧的方法，而是在偏离较远时重新选择合适的皮肤进针点，偏离不多时可稍稍牵拉皮肤使之良好对应（图2-1-5）。（主编评论：偏离成角的后果是刺中靶血管的概率减少，尚可损伤邻近重要组织器官和发生血管侧壁穿刺。后者在术后拔出导管鞘进行压迫时，因为不能直接压迫到穿刺点反而使其张开，是发生局部巨大血肿的主要原因之一。）

穿刺进针角度通常为30°～45°，但应根据患者局部软组织厚度调整，薄者减小角度，反之亦然。特殊部位血管，如锁骨下动静脉，应采用特殊角度。

穿刺时穿刺针的斜面必须向上，如此刺入血管内方可利于导丝前行。否则导丝易反向走行。

在上述正确操作的前提下，术者左手食指尖（通常较为敏感）在皮肤进针点以上2～4cm触摸动脉搏动，针尖对准其平滑刺入。对于较瘦的老年患者和儿童，由于皮下组织偏少，动脉易于滑动，可采取以中指和食指置于动脉两侧轻轻下压，将其固定后再穿刺。

以往使用有芯穿刺针时需穿破血管前后壁，待缓慢后撤穿刺针方可回到血管内。目前基本上使用空心穿刺针，通常要求仅仅前壁穿刺，较双壁穿刺损伤减少。平滑刺入血管腔内后，可见血液从针尾喷出（动脉）、溢出或顺利回抽血液（静脉）。此时术者左手解除对动脉

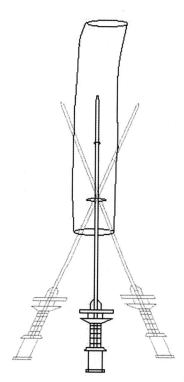

图 2-1-5　血管穿刺示意图

血管穿刺时要求穿刺针与血管长轴一致,否则成角不易刺中血管

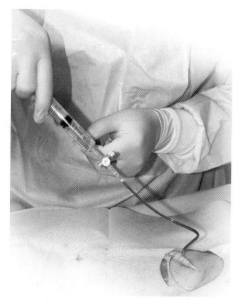

图 2-1-7　侧臂顺利回血是穿刺成功的标志

触摸,转而以食指和拇指固定穿刺针。

单人操作是目前流行的方式,所以回血后使用短导丝经穿刺针送入血管内。这个过程必须十分顺畅,几乎感觉不到阻力。如果遇到阻力或患者诉疼痛不适,应立即停止操作,透视下观察导丝的走行(图 2-1-6)。

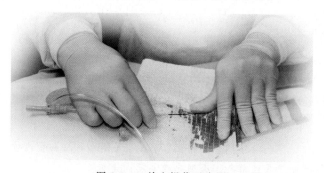

图 2-1-6　单人操作示意图

送入短导丝在体外剩余 10cm 左右即可撤出穿刺针。术者左手中指或环指压迫穿刺点(静脉穿刺不必压迫),用食指和拇指固定导丝,右手持导管鞘沿导丝边旋转边插入血管内。导管鞘顺利插入并拔出扩张器见到鞘的侧臂顺利回血是穿刺成功的标志(图 2-1-7)。

反复穿刺不见回血和回血后导丝不能顺利进入是本技术的难点所在。前者一般意味着未穿中血管,其原因和处理方法如下:

穿刺过程中因动脉滑动而难以刺中,常见于动脉硬化者和儿童以及肱动脉和腋动脉穿刺。前者不难理解,儿童则由于其皮下组织疏松,后者因动脉在软组织中不易固定。术者触摸时如用力较大,穿刺时就易发生滑动。轻触压和必要时用两个指尖轻轻将动脉卡住,这样较易穿刺成功。

**穿刺深度不够**是永远穿不中血管的。易发生在锁骨下动脉和静脉穿刺中。

穿刺不中,再穿时**退针不够**,使穿刺针的走行方向和角度难以得到有效调整,后续穿刺则难以成功。应该养成重穿前退针至皮下再穿的正确习惯。

个别部位(如锁骨下动静脉等)和近端动脉狭窄闭塞时,因难以触及血管搏动,可增加穿刺的难度。经验和辅助工具(超声和透视引导)有助于提高穿刺命中率。

穿刺回血后能将导丝顺利送入 15～20cm,方可拔针。送入导管鞘时如不顺利则必须暂停,切忌强行推进甚至送入导管鞘。导丝插入困难多是由于:

送入导丝的过程中针尖移位,导致导丝进入血管内膜下。此时可稍调整穿刺深度或者重新穿刺,回血顺畅后再送入导丝。

在透视下观察导丝是否进入靶动脉附近的血管分支,如股动脉穿刺时偏向外侧多提示进入腹壁下动脉,应回撤导丝,调整方向,尝试进入髂动脉。如果导丝反向进入股浅动脉,提示穿刺针至斜面向下,应撤出导丝,调整穿刺针至斜面向上,重新送入导丝。左锁骨下动脉穿刺则导丝易进入椎动脉。此时,可在透视下调整导丝,将其送入主动脉内。如导丝在穿刺点附近卷曲,则应重新穿刺。切忌强行插入导丝,导致血管损伤。

## 术后处理

拔出导管鞘后应局部压迫止血。正确的止血方法为：

单指压迫血管穿刺点，而不是皮肤进针点，力量适中，以进针点不出血为宜。

通常情况下使用6F以下导管鞘者动脉需压迫5～10分钟，静脉需压迫1～2分钟。使用直径较大的导管鞘进入动脉、凝血功能不良或术中肝素化者需时更长。

高血压者应采用适当措施降低血压。通常用硝苯地平10mg，舌下含化，必要时用硝普钠静脉滴注。

接受溶栓治疗和肝素化者在停药后6～12小时再拔管压迫止血，不失为良好的选择。

动脉穿刺者止血彻底后可加压包扎或用2kg的沙袋压迫6小时左右。加压包扎应松紧适度，以食指能伸入其中为宜，防止过紧造成肢体缺血和静脉回流困难，甚至局部血栓形成。一般术后患者应平卧6小时方可下床活动。

目前也有使用市售压迫器进行压迫止血者。但必须按照产品说明书提示的方法使用。压迫过程中应该同样严密观察局部情况，防止压迫器移位或者压迫过紧引起的并发症（图2-1-8）。

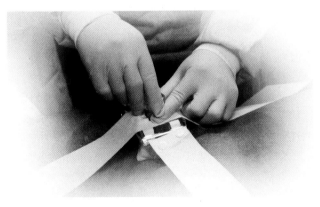

图2-1-8　压迫止血器

使用经皮血管缝合器封闭血管穿刺点可使患者免除局部压迫、制动和卧床。其适应证和使用方法参见第四章第七节，但其价格较高，不宜在一般情况使用。

## 并发症及其防治

### 局部血肿

局部血肿是血管穿刺插管术中最常见的并发症，发生率在1%～5%。主要原因是术后靶点压迫不准确或不够、穿刺插管操作不当、使用抗凝溶栓药物、高血压和术后制动不够等。术后应严密观察和及时处理。应注意患者穿刺点局部有无明显隆起、胀痛及皮下淤血。一旦形成血肿，应立即重新压迫止血，并加压包扎。一般血肿可待其自行吸收痊愈。如果血肿较大可采用较粗大的针穿刺抽出淤血，并在血肿稳定后实施热敷或其他物理治疗促进血肿吸收。

### 穿刺点出血

穿刺点少量出血因敷料覆盖不易察觉，而大量出血时患者会感觉到穿刺点附近有明显的湿热感甚至可见敷料血染。发现后应立即压迫穿刺靶点，直至彻底止血后重新加压包扎。

### 动-静脉瘘和假性动脉瘤

本术发生动-静脉瘘和假性动脉瘤的概率并不高，一般低于1%，多发生于股动脉穿刺者。发生的原因可能与动静脉比邻关系（如前后重叠等）、操作粗暴、使用溶栓药物和使用器材直径较大等有关。二者临床症状相似，多在术后数周至数月发现腹股沟处触及异常搏动和闻及血管杂音，多普勒超声检查可以证实诊断。假性动脉瘤一般采用局部压迫的方法治愈。体积较大者需辅以瘤腔内注射凝血酶。仍然难以愈合和发生动-静脉瘘者可行覆膜支架置入术或者外科手术治疗。

（何晓峰　庞桦进）

# 第二节　经股动、静脉和腘动脉穿刺插管术

股动、静脉均较粗大，且由此插管易到达全身各部位的血管，为最常用的血管介入操作入路。

## 相关解剖

髂前上棘至耻骨结节之连线为腹股沟韧带解剖位置，股动脉于腹股沟韧带中点深面延续于髂外动脉[2]。在股三角内，由外向内依次排列着股神经（N）、股动脉（A）、股静脉（V）及股管（Y），相当于英文单词"海军"（NAVY）。该部股动静脉前方仅有皮肤、皮下组织及阔筋膜覆盖，易触及动脉搏动，其后有股骨头方便压迫止血，宜作为动脉穿刺点。由该点进入股动脉其上方有腹壁下动脉分支，下方有股深动脉分支。透视下，97%的股动脉通过股骨头内侧1/3靠近髋关节间隙[3]，如动脉搏动不明显，可以此为定位依据（图2-2-1）。股静脉常位于相邻动脉内侧0.5～1cm处。

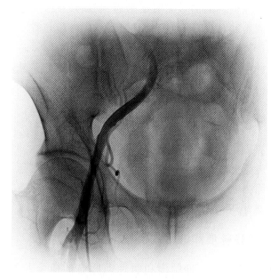

**图 2-2-1　透视下定位**

透视下显示股动脉投影于股骨头内 1/3

## 穿刺方法

### 股动脉逆行穿刺

其皮肤进针点选在动脉搏动最明显（血管穿刺靶点）处正下方 1～2cm，即多在腹股沟皮肤皱褶下 1～2cm 处。但需要注意超重和皮肤明显松弛者皱褶可能移位，不能作为标志。这种情况下应该在透视下定位[4]。股静脉穿刺的血管穿刺靶点则位于动脉搏动最明显处内侧 0.5～1cm，皮肤进针点亦选择在其正下方 1～2cm。股动脉穿刺时术者用左手食指轻压并触摸腹股沟皮肤皱褶上方搏动最强处，右手持穿刺针经皮肤进针点对准该点斜行平滑刺入（图 2-2-2A）。股静脉穿刺应间歇性退针以待静脉血流出。

穿刺成功后，可见动脉血色鲜红，自针尾喷出，静脉血色暗红，缓慢滴出，此时可送入导丝。如果动脉穿刺仅流血不见喷血，则有可能部分针尖位于动脉前后壁或

侧壁，不应盲目进导丝，应继续稍微退针并见喷血明显时方可送入导丝，然后插入导管鞘。若送入导丝有阻力，应在透视下观察导丝走行，大多数情况是导丝在穿刺针前方盘曲或向外上方斜行进入腹壁下动脉，此时应在透视下后撤并旋转导丝试行进入，多可成功进入髂外动脉。在无效的情况下，应拔针稍加压迫止血后重新穿刺。

由于髂外动脉狭窄或闭塞及其他因素如肥胖、低血压，有时触不到股动脉搏动，可采用盲穿法穿刺股动脉。首先触摸有无股动脉索条状改变，如能触及则穿刺此点。透视下按前述解剖标志穿刺股动脉多可获得成功。有条件者可采用 B 超引导下或者路径图引导穿刺。穿刺成功后即可送入导丝。

如髂股动脉严重迂曲，可更换超硬导丝引导。必要时可采用长血管鞘，越过严重迂曲的部位，以利于后续引入的导管操作。

成人经股动脉介入法引入的导管鞘的直径一般应小于 10F，如果准备采用缝合器缝合穿刺点则可使用 20F 的导管鞘。

婴幼儿由于股动脉细小穿刺难度大，建议双侧腹股沟消毒、使用塑料套管针进行穿刺，难以触摸时可采用药物升高血压。

### 股动脉顺行穿刺

股动脉顺行穿刺不常使用，但在处理同侧膝下动脉狭窄时则是理想选择。其穿刺方法与逆行穿刺有所不同。

首先要求股浅动脉自开口向下 4～5cm 范围内管腔无明显斑块和狭窄性病变、同侧髂动脉亦无狭窄或闭塞性病变。穿刺前需行 CTA 或 MRA 检查确定是否存在上述异常。

穿刺要点与股动脉逆行穿刺有所不同，应在腹股沟皮肤皱褶上 1～2cm 进针，触摸远端动脉搏动，向足侧方向穿刺，血管进针点位于股总动脉（图 2-2-2B）。

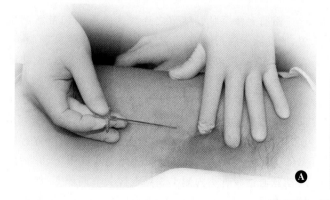
Ⓐ

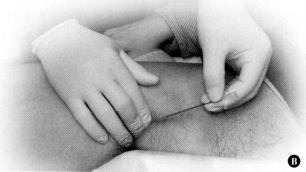
Ⓑ

**图 2-2-2　股动脉穿刺**

逆行穿刺（A）；顺行穿刺（B）

如果采用腹股沟皮肤皱褶处或偏下进针，血管进针点往往位于股浅动脉，虽可避开股深动脉的干扰，但此处动脉较为深在，触及的动脉搏动比较微弱，因此穿刺难度较前者稍大。

穿刺成功后，进入导丝时需在透视下观察其走行，以确定导丝进入股浅动脉。

### 经股静脉穿刺

股静脉通常位于股动脉内侧 0.5～1cm，少数情况下二者可有部分前后重叠。其内径粗大可引入较粗大的导管鞘（12～14F）。穿刺时术者可先扪及股动脉作为参照，向其内侧平行刺入。宜使用空心针。刺入后缓慢退针，待回血自行流出。由于股静脉压力较高，一般不需要采用边退针边回抽的方法。静脉回血速度较慢、颜色较深，可与动脉回血鉴别。观察到顺利回血后插入导丝，在无阻力顺利插入 20～30cm 后，可插入导管鞘。一旦有阻力应在透视下观察导丝的走行方向。透视下观察到导丝顺利沿脊柱右侧前进证实其在下腔静脉。

在被穿刺的髂、股静脉已有血栓形成时，穿刺的难度增大。盲穿时即使刺中股静脉也可能没有回血或仅见针尾有微量血液溢出，但难以抽到回血。此时应经穿刺针在透视下注入造影剂证实在股静脉后送入导丝，再引入血管鞘。穿刺特别困难者可采用下列方法进行引导：

透视下定位。股静脉走行的骨性投影位于股骨头内侧旁开 1cm 范围内。

经健侧插管进入患侧，透视下引导穿刺。

B 超引导下穿刺是相当好的方法，只是需要设备和经验。

### 腘动脉穿刺

腘动脉自大腿中下 1/3 交界处，在股后正中线内侧约 2.5cm 起始，向外下走行至膝关节后方与腘窝正中线相交，然后垂直下降至胫骨粗隆水平，此线即是腘动脉的体表投影。即透视下投影，腘动脉于股骨髁间窝水平居膝后中央，在膝关节平面以下，腘动脉多位于膝部中线偏外。腘动脉平均长度为（17.54±0.15）cm，外径起始段平均值为（5.40±0.05）mm，终端的外径平均值为（4.90±0.06）mm。腘静脉位于腘动脉后外侧。腘动、静脉共同包于血管鞘内。由于位置较深，其后方为肌肉及脂肪组织，正常情况下体表触诊多能触及腘动脉搏动，但在超重者和髂、股动脉狭窄闭塞者则难以扪及。

腘动脉逆行穿刺不常使用，多用于股浅动脉开口完全闭塞，无法由上至下行股动脉治疗的患者；或是在股浅动脉开通时导丝由股动脉内膜下自上而下，至腘动脉上段无法进入血管真腔的患者。

腘动脉穿刺时体位多采用俯卧位和侧卧位。借助彩色多普勒超声引导、路径图下穿刺时多采用俯卧位。可尝试侧卧位盲穿，患侧肢体朝上。穿刺时，尤其是侧卧位盲穿时，左手应压住穿刺侧腘窝处，以固定腘动脉，防止其滚动（图 2-2-3）。（主编评论：这是编者张艳医生的经验，据说穿刺成功率较高，特别是在没有上述引导技术的情况下盲穿。但笔者还是很难理解其具体操作方法。只有亲自观摩学习才能进一步领会。在此留下记录供读者参考。）

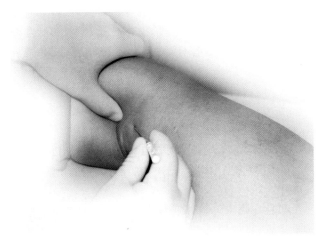

图 2-2-3　腘动脉侧卧位穿刺

腘动脉俯卧位穿刺进针点宜选择腘窝皮肤皱褶处以下 1～2cm 正中偏外侧，穿刺针倾斜 30°～45°，由下向上，进针常常较深，超过 5cm（图 2-2-4）。穿刺针多采用

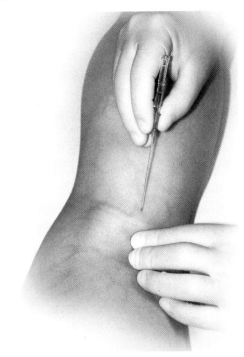

图 2-2-4　腘动脉俯卧位穿刺

18G 塑料外套管穿刺针。穿刺过程中可能无法由套管穿刺针尾观察到典型动脉血充盈过程。可采用穿刺针进入一定深度后撤出内芯,可通过塑料套管后撤过程有无动脉血喷出或滴出来判断。一旦回血可在透视下注入少量对比剂,以证实是否为为腘动脉真腔。血流顺利向下肢流动即为穿刺成功。由于部分患者腘静脉位于腘动脉正后方,穿刺有时可见静脉血滴出,此时可调整进针点,使其偏内侧或偏外侧,尽量避免腘静脉、动脉贯穿。如果无法避免,则可通过穿刺针的塑料套管置入超滑导丝后,再由股动脉段将超滑导丝捕抓后,将导管沿导丝送入腘动脉穿刺点上段,撤出导丝,于腘动脉穿刺点加压止血包扎,尽量不要放置血管鞘,减少腘动-静脉瘘的发生。

(何晓峰　张　艳)

# 第三节　经锁骨下动、静脉穿刺插管术

以往在临床上锁骨下静脉穿刺插管术多用于中心静脉置管,目前国外则更多地应用于血液透析导管置入。考虑到锁骨下动脉较深,不易穿刺并担心穿刺导致气胸,以及担心术后拔管难以压迫止血,以往极少用作动脉插管的入路。出于动脉内导管药盒植入术的需要,笔者于 1994 年试行左锁骨下动脉穿刺插管,结果获得成功。通过临床和解剖学研究,证实在此穿刺插管是安全可行的,而且在使用 5F 导管的情况下,拔管后止血并不困难,原因是其周围有较强大的肌肉群和韧带包绕,少量出血后即受限制,加上手压锁骨上下区即可有效止血。因此,锁骨下动脉成为可选择的介入治疗入路。

## 相关解剖

左锁骨下动脉直接起源于主动脉弓远侧端,向上行走,发出左侧椎动脉后,沿左锁骨后向外走行,于第一肋环外缘移行于腋动脉[5,6]。为方便穿刺插管术应用可将其分为三段:起始段,至椎动脉分出为止;锁骨后(下)段,于锁骨中外 1/3 止;锁骨外段,于第一肋环外 2cm 止。第三段及第二段的远端为穿刺靶点。后、外段周围有坚实的肌肉及韧带。后段上方与臂丛神经相邻,后方为胸膜顶。锁骨下静脉是腋静脉的延续,与同名动脉伴行,位于动脉前下方,起于第一肋骨外缘,向内行至胸锁关节后方,与颈内静脉汇合(图 2-3-1)。

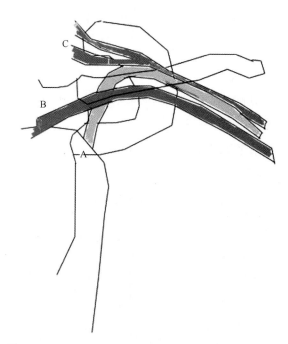

图 2-3-1　左锁骨下动脉与静脉、神经及骨性标志的关系

## 穿刺方法

### 锁骨下动脉穿刺

由于锁骨下动脉位置较深,其搏动大部分难以触及,仅有少数消瘦的人可触及其外段搏动。(主编评论:锁骨下动脉作为血管介入的入路除导管药盒系统置入术外尚有其他用途,但多不被重视。因为一般情况下其穿刺多为试探性盲穿,加上邻近胸膜顶和臂丛神经等重要解剖结构,易出现并发症,且被认为拔管后不易压迫止血,被大部分同行视为畏途。随着 B 超引导下血管穿刺技术的普及,相信本技术将会得到较多的应用。以下编者根据多年经验总结的盲穿技术可能成为过时的但仍然是基本的技术。)

**锁骨下动脉穿刺的皮肤进针点多选在锁骨下窝(即锁骨外侧头与肱骨头中的凹陷)顶部下方 3～4.5cm(二至三横指)处**,溜肩者稍偏高,平肩者稍偏低。用 18G 无芯穿刺针穿刺,其主要优点为省去退针等待回血的麻烦,且一旦刺入胸膜腔即可见气体吸入或呼出,可立即退针以防气胸。穿刺常按**体表标志**或透视下**骨性标志**进行。以锁骨中点外 1/3 处为体表标志,向其内 1cm、上 1.5cm 处穿刺,深度 4～5cm。一般用**扇形穿刺法**,即由上每穿一针不成功时,针尖向下移约 0.3cm,依次进行,直至穿刺针与身体横断面角度为 0°止[7,8]。穿刺过程中如患者感左上肢发麻则为刺中臂丛神经,说明穿刺点靠上,如穿入锁骨下静脉证明穿刺点偏前下,如穿刺入胸膜腔说明穿刺过深及偏下。透视下将**第一肋环外**

**缘与锁骨的交点**作为骨性标志,锁骨下动脉常在该点0.5cm上下范围走行。当常规穿刺不易成功时,此标志十分有用。若上述两种方法均不能刺中,可经股动脉或左肱动脉穿刺直接将导丝或配合导管将导丝插至锁骨下动脉,透视下直接对准位于锁骨下动脉的导丝穿刺可获成功[9,10](图2-3-2)。

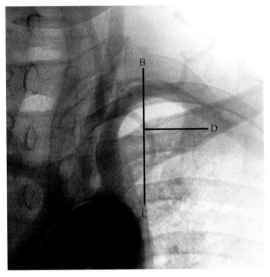

图 2-3-2　左锁骨下动脉的骨性标志

BC 为第一肋两端的连线,其中点垂直线 D 与肋环的交点为较恒定的锁骨下动脉走行区

锁骨下动脉穿刺困难的主要原因:

术者对局部解剖不熟悉,并对可能产生的气胸等并发症有畏惧感。

穿刺深度不够是主要原因,一般人锁骨下动脉穿刺点距皮肤的垂直距离约 3cm,较股动脉明显深,深度不够时,即便对准了动脉亦不能刺中。

由于解剖变异或血管迂曲,使穿刺点段动脉偏高或偏低。在此情况下采用扇形穿刺法,必要情况下,股动脉插管至锁骨下动脉时在透视引导和超声下穿刺,这样较易成功。

**右锁骨下静脉穿刺**

**锁骨下入路**

锁骨下入路是常用的穿刺路径,可用于深静脉置管和透析管置入。患者取仰卧位,进针点一般位于右锁骨外侧头下方 1～3cm,亦可根据患者情况调整进针点。体型较小者及儿童可向外移至肩锁关节窝。穿刺时针尖指向胸锁关节,进针角度为 10°～30°,前进 3～6cm,深度 2～4cm。一般采用边进针边抽吸的方法穿刺。顺利抽得回血时则可在透视下送入导丝(图 2-3-3 和图 2-3-4)。

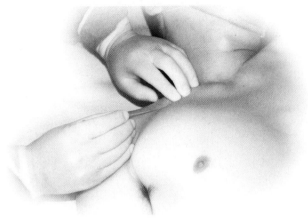

图 2-3-3　右锁骨下静脉穿刺

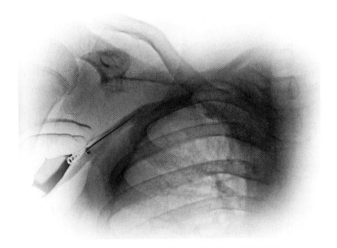

图 2-3-4　右锁骨下静脉穿刺与骨性标志投影

一般锁骨下静脉穿刺难度不大。屡穿不中时可考虑下列因素和处理方法:

穿刺过深或过浅。

静脉走行变异,较一般过高或过低。

遇到上述情况可有意识地改变穿刺路径。必要时可经同侧外周静脉注入对比剂,使穿刺段静脉显影以引导穿刺。B超引导也是不错的选择。

血栓形成或闭塞。一经证实则改行对侧锁骨下静脉穿刺。

**锁骨上入路**

此入路不常采用,可能的原因是较易穿刺到胸膜顶造成气胸和术者对此解剖结构不熟悉。体位同上,进针点选取胸锁乳突肌锁骨头外侧缘、锁骨上 1cm,穿刺针与矢状面成 45°角,与冠状面平行或略向前 15°角,向胸锁关节穿刺,进针深度 1.5～2cm(图 2-3-5)。

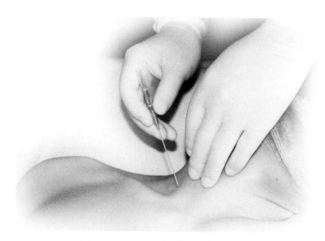

图 2-3-5　锁骨上入路穿入锁骨下静脉

## 插管技术

由于锁骨下动脉位置深在，其周围的部分组织结构较疏松，如腋窝，胸膜腔，锁骨上、下窝等，如损伤锁骨下动脉可导致严重出血，且血液进入疏松的组织内而难以及时发现，有时压迫止血亦较困难。因此，一般经锁骨下动脉引入的导管（鞘）直径以不大于 5F 为宜。（主编评论：目前经皮血管缝合器已经得到推广应用。建议通过此入路插入直径较大导管鞘后使用缝合器进行止血。）

在锁骨下动脉穿刺成功后，引入的导丝可能进入左椎动脉内。因此，在顺利送入导丝 10cm 后，必须在透视下观察导丝的位置，并调整其方向，将导丝送入主动脉，以避免导丝过深进入椎动脉，引起痉挛而产生严重的并发症。有时导丝亦可经升主动脉进入右颈动脉内，同样需要避免导丝进入过深引起颅内动脉的痉挛或损伤。（主编评论：在与同行的交流中得知有因此而发生脑血管痉挛致死的病例，所以这个细节必须得到充分的认识，成为必要的步骤。）

导丝经锁骨下动脉往往进入升主动脉，引入降主动脉有时较困难。一般需要 Cobra 导管引导，将 Cobra 导管扭向左后方再送入导丝。

经锁骨下静脉途径一般可顺利将导管引入上腔静脉，可以观察到导丝沿纵隔右缘少量进入心影为正确之路。反向向外和向上或进入纵隔中部时则需调整导丝走向。不成功时应该重新穿刺。插管成功后需注入对比剂观察留置管头端所在位置。如头端位于右心房，则需将其调整到上腔静脉或下腔静脉，因为在右心房内可能诱发心律失常。

（陈　勇）

# 第四节　经颈动、静脉穿刺插管术

由于导管技术的广泛应用，颈动脉穿刺插管术目前临床已不多用，仅在特殊情况下，如其近端闭塞或经股动脉选择性插管不成功时采用。颈静脉穿刺插管术则是静脉系统介入技术操作的重要入路，主要用于中心静脉管留置，上、下腔静脉系统的介入治疗和 TIPS 等。本节主要讨论颈静脉穿刺插管术。

## 相关解剖

颈总动脉右侧起自无名动脉，左侧起自主动脉弓，经胸锁关节后方上升，多在颈 4 椎体平面分为颈内及颈外动脉。颈内静脉与颈总动脉伴行，位于其外后方，在胸锁关节后方与锁骨下静脉合成无名静脉（左侧）和上腔静脉（右侧），其全程走行大部分位于胸锁乳突肌深面，上 1/3 部分位于该肌之后缘。

## 穿刺方法

患者取仰卧位，头部转向对侧，颈部较短者，颈部垫高以使头后仰。颈总动脉穿刺皮肤进针点一般选择在胸锁乳突肌前缘、甲状软骨下缘平面下 1～2cm 处，以触摸其上方的搏动引导穿刺。

目前颈内静脉穿刺置管的方法较多，皮肤进针点可选择高位（颈动脉三角旁）或低位（锁骨内侧上缘）。介入操作的路径多选用高位，以便于后续的插管。

颈内静脉穿刺的皮肤进针点应选择在胸锁乳突肌中上 1/3 的后缘。选择该点的方法：轻轻抬起患者头部，显示胸锁乳突肌，下颌角下 2～3cm 其后缘处即是。此点接近颈内静脉自然走行方向，所以穿刺过程中不必触摸颈总动脉搏动，只要针尖所向不越过同侧胸锁关节，多不会刺中颈总动脉。为使静脉充盈良好及充分展开颈部，可垫高颈部，头后仰并转向对侧。穿刺时针尖指向同侧胸锁关节，与冠状面角度为 15°～30°，进针深度为 3～5cm。针尾与 5ml 注射器相接。穿刺时，术者用装有生理盐水的注射器边穿刺边回抽以保持一定负压，一旦顺利回抽暗红色血液即可插入导丝，并在透视下观察是否顺利到达右心房。如是，说明穿刺成功（图 2-4-1）。（主编评论：以往使用装有肝素盐水的注射器回抽，目前已经舍弃肝素。因为肝素盐水在局部渗漏会引起皮肤切口持续渗血或者血肿。穿刺时负压抽吸在此也比较特别，原因是颈静脉压力较低，甚至体位较高时可为短暂负压状态，一般穿刺方法可能看不到明显回血。同时透视观察很重要。因为局部组织较为疏松，导丝"误入歧途"不易发觉。而且导丝进入右心房和右心室过深可诱发心律失常。）

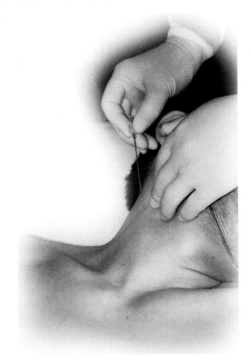

图 2-4-1　右颈内静脉穿刺

颈内静脉穿刺技术要点及注意事项：

如果穿刺不成功，再次穿刺时应该将穿刺针平移，始终沿身体纵轴方向穿刺。不宜采用扇形穿刺的方法。因为颈部的皮肤比较松弛，可以牵拉皮肤使皮肤切口平移再进行穿刺。一般先向外侧平移。仍然不成功则需要重新触摸胸锁关节，观察是否偏离了方向。

也可遇到由于解剖变异引起穿刺不成功者。如果多次穿刺不成功，应即刻经股静脉插管进入颈内静脉进行引导。有条件者可在 B 超引导下进行穿刺。

某些情况下甚至可以发现一侧颈内静脉已经闭锁或先天性发育不良，应即刻改为对侧穿刺。

穿刺时针尖偏内，有可能刺入颈总动脉，此时抽得或喷出鲜红色回血，应立即拔针，稍加压迫止血后重新穿刺。如出现巨大血肿可压迫颈静脉和颈动脉体，使得穿刺更加困难，并出现心率、血压下降。此时常需终止手术。

颈静脉穿刺成功后，一般较容易将导丝引入上腔静脉。如不能顺利引入导丝而回抽静脉血较顺利，则应经穿刺针注入对比剂，观察静脉血流情况。如证实穿刺针位置正确，则应在透视下插入导丝，否则应重新穿刺。

穿刺成功后经颈静脉插入导管鞘常较顺利，可引入较粗大的导管（10～12F）或者导管鞘。个别情况下导管鞘插入阻力很大，可能的情况包括：

导丝在疏松的皮下组织弯曲，透视观察可以发现。多由助手牵拉导丝不紧所致。嘱其拉直导丝再试行插

入。导丝已弯曲打折者，则更换之。

皮肤切口过小会影响粗大的导管鞘插入，回撤导管鞘时看见皮肤向外牵拉，扩大切口即可。

罕见的情况是导丝顺利通过某一条小静脉折回上腔静脉。正位透视看不到异常，而粗大的导管鞘难以插入，并且患者自述局部疼痛。这种情况下切不可强行插入，只能重新穿刺。（主编评论：有一例患者在此情况下笔者加力插入导管鞘成功。但当引入 TIPS 穿刺针时阻力很大，并且患者自述胸痛明显。随即拔出穿刺针，观察到其已经弯曲。可能是导丝从锁骨前方绕道进入上腔静脉，而较软的导管鞘可勉强通过，坚硬的穿刺针则不行。重新穿刺后方使手术顺利进行。）

## 并发症

颈静脉和颈动脉穿刺插管的主要并发症与其解剖结构和毗邻关系有关。颈部组织疏松，较易形成局部血肿。血肿压迫颈动脉体可引起血压下降和心律失常。血肿压迫颈静脉使其变瘪，影响其穿刺成功率。血肿巨大者可引起呼吸不畅和声音嘶哑。"一箭双雕"者可形成动-静脉瘘。

（何晓峰）

# 第五节　经腋及肱动、静脉和桡动脉穿刺插管术

与锁骨下动、静脉穿刺插管术类似，此二者均适用于降主动脉以下脏器供血动脉的插管及介入治疗操作，同时对于难以经股动脉插管完成的椎动脉和内乳动脉插管十分有益，易触及搏动从而引导穿刺为其优点。腋、肱静脉插管则利于静脉留置管置入和右心造影的完成。

## 相关解剖

腋动脉于第一肋骨外缘起，是锁骨下动脉的延续，走行于腋窝深部，至大圆肌下缘移行于肱动脉，继续沿肱二头肌内侧下降，至肘窝深部（约桡骨颈高度）分成桡动脉及尺动脉。腋静脉、肱静脉与同名动脉伴行，前者位于动脉内侧，后者渐移行于动脉外侧，并接收贵要静脉汇入。

## 穿刺技术

### 腋和肱动脉穿刺

腋和肱动脉穿刺一般多选择左侧，由此插管易入降

主动脉。腋动脉穿刺时嘱患者同侧上肢外展,充分暴露腋窝。在腋窝皮肤皱褶的远侧触摸腋动脉搏动点,该点远侧2cm为进针点,针尖对准搏动点穿刺。该区域组织较疏松,腋动脉易滚动,应用手指压迫使其相对固定。

肱动脉在肘窝附近较表浅,可作为穿刺的动脉靶点。皮肤进针点可选择动脉靶点的肱动脉走行路径的正下方约2cm处。穿刺时上肢外展,掌心向上。皮肤进针点取肘窝皱褶线上1～2cm范围内,肱二头肌内侧缘,针尖指向动脉搏动点(图2-5-1)。

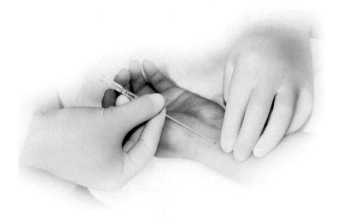

图2-5-2 桡动脉穿刺点

## 插管技术

由于桡动脉、肱动脉和腋动脉属于中小动脉,在遇到穿刺插管的刺激时,有可能出现痉挛。因此,穿刺成功后,可立即注入血管解痉剂,如利多卡因、罂粟碱等。经上述入路引入器材的直径一般以不超过4～5F为宜。

经桡动脉、肱动脉、腋动脉和锁骨下动脉入路穿刺插管,和股动脉入路一样,均是动脉性血管造影和介入操作的入路。股动脉是最常用的入路,可称之为**下入路**,其他为**上入路**。

经上入路穿刺插管,和锁骨下动脉穿刺插管一样,除需注意椎动脉和主动脉弓外,还有以下特点:

导管送入降主动脉后,操作导管转动的方向,与下入路相反。

采用导丝引导法行腹部血管超选择插管时,透视下观察到导管头行进的长度与体外观察到送入导管的长度要一致。否则,多为导管在升主动脉内成袢迂曲。

术后不需要卧床,适合于门诊行血管造影检查,或需保留导管做进一步检查、治疗者。

对从主动脉发出斜向下行的血管,如肠系膜上动脉和腹腔动脉等的分支行超选择插管,有时较下入路容易。

行导管药盒系统置入术,留置在胸腹部的留置管为顺血流方向,较下入路导管移位发生率低。

但上入路存在穿刺难度大和并发症发生率较高的缺点,因此一般不作为常规途径使用,而是备用途径。

主编赠言:

穿刺插管基本功,不可小觑苦练成。

解剖特点需把握,熟悉器材之性能。

进针选点要正确,针尖指向血管行。

遇到喷血切莫慌,稳持针尾导丝进。

透视确认路径对,再插导管才从容。

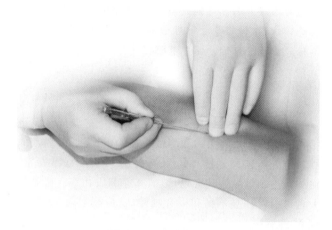

图2-5-1 肱动脉穿刺点

腋静脉和肱静脉穿刺插管可根据需要选择左或右侧入路,进针点的选择与同名动脉相似,腋静脉偏腋动脉内侧约1cm,肱静脉则在肱动脉外侧约0.5cm处,必要时可经手背浅静脉穿刺造影进行引导。

### 桡动脉穿刺

桡动脉多用于手部动脉造影,目前多用于冠脉造影和进行插管溶栓治疗等。肱动脉于肘部分为尺、桡两支重要动脉分支。桡动脉走行于桡骨掌侧,与同名静脉伴行,于腕部分深、浅两支与尺动脉组成掌深弓及掌浅弓。在腕部桡骨头掌侧,可触及桡动脉搏动。由于桡动脉较为细小,行穿刺插管时损伤导致动脉栓塞或闭塞的可能性较股、肱动脉大。因此,确定选择该入路时,应在判断尺动脉为优势动脉后进行。方法为:

压迫桡动脉1分钟,测定手指末端血氧饱和度,如较压迫前下降20%以上,则桡动脉为优势动脉。

Allen试验:握拳,同时压迫尺、桡动脉,展开手掌,尺动脉解压后见手掌颜色恢复正常,则尺动脉为优势动脉。尺动脉为优势动脉后进行桡动脉穿刺。方法为:

桡动脉穿刺的皮肤进针点选择在桡骨茎突近端的内侧1～2cm,腕部桡动脉搏动处为穿刺的动脉靶点。该处动脉表浅且细小,宜用微穿刺套装或塑料套管针穿刺(图2-5-2)。

谨防出现并发症,后续治疗方成功。

(陈　勇)

## 参 考 文 献

[1] 吴恩惠,刘玉清,贺能树. 介入性治疗学. 北京:人民卫生出版社,1998

[2] 余哲. 解剖学. 第二版. 北京:人民卫生出版社,1998

[3] Renan Uflacker MD. Atlas of Vascular Anatomy. Philadelphia:Williams and Wikins,1997

[4] 董洪林. 经股动脉穿刺插管 5028 例次分析. 山东医药,2005,45(36):40~41

[5] Robert Carola, John P. Harley. Human Anatomy and Physiology. New York:McGraw-Hill Publishing Company,1990

[6] Frank H,Netter MD, Atlas of Human Anatomy. Michigan:Ciba-Geigy Corporation, 1989

[7] 陈勇,李彦豪. 透视引导左锁骨下动脉穿刺的方法学研究. 临床放射学杂志,2001,20(2):124

[8] 陈勇,李彦豪. 经锁骨下路锁骨下动脉穿刺插管的应用解剖. 中国临床解剖学杂志,1999,17(1):64

[9] 陈勇,李彦豪. 采用 Seldinger 技术锁骨下动脉穿刺插管的解剖学基础及临床应用研究. 中国医学影像学杂志,1996,4(4):196

[10] 陈勇,李彦豪. 锁骨下动脉穿刺插管的临床应用. 临床放射学杂志,1998,17(4):241

(本章责任主编　何晓峰)

# 第三章 选择性、超选择性血管插管术和造影术

## 第一节 基本技术

选择性血管插管术通常是指在穿刺插管的基础上将导管插入主动脉和上、下腔静脉的二级分支。插入二级以上分支特别是细的小血管可称之为超选择性血管插管术。选择性血管造影术是指通过插入血管的导管注入对比剂经X线连续摄影成像或数字减影成像的检查技术。常用的对比剂为水溶性碘制剂,极少数使用二氧化碳气体作为阴性对比剂。(主编评论:本术前二版均将二氧化碳DSA作为一节进行了描述。虽然是我们的研究成果,但就连我们自己在临床工作中也不再使用。因此第三版将其删除。不使用的原因很简单,一是绝大多数血管造影术通过常规技术得以完成;二是缺乏可靠、专用的二氧化碳气体注射器,需要手工注射,术者的X线曝光量较大。)

### 器材

#### 普通导管

由聚乙烯类塑料、X线可视性材料和加固材料(超细金属丝编织成网)经特殊工艺制成。由头端、颈部、管体及尾端几部分组成。头端较软,在插管过程中不易损伤血管,有平头和锥形头(tapered)之分;头段塑形成多种形态适于插管,有良好的形状记忆功能,不易在体内变形;管体的硬度各生产厂家略有不同,较柔软者利于插管时顺导丝跟进,较硬者其中层常用细钢丝编织成网状,以增强支撑力及扭矩力;尾端为金属头,能插入导丝、注射器及高压注射器。目前血管造影术常选用直径为4～5F(1F=0.33mm)的导管,其内腔可通过直径为0.035～0.038in的导丝,方便选择性及超选择性插管。质优的导管内、外腔表面光滑,阻力小。

目前市售的普通导管均经生产厂家塑形以满足不同的血管插管需求。比较常用的有Cobra管(俗称眼镜蛇管)、RH管(俗称肝管)、单弯管、猎头管及Simmons管等。为提高插管效率,有的厂家甚至将导管塑形达数十种之多,以致全身不同部位、各种弯曲度及走行的血管几乎都能找到相应的导管。

#### 微导管

通常将外径在3F以下的导管称为微导管。与普通导管不同的是,微导管头端非常柔软,不能单独使用,需与普通导管或导引导管同时使用,组成同轴导管系统。部分微导管头端可在高温下(通常采用蒸汽)塑形,适于超选择性插入细小的靶血管。使用其行血管造影时对比剂的注射速率通常不超过2ml/s。

#### 导引导管

顾名思义,该导管是用于引导普通导管、微导管、球囊导管、可脱球囊导管和支架的导管,通常直径在6F以上,管壁比普通导管薄而硬,因而支撑力强。由于与其他导管配合使用时腔内有较大空隙,易形成血栓,因此在头颈部血管插管时需连接"Y"阀及加压注入生理盐水,以免血栓进入靶血管导致误栓。一般不用其作为造影导管,而在复杂介入手术中其造影作用十分重要。

#### 导丝

导丝为引导导管进入血管的由不锈钢或钛合金制成的金属丝。普通导丝的直径为0.035in或0.038in,与所使用的普通导管的内径相适配。头段细而柔软,顺应性好,利于进入血管分支,同时可避免损伤血管内膜;主干较硬,支撑力强,利于引导导管跟进。根据头段形态可分为直头导丝、J形导丝和弯头导丝。后者适用于选择性和超选择性插管。根据导丝的硬度和表面顺滑性可分为:

普通导丝,其主干硬度适中,由核心钢丝和螺旋形外钢丝组成。

超硬导丝,其主干的硬度较前者明显增加,支撑力更强,制作材质与前者类似或为钛合金制成的光杆。

超滑导丝,其内芯为钛合金制成,不易折曲变形,外有亲水物质涂层,与水或血液接触后表面十分光滑,可插入迂曲的血管,为选择性插管的必备工具。

超滑超硬导丝,其具备前二者的特点,适于超滑导丝能插入而不能跟进的血管选择性插管。

超长(硬)导丝,一般指长度为180～260cm者,主要用于导管交换,超硬者还有利于置入粗大的支架输送器。

# 插管方法

能否进行选择性或超选择性插管是血管介入诊断及治疗成功的关键。导管插入血管的方式分为两种(图3-1-1)。

## 推拉式插管

第一步是用导管寻找二级血管分支开口,常采用推拉式插管技术。

以 Cobra 管、猎头管及 Simmons 管等为代表,这种类型的导管颈部弯曲度较大,插入大血管后导管头端与大血管内壁紧密相贴形成张力。术者推拉导管时,一旦导管头端触及血管开口,由于自身的张力就可顺势而入。因此熟悉各分支血管开口的位置和走行方向,对术者是非常重要的。

## 旋转式插管

第二步是将导管插入靶血管,采用的方法有直接推送式插管、旋转式插管、导丝导引法插管、导管成袢插管等。

以 RH 管及 Yashiro 管为代表,颈部为双弯曲或多弯曲导管,且呈不同方向弯曲。当导管头端插入血管分支后,旋转导管就能顺血管走行方向插入。操作要点是须先"冒烟"了解血管分支的走行方向,再决定顺时针或逆时针旋转导管,以顺利进入血管分支。

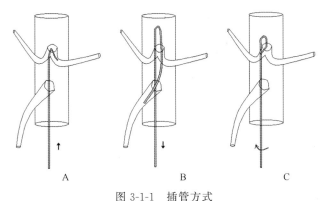

图 3-1-1 插管方式
推拉式插管(A、B);旋转式插管(C)

## 导丝引导法

这是超选择性插管中应用最广泛的技术。首先将导管插入靶血管开口部,注入对比剂(俗称"冒烟")或造影剂了解血管走行方向。随后送入超滑导丝并控制方向,顺血管走行超选择性插入,推送导管前行。此项技术的关键是术者必须控制好导丝,插入靶血管并进入足够的长度以增加支撑力,便于导管跟进。否则会因导丝

前端偏软、支撑力不足,致导管在血管转弯处弹出而不能跟进。在跟进导管时助手应将导丝拉直。如导丝未拉直而跟进,易使导丝和导管在大血管中盘曲而脱出。

(主编评论:采用本方法插管有不少技术要点和小技巧值得揣摩和体会,对提高插管成功率和速度很有好处。但是有些技巧很难用语言描述,需亲身体验。尽管如此,还要在此试述以飨初学者。

作为助手,在术者跟进导管时首先保证拉直导丝,确保导管前进、导丝不动。助手不仅要眼睛盯着屏幕,也要用余光看着导丝和导管。一旦发现其松弛,应及时抽紧。

作为术者,有不少值得注意的地方。首先跟进导管不是直通通地推进,而是根据血管的前后走行方向加以旋转,边旋边跟进。

跟进动作进行中导管不同步前进时,应停止推送。注意观察导管是否在主动脉打弯。另外一种情况是导管与血管壁摩擦力较大。这时候术者不要再推送,仅仅顶住,让那"寸劲"释放出来。也可以稍稍后撤导管,导管可自然前行。对肝、脾这样的活动器官由于血管过于弯曲而跟进困难时,可嘱患者深吸气或呼气然后屏气,调整其角度多可跟进。

按照上述方法仍不能跟进时,更换适用的导管、超硬导丝和改为上入路多可成功。

理论上几乎没有插不进的血管。但是受制于器材、经验和手术时间等原因,不成功者也不罕见。换更有经验的操作者或者见好就收是合适的选择,强行操作易产生并发症。)

## 导管成袢技术

成袢技术是一种实用的超选择性插管技术,仅用一根导管(常为眼镜蛇管或猎头管)即可完成明显向下弯曲的血管的超选择性插管。此技术由 Waterman 首先采用,故称为沃氏袢(Waterman's loop)。这是曾经在超选择性插管中应用较多的技术,随着各种塑形导管的使用,已部分或大部取代了这种方法。根据作者的经验,左、右袢各有不同用途。

成袢方法是先将导管插入一粗大的二级动脉,如肾动脉、对侧髂总动脉和肠系膜上动脉等。插入深度约5cm。再直接加以旋转和推送导管成袢。如推送困难和袢不能从二级动脉退回主动脉,则送导丝硬头至该动脉起始部,再旋转及推送导管,使插入部退出动脉回到腹主动脉内,袢即告形成。若袢的远肢长度少于5cm,导管端则难以触到腹主动脉壁而无法插入靶血管。根据旋转方向不同而形成左袢、右袢。左袢用于向右分支动脉的选择性插管,如肝动脉等;右袢则相反。成袢技

术常用于先尾向再转向走行动脉的插管,如胃左动脉和肝右动脉等(图 3-1-2～图 3-1-4)。

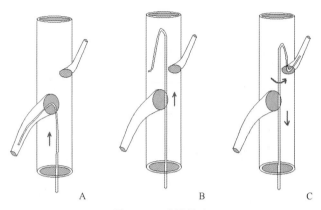

**图 3-1-2　成袢技术**

先将导管插入一血管分支,如肾动脉或肠系膜上动脉等(A);继续推送或借助导丝硬头推送导管使其成袢(B);回拉导管插入所选择之血管(C)

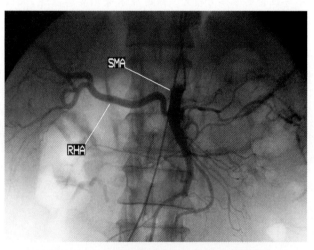

**图 3-1-3　利用成袢技术插入肠系膜上动脉**

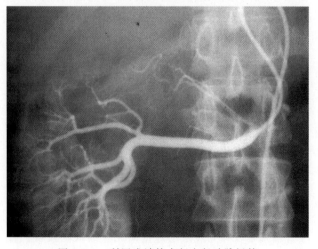

**图 3-1-4　利用成袢技术行右肾动脉插管**

## 同轴导管(微导管)技术

多在靶血管细小或迂曲成角,常规导管难以超选择插管时采用本技术。导引导管可用内径为 0.038in 的常规造影导管或导引导管,选择性插入靶器官的供养动脉开口,然后将微导管插入,经导引导管行超选择性插管。

头颈部血管插管使用微导管时,为增加管腔润滑度和避免导管内血栓形成,需要连接 Y 形阀门及加压输液袋,持续注入生理盐水(图 3-1-5)。

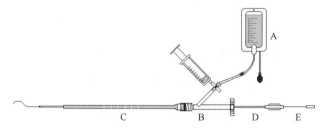

**图 3-1-5　同轴导管(微导管)系统**

加压输液袋(A);Y 形阀门(B);导引导管(C);微导管(D);微导丝(E)

## 同轴导管(导引导管)技术

基本方法为用长度 125cm 的 5F 单弯或猎头导管和导丝预先插入导引导管,利用前者的弯度插入靶血管后,导引导管随后跟进。本技术多用于左右颈总动脉插入导引导管进行介入治疗。以往的插管方法是先用普通导管插入头臂干各分支,然后引入导丝或超硬导丝,撤出导管,然后更换导引导管。由于主动脉各分支常较迂曲,有时候导丝的支撑力不够,或者担心导引导管头端可能刮擦血管内膜和斑块造成并发症,所以促使了本技术诞生。由于造影导管和导丝的支撑力更大,导引导管跟进多无困难。而且由造影导管做中轴引导导引导管,几乎不会发生与血管壁刮擦。与常规插管方法比,本技术还简化了操作步骤和节省了手术时间。

## 上入路下行插管技术

主要用于主动脉弓水平以下血管分支的超选择性插管,特别是在下入路插管不成功者。主要应用于血管二级分支长段下行后再上行,如腹腔干、起源于肠系膜上动脉的肝右动脉等导致上行插管困难,以及主干水平走行、分支成直角向上或下行者,如左肾上腺静脉和左精索静脉等。上入路插管使原双弯的血管变为单弯,技术成功率明显提高(图 3-1-6)。

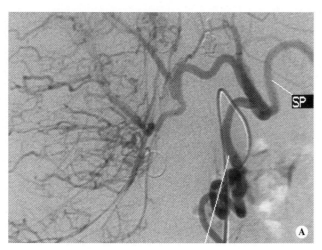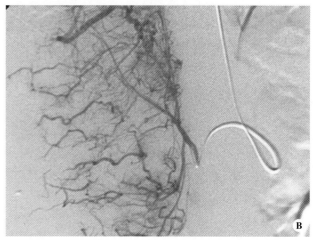

图 3-1-6　上入路插管

腹腔动脉迂曲向下走行,下入路插管困难(A);经锁骨下动脉(上入路)插管再行选择性插管则较为容易(B)

# 第二节　血管造影的若干技术要点

经血管插管进行血管造影是对病变进行诊断和指导介入治疗的基本和关键技术。**不懂诊断焉知治疗!错误的诊断必将导致错误的治疗!**因此如何强调血管造影诊断的意义也不为过,而且不管 CTA、MRA 如何发展,DSA 仍被业者公认为显示血管异常的金标准[1]。血管造影不但在整体和细节上显示血管异常的形态学表现,还可以显示血流动力学动态改变。其缺陷是难以显示血管腔外和周围的异常。

## 基本要素

血管造影术包含下列基本要素:

设备:目前常用的血管造影设备包括血管造影机和高压注射器。理想的血管造影机是数字减影 X 线设备,能够快速采集和处理图像。高压注射器则可按照设定的参数,如注射速率、总量、注射压力、曝光时间和先后次序等,注射对比剂并与造影设备联动。

插管到位:将导管插至靶血管,使造影能显示目标靶器官的全部血管。

设定投照位置和角度:一般血管造影均采用正位投照。视野应完全包括靶器官并尽可能把病变部位置于曝光中心区。根据情况采用多角度或者旋转造影。

设定对比剂注射参数:根据不同靶血管的直径、血流速度和所使用的导管直径设定。虽然也有教科书给出参考数据,但还是要根据个别情况给予调整。造影前手推对比剂透视,可以给出提示。有经验的术者和技师可以决定注射参数。

（何晓峰　庞桦进　刘战胜）

与患者配合:在注射对比剂过程中患者可能感到局部轻微不适,所以术前应告知,使其避免惊慌和移动。对随呼吸移动的靶器官进行造影时,应事先训练患者学会屏气,一般深吸一口气然后屏气。

### 值得注意的几个现象

层流现象:一般水溶性对比剂的比重较血液大。在注射剂量较小和注射后可出现该现象,即对比剂不能充满整个血管腔,而是沉积于其背侧或优先流入背侧血管分支,使靶血管显影不完全,形成假象,如类似血栓的充盈缺损。局部团注一定量的对比剂可克服此现象(图 3-2-1)。

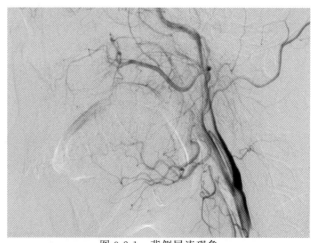

图 3-2-1　背侧层流现象

颈总动脉造影,侧位观察可见对比剂在血管背侧层流

假性异常染色现象:多见于嵌入性血管造影,即造影导管插入靶血管后由于二者管径相当或者造成血管痉挛使局部血流暂时阻断或明显减慢,此时注入对比剂

因缺少后续血流冲刷易在局部滞留,形成靶器官持续染色的现象。此现象极易被误诊为"肿瘤染色"或者"对比剂外溢"即出血。后撤造影导管再次造影此现象即可消失。局部静脉回流不良也会出现此现象(图3-2-2)。

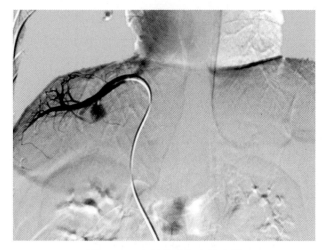

图 3-2-2　右肝静脉嵌入性造影
可以观察到右肝静脉分支对比剂排空延迟,类似肿瘤染色

假性充盈缺损现象:多见于粗大静脉造影。主要原因:一是对比剂不能与血流充分混合,特别在静脉近心段狭窄或闭塞时;二是有粗大的静脉汇入腔静脉,如肾静脉和肝短静脉,无对比剂的血流汇入形成假性充盈缺损(图3-2-3)。

甩鞭现象:指高压注射对比剂时导管固定不良形成甩鞭作用,从靶血管弹出。较深插入靶血管或选用头端至干部之间较宽的造影导管可克服此现象。

空气栓塞现象:指在导管、连接管或高压注射器内的空气被注入靶血管引起栓塞的情况。这是一种低级错误,但发生在脑动脉造影和空气量足够大时足以致命。如果空气主要聚集在注射器内,初次造影并不一定

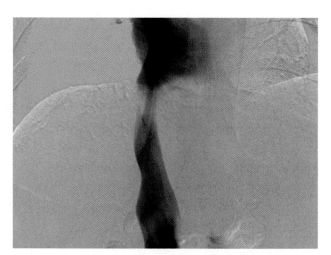

图 3-2-3　假性充盈缺损
布加综合征下腔静脉造影。因对比剂与血流混合不均匀形成假性充盈缺损

推出空气,而是表现为注入对比剂的量不足,原因是空气具有可压缩性。此时注意检查注射系统尚可补救,否则后续注射可造成空气爆发性注入血管造成广泛性空气栓塞。目前我们采用多重检查的方法预防其发生。首先技师亲自接好连接管,并排气。注射前由术者和技师分别查验空气是否被排空。

血管夹层现象:血管造影造成血管夹层的原因是使用端孔导管,其开口对准血管壁并高流率注入对比剂,局部血管壁脆弱或者存在动脉粥样硬化溃疡时更易发生。针对上述原因采取措施可避免其发生。

反流现象:指血管造影过程中对比剂部分顺血流前行,部分逆血流。此现象多为对比剂注入总量和流率过高所致,一般不会造成损伤。善于利用此现象者可使难以超选择插入的血管显影,如肾上腺动脉在肾动脉开口部发出时可利用此现象使其显影(图3-2-4)。

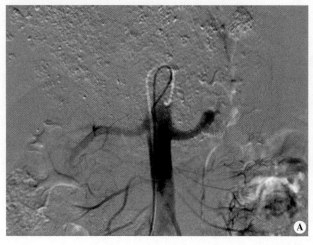

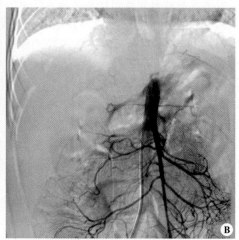

图 3-2-4　甩鞭现象和反流现象
肠系膜上动脉造影。因对比剂注射速率过快和导管固定不稳,产生甩鞭现象和反流现象

重叠现象：血管造影常规采用正位投照，一些正常和延长供血动脉常出现重叠现象，不能区分何者为异常，不利于进一步超选择插管并介入治疗。此时进行斜位投照甚至旋转DSA极有帮助。但在日常工作中也常被术者遗忘。

病灶迷失现象：指在动脉造影过程中，特别是肝动脉，选择性插管造影显示肿瘤染色，而超选择插管造影时则不能显示，也有反过来的情况。笔者尚不能明确解释其原因，但该现象值得重视（图3-2-5）。

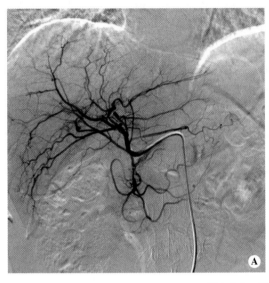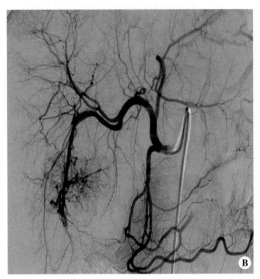

图3-2-5　病灶迷失现象

肝动脉造影未见肿瘤染色（A）。超选择入肝左动脉造影后，可见肿瘤显影（B）

爆管现象：指在造影过程中导管爆裂或断裂的现象，易发生在导管头端和尾端。主要原因是注射压力过大，流率过高。部分情况是导管过期和重复消毒使用。部分可致导管头端断裂于血管内，造成并发症。

血管造影术是介入诊疗的基本技术，虽似简单但还有不少值得重视的技术细节，忽略了细节将会造成严重并发症。

（庞桦进　刘战胜）

# 第三节　头颈部动脉插管术

## 主动脉弓属支插管术

主动脉弓发出头臂干、左颈总动脉和左锁骨下动脉，头臂干再分出右颈总动脉及右锁骨下动脉，供养头面部、颈部、双上肢和部分上胸廓。通常情况下插管并不困难[2,3]，但在解剖变异及主动脉增宽、迂曲时则不然（图3-3-1）。

以往常采用猎头H1型导管作为主力导管进行上述动脉插管，而目前则常采用单弯管（也称为椎动脉导管）配合导丝进行操作，其插管成功率较前明显提高。不同类型的Simmons导管则在前者插管困难时，根据主动脉的宽度和血管分叉的角度选用。除常规导丝外，尚需超滑和超长导丝作为备用。

通常经股动脉入路至主动脉弓。在正位透视下分别于弓顶左、中、右部选择性插入左锁骨下、左颈总和头臂干。对于动脉硬化症患者插管前应先采用左前斜位45°主动脉弓造影，了解属支开口位置、有无解剖变异及主动脉弓形态，明确血管无斑块、溃疡、血栓等情况后再实施选择性插管，亦即姜卫剑等所提倡的要遵循"红绿灯"原则[4]。插管可采用以下方式：

**直接法**为常规首选的方法，采用猎头H1导管。将导管插至弓顶右侧，将导管边逆时针旋转边推进，可入头臂干。同法在弓顶中部操作可入左颈总动脉，将导管端部指向左侧，在弓顶左侧推进并稍加旋转，可插入左锁骨下动脉（图3-3-2）。

**后拉法**适于常规插管困难者，特别是左颈总动脉。采用其他类型猎头或Simmons管，先将导管插入左锁骨下动脉中，继续推进导管呈反弯形并退出。推送导管入升主动脉，使管头指向靶血管，回拉导管则可滑入靶动脉（图3-3-3）。

**导丝引导法**适于使用椎动脉导管插管。插管时将导管头端对准靶动脉开口，此时采用超滑导丝先行并引入达到颈总动脉水平，然后跟进导管。

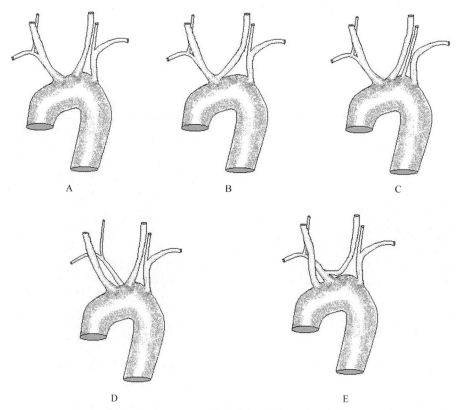

图 3-3-1　常见血管变异

正常解剖（A）；左颈总动脉与右头臂干动脉共干（B）；左椎动脉直接发自主动脉弓（C）；右锁骨

下动脉直接发自主动脉弓（D）；左颈总动脉与右锁骨下动脉共干（E）

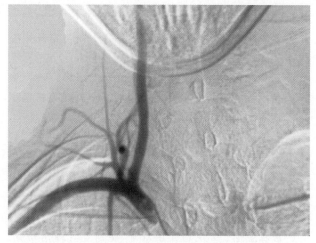

图 3-3-2　直接法插入导管

使用猎头 H1 管于主动脉弓直接插入右侧头臂干

## 颈内动脉及椎动脉插管术

　　双侧颈总动脉和锁骨下动脉较少出现解剖变异。颈总动脉发出颈内、外动脉，颈内动脉向上走行经岩骨入颅；椎动脉为锁骨下动脉的第一大分支[5]，通常情况下左侧椎动脉较粗。双侧椎动脉在颈椎横突孔中穿行，入颅后汇合成基底动脉。

　　上述动脉插管最重要的是在"冒烟"或造影明确无血管狭窄、斑块及溃疡的情况下，再小心插入。原则上造影导管不宜插至颈内动脉 $C_2$ 椎体平面以上，以防发生血管损伤及痉挛。椎动脉也不宜插入过深，一般不超过开口 2cm。过深有发生动脉痉挛导致死亡的危险。其他技术要点有：

　　切忌导丝和导管插入过深、操作手法粗暴而引起动脉痉挛。必要时在"路径图"监视下进行操作。

　　导丝用后即回撤，切忌较长时间停留于导管内，以免未知的血栓形成再被推出。

　　无论注入肝素盐水或对比剂前一定要抽得或等待自行回血，确认导管和注射器内无气泡方可注射。且注射时应把注射器竖起，这样操作即使存在肉眼难以发现的微气泡也会停留在注射器的上方，从而避免被注入血管。

　　除全身肝素化外，必须每隔 3～5 分钟向导管内注入肝素盐水，以防血栓形成造成脑梗死。蛛网膜下腔出血发病 2 小时内一般不予肝素化。

　　在造影或治疗完成后，应立即将导管从上述动脉撤出。

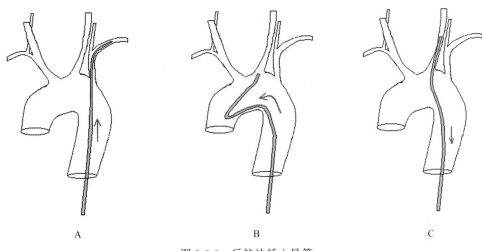

A                               B                               C

图 3-3-3　后拉法插入导管

首先将 Simmons 导管插入左锁骨下动脉(A);继续推送至升主动脉成袢(B);再向后拉进入左颈总动脉(C)

## 颈外动脉插管术

颈外动脉自颈总动脉发出后向前内上走行,主要供养头面部,常有八大分支,由下至上的发出顺序为(图 3-3-4):

甲状腺上动脉

舌动脉

面动脉

咽升动脉

枕动脉

耳后动脉

颌内动脉(脑膜中动脉为其重要分支)

颞浅动脉

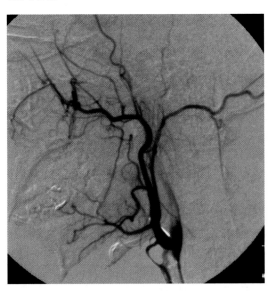

图 3-3-4　正常颈外动脉造影

由于颈外动脉分支在侧位观时可较充分地展开,宜

采用侧位透视。多需导丝引导或微导管技术方可插入各分支,技术要点与颈内动脉相同。但需注意的是用微导管同轴系统超选择颈外动脉分支时,若导引管头端在颈总动脉,则有导管间附壁血栓脱落导致颅内动脉栓塞的风险。

## 上肢动脉插管术

上肢动脉起源于锁骨下动脉,向下延续为腋动脉、肱动脉、尺动脉和桡动脉。锁骨下动脉的重要分支依次为甲状颈干、肋颈干和胸廓内动脉,分别供养甲状腺下部、颈部和前胸部软组织[6]。腋动脉重要分支有胸肩峰动脉、胸外侧动脉、肩胛下动脉及旋肱后动脉,主要供养胸大/小肌、三角肌、肩峰及肩关节。腋动脉延续为肱动脉,于肘部再分为尺动脉和桡动脉两大支,分别供养上臂、前臂及手(图 3-3-5)。

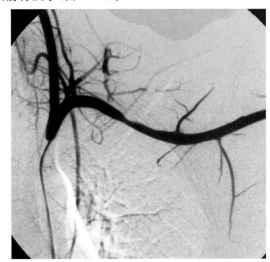

图 3-3-5　左锁骨下动脉选择性插管

猎头 H1 型和多功能导管可满足上肢动脉插管的要求。

常规经股动脉入路,进入锁骨下动脉后,可用导丝引导分别插入所需分支。甲状颈干、肋颈干向头侧发出,胸廓内动脉向足侧发出,且分叉角度均较大,由下入路对于此三支动脉选择性插管可能出现困难,此时改由经肱动脉或桡动脉顺行插管往往可取得成功。经股动脉行尺、桡动脉插管技术难度不大,但因导管长度不足而不能达到时,可改经肱动脉顺行插管(图 3-3-6)。

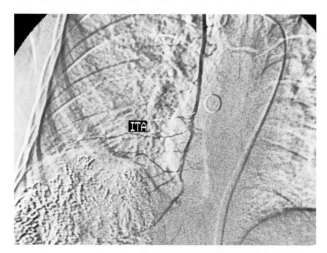

图 3-3-6　右胸廓内动脉插管

(何晓峰　庞桦进　刘战胜)

# 第四节　胸主动脉分支插管术

## 支气管动脉插管术

支气管动脉多直接起源于胸主动脉,亦有少数发自主动脉弓、锁骨下动脉、胸廓内动脉、膈动脉及甲状颈干(图 3-4-1)。常见的 9 类支气管动脉分型如图 3-4-2 所示。大多数情况下支气管动脉开口于 $T_5$～$T_6$ 椎体水平胸主动脉前侧壁,少数起自后侧壁。一般有 1～3 支,右侧多为 1 支,并常与右侧第 3 肋间后动脉共干,谓之肋间支气管动脉干,该干常发出脊髓动脉分支。由于支气管动脉较为细小,插管尤其是超选择性插管有一定难度。

常用 4～5F Cobra 导管,右侧支气管动脉亦可用猎头管。欲行超选择性插管时,用微导管。

鉴于支气管动脉的解剖特点,常经股动脉入路,先用 Cobra 导管于 $T_5$～$T_6$ 椎体平面仔细寻找左右支气管动脉开口,多数情况下可发现病灶之供血动脉。经多次努力未果者应插管至锁骨下动脉、胸廓内动脉及膈动脉寻找,必要时行胸主动脉及双侧锁骨下动脉造影搜寻。

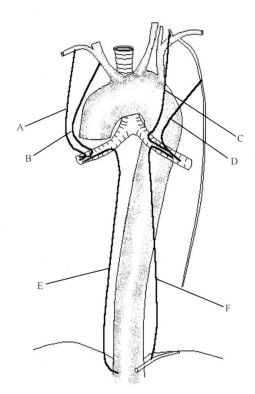

图 3-4-1　支气管动脉常见异位起源
锁骨下动脉(A);头臂干(B);甲状颈干(C);胸廓内动脉(D);腹主动脉(E);膈动脉(F)

值得注意的是,随着动脉增强 CT 技术的普及应用,患者术前先行 CT 扫描了解支气管动脉的起源及走行,对手术有重要的参考意义。有学者提倡术中使用血压计缚住上臂再行造影,有利于支气管动脉的显影。一般情况下,笔者较多使用 4～5F Cobra 导管,但普通导管难以超选择入较细的支气管动脉内,此时使用微导管则能插入较深位置,使同轴导管系统相对稳定。另外,支气管动脉与肋间动脉共干者,可避开肋间动脉开口,从而减少脊髓损伤的可能。只有明确无脊髓供血动脉存在时,才能进行化疗灌注及栓塞术(图 3-4-3)。

## 肋间动脉插管术

通常有 9 对肋间后动脉起自胸主动脉侧后壁,第 1、2 对多发自上肋间动脉干,右第 3 对与右支气管动脉共干,称为肋间支气管干。由于胸主动脉位于脊柱左缘,故右侧肋间后动脉较长而左侧较短。肋间动脉沿肋沟前行,与胸廓内动脉的肋间前动脉支形成吻合,并于肋颈部发出背侧支参与胸段脊髓的血供。$T_5$～$T_{12}$ 平面有较多机会发出根髓大动脉(Adamkiewicz 动脉)。最后一对称为肋下动脉,沿第 12 肋下缘走行。

常用 Cobra 管、单钩管及猎头 H1 管,必要时超选择可用微导管。

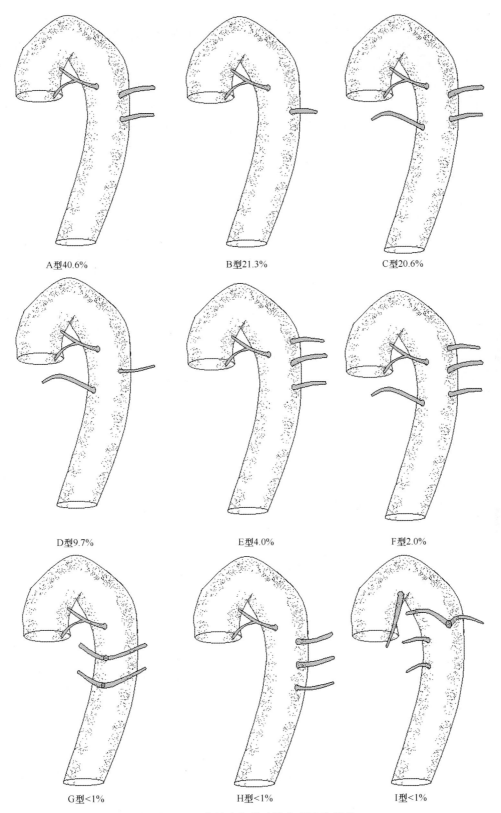

A型40.6%

B型21.3%

C型20.6%

D型9.7%

E型4.0%

F型2.0%

G型<1%

H型<1%

I型<1%

图 3-4-2 常见支气管动脉分型及其概率

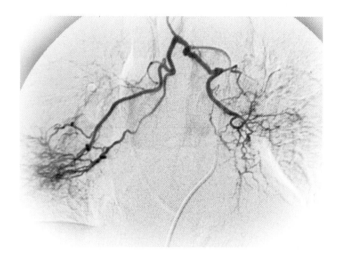

图 3-4-3　支气管动脉插管示左右支气管共干

沿胸主动脉后或侧壁仔细寻找各动脉开口,需要注意的是肋间后动脉背侧支参与脊髓血供,即使造影亦有损伤脊髓之危险(图 3-4-4 和图 3-4-5)。

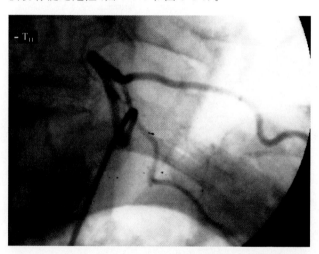

图 3-4-4　肋间动脉插管

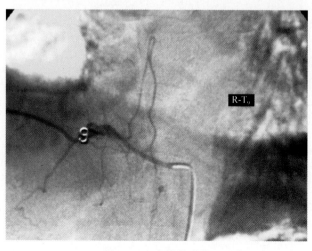

图 3-4-5　脊髓前动脉

右侧 $T_9$ 肋间动脉插管,显示脊髓前动脉

## 食管动脉插管术

食管上段的血供主要来自左、右甲状腺下动脉,而中段有发自胸主动脉的数个不成对的分支,下段主要来源于胃左动脉和左膈下动脉。支气管动脉、食管动脉、肋间动脉、胸廓内动脉及膈下动脉有较多吻合支存在(图 3-4-6 和图 3-4-7)。(主编评论:理论上存在食管动脉插管术,但在临床工作中极少需要用到和可能插入该动脉。原因是其开口部位变异很大且细小。)

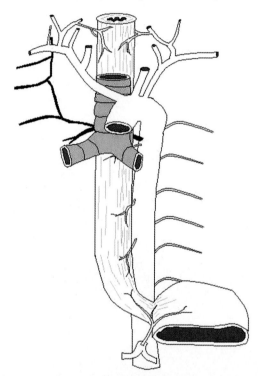

图 3-4-6　食管动脉、肋间动脉及肋间支气管干示意图

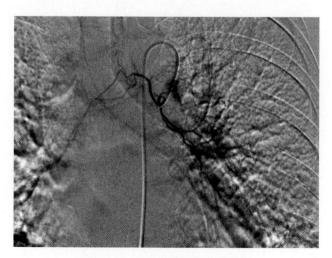

图 3-4-7　食管动脉和脊髓前动脉

支气管动脉造影显示沿中线偏左走行较直的食管

动脉。与脊髓前动脉不同的表现是其间存在弯曲并偏左行。

（何晓峰 庞桦进 刘战胜）

# 第五节 腹主动脉分支插管术

## 腹腔动脉及其分支插管术

腹腔动脉又称腹腔干（celiac trunk），是腹主动脉的最大分支，大部分开口于腹主动脉前壁相当于 $T_{12}$ 椎下缘至 $L_1$ 椎上缘水平，直径 6～10mm，长 15～45mm，主要向前下方走行，少数亦可向前方或前上方走行。常见

的变异如图 3-5-1 所示。

腹腔动脉有三个主要分支，分别为肝总动脉、脾动脉和胃左动脉。

**肝总动脉**是腹腔动脉发出向右走行分叉前的一段肝动脉。多数情况下首先分出胃十二指肠动脉，供应十二指肠球部、降段、胰头及胃窦。继续前行为肝固有动脉，然后分出肝左、中、右动脉。肝右动脉主要供应右叶（Ⅴ、Ⅵ、Ⅶ、Ⅷ段），并分出胆囊动脉支。约 1/3 的肝右动脉可起源于肠系膜上动脉、腹腔动脉及肝总动脉。肝左动脉供应左外叶（Ⅱ、Ⅲ段），并常分出肝中动脉供应尾叶（上段）及左内叶（Ⅳ段），少数情况下肝左动脉亦可发自腹腔动脉或与胃左动脉共干。部分胃右动脉可由肝动脉发出（图 3-5-2～图 3-5-7）。

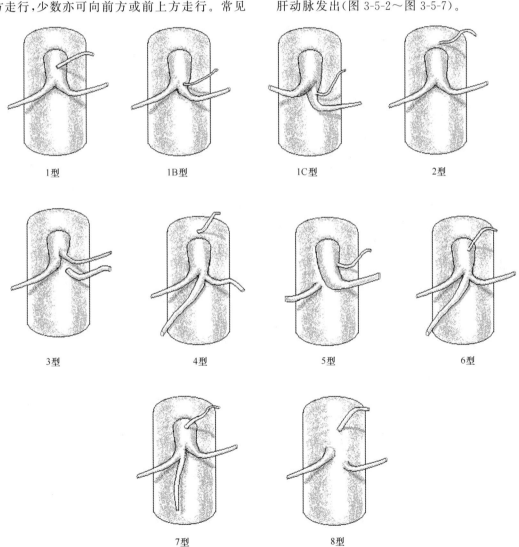

1型　　　1B型　　　1C型　　　2型

3型　　　4型　　　5型　　　6型

7型　　　8型

图 3-5-1 常见腹腔干变异

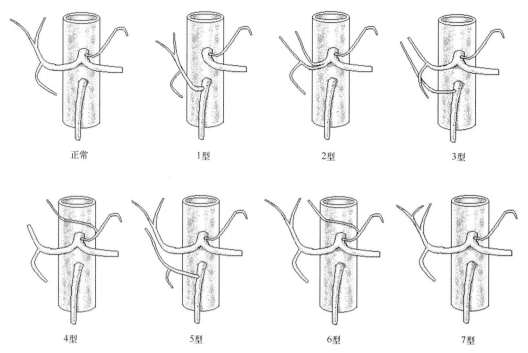

正常　　　　　　　1型　　　　　　　2型　　　　　　　3型

4型　　　　　　　5型　　　　　　　6型　　　　　　　7型

图 3-5-2　常见肝动脉变异

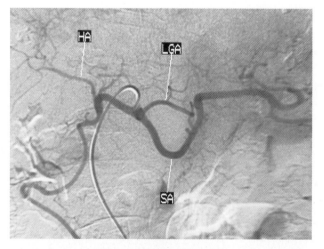

图 3-5-3　腹腔动脉造影

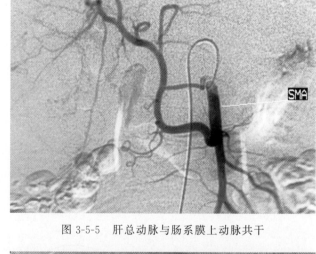

图 3-5-5　肝总动脉与肠系膜上动脉共干

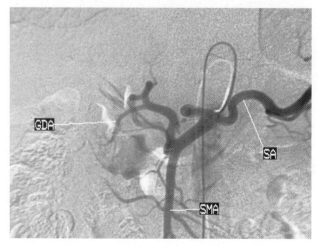

图 3-5-4　肠系膜上动脉与腹腔动脉共干

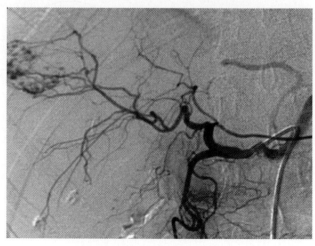

图 3-5-6　胃右动脉起自肝中动脉

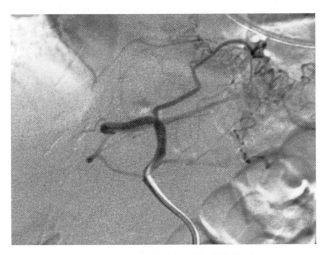

图 3-5-7　肝左动脉与胃左动脉共干

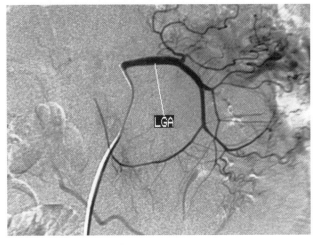

图 3-5-8　胃左动脉插管

**脾动脉**自腹腔干发出后向左沿胰腺上缘走行,较为粗大、迂曲。沿途分出胰背动脉及胰大动脉,这两支动脉形成袢状吻合,组成胰横动脉。进入脾门前再分出胃短动脉及胃网膜左动脉,并分2或3终末支入脾。

**胃左动脉**大部分发自腹腔动脉干前上壁,向上、左走行,分支供养贲门部、胃小弯及食管下段,并沿胃小弯右行,与胃右动脉吻合形成动脉弓。少数情况下胃左动脉可直接起源于腹主动脉、脾动脉及肝总动脉(图3-5-8)。

常用的器材有 RH 管、Yashiro 管、Cobra 管、单弯管及微导管。由于腹腔干变异较大,加之肝、脾增大和巨大的肿瘤可使血管推压移位,故应根据情况选用不同之器材。

经股动脉入路插管,较常用 RH 管于主动脉弓旋转成形,保持导管头端朝前,顺势回拉至 $T_{12}\sim L_1$ 水平,寻找腹腔干开口。当导管勾到腹腔干时,可"冒烟"了解腹腔干血管分支的走行方向。一般逆时针旋拉导管即可

进入肝总动脉,或采用 Cobra 导管至腹腔动脉开口,借助超滑导丝可分别超选择至肝总动脉及脾动脉。在临床上有时腹腔动脉主干发生狭窄或闭塞,造成插管困难。这时需要耐心、细致寻找主干开口,加之巧妙利用导丝,可顺利完成插管。

Yashiro 管常借助肠系膜上动脉或肾动脉成形,该管弯曲弧形较大,较易超选择入肝总动脉及其分支。

经上入路插管亦适于腹腔干及其分支之选择性插管。尤其是在上述动脉过分向足侧走行然后上返的情况下,上入路插管可使下入路时的大角度双弯变为单弯,从而使选择性插管更容易。该入路常用 Cobra 导管插至 $T_{12}\sim L_1$ 椎体附近寻找腹腔干开口,此时应注意管头之前后方向,旋转管头朝前方能插入。为辨明管头方向,可先将管头朝向侧方,再逆时针或顺时针旋转,则可使管头指向前方。

使用微导管行超选择插管,可超选择入上述动脉的小分支,是行介入治疗时的必要手段(图3-5-9和图3-5-10)。

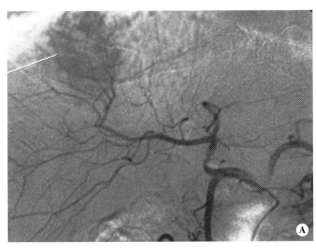

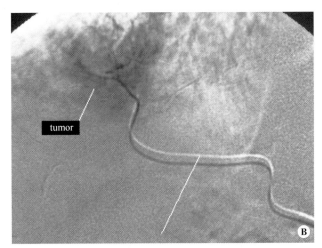

图 3-5-9　肝总动脉造影

显示病灶位于肝右叶Ⅶ、Ⅷ段(A);使用微导管超选择插管(B)。tumor.肿瘤

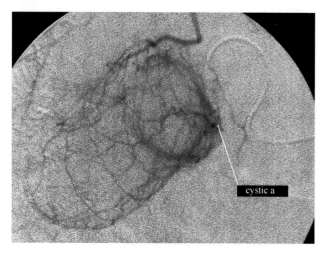

图 3-5-10　微导管胆囊动脉超选择性插管
cystic.胆囊

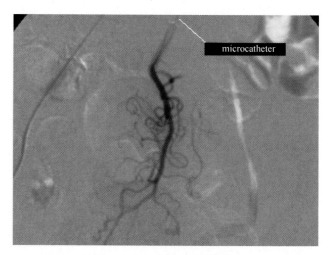

图 3-5-12　直肠上动脉插管
microcatheter.微导管

## 肠系膜上、下动脉插管术

肠系膜上动脉多于腹腔干下方 1cm 左右自腹主动脉发出并向前下方向走行,较少出现解剖变异,偶与腹腔动脉共同开口。其分支通常分为三组:

胰十二指肠下动脉组;

空回肠动脉组;

回结肠动脉组。

各组之间形成袢状吻合(图 3-5-11)。

在其发出水平寻找多可插入。对于血管迂曲者,选用单钩或 Cobra 管成袢后再回拉至该动脉开口插入。少数情况下需经上入路插管。欲行超选择性小肠或结肠动脉栓塞时,可使用微导管。

## 膈动脉插管术

双侧膈动脉大多于 $T_{12}$ 椎平面、腹腔干上方直接起源于腹主动脉,少数亦可发自腹腔动脉和(或)肾动脉(图 3-5-13 和图 3-5-14)。

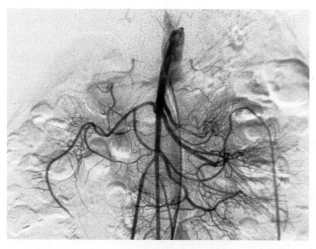

图 3-5-11　肠系膜上动脉插管

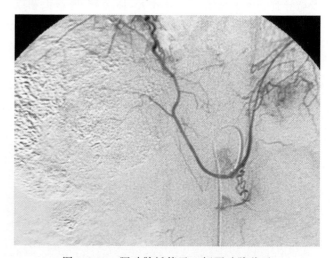

图 3-5-13　膈动脉插管示双侧膈动脉共干

肠系膜下动脉约在 $L_3$ 椎体平面自腹主动脉发出,供养左半结肠。其主要分支有左结肠动脉、乙状结肠动脉和直肠上动脉(图 3-5-12)。

常使用 Cobra 管、单钩及 Simmons 管备用。超选择插管亦使用微导管。

二者多经股动脉入路插管,用 Cobra 管端向前直接

一般选用 Cobra 管或 RH 管。

用 Cobra 管或 RH 管直接在腹主动脉相应椎体平面寻找其开口。若未发现,可插管至肾动脉开口,造影以明确有无发出该动脉。由于其较细小和起源变异较大,有时插管较为困难(图 3-5-15),必要时可行腹主动脉造影寻找其开口位置。

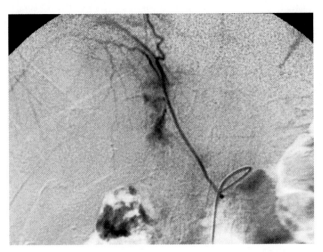

图 3-5-14 右膈动脉插管显示膈动脉参与肝癌血供

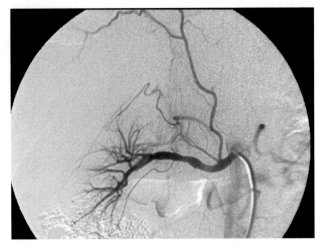

图 3-5-15 右膈动脉起自右肾动脉

## 肾动脉及肾上腺动脉插管术

双肾动脉于 $L_1 \sim L_2$ 平面直接起自腹主动脉,向侧方或侧下方走行,进入肾门后分成腹侧及背侧两支,再分为肾段动脉、叶间动脉、弓状动脉及小叶间动脉。入肾

门前发出肾上腺下动脉,有时亦发出右膈动脉,常见的解剖变异见图 3-5-16。不经肾门入肾之动脉称为副肾动脉。肾上腺动脉有上、中、下三支,分别来源于膈下动脉、腹主动脉及肾动脉,正常状况下其十分细小且解剖变异较多。

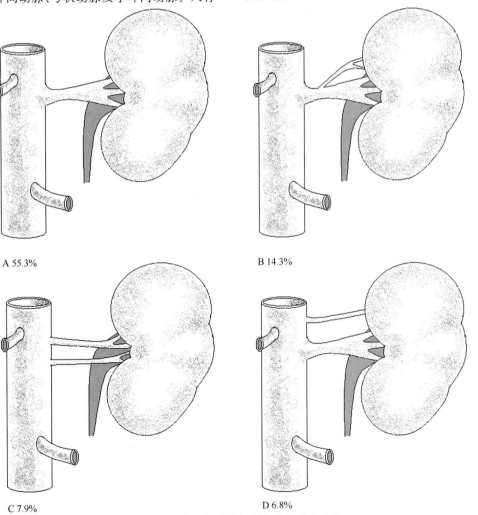

A 55.3%

B 14.3%

C 7.9%

D 6.8%

图 3-5-16 常见肾动脉解剖变异及其发生率

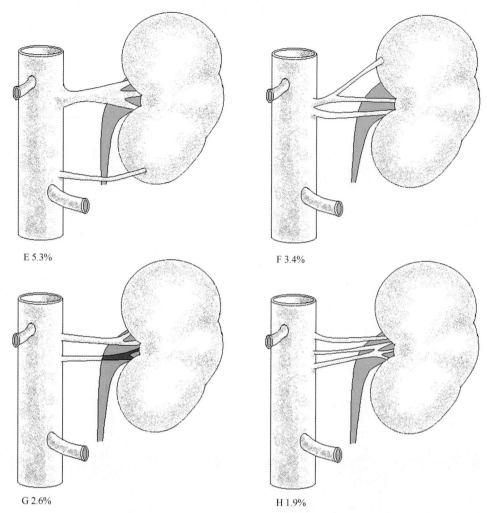

E 5.3%　　　　　　　　　　　　　F 3.4%

G 2.6%　　　　　　　　　　　　　H 1.9%

图 3-5-16　常见肾动脉解剖变异及其发生率(续)

　　一般选用 Cobra 管、Yashiro 管及肾动脉管。

　　用 Cobra 管于上述平面腹主动脉侧壁寻找双肾动脉开口,前推导管即可进入肾动脉主干,欲进分支需借助超滑导丝的引导,或使用微导管。但在使用导丝引导导管进入肾动脉分支时,助手需拉直并固定导丝,以避免导丝过于向前损伤肾实质而出血。因主动脉迂曲而不易插入者,可选用单钩或 Simmons 管试插,也可采用上入路。肾上腺动脉有时不易寻找,行腹主动脉造影发现其起源后再行插管则较易成功(图 3-5-17 和图 3-5-18)。

## 腰动脉插管术

　　腰动脉通常有 4 对自腹主动脉侧壁发出,第 5 对可发自骶正中动脉。腰动脉分出背侧支、脊支及肌支供养相应区域,部分人群于 $L_1 \sim L_2$ 椎体平面发出根髓大动脉(Adamkiewicz 动脉)。

　　一般选用 Cobra 管或单钩管。

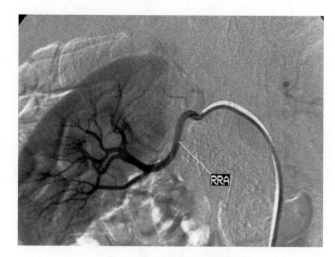

图 3-5-17　右肾动脉插管

　　于 $L_2 \sim L_4$ 平面寻找腰动脉开口。动脉迂曲硬化者使用 Cobra 管有时管头易朝左侧壁致插管困难,可换用单钩、猎头 H1 管或利用成襻技术插管。欲行 $L_5$ 动脉插管时应寻找腹主动脉分叉部之骶正中动脉,造影明确后再行插管(图3-5-19)。

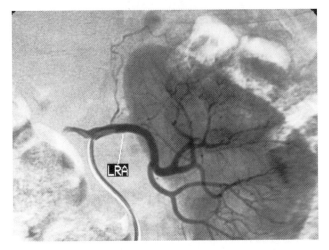

图3-5-18　左肾动脉插管,示左肾上腺下动脉

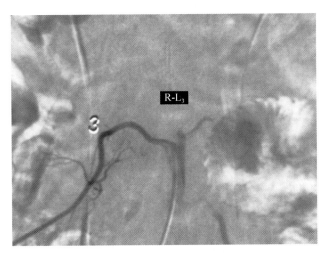

图3-5-19　腰动脉造影

(何晓峰　刘战胜)

# 第六节　盆腔及下肢动脉插管术

## 盆腔及子宫动脉插管术

盆腔主要由髂内动脉供血,该动脉于骶髂关节附近由髂总动脉发出,向内下走行,再分为前、后两干。前干自上而下发出膀胱上动脉、闭孔动脉、膀胱下动脉、直肠下动脉、阴部内动脉和臀下动脉,在女性尚发出子宫动脉。后干发出髂腰动脉、骶外侧动脉和臀上动脉,供应相应的组织、器官。各组动脉之间以及与对侧动脉形成丰富的吻合,以保证盆腔血供。

一般选用Cobra管,腹主动脉分叉难以越过时,可用单钩或Simmons管。上入路插管多选用猎头H1管。常规经右股动脉入路,借助导丝的引导,导管跨越

髂总动脉分叉部寻找对侧髂内动脉开口,伸入导丝并跟进导管寻找靶动脉。发自前干的子宫动脉略向后走行,无经验的医师常出现技术困难。此时应采用30°～45°斜位透视并"冒烟",或借助路径图可更清楚地了解其走行方向。同侧髂内动脉插管术须使Cobra管在腹主动脉成一较大的襻,再回拉导管至同侧髂内动脉开口,"冒烟"明确后顺势下拉或用超滑导丝引导即可入该动脉。需要注意的是操作过程中勿生拉硬拽以免使导管过于成角并打折(图3-6-1和图3-6-2)。

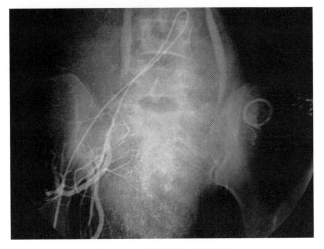

图3-6-1　同侧髂内动脉插管

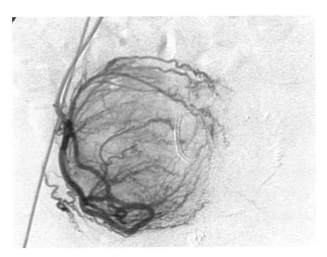

图3-6-2　子宫动脉插管
显示子宫肌瘤血供丰富

## 下肢动脉插管术

髂外动脉越过腹股沟韧带后延续为股动脉,该处位置表浅,为介入诊疗常用之穿刺点。在腹股沟韧带下方2～5cm处发出其最大分支股深动脉,股深动脉分出旋股内、外侧动脉及数支穿动脉。股动脉出收肌腱裂孔后延续为腘动脉,于腘窝下缘分出胫前、后动脉及腓动脉。

一般选用 Cobra 管和椎动脉管。

插管须经对侧股动脉入路,跨越髂总动脉分叉至对侧,在导丝引导下前行,可根据情况超选择至所需动脉(图 3-6-3)。

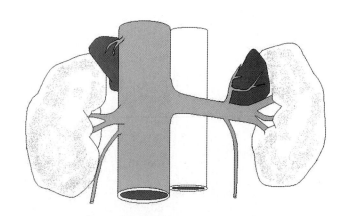

图 3-7-1 肾静脉、肾上腺静脉及精索内静脉

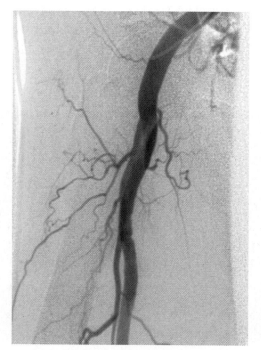

图 3-6-3 右股动脉插管
示股深动脉及其分支

(何晓峰 庞桦进 刘战胜)

# 第七节 静脉系统选择性插管术

## 肾、肾上腺及精索静脉插管术

肾静脉在肾门处由 3～5 支静脉汇合而成。右肾静脉短而粗,直接汇入下腔静脉右侧壁;左肾静脉长而略细,越过腹主动脉前方汇入下腔静脉左侧壁。双侧肾上腺静脉汇入路径各异,左肾上腺静脉常与左膈下静脉汇合后再汇入左肾静脉,右肾上腺静脉于右肾静脉上方汇入下腔静脉,偶见肾上腺中央静脉与肝短静脉共干汇入腔静脉。

左侧精索内静脉于脊柱左缘 2.5～3cm 处汇入左肾静脉下壁,位置较为恒定。右侧精索内静脉大部分(约 90%)于右肾静脉下方汇入腔静脉,少数(约 10%)汇入右肾静脉(图 3-7-1)。

一般选用 Cobra 管或专用导管。

经股静脉入路,用 Cobra 管在下腔静脉内 $L_1$～$L_2$ 水平可找到右肾静脉开口。左肾静脉高半至一个椎体。右肾上腺静脉插管较为容易,可用 Cobra 管于 $T_{12}$ 平面

直接寻找其开口。左肾上腺静脉因汇入左肾静脉上壁,如经股静脉入路就有两个弯曲,虽左肾静脉之弯曲较易通过,但左肾上腺静脉与左肾静脉之间向上的弯曲有时导致插管困难,此时如经右颈静脉入路插管则简便易行(图 3-7-2～图 3-7-4)。

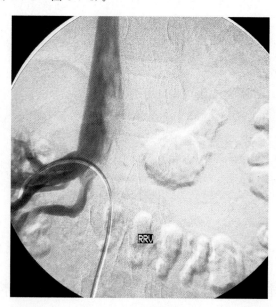

图 3-7-2 右肾静脉插管

90% 的精索静脉曲张发生在左侧。左精索内静脉插管先用 Cobra 管进入左肾静脉远端,透视下回拉导管,并边拉边"冒烟",使左精索内静脉显影,若让患者同时做 Valsalva 试验则效果更佳。一旦寻找到其开口,借助导丝引导即可插入(图 3-7-5)。专用导管呈反"L"状,适用于经股静脉入路行左精索静脉插管。

## 肝静脉插管术

肝静脉系统起源于肝小叶中央静脉,分别引流左、右肝静脉血并汇合成肝右、肝中、肝左三大支肝静脉,于

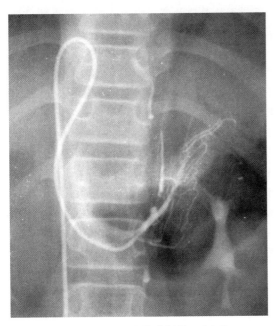

图 3-7-3　左肾上腺静脉插管（下入路）

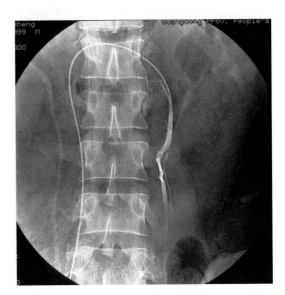

图 3-7-5　左精索静脉插管

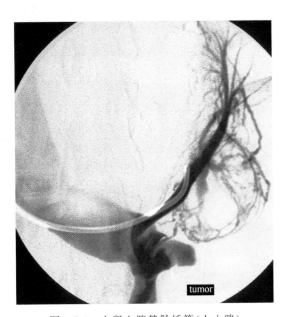

图 3-7-4　左肾上腺静脉插管（上入路）

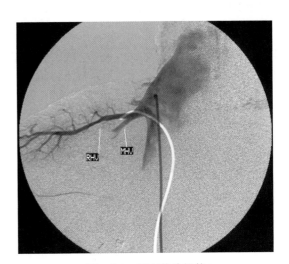

图 3-7-6　肝右静脉插管

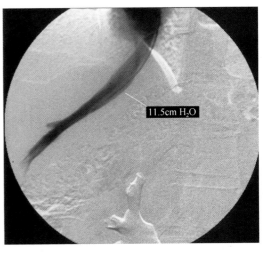

图 3-7-7　肝中静脉插管

第二肝门处注入下腔静脉。其中 80％的肝中静脉与肝左静脉共干，20％的肝中静脉直接引流入下腔静脉。尾叶之肝静脉常独立汇入下腔静脉。肝静脉之特点为无肝外行程，有时副肝静脉引流部分右叶肝实质直接汇入下腔静脉。第二肝门下方数条肝小静脉注入下腔静脉处，称为第三肝门。

　　常用导管为 Cobra 管、单钩管及猎头 H1 管。

　　肝静脉插管有三种入路，即经股静脉、右颈内静脉和经皮肝穿刺（图 3-7-6～图 3-7-8）。

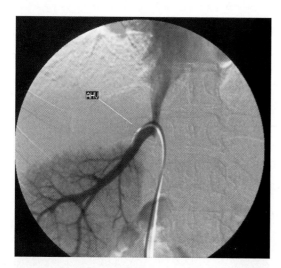

图 3-7-8　肝中静脉汇入下腔静脉

### 经股静脉入路

经股静脉入路常采用 Cobra 管或单钩管,于膈下沿下腔静脉右侧壁滑动,进入右、中和左肝静脉,在 $L_2\sim L_3$ 水平进入副肝静脉。此入路主要适用于诊断。

### 经右颈内静脉入路

经右颈内静脉入路常采用 Cobra 管或 Colapinto 针外套管。先将导丝插入下腔静脉,再引入导管。导管头端沿下腔静脉右侧插入肝静脉。此入路适于肝静脉开通术和 TIPS 术。

### 经皮经肝入路

经皮经肝入路适于肝静脉闭塞时采用。穿刺方法与 PTCD 引似(参见第三章第十二节)。其差别在于肝静脉穿刺时针尖指向 $T_{12}$ 水平并稍偏向背侧。穿刺到位后,即边退针边注入造影剂使肝静脉显影,肝静脉显影的特征为向第二肝门走行的管状影。随后沿穿刺针引入导丝、导管鞘和导管。

## 门静脉插管术

门静脉由肠系膜上静脉及脾静脉汇合而成,经第一肝门入肝,其主干长 5～6cm,直径<12mm。入肝后与肝动脉、肝内胆管一同走行,称为格林森系统。门静脉分左、右两支入肝,呈树状分布进入肝窦。

数支脾内静脉汇合成脾静脉,沿胰腺上缘右行,尚有肠系膜下静脉、胃冠状静脉及胰静脉等汇入。

门静脉插管主要有四条途径:

**经皮肝穿刺入路**方法与 PTCD 相同。一旦穿入门静脉,即可引入导丝并插管。此入路常用于处理门静脉血栓及胃冠状静脉栓塞。也有人将此作为经门静脉穿刺下腔静脉建立二者分流通道。

**经颈及肝静脉入路**常用于 TIPS 术,亦可用于门静脉 PCS 植入术和胃冠状静脉栓塞术等。方法为经右颈内静脉穿刺,成功后置入 10F 导管鞘。导丝经右心房送入下腔静脉。沿导丝送入 Cobra 管或穿刺针弯头外套管,选择性插入肝右静脉,置换超硬导丝后,沿导丝送入穿刺针。常用的穿刺针有 Colapinto 针、TIPS-100 和 RUPS-1000 等。笔者偏爱前者,因其硬度较好,头端角度有 30°和 60°两种,并可根据需要重塑角度,无针芯者更佳,省去每次穿刺前后进出针芯的麻烦。透视下再次证实穿刺针位于肝静脉内,嘱患者吸气后再闭气,术者手握针柄,边旋转使其针尖向前,边平滑刺向肝门区,深度 3～5cm。随后嘱患者恢复正常呼吸,嘱助手固定导管鞘,术者将装有造影剂的注射器与针尾连接,边退针边抽吸。顺利抽得回血后,即在透视下"冒烟"。如为门静脉显影,即可经穿刺针送入超滑导丝,将导丝插入脾或肠系膜上静脉,将穿刺针外套推入门静脉,起通道扩张作用。固定导丝拔出穿刺针及外套管后,送入造影导管,即告操作成功。如不成功,可将穿刺针退回肝静脉,改变穿刺方向重新穿刺。

**经脾入路**的途径与经皮肝入路方法相似。方法为:选脾脏与腹壁相贴处经腋中线进针,一般观察患者腹部 CT 片确定其位置。局麻后,局部切一 0.5cm 小口。一般采用微穿刺针或塑料套管针穿刺。嘱患者闭气,持针迅速刺入脾脏,深度 3～5cm,退出针芯后,边注造影剂边退针,至脾静脉分支显影。然后送导丝进入脾静脉干。退针后送入 5F 或 6F 导管鞘再行插管。经此入路完成操作后,将导管鞘退出脾静脉入脾髓内,停留 5～10 分钟,开放鞘的侧臂未显示出血即可拔出。亦可在拔出前经侧壁注入少量明胶海绵颗粒堵塞针道,以防出血。

经脾入路最令人担心的问题是脾出血,因此凝血功能不良者忌用此入路。正确的操作是,穿刺入脾时迅速进针,以免划破脾包膜,这样一般不引起出血。应注意在穿刺失败、再行穿刺时,针尖不要退出脾脏,尽量减少脾包膜损伤。

**经脐静脉入路**的应用范围较前三者窄,较少使用。因入路迂曲难以完成多数介入操作,所以主要用于门静脉造影、门静脉 PCS 置入术和门静脉插管溶栓。一般要在门静脉高压造成脐静脉开放时方宜经此入路插管。明显扩张者可经腹壁穿刺插管,不明显者需手术切开腹壁,暴露脐静脉,透视下插管。导丝沿脐静脉至门静脉左支的脐点,透视下引导至门静脉主干,然后插入造影导管。

(主编评论:还有一条往往不被人们注意的入路,即经自发性脾、肾分流道进入门静脉。该分流道可见于严重门静脉高压症，其路径较为迂曲和较长。笔者没有利用这条入路的经验，在此不再班门弄斧，只是给读者提个醒而已。)

（陈　勇　刘战胜）

## 参 考 文 献

[1] 吴恩惠,刘玉清,贺能树. 介入性治疗学. 北京:人民卫生出版社,1998

[2] 余哲. 解剖学. 第二版. 北京:人民卫生出版社,1998

[3] Renan Uflacker MD. Atlas of Vascular Anatomy. Philadephia: Williams and Wikins,1997

[4] 姜卫剑,王拥军,戴建平. 缺血性脑血管病血管内治疗手册. 北京:人民卫生出版社,2004

[5] Robert Carola, John P Harley. Human Anatomy and Physiology. New York:McGraw-Hill Publishing Company,1990

[6] Frank H,Netter MD. Atlas of Human Anatomy. Michigan:Ciba-Geigy Corporation,1989

（本章责任主编　何晓峰）

## 第一节　经导管血管栓塞术

血管栓塞本来是发生在人体的一种病理现象，如动静脉内血栓形成或者各种栓子脱落迁徙到相应直径的血管造成栓塞。人为造成的血管栓塞尤以静脉注射时误注气体造成肺栓塞为典型。而以治疗为目的，人为地将血管栓塞则被称为栓塞术。最早的栓塞术用手术切开血管的方式进行，也缺乏图像清晰的影像设备的实时监控，很难想象当时是如何进行的。据报道当年有神经外科医生为治疗颈内动脉海绵窦屡次创新性开展了栓塞术。方法是先取一块自体肌肉，系在缝合线上，再切开颈内动脉，塞进动脉内，让其顺血流漂到瘘口进行栓塞，行内人士戏称"放风筝"。直到20世纪60年代后期，基于电视透视、血管造影技术和Seldinger技术的出现，才使盲目的、风险极大的老式栓塞术产生质的飞跃。

经导管血管栓塞术（transcatheter arterial embolization，TAE，以下简称栓塞术）作为早期介入放射学的三大支柱技术之一（另两项是血管成形术和动脉内药物灌注术），在临床上逐步得到推广应用。**其简要的定义为，经导管向靶血管内注入栓塞物质，使靶血管闭塞，从而达到某种治疗目的的技术。**栓塞术在临床治疗方面的作用相当于外科技术中的血管结扎术和组织切除术。通过导管注入的栓塞剂造成局部血管栓塞和血流中断，可视为"结扎术"；由于血管栓塞后造成器官或肿瘤的缺血坏死，可视为"切除术"。

### 基本原理

栓塞术治疗某些疾病的基本机制在于：通过注入栓塞剂将病变（器官）供养血管栓塞，阻断血供，使对动脉供血过分依赖的肿瘤（器官）缺血坏死；直接栓塞造成异常的血管床和血流通道，纠正血流动力学异常和形成人工血流改道；直接阻塞破裂的血管，或使其远端压力下降达到止血的目的；用栓塞物填塞动脉瘤腔，以防其破裂出血并得到管腔修复。

通过导管将一定量的栓塞剂注入血管可使其栓塞。血管被栓塞后主要对三个方面产生影响：**靶血管**（预计被栓塞的血管称为靶血管）、**靶器官**（包括人体器官、肿瘤和异常血管）和**局部血流动力学**。但影响的程度则取决于许多因素，如栓塞水平、栓塞程度、栓塞剂种类和用量、栓塞的方法、靶器官本身的状态等。

### 栓塞水平

栓塞水平是指栓塞所造成的靶血管闭塞的部位，可对靶器官造成不同的影响。

#### 毛细血管栓塞

毛细血管栓塞又称为**末梢性栓塞**，主要是指直径1mm以下的血管被栓塞。通常使用微小颗粒或液态栓塞剂方可造成毛细血管水平的栓塞。一定范围的毛细血管栓塞可造成靶器的严重缺血，以致部分或大部分组织坏死。如果造成毛细血管内皮坏死，血管结构则难以恢重建。主要用于富血性肿瘤和动静脉畸形等的治疗（图4-1-1）。

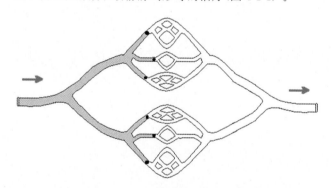

图4-1-1　毛细血管栓塞示意图

### 基本原理

#### 小动脉栓塞

小动脉栓塞指使用相应大小的颗粒栓塞剂造成直径大于1mm的动脉栓塞。在被栓塞的小动脉远端的毛细血管未破坏的情况下，其对靶器官的影响则较前者稍弱。组织的缺血程度和是否会发生坏死往往取决于栓塞范围的大小和侧支循环建立的好坏。被栓塞的小动脉为靶器官的终末血供，不易得到侧支血供，较大范围栓塞时则可产生不同程度的组织坏死，如脾栓塞。反之，则可造成不同程度的缺血反应，对缺血耐受性较好和较容易得到侧支血供的组织器官多不产生坏死，如胃十二指肠动脉栓塞。小动脉栓塞可用于止血和肿瘤治疗及部分性内脏切除（图4-1-2）。

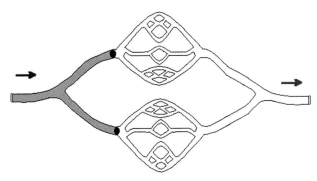

图 4-1-2 小动脉栓塞示意图

**动脉干栓塞**

动脉干栓塞指使用大型栓塞物造成器官或病变供血动脉的主干或主支的栓塞,动脉直径通常大于 2mm。在其远端的小动脉和毛细血管未被直接栓塞,侧支循环又迅速建立的情况下,对靶器官的影响较小。但对缺血耐受性极差的心、脑等器官则不可相提并论。动脉干栓塞主要用于改变局部血流方向,治疗血管破裂出血和动脉瘤等,也可用于末梢栓塞后的加强栓塞(图 4-1-3)。近年来也有文献报道采用封堵支架和封堵器进行粗大动脉封堵的。

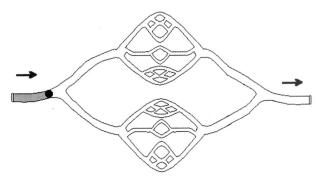

图 4-1-3 动脉干栓塞示意图

**广泛栓塞**

广泛栓塞也可以称为**完全性栓塞**,指靶血管支配范围内的毛细血管、小动脉和主干均被栓塞的情况,可造成靶器官的广泛坏死。广泛栓塞可发生在使用大量的液态或微粒栓塞剂,或者分别使用不同大小的栓塞剂进行前三种水平的栓塞情况下。临床上主要用于治疗血供丰富的良、恶性肿瘤和动静脉畸形及脏器的内科性切除等(图 4-1-4)。

**静脉栓塞**

经动脉插管进行栓塞术,通常难以将靶器官的静脉一并栓塞。对静脉病变的栓塞治疗需插管入静脉后进行。静脉的解剖学和血流动力学特点决定了静脉栓塞不同于动脉栓塞。其特点为:在正常情况下,除肝和垂

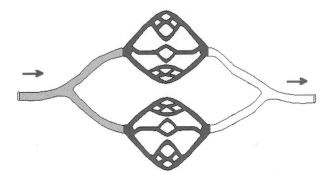

图 4-1-4 广泛栓塞示意图

体的门静脉以外,其他静脉均为向心性血流,回流血管的直径逐渐增大。欲对其进行栓塞,最令人担心的是栓塞物(剂)是否会"站不住脚"而被血流冲走,进而造成肺梗死。庆幸的是,只有极少数的病情需要进行这样的栓塞。而在病理情况下,局部静脉的血流往往是逆向的,如曲张的精索静脉和卵巢静脉;也有顺流而上的,如食管静脉曲张。它们有迂曲、扩张的特点,血流也相对较慢。但仍需谨记,因后者血管直径较大,栓塞剂较易顺行误栓肺动脉。基于上述特点,静脉栓塞常用大型栓塞物和(或)无水乙醇、鱼肝油酸钠等,近来还有采用泡沫硬化剂者,一般颗粒栓塞剂宜配合前者使用。静脉主支栓塞的目的主要是改变其血流方向,静脉分支的区域性栓塞则以破坏异常静脉为目的,一般用于治疗静脉曲张或合并出血(图 4-1-5)。肝门静脉栓塞的原理与动脉栓塞类似,其目的往往是栓塞部分萎缩肝叶的门静脉分支,促使未栓塞部分的肝叶代偿性肥大,为后续的病肝切除做准备。

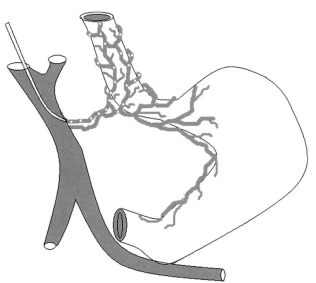

图 4-1-5 静脉栓塞示意图

**动脉瘤栓塞**(填塞)

这是近年来发展起来的用于脑动脉瘤治疗的栓塞

技术,主要是用可脱离微弹簧圈等对真性脑动脉瘤腔进行填塞以防其增大和破裂出血。与上述栓塞技术不同,动脉瘤腔栓塞要求不栓塞载瘤动脉,并保持其血流通畅,所以也可称为填塞术(图4-1-6)。

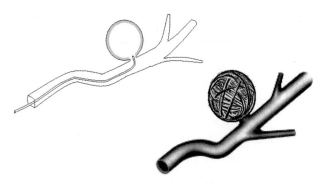

图4-1-6　动脉瘤腔栓塞示意图

## 栓塞程度

栓塞程度一般是指在小动脉栓塞时靶血管(此处专指实体性肿瘤和器官)所属分支闭塞的比例,或可表述为栓塞后靶血管血流减少的程度。栓塞程度不同可对靶器官造成不同程度的坏死。在实际工作过程中,尚无实用的仪器准确测算栓塞程度。临床上要达到预期的栓塞程度,主要根据术者的经验来观察"冒烟"时对比剂的排空速度对栓塞程度进行即时判断。一般经验是,对比剂排空时间较栓塞前稍减慢可能达到小部分栓塞;减慢较明显为部分栓塞;明显减慢为大部分栓塞;对比剂在血管内呈蠕动或者停滞状态可判断为完全栓塞。如此,通常即使有经验的术者的估算误差也可达正负10%～20%,但不失为即时判断的一种经验性方法。行造影复查进行判断可以较为明确地判断栓塞程度,但属事后判断。临床上常用小部分(小于40%)、部分(40%～60%)、大部分(61%～95%)和完全(>95%)栓塞来描述栓塞程度。

栓塞程度越高,靶器官坏死程度越大是显而易见的,但二者并非简单的线性相关。总体上,靶器官的实际坏死程度常小于估算的栓塞程度。其主要原因为栓塞术的**不完全清除特性**。

在靶器官体积较大和存在多重血供情况下,即使靶血管已被认为达到完全性栓塞,也通常难以造成靶器官类似外科手术切除式的完全坏死(清除),因潜在的侧支循环的存在,使得处于"半暗带"(借用描述脑梗死的名词)的部分器官或肿瘤组织得以残存,即是栓塞术的不完全清除特性。如外科手术将一个肾脏切除,此肾脏已从体内被完全清除;而对一个肾脏的"完全性"栓塞,还

可能在肾门区和包膜下有少许残留的肾组织存活。了解此特性有助于理解栓塞术在应用于以清除恶性肿瘤和动静脉畸形为目的的治疗中的作用和限度。值得注意的是,在靶器官体积较小和血供不复杂的情况下,进行末梢性和完全性栓塞,靶器官也可被完全清除(坏死)。

**血管(肿瘤)门残留现象**是不完全清除特性的一个重要的临床表现。所谓"血管门"是指器官的动、静脉等进出处,如肝门、肾门等;而肿瘤供养动脉进入肿瘤的部位可谓之"肿瘤门"。与正常器官比,肿瘤的血供方式(如血管的支数和进入的部位)更为复杂。该现象可定义为:对靶器官或病变进行"完全性"栓塞过程中或术后随访过程中,发现位于血管门区的组织不能被有效栓塞或仍有活组织和肿瘤复发。根据观察,"残留现象"主要见于实体脏器和其他较大的实体瘤的栓塞治疗中,如块状型肝癌(图4-1-7)。"残留现象"形成的主要原因如下:

器官和肿瘤的插入式供血方式,供血动脉树枝状分布是该现象发生的解剖基础。

近肿瘤门区的血管管径较粗大,血流速度较快,末梢血管细小且血流速度则相对缓慢则是其血流动力学基础。

在上述基础上,注入的栓塞剂优先流向远端末梢血管并停留下来。只有在使用大量的栓塞剂将远端血管栓塞致使血流停滞后,后续的栓塞剂才能有机会进入血管门区的供血动脉根部发出的细小动脉,特别是恶性肿瘤,在此常有较多的丛状小血管发出。此种情况下,进行完全性栓塞极可能反流造成反流性误栓,引起不同程度的并发症。因"投鼠忌器",从技术角度上讲难以对其进行完全性栓塞。

**假性完全性栓塞**是指在栓塞后造影复查显示,局部血流完全停滞,被认为已达到"完全性栓塞",但间歇几分钟后再造影复查仍可观察到少量血流向器官或肿瘤。导致该现象的一个重要原因是,开始时栓塞剂以较快的速度注入,靶血管受刺激易发生痉挛,同时大量栓塞剂集中进入血管造成"拥挤",尚未形成长段铸型栓塞。经过一段时间的动脉血流的脉冲式锤击(夯实作用)和血管痉挛缓解后,栓塞剂前移,使器官或肿瘤门区的血流有所恢复。这也是"残留现象"的发生原因之一。在栓塞术的后段采用间歇性缓慢注入栓塞剂的方法,即超低压注入栓塞剂至靶血管内的造影剂滞留,然后间歇5～10分钟后再"冒烟"复查,发现血流有所恢复则继续注入少量栓塞剂。可重复数次直到造影剂较长时间滞留为止,如此,则可能在较大程度上克服该现象。

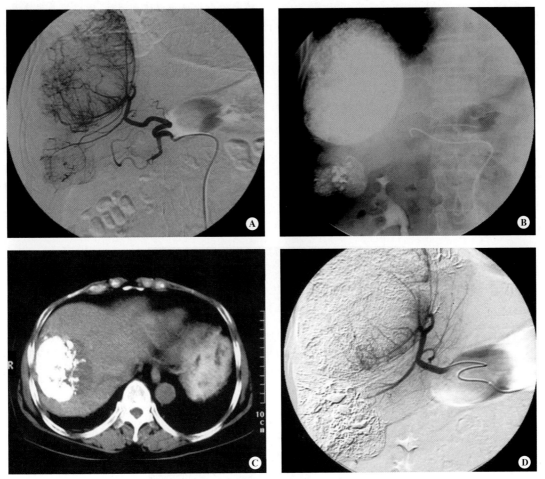

图 4-1-7　巨块型肝癌化疗栓塞术后,肿瘤门残留现象

动脉造影显示巨块型肝癌(A);碘油化疗乳剂栓塞后显示"完全性栓塞"(B);1 个月后 CT 复查显示肿瘤近肝门处复发(C);

动脉造影证实为肿瘤门残留现象(D)

　　肿瘤或血管门区的组织附近常有较多的其他供血动脉途径,在栓塞后最易得到侧支血供,以至于处于缺血和缺氧状态的濒死组织(半暗带)得以起死回生。

　　由于器官和肿瘤本身血供较为复杂,常有明显的或潜在的多个血管门(多支供血),而且部分明显的和所有潜在的血供在动脉造影中难以被发现,所以,由漏栓血管供血的组织存活是可以预见的。这也是"残留现象"发生的基础之一。

　　栓塞术对靶血管(有时同时也是靶器官)的影响除与栓塞程度和栓塞水平密切相关外,栓塞剂的性质也起较大的作用。一般固体栓塞剂进入靶血管后,在与其直径相同的血管内停留下来,形成机械性栓塞。在此基础上,栓子周围及被栓血管的远端和近端常可并发血栓形成,造成局部血流中断,但对血管壁的结构不产生破坏。栓塞后早期镜下观察发现血管壁的内皮、肌层和外层保持完整,栓子周围可见异物反应。随着时间的延长,部分可吸收的栓塞剂被吸收后,可观察到血栓机化和血管再通。未再通者血管萎缩变细,结构模糊,甚至消失,局

部纤维化,血管永久性闭塞。液性栓塞剂,如无水乙醇和鱼肝油酸钠,多通过化学破坏作用损伤血管内皮,并使血液有形成分凝固、破坏成泥状,从而淤塞毛细血管床,并引起小动脉继发血栓形成。栓塞后早期镜下即可见小动脉及毛细血管广泛血栓形成,血管内皮细胞肿胀、脱落。栓塞后 1 个月左右,镜下可见血栓机化,较少有再通现象,血管结构破坏,甚至仅轮廓残存。

　　**血管再通现象**是指靶血管栓塞后血管腔内栓塞剂或血栓被吸收,血流得以部分恢复,可发生于栓塞术后数天(短期栓塞)至数周内(中期栓塞),否则为永久性栓塞。由于血管再通使靶器官的血流有所恢复,可减轻其缺血坏死的程度。影响血管是否再通的因素很多:

　　通常认为可吸收性栓塞剂(如自体凝血块和明胶海绵颗粒)易再通,永久性栓塞剂不易再通。但也不尽然,下列情况即是佐证。

　　注入大量栓塞剂充满靶血管时难再通,即便是用可吸收的明胶海绵。

　　栓塞剂用量少可再通,即便是用钢圈等永久性栓塞

剂亦然。

栓塞后靶器官大部分或完全坏死者难以再通,因为其已经不需要血供。

毛细血管水平栓塞较小动脉水平栓塞难再通。

主干栓塞则易再通。

**层流现象**以往被简单地认为仅见于动脉内药物灌注术(见下一节),笔者发现该现象同样也可以发生在血管栓塞术。栓塞术中导致层流现象发生的主要因素是:

栓塞剂的比重明显高于或者低于血液,使得栓塞剂入血管后浮于血流的上部或沉于底部前行。

此种现象较易发生在慢速注入栓塞剂(非团注)的情况下。使用微导管注入栓塞剂由于其管径细小,在直径较大的血管中难以达到团注,所以较易发生层流现象。

亦较易发生在导管端部与靶血管之间的距离较近时,因为层流状态的栓塞剂来不及与血流充分混合。

由于栓塞术通常是在正位透视下进行,所以术中发生的层流现象不易被察觉(图4-1-8)。而该现象可以导致假性完全性栓塞,应给予一定的重视,并采取措施防止其发生。首先是对该现象有较充分的认识;其次术中可利用侧位透视了解有无该现象发生,尽量采用团注的方法注入栓塞剂。有趣的是也可以利用该现象有目的地使栓塞剂优先进入主要病变部位,如位于腹侧的肿瘤可使用比重较小的海绵状颗粒栓塞剂顺血流上层漂入病灶,反之亦然。

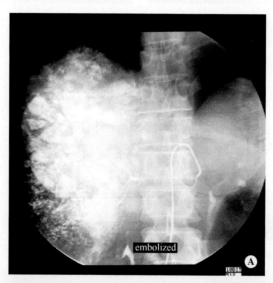

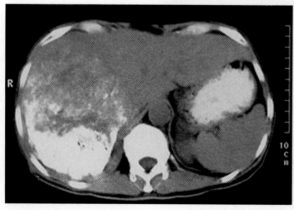
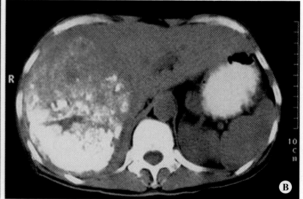

图4-1-8　肝癌TACE,层流现象

平片显示碘油在肿瘤内沉积完整(A)。术后2周CT复查显示碘油化疗乳剂主要沉积在肿瘤的背侧,腹侧明显不足(B)。其原因是在栓塞过程中使用微导管注入碘油化疗乳剂,不能在粗大的供血动脉中形成团注,因而产生层流现象,局部血流动力学改变。embolized.栓塞

### 对血流动力学影响

栓塞术必定会对局部血流动力学产生影响,了解这些影响有助于理解栓塞术的其他作用、结果和并发症等。

### 侧支循环建立和新生血管生成

动脉栓塞后局部血供中断或明显减少,潜在的侧支通路开放对靶器官供血。此情况常出现于动脉主干及小动脉水平的栓塞,由于远端的毛细血管床尚未严重受累,且呈低压状态,侧支循环易于形成。而对毛细血管

床水平进行完全性栓塞,侧支循环难以建立。

较粗大的静脉栓塞后,只要远端静脉压力未下降,也会形成新的侧支循环。如食管静脉曲张栓塞或者结扎甚至切除后,由于门静脉高压没有解除,新的侧支循环早晚会出现。

同时现代理论认为,在缺血缺氧的环境下会刺激正常组织或者肿瘤组织本身增加血管生成因子(VEGF)分泌,促进血管生成。新生血管将对靶器官提供血供。

### 栓塞后血流重分布

对于双重血供的器官,如头面部、胃十二指肠、盆腔等,对其一支或一侧动脉主干的栓塞,很快可由另一支或对侧动脉增粗供血。虽然血供不一定能恢复到先前的状态,但在一般情况下不致产生缺血症状,且随着时间的延长,局部供血量可恢复至接近栓塞前(图4-1-9)。

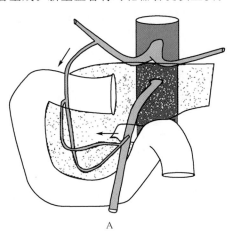

图 4-1-9 栓塞后血流重分布示意图

胃十二指肠双重血供(A);上端栓塞后由下端供血(B)。可经肝总动脉化疗灌注,起到保护性栓塞的作用

### 纠正异常的血流动力学改变

在原已存在异常血流动力学改变时,正确的栓塞可使异常循环所致的盗血、分流、涡流和反流等得到纠正或解除,如各种动静脉畸形、动-静脉瘘、动脉瘤和静脉曲张等。

### 止血

出血是指血液从破裂的血管中溢出。栓塞术是通过直接用栓塞剂堵塞破裂的血管,或将出血动脉近端栓塞,使压力下降并继发局部血管痉挛性收缩或继发性血栓形成而达到止血的目的。

## 栓塞材料

### 常用器材及栓塞材料

用于栓塞术的器材主要为常用的导管和导丝,参见第三章第一节。

栓塞材料也常被称为**栓塞剂或栓塞物**。一般栓塞材料应满足下列要求:

能顺利通过导管注入或送入血管内,起到相应的栓塞作用。

无毒或低毒。

无抗原性。

人体组织相容性良好,不引起排异或严重异物反应。

无致畸和致癌性。

满足了对栓塞物的一般要求并不一定可在临床上用作栓塞剂,它还必须有良好的栓塞效果和实用性,才可用于临床。自栓塞术应用于临床以来,对栓塞剂已进行了不少开发和研究工作,文献报道的栓塞剂多达数十种。以往栓塞剂被按不同标准进行了多种分类。

按栓塞时间长短分为:

短期栓塞剂,指栓塞后自体可被吸收并在数小时至1周内血管可再通者,如自体血栓等。

中期栓塞剂,指栓塞后自体可被吸收并在1~2周内血管可再通者,如明胶海绵颗粒。

长期性栓塞剂,指栓塞后自体不可被吸收并血管难以再通者,如钢圈、医用胶等。

按性质分为:

液态栓塞剂,如无水乙醇、鱼肝油酸钠、各种医用胶和碘化油等。

固态栓塞剂,如明胶海绵、泡沫聚乙烯醇等。

按栓塞血管直径大小而分,可分为大、中、小型栓塞剂等。

以上所有的分类似乎均不能很好地概括栓塞剂的特性,故笔者在此试图进行新的分类以概括栓塞剂的特点。新的分类主要依据是栓塞物的物理形态,可以达到

的栓塞水平和用途,将其分为以下类型:

海绵状栓塞剂;

液态栓塞剂;

胶状栓塞剂;

油状栓塞剂;

微粒栓塞剂;

大型栓塞物。

以下简要介绍目前常用的几种栓塞剂的一般性状、性能和使用方法。

**海绵状栓塞剂**

主要为明胶海绵,泡沫聚乙烯醇(ivalon)已极少被使用。此类栓塞物的特点为:海绵状结构,干燥时其内较大的空间含有空气,浸水后其内可吸收水分,因此具有可压缩性。注射时其被压缩,较大的颗粒能通过直径较小的导管。颗粒到血管后再膨胀,体积复原,在与其直径相当的血管内停留形成机械性栓塞。在此基础上,其海绵状结构内可使血细胞聚集并触发局部凝血反应。明胶海绵原先为外科止血而制备,为蛋白胨制成,无毒,无抗原性,来源充足,价格低廉,制备简单,具有较好的可压缩性和再膨胀性,易于注射,栓塞作用可靠,所以成为临床常用的栓塞剂。海绵状颗粒栓塞剂只用于小动脉栓塞。

早期实验研究表明,明胶海绵颗粒在血管内7~

21天被吸收,血管可再通,因而被认为是中期栓塞剂。但如前述,影响血管再通的因素很多。如大量明胶海绵颗粒栓塞一长段靶动脉后,其被吸收的时间会明显延长,亦难再通;如仅少量颗粒栓塞,则易被吸收和再通。

市售明胶海绵为片状,大小约 60mm × 20mm × 2mm。术中制备明胶海绵颗粒的方法为:将明胶海绵片稍稍压扁,用眼科直剪沿其宽缘剪成 10~15 条,再剪成均匀的颗粒(1.5~2mm³)直接装入 2~5ml 注射器中。使用微导管注入明胶海绵颗粒时应该将其剪成更小的颗粒。方法为先在明胶海绵片中间剖开一刀,然后尽量将其压扁,再沿其宽缘剪成 15~20 条。这样制作的颗粒可以经内径 0.025in 的微导管注入(图 4-1-10)。已有市售明胶海绵颗粒可供选用。使用时先挤压明胶海绵颗粒使注射器内和颗粒的空气排空,再吸入少量 75% 医用乙醇溶液,(其目的是对颗粒起到消除气泡及再次消毒作用)。再抽入稀释的对比剂,摇匀,排气备用。使用前要注意检查颗粒的悬浮状态。将注射器对光观察,悬浮状态良好者可见颗粒较均匀地分布于液体中,颗粒明显上浮者表示对比剂量大,可少量吸入生理盐水降低液体比重,反之亦然。悬浮状态良好者有利于颗粒均匀注入,防止导管堵塞。新鲜配制的颗粒应尽快使用,否则易发生性状改变,如胀大或呈糊状。

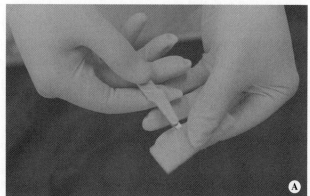

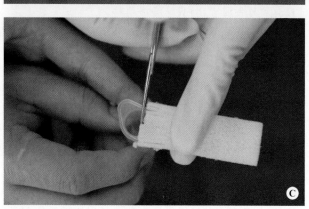

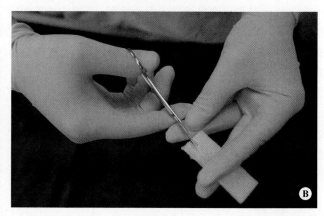

图 4-1-10　明胶海绵颗粒的制作

将其从中间剖开(A);纵向剪成条状(B);再剪成颗粒直入注射器内(C)。注意利用剪刀尖和支撑点才能使颗粒大小均匀

明胶海绵条的制备方法为：将明胶片剪成直径为2mm、长1.5～2cm之长条。然后术者将手指裹以消毒纱布，在器械台面上将其搓紧变细，通常呈两头尖的梭形。将搓紧的明胶条捏起，小心插入已装有2～3ml稀释对比剂的注射器乳头内，与导管连接，立即加压注入。如果动作缓慢，明胶海绵条将会膨胀堵塞导管！

明胶颗粒通常用于直径2mm以下的小动脉栓塞。明胶条则可用于存在明显动-静脉瘘和较粗大的供血动脉且数量较多时。在临床上常用于止血和良、恶性肿瘤的术前与姑息性栓塞治疗，与其他栓塞剂等配合用于血管病等的治疗。近几年笔者尝试使用平阳霉素与明胶海绵颗粒配合用于治疗动静脉畸形。具体方法为：将8～16mg平阳霉素溶于少量对比剂内与颗粒一起注入靶动脉。经过初步临床观察发现能够达到预期目的。推测其基本原理是，与明胶海绵结合的平阳霉素可以在局部缓慢释放，起到破坏局部血管内皮的目的，形成永久性栓塞。

泡沫聚乙烯醇具有不可吸收的特点。其摩擦系数较明胶海绵大，同等大小颗粒时，注射难度稍大。国内外已甚少采用。

**液态栓塞剂**

包括无水乙醇、鱼肝油酸钠和十四烷基硫酸钠等，其栓塞机制基本相同，均可造成靶血管内皮和血液有形成分破坏继而发生血管栓塞，而且作用较为强烈，可以达到毛细血管水平和广泛栓塞。笔者认为此类栓塞剂应该被视为烈性栓塞剂。其共同的优点是易通过导管甚至微导管注入；栓塞和破坏作用极为强烈和只在高浓度下起栓塞作用，被稀释到一定程度则失效。其共同的缺点是因为不宜掺入一定量对比剂共同使用，因而X线示踪性不足，增加了使用难度和降低了安全性；存在药物本身毒性，用量不宜过大，否则引起药物中毒和由于其对局部刺激性强烈可引起血管痉挛和剧烈疼痛。三者也常被临床作为硬化剂治疗静脉畸形和囊肿等疾病，因此用其中之一进行血管栓塞即可称为硬化性栓塞术。其结果是被栓塞的血管形成纤维化条索。以下以无水乙醇为例论述其特点和使用方法。

无水乙醇又称无水酒精，具有强烈的蛋白凝固作用，注入血管后造成血液有形成分蛋白凝固和细胞崩解成泥样淤塞毛细血管、血管内皮细胞和中层肌的坏死，并继发局部广泛性栓塞，造成靶器官的缺血坏死。其栓塞能力与到达靶血管内的瞬间浓度有关。有人认为当浓度达50%时，即可起效，浓度更高时效率更高。因多数情况下在注射无水乙醇时靶血管仍存在血流，一出导管即被稀释，故必须以一定的速度注入才能保证起到栓塞作用。注射速度则应根据靶血管的血液流速而定，而且影响因素复杂，所以临床上往往根据术者的经验决定。根据已有的实验结果，一般在犬肾动脉的注速为2ml/s左右，每次4～6ml。注后暂停5～10分钟，再试注造影剂观察效果，满意则可停止，否则可追加注射，使用总量可达40ml左右。总的注入原则是，先以一般速度团注，然后减慢注入，越到手术后期越要小心减速！因为在前端动脉已部分阻塞和发生血管痉挛的情况下极易发生反流。即使注完后剩余在导管内的少量（0.5～1.0ml）无水乙醇亦不能轻易注入，而应抽出或令其流出后方可再做造影复查。因为少量的无水乙醇反流出靶动脉即可造成严重并发症。其注射速度较难掌握，应在有经验的术者指导下使用。过量使用可造成乙醇中毒等并发症。无水乙醇的比重较低，使用时应注意避免发生层流现象。

一般认为无水乙醇不宜与常规造影剂混合，因而透视下不能监测其走向，加重了其使用风险。有人用粉状非离子造影剂与之混合，但国内尚难得到此类造影剂。笔者尝试采用300mg/ml的非离子型对比剂，以1:2的比例掺入无水乙醇内。起初可见液体混浊，估计是无水乙醇摄取造影剂的水分的过程，约数秒钟后又复原为透明状态，即可使用。透视下可见注入的混合液，但由于乙醇浓度降低应适当增加注入速度。近来笔者也尝试使用超液化碘油掺入无水乙醇作为示踪剂，也显示出较好的X线可视性。具体用量可根据情况调节。一般为（0.2～0.4）:1。二者开始为分层状态，加以摇动或者反复抽吸数次即可混匀。针对无水乙醇注射时可产生局部剧痛的缺点。注射前局部应注射2%利多卡因溶液2ml，并预先告知患者栓塞时可能有明显但较为短暂的疼痛。有条件者应在全身麻醉下进行。

无水乙醇栓塞作用强烈、持久，适用于恶性肿瘤的姑息性治疗、动静脉畸形和曲张静脉的栓塞治疗。

以往临床上将鱼肝油酸钠和十四烷基硫酸钠作为血管硬化剂使用，后被移用于血管栓塞术。其作用机制和使用方法与无水乙醇类似，作用稍弱，但能与少量造影剂混合并用X线示踪，与明胶海绵合用则可增强栓塞效果，减少其用量。

**胶状栓塞剂**

目前临床上为各种治疗目的使用不同的医用胶，用于栓塞术者为胶状栓塞剂，其聚合速度多用掺入不同的碘油量来调节。根据聚合速度不同可以达到各种水平的血管栓塞。

目前临床上较常使用的胶状栓塞剂种类不多。二氰基丙烯酸异丁醋（butcylate，IBCA）是较典型的早期胶状栓塞剂。它一种高分子聚合物，为液态，但与离子性液体，如血液、盐水等，接触后发生快速聚合反应，形成固体,同时释放热量。固化后的 IBCA 降解反应十分缓慢,被视为长期性栓塞剂。它与后述的两种使用方法类似。

由于其聚合反应速度极快,可能一被注出导管即可在血管壁与导管端部粘连,可造成拔管困难等并发症,所以操作者必须技术熟练。所用导管等器材亦必须反复用葡萄糖水等非离子液体冲洗干净,以防导管被黏堵。

为了达到不同的栓塞水平,可将碘苯醋或超液化碘油(liplodol)混合后使用。一般混合的比例与聚合时间呈明显的相关性。碘油比例越大,则聚合时间越延长,使 IBCA 入血后能在聚合前流入毛细血管床再聚合形成末梢性栓塞。反之,聚合时间越短,IBCA 出导管后在靶动脉干快速聚合,则可栓塞小动脉干或其近端。

以往 IBCA 常用于颅内及其他部位的 AVM、小动脉瘤等的治疗(现已经采用新型的组织胶将其取代),亦用于静脉曲张的栓塞治疗,较少用于肿瘤治疗等。

Onyx 是一种非黏附性液体栓塞剂,由次乙烯醇异分子聚合物(ethylene-vinyl alcohol copolymer,EVOH)、二甲基亚砜溶剂(DMSO)及显影剂钽粉组成。EVOH 接触水溶剂后突变,形成海绵状聚合物,DMSO 挥发,钽粉沉积在聚合物里。这种聚合物注入血管后接触血液的周围部分先凝固,内部仍为液态,完全固化时间约 5 分钟。一般情况下 Onyx 胶不会自行流动,在完全固化之前受到继续注射的推力才向阻力最小的方向前进。停止注射,可以改变胶的流向,具有较好的可控性。(主编评论:这种特点可比喻为火山喷发时外流的岩浆。岩浆外部先被冷却,形成外壳,内部仍有流动性。后续的岩浆不断流出,在其推力的作用下外壳薄弱部分破裂,岩浆流继续前行并形成新的外壳。推力消失时岩浆逐渐冷却并凝固形成火山岩。所以使用 Onyx 进行栓塞时其可控性是通过调节注射速率和用量实现的。)Onyx 还具有可注胶时间长、不易黏管的特点。Onyx 内 EVOH 的含量决定胶的黏稠性,含量越大,黏性越强,流动性越差。根据 EVOH 的含量,Onyx 胶分为 Onyx18(EVOH6%)、Onyx34(EVOH8%)和 Onyx HD 500(EVOH20%)。

Onyx 胶使用方法:

使用前将 Onyx 胶放置于震荡机上,至少震荡 20 分钟。

血管造影确定工作角度。路径图下将微导管送至靶血管。

造影证实微导管头端位置,同时了解供血动脉、畸形血管团和静脉流出道情况。必要时,在监视屏上用笔将病灶标出,以便栓塞时控制胶的走向。

建立空白路径图,可视范围应包括导管末端、畸形团和静脉流出口。

用 1ml 黄色注射器吸取大约 0.8ml DMSO。往微导管里注射 DMSO 使其充满微导管死腔。注射量参考微导管的死腔容积。

用 1ml 注射器和 15G 或 18G 的针头吸取大约 1.1ml Onyx 胶。将转接口(Syringe catheter interface device)连接到注射器上。缓慢推注 Onyx 胶充填转接头死腔,当注射器显示为 1ml 时,装接头死腔被完全充满。用干纱布擦去转接头端的 Onyx。

取下 DMSO 注射器,保持微导管尾端为垂直位,用剩下的 DMSO 充分灌注微导管尾端。

将 Onyx 注射器连接在微导管尾端。确保连接过程中微导管里没有空气。

置换微导管死腔内的 DMSO。以 0.1ml/min 的速率推注 Onyx 2 分钟。停 1 分钟,让 DMSO 弥散。

空白路径图下继续以 0.1ml/min 的速率推注 Onyx 2 分钟。停 1 分钟,让 Onyx 在导管头端形成阻塞。

空白路径图下缓慢推注 Onyx,使其向畸形血管团内弥散,速率维持在 0.1~0.2ml/min。若胶向引流静脉弥散或向供血动脉反流停止注射。1 分钟后重新注射,使胶再次向畸形血管内弥散。

如此反复注射,直到达到满意栓塞程度为止。

完成 Onyx 注射后,等待几秒钟,轻轻地回吸注射器(大约 0.1ml)。然后轻轻回拉微导管 3~4cm,并一直保持牵拉状态,直至微导管松开。

注射 Onyx 胶时,合理使用阻塞、等待技术,可使胶在病灶内弥散得更好。有时可采用双微导管技术,将两根微导管置于靶血管内,一根放置在前,用于注射胶,另一根置其后 2~3cm,用于栓塞靶血管。靶血管栓塞后再注射胶,不会导致反流性栓塞,并能使胶在病灶内完全弥散,达到完全栓塞的目的。

当注射胶的阻力增大,导管末端未见胶显影时,可能为微导管阻塞所致。应重新更换微导管,切忌继续加压推注,以免微导管破裂,引起异位栓塞。

AVM 栓塞用胶为 Onyx18、34。选择原则:微导管置于畸形血管团内或供血动脉粗大且微导管接近瘤巢采用 Onyx34;供血动脉较小,微导管不能进入瘤巢时采用 Onyx18。

可用于注射 Onyx 液体栓塞剂的微导管包括 Marathon、Ultraflow、Rebar、Echelon。

采用 Onyx 胶栓塞动脉瘤时,其方法与栓塞 AVM 略有不同,主要差异在于:

使用球囊辅助栓塞,即栓塞时球囊封闭动脉瘤颈部,以免胶流入载瘤动脉。

栓塞前进行球囊封闭测试。充盈球囊封闭动脉瘤颈，从微导管注入造影剂，观察有无造影剂流入载瘤动脉。若封闭良好，记录充盈球囊所需造影剂盐水量。

以 0.1ml/min 的速率推注 Onyx 2ml，以置换微导管死腔内的 DMSO。停 1 分钟，让 DMSO 弥散。

根据球囊封闭测试结果充盈球囊。空白路径下缓慢（速率 0.1ml/min）注入 Onyx 胶 2 分钟，停止注射，等待 3 分钟使胶固化。然后释放球囊，恢复颈动脉血流 3～5 分钟。如此反复栓塞，直至满意为止。若载瘤动脉不是颈动脉等重要血管，载瘤动脉闭塞时间可相对较长，一两次闭塞即达到栓塞目的。

栓塞完成后，注射器回吸约 0.2ml。释放球囊，等待 10 分钟使胶固化。然后在球囊充盈状态下拔出微导管。

动脉瘤栓塞用胶为 Onyx HD 500，与之相容的微导管为 Rebar、Echelon，球囊为 HyperForm、HyperGlide 或 Equinex Occlusion Balloon Systems。

与 Onyx 相比，NBCA 是一种黏附性液体栓塞剂，胶与血液接触后迅速凝固，可注胶时间短，易黏管；注射时难以预测胶的走向，易导致引流静脉及非靶血管栓塞；完全闭塞 AVM 的概率低于 Onyx；NBCA 可使用更细的微导管，一些脑深部的细小病灶可能因器械的原因只能选择 NBCA 栓塞。（主编评论：关于 Onyx 胶部分的描述是梅雀林医生在美国丹佛医疗中心学习的心得体会。因为以往 Onyx 胶很少用于外周血管栓塞，多数从事外周介入治疗的同行不太熟悉其性能和使用方法。从性能看，Onyx 胶肯定可以在外周血管栓塞中发挥良好作用，故在此进行较详细的介绍。）

## 油状栓塞剂

油状栓塞剂包括碘油，如超液化碘油、碘苯醋和 40% 的碘化油，能否称得上真正的栓塞剂尚有不同见解。病理生理学常识已知，当大量脂肪珠短时间内进入肺动脉时可造成致死性肺栓塞。然而一定量的碘油经动脉快速注入后，在小动脉水平也会形成油珠或油柱，对血管有短暂的栓塞作用，但几分钟后被挤入毛细血管床后即可变成微珠。当近一步被推挤进入静脉后栓塞的血管很快再通。微小的油珠进入肺毛细血管难以产生肺栓塞。如在动脉内注射较少且速度较慢可不产生血管栓塞。而在一些特定的、有病理性血流动力学存在的场所，如富血性肿瘤，特别是肝癌、海绵状血管瘤的血窦，其存留时间明显延长，可达数天至数月，但对局部血供的影响并不显著。因此，碘油类很少单独作为动脉栓塞剂使用，但与可以对血管内皮产生破坏作用的药物或加温后注入可成为真正的栓塞剂。将碘油加温至 100～120℃，注入肿瘤供血动脉可造成局部广泛的血管栓塞。

碘油与化疗药物混合称为碘油化疗乳剂，与产生硬化作用的药物配合，如平阳霉素，形成**硬化性栓塞乳剂**。其中碘油所起的携带化疗药物选择性滞留于肿瘤的作用称为导向或靶向作用，可使药物大部分进入肿瘤内并延长药物作用的时间（缓释作用）。其可以达到毛细血管水平栓塞。

碘油与平阳霉素、丝裂霉素等具有强烈血管内皮损伤作用的化疗药物混合，制成乳剂或混悬剂后可作为血管栓塞剂或硬化剂使用。笔者的实验研究发现，其栓塞作用的特点为：迟发渐进性，只对滞留区的正常小血管或者病理血管床发生栓塞，对排空较快的正常血管和大血管的影响可恢复，有一定的选择性。以往碘油平阳霉素乳剂被认为是温和的栓塞剂，安全性较好。但已有临床资料表明，使用剂量过大和注入正常组织就可能造成严重并发症。故笔者深有体会地总结出**"碘油加平阳霉素猛似虎"**的经验，提醒同行正确使用。超选择插管将碘油平阳霉素乳剂准确注入靶器官和控制药物剂量是预防并发症的重要手段。目前平阳霉素碘油乳剂主要用于治疗血管畸形如肝和骨骼海绵状血管瘤和体表静脉畸形等血管病变和良、恶性肿瘤，如子宫肌瘤等。

## 大型栓塞物

大型栓塞物包括金属弹簧圈类、可脱离球囊和封堵器等。通常此类栓塞物能通过较小的导管内径，出导管后膨胀或盘曲成形，栓塞较导管直径大得多的血管或血管瘤腔。

不锈钢簧圈（spring coil，简称钢圈）早先是由抽芯后的导丝加工而成。商品化的钢圈由不锈钢缠绕成与导丝类同的弹簧状，再将其淬火制成不同直径的较大的弹簧圈，并绕以羊毛或涤纶纤维。将其装入直塑料导管，对准导管尾部，用导丝将其推出导管。出导管后钢圈自动卷曲复原，并伴随纤维引起的血栓形成而栓塞血管。其直径通常为 3mm、4mm、5mm、8mm 和 10mm 不等，一般认为其可栓塞相应直径的血管。但是在动-静脉瘘和粗大静脉曲张的情况下，由于局部血流速度过快和静脉壁具有可扩展性，释放出来的钢圈往往来不及完全盘曲而是呈条状即被血流冲向远端。所以应该选用较血管直径更大的钢圈。如单个钢圈不足以阻断血流可追加数个，直至血流中断。其形态主要为管状，亦有三角形、塔形等。

钢圈的主要作用为栓塞较大血管的主干，多不造成栓塞远端的缺血性梗死，常用于动-静脉瘘、动脉瘤、血流再分布、大血管出血和静脉曲张等的治疗。

可脱离簧圈（detachable coil）是指一种可控制其释放或在释放前可回收的金属簧圈。最早的一种为细的铂金丝与推送导丝焊在一起，其推出导管后自动盘曲，证实其所在位置正确后,将两个电极分别接于导丝和患者体表,然后通以直流电,将焊接处熔断,二者分离。电流也可刺激局部血栓形成。此由 Guglielmi 医生发明,简称 GDC,是用于脑动脉瘤栓塞相对安全和有效的栓子。新的可脱离簧圈的脱离方式有机械式和水解式等。可脱离簧圈多用于脑动脉瘤的填塞,也可用于直径较大的动静脉栓塞。

可脱离球囊由乳胶制成,注入稀释造影剂后可膨胀,其尾端为弹性良好的小胶圈,与直径 3F 的微导管相连,当球囊到达预期栓塞的部位时,经微导管注入稀释的造影剂,使其膨胀。确认位置正确后,即可撤微导管,弹性胶圈自动封闭,防止造影剂流出,膨胀后的球囊直径可达 10mm 以上,通常用于较大直径血管和动-静脉瘘的栓塞。

### 微粒栓塞剂

指用于毛细血管和小动脉栓塞的直径在 $50\sim1000\mu m$ 的微粒、微球和微囊,可通过微导管注入。其中微囊多包有抗癌药物,如丝裂霉素、多柔比星等,利用微囊的不断融解、破裂达到药物缓释和栓塞二重作用。还有目前国外流行的放射性微粒。目前商品化的产品主要为 PVA 微粒,其直径在 $150\sim1000\mu m$,其不易降解吸收,为永久性栓塞物。使用时用 60% 碘造影剂加等量的生理盐水浸泡后,抽入注射器,透光检视为较均匀的悬浮状即可经导管注射。液体的比重过大或过小可使微粒上浮或下沉。在此情况下,有可能将微粒集中注入微导管,而造成导管堵塞。PVA 微粒可用于治疗动静脉畸形和恶性肿瘤等。

## 操作技术

血管栓塞术是介入放射学的基本技术,也往往被认为是简单的技术。通过多年的实践,笔者认为本技术并不简单而是需要术者有清楚的认识、扎实的基本功和熟练的技巧方可正确实施。正确的操作技术有赖于对血管影像和血流动力学改变的正确诊断、准确的靶血管插管、选择适当的栓塞剂、把握栓塞剂的释放方法、随时监测栓塞程度和控制栓塞范围。所以,对术者的综合知识、手眼协调能力、操作的灵巧性和对器材的熟悉和临床经验等有相当高的要求。栓塞过程是本术的关键所在,关系到治疗的成败、疗效和并发症等。栓塞过程有 5 个关键部分:明确的血管造影诊断、准确插管、选择适当的栓塞剂、正确的栓塞剂释放技术和控制栓塞程度。以下对各个步骤加以简述。

### 血管造影明确诊断

栓塞术前的血管造影检查十分必要,没有清晰的血管造影图像就不能进行后续的正确治疗。血管造影的任务有:

明确病变的诊断。即使已有其他影像学甚至病理学资料,亦应对病变从血管造影诊断方面加以研究。主要包括病变部位和性质的确定,了解血管本身的解剖位置、变异情况和是否存在危险吻合支等。特别需要注意,在动脉造影时导管嵌入靶血管,注入对比剂时可形成"假肿瘤"征象。

明确靶的血流动力学改变。主要包括供血动脉来源和数量,血管的走行、直径,动静脉显影的时间和顺序,血流速度,侧支循环,以及病变的显影程度和造影剂排空时间等。

术后造影则是对栓塞程度和范围评估的重要手段。

### 靶血管插管

选择或超选择性靶血管插管水平可影响栓塞术的疗效和并发症的发生率。原则上要求导管应插入欲被栓塞的血管方可释放栓塞剂,尽量避开非靶血管。对于走行迂曲、复杂的靶血管,超选择性插管往往很困难,采用改变插管入路,根据情况选用不同形状的导管和超滑、超硬导丝和微导管等,可提高超选择性插管的成功率。以往认为一些器官,如肝脏,对血管栓塞的耐受性好,术后虽可造成一定程度的器官损害,但可恢复,不致造成严重坏死,所以栓塞范围大一些也可接受,因此在非超选择插管的情况下利用富血性肿病变存在"虹吸作用"让栓塞剂漂流到病变血管内。实际上,这些损害不同程度上均具有近期直接和远期潜在的危害性,特别是在需要重复多次治疗的病例更是如此。以牺牲部分器官功能为代价的栓塞治疗应慎重。应尽可能避免非靶血管栓塞,在难以避免的情况下应权衡利弊,仅在利明显大于弊时方可进行。另外,必须避免误把非靶血管当做靶血管,比如把膀胱动脉误以为是子宫动脉、肋间动脉当做支气管动脉等。

### 选择栓塞剂

栓塞剂的选择是栓塞术的重要一环。选择适当的栓塞剂可提高疗效,减少并发症。选择的原则为:

根据靶血管的直径选择适当大小的栓塞剂。选用颗粒栓塞剂进行动静脉分流栓塞时,因为血流速度快和病理血管床紊乱,往往难以测量病变血管直径。笔者的经验是在这种情况下可根据供血动脉-引流静脉显影时间来确定选用颗粒的大小(参见第八章第一节)。

根据插管水平选栓塞剂。在难以避开一些非靶血管的情况下用温和一些的栓塞剂如明胶海绵,不宜采用烈性栓塞剂如无水乙醇。

根据治疗目的选择作用不同的栓塞剂,如肿瘤的姑息性治疗,可选用携带化疗药物的微囊、碘油、明胶海绵等;对一些病变的根治性治疗,则选用烈性和永久性栓塞剂;出血或肿瘤术前栓塞则可选用温和的中短期栓塞剂。

根据靶器官背景选择栓塞剂。存在肝硬化背景和危险部位的血管如支气管动脉、脊髓动脉和脑动脉时要选择温和的和适当的栓塞剂。

**释放栓塞剂**

栓塞剂经导管注入靶血管的过程是完成栓塞术的关键,过程中术者应始终注视动态影像,手眼协调动作,以控制栓塞剂的准确释放。通常可采用下列方法:

**低压流控法**即导管插入靶血管,但并不阻断其血流,以低压注入栓塞剂,由血流将栓塞剂带到血管远端而形成栓塞的方法。常用于颗粒性和液态栓塞剂的释放。对于所谓低压的要求是以注射时不造成反流为准。尽管如此,实际工作中某些情况下还要求压力更低、注速更慢些,才可达到更好的栓塞效果和更少的并发症。如注入油状栓塞剂,有时虽不显示反流,但整条油柱不能迅速进入病灶,后续的血流可将其挤压进入潜在的侧支通道造成顺行性误栓或直接推入静脉造成其流失。其技术关键是在透视监视下低压注入栓塞剂,边注射边观察造影剂流速和流向。一旦"冒烟"显示流速减慢或明显减慢即意味着靶动脉前端部分或大部分栓塞,对比剂停滞或反流时证实前方血管已近全部堵塞。过程中切忌高压快速注入栓塞剂,否则极易造成栓塞剂由靶血管反流而造成非靶血管的误栓。

**阻控法**是指将靶血管用球囊导管或导管端部嵌入靶血管使血流暂时中断,然后注入栓塞剂的方法。本法常用于无水乙醇等液态栓塞剂的释放,其好处为防止血流将栓塞剂稀释,并防止其反流。但注射时仍然必须保持低压和低速,因阻塞常不完全,过快仍可导致反流。类似"挤牙膏"式的加压注入更可导致顺行性误栓。本技术用于高血流量的病变时可提高栓塞效率、减少栓塞剂的用量。

**定位法**即导管准确插入靶动脉欲被栓塞的部位,然后送出栓塞物,完成局部栓塞。常用于大型栓塞物的释放。技术关键是定位准确,选用的栓塞物较被栓血管直径稍大或与动脉瘤腔大小相适。透视下将栓塞物经导管送入被栓塞的部位,经注射造影剂证实位置正确,方可释放栓塞物。

再次强调应根据不同情况适当控制栓塞剂**注入的速度**。以往很少有人注意到栓塞剂注入的速度问题。笔者在子宫肌瘤栓塞治疗的过程中观察到,不论是使用

PVA微粒还是平阳霉素碘油乳剂,注入速度过快均可造成术中和术后的剧烈疼痛,反之则疼痛轻微。可能的原因是快速注入造成子宫和盆腔脏器大范围急性缺血,产生类似急性肠系膜上动脉栓塞后的绞痛。减慢栓塞剂注入速度可避免过快时造成的顺行性误栓,又给靶器官有一个适应过程,因而疼痛的程度可大大减轻。但在某种情况下栓塞剂注入速度宜快不宜过慢,过慢注入无水乙醇则因其被大量的血流稀释而无效;富血性病变开始栓塞时,微粒栓塞剂注入过慢(单位时间内颗粒数量过少),形成层流现象,团注可以克服此现象。栓塞剂注入的速度较难量化,多根据术者的经验调节和灵活使用。**先快后慢**的原则大体上是通用的,即在开始栓塞时以较快的速度注入栓塞剂,当部分靶血管被阻塞且血流变慢时速度应该下降,甚至间歇性注入。

**栓塞程度的监测和控制**

根据病情选择所需的栓塞程度,以取得较好疗效,且对减轻副作用和并发症也十分重要。栓塞不足则疗效欠佳,过度栓塞可造成严重并发症。

目前对术中栓塞程度和范围的监测,仍主要依靠术者的经验,缺乏实时量化监测的有效手段。术者根据注入造影剂显示靶血管的血流速度判断栓塞程度。一般认为,"冒烟"可见流速变慢时栓塞程度达30%～50%,明显减慢时栓塞程度达60%～90%,造影剂呈蠕动样前进或停滞时则栓塞程度约达90%以上。此种监测方法易受术者经验、血管痉挛等因素影响。分次少量注入栓塞剂并不断造影复查了解栓塞程度是较好的控制方法。术者必须有一个十分明确的概念,即栓塞剂一旦进入血管是难以取出的,所以宁可注入偏少,不够再追加,而一次不可过量。对于脾脏等器官的栓塞,已有相应的经验公式来说明栓塞程度与明胶海绵颗粒数量和脾动脉小分支数量的关系,使得脾栓塞程度更有预见性和可控性。

# 临床应用范围

## 止血

因各种病因引起的小动脉出血,栓塞术止血迅速有效且复发率低,这已被大量文献证实。门静脉高压引起的食管胃底静脉曲张出血,采用本术亦能取得良好的近期止血效果。栓塞术止血的机制相当于手术结扎出血的血管。栓塞剂通常用明胶海绵颗粒,可直接阻塞出血的小动脉,阻塞远端压力下降并常伴有血管收缩痉挛,血栓形成,达到止血目的。术后1～2周血管再通,局部

可恢复血供不至于发生组织坏死。一般不宜采用动脉主干栓塞止血,因主干阻塞后其远端压力骤降,侧支血供较易快速建立,出血复发率高。出血动脉直径超过2mm时,明胶海绵颗粒难以栓塞,应采用钢圈栓塞,钢圈以置于接近出血部位的血管内为宜。

### 治疗血管病

栓塞术所能治疗的血管病主要有动静脉畸形(arteriovenous malformation, AVM)、动-静脉瘘(arteriovenous fistula, AVF)和动脉瘤等。对于可行栓塞术治疗的 AVM,绝大多数亦遵从不完全消除特性,原因是 AVM 多有复杂的血供,并有大量的潜在侧支。多次栓塞,配合手术或立体定向放疗可提高治愈率。AVF 的栓塞治疗则十分有效,关键是选择大小适当的永久性栓塞物,将所有瘘口闭塞。

### 治疗富血性肿瘤

栓塞术在各种富血性良、恶性实体瘤的治疗中,可起相对根治性治疗、姑息性治疗和辅助性治疗作用。

#### 相对根治性栓塞

相对根治性栓塞治疗是指通过栓塞术达到肿瘤完全消失或明显缩小,并且在相当长的时期稳定,不需要进一步治疗,可治疗少数良性富血性肿瘤、极少数分化较好和较小的恶性肿瘤。

#### 姑息性治疗

姑息性治疗多是针对恶性富血性肿瘤,多合并化疗进行。绝大多数恶性肿瘤的化疗性栓塞治疗过程均符合栓塞术的不完全消除特性,所以局部复发和转移难以避免。以较小的代价最大程度地缩小肿瘤体积,控制其生长速度是此类治疗的要点。

#### 术前辅助性栓塞治疗

术前辅助性栓塞治疗适于体积较大,血供丰富、较复杂,预计术中出血多,手术难度大的良、恶性肿瘤。要求尽可能地将供血动脉完全栓塞,又尽量减少对周围组织的损伤,为手术后的康复打下基础。对巨大肿瘤栓塞,使其缩小,为二期手术切除做准备。

### 器官灭活

主要用于脾大、脾功能亢进等脾脏病变和与之相关的血液病,严重肾萎缩合并肾性高血压、大量蛋白尿,新近用于宫外孕中止妊娠,均属此类。

### 血流改道

血流改道亦称血流重分布。此类治疗的目的多不针对病变本身。可用于:

**保护栓塞**。在靶动脉化疗性栓塞或化疗药物灌注时,有难以越过的分支,先将分支栓塞再进行主干治疗,称为保护性栓塞。要求尽可能避免化疗药物或化疗性栓塞剂进入非靶区,减少不良反应和并发症。

**训练性栓塞**是对某种介入治疗后可能出现缺血的部位,先对其供血动脉主干栓塞,促使其侧支形成,再行治疗,使之可耐受术后的缺血状态。如腹主动脉和髂动脉瘤用带膜支架隔离术前,先栓塞双侧髂内动脉,待侧支形成再行治疗。亦有用于右半肝切除前,先栓塞门静脉右支,待左半肝代偿性增大后再行切除,可避免剩余肝脏体积过小造成的肝功能不全。

**静脉栓塞**主要用于纠正静脉血流方向,治疗静脉曲张。如精索静脉曲张和女性盆腔淤血综合征的治疗。

基于上述目的,以上 3 种栓塞应避免阻塞远端的靶器官严重缺血或并发肺梗死,所以多以主干栓塞为主,并采用钢圈等大型栓塞物。

## 栓塞术的不良反应

### 栓塞术中不良反应

栓塞术中不良反应主要包括局部疼痛、迷走反射、栓塞剂和造影剂过敏等。局部疼痛可由致痛性栓塞剂,如无水乙醇等引起。在栓塞前用 2% 利多卡因溶液 5ml 注入靶血管可减轻疼痛程度,必要时可在全麻下进行栓塞。另一重要原因是快速大量注入微粒或液态栓塞剂至靶器官,引起急性缺血性疼痛。预防其发生的方法是适当控制注入栓塞剂的速度。栓塞剂少有引起过敏反应者,笔者曾遇到一例对国产 TH 医用胶气味过敏导致严重支气管痉挛而死亡的病例。可以料想到的尚有平阳霉素和碘油等。由于在栓塞术中主要使用非离子型造影剂,对比剂严重过敏反应极少发生。对于有过敏病史和使用平阳霉素者,术前常规静脉注射地塞米松10mg。术中一旦发生过敏反应,即按常规处理。

### 栓塞后反应

栓塞后反应主要包括局部疼痛、发热及消化道反应,其中重要的是疼痛。影响疼痛程度的因素较多,诸如栓塞的程度和范围,是否末梢性栓塞,靶器官是否是实质性、有包膜的器官等。虽然此类反应通过一段时间可自行缓解,但患者易由此对栓塞治疗产生恐惧感,并且不利于术后恢复。对症处理是主要治疗方法。对栓塞术中和术后剧痛除用强力止痛剂外,必要时可考虑采用麻醉的方法。

## 栓塞术并发症

栓塞术并发症是指与栓塞术有关的超出反应的症

状、体征具有一定的后果,包括非靶器官坏死、功能损伤等。并发症发生的原因很多,包括难以避免的、技术原因造成的、栓塞剂选择不当和误诊误治等。特别强调应当避免后面几种**低级错误**造成的并发症! 此类并发症可发生在术中和术后。迷走反射是典型的术中并发症,主要表现为在栓塞甚至插管过程中患者出现心慌、大汗淋漓、脉搏细数、呼吸困难和面色苍白等,严重者可观察到心率变慢和血压下降,甚至心跳停止导致死亡。一般认为这是由于插管和栓塞对血管或脏器的刺激引起迷走神经过度兴奋所致,好发于内脏动脉嵌入性插管和高压快速注射栓塞剂时。处理的措施是先根据临床表现确认为迷走反射,随即暂停手术操作,用阿托品 0.5～1mg 肌内注射,经静脉快速输注生理盐水或林格液 500ml。经以上处理 10～20 分钟后,患者多可恢复,可再行治疗。

造成栓塞术并发症的技术原因还有:

**过度栓塞**,指栓塞程度明显超过预期的范围,可造成严重的术后反应和(或)并发症。术者必须十分清醒地认识到绝大多数栓塞剂一旦经导管注出是难以收回的,注射器内不宜一次性装入多量栓塞剂,而应少量分次注入,其间应不断造影复查,以了解栓塞程度,适可而止。

**栓塞剂选择不当**,指选用剂型和大小不当,可造成并发症。对液态栓塞剂应特别小心使用,因其可达到毛细血管水平栓塞,可造成靶器官严重坏死,仅在超选择性插管时方可使用,但用量过大和注速过快仍可造成严重并发症。一度被认为较为安全的平阳霉素碘油乳剂,在大量使用及用于皮肤、肌肉供血动脉和注速过快时,仍可造成局部持续性疼痛和组织缺血坏死等并发症。笔者相信没有所谓安全的栓塞剂,只有安全地使用。

**反流性误栓**,指栓塞剂由靶血管反流而入非靶血管造成的异位栓塞。发生的原因主要为栓塞剂注入压力大、速度快和在前方血管已有阻塞的情况下仍追加注入(图 4-1-11)。

**顺流性误栓**,指栓塞剂通过靶血管而致肺或其远端器官栓塞。发生的原因为选择栓塞剂的直径小于靶血管直径,或在采用阻控法释放栓塞剂时,注入压力过高,迫使栓塞剂越过靶血管(图 4-1-12)。

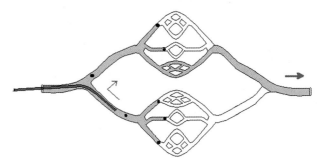

图 4-1-11　反流性误栓示意图

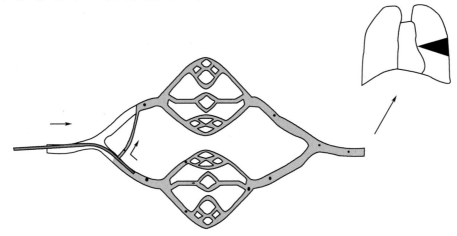

图 4-1-12　顺流性误栓示意图

## 小结

栓塞术的作用类似外科的血管结扎术和病变切除术。

本术对靶器官等的影响因素复杂,应清楚了解本术有明显的靶器官不完全坏死或清除的特性。

本术通常对病变本身治疗的同时,周围组织亦受影响,应尽量减少对其损伤,提倡精细操作、超选择插管。

重视栓塞能达到的栓塞水平及其用量与栓塞程度及血管再通的关系。

熟悉和掌握栓塞剂释放方法。

掌握栓塞术的应用范围和疗效及限度。

重视术中、术后反应的预防和处理。

避免技术原因造成的并发症。

栓塞术是最易过度的介入技术,好心办坏事不值得,避免过度栓塞过犹不及!

### 主编赠言

栓塞技术治百病　双刃剑兮要慎用

细研原理与功能　基本技术苦练成
治疗目的必认清　首先把握适应证
熟悉解剖与病情　血流改变要辨明
超选插管应到位　栓塞材料悉在胸
栓塞过程是关键　手眼协调盯荧屏
快慢有序心莫急　把握程度好即停
顺流反流可误栓　不慎可致并发症
重要器官慎中慎　投鼠忌器益险衡
用好利器为病患　尽心尽力持以恒）

（李彦豪　梅雀林）

# 第二节　经导管动脉内药物灌注术

**经导管动脉内药物灌注术**（transcatheter arterial infusion，TAI）**是指通过经皮穿刺的方法建立由体表到达靶动脉的通道（导管），再由该通道注入药物达到局部治疗的一种方法。**其目的在于提高病变区域的药物浓度，延长药物与病变组织的接触时间，降低外周血最大药物浓度和减小浓度-时间曲线下面积，从而达到提高药物疗效、减轻全身不良反应的目的。

## 基本原理

多数药物必须与病变接触才能达到治疗效果。药物的疗效除主要与其自身的药理作用和病变对其的敏感性有关外，病变区的药物浓度（相对于外周血浆药物浓度而言）和药物在一定的浓度下与病变的接触时间等因素也对疗效产生重要影响。而不同的给药方式将对上述因素产生作用。采用经静脉给药方式时，药物均经静脉回流至右心、肺循环，再经左心室泵出分散至全身（包括病变区）。此过程的早期药物在各脏器的分布量主要取决于其血流量。而后再根据药物自身的代谢和分布特点，主要分布于肝、肾、肺或皮肤等脏器。靶器官的药物浓度主要与外周血浆药物浓度平行。欲提高靶器官的药物浓度只有增加药物注射量及注射速率。而通常药物副作用与其用量及外周血浆浓度成正比，而对一些药物而言，为增强疗效而增加药物剂量，但又要求减少药物的毒副作用的矛盾几乎无法通过常规给药途径解决。TAI 术经由供血动脉给药，药物首先进入靶器官，使药物的药代动力学特点较静脉给药有了较大的改变。

药代动力学研究表明，药物经由静脉注入后可有Ⅱ相或Ⅲ相分布。分布Ⅰ相指在药物分布达到平衡之前的一段时相。此时药物的分布是由局部血流量决定。而经局部动脉给药时药物首先或优先进入靶器官，使其成为全身药物分布量最大之所在。假如某器官的血流量占全身的10％，经静脉注射时Ⅰ相的药物分布量也约占10％，以同样的药量和注速在靶动脉内灌注，瞬间局部药物分布量可较前者提高约 10 倍。分布Ⅱ相又称为快速再分布相，出现于静脉注药后数分钟以至数小时。它除受器官血流灌注量的影响外尚受药物的脂溶性和蛋白结合性影响。由于首过效应的影响，经局部动脉给药的靶器官在此时相的药物分布量亦较静脉给药方式多，这就是 TAI 的优势所在。

**首过效应**（first pass effects）主要指药物第一次通过靶器官时被提取和代谢的现象，也包括一些其他效应。大多数药物在肝脏进行代谢，首过效应在肝 TAI 时表现十分明显。临床研究表明药物的肝首过提取率最高可达 90％。动物实验表明，以小剂量 5-FU（5mg/kg）24 小时匀速肝动脉灌注时，肝静脉和外周静脉血中测不到 5-FU，药物几乎完全被肝脏提取和代谢。

而对于一些其他器官，如盆腔脏器、脑等，因不是药物代谢的主要场所，药物首过提取和代谢能力不如肝脏等强，但仍较非靶器官药物浓度高得多。动物实验在犬的髂动脉分叉处灌注顺铂，并与静脉给药比较。1～2 小时后，TAI 组膀胱黏膜、肌肉和其他盆腔组织的药物浓度较静脉给药组高 8 倍，而心、肝和肾组织的药物浓度两组无明显差别。

大部分药物与血浆蛋白或脂质结合后其药理活性明显降低，而经肌内或静脉注入的药物在长途转运至靶器官时已有相当数量的药物与血浆蛋白或脂质结合，具有生物活性的游离药物量减少，从而药效降低。TAI 时药物直接在靶血管注入，到达靶器官时的药物蛋白结合率较静脉给药低得多，药物效价可提高 2～22 倍。

**层流现象**为在最初注入的一段血管内，药液因为比重与血液不同而难以在短时间和短距离内，使二者充分混合，产生药液在血柱的某一层面运行的现象。静脉注射时层流现象的影响并不大，因为其到达靶器官的距离远，有充分的时间混合均匀。而 TAI 时则有明显不同，因为给药部位与靶器官十分邻近，来不及混匀的药液可流入靶器官的某个部分。如药液的比重与血液比重相比较小时，药液常在血柱的上层流动；在卧位给药时会优先进入向人体腹侧开口的血管或优先分布于靶器官的腹侧部分；反之亦然。在行 TAI 术时，可根据具体病变部位确定利用或克服层流现象。克服层流现象的方法有：采用脉冲式注射泵，使药液团状注入血管，使之充满管腔或将导管端部置于距靶器官较远的部位，使之在较长的流程中与血液混合，或将药液的比重调节至与血液接近，或在药物注射时采用坐位或立位。而个别情况下也可利用层流现象使药液优先进入位于腹侧或背侧的靶器官（病变）内。如由腹腔动脉、肠系膜上动脉供血的病变,于胸主动脉下段注药时,利用层流现象可使更多的药物进入该供血动脉(图 4-2-1 和图 4-2-2)。

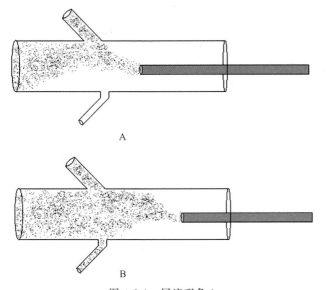

图 4-2-1　层流现象 1

注入的药液优先流入邻近的平面向上的血管(A);后退导管则可使其均匀分布(B)

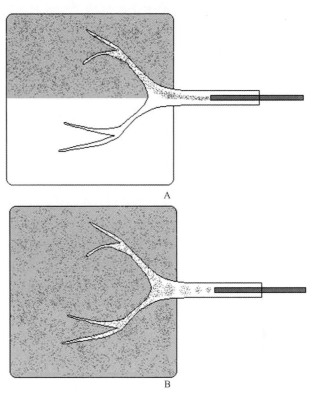

图 4-2-2　层流现象 2

注入比重较轻的药液分布于上部器官(A);采用脉冲团注使其均匀分布(B)

## 器　材

各种选择性导管和留置管均适合本术。较特殊的有:

**球囊阻塞导管**,为双腔导管,侧腔与导管端部的球囊相通。导管插入靶动脉后,可经侧腔注入造影剂阻断血流,再经主腔注入药物。常用于动脉内阻滞化疗。

**溶栓导管**,为一直头多侧孔导管,可插入血栓中,用粗头细杆导丝插入将其端孔闭塞,然后通过"Y"形阀注入溶栓药物,可使药物通过侧孔均匀注入血栓内,提高溶栓效率(图 4-2-3)。

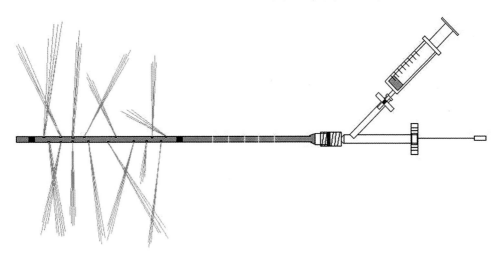

图 4-2-3　溶栓导管示意图

**全植入式导管药盒系统**,由导管和药盒组成。导管留置于靶动脉,药盒植入皮下,将导管和药盒连接起来,即可行长期动脉内药物灌注术。

**药物灌注泵**,可定时、定量、匀速给药。便携式弹性灌注泵为一种靠自身弹力压迫药物均匀注入的自动注射囊,分 5 天和 2 天等几种。通过其尾部的注射孔注入规定量的药液,将连接管的卡子打开,与导管或药盒穿刺针连接,即可自动均匀给药。特别适用于长时间持续性动脉内化疗。

## 技术方法

采用 Seldinger 技术穿刺插管。在 X 线透视下将导管选择性插入靶动脉后先行动脉造影,以了解病变性质、大小、血供及侧支循环等情况。然后进行必要的超选择性插管即可行 TAI 治疗。穿刺途径主要有股动脉、腋动脉和锁骨上动脉等。股动脉入路适用于短时间动脉内药物灌注,腋和锁骨上动脉入路则多用于长时间药物灌注。近年来由于桡动脉穿刺插管技术得到临床推广应用,经其进行长时间溶栓药物灌注治疗可减少患者卧床时间,亦不失为可行之道。TAI 术的主要有下列方式:

### 一次冲击性 TAI

一次冲击性 TAI 是指在较短时间内(通常为 30 分钟至数小时)将药物注入靶动脉,然后拔管结束治疗的方法。可采用手推注药,但最好采用注药泵定时匀速注入。适用于恶性肿瘤化疗、下消化道出血灌注止血、动脉内溶栓、动脉血管解痉等。由于药物与病变组织接触时间较短,疗效可受影响。为了提高疗效,一些研究者在药物配置和灌注方法上做了改进:

使用特别的**药物载体**可提高靶器官药物浓度和延长滞留时间。如利用大分子多糖溶液可在一定时间内携带药物,并因其黏度高而降低了血流速度和能黏附于血管内膜,使得药物缓释。利用某些肿瘤组织对脂类及碘油的特殊亲和性,将化疗药物与之混合后灌注亦可达到上述目的,因而疗效得以提高。

**动脉阻滞化疗**是采用一些方法使靶血管血流减少后再行 TAI 的技术。通过局部血流减少和流速下降进一步提高病变区药物浓度,延长药物滞留时间,并可减少化疗药物用量。常采用球囊阻断靶动脉、局部注入肾上腺素等血管收缩剂或于靶动脉注入可降解淀粉微球/生物降解白蛋白微球等减少局部血流量,再注入化疗药物。

### 长时间 TAI

长时间 TAI 是指将导管留置于靶动脉内,长时间、规律地灌注药物的一种介入技术。导管留置时间较长,一般在 48 小时以上。灌注方式可分为持续性和间歇性。适用于肿瘤的姑息性治疗、消化道出血和溶栓治疗。

### 普通导管留置法

普通导管留置法将导管插至靶动脉,造影明确诊断并确定导管位置准确后将其固定,再行药物灌注治疗。适用于消化道出血和溶栓治疗。导管留置时间一般不超过 7 天。局部血栓形成、感染、导管阻塞和移位为其主要缺陷。

### 经皮导管药盒系统植入术

本术适用于血供少、全身给药效果差的恶性肿瘤的姑息性治疗(参见本章第五节)。

### TAI 与动脉栓塞术的配合

TAI 与动脉栓塞术配合治疗恶性肿瘤,称为**化疗性栓塞术**(chemoembolization),主要是指用含化疗药物的微球栓塞肿瘤血管,达到局部化疗和肿瘤缺血坏死的二重作用。而且在化疗药物的作用下,肿瘤对缺血、缺氧更加敏感,二者的协同作用可明显增加疗效。化疗药物缓慢释放有助于保持肿瘤区的有效药物浓度,而外周血药浓度则降低,副作用减少。目前化疗性栓塞的概念已泛化,包括所有栓塞物与化疗药物灌注同时应用或先后注入和碘油化疗乳剂注入等治疗方法。

### 血流重分布技术

血流重分布技术(blood flow redistribution)是 TAI 的常用配套技术。当导管不能或不适宜超选择性插入肿瘤供血动脉和肿瘤有多重血供时,先将非靶血管或多余的肿瘤供血动脉栓塞,使肿瘤血供由单一血管提供并防止药物灌入非靶器官,以提高药物灌注效率和减少并发症。如肝动脉灌注时,导管端部不能超过胃十二指肠上动脉时可先将其栓塞,防止药物分流到其中。此类栓塞旨在改变血流分布,不预期使肿瘤缺血,同时为防止非靶器官的缺血,多采用不锈钢圈栓塞动脉干。以往笔者对盆腔恶性肿瘤由双侧髂内动脉供血者先行一侧栓塞,设想肿瘤血液由另一侧提供,单侧灌注即可对肿瘤整体治疗。而目前已经对此方法进行了修正,即一般对盆腔恶性肿瘤进行长期动脉内化疗灌注的导管头端置于髂总动脉分叉上 2~3cm。原因是盆腔组织潜在的侧支血供丰富,闭塞一侧髂内动脉后侧支供血可能的来源十分复杂,如骶正中动脉、直肠上动脉和股深动脉分支等,经一侧髂内动脉灌注往往不能使全部肿瘤达到相近的药物浓度。

### 治疗原则

行 TAI 术时,导管头端尽可能接近病变组织,以提高疗效、减少并发症,如肺癌的治疗要求将导管插入供血的支气管动脉。但病变范围广泛时,则将导管置于病变近端胸或腹主动脉灌注。动脉内溶栓应将溶栓导管插入血栓内。

对于多重血供的病变应在灌注前行必要的保护性栓塞,使化疗药物集中于肿瘤主要供血动脉内灌注,以免药物过多地进入正常脏器引起不良反应。

灌注药物通常根据病变的性质、病变对药物的敏感性及药物的药理特性选择。通常联合应用 2～3 种化疗药物,以提高疗效。

灌注方式主要根据药物的药理特性选择。如半衰期中等的溶栓药物及细胞周期特异性化疗药物主要选择持续性 TAI,而半衰期长的溶栓药物及细胞周期非特异性化疗药物则选用一次冲击性 TAI。

应用 TAI 治疗消化道出血和动脉内血栓时,应随时造影观察出血是否停止,血栓是否溶解,以便及时调整药物剂量。

### 应用范围

头面部、肺癌、胰腺癌、胃癌、胶质瘤、骨肉瘤等恶性肿瘤的姑息性治疗、术前辅助化疗及各种恶性肿瘤切除术后的预防性化疗。

动静脉血栓形成。

消化道出血。

血管痉挛,如雷诺病等。

下肢慢性缺血性疾病,如糖尿病足、血栓性脉管炎等。

难治性局部感染,如骨髓炎、重症胰腺炎等。

## 并发症

除动脉造影的并发症外,尚可出现导管留置和药物灌注所致的并发症。

### 血管狭窄及闭塞

常发生于长期化疗灌注的靶动脉。与留置管的长期刺激和化疗药物的损害使动脉内膜增生有关。尽量避免留置管置于过细的靶动脉、少用对血管内膜刺激性大的化疗药物、减少化疗药物用量为其主要预防措施。

### 器官功能损害

脊髓动脉、支气管动脉及脑动脉化疗灌注可引起神经损伤;胃肠道动脉灌注化疗药物可造成胃肠黏膜损害;胰腺动脉灌注化疗药物可致胰腺炎;此外,一些化疗药物如多柔比星可特异性地损害心肌。充分稀释化疗药物、并在超选择插管下缓慢匀速注入,是防止正常器官功能损害的有力措施。若已发生,应根据相应的临床情况对症处理。

### 出血

出血为灌注溶栓药物的主要并发症,多发生于穿刺部位、消化系统和中枢神经系统。术中严密监测凝血指标、适量地使用溶栓药物可降低出血的发生率。一旦发生出血,可给予 10% 的氨基乙酸 20～50mg,并酌情输血。

感染、留置管阻塞或移位的处理参见本章第五节。

### 其他

灌注血管解痉药可致低血压,灌注血管收缩剂可造成平滑肌痉挛、血压升高、心脏前负荷加重等。停止用药后多可自行消失。

(李彦豪　梅雀林)

## 第三节　球囊导管扩张术

**球囊导管扩张术是采用球囊导管,通过加压注射对比剂或气体使球囊膨胀,对病理性管腔狭窄处进行扩张成形,或建立新的人工通道的技术。**本术主要有**经皮腔内血管成形术**(percutaneous transluminal angioplasty,PTA)和**非血管性管腔狭窄球囊扩张成形术**。其基本原理是对狭窄段的组织,如血管内膜、平滑肌、纤维组织、肝组织和其他病变组织,有限度地损伤和撕裂,使其管径扩大,达到管腔重建或配合支架置入术建立新的人工通道的目的。近年来球囊导管器材和操作技术有了长足的进步,特别是在膝下动脉血管成形术的应用引人瞩目。

### 应用范围

影响器官功能的人体管道系统狭窄,预计可通过本术解除者,或为内支架置入术的前期准备。

### 器材

临床上用于介入治疗者主要为**双腔球囊导管**,由超薄塑料球囊与导管组成。导管的中孔能通过导丝及注入对比剂等,壁内孔与球囊相通。球囊导管的规格用导管的长度(cm)和直径(F)以及球囊膨胀后的直径和长度(mm×mm)表示。球囊有效段的两端有 2 个金属标记,可在透视下显影。通过与球囊相通的导管孔,用注射器注入稀释 1/2 的对比剂或气体将其膨胀,普通球囊膨胀时可耐受 4～10atm。

根据球囊的性能、用途和大小可大致分为以下种类:

最常使用的是**非顺应性球囊**,其材质为聚乙烯(PE)、聚对苯二甲酸乙二醇酯(PET)、尼龙和聚氨酯,其膨胀到额定爆破压力(RBP压力)时,继续加压只能使球囊破裂而预设的直径不会扩大。耐高压和膨胀力强是其优点,可用于血管和非血管管腔狭窄的扩张成形治疗。

**顺应性球囊**的材质是PVC,在扩张达到额定爆破压力前,会在一定程度上随着注射压力的增加而直径扩大。一般仅用于覆膜支架置入后的贴覆整理和MOMA脑保护装置。

聚醚与聚酰胺的嵌段共聚物(Pebax)是**半顺应性球囊**材料,集耐压、柔软、顺应性好等优点于一身。目前主要用于膝下小截面长球囊。

**高压球囊**可耐受15~20atm而不破裂,膨胀力较普通球囊大,适用于以纤维结缔组织为主的坚韧性狭窄的扩张。

**切割球囊**是近来上市的特殊球囊(图4-3-1)。在非顺应性球囊的表面巧妙地纵向装上3或4个刀片。刀片的工作高度为0.127mm,长度为15mm。未使用时刀片被折叠的球囊塑料膜掩藏,扩张时刀片被打开,首先接触组织并切割3或4个小口,而后扩张成形。由于切割的作用,球囊的环向作用力减小,相应减少了对血管壁的损伤,同时也减少了一般球囊扩张后血管弹性回缩的程度。切割球囊可用于坚韧性狭窄、股动脉以下血管狭窄和支架置入术后再狭窄的治疗。

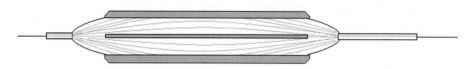

图4-3-1　球囊切割导管示意图

**大球囊**是指直径大于15mm的球囊导管,主要用于大血管和其他管腔的扩张成形术。用于治疗贲门失弛缓症的球囊直径可达3.5~4.5cm。

**冷冻球囊**由低温成形球囊、输送装置和热电偶三个部分组成,是用一氧化二氮($N_2O$)作为扩张媒介。它既包括了机械性的球囊扩张,也包括了低温疗法的生物学效应,主要用于钙化严重及关节部位的血管扩张。

为配合使球囊通过狭窄段,需要各种类型的造影导管和超长、超滑和超硬导丝。由于PTA中常需交换导管等,导管鞘是必需器材,应选择较球囊导管直径至少大1F的导管鞘,以利于扩张后球囊导管撤出。使用压力注射器给球囊增压时,必须了解所用球囊的特性,如非顺应性球囊、半顺应性球囊、高压球囊的压力不应高于额定爆破压力;而顺应性球囊的增压重点在形态改变而非压力,一旦球形变为柱形就应停止。

## 技术和方法

选择合适的入路(表4-3-1)。一般有上、下两途径可供选用。优先选用的入路应具有安全、操作简便、便于通过狭窄段和引入球囊导管等优点。

术前充分利用各种影像学手段显示血管和其他管道系统狭窄的部位、长度、周围情况、血流动力学改变等。

术中造影再次明确管腔狭窄的情况,包括狭窄的性质、部位、程度、长度及其两端的情况。必要时设置体表或体内标志协助定位。

**表4-3-1　扩张术入路及选择**

| 部位 | 优先入路 | 候选入路 |
| --- | --- | --- |
| 大中动脉 | 股动脉 | 腋动脉 |
| 上下腔静脉及属支 | 股静脉 | 颈内静脉 |
| 肝静脉 | 经皮、肝 | 右颈内静脉、股静脉 |
| 门静脉 | 经皮、肝 | 经右颈内静脉、肝静脉 |
| 上消化道 | 经口 | 经皮、胃 |
| 下消化道 | 经肛门 | |
| 气管支气管 | 经口 | 经鼻 |
| 胆道 | 经皮、肝 | 经口、十二指肠乳头 |
| 尿道 | 经尿道口 | 经皮、肾 |

**导丝通过狭窄段是本术的关键**。对管腔不完全性阻塞的患者,在透视下应用各种导管导丝通过狭窄处多不困难。对完全性闭塞者,因其多存在潜在的腔隙,可运用钻挤法通过。其技术要点为:

用导管接近闭塞端部,用导丝探寻潜在的腔隙,并逐步旋转推进。如阻塞端部为锥形,则使导管进入锥形尖部,此处多为阻塞段潜在的腔隙。如导丝或导管嵌入阻塞段,嵌入部亦多为探寻的目标。过程中务必保持导丝处于直行状态,必要时应该侧位观察其走行方向。

难以通过闭塞部时应提高钻挤的力度。可选用导丝的硬头(不宜露出导管外直接尝试通过)或较长的扩张器支撑,以提高钻挤的力度。

在以上方法难以通过下腔静脉闭塞的情况下可以

采用穿刺的方法通过闭塞段。但必须在双向透视引导下进行。

导丝越过狭窄段后,应正、侧位透视确定其未穿出管腔壁形成假道,再可引入 4～5F 导管,造影进一步证实。然后引入较硬的交换导丝,撤出导管。

根据狭窄的长度和其正常段的直径选定球囊导管。通常要求球囊直径与狭窄段两端的正常管径相当或稍大 1～2mm,球囊的长度应超过狭窄长度 1～2cm。通过导丝引入球囊导管。球囊的中点与狭窄段的中点相吻合后即可开始扩张术。用注射器抽取稀释的对比剂,先行排气处理。方法为负压抽吸球囊,然后将注射器竖起并减压,使对比剂流入导管内置换出内在的空气,反复 2 或 3 次即可。然后缓慢将对比剂注入球囊内。透视下可显示狭窄段对球囊的压迹(蜂腰征)。如压迹正好位于球囊的有效扩张段可继续加压注入至压迹消失。一般每次扩张持续 15～30 秒,必要时可重复 2 或 3 次。撤出球囊导管前应用注射器将其抽瘪,以利于通过导管鞘。再行造影观察疗效。

技术成功的标志是狭窄明显解除,生理功能基本恢复。

## 并发症

### 球囊破裂

在进行球囊扩张时,注射压力超过产品的额定爆破压即有可能导致球囊破裂。一般球囊破裂的后果并不严重,极少发生破碎的塑料膜造成血管栓塞的情况。

### 管腔破裂

在选用球囊直径过大或局部病理组织过于脆弱时,可发生即时或迟发性管腔破裂。食管破裂可造成出血、纵隔脓肿和食管-气管瘘等。血管破裂可导致大出血、假性动脉瘤或继发性血管闭塞等并发症,严重者可导致死亡。

### 再狭窄

PTA 的远期并发症主要是管腔再狭窄,可发生在血管和其他管腔。动脉 PTA 后再狭窄发生率与管腔大小和狭窄段的长度有关。管腔越小和狭窄段越长,再狭窄发生率越高。重复进行 PTA 可治疗再狭窄,某些情况下采用支架置入术作为补救措施可能是明智的选择。

(王晓白　梅雀林)

# 第四节　内支架置入术和取出术

**内支架置入术**(stenting,stent placement)是指在 X 线透视引导下,将支架置于病变管道的一系列技术,主要起狭窄或闭塞管道的重建、新建通道和隔离异常通道的作用。支架置入术是利用支架的支撑力将狭窄的管道撑开,使其内径扩大,恢复其通过功能。起隔离作用时支架的覆膜将扩大的血管腔或有异常通道的瘘口分隔开,形成人工通道。永久性支架置入血管后常有原管腔内膜爬行生长于支架表面并将其覆盖。

**内支架取出术**(stent retravial)是在可回收型内支架置入后,一定时间内已达到治疗目的,或者发生了支架移位及其他并发症时,而采取将支架取出的一系列技术。支架取出一般采用机械原理将支架回收到套管内,然后与套管一起拔出体外。在消化道内时亦可直接拔出体外。

## 内支架置入术的应用范围

人体生理管道系统狭窄或闭塞引起的通过功能障碍及相关的临床症状,并用支架支撑为唯一的治疗手段者为本术的适应证,可用于食管、十二指肠、结肠、胆道、气管和支气管、泌尿道、动静脉系统和鼻泪管等部位;**建立新的通道**方面可用于 TIPS、胆道胃引流术和血管内膜下成形术等;在腹主动脉瘤、夹层动脉瘤和食管-气管瘘等病变时发挥其**隔离作用**。

## 器材

目前常用的支架或支撑器主要有:

**网状内支架**由医用不锈钢丝、金属钽丝编织或镍钛合金管状物激光镂刻而成。此类支架支撑力和柔顺性较好,输送释放系统管径小,释放较方便,为常用的支架。可用于血管内、胆道、食管和气管等,一般气管选用编织型,因咳嗽易造成镂刻型支架断裂。

**螺旋状支架**由单条温度记忆金属卷绕而成,其中无网眼,支撑力强,柔顺性较好,适于管道无分支部位的支撑。主要用于胆道和前列腺肥大引起的尿道狭窄等,亦用于关节部位的血管狭窄。

**"Z"形支架**由不锈钢丝制成,分节连接,其支撑力强,但柔顺性稍差和间隙较大,输送系统及支架的内径较大。主要用于气道、食管和大血管等。

**塑料支架(内涵管)**由塑料管制成,常有防滑装置,其支撑力强,可取出,价格便宜。缺点为易滑脱,内径小、易阻塞,并因其直径不能伸缩,需较大的引入通道方能置入。常用的有胆道内涵管和鼻泪管支架。目前在临床上应用逐渐减少。

**覆膜支架**(graft,covered endoluminal stent)是在网状或"Z"形支架上覆以聚四氟乙烯(PTEF)或聚酯(polyestey)等制成的薄膜。目前临床上常用前者。用于食管-气管瘘或主动脉夹层、腹主动脉瘤和部分假性动脉瘤的腔内隔绝术,近来也用于经颈静脉肝内门腔分流术(TIPS)。

**涂层支架**表面涂层可修饰支架表面特征以改善其生物和物理学特性,或减少再狭窄的发生率。材料可使用铬、钛、金与铂等,还可使用陶瓷、多聚体基质。也有使用抗血栓制剂,如肝素、水蛭素和磷酸胆碱等。目前临床上使用的大部分涂层支架是采用多聚体基质,基质内含有抗再狭窄的药物,如西罗莫司、紫杉醇等,称之为**药物涂层支架**(drug-eluting stent, DES)[1]。

**可回收支架**又称临时支架,可用于良性非血管狭窄病变和恶性管腔狭窄病变预计可以进行有效治疗前。可回收支架和回收方式主要有:

单丝螺旋或单丝编织式,回收时只要用活检钳等抓紧支架头端的金属丝缓慢回抽,支架就像被剥茧抽丝样拉出体外。

缠线式,网状编织或"Z"形支架的近端用结实的丝线缠绕一圈,并余出 2～3cm,打结。回收时在纤维内镜引导下或透视下,用带钩的金属丝钩住丝线。再轻轻后撤,使支架近端回缩变小。撤出内镜,沿金属丝送入 10～12F 导管鞘。再拉支架进入导管鞘,一并撤出体外。食管支架亦可不必引入鞘管内,而直接拔出。

一般认为支架的取出时机以 1～4 周为宜,过早可能未达理想疗效,过迟可能难以取出。

尚有某些特殊支架:防反流支架,是在支架尾端连有较长的"袖状"膜或活瓣状瓣膜,置入贲门部可容许食糜进入胃内且可减少胃内容物逆流[2]。防移位的喇叭口形或带倒钩支架,主要用于食管狭窄。在支架上排布放射性粒子,可以在支架置放后同时行内照射治疗,有可能取得更好的疗效[3]。

**支架放送系统**是将支架压缩、固定、输送到狭窄部位并将其释放的一套导管系统,也称为支架释放或传送系统。其基本构成是导管加上支架束缚和释放装置,因不同支架而有所不同。

**外鞘式**是最常见的放送系统(图 4-4-1)。可用于各种**自膨胀式支架**。其外为一套管鞘将支架束缚在放送系统的头端。释放时固定尾端,后撤外鞘,支架即可逐步膨胀。其构成目前常有 3 类:

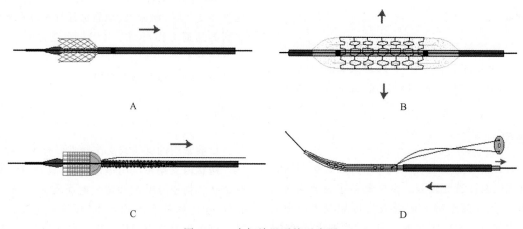

图 4-4-1 支架放送系统示意图
外鞘式(A);外套式(B);捆绑式(C);直推式(D)

一般的血管支架放送系统由内导管和外套管 2 部分组成,支架均预先安装备用。内导管可通过导丝,其前端有一段较杆部细、用来容纳张开前状态的支架。支架由外套管束缚和固定。支架两端的导管上有 X 线下可见的明显标记,以显示容纳支架两端的位置。释放支架时,需固定内导管,后撤外套管。多用于释放直径较小的支架。

三套管式放送系统,由内导管、定位套管和外套管 3 部分组成。内导管头端膨大成锥形,称为导引头。支架是容纳在内导管和外套管之间。支架两端由定位套管和导引头固定在放送系统的前端。多用于释放直径较大的支架。支架多需现场安装。有些支架(如喇叭口形食管支架)应先确定其前后端,安装时注意与放送系统的前后端一致。将定位套管推送到能安装该支架的长度。将支架的尾端压缩,并使其进入外套管和内导管的间隙内。逐段将支架完全压缩进外套管和内导管之间。将外套管推至导引头上,使其紧密结合。前推定位套管,使支架固定在放送系统的前端。释放方法同前。

导管鞘式放送系统，由较粗大的导管鞘、扩张导管和推送管3部分组成，多需现场将支架装入其中。本系统主要用于释放直径20～30mm的"Z"形支架，方法为：先通过导管导丝技术将扩张导管和配套的导管鞘，一起引入到靶部位；拔除扩张导管和导丝；将压缩于塑料管内的支架经导管鞘的尾端用推送管将支架推送到鞘的前端；固定推送管，后撤导管鞘，即将支架释放。

**外套内扩式**称Palmaz支架或**球囊扩张型支架**。使用前将支架装入球囊导管的端部，其中心与球囊中心对合，通过导管鞘或大型号引导导管将两者沿导丝送至血管狭窄部，然后将球囊膨胀，使支架贴于血管壁，收缩球囊即完成释放。外套内扩式支架释放时，无须进行使输送器前进或后退的动作，可减少支架释放时的移位，特别适合于精确放置支架，如肾动脉和移植肾动脉等部位。但在运送到狭窄部位的过程中，有可能导致支架脱离。因此，此过程最好在透视下观察，以利于及早发现和处理。在导引导管或导管鞘内运送是较为安全的。球囊扩张型支架是依靠球囊扩张而膨胀成型，亦可在外力的作用下变形，因此不适合置放于四肢血管内。

**捆绑式**支架由丝线捆绑网状支架于导管的端部，丝线的另一端在导管的尾部。放送系统到位后，后拉线尾的一端，支架由前端逐步打开。本系统的结构相对简单，但支架放送系统的直径较粗，其外层由线捆绑，不光滑，可导致推过狭窄部位困难，甚至损伤。因此，多需先将合适的管鞘送达靶部位后，再将支架输送到位。后撤管鞘后，再将支架释放。如Gore公司的腹主动脉支架和TIPS支架。

**直推式**用于塑料支架的放送。放送系统由内外套管组成。内套管较长可伸入支架内，外套管较短，直径与支架相同。使用时先将支架与放送系统组装，然后一起沿导丝送入狭窄部，证实到位后，用外套管顶住支架，撤出内管，再将外套管撤出，即完成释放。此释放系统和释放后的支撑器直径多相同，因此对输送的路径损伤较大，且释放的支撑器直径有时不能满足临床需求。已较少应用，如胆道内涵管。

支架的选择应根据管腔的性质和解剖特点、支架及放送系统的特点和操作入路的情况选择。一般对血管、气管、食管和胆道等均有各自的专用支架。

## 技术和方法

由于多数支架价格较昂贵，支架释放后不易再取出和调整位置，因此置入支架时应谨慎、认真，做到看得清楚、放得满意。在本节仅介绍支架置入术的一般方法，特殊部位和特殊设计的支架，如腹主动脉支架、颅内动脉支架和采用快速交换的球扩支架等，在以后的各论中详述。

支架置入术的前期操作与球囊扩张术相同。在导丝通过阻塞段后，其他技术要点如下：

引入导管，越过阻塞段，造影了解阻塞远端的情况。可引入测量导管，骑跨阻塞段，同时造影可较好地显示阻塞的位置、长度和程度，并了解阻塞段远、近端的情况。确定阻塞的程度和长度，并做人工标记或用骨性标记定位。

仔细分析阻塞段远端、阻塞段和近端造影的资料，选择合适的支架。一般要求支架释放后，能完全覆盖所需支撑区域，且释放后支架的中心在阻塞段的中心，包括正常部位两端0.5～2cm。支架的直径与管腔正常段的内径相同或稍大1～2mm。

经导管引入导丝，越过阻塞段。此时，有些解剖部位可能发生轻度移位，如胃肠道和胆道。因此，在引入硬导丝后应造影了解移位的情况。

如造影显示狭窄严重，预计支架不能通过时，可先用适当大小的球囊导管行预扩张。

导丝引入支架后，需根据定位标记确定支架的位置是否合适。可采用：

**体表定位法**，即在体表用金属标记物，如铅号、专用铅尺等贴于或放置于体表，标示狭窄的两端和中点。本法可能存在标记物移位，亦受呼吸的干扰，是较粗糙的方法。可用于食管支架置放。

**透视下骨性解剖标志定位法**是根据狭窄所在部位附近的透视下可观察到的解剖标志定位，确定支架置放的位置。这些解剖标志还应是透视下可清楚观察到和位置相对固定。常选择骨性标志，如椎体、肋骨等。定位时应明确是哪个椎体、肋骨，明确选定的解剖结构，如椎体的上缘还是下缘。亦可选择气管分叉等解剖结构。本法定位较准确，但欠精细，可用于消化道、胆道和气管支气管等部位。

**屏画线定位法**是先造影显示狭窄的范围，回放图像时选一幅最佳图像定格，用油笔在显示屏上描出其轮廓，然后在患者身体、导管床和影像增强器均保持原位的情况下，将支架放送器插到位，透视下显示描画的轮廓与支架所在位置吻合，方可释放支架。

**球囊扩张定位法**亦可采用。有时造影所示的狭窄段并不确实，而采用球囊导管预扩张时，狭窄段对球囊造成的明显压迹，则能准确反映狭窄所在部位及长度，并做出定位。

**造影定位法**主要用于管道分叉或开口部支架置放时的定位，如肾动脉开口部狭窄、胆总管下段狭窄和TIPS等。这些区域在置入超硬导丝或支架输送器后，可使解剖部位发生改变,造成按上述方法定位困难,易造成支架异位放置。具体方法:将支架放送器推送到位后,通过另一条导管、导管鞘或导引管造影显示其相邻关系,以确认支架释放的位置。例如十二指肠乳头区支架释放前,可口服或经导管注入较大量的水溶性碘对比剂使其显影。肾动脉等支架置放前可行腹主动脉造影,以确认支架的位置是否正确。

**路径图定位法**是利用 DSA 的路径图显示狭窄部位,实时减影透视下将支架推送器放置到位并释放。适合于相对固定的部位,如盆腔和颅内的血管。

上述定位法各有其优、缺点,临床上应根据放置支架部位的解剖特点、位置、周围解剖特点和临床要求选择。要求精确定位时可采用两种定位法相互参照。

确认支架到位后,根据放送系统的操作方式,在严密的透视监视下逐步释放支架。一般情况下,可在支架释放 1/3 时,透视或摄片进一步观察支架的位置是否合适,一旦发现支架前移或后移应立即调整其位置。(主编评论:关于部分释放支架后再进行位置调整的方法仅适用于极少数情况。大多数情况是不能有效调整支架位置。如强行调整,可能出现反向移位或血管损伤等并发症。所以不能寄希望于调整,应尽可能做到一步到位。)

释放成功后,应在透视下撤出放送系统。一般应先固定外套管,后退内导管,将支架恢复释放前的组合状况,以减少对组织的损伤,特别是放送系统较粗大时。观察支架释放后的位置和膨胀是否满意。随后进行造影复查,了解疗效。

## 并发症及其防治

### 与技术相关的并发症

**支架异位置放**,即指支架置放和膨胀后,其位置不在理想位置。临床工作中因各种原因而造成异位置放是难以完全避免的。即使由经验丰富、技术熟练者进行操作,亦可造成异位置放。引起支架异位置放的重要原因和对应措施如下:

定位不准。在支架置入前必须对狭窄段或需放置支架的部位准确定位,方法见前述。选择的定位方法不当,置放支架时定位标志的移动和判断的失误,均可导致异位置放。

支架释放不当,是支架异位置放的主要原因。多见于使用的放送器为外鞘式。其主要原因为术者经验不足,所以常规介入技术不熟练者和未经专门培训者不宜单独操作支架释放。

外鞘式支架释放方式为后撤外套管方可使支架打开,常有 2 个标记点标示支架释放后的位置。有些产品的前标记点会随支架释放后撤,术者如只注意前点是否后撤,常会忽视后点的位置,而后点则正是提示支架释放过程中有无移位的重要标志,不注意后点是否固定常可导致支架异位放置。

另一种情况是助手不经意用手固定了放送器的外鞘,以至于外套管不能回撤,反而使内管和支架前冲,导致支架异位放置。

在使用不锈钢支架时,如 Wallstent 和"Z"形支架,支架放入放送器内时其长度较释放后长,即有一定的回缩率,良好的放送系统会标出其回缩后的位置,应按标记定位;无标记者,应将支架的中点对应狭窄中点稍偏远端 0.5cm,因支架远端先释放,回缩移位多于近端。

在紧急情况下易异位置放。如患者因支气管狭窄而几乎窒息或其他原因而躁动时,最好在静脉深镇静或全麻下进行支架释放。不具备上述条件时,术者应沉着冷静,确认支架到位后方迅速释放。

笔者经验表明,在释放支架的过程中采用影像放大透视监视,可减少支架异位置放的发生率,因影像放大后术者对释放过程中支架移动度的观察更加敏感,可随时根据情况调整支架释放的位置。

一旦发生支架异位置放,可导致不能起到支撑狭窄的作用和支架从原位脱逸,变成体内异物,均应立即采取补救措施进行处理。对于不能支撑狭窄者,应在原基础上追加置放支架,以完全支撑狭窄段。追加的支架一般应与原支架有一定长度的重叠,以便相互稳定对接。对于脱逸的支架可视情况处理。脱入胃肠道的支架,由于可经肛门自然排出,应进行持久的追踪随访。血管支架脱逸后,如有可能应即采用异物捕捉器将其取出。如脱逸后的支架停留于不影响远端血流的部位,如髂内动脉,并处于稳定状态,则可不予处理,仅做追踪观察。

### 与器材相关的并发症
#### 支架放送系统推入困难

本并发症是指向体内推送的支架输送系统难以到达预定位置。主要原因和处理方法:

放送器外径过大。处理方法为换用外径较小的放送器。

狭窄道过度狭窄或纤维组织过多(硬)。此时用球囊导管预扩张是必要的。

导丝支撑力不够。球囊或支架输送器到达狭窄部时不易跟进,导丝易弹出,可换用超硬导丝。已用超硬导丝仍不成功者,应将导丝再深入,再试行送入。

入路与狭窄部成锐角。处理方法为改变入路,使入路与狭窄间的角度变小,路径较顺。

### 支架放送器难以打开

本症是指支架输送器到位后难以后撤外套造成支架不能或仅部分释放。不能释放时,应立刻将支架输送器撤出,检查是否是产品质量问题,或在操作过程中放送器是否打折。尽量不要强力释放,以致支架外套管撕破或断裂。仅完成部分释放者处理的难度很大,不能强行撤出,常需要外科手术协助处理。

### 支架放送器撤出困难

本症是指在完成支架释放后,输送系统难以撤出,其原因和处理措施如下:

支架放送器内腔与导丝摩擦力过大。此情况易发生于使用"珠头"超硬金属导丝及入路与狭窄间角度过大时。此时将一"Y"形阀沿导丝送至放送器接口,并与其旋紧,关闭阀门,然后经"Y"形阀侧臂向输送器内腔加压注射生理盐水,多可成功撤出。如无此条件时,可分段切断放送器并将其撤出。上述方法均不成功时,只得将导丝及放送器一起撤出。在送入放送器时,边进边用湿纱布湿润导丝,是预防此情况发生的重要方法。

放送器头端挂于支架网眼。此时不可用力回撤,以免引起支架移位。处理的方法为轻微旋转,向上推动放送器头端使其与支架分离,或重新推入输送器外套管,至其头端完全与套管吻合,再回撤,多可成功。

## 术后并发症

支架置入术后的中长期并发症主要有:支架脱逸、断裂、再狭窄、覆膜破裂和内漏等。后二者将在有关章节描述。

### 支架脱逸

支架脱逸主要发生于消化道支架置入术后数天或者数月。其原因主要为:

所用支架直径较小,不能固定于狭窄处。

术后患者发生剧烈呕吐或腹泻。

患者为功能性病变造成的狭窄区置入支架后,由于局部痉挛的解除,使支架难以固定。

温度记忆合金支架置入术后,一定时间内尚未稳定,而服用冰冷的食物,导致支架回缩。

### 支架断裂

支架断裂为少见并发症。可发生在肢体等运动部位的血管支架和承受压力较高的大血管支架。个别支架本身存在设计和制造缺陷或运过程中损伤等问题,亦是术后断裂的原因。

### 再狭窄

支架置入术后再狭窄是影响本术中长期疗效的主要因素之一。其原因和防治措施也各有不同,详见后述各论中的有关章节。恶性狭窄支架置入术后再狭窄的主要原因是肿瘤的生长,有效控制肿瘤是延长支架通畅时间主要的方法。

本节主要论及血管支架再狭窄发生的机制及防治。目前认为,再狭窄包括3个相对独立又互有联系的环节,即血栓形成、内膜增生及血管重塑。首先,支架植入使血管内皮细胞的完整性受到破坏,导致内皮下基质暴露于血液中,后者引发血小板的凝聚、黏附继而形成富含血小板的血栓,这是支架术后损伤血管早期的病理生理过程[43]。此后,随着血栓的逐渐机化,内膜增生起主导作用。内膜增生主要是指血管平滑肌细胞在多种生长因子和血管活性物质的刺激下,开始由动脉中层向内膜迁移、增殖并同时分泌细胞外基质从而形成新生内膜的过程。在这一过程中,除了血管平滑肌细胞参与外,大量白细胞与内皮下基质的黏附及向新生膜的浸润也对新生内膜的形成和维持发挥了重要作用。血管重塑主要在晚期发挥作用,晚期血管壁中层内大量纤维组织增生,使血管壁硬化,顺应性降低,促进了再狭窄的发生。

防治血管支架置入术后再狭窄的研究,主要侧重于改善支架的设计和性能。

现有的研究中,西罗莫司药物涂层支架的效果相当喜人,同时促进了西罗莫司类似药物的进一步研究[44]。紫杉醇涂层支架亦具有良好的疗效[45]。但目前尚有许多需进一步研究的课题,诸如药物的选择、剂量、毒性,支架涂层和药物的释放等。临床研究中长期疗效亦需进一步观察。用支架携带有抑制平滑肌增生能力的DNA质粒也是一种可选用的方法。DES的临床研究多用于治疗冠状动脉病变,用于外周血管仅有初步的研究报告。

覆膜支架是指在金属支架表面覆盖一层或多层生物聚合性膜或内支架性移植物。可通过膜机械性阻隔和膜携带的物质,防治血栓形成和内膜过度增生。其主要作用机制:

支架表面更加光滑,降低自身正电荷,减少血小板黏附、聚集和急性血栓形成。

阻止了内皮细胞通过支架间隙过度增生和血管再塑形。

隔离了血流和血管损伤部位的接触,防治血栓形成。

膜携带的特殊物质,如药物、放射性核素和基因等,可抑制内皮细胞和平滑肌细胞的过度增生。

加快膜表面的内皮化。

目前研究较多的是肝素膜支架和放射性支架。大量的临床研究表明,放射性支架对防治血管支架再狭窄具有良好的效果[46]。但在支架的两端仍可出现狭窄,所谓的"裹糖纸"效应。最佳的放射源、计量和远期疗效仍需进一步评价。

生物可降解支架（biodegradable intravascular stent，BIS）是由生物可降解高分子材料做成。根据来源，可分为天然聚合物和合成聚合物两类。目前研究的多为后者[47，49]。制备支架的生物可降解材料必须具备良好的生物相容性、足够的力学性能、可加工性、可消毒性及生物可降解性（即在生理或体内环境下组成材料的高分子链能自动断裂形成小分子而逐渐被机体代谢或吸收）。用于制作 BIS 的材料有多种，如胶原蛋白（collagen）、聚乳酸（polylacticacid，PLA）、聚左旋乳酸（polyllacticacid，PLLA）、聚原酸酯（polyorthoester，POE）、聚乙内酯（polycaprolactone，PCL）、聚乙二醇酸（polyglycolicacid）等，但以 PLLA 应用得较多。BIS 的研究已由基础实验进入到临床应用研究阶段。比较金属支架涂层而言，可降解材料能携带更多的药物，达到更长的释放时间。但是，可降解材料的成型方法需要用到有机溶剂或者高温熔融，这明显不利于药物活性的保持，因此合理的药物携带方式还有待研究。同时，可降解材料的力学性能在弹性和强度方面仍较差，也需要更好的材料分子设计。

（陈　勇　王晓白）

# 第五节　经皮肝穿胆道引流术

经皮肝穿胆道引流术（percutaneous transhepatic cholangio drainage，PTCD 或 percutaneous transhepatic biliary drainage，PTBD）是指在影像设备[通常为 X 线透视和（或）B 超]引导下经皮经肝穿刺胆管并置入引流管，使胆汁流向体外或体内（十二指肠）的一系列技术，主要用于各类胆道梗阻的治疗。临床上通常按引流方式分为外引流和内引流。后者也习惯性被称为内外引流。然而其容易被人认为是通过引流管向体内外两个方向引流。正确的理解应该是：置入内外引流管的主要目的是建立可以向内、外引流的通道，却主要发挥其内引流的功能，外引流道仅是备用的通道以应不时之需。PTCD 不但能解除胆汁淤滞，其建立的通道也是胆道良恶性梗阻和胆石症等病变后续介入治疗的基本入路。

## 适应证和禁忌证

### 适应证

胆管梗阻引起胆管扩张及阻塞性黄疸，为本术的主要适应证。具体为良恶性阻塞性黄疸、化脓性胆管炎、肝移植或胆道术后狭窄、为胆结石和肿瘤的处理建立通道。前提是胆管分支、左右肝管和（或）胆总管存在不同程度的扩张。有作者认为胆红素水平达到 50mmol/L 为 PTCD 适应证。笔者认为以直接胆红素升高为主，并存在各级胆管扩张者均可为手术适应证，而不必等待胆红素进一步升高。急性化脓性胆管炎行本术可达到快速降低胆道内压和引流出化脓性胆汁并控制感染的目的。胆石症合并急性感染时本术可控制感染，为二期外科手术做准备。

### 禁忌证

本术禁忌证包括恶病质、多脏器功能衰竭、难以纠正的严重凝血功能不良、无适当的穿刺通道及毛细胆管炎引起的梗阻性黄疸（无胆管扩张）。

### 相对禁忌证

以往认为大量腹水为禁忌证。在目前的技术条件下其为相对禁忌证，如采用剑突下入路和腹腔穿刺引流后仍可进行本术。凝血功能轻度不良是较长期梗阻性黄疸的结果，解除黄疸才可能恢复。在凝血制剂和维生素 K 的支持下可行本术。间接胆红素高于直接胆红素伴转氨酶升高的患者常常合并肝功能损害，可以预计到术后降黄效果较差，视为相对禁忌证。

## 器材

### 常规穿刺组件（套装）

通常用于二步法穿刺。21G 穿刺针（以下简称细针）经皮肝穿刺胆道造影，然后使用套管针进行胆管穿刺。其由针芯（实芯或空芯）和外套管（塑料或金属）组成。一般长度为 15～20cm，外径为 18G，用于胆管穿刺并可引入 0.038in 导丝。目前常用于 PTCD 的导丝为 0.035in 的超滑小弯头导丝，便于选择性插入胆总管。有一种专用于本术的导引导管（KMP Beacon ⊙R），直径为 5F，长度为 40cm，头端为小弯头，便于在狭小胆管内调整角度（图 4-5-1）。也可以用 5F 椎动脉导管或者 Cobra 导管作为替代品，前者的缺点是过长造成操作不便，而后者的管端形态不利于胆管系统选择性插管。超硬导丝为备用材料。通常现在的插管技术已不需要使用扩张器。以上器材可为分装或组装。

### 微穿刺套装

通常用于一步法穿刺。一般微穿刺套装包含微穿刺针、0.018in 微导丝、由外鞘和头端渐尖的内芯组成的引导鞘。其特点为微穿刺针可通过微导丝，进入胆管后可直接引入引导鞘。其他器材一般不包含在套装内。

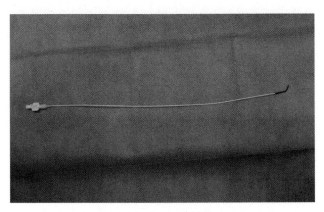

图 4-5-1 KMP 导管

### 胆道引流管

可分为内引流管和内外引流管，均为多侧孔短导管，外径 6～14F，长 30～40cm，常用较软且抗折曲的聚酯材料制成。外引流管头端常为猪尾形，侧孔 5 或 6 个，多在弯曲部内侧，以防与胆管壁密切接触造成引流不畅。头端常有一尼龙丝由内腔引出至尾端，再由锁定装置固定，使头端形态固定，防止导管脱出。在拔除引流管时应注意先松开锁定装置或者剪断引流管尾端，使尼龙丝松弛方可拔出，以免该线切伤胆道。内外引流管的侧孔位于导管头端及干部，中间留有 3～5cm 的无孔区置于胆管狭窄部，头端应入十二指肠。有 8～12 个侧孔，所有侧孔应置于狭窄的胆管两端，若置于肝实质内可造成持续的血性胆汁或置于狭窄处造成引流不畅。新型的引流管在透视下

可见明显的标记点，其必须进入狭窄近端的胆管内。

## 技术方法

### 术前准备

一般准备与其他非血管介入手术相同，如完成必要的检查和术前 4 小时禁食等。特别重要的是术前 15 分钟给予吗啡 10mg 肌内注射，既可减轻术中疼痛，也可预防发生严重的胆心反射。感染者术前应给予抗生素。

### 入路的选择
#### 腋中线入路

腋中线入路适用于大多数患者，特别是右肝胆管扩张者。由于该入路水平进针与肝门部平行，较易刺中胆管。定位方法：患者平卧于检查床，穿刺针放在体表，透视下将针尖指向第 10～11 肋间。肥胖和横位肝者可偏向第 10 肋，反之偏向第 11 肋。穿刺针与人体的横轴成向足侧 15°～25°。针尾与腋中线相交处为穿刺进针点。在已经铺巾的情况下确定腋中线的方法为：术者把手掌展开把住患者的胁部，中指和拇指之间的中点正好在肋间隙，可选为进针点。如果正好有肋骨阻挡，可上移或下移一个肋间隙。此定位方法所选出的进针点基本上在第 7～9 肋间隙，除非没有把握，一般不必透视下观察肋膈角（图 4-5-2）。如果采用 B 超引导下穿刺，通常采用腋前线入路，这样可能是方便 B 超探头的位置配合穿刺针的使用。

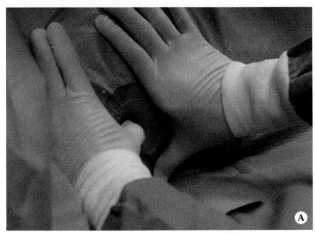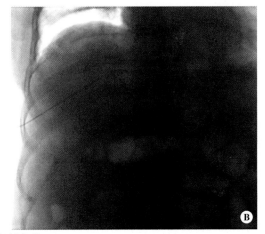

图 4-5-2 PTCD 穿刺定位
腋中线穿刺体表定位（A）；透视下穿刺路径定位（B）

#### 剑突下入路

适用于左肝管的阻塞、大量腹水和腋中线入路不能完成操作者。定位方法：术者先用手触摸患者剑突所在部位，一般选择剑突下 2～4cm，靠左侧肋弓缘设为预计进针点。然后透视下观察该点是否已避开心影、胃泡和

胀气的横结肠。如果不能避开则稍加移动（图 4-5-3）。之所以强调尽量靠近左侧肋弓，是因为如此进针向肝门部胆管穿刺有较大的斜度，否则穿刺角度接近垂直，即使可以刺中胆管，而后续引入引流管和支架因角度问题会遇到较大的阻力。该入路常用于左侧胆管狭窄和大

量腹水不宜经腋中线穿刺等。其缺点是术者的手和站位靠近 X 线球管,放射线接触量较大。

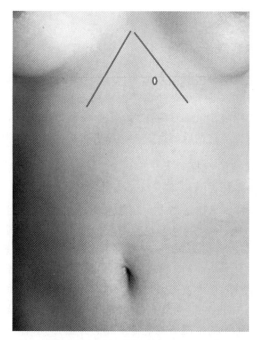

图 4-5-3　剑突下胆道穿刺体表定位
斜线表示剑突和肋弓,圆圈表示皮肤穿刺点

## 引导方法

常用的引导设备为 X 线透视和 B 超。根据各个术者的习惯和设备条件限制可单独使用透视引导,亦可先行 B 超引导穿刺胆管,引入导丝后续操作在透视引导下进行。透视下引导本术操作是从业者的基本功。其缺点是胆管穿刺具有一定的盲目性和接受较大的辐射剂量,优点为可以准确监控操作全过程。B 超引导的优点是穿刺胆管准确和没有放射线,而缺点也十分明显,即难以监控导管导丝走行过程,并且不能协助通过狭窄部位。所以,二者联合应用可以扬长避短。

### 胆道穿刺

分为一步穿刺法和二步穿刺法。

### 二步穿刺法

不少术者通常采用二步穿刺法进行本术,即先用微穿刺针行胆管穿刺造影,然后用套管针穿刺扩张胆管的靶点。其优点在于可以在细针侦察性显示胆管后根据情况选择穿刺靶点和更换皮肤进针点,而且再次用粗针穿刺的操控性更好。缺点为行套管针穿刺时,有时难以一次成功,对肝脏损伤相对较大。操作方法为:

在透视下定位方法如前述。

在已经确定的腋中线穿刺点进行局麻。局麻需注意在肋骨上缘进针(血管、神经行走于肋骨下缘,**禁用!**

后续穿刺也如此。)局部注射一皮丘,然后嘱患者屏气,迅速进针经肝包膜至肝实质,边注射利多卡因边退针。

用细针在同一部位用同样方法进针,水平刺向第 $T_{10}$ 或 $T_{11}$ 右缘约 2cm 处。剑突下入路进针时向右侧指向肝门区穿刺。用 5ml 注射器抽 1/2 稀释的造影剂,边注入边后撤穿刺针,直至胆管显影。如果一次穿刺未能显示胆管,退针至肝包膜边缘改变角度再次穿刺。**胆管显影的标志为一管道持续显影,并缓慢流动形成树枝状管道**(图 4-5-4)。继续加注 5～10ml 造影剂,至主要的胆管显影。若刺中肝静脉则显示造影剂向第二肝门迅速排空,提示穿刺层面偏背侧。若刺中肝动脉或门静脉,显示造影剂较快速流向肝内并消失,提示胆管在其邻近,可将穿刺层面略偏背侧或腹侧。肝外和包膜下穿刺则显示条状或片状密度增高影。肝实质或肿瘤内穿刺可显示小团状影,弥散缓慢。应注意胆道内不可过多注入造影剂,以免胆道内压突然增高,使感染的胆汁逆行入血造成菌血症急性发作,导致患者寒战明显,从而影响手术的进行。

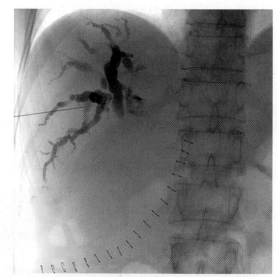

图 4-5-4　胆管显影标志为一管道持续显影,并缓慢流动

用套管针穿刺选定的胆道**靶点**。对靶点的要求是走行直顺的胆管 2、3 级分支,不宜穿刺靠近肝门的 1 级分支。其理由是为后续的技术操作预留空间,过分靠近肝门的胆管分支往往不利于选择性通过狭窄部,且没有给后续的引流管和支架预留空间。

用尖刀片做局部皮肤切口。术者左手持针体,右手顶紧针芯勿使其退入针套,进入皮下组织后嘱咐患者屏气,迅速刺进肝包膜,然后透视下调整角度,向胆管靶点穿刺。一般刺入胆管时可见管壁受压变扁。退出针芯,观察有无胆汁流出,一旦有胆汁顺利流出即可送入导丝。若流出血液则可能刺中门静脉或肝静脉分支,应退出重新穿刺。未见胆汁流出可能未刺中。此时不必马上退针重新穿刺,而是透视下**旋转机架**至斜位甚至侧位。目的是观察穿刺针是位于靶点的腹侧或者背侧。明确后将套管针退至近肝包膜处2cm左右,调整针尖方向穿向靶点。如仍不成功则重复上述操作。有时正、侧位证实针尖刺入胆管,但由于胆汁过于黏稠不易流出,可采用注入对比剂的方法确认。

**一步穿刺法**

一步穿刺法的操作技术大部分与上述相同。不同之处在于:细针穿刺胆管成功后插入微导丝尽量使其进入胆总管,然后退出穿刺针,再沿微导丝送入引导鞘,撤出内套管,再引入0.035in超滑导丝。其间可以保留微导丝,以便引导鞘脱位时重新沿其进入。本法的优点是损伤相对较小,如果顺利操作较快速、简单。缺点为若因穿刺的胆管部位不满意,有时难以完成后续的胆道插管等操作,仍需行二次穿刺。部分生产厂家的微导丝头端难以塑形不利于选择性进入胆总管,且在退出时被穿刺针切割,使全套器材失效。补救的方法为选用弯头超滑微导丝。

**胆道插管和引流**

胆管穿刺成功后送入导丝,尽量使其进入左右肝管或胆总管。需做内外引流时使用导引管沿导丝插入,利用其小弯头指向肝门方向引导导丝试探通过梗阻部位。导丝通过狭窄区进入十二指肠后必须跟进导管"冒烟"证实。以往需换入超硬导丝,并用相应的扩张器扩张穿刺通道,再置入老式引流管。目前使用的新型引流管配有金属内芯以增加导管推送时的支撑力,所以一般不需要使用超硬导丝和上述方法。正确的推送方法为:

将金属内芯插入引流管并在尾端旋紧,沿导丝推送至胆管穿刺靶点。

将尾端旋开,金属内芯后撤约2cm,在透视下把二者一起推送,至内芯达到靶点即停!重复上述操作,直至引流管上的标记点进入胆管。

**切忌其侧孔置于肝实质内和肝包膜外。**不宜采用仅仅固定内芯用力推送引流管的方式,如此操作因彼此间摩擦力过大经常造成引流管起皱而推送困难甚至毁坏导管。

应根据不同情况选择不同直径的引流管。一般成人患者,胆汁清亮者宜采用8F引流管;胆汁感染、血胆汁、泥沙样结石和肝吸虫病患者宜采用10～12F引流管;肝移植术后和导管术后等良性选择建议采用10F引流管,逐步更换至14F引流管,以支撑并扩张狭窄段。患儿一般采用6～7F引流管。不宜采用血管造影用的猪尾导管替代引流管,其引流效率低下并容易脱管。

单纯外引流将引流管管置于梗阻的近端即可(图4-5-5)。内外引流则用多侧孔的内外引流管,远端置于十二指肠内,近端置于扩张的胆管内(图4-5-6)。若梗阻平面较高,位于肝门区,同时累及左右肝管,可分别进行穿刺,双导丝通过梗阻分别置入内外引流管。而导丝经反复尝试仍不能通过狭窄段进入胆总管,可用外引流管分别置于左右肝管较大的分支内或用一条外引流管骑跨于左右肝管之间(图4-5-7)。

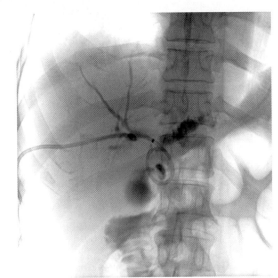

图4-5-5　外引流管置入梗阻平面以上

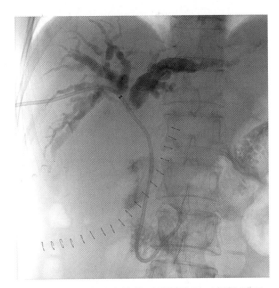

图4-5-6　内外引流管的近端侧孔置于梗阻平面以上,远端置于十二指肠内

引流管植入后,即观察胆汁是否顺利流出及胆汁性状。感染性胆汁应尽量抽出。可加用庆大霉素16mg和替硝唑溶液100ml,边抽吸边冲洗。若胆汁流出困难则透视下调整管端位置,并注入对比剂观察其是否位于胆管内及是否发生胆道出血(可见新鲜充盈缺损)。可

用生理盐水注入导管,待胆汁自行流出,必要时可稍加抽吸。胆道出血者应更换 10F 以上的引流管,可以压迫出血部位,这样也便于将血凝块引流出来。

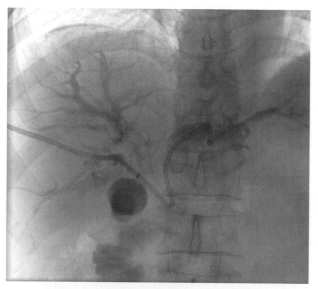

图 4-5-7　骑跨于左右肝管的外引流管

## 引流管的固定

观察到胆汁顺利流出或对比剂顺利流入十二指肠后方可进行固定。首先将导管固定线轻轻拉紧,标志是透视下可见引流管头端形成猪尾状。然后旋紧接口螺丝或固定器,剪去多余的固定线。配有专用导管固定器者应将导管拉向足侧并夹紧,将固定器贴于皮肤上。没有配备固定器者可用弹力胶布在皮肤上固定。外引流者接引流袋。内外引流者则用肝素帽封闭导管(图 4-5-8)。

## 术后观察及护理

术后 24 小时内应严密观察患者的生命体征。

外引流者每天的胆汁流量和性状是重要的观察指标。单纯外引流者每天胆汁流出量在 400~2500ml,胆道不全阻塞者胆汁量稍少。胆汁过少时,应考虑导管脱落和阻塞的可能,必要时行造影复查。导管阻塞时可用生理盐水冲洗后待其自然流出。抽吸的方法易使残渣堵塞导管,多不采用。必要时可用导丝疏通引流管。

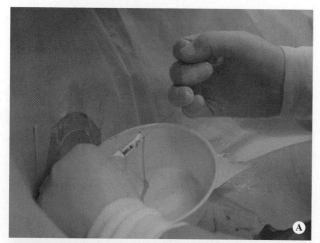

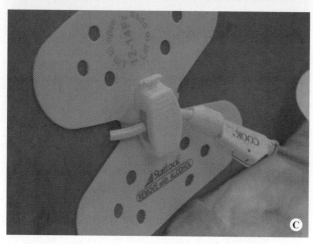

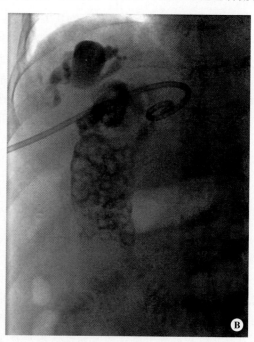

图 4-5-8　引流管的内外固定

拉紧固定线(A);同时透视下见引流管头端呈猪尾状(B);体外皮肤固定(C)

必须强调,所谓**内外引流的实质是内引流**。引流管的尾端应处于关闭状态,使胆汁向十二指肠内引流。尾端的作用是打开后观察胆汁性状和进行冲洗,还有为更换引流管和留作后续介入治疗(如支架置入术和结石的处理)。一般情况下不宜打开做外引流,因为十二指肠压力较高时肠液和食物碎屑可反流进入胆道系统甚至体外,造成胆道积气和继发感染。

术后早期可出现少量血胆汁,但出现血凝块和连续大量血性胆汁提示胆道存在活动性出血。通常引流24小时后胆汁应不含血色,否则应在透视下观察导管侧孔是否位于肝实质内或胆管内是否存在残余血凝块。必要时可加用止血药物。

正常胆汁为金黄色,绿色或混浊胆汁常提示合并感染,应常规将胆汁送检和行细菌培养。感染者可经引流管注入庆大霉素8万～12万U和(或)替硝唑20ml,保留1～2小时后再开放引流,每日2～3次。胆汁黏稠或有血凝块残余于胆管者,可加用糜蛋白酶溶于生理盐水做保留灌注。

住院期间每隔1～2天进行一次引流管冲洗。方法为用20ml注射器抽取生理盐水或者抗生素溶液,与引流管连接,以每次约5ml的容量脉冲式注入胆道,10分钟内分次注完。带管出院者应每周冲洗1～2次。引流过程中禁用负压吸引装置,每隔1周左右对局部皮肤消毒1次,必要时更换固定器具。一般情况下2～3个月应更换引流管。

## 并发症及其处理

由于器材的改进,采用细针穿刺及影像监视,PTCD并发症的发生率已明显降低。

### 胆心反射

胆心反射为本术的严重并发症,特别是发生在老年患者可以致死,值得注意(参见第五章)。

### 寒战、高热

可以发生在术中或者术后。其主要原因为:术中在胆道感染的基础上注入过多对比剂和液体,使胆道内压升高,胆汁反流入血形成脓毒血症;术后引流不畅或肠液反流继发感染。除针对上述原因进行预防外,一旦发生即采取对症处理措施,包括异丙嗪12.5～25mg肌内注射,地塞米松10mg静脉推注和抗生素静脉滴注。

### 胆道出血

发生率为3%～8%,主要与穿刺次数、操作时间和器械不合适有关。如肝门区的肿瘤在穿刺中易导致出血。在PTCD成功后,有少量的血性胆汁则较常见,一般不需要特殊治疗即可自行停止,仅少数需进一步治疗。治疗措施主要包括止血、输血。如大量出血引起休克者,应经引流管造影,如果引流管侧孔位于肝实质内,应先将其推进导管内。如果仍然出血应更换更粗的引流管以压迫血管,然后密切观察。一般说来,静脉性或小的动脉性出血通过以上处理多能自行闭合,如继续出血,则考虑行经导管肝动脉栓塞治疗。

### 胆汁漏

胆汁可沿置管通道漏入腹腔或漏出体外,估计发生率为30%～40%。但临床上仅3.5%～10%可出现胆汁性腹膜炎症状。一般随着时间的推移,漏出现象可自行消除,极少需特殊处理。胆汁漏出的原因主要有:

引流管退出,使部分侧孔露于肝脏或者体外。

引流管不通畅,造成胆管内胆汁淤积,胆内压升高,使胆汁沿引流道溢出。

可行经引流管造影,明确原因并做针对性处理。

### 腹水漏出

腹水从引流管周边漏出是常见的临床现象。由于腹水内含大量胆红素,往往会被误认为胆汁漏。其特点为:

漏出液量大,较为稀薄。胆道造影复查显示引流管位置良好,引流通畅。

B超检查发现中到大量腹水。

处理方法为:

如果可以行胆道支架置入术者,术后拔除引流管并抽出腹水。

必须带管者可进行腹腔引流管置入将腹水引流。

也可更换更粗的引流管。

### 逆行胆道感染

易发生于内外引流和长期置入引流管又未按时更换者。前面已经强调内外引流管不必开放外引流。一旦错误开放,则可造成肠液甚至食物残渣反流进入胆道系统,必然造成感染。处理方法是更换新的引流管、关闭外引流和冲洗胆道系统,有条件者应置入胆道支架、拔除引流管。

### 胆汁分泌过量

发生率约5%。正常胆汁分泌每日约600ml,如高于1500ml,称为胆汁分泌过量,最高日流出量可达3000ml。胆汁分泌过量的病理机制目前不清,其影响主要为引起低血容量和水、电解质平衡紊乱。水、电解质紊乱和酸碱失衡可经补液纠正。

### 引流管堵塞和移位

引流管堵塞和脱位是造成引流失败和继发胆道感染

的重要原因。一旦怀疑发生导管堵塞,应先进行经引流管造影复查,确认后用生理盐水脉冲式冲洗导管。如不成功,可在透视下送入导丝,清除阻塞物,必要时更换导管。加强局部护理和选用可靠的固定器材可防止导管脱落。

引流管移位多数是外移甚至可脱出体外,仅极少数内移入十二指肠。其原因主要是内外固定松脱,个别患者在精神恍惚和睡眠过程中被拉出。注意早期发现其移位。处理方法为更换引流管或者重新穿刺置管。

### 其他

胸腔并发症主要有胆管-胸腔瘘、气胸和血胸等,由于穿刺插管时穿过胸膜腔引起。因此,穿刺时应在透视下进行,避开肋膈角。行内引流时,导管如阻塞胰管开口,可造成急性胰腺炎。应调整或重置导管。导管周围肿瘤种植,发生率极低,约0.4%。

（主编赠言：

PTCD似简单　不少精妙在其间

正确选择适应证　做好准备在术前

穿刺选点分左右　细针造影显胆管

粗针穿刺找靶点　如有困难转球管

对准盲端过狭窄　巧用导丝和导管

引流导管分内外　送入胆道忌力蛮

预防脱管很重要　内外固定引流管

术后观察勿忽视　对症处理避风险

尽早发现并发症　预防治疗于未然

掌握要领去操作　安全有效少吃线）

（李彦豪　赵剑波）

## 第六节　影像引导下经皮穿刺活检术

**经皮穿刺活检术**（percutaneous needle biopsy）**是在影像设备引导下,将活检针经皮穿刺入病变部位,以获取病理学、生化学、细菌学标本进行疾病诊断和鉴别诊断的技术,属一种微创性的诊断方法。**通过活检取得细胞学、组织学资料是定性诊断和鉴别诊断的重要手段之一,对于治疗方案的选择、制定,以及治疗后随访、预后判断等方面均具有重要作用,也有利于临床科研资料和教学资料的积累。

### 适应证[1,2]

明确病变的病理诊断、分型和分期。

对已确定的或疑似感染性病变获取细菌学资料。

明确弥漫性病变（如间质性肺疾病、肝硬化、肾移植排斥反应、肾小球肾炎等）的性质和范围。

### 禁忌证[49,50]

血管性病变不宜作为穿刺活检目标。

不可纠正的严重凝血功能障碍。

严重的心肺功能损害或血流动力学不稳定。

缺乏安全的活检穿刺路径。

患者不能合作或不能维持合适的体位。必要时可在全麻下进行,所以此属相对禁忌证。

妊娠患者拟行涉及电离辐射的影像引导下穿刺活检时,应权衡对胎儿的风险和临床受益。

## 器材

### 抽吸针

多用20～22G Chiba针,其针体外径细、壁薄、内径大,创伤小,很少发生并发症。但所获标本量较少,不宜用做组织学诊断,主要用于细胞学诊断以证实或排除恶性病变。

### 组织切割针

多用16～19G,甚至有使用14G者。针尖具有不同形状,针芯前端设有小槽,以便获取组织芯（图4-6-1）。多具有弹射装置或与可装卸式活检枪配合使用。可获得较大的组织块用于组织学诊断和免疫组化分析,但风险较细针大。也可使用同轴套装,先将外套管针插入至病变边缘,再将较长和较细的组织切割针经外套管针引入病变,可多次取样而无须多次穿刺。

### 骨活检针

常用的有锯齿状旋切针和螺旋状切割针,可获得较大的骨组织标本（图4-6-2）。

## 导向设备

常用的导向设备包括X线透视、超声、CT和MRI。导向设备应根据病变所在的部位选择[51]。

对于有良好自然对比的肺部和四肢骨骼的穿刺活检,X线透视具有简便、体位灵活和定位快等优点。在透视下穿刺可直接观察进针方向、深度等。最好使用双向透视机或C形臂透视机[51]。

超声对于缺乏自然对比的腹部脏器尤其适用。导向探头可以显示穿刺进针的整个过程、进针方向和进针深度,大大提高了活检的成功率和准确性[51]。

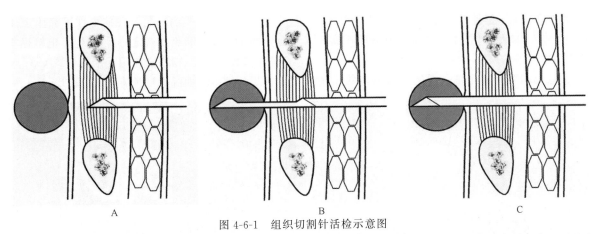

图 4-6-1　组织切割针活检示意图

先将活检针刺入病灶边缘(A);再将活检针内芯进入病灶,标本槽下正位于病变内(B);切割外套管弹射入病灶内,组织被切割于标本槽内(C)

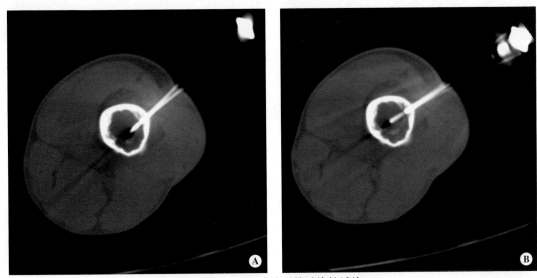

图 4-6-2　CT 引导下骨活检针活检

左侧股骨下段局限性骨质破坏区行穿刺活检。先用套管针刺破骨皮质(A);拔出针芯,置入锯齿针行活检(B)。病理诊断为骨样骨瘤

CT 具有良好的空间分辨率和密度分辨率,可清晰地显示各脏器的病变及与周围组织的解剖关系。适用于全身各脏器部位的穿刺引导,是目前应用最为广泛的穿刺活检导向设备。为克服常规 CT 不能实时显示穿刺进针过程的不足,高档螺旋 CT 机具有瞬时 CT 透视功能,将连续 CT 容积扫描获得的信息快速重建予以显示,通常可达到 6~8 帧/秒的重建图像显示速度,如 X 线透视一般。瞬时 CT 透视技术能实时显示活检针的行径和位置,省时、方便、准确,并发症少,效果优于常规 CT[51]。具有 CT 透视技术的 CT 扫描机附有特制的 X 线滤器和持针器以减少术者的照射剂量,但持针器对灵活运用活检针是有影响的。最近的临床研究表明,CT 透视引导下的穿刺活检与常规序贯 CT 扫描(sequential CT scanning)相比较,活检成功率、操作时间和并发症发生率并无明显差异,但患者和术者接受的辐射剂量明显增加[51~53]。因此,CT 透视技术并未得到广泛应用。

MRI 具有高的软组织分辨率、多方向成像和流空效应对血流显示的敏感性等特点,随着专用无磁性介入器材、开放式 MRI 系统和 MRI 透视技术的应用,MRI 引导下穿刺活检更加准确、安全、快速,对颅脑和骨骼等部位的活检具有独特的价值[54,55]。由于 MRI 引导下穿刺活检需要使用专门的介入器材,而且对 MRI 设备和成像参数也有特殊要求,一般仅用于其他影像设备难以显示和(或)难以进入的病变[56,57]。

## 技术要点

### 术前准备

术前检查血常规和凝血功能。向患者详细说明活检的目的、方法和可能出现的并发症,争取患者合作,并签署知情同意书。必要时使用镇静剂和镇痛剂。

术前完善影像学检查,将病变的部位、大小及与周围组织的关系尽可能显示清楚,以便确定初步诊断和制订活检方案。**肺门、纵隔、腹膜后病变及疑诊血管性病变者,须行 CT 增强扫描,**以了解穿刺目标与大血管的关系

并排除血管性病变和了解是否为富血性肿块(图 4-6-3)。

对活动器官穿刺活检时,术前训练患者平静呼吸下屏气,争取每次屏气的幅度一致。

活检前选定相应的固定液。固定液与标本的比例不得少于标本体积的 5 倍。10% 中性甲醛固定液可满足常规 HE 染色和免疫组化的需要,但是电镜标本需用 4% 戊二醛液固定、糖原染色用无水乙醇或 Carnoy 固定液。拟行细胞学抽吸活检时需准备好玻片。

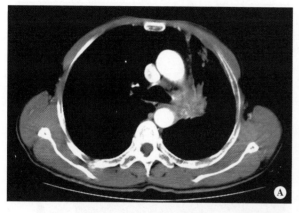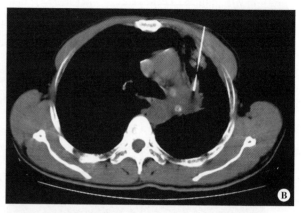

图 4-6-3　肺门肿块的 CT 引导下经皮穿刺活检
左侧肺门肿块行穿刺活检前行增强扫描了解病变与周围血管的关系(A);穿刺活检路径和取材部位应尽可能避开血管结构(B)

### 穿刺路径设计

穿刺路径取决于穿刺目标的部位和周围结构。最短穿刺路径是最合适和最安全的。穿刺路径必须尽可能地避免经过重要的解剖结构如神经、血管、胸膜腔或邻近器官等。根据设计的穿刺路径确定患者最舒适的体位是成功穿刺的关键点之一。

穿刺路径最好是垂直或水平方向,尽可能避免成角度穿刺。选择成角度穿刺时应由经验丰富的术者完成操作(图 4-6-4)。

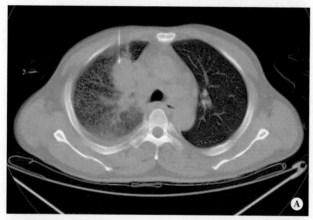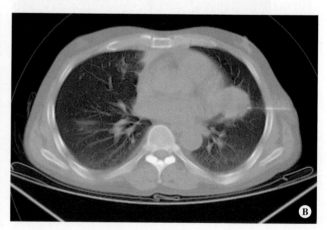

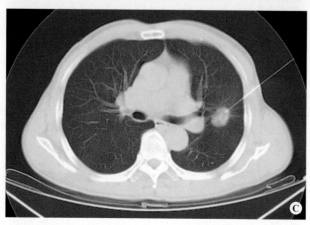

图 4-6-4　CT 引导下经皮穿刺活检的穿刺方向
A. 垂直方向的穿刺路径;B. 水平方向的穿刺路径;
C. 成角度的穿刺方向

行经皮穿刺肺活检时,应避免经过两个肺叶的穿刺路径(也就是穿过叶间胸膜),以尽可能地降低气胸的风险(图4-6-5)。

对任何靠近脏器包膜的病变行穿刺活检时,应选择经过正常组织再进入病变的穿刺路径,因正常组织的弹性收缩能力较好,在穿刺后可自发填塞穿刺道,从而降低包膜下出血或实质内出血的风险,同时也可减少肿瘤局部逸出种植的机会(图4-6-6)。

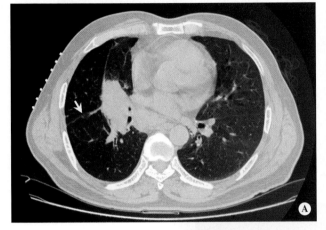 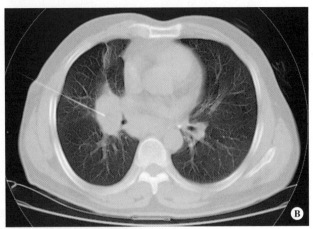

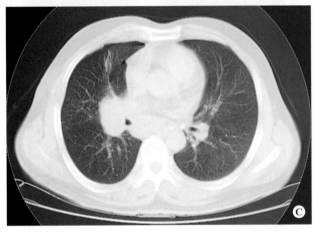

图 4-6-5 肺门肿块的穿刺路径:避免穿过叶间胸膜

左侧肺门肿块行穿刺前高分辨率CT扫描示叶间胸膜(箭)(A);穿刺路径避免穿过叶间胸膜(B);穿刺活检后CT扫描未见并发症发生(C)

### 定位方法

#### X线透视引导

在透视下用穿刺定位器(常用铅字"1")标测出病变在体表正、侧位的投影及病变至体表的距离,以水平距离或垂直距离最短且不经过重大脏器和较大血管的一点作为穿刺点。透视下观察穿刺针方向和深度,确定穿刺针针尖刺入病灶内即可采取标本(图4-6-7)。

#### 超声引导

常规行脏器纵、横断面扫查,观察病变的位置及其周围血管走行及分布。引入屏幕穿刺引导线,调整扫查断面,确定穿刺路径和体表穿刺点。在超声监视下将活检针沿引导线前进,确定穿刺针针尖刺入病灶内即可采取标本(图4-6-8)。

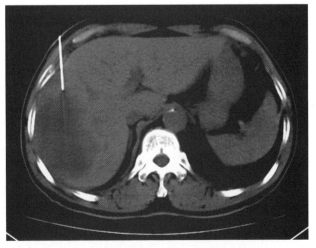

图 4-6-6 肝脏肿块的穿刺路径:经过正常肝组织

肝右叶肿块的穿刺路径经过正常肝组织再进入病变

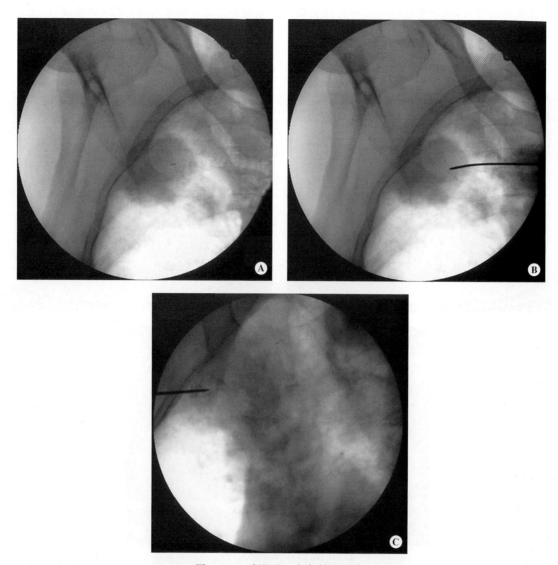

图 4-6-7　透视下经皮穿刺肺活检

用铅字"1"标测出病变在体表正、侧位的投影及病变至体表的距离(A)，正位(B)、侧位(C)透视下观察穿刺针方向和深度

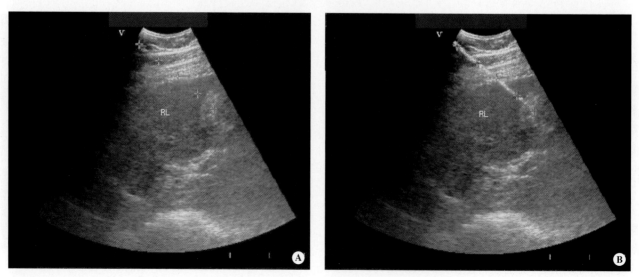

图 4-6-8　超声引导下经皮穿刺肝活检

先设置穿刺引导线，确定穿刺路径和体表穿刺点(A)；在超声监视下见条状强回声的活检针刺入病灶内即可采取标本(B)

## CT 引导

CT 引导下用造影导管自制体表定位标尺。将自制体表定位标尺用胶布固定于病变相应的体表处,行 CT 定位扫描。在显示病变最大径的层面上选择病变与体表定位标尺最短距离且穿刺路径无重大脏器和较大血管的一点作为皮肤进针点(图 4-6-9)。确定皮肤进针点后,用光标测量局部麻醉的浸润深度、皮肤进针点与目标之间的最小距离(深度)和角度。将 CT 扫描床移至

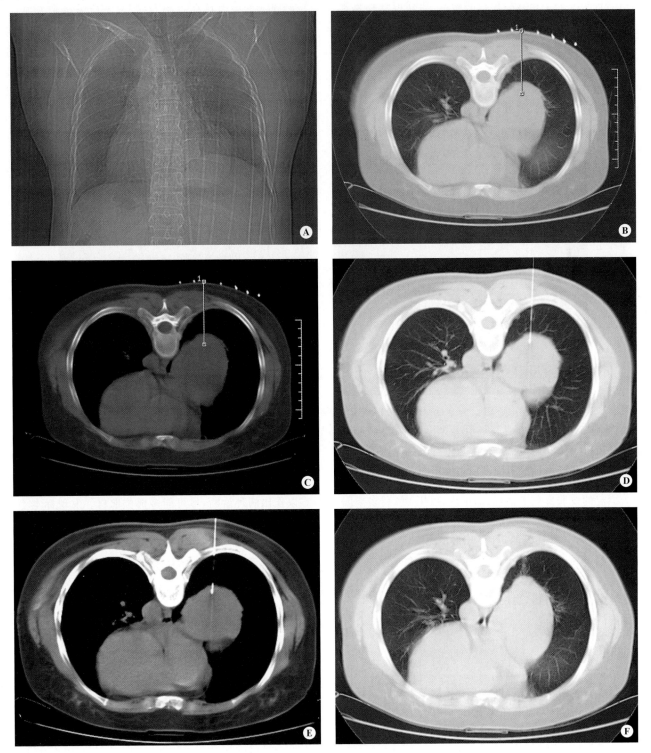

图 4-6-9　CT 导引下经皮穿刺肺活检

将自制体表定位标尺用胶布固定于病变相应的体表处,行 CT 定位扫描(A)和轴位扫描先设置穿刺引导线,分别用肺窗(B)和纵隔窗(C)确定穿刺路径和体表穿刺点。按预定路径和方向刺入活检针后,CT 扫描分别用肺窗(D)和纵隔窗(E)证实活检针针尖已刺入病灶内即可采取标本。操作完成后立即行靶区 CT 扫描,示沿针道分布的少量出血和少量气胸(F)

选定的层面,根据定位标尺和定位激光束确定皮肤进针点并用毡笔标记。还有一种比较简单的标记方法,即用注射针头的尾端在皮肤进针点按压10～20秒,局部形成一个丘状凸起。其好处是可以防止皮肤消毒时擦掉标记而且不需要术后擦除标记的颜色,而缺点是如果延迟几分钟穿刺丘状凸起会模糊甚至消失。

**MRI引导**

先用色笔标出基线,胸部为胸骨柄线,腹部为剑突线。先做快速定位扫描显示病变区的3个层面,参考术前MRI资料做轴位(或矢状位、冠状位)快速成像序列扫描,显示病变与相邻结构的关系。在MRI图像中选择穿刺的最佳层面和穿刺点。于MR扫描机上测算出穿刺的最佳层面与基线距离,然后以此距离于患者皮肤上标出最佳穿刺层面的标线,将3～6个含油质的小胶囊调节置于最佳穿刺点处,再次扫描核实无误后,用光标测出皮肤进针点与病灶中央的距离、进针深度和角度。用MR扫描观察穿刺针方向和深度,当MR扫描证实穿刺针针尖插入病灶内即可采取标本(图4-6-10)。开放式MR扫描机可用触诊指代替标记作为进针点。

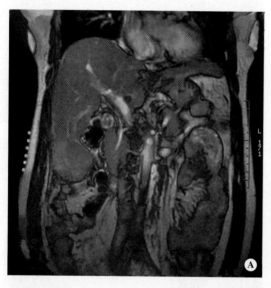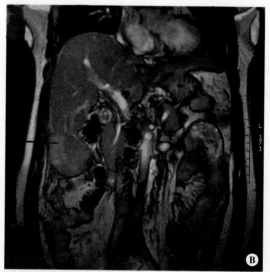

**图4-6-10 MRI引导下经皮穿刺肝活检**

用含油质的小胶囊作体表定位(A);按预定路径和方向刺入活检针后,再次MR扫描证实活检针针尖已刺入病灶内即可采取标本(B)

**局部麻醉**

拟定的皮肤穿刺点消毒、铺巾后,以用2％利多卡因溶液行局部麻醉。除皮肤麻醉外还必须充分麻醉胸膜、腹膜、骨膜和实质脏器的包膜(如肝脏),但切忌不应在麻醉过程中划破脏器包膜。若需麻醉的深度较大,可使用长度为10～15cm的22G Chiba针进行麻醉。每次注药前均应回抽注射器,观察无气体、血液和其他液体后,方可推注麻醉药。

**穿刺技术**

可按预定的穿刺方向和深度将穿刺针直接刺入目标,而无须在操作过程中间断或逐步进行监控扫描。在X线透视下或者具有CT透视功能的条件下,实时监控穿刺全过程可以提高穿刺的准确性和安全性。病变较小或病变周围解剖关系复杂或成角度穿刺时,可循序渐进地进针,在反复多次CT扫描后及时调整针尖方向。行靶区薄层扫描(层厚≤5.0mm)确定活检针针尖位置后立即行活检取材。

活检取材应选在病变的边缘部,中心部可因坏死而难以作出病理诊断,尽可能多部位取材。发现标本不足时,随即行第二次穿刺(图4-6-11)。

细针穿刺行细胞学检查的操作方法为:

确认穿刺针进入病灶后,退出针芯2～3cm,在旋转穿刺针的同时,上下提拉穿刺数次,以便分离组织细胞。

然后拔出针芯,连接10ml或20ml螺口注射器。一只手轻缓地抽吸注射器,造成注射器、针内腔的轻度负压,另一只手提拉穿刺针数次,同时做旋转运动,提拉距离不可超出病灶直径,一般为1～2cm。

如此反复3或4次抽吸。从病变内拔针前停止抽吸。

可使用同轴套装,先将外套管针插入至病变边缘,再将较长和较细的细针经外套管针引入病变,可使用细针多次取样而无须多次穿刺。

抽吸针吸取的标本应迅速涂片。

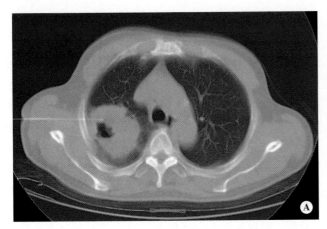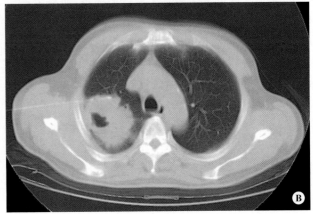

图 4-6-11　肺部空洞性病变的 CT 引导下经皮穿刺肺活检

肺部空洞性病变的穿刺活检应在病变的边缘部取材(A);标本不足时随即行第二次穿刺活检(B)

细胞学涂片要求：

细胞涂布均匀,分布在载玻片一侧 2/3 范围内,其余 1/3 留作贴标签。

涂片时,勿用力挤压或摩擦,防止细胞由于挤压损伤或变形。

做好标记,刻写编码,防止错号。

细胞学涂片常用的方法：

涂抹法,为细胞学标本最常用的方法,常用棉签棒、针头或吸管将标本均匀涂抹于载玻片上。注意涂片动作应轻柔利索,沿一个方向,一次涂抹而成,不能来回转圈和往返涂抹。

拉片法,常选小滴状标本,置于两张载玻片之间,稍加压力反向拉开,即成两张厚薄均匀的涂片。拉片法制片适用于痰、胸腹水和穿刺细胞标本。

推片法,为血液科常用的涂片方法,即选一个边缘光滑的载玻片做推片,并使推片与载玻片之间成 40°左右的夹角,将载玻片上的细胞标本匀速推动,做成细胞涂片。常用于穿刺细胞和体液标本。应注意因癌细胞体积较大,常位于细胞涂膜的尾部,因此推片时不要将尾部推出片外。

印片法,取新鲜组织标本,切开后用载玻片轻压切面,即可将细胞黏附于玻片上。将涂好的玻片立即固定在 95% 的乙醇溶液中,切勿使涂片干燥,以利于清晰地观察细胞的细微结构。

病理科医生到场鉴定和处理活检标本有助于提高阳性率。

操作完成后,立即行靶区 CT 扫描以排除并发症。再次消毒皮肤穿刺点,贴敷无菌纱布或敷料贴。

## 术后处理

大多数影像引导下穿刺活检可在门诊进行。一般情况下,穿刺活检后患者应留院观察 1 小时,每 15 分钟观察一次生命体征。

行肺活检后,患者应以穿刺点朝下静卧 2 小时,以肺本身的重量压迫两层胸膜使经胸膜缺损的进一步气体漏出减少至最低限度;术后 2 小时和 4 小时行后前位胸部 X 线摄影以排除迟发性气胸。若患者术后 2 小时的立位胸部 X 线摄影示少量气胸,则必须在 4 小时后再次行胸部 X 线摄影。根据气胸的程度和患者的症状,行空气抽吸或胸腔插管治疗。术后咯血多在数小时内明显减少,1 小时内咯血超过 200ml 时需要紧急处理。

离院时,应嘱患者注意保护穿刺点。嘱患者在穿刺点出血或明显肿胀时电话告诉医师。若未使用专用防水敷料封闭穿刺点,则应嘱患者 24 小时内不能洗澡。

## 活检成功率

经皮穿刺活检成功率的影响因素包括所采取样本量、目标病变的大小、所穿刺的器官系统、病变的良恶性、所使用的影像引导设备、病理科的经验和术者的技术水平。胸部/肺部的穿刺活检成功率在 77%～96%,合计平均成功率为 89%;肌肉骨骼的穿刺活检成功率在 76%～93%,合计平均成功率为 82%;其他部位的穿刺活检成功率在 70%～90%,合计平均成功率为 89%;总体穿刺活检成功率在 70%～90%,合计平均成功率为 85%[50]。

## 并发症

经皮穿刺活检的并发症可分为一般并发症和器官特异性并发症。经皮穿刺活检的总体严重并发症发生率为 2%[50]。

一般并发症可见于所有各部位的活检,包括出血、感染、肿瘤针道种植及靶器官和(或)邻近器官的损伤。这些并发症都不多见。出血的发生多与所使用的活检针的粗细、使用切割活检针和目标器官/病变的血供情况(如肝脏、脾脏和肾脏及富血供病变)有关。需输血或治疗的出血并发症发生率,使用 18G 以上粗针行肾活检时为 2.7%～6.6%、使用 18G 以下细针时为 0.5%～2.8%、使用 21G 以上者为 2%,肝活检时为 0.3%～3.3%,脾活检时为 0～8.3%,其他实质脏器活检时为 0.1%～3%[50]。需治疗的感染发生率为 2%。肿瘤针道种植的发生率为 0～3.4%。

器官特异性并发症是指特殊器官相关的穿刺活检并发症。如气胸是经皮穿刺肺活检最常见的并发症,轻微气胸的发生率为 12%～45%,需治疗者的发生率为 2%～15%;也可见于椎体、肋骨、肝、脾、乳腺等部位的活检,需治疗者的发生率为 0.5%。**经皮穿刺肺活检术后气胸大多发生于术后 4 小时内。**24 小时后发生的气胸,称为**迟发性气胸**,是一种极少见的并发症,可能与穿刺道的迟发性破裂有关。因此,术后应严密观察 4 小时,尤其是门诊行活检的患者应观察 4 小时方可离院,并嘱患者不适时随时复诊。经皮穿刺肺活检出现需住院观察或治疗的咯血的发生率为 0.5%。腹腔脏器活检出现需治疗的腹膜炎的发生率为 2%。

罕见的并发症有肾上腺活检后高血压危象、胰腺活检后胰腺炎等。

(李　龙)

## 第七节　经皮血管闭合术

**经皮血管闭合术**(percutaneous vascular closure technique,PVCT)**是指在非直视下使用专用器材闭合经皮血管穿刺造成的动脉创口的技术。**与传统的手术切开相比,经皮血管闭合术不需要切开皮肤暴露血管,仅仅通过原有的穿刺通道使用血管闭合器(vascular closure device,VCD)完成。2005 年以前,使用的血管闭合器主要是以胶原蛋白酶介导的。2005 年以后,则使用较多的为以缝线介导的血管缝合器,还有二者结合的器材。1999 年 Haas 等[58]最先将血管缝合器应用于腹主动脉瘤腔内修复术的股动脉创口闭合上并取得成功。目前,以胶原蛋白介导的血管闭合器使用率已经降低,而以缝线介导的血管缝合器则成为主流,主要应用于动脉通道达 8F 以上难以压迫止血者、无论穿刺通道大小只要患者存在凝血功能不全和已经溶栓或还需要术后溶栓治疗者。

## 原理

按照止血原理,主要有两种闭合器:以胶原蛋白介导的和以缝线介导的,统称为血管闭合器,而后者称为血管缝合器较为合适[59]。前者的工作原理是在血管内壁放置可吸收的托盘或弹簧状装置,血管外壁附有胶原蛋白并使之贴紧血管壁,可造成局部压迫并促进血栓形成以达到止血目的。通常情况下动脉穿刺口愈合的过程是由于血液与暴露的动脉壁平滑肌和胶原蛋白接触后,导致血小板黏附、激活、聚集形成血凝块修补破损的动脉。而胶原蛋白介导的血管闭合器是通过在动脉壁缺损处提供大块的胶原蛋白加强了上述自然愈合的效应。红细胞和血小板黏附在该类闭合装置所提供的纤维网中,血小板在与胶原蛋白接触后,通过释放反应开始聚集,形成血栓。增大的血栓达到了机械填补血管破口和组织管道的效果。胶原蛋白最终被激活的粒细胞和巨噬细胞分解,4 周内被重吸收。

以缝线介导的血管闭合器分为两种:一种是含有胶原蛋白类并与缝线结合者,如将位于动脉外壁的明胶海绵块和位于血管内壁的托盘通过缝合线缝合固定达到止血目的;另一种则单纯使用缝线,相当于外科打结缝合血管,利用拉紧创口周围植入的不可吸收缝线机械性闭合伤口,不需要促凝物质辅助。

相比而言,以胶原蛋白介导的血管闭合装置止血机制有机械性止血和化学性止血两种,而以缝合介导的血管闭合装置特别是以缝线介导时是完全闭合血管创口,其止血效果要比前者更加明确、可靠。所以以胶原蛋白介导的血管闭合装置仅用于 9F 以下血管创口的闭合止血,而以缝合介导的血管闭合装置则用于较大创口(最大达 25F)的血管创口的闭合止血。

## 常用血管闭合器和操作方法

### 以胶原蛋白介导的血管闭合器

**Duett 闭合装置**(Duett VCD,Vascular Solutions Inc.,Minneapolis,Minnesota,USA)于 2000 年被 FDA 批准临床使用。由一个 3F 定位球囊导管和一个可注射的促凝血剂组成(图 4-7-1)。通过动脉鞘,球囊导管被送入动脉。将球囊充气,从动脉切口向外拉,这样球囊就从腔内将穿刺点闭合。在缓慢拔鞘时,将促凝血混合物(由 500mg 纤维胶原蛋白和 20000U 凝血酶原及磷酸缓冲溶液配制而成)从鞘的侧壁注入。凝血酶将内源性纤维蛋白原转变为纤维蛋白,这样就加速了凝血连锁反应,与胶原蛋白协同激活血小板,注射促凝血混合物需完全充盈组织道尚可停止。进一步将球囊放气、收回到3F鞘中，撤出，然后人工按压2～5分钟。适用于5～9F穿刺血管创口的闭合。由于随机临床试验观察 Duett VCD 术后并发症如动脉闭塞相对较多，目前临床上亦较少使用该产品[60]。

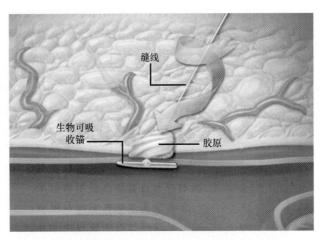

图 4-7-2　Angioseal 闭合装置示意图

生物可吸收锚在血管内壁固定后，以可吸收缝线拉紧、血管外的胶原蛋白塞同时收紧达到止血目的

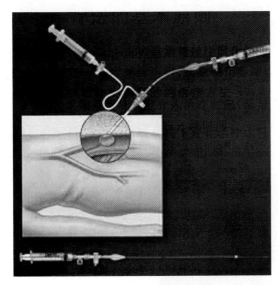

图 4-7-1　Duett 闭合装置示意图

球囊在血管内侧壁充胀后，通过鞘管的边臂注射凝血混合物到穿刺血管外侧壁，直到整个穿刺通道被充满

**Angioseal 闭合装置**（Angioseal VCD，St Jude Medical，St. Paul，Minnesota，USA）FDA 在 1996 年 9 月批准血管缝合装置，有 6F 和 8F 两种。主要由生物可降解的锚（anchor，在动脉内）、胶原蛋白塞（动脉外），以及带有 Clinch 结的 3-0 可吸收缝线组成（图 4-7-2）。它由置入血管内的锚盘拉紧血管破损，在破损的血管外提供胶原蛋白塞，两者相互收紧达到止血目的。操作时，用定位鞘换出留置的动脉鞘（术中闭合器规格等于或大于留置鞘），插入定位鞘直至喷血为止，回撤定位鞘到停止滴血或缓慢滴血状态，再将定位鞘插入血管 1.5cm（鞘上有标志），拔除鞘芯，通过定位鞘放入输送内芯，直至输送鞘完全插入，回撤输送内芯验证锚板已经释放，然后一起拔出输送内芯和定位鞘（定位鞘和胶原海绵释放，注意一定要保持拉力），当拔出一半时，可见输送内芯中的定位管和金属固定片，完全拔出输送内芯和定位鞘后，拉紧金属固定片后段的定位线，抓住定位管和定位线保持拉力 10 秒，用弹簧定位夹在定位管和定位线中间固定，再用定位鞘测量释放指征（金属固定片两端距离），8F 血管闭合器＞2cm，6F 闭合器＞2.5cm。滞留在体内的装置（胶原蛋白塞和锚盘）自行溶解，二者完全吸收需要 30 天。RCT 试验证明 Angioseal VCD 可以明显缩短止血时间和自由活动时间且不增加血管并发症，目前仍是临床上应用的一个主流产品[61]。

**Vasoseal 闭合装置**（Vasoseal VCD，Datascope，Montvale，NJ，USA）于 1995 年被批准使用，分 Vasoseal VHD 和 Vasoseal ES 两种。这种血管闭合器类似于 Angioseal 闭合器，原理上也是使用胶原蛋白塞在穿刺部位的动脉前壁实施压迫，但是没有血管内的滞留物。Vasoseal VHD 首先插入针进行测量（图 4-7-3A），根据测量皮肤到血管深度的结果，选择合适的装置，决定放置一个还是两个胶原蛋白塞。在最初使用的动脉鞘通过导丝被拔除后，沿导丝进入 11F 的钝性扩张器扩张皮肤到动脉前表面的通道。一般沿着导丝插入扩张器直到感到阻力，证明碰到动脉壁。然后在扩张器上套上鞘到动脉表面（图 4-7-3B）。在导丝和扩张器撤出后，将胶原蛋白塞插入鞘中，通过这一通道，胶原蛋白塞向下并压迫动脉前壁，直到感到阻力证明塞在动脉开口部位，才可以达到止血的效果（图 4-7-3C）。胶原蛋白塞释放后，需要在穿刺点手工压迫穿刺部位，防止胶原蛋白向上流出。30～60 秒间断释放阻塞的压力。如果深度允许，可以放入第二个塞，再进行 2～5 分钟的人工按压。一项研究表明，使用一个塞可达到足够的止血效果。FDA 在 1995 年批准了 Vasoseal VHD 在临床上使用。改良的 Vasoseal ES 装置（Datascope，Montvale，NJ）：不必进行首次测量，它使用了一种导线定位装置，可将鞘定位在动脉破口处。不必通过触觉来决定扩张器是否到达动脉壁，扩张器和鞘的深度可由动脉定位导管的标记来确定。

### 以缝合介导的血管闭合技术

**以缝合介导的血管闭合器可简称血管缝合器**。血管缝合器的早期产品主要有 Sutura Superstitch 和 Techstar、Prostar 系列等，后期发展至 Starclose 系列和

Perclose 系列,这两款血管缝合器亦是目前最为常用的缝合器械,而后一种更是常规血管介入及大血管介入国内外常用的产品。本章亦将重点介绍 Perclose 系列中 Perclose Proglide 缝合器。

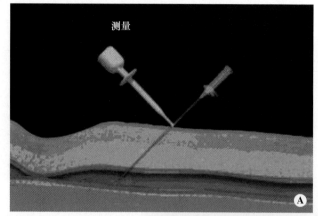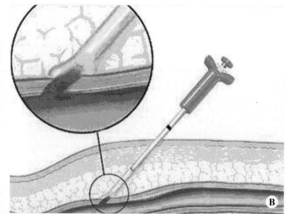

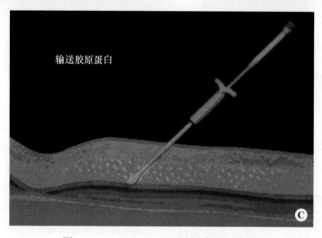

图 4-7-3　Vasoseal VHD 闭合器示意图

动脉穿刺时,首先用针测量皮肤到血管的深度(A);然后以扩张器扩张,使用导丝引导鞘留置于动脉表面(B);通过鞘将胶原蛋白塞塞至动脉前壁(C)

**Techstar 装置** FDA 于 1997 年 4 月获批准,以后被 Closer 6F 系统替代。Closer 6F 系统装置通过搏动的血液反流证实已送入动脉后,拉起拉杆,保持接收盘与破口处动脉壁平行,接近与针垂直。按压活塞,将针从鞘管推出,穿过与动脉切口邻近的动脉壁,钉到接收盘上。将针线抽出,将线的末端在皮肤外系一滑结。鞘管拔出后,结滑至动脉表面,使用推结器将结推紧,将与结所连缝线切断。

**Perclose 血管闭合器**(Abbott Laboratories, North Chicago, IL)可在完全抗凝的情况下达到可靠的止血效果。其工作原理是利用两根缝合针引导一条缝线在血管穿刺口上下段形成一个缝合结,再通过拉紧该缝合结封闭动脉创口。只要操作正确,该血管缝合器缝合效果确实,基本可达到外科解剖直视下缝线缝合的止血效果。按照其器械上标示的数字引导,其操作步骤可简述为如下四步[62]:

在拔去动脉鞘之后,通过导丝送入缝合装置。当估计缝合器前端进入血管足够深度后,撤出导丝并继续前进缝合器,直至附着在缝合器的侧孔有血流喷出,证明缝合器远端进入血管内。按器械上指示 1 将针脚打开并后撤直至感觉针脚附着在血管内壁上有阻力为止(图4-7-4A)。

按器械上指示 2 将两根缝合针分上下方向同时打入血管壁,回撤血管缝合器直至缝合线的一长一短两个端线露出皮肤表面,反方向将其无张力的情况下拉出并放置在创口旁(图 4-7-4B)。

按器械上指示 3 收回针脚,后撤缝合器直至其完全脱离血管,血管创口由助手暂时手工压迫止血。左手拇指在缝合线的长线端缠绕两圈后保持一定张力并拉紧,以固定器附着长线并经过皮肤切口伸入到血管外壁顶紧缝线结,保持此动作约 10 秒,同时右手将短线以适当力度拉紧。此步骤注意:在拉紧长线和短线时,保持一定张力即可,不可过度用力,以免缝线断裂,缝合失败(图 4-7-4C)。

松开附着在长线上的固定器,将缝合器的长短线两端合并,按器械上指示4再次同时附着两线端后经过皮肤切口伸入血管外壁,以线剪开关将缝合线在尽量靠近血管外壁处剪去多余部分(图4-7-4D)。嘱助手松开手

工压迫,观察是否尚有血液自皮肤创口喷出或涌出。如仍有喷出则证明缝合失败,此时需改手工压迫止血;如仅有少量血液涌出或无血液渗出,则证明缝合成功,继续手压2分钟即结束缝合手术。

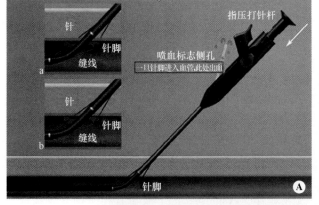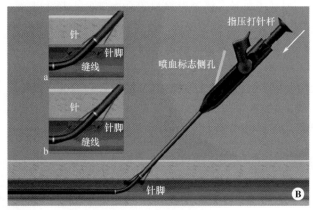

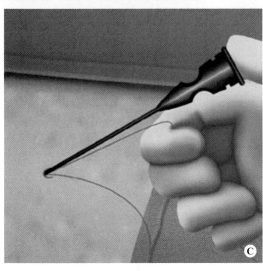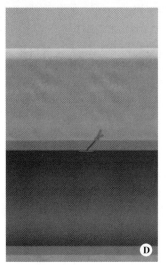

图4-7-4　Perclose血管闭合器示意图

侧孔血流喷出后打开针脚并拉至血管内壁(A),然后打针脚穿过血管壁形成丝线环(B),以固定器顶紧缝线结(C),用线剪开关将缝合线尽量在靠近血管外壁处剪去多余部分(D)

以上介绍为单缝合器的使用方法,如果需要缝合12F以上的血管创口,则一般建议是同时使用两把缝合器,其办法为将两个缝合器以不同角度(与穿刺面成角60°,两个缝合器分别位于两点钟和十点钟方向)相互组合。此方法最大可缝合28F的血管创口,如此可满足绝大部分临床上的需要。

## 适应证、禁忌证及器械选择

### 适应证

患者主观上不愿意外科切开缝合或存在外科切开缝合禁忌证。

血管创口较大,估计通过人工压迫难以完全止血。

凝血功能较差,或处于抗凝和溶栓状态下但又需要短时间内封闭创口止血。

除了上述适应证以外,在使用血管缝合器时,拟被缝合血管还必须满足下列条件:在分叉以上的股总动脉至少有1cm长度的距离前壁没有钙化。

腹股沟区域没有严重的瘢痕。

穿刺点周围没有人工血管移植物。

股动脉分叉点需足够低。

股动脉直径需可容纳人工血管移植物推送系统或血管鞘。

### 相对禁忌证[5]

股动脉分叉过高。

股动脉严重钙化扭曲。

股动脉严重狭窄和闭塞。

拟闭合血管处既往有切开病史。

体重严重超标者。

器械的选择主要是根据拟闭合血管的直径大小而定。一般而言，如果拟闭合的血管直径小于9F，可以使用以胶原蛋白介导的闭合装置，也可以使用血管缝合器如 Perclose 系统中的 Prostar 或 Proglide 等系列，如果缝合9F以上直径的血管创口，建议使用 Proglide 系统，其安全性和可靠性相对较高，使用时需两把或多把联用。

## 成功率及并发症

Duett 闭合装置的应用多在 2000 年初期。2001～2003 年，Hong[60] 等使用 Duett 闭合装置对 121 例肿瘤患者进行了 211 例 TACE，并与同期 93 例患者 215 例次的人工压迫止血病例进行对照，结果显示两组仅有极少数的轻度并发症发生，统计学上无显著意义。但使用闭合器的处理组其平均止血时间和下床活动时间均较人工压迫组明显缩短且有统计学意义。结论认为与人工压迫止血相比较，使用 Duett 闭合装置更为安全有效。

一项关于 Angioseal 血管闭合器和 Mynx 血管闭合器的对比研究在冠脉介入中进行[63]。Angioseal 使用例数为 190 例，Mynx 使用例数为 238 例。结果显示两组均无恶性事件如死亡、心肌梗死和休克等发生。Angioseal 组严重并发症发生率为 2.1%（4 例），主要为血管闭合器放置后未能成功止血被人工撤出、需要介入止血的出血和血红蛋白下降 30g/L 的出血。Mynx 组为 2.1%（5 例），主要包括需要外科干预的腹膜后出血、需要外科修补的假性动脉瘤和血红蛋白下降 30g/L 的出血，但严重并发症二者无统计学差异。轻度并发症主要有大于 5cm 的血肿形成和应用血管闭合器后仍需 30 分钟以上人工按压止血，Angioseal 组仅发生 8 例，而 Mynx 组发生了 22 例，两组有明显差异。

Gazzera 等[64] 对 180 个动脉创口（血管成形术 140 个，TACE40 个）使用 Vasoseal ES 血管闭合器进行了股动脉止血，其中血管成形术的患者术前常规服用过抗血小板药物，术中使用肝素抗凝。每一例患者胶原蛋白共使用两筒。结果显示成功率为 89.4%，19 例失败的患者中 4 例因无法压迫股动脉近段未能成功注射胶原蛋白，5 例因为穿刺后即有血肿导致闭合器无法放置，10 例因皮下组织太少无法使用血管闭合器。使用闭合器的时间平均为 4 分钟，止血时间平均为 6 分钟。开始自由活动时间为 4 小时。并发症为两例发生了股总动脉

假性动脉瘤，但均以 B 超引导压迫的方式成功治愈，16 例发生了局部血肿。结论认为，Vasoseal ES 是一种安全及高成功率的胶原蛋白止血方法，在抗凝的患者中自由活动时间缩短，并发症会减少。

Michalis 等[65] 对 Angioseal、Vasoseal 和 Duett 三种血管闭合装置的安全性和有效性进行了前瞻性的随机临床试验。试验针对冠脉造影和冠脉成形两类手术进行。冠脉造影术共 705 例患者，Angioseal 243 例，Vasoseal 228 例，Duett 234 例；冠脉成形术工 146 例患者，Angiosea l47 例，Vasosea 152 例，Duett 47 例。结果显示，在冠脉造影的患者中 Angioseal 血管闭合器止血时间和自由活动时间均较短。在冠脉成形患者中 Angioseal 则止血时间较长，三种血管闭合器并发症发生率类似。Vasoseal 病例中，行冠脉成形时并发症高于冠脉造影。Angioseal 的下肢血管栓塞的并发症较少。结论认为此三种血管闭合器均有成功率较高且相对安全的特点。

有关 Suture Superstitch 血管缝合器的文献相对较少。Ruiz 等[66] 曾以 Suture Superstitch 封闭房间隔缺损的卵圆孔。患者为 18 岁女性，为右侧股静脉入路，血管缝合器自卵圆孔进入，通过原发孔，最后打结在房间隔上。1 个月、2 个月和 6 个月的随访显示卵圆孔持续处于封闭状态，患者亦未再发症状。

日本学者 Nasu 等[67] 于 1999～2000 年进行了有关 Prostar XL 缝合心脏介入后的股动脉创口的临床研究，参与研究的 109 名患者血管缝合器缝合成功 108 例。与人工按压相比，止血时间、自由活动时间和出院时间均明显减少。为减少缝合后可能存在的少量渗血，术前麻醉时使用加有 1% 肾上腺素的利多卡因进行局部麻醉。结论认为此种方法缝合血管简单高效，节省了止血时间及自由活动时间和出院时间。

文献显示 Perclose Proglide 目前主要用于缝合较大（超过 9F）的血管创口。Dosluoglu 等[68] 使用先前介绍的 2 把缝合器分别在不同方向上预置然后再缝合的方法对 17 例腹主动脉瘤进行了经皮穿刺隔绝手术，仅 3 人需要再次小范围切开或介入修补。Bulent 等(9) 于 2008～2009 年对 42 例腹主动脉瘤和 19 例胸主动脉夹层进行了经皮穿刺腔内隔绝术。总共 86 条股动脉，血管鞘的直径为 12～25F，缝合成功率为 100%。围手术期和术后随访期内未见与缝合器有关的并发症发生。国内张宏鹏等[69] 于 2008～2010 年，在 36 例腹主动脉瘤共 69 条股动脉中使用 128 把血管缝合器，其方法同样使用 2 把 Proglide 血管缝合器预置在 18～24F 穿刺通道，血管缝合技术成功率为 92.6%，2 例缝合失败的患者转为外科手术缝合。并发症为出现 3 例血肿，但不需

要外科干预。观察时间约 1 年,在观察期满 3 个月时出现 1 例无症状性股动脉夹层。结论认为,以血管缝合器行经皮腔内隔绝术是安全有效的,但手术最好在杂交手术室进行,以便必要时转外科手术治疗。

(曾庆乐)

# 第八节　经皮肾盂穿刺造瘘术

**经皮肾盂穿刺造瘘术**(percutaneous nephrostomy, PCN)**是采用经皮穿刺的方法将引流管送入肾盂内,将尿液引出体外的介入治疗技术。**如导丝可通过梗阻段进入膀胱即可导入双 J 形引流管进行内引流。

## 临床应用解剖

肾位于腹膜后、脊柱两侧,一般为 $T_{12}\sim L_3$ 椎体平面。肾脏的背侧上 1/3 与膈肌相邻,下 2/3 由内向外分别与腰大肌、腰方肌、腹横肌相邻。左肾腹侧上与脾及胃底相邻,中有胰尾横过,下与空肠及结肠脾曲相邻;右肾腹侧上与肝右叶、下与结肠肝曲相邻,内侧与十二指肠降部紧贴。

肾盂由数个肾盏汇合而成,下与输尿管相接,大部分位于肾实质外,不宜对其直接穿刺。肾小盏分为体部和穹隆部,顶端由于乳头突入呈杯口状凹陷,是本术穿刺进入的理想部位。

## 应用范围

各种原因导致的肾盂输尿管积水或肾盂积脓引流。

输尿管漏或输尿管狭窄术前引流。

药物滴注治疗输尿管肿瘤。

外伤致肾盂或输尿管瘘。

为肾盂输尿管病变下一步治疗建立通道,如肾盂和近段输尿管的取石和成形。

严重的出凝血机制障碍是本术的禁忌证。

## 技术和方法

常用器材有:导丝、21G 千叶针、扩张器、套管针和引流导管。

术前 B 超、CT 或静脉肾盂造影了解肾脏位置和肾盂积水扩张的程度,并行其他检查,以排除禁忌证。

选择引导设备:B 超定位较直观,可明确显示肾脏所在部位。采用带穿刺探头的超声可实时观察穿刺针进入的情况。但 B 超难以引导置管全过程。透视引导直接穿刺肾盏较困难,但优点是可引导置管过程。因此,联合应用 B 超和透视是最好的引导方法。

透视下操作可先行静脉肾盂造影显示肾盂肾盏形态。如不能有效显影时则先用细针穿刺肾盂的任何部位,注入对比剂使之显影。按常规肾脏位置,即左肾位于 $L_1\sim L_3$ 椎体平面,右肾位于 $L_2\sim L_4$ 椎体平面,先用千叶针穿刺,穿刺针进入肾盂后,拔出针芯应有尿液流出,如无尿液流出则接上注射器轻轻抽吸,抽出部分尿液后,注入造影剂,使肾盂系统显影,再在透视下穿刺。

患者取俯卧位,穿刺处常规消毒铺巾,局麻。**穿刺部位一般取腋后线第 12 肋下方。**亦可在 B 超下确定皮肤穿刺点。进针方向与人体矢状面成 20°~30°。

选择肾中部的肾盏,确定穿刺靶点。方法是透视下旋转球管直至所选中的肾盏与 X 线成轴位,成为一个圆圈。在此做一标记,再行局麻并做一 0.5cm 切口。用套管针透视下垂直穿刺肾盏的杯口部。当有尿液溢出时即为穿刺成功。送入导丝,再引入 5F 造影导管,造影明确梗阻部位及性质。然后换用超硬导丝,用扩张器扩大通道后引入引流管放置于肾盂内或输尿管上段。进行内外固定后即可进行外引流(图 4-8-1 和图 4-8-2)。采用新型超滑引流管可以省去通道扩张的步骤且不必使用超硬导丝。

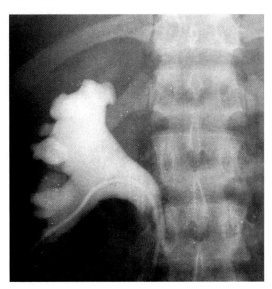

图 4-8-1　经皮肾盂穿刺造瘘术 1
左肾盂积水,经下极肾小盏乳头部置管入输尿管

注意要点:

如果双侧性梗阻,应该选择新近梗阻一侧或仍有肾功能的一侧先做引流。

如果肾盏扩张不明显,可让患者患侧抬高 30° 左右,使被穿刺侧肾盏与手术台成垂直角度,引导进针。

穿刺点最好选择肾中部外侧缘偏后 1~2cm 处,这

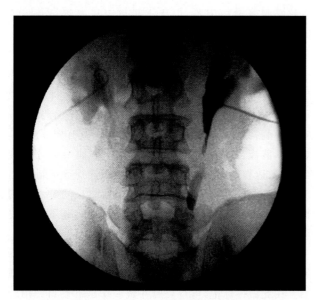

**图 4-8-2　经皮肾盂穿刺造瘘术 2**
双肾盂积水，左侧穿刺进入肾盂，为错误的方法

一区域是肾实质血管最少的区域，穿刺较为安全。

## 并发症及其处理

### 出血

肾穿刺后数小时会有少量血尿，一般 24 小时内可自行停止。出现大量持续性血尿时，应进行 DSA 检查以除外穿刺造成的肾动-静脉瘘，必要时行肾动脉栓塞治疗。

### 泌尿系感染

术后应进行常规预防性抗感染治疗。已经发生感染时可采取以下措施：进行尿样细菌培养和药物敏感试验，根据结果选用有效的抗生素并更换引流管。

### 罕少见并发症

穿刺不当可造成较罕见的并发症，如损伤大血管或结肠，必要时需急诊手术处理。

（梅雀林）

## 第九节　经皮穿刺瘤内注药术

**经皮穿刺瘤内注药术**（percutaneous anticancer agents injection，PAAI）**是在影像设备引导下，经皮穿刺入病变部位，直接注入化疗药物或碘油化疗乳剂、无水乙醇、高温盐水或其他可破坏杀伤病变组织的物质，以达到病变消融的目的。**本术是一微创的以化学消融为主的技术，具有操作简便、疗效肯定、创伤少和费用少等优点，是经动脉给药互为补充的途径。

**基本原理**

经皮穿刺直接将药物注入病变组织后，通过药物各自的杀伤细胞的机制使局部病变坏死。如无水乙醇和乙酸可直接导致蛋白质的变性而破坏细胞，高温通过热效应破坏细胞，化疗药物通过细胞毒作用杀伤细胞。本节主要介绍笔者采用较多的经皮穿刺注入碘油化疗乳剂行病变的消融方法。注入乙醇、乙酸和高温盐水等请参考相关文献。

化疗药物直接注入瘤内后其细胞毒性是取得疗效的基础，但把一般溶液溶解后的化疗药物注入瘤内的临床疗效疗效并不理想。（主编评论：以往有这方面的文献报道和临床经验，被认为疗效有限。推测其原因可能为普通溶液难以在肿瘤内存留一段时间和分布不均。甚至认为这样注射可能促使癌细胞脱落造成转移。所以只有改变溶剂和注射方法才可能提高疗效。我们的经验证明确实如此。）笔者根据经动脉注入碘油化疗乳剂可使肿瘤坏死的经验，试用乳剂注入瘤内以延长药物与病变的接触时间，从而使本术疗效提高并获得临床实用性。与动脉注药不同，本术通常将药物注入病变的组织间质内。有时碰巧穿刺到病变组织的供养血管网而类似经动脉注入。根据我们的临床经验，将化疗乳剂注入肿瘤间质内可以造成肿瘤坏死，而且碘油可在瘤内长期存留，间接证明其携带的化疗药物可高浓度长时间在局部发挥作用。局部注入的化疗乳剂可在肿瘤组织内不同程度弥散。弥散程度取决于多种因素，如注射压力、注药量、肿瘤组织的成分和是否有包膜或假包膜等。除非肿瘤很小，一般来说单点进针并多点注药不能使乳剂自动弥散至整个肿瘤，始终存在死角。因此**多次、多点进针和多点注药是尽量消除死角的要点**。另一个对疗效的影响因素是药物本身。一般原则是首先选用肿瘤对之敏感的药物，但目前在技术上难以在术前确定何种药物对个体的肿瘤具有敏感性。在此情况下用细胞周期非特异性药物是明智的选择，特别是对细胞杀伤力大的药物，如丝烈霉素、平阳霉素和铂类药物等。

与注入乙醇、乙酸和高温盐水等消融方法比，本法的优点和缺点是：

碘油化疗乳剂较乙醇、乙酸等药物性质温和，破坏组织细胞需要一定的浓度和作用时间，较安全。穿刺注药时，少量乳剂逸走到非靶部位，如胆道、气管、腹腔和胃肠道内，药物可自然排出或清除，一般不引起正常组织严重损伤。

弥散性较好。乳剂在加压注射时，可在病变假包膜内沿间质或血管网弥散。而注射乙醇和乙酸等,则在注射针周围 1～2cm 形成组织凝固圈,影响药物向周围弥散,并且即使可以向外弥散分布也因药物浓度下降而失去作用。

乳剂注射时刺激性较小,患者较易接受。

仍有化疗药物的毒副作用使其应用受限为其缺点,如白细胞明显下降者。

## 适应证和禁忌证

### 适应证

笔者已采用本术治疗除颅内病变以外其他各部位的实体瘤。

对于富血性肿瘤通常优先进行经动脉化疗栓塞术。对栓塞不完全部分并无法找到经动脉给药途径或其他原因不能采用经动脉给药者宜采用本术。

乏血性肿瘤可首选本术。

### 禁忌证

严重的不可纠正的凝血功能障碍。

没有安全的穿刺路径。

患者不能合作或不愿意行本术。

禁忌证是相对的。穿刺路径的安全性也与术者的技术水平、采用的引导设备、穿刺器材和选择注入的药物有关。

## 器材与设备

### Chiba 针

多用 20～21G Chiba 针,其针体外径细、壁薄、内径大,创伤小,很少引起严重并发症,被称为无创针。

### 酒精针(多侧孔针)

多用 20～21G。端部封闭,附近有 3 个侧孔,注药时药物从侧孔成弧形弥散,扩大了弥散范围,是笔者常用的器材。可用于注入乙醇、乙酸,亦可用于注入碘油化疗乳剂。

### 多弹头套管针

外套针内有数个注射针。注射针有弧度,能从外套针内穿出,进入瘤体内。边回收注射针,边注射药物,使药物在瘤内成片状弥散。再旋转一定角度后,又可注射一片。因此,采用此针注药时,药物在瘤内弥散较好,但外径大,创伤较大。

## 影像引导

目前常用的影像设备包括 X 线透视、超声和 CT。使用影像设备要达到 2 个目的:

引导穿刺,使穿刺针进入靶部位。

实时监控注药全过程,观察药物的弥散部位和范围,有无弥散到非靶部位。

超声可用于引导腹部脏器的穿刺,导向探头可以显示穿刺进针的整个过程、进针方向和进针深度。但难以全面观察药物的分布情况。

X 线透视可用于引导肺部病变的穿刺。腹腔脏器,如肝脏,则需要借助其他的影像资料(如 CT)和解剖标志,如病变内已有对比(例如存积的碘油),能勾画出肿瘤的轮廓,亦可直接引导穿刺。由于透视是二维图像,需结合正、侧位才能判断穿刺的深度,因此最好使用双向透视机或 C 形臂透视机,以避免术中改变患者的体位。透视可实时、全面监视药物的弥散分布情况,是其最大的优点。注入乙醇和乙酸等药物时,可加入碘油或其他对比剂,以利于透视观察。(主编评论:目前平板 DSA 常具备 CT 重建功能,多数情况下可以达到定位的作用。只要善于使用,可使本术变得更加方便、快捷。)

CT 具有良好的空间分辨率和密度分辨率,可清晰地显示各脏器的病变及其与周围组织的解剖关系,能引导准确地穿刺,但不能实时显示穿刺进针过程和药物弥散的情况,多用于解剖关系复杂、病变较小、须精确穿刺的部位。

由于上述的影像设备各有优缺点,有时需要结合应用,才能做到精确穿刺,实时监控注药。

## 技术要点

术前完善影像学检查,将病变的部位、大小及与周围组织的关系尽可能显示清楚,以便确定穿刺途径和治疗靶区。

完善常规检查和出凝血功能检查,以确定有无禁忌证。

向患者详细说明经皮穿刺注药的目的、方法和可能的并发症,争取患者合作,并签署知情同意书。

碘油化疗药物乳剂的配制与经动脉途径相同。一般一次给予碘油的量,以不超过 20ml 为宜。选用无水乙醇时,可加入 2～5ml 碘油或对比剂示踪。

选择适当入路,尽量使病灶与穿刺点距离缩短,避开重要器官。仔细选定进针路线,使进针的途径中有一定量的正常组织。标测进针方向和深度。穿刺路径最好是垂直或水平方向,尽可能避免成角度穿刺(图 4-9-1)。

皮肤进针点局麻,以减少多次进针和调整进针方向对患者造成的疼痛。

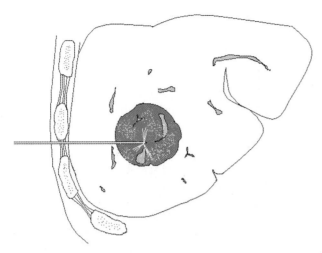

图 4-9-1　经皮穿刺瘤内注药术示意图

病灶穿刺应准确、迅速。对活动器官穿刺时嘱患者屏气,有时需要术前训练。多角度透视观察,确认针尖到达病灶内。有时亦可注入少许对比剂,确定针尖不在正常的血管或其他管道系统内。

穿刺成功后,注入碘油化疗乳剂需在透视监视下进行,主要观察药物弥散的情况和判断药物注入的量。一般应将针尖穿刺至肿瘤边沿开始注入乳剂,边注边推针。然后改变方向刺向空白区,同样注药。直至乳剂填满肿瘤。侧位观察十分重要,可显示腹侧和背侧的空白区。

碘油化疗乳剂在瘤内的弥散分布有以下方式:

注入的乳剂只在局部聚集成**团或片状**,而加大注入压力可见对周围组织的推移,是乳剂弥散明显受限的表

现(图 4-9-2)。原因可能是乳剂注入在较致密致的组织中,如纤维组织、硬实的肿瘤组织等。此种情况下不宜过多注入药物,应及时调整针尖位置。

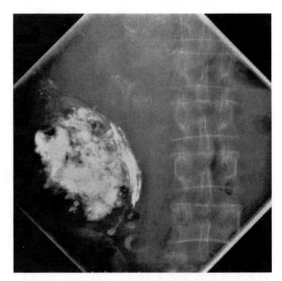

图 4-9-2　经皮瘤内注药术 1
肝癌经皮穿刺注药,化疗乳剂在局部呈团片状

乳剂呈**细密网格状**较易向周围弥散(图 4-9-3),分布范围在一定程度上与注入量成正比,但一般不突破肿瘤假包膜的限制。此种弥散分布方式有利于化疗乳剂较完整地分布于肿瘤内。其弥散途径可能是沿较疏松的肿瘤间质或肿瘤血管网。注药时,如乳剂没有逆行弥散到引流静脉或其他正常血管内,可加压注药,使药物较均匀地分布到瘤内。

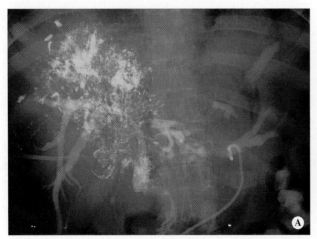
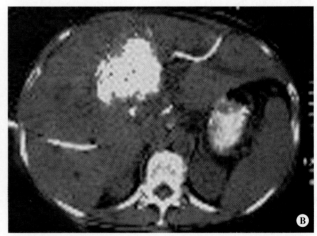

图 4-9-3　经皮瘤内注药术 2
肝脏胆管细胞癌经皮注药术,碘油化疗乳剂呈细密网格状向周围弥散良好

乳剂注入后呈**油珠状**,然后聚集于某一部位,融合成团,而且注入的乳剂越多形成的团越大,不向周围组织弥散是乳剂在瘤内液化坏死区聚集的表现(图 4-9-4)。因其难以起到明显的肿瘤杀伤作用,一般不应在此

注入太多的药物。

乳剂注入后,在**管状**结构内缓慢或快速向瘤内弥散或向瘤外排出是乳剂注入或逆行到瘤内或瘤周的管道系统内的表现,如肿瘤的供血动脉、引流静脉、胆管和气

管等(图4-9-5)。乳剂向瘤内弥散时应尽可能注入较多的药物。观察到乳剂向瘤外弥散时,则应降低注药压力。如乳剂仍主要向瘤外管道系统排出,应停止在该处注药。

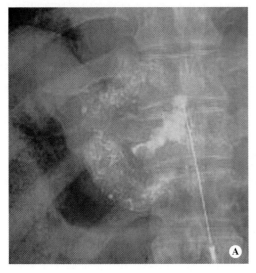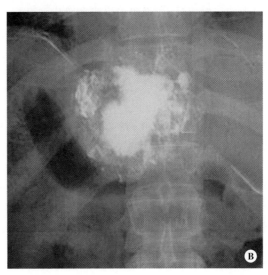

图 4-9-4　经皮瘤内注药术 3

肝左叶肝癌,注入碘油化疗乳剂后呈油珠状,此为进入肿瘤坏死腔的表现

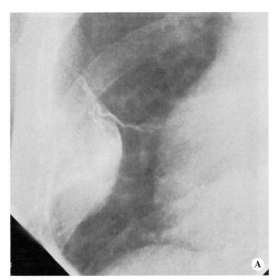

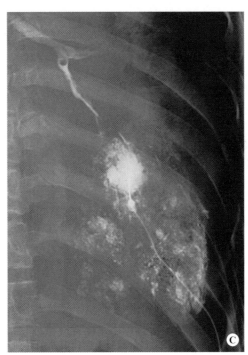

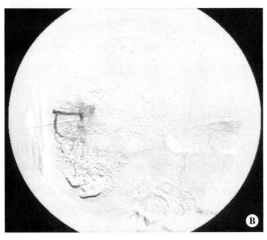

图 4-9-5　经皮瘤内注药术 4

肺癌,碘油化疗乳剂被注入肿瘤供血动脉

(A,B)和支气管(C)

一般应在一次手术内尽可能使瘤内完全密实充填药物。如肿瘤较大，则应分次分靶区注药。再次注药时应重新评估患者的一般情况，能否耐受手术和确定注药的靶区。

## 术后反应

一般经皮穿刺注药术后反应比经动脉注药轻。主要为胸闷、恶心呕吐和低中度发热，持续3～7天，多仅需对症处理。少许药物进入胆道、气管和胸腹腔，一般会自然排除，不会引起相应器官的明显损伤，产生症状。

（主编评论：值得注意的是以往认为本术十分安全，所以编者不提并发症。临床实践证明本术尽管比较安全，仍可发生某些并发症。如病变靠近胃肠道或并有局部放射治疗史者可能发生穿透性溃疡或者肠瘘；采用本术治疗肺癌可能诱发或者并发中小量咯血，值得注意。）

（陈　勇）

# 第十节　经颈静脉肝内门腔分流术

经颈静脉肝内门腔分流术（transjugular intrahepatic port-system shunt，TIPS）源于经颈静脉胆道造影术和肝穿活检术过程中经常刺中门静脉的事实，由著名介入放射学家 Rosch J 和他的同事开发研究而成，1988年1月施行了第一例真正具有临床意义的金属支架 TIPS。随后几经操作技术和介入器材的发展才成为当今成熟的临床治疗技术。单从支架说起就经历了自膨式 Gianturco "Z"形支架—温度记忆合金支架—覆膜支架三个重要阶段。每一个阶段都使得本术的疗效提高和并发症减少。但至今本术仍是业内最复杂、采用综合技术最多和技术难度最大的技术之一。

TIPS 是指经颈静脉穿刺插管至肝静脉，再用专用的穿刺针刺入门静脉主支，采用球囊扩张术和支架置入术，形成门静脉-腔静脉人工分流通道，以降低门静脉压的介入技术。其适用于肝硬化合并门静脉高压症引起的严重并发症的治疗，如食管胃冠状静脉曲张出血、顽固性腹水、严重肝性胃肠病等；也适用于肝静脉主干闭塞型布-加综合征的治疗。手术可择期或出血期急诊进行。因其创伤较小，患者较易耐受，对适应证的要求较外科分流术相对低，除了肝、肾和其他重要器官功能衰竭、严重出血倾向等，绝大多数情况下仍可进行 TIPS 治疗，包括在原发性肝癌基础上的门静脉高压并发症。

TIPS 和外科各种分流术的作用机制类同，**旨在通过将门静脉血分流至腔静脉达到降低门静脉压的目的。**

TIPS 与外科分流术比，其优势在于其创伤较小，并发症较少且轻，治疗后续手段较多，疗效稍优于手术分流，而同样可发生分流道的再狭窄或闭塞和肝功能受损，甚至肝性脑病，但发生率较低。近年来随着对本术认识的提高以及操作技术和支架的改进，尤其是覆膜支架和直径8mm分流道的应用，再狭窄和肝性脑病的发生率已经明显下降。加上国内肝移植技术发展并趋于成熟，带病等待供肝者增多，作为等待期手术期间的"桥梁"治疗 TIPS 迎来了第二个春天。

## 相关解剖关系

肝静脉引流肝实质的血液，起自肝脏小叶间静脉，引流小叶内血窦的血液。根据经典的描述，小叶间静脉开口于小叶下静脉，引流至肝静脉。肝静脉无静脉瓣，与肝组织直接接触。有三条静脉主干在肝脏的后上顶部引流入下腔静脉；另有一条独立的静脉引流肝脏尾叶的血液。

肝右静脉走行于肝右裂，将右肝叶分为前部和后部。肝右静脉引流肝右叶前部（第Ⅴ段和第Ⅷ段）及后部（第Ⅵ段和第Ⅶ段）血液。从肝右静脉前部（距离下腔静脉1cm处）到门静脉分叉的后部引一直线，距离为2.7～5.4cm，平均约4.41cm。

肝中静脉走行于肝中裂内，将肝脏分为左、右两叶，主要引流左肝内侧段（第Ⅳ段）的血液，而且通常接受一来自肝脏右叶（第Ⅴ段）分支静脉的血液回流，从右向左走行。从肝中静脉下部（距离下腔静脉1cm处）到门静脉分叉的后上部引一直线，距离为2.4～4.5cm，平均约3.9cm。

肝左静脉部分走行于肝动脉韧带裂内及肝左裂内，位于肝左叶的第Ⅱ、Ⅲ段之间，优先引流肝左叶的外侧（第Ⅱ和Ⅲ段），而且接收肝脏第Ⅳ段的血液回流。肝中静脉直接汇入下腔静脉者占20%，而与肝左静脉形成总干者占80%。

肝尾叶静脉是下腔静脉的一个独立属支，与三个肝静脉主干相比，在下腔静脉的开口更低。

门静脉主干长7～8cm，主要功能是将腹腔脏器的血液运向肝脏。与肝动脉一样，在肝内，门静脉遵循肝段的模式逐级分支到达肝窦，经血液交换后，通过肝静脉引流入下腔静脉。成人门静脉内没有瓣膜。门静脉起于脾静脉和肠系膜上静脉的汇合处，穿过胰头后方和下腔静脉的前方，经肝胃韧带和小网膜孔的前方到达肝脏。在肝胃韧带及肝门部，门静脉位于胆管和肝动脉的后方。胆管位于其前外侧，而肝动脉位于前内侧。

在肝门部，门静脉分成左、右两支。门静脉右支在接受胆囊静脉以后进入肝脏右叶,它发出分支分别进入右叶的4个肝段(第Ⅴ、Ⅵ、Ⅶ、Ⅷ段),在部分病例中,门静脉右支还发出分支进入肝尾叶(第Ⅰ段)。门静脉左支进入肝左叶,它相对较长,但直径较小,发出分支进入左叶的3个肝段(第Ⅱ、Ⅲ、Ⅳ段)。在肝脏左叶,门静脉还接受脐旁静脉和开放的脐静脉的注入。门静脉分叉部的解剖变异较大,有25%的门静脉分叉位于肝外(图4-10-1)。

(主编评论:这里描述的是正常人体的解剖状态。在病理性肝萎缩和肥大的情况下肝静脉和门静脉的毗邻关系会发生各种改变。所以在临床上应采用CTA或MRA的三维重建技术显示个体的二者空间关系,以指导TIPS手术操作。部分人的门静脉分叉部位于肝外,以往通常认为是门静脉穿刺的危险部位,可造成致命性大出血。实际上该部位即使是在肝外,也并非完全裸露在腹腔,其间应该还有纤维结缔组织包裹,特别是从分叉的顶部和后部刺入。所以在刺中分叉部后退出穿刺针也极少立即发生大出血,而进行球囊扩张后穿刺口增大才有致命性大出血出现。这种情况下,即使立即转外科手术修补破口也可能来不及或者手术难度极大,覆膜支架置入才是救命之举。)

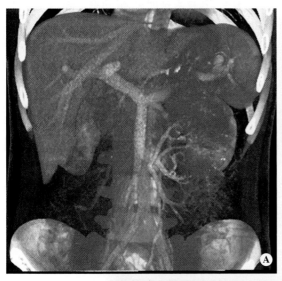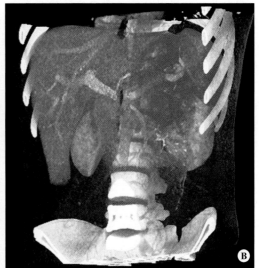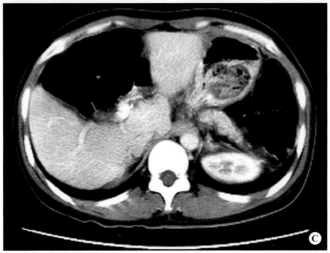

图4-10-1　CTA冠状位重建显示肝静脉与门静脉的上下关系(A);CTA右前斜30°矢状位重建显示经门静脉的前后关系(B);CT轴位图像示门静脉分叉处仅有后半部分存在的前后关系(C)

# TIPS的适应证和禁忌证

## 主要适应证

门静脉高压急性食管、胃底静脉破裂出血和异位静脉曲张出血(十二指肠、小肠和肛直肠)。

曾有一至数次胃食管静脉曲张出血史,为预防再出血进行治疗。

作为肝移植术的桥梁手术治疗相关并发症。

### 次要适应证

门静脉高压合并顽固性腹水或肝性胸水。

严重门静脉高压性胃肠病。

肝肺综合征和肝肾综合征。

### 特别适应证

布-加综合征患者中适宜 TIPS 治疗的类型主要是广泛性肝静脉狭窄或闭塞。

在原发病变控制良好、预期寿命长于 4 个月并在获得患者及其家属极其明确的知情同意情况下，门静脉癌栓或者外压性门静脉狭窄引起的严重门静脉高压合并症，如消化道大出血、顽固性腹水等。

在 TIPS 术中明确发现肝外穿刺进入门静脉主干或高度怀疑前述情况难以明确者，为选用覆膜支架的特别适应证。

（主编评论：目前情况下 TIPS 选用覆膜支架已经是明确的临床治疗主流意识，而在上述特别情况下覆膜支架有裸支架不可取代的作用。布-加综合征患者的肝脏体积明显增大，因此分流道较长甚至需要 2 枚支架。裸支架对于这样的分流道长度往往易于发生近期闭塞，而覆膜支架的内壁光滑，不易发生闭塞。采用覆膜支架处理门静脉癌栓引起的门静脉高压的益处显而易见，其能够将瘤栓压迫并与门静脉主干隔绝，避免或可以推迟因分流引起的肺转移。最后一种特别适应证并不常发生但不得不防，一旦发生可能致命或者必须转外科手术，死亡率极高。目前在此情况下，置入覆膜支架即可将静脉穿刺破口与腹腔分隔，既完成了分流道的建立，又避免了致命性出血的发生。因此，即使准备采用裸支架行 TIPS，也要准备覆膜支架以防万一。）

### 禁忌证

心、肺、肾、肝等脏器有严重的不可逆性功能障碍者。

难以纠正的凝血功能障碍，预计可能导致术中大出血者。

在感染状态，特别是呼吸系统感染和菌血症。

（主编评论：非 TIPS 适应证的门静脉高压症，如先天性门静脉发育不良和门静脉海绵样变；以肝静脉开口部和下腔静脉闭塞或狭窄为主的布-加综合征；因门静脉血栓或癌栓形成而导致门静脉闭塞或狭窄；多囊肝以及肝肿瘤合并门静脉高压症，存在胆管畸形、扩张和肝动脉-门静脉分流等，虽然没有列入禁忌证，但存在入路或者出路不全、其他治疗方法可以取代和存在技术困难，只有在特殊情况下方可采用本术试行治疗。）

## 技术要点

TIPS 需由有丰富经验的介入医生操作和较强大的后备支持，包括设备、器材和其他临床医务人员的支持。术者必须在术前全面了解患者的病情，确定其是否为适应证和有无禁忌证。还必须通过各种影像手段了解肝脏大小、形态，以及门静脉情况如直径、左右支的位置和分叉部是否在肝外等，以了解技术成功的可能性和可能存在的风险。肝脏严重萎缩使门静脉分叉部明显上提，大量腹水和已行脾切除者，因肝脏位置和解剖结构的明显改变，其技术难度大，成功率下降。

TIPS 是一组介入技术的系列组合，包括颈静脉穿刺插管、肝静脉插管、经肝静脉-门静脉穿刺、通道球囊扩张和支架置入等技术。通用技术参见第一篇相关章节，以下仅就本术的关键技术要点进行描述。

### 肝静脉插管技术

以往肝静脉插管采用弯头导管和导丝先行插入，然后引入 TIPS 穿刺套装。这样的做法费时费力，而且常因为导丝弹出需要重复进行。笔者将其改良为直接利用穿刺套装引导插入肝静脉。具体方法是：颈静脉穿刺成功后立即将导丝插入下腔静脉，引入导管鞘后将穿刺套装沿导丝进入下腔静脉，撤出导丝，将穿刺套装的外套管在穿刺针出头。利用其大角度弯头指向右侧顺静脉壁上下滑动，或嘱患者吸气，外套管可自行进入肝静脉。如下腔静脉较宽，可在体外将穿刺针塑形增加其弯度。穿刺套装进入肝静脉并"冒烟"确认后即可准备穿刺。

### 选择适当的肝静脉为门静脉穿刺入路

作为穿刺入路的肝静脉要求其直径达 1cm 以上，其主干位于门静脉左或右支上方 1.5～3.0cm，并在水平面上与门静脉形成 20°～60° 角。通常肝右静脉较符合上述条件，但在肝炎后肝硬化肝右叶严重萎缩者，肝右静脉常变细、上移，此时在此插管并使穿刺针"站住脚"，均需要一定的经验和技巧。肝中静脉为次选，其位置较肝右静脉靠前偏下，与门静脉左、右干之间的距离较短并且夹角加大。因此，由肝中静脉穿刺门静脉前，应常规行侧位透视观察其走向，以便调整进针点。个别情况下可选用肝左静脉穿刺。

（主编评论：以往此项被笔者认为是较为重要的选项。事实上三根肝静脉在汇入下腔静脉的水平上聚集成束。所以穿刺时后撤穿刺针到何处，不管哪一根肝静脉都可同等看待。反而关键是看穿刺针能不能在所选择的肝静脉内"站稳"，以利于穿刺。）

### 选择适当的门静脉穿刺技术组合

门静脉穿刺是本术成败的关键技术,也是最易造成并发症的步骤。在此先简述一下基本穿刺过程。穿刺动作要一气呵成,即"冒烟"证实穿刺针在预定的肝静脉内,嘱患者屏气,同时透视下边调整穿刺针在肝静脉的深度(通常是后撤至近肝静脉开口处)和角度(向前的不同角度),然后顺势刺入肝实质3~4cm,停止后请助手稳持导管鞘,术者用已吸入对比剂的10ml注射器,边负压抽吸边后撤穿刺针。一旦顺利抽得回血,立即透视下注入对比剂,以证实是否穿入门静脉。不成功时则根据下列要素,变换方式进行新一轮穿刺:

选择肝静脉的不同深度,即穿刺点距肝静脉开口的不同距离。一般以距肝静脉开口1~2cm为宜,过深时肝静脉与门静脉之间的两个穿刺靶点过于接近,几乎呈平行状态,因穿刺针不能向大于60°的方向穿刺,所以几乎总是在门静脉后方穿过而不能成功。

有计划地变换穿刺针的旋转角度能提高穿刺成功率。一般角度偏右时易穿中门静脉右支,偏左时则穿向左支,二者之间多刺中分叉部(图4-10-2和图4-10-3)。最好在术前通过观察影像学资料,预估出较好的穿刺角度,以减少盲目试穿次数。

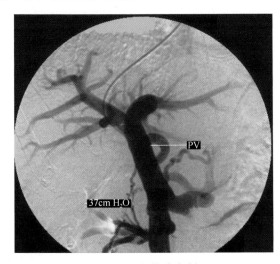

图 4-10-2 门静脉穿刺 1
经门静脉右支穿刺成功,注意其角度较大

改变穿刺针尖本身的角度以适应肝静脉与门静脉之间的水平夹角。二者间角度偏小时穿刺针的角度相应较小,反之亦然。(主编评论:在盲穿的情况下扇形穿刺法是可取的,即从左到右每一次穿刺偏移0.3~0.5cm。尽量每一次穿刺都不重复。一般穿刺5~8次就可以覆盖肝门区。如果仍然没有穿到门静脉应停下操作。再复习影像学资料,思考穿不中的原因。然后尝试改变穿刺针的弯度再做几次尝试。穿刺10~15针仍

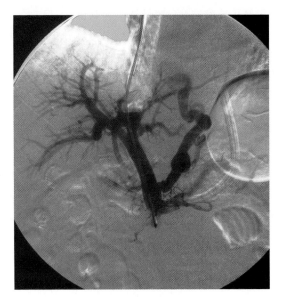

图 4-10-3 门静脉穿刺 2
经门静脉左支穿刺成功,其路径较直

不成功者,应当机立断采用其他引导技术。术者应该清楚穿刺次数越多,产生并发症的机会也越多,甚至是术后再狭窄和急性血栓形成的原因。)

数次穿刺不能抽到回血时也可采用边回撤穿刺针边推注少量对比剂的方法。因为穿刺到门静脉小分支时可能抽不到回血,却可注射显影。此时可辨认门静脉穿刺点与穿刺针的关系,机遇好的时候还可以插送导丝进入门静脉。

术者对以上要素的组合有清醒的认识,有意识地采用不同的技术组合,使每一次穿刺都有计划、有目的地进行,可提高穿刺成功率。有条件者应采用B超引导下的穿刺技术,可减少穿刺的盲目性。(主编评论:门静脉穿刺常被业界视为本术的难点,也确实如此。摆脱盲穿也许是重要的改进方法之一。可惜大多数同行受到对超声图像不熟悉和设备使用不方便的限制,本人也是如此。但是我们熟悉透视图像,可加以利用。在穿刺困难的情况下应该当机立断,采用经皮肝穿门静脉穿刺插入微导丝引导穿刺。该方法创伤小、简便易行。微导丝在肝门部向下转弯处标志门静脉分叉部。正位透视下向该部位偏内0.5~1cm穿刺可刺中分叉部或门静脉右支。如果穿刺后抽不到回血,应立即旋转机架至侧位观察针尖与微导丝的关系。针尖在其后方表示穿刺针的角度偏小,反之亦然。)

### 引入导丝和导管

穿刺成功后首要的任务是旋转机架至右前斜位25°~30°,并用10ml对比剂大力"冒烟"。其目的是观察穿刺针进入门静脉的部位。确认进入部位合适即送入导丝至肠系膜上静脉或脾静脉。然后将外套管推送进门静脉主干。撤出穿刺针(保留外套管在位)后沿导丝

送入多侧孔导管进行门静脉造影和测压。

一些情况下导丝难以顺利进入门静脉主干,而反复走向门静脉分支。此时不必强求,先将导丝送入某一门静脉分支再撤出穿刺针,引入 4F 弯头导管,如 Cobra 和多功能导管。然后边"冒烟"边退导管至门静脉主干内,再送入导丝并旋转导管,帮其进入脾或肠系膜上静脉。

### 门静脉造影和测压

门静脉穿刺插管成功后需进行造影和测压。以往仅采用正位造影。由于门静脉分叉部和左右支在正位的投影多有重叠,掩盖了穿刺针进入门静脉的部位,目前笔者改在右前斜位 25°~30°造影。在此位置上上述三者可以展开显示进针位置供支架释放参考。如怀疑门静脉主干穿刺时还需要进行侧位造影方可明确显示。

测量门静脉压并记录是不可少的程序。应用多侧孔导管测压,端孔导管常由于管端紧贴静脉壁而造成测量不准确。测压管可置于肠系膜上静脉或脾静脉主干。采用压力传感器动态测压最为准确,但需要一定的条件和设备。人工测压也可满足临床需要。方法为将充满生理盐水的连接管与导管相接,垂直拉起连接管,观察水柱下降至平稳状态即可测量。测量点为水柱平面至肩峰(相当于右心房平面)。复查测压的方法和条件应与前一次一致。

### 球囊扩张术

以往常常遇到球囊导管进入困难。采用上述外套管预扩张技术后该情况较少见,甚至放弃使用超硬导丝改用普通导丝即可完成。要求扩张前球囊必须越过穿刺道进入门静脉内,否则扩张后的球囊难以再进入。首先扩张门静脉壁。透视下可见明显切迹。肝静脉端扩

张也是如此。如果扩张过程中未显示两个切迹之一通常表示扩张不到位,应继续扩大扩张范围。

### 合理选择和正确置放支架

合理选择和正确置放支架对于本术的成功十分重要。以往国内 TIPS 常用自膨型镍钛合金网状裸支架。而更早前使用的 Wallstent 和球囊膨胀型支架已经少用,"Z"形支架已被淘汰。国外研究表明使用覆膜支架的再狭窄发生率明显下降,所以使用率正在上升。基本要求裸支架的长度为通道长度加两端覆盖长 3~4cm,通道的长度可由球囊导管扩张时的压迹长度来测量。通常要求支架在肝静脉端的覆盖长度较长,一般应达 2cm 左右,使支架与肝静脉同行一段,甚至覆盖至肝静脉开口。支架端口与肝静脉上壁和门静脉左右支下壁成直角且十分接近或直接与其接触的情况俗称"**盖帽**"。在此状态下支架端部易刺激局部肝静脉内膜增生而发生狭窄甚至闭塞,亦不利于再狭窄发生后的二次介入治疗(图 4-10-4)。门静脉端裸支架露出约 1cm 即可。但也有一些术者并不在意其长短。值得注意的是支架端部与门静脉左右支下壁成直角或相互接触造成"盖帽"现象,易引起局部血栓和再狭窄。支架的直径通常选择 8mm 或 10mm,二者的截面积分别为 50.4mm$^2$ 和 78.5mm$^2$,相差 36%。建议对于肝脏体积较大和肝功能为 Child A 级者先用后者,肝体积较小和肝功能为 Child B 或 C 级者选用前者。个别情况下由于患者矮小和肝脏明显萎缩,甚至可以选用直径 6mm 的支架。目前尚缺乏分流道大小对国内肝硬化患者 TIPS 术后肝性脑病和再狭窄发生率影响的研究。据近年来有限的经验,笔者认为直径 8mm 的分流道可减少二者的发生率。

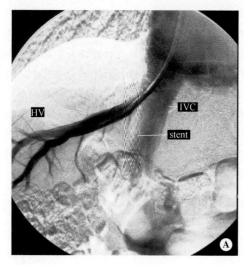
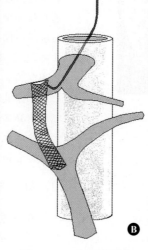
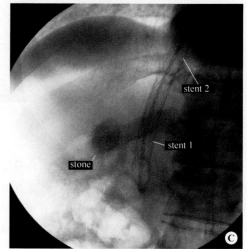

图 4-10-4 "盖帽"现象

支架与肝静脉成"盖帽"现象(A);支架与门静脉成盖帽现象(B);置入另一枚支架校正

HV. 肝静脉;IVC. 下腔静脉;stent. 支架;stone. 结石

### 支架释放前定位

支架释放前定位十分重要,定位不准可造成异位释放。以往的定位方法主要是参考骨性标志,如邻近的肋骨和椎体。由于肝脏随呼吸有一定的移动度,可造成误差。现在笔者采用的方法是:在右前斜位25°～30°透视引导下进行操作;支架进入门静脉后随之送入导管鞘,通过导管鞘"冒烟"或造影确定门静脉穿刺点的位置和支架前端的关系。据此调整支架伸出的长短;部分释放支架前端(1～2cm)后仍可用"冒烟"复查,并调整。确认位置正确后回撤导管鞘,完全释放支架。

无论术者的经验如何丰富并采用正确的方法,在TIPS术中支架释放不完全精确到位的情况时有发生。其原因是支架两端的血管直径均大于支架,提供了前跳和后移的条件,加上肝脏随呼吸移动度较大和技术原因。如果造影复查发现"盖帽"和两端过短的情况,可立即置入同等直径的裸支架加以矫正。

**技术成功的标志为支架走行顺畅,无扭曲和明显成角,两端覆盖充分。**造影显示通道通畅,对比剂顺利回流入下腔静脉至右心房,测压显示门静脉压明显下降,通常要求其降至24cmH$_2$O以下。压力下降可能需要一段时间,术后即时测压能达到25～30cmH$_2$O亦属满意。(主编评论:国外文献习惯上描述门静脉与下腔静脉压力差,以相差10cmH$_2$O左右为满意。国内同行一般仅仅记录门静脉压手术前后变化,不关心压力差。笔者认为,由于支架置入后并不能调整支架的直径和血流量,且门静脉压下降有滞后现象,压力差改变的参考价值有限。单测门静脉压也能满足临床需要。)

## 采用Fluency覆膜支架行TIPS

目前,大宗的随机对照研究已充分表明了聚四氟乙烯(PTFE)覆膜支架的使用可以显著降低TIPS术后分流通道的再狭窄率,而专用于TIPS的PTFE覆膜支架(Viatorr支架,Gore Corp)也于2005年12月正式通过美国FDA认证用于临床。但遗憾的是,时至今日,Viatorr支架仍未进入中国市场。为此,笔者及国内部分专家于2007年开始于TIPS术中使用类似的替代支架(Fluency覆膜支架,Bard Corp)。该支架与Viatorr支架相比,覆膜的材料是一致的,均为PTFE覆膜;不同之处在于Viatorr支架前端为2cm的裸区,而Fluency支架则为全覆膜,仅在前后端有2mm的裸区及4个钽金属标记,且为内外两层覆膜,其中内膜有碳涂层,能阻止血小板聚集。目前1年以上的中长期随访结果表明,采用Fluency支架建立的TIPS分流通道,其通畅率与Viatorr支架基本相近,均为90％左右(1年期),因此,目前国内采用Fluency支架行TIPS术日渐成为主流。2008年7月,笔者及国内部分专家于贵阳召开了小型TIPS峰会,初步达成了共识,现摘述如下:

在专用的支架被批准进入国内市场之前,采用Fluency覆膜支架行TIPS是安全可行的,且在降低分流道再狭窄发生率方面优于裸支架。但要注意采用合理的技术确保正确地进行支架释放。

覆膜支架的适应证同前述。

选择适当规格的支架。鉴于国人的体形较欧美人小和覆膜支架内无肝组织突入而有效分流道直径接近其本身直径,建议对一般患者选用直径8mm的支架,长度6～10cm,以可充分覆盖分流道为宜。对于肝功能在正常范围、体形较大和肝脏体积较大(如布-加综合征)的患者可选用直径10mm的支架。对于肝功能为Child C级、体形较小和肝脏体积较小者,建议采用直径6mm的支架。总的原则是既建立有效的分流道,又可降低肝性脑病的发生率。

Fluency覆膜支架行TIPS的技术要求和定位方法:用该支架行肝硬化门静脉高压治疗时要求支架在门静脉主干内伸出5～10mm,以防过度伸出造成门静脉回肝血流明显减少。支架应充分覆盖肝静脉,以防术后肝静脉端发生再狭窄。若伸出肝静脉开口,进入下腔静脉部分不宜超过10mm。对肝癌并门静脉瘤栓所致门静脉高压出血者,要求支架覆膜部分应充分覆盖并压迫瘤栓,以防瘤栓或合并的血栓脱落进入肺动脉。

为达到上述技术要求,建议采用以下描述的支架定位释放方法:

采用10F长鞘,长度以可从颈静脉到达门静脉内为宜。

完成分流道球囊扩张后将支架输送器沿导丝送入门静脉,并将长鞘沿输送器推入门静脉。

经长鞘的侧臂推注对比剂,以显示门静脉壁与支架前端的距离(图4-10-5)。

调整并确认支架伸入门静脉10mm以内,即可释放支架的头端10～15mm。

再次推注对比剂调整并确认支架伸入门静脉的长度合适,即可将长鞘退出至下腔静脉,然后将支架完全释放(图4-10-6)。

进行门静脉内测压和造影。发现支架任何一端覆盖不足时,应加用一枚直径相同的裸支架覆盖不足部分。

Fluency支架用于TIPS存在的问题是,由于全覆膜深入门静脉过长,可影响门静脉血流和诱发血栓形成。为克服这些问题,笔者除提出新的定位方法以防支架伸

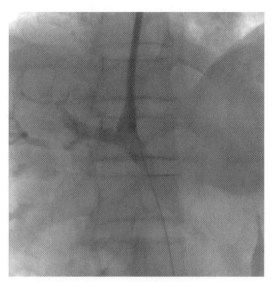

图 4-10-5　采用导管鞘定位法

将10F金属长鞘推送进入门静脉,经侧臂注入造影剂显示门静脉的位置

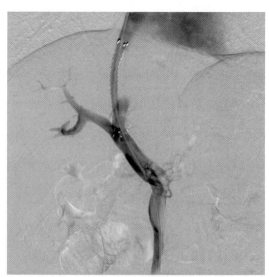

图 4-10-6　造影复查

覆膜支架释后的造影,注意支架两端的情况,避免肝静脉端"盖帽"及门静脉端伸入过长

出过长外,还指出理想的门静脉穿刺靶点为门静脉分叉部和周围 10mm 范围内。其理由是该区域是门静脉直径最大之处,除容纳直径 8mm 的支架外周围尚留有一定空间,对回肝血流的影响可减少到最小程度。同时可以较好地适应远期的"覆膜支架弹性回直"现象及慢性肝萎缩导致新的"盖帽"现象(图 4-10-7 和图 4-10-8)。(主编评论:这两种现象是我们通过长期临床观察发现的。前者是指覆膜支架因其为直筒形和弹力较大,而穿刺通道有一定的弧度,置入初期支架顺应穿刺通道呈弧形。但在其后,支架由于自身的弹性缓慢变直。如果其头端位于肝静脉右支,变直后形成继发"盖帽"现象。

同样情况见于成功分流和肝脏缓慢萎缩后,门静脉右支逐渐变细,也可形成继发性"盖帽"现象。)当然,对于门静脉分叉部完全位于肝外的患者,穿刺部位大出血一直是很难避免的。即便发生,全覆膜支架是可以覆盖肝外门静脉穿刺口从而避免发生大出血的。实际上术中并不能随心所欲地准确穿刺门静脉分叉部,采取前述引导方法才可以提高成功率。如果只能穿刺到门静脉左右支较远端,建议采用覆膜支架放置在其内不超过门静脉内 5mm,在门静脉端追加上一枚同等直径的裸支架预防继发性"盖帽"现象发生(图 4-10-9 和图 4-10-10)。

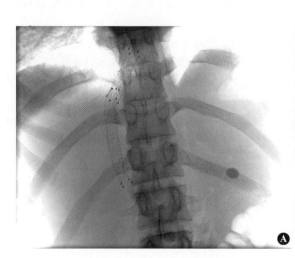
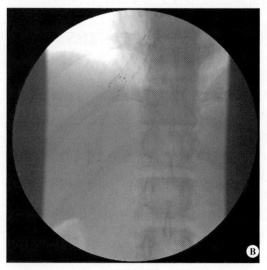

图 4-10-7　"弹性回直"现象 1

BCS 患者,于外院行肝静脉支架,术后症状无缓解,仍有重度腹水,后转入笔者所在医院行 TIPS,于原肝静脉支架内穿刺,置入 8mm Fluecncy 覆膜支架,建立的分流道与原肝静脉支架部分重叠,A 为术后第 2 天的支架图片。B 为半年后的支架图片,注意支架门静脉端的"弹性回直"现象。但此患者 TIPS 术后腹水完全消失,随访 2 年彩超仍显示分流道血流通畅

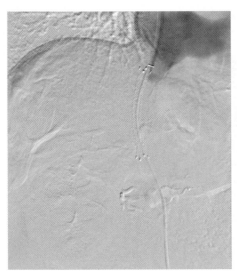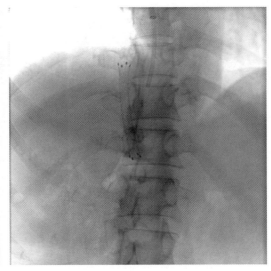

图 4-10-8　"弹性回直"现象 2

覆膜支架 TIPS 术后 2 个月,肝静脉端出现"支架回直"

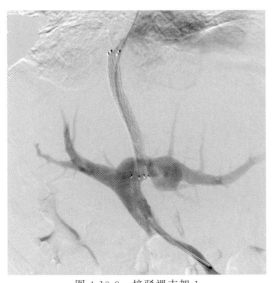

图 4-10-9　接驳裸支架 1

覆膜支架 TIPS,门静脉穿刺点过于深入门静脉右支,于其下方接驳裸支架

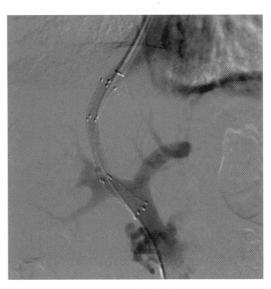

图 4-10-10　接驳裸支架 2

覆膜支架 TIPS,门静脉穿刺点过于深入门静脉左支,于其下方接驳裸支架

## 并发症及其处理

### TIPS 术中并发症

肝外门静脉穿刺引起出血,甚至致命。笔者也曾遇到过此类情况。由于此并发症难以在术中立即判断,往往在发生血压下降、休克时方意识到其发生,死亡率较高。手术止血常来不及进行,可行的急救方法为在维持生命体征的情况下,继续穿刺,成功后置入覆膜支架止血(图 4-10-11)。术后继续密切监测生命体征,必要时请外科会诊行手术修补门静脉。

肝动脉和胆道损伤可造成胆道出血(参见图 10-2-

3D~F)。严重者可行肝动脉栓塞止血(图 4-10-12)。也可表现为迟发性出血或肝动脉瘤形成。

支架异位放置。支架异位放置者应追加一个支架使其完全覆盖通道(图 4-10-13 和图 4-10-14)。

### 术后并发症

门静脉血栓形成常在术后早期出现,及时发现后即可采用局部溶栓或血栓抽吸术治疗。

通道狭窄或闭塞多发生在术后 1 年内,可行再次通道扩张和支架置入术(图 4-10-15)。

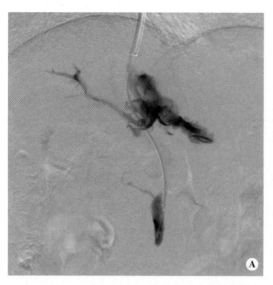
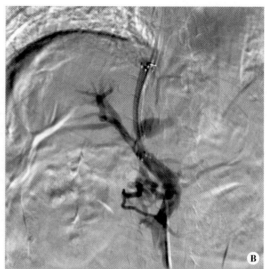

图 4-10-11　TIPS 术中出血

穿刺门静脉成功并置管进入肠系膜上静脉造影可见门静脉穿刺处出血,造影剂外溢至小网膜囊(A);继续操作,置入
覆膜支架后造影示出血已消失(B)

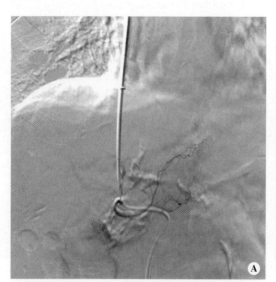
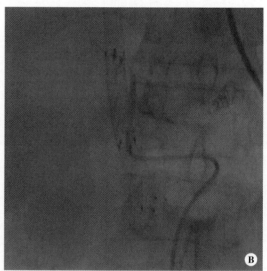

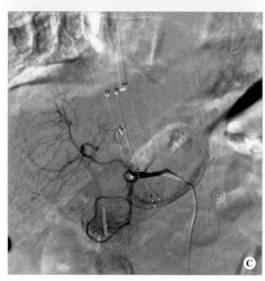

图 4-10-12　TIPS 术后出血

乙肝后肝硬化、门静脉高压、上消化道大出血患者,行急诊
TIPS 术。术中误穿刺中肝动脉(A)。后改变穿刺方向,行
覆膜支架 TIPS 术成功。术后患者仍生命体征不稳、血红
蛋白进行性下降。TIPS 术后第 18 小时行急诊肝动脉造
影,见肝左动脉分支造影剂外溢,考虑为肝动脉损伤出血
(B)。以明胶海绵颗粒栓塞肝左动脉分支(C)。术后出血
停止,但第 3 天患者出现严重肝衰竭,放弃治疗出院

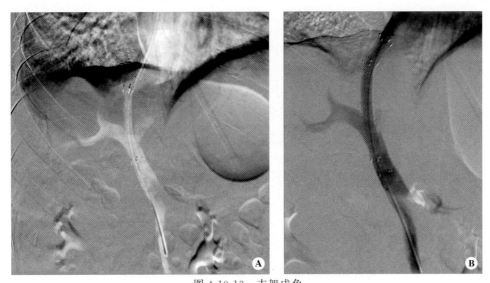

图 4-10-13　支架成角

覆膜支架 TIPS 术中，支架放置后发现肝静脉端成角（A），后加肝静脉端裸支架纠正（B）

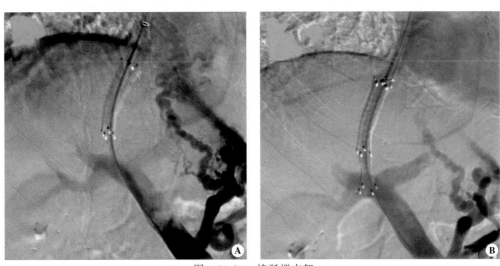

图 4-10-14　接驳裸支架

覆膜支架 TIPS 术中，支架放置后发现门静脉端支架位置不够（A），后加门静脉端裸支架纠正（B）

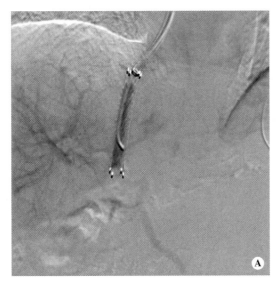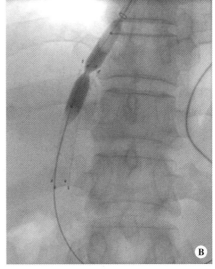

图 4-10-15　术后再狭窄

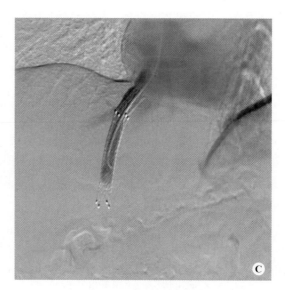

图 4-10-15　术后再狭窄(续)

TIPS 术后 1 个月,造影复查显示再通路口明显狭窄,门静脉压力 47cmH₂O(A);再次球囊扩张,狭窄主要位于肝

静脉端(B);血流已可回心,门静脉高压下降至 35cmH₂O(C)

术后肝性脑病的发生率为 5%～20%,与分流道大小、患者肝脏储备功能、个体差异和过量摄入高蛋白饮食有关。笔者的经验是采用直径 8mm 的支架可降低肝性脑病发生率和程度。可通过限制食物蛋白的摄入量,用乳果糖通便减少肠道氨的吸收处理。通过上述措施疗效欠佳者,可考虑在分流道内多放置一枚支架或者限流器,以减少分流量。

进行性肝功能减退,如为门静脉分流量过大引起,可将限流器置于分流道,减少其流量,并加强护肝处理,可缓解病情。无效者可考虑肝移植救治。术后定期随访有助于及时发现和处理此类并发症。

(赵剑波　李彦豪)

# 第十一节　静脉滤器置放术和回收术

**静脉滤器置放术是指在 X 线透视下将滤器置放在下或上腔静脉内,以期捕捉其远心端下腔静脉及其属支静脉脱落的较大的血栓,预防肺梗死的技术。**肺梗死是临床上猝死的主要原因之一,主要由于长期卧床、高凝状态、静脉回流受阻等原因引起静脉血栓形成,继发较大和多个栓子脱落引起。**下腔静脉滤器回收术是在可回收滤器置入后,当血栓消除并评估不存在继发肺梗死的风险时通过回收器材将其取出的技术。**

## 适用范围

静脉滤器置入术适用于静脉血栓形成、已发生肺梗死者。在行静脉血栓溶栓或取栓治疗之前,建议先行本术。一般认为对血栓脱落可能性较大的患者应置放滤器[92,93],如造影显示左髂股静脉血栓已突出至下腔静脉内或右髂股静脉血栓形成的患者。已发生 DVT 而存在抗凝治疗禁忌证者。(主编评论:关于静脉滤器置入术的适应证有不少指南可供参考。临床上也确实存在扩大适应证的情况。本人对此的基本认识是:滤器确实可以防范约 5% 的患者发生有临床意义的肺梗死,其他患者等于做了无用功;可是我们无法预先准确判断对哪一个患者是有效或无效的;而且目前滤器对国人还是昂贵的器材。因此,术前的知情同意和患者及其家属的选择权显得比规定适应证更为重要。鉴于静脉滤器长久置放可能造成局部静脉狭窄和闭塞等并发症,近年来可回收滤器的应用日趋普及。滤器回收的原则和时机掌握有不同的意见。本人认为排除易栓症、长期卧床和血栓可能复发的情况,滤器应该取出,特别是中青年患者。取出的时机应该参照具体滤器说明书。)

## 器材

目前市售的静脉滤器有永久性、可回收性和临时性三种。后者设计为经颈静脉途径置放,与滤器有一导管相连并将导管尾端埋置在右颈部穿刺处的皮肤下方。一定时间后,将埋置在皮下的导管拔出,即可将滤器取出。此类临时性滤器便于取出,但亦必须取出。由于留置在体内,且导管尾端固定,有可能导致滤器移位。目前在临床上已较少应用。可回收性滤器置入后在 40 天内可用抓捕器取出,亦可作为永久性滤器使用。滤器多采用非磁性材料,具有 MR 相容性。常用者有鸟巢形、郁金香形、Greenfield 和 LGM 30 D/U 等。各种滤器均有配套的推送装置。设计较复杂的滤器,如鸟巢形,其滤过效率较高,但对下腔静脉的血流影响亦较大,临床上亦逐渐较少应用。

## 技术方法

### 选择入路

先明确栓子的位置和范围,可行超声多普勒检查或经股静脉穿刺造影。血栓累及下腔静脉或双侧髂股静脉者,应选择经右颈内静脉途径。血栓仅位于一侧髂股静脉者(多发生在左侧),优先选用经健侧股静脉途径。

### 下腔静脉造影

经上述入路穿刺成功后,送入多侧孔导管行下腔静脉造影。观察双肾静脉开口位置及下腔静脉直径。根据造影情况确定滤器置放位置。原则上滤器应置放在栓子的近心端,尽可能在双肾静脉开口以下水平。参考骨性标志确定置放位置。所选择滤器展开后直径必须大于下腔静脉直径 2~5mm,以使其可良好固定于下腔静脉壁,防止滑动。

### 滤器置放

经导管引入硬导丝,以配套扩张器扩张通道。在滤器推送到位后,在透视下释放滤器。释放方法需参照具体滤器的说明进行。经股静脉入路者,完全释放后,可再次行下腔静脉造影明确位置和了解静脉血流状况(图 4-11-1)。

术后应常规口服阿司匹林或双嘧达莫抗凝 3~6 个月。

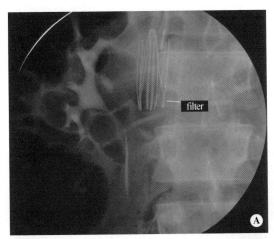

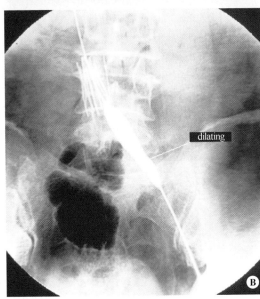

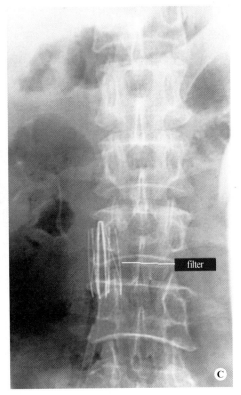

图 4-11-1 左髂总静脉狭窄及血栓形成

溶栓术前置入下腔静脉滤器(A);行左髂总静脉球囊扩张(B);支架在操作过程中被导丝牵拉下移(C)。filter. 滤器;dilating. 扩张

### 滤器回收

临时性滤器具有与滤器相连的回收导管。回收前应造影证实滤器的远心端无大块血栓。回收时在透视下将滤器缓慢拉进回收器并一起撤出血管。

可回收滤器常配有专用的回收器。根据滤器设计和放置位置选择入路。多采用经右颈静脉入路,亦有选择经健侧股静脉入路。当需要回收时,经选择的入路穿刺插入血管鞘。经血管鞘送入鹅颈抓捕器并套住滤器上方的小钩。收紧抓捕器,将血管鞘向前推进,使滤器回缩进入鞘内,一并退出血管。

## 并发症及其处理

下腔静脉滤器放置术的并发症发生率约为3%,主要包括下列几种:

### 腔静脉闭塞

以安放 Greenfield 滤器发生率较高,可达5%[94]。可能与下腔静脉放置滤器后均有不同程度的血流淤滞现象和由于滤器脚对血管壁的损伤,激活凝血过程有关。因此,术后抬高患肢及适当抗凝治疗有利于减少这

类并发症的发生。一旦发生可行取栓和溶栓治疗,必要时亦可行 PTA。

### 滤器移位

滤器可向上移位和向下移位。上移位主要指滤器放置后脱落,随血流上行,甚至进入右房和肺动脉,多由于选择的滤器直径小于下腔静脉直径所致,需引起注意。下移位多由于释放后操作不慎,导丝将滤器拉下,但一般不影响其功能和不增加下腔静脉闭塞的机会。

### 滤器倾斜

滤器的中轴与下腔静脉保持一致为正常状态,可达到预设的栓子捕捉率。放置后滤器中轴与下腔静脉明显成角即为滤器倾斜,可能导致栓子捕捉率下降。永久性滤器发生倾斜者,无良好的应对措施。可回收滤器则可取出。

### 滤器断裂

滤器断裂的发生率不高,可发生在滤器回收过程中或原因不明。必要时可采用血管内异物捕捉术取出(图4-11-2)。

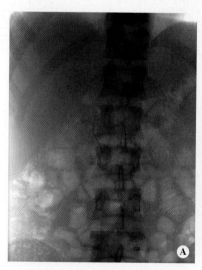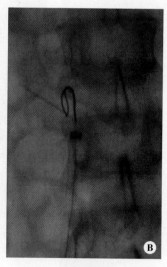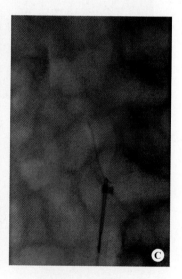

图 4-11-2　滤器断裂

患者男性,46岁。置入临时性滤器(德国 B. Braun)1个月后,取出时见滤器脚分支折断且刺穿下腔静脉(A)。采用鹅颈抓捕器顺利取出,未见并发症(B、C)

### 下腔静脉闭塞

在静脉滤器置入部位发生血栓或闭塞的情况可见于术后近期和远期,原因可为捕捉到血栓或局部长期刺激,二者不易分辨。如认为是血栓闭塞可以进行溶栓和血栓抽吸术治疗;如为内膜增生所致,可按下腔静脉闭塞综合征处理。

(陈　勇)

## 第十二节　经皮穿刺胃造瘘术和胃空肠造瘘术

### 经皮穿刺胃造瘘术(percutaneous gastrostomy,

PG)是一项经皮胃穿刺置入胃饲管的介入治疗技术。经皮穿刺胃空肠造瘘术（percutaneous gastrojejunostomy，PGJ）则是在经皮胃穿刺置入胃饲管的基础上将饲管送入空肠内。对各种原因引起的吞咽困难建立较长期胃肠内营养的方法主要有：手术胃造瘘或空肠造瘘、内镜下经皮穿刺胃造瘘术（percutaneous endoscopic gastrostomy，PEG）、透视下 PG 和 PGJ。由于需行造瘘的患者病情多较重，且常处于营养不良状态，外科手术造瘘的并发症和死亡率均较高，不宜作为首选的方法。PEG 术采用经皮穿刺的方法，减少了创伤，很快在临床上推广。但仍有以下缺点：

咽喉和食管严重狭窄，内镜不能通过时，手术不能成功。

手术过程仍需静脉给予镇静剂，有可能导致吸入性肺炎的发生。

不能较准确地判断胃与结肠的解剖关系，可引起胃结肠瘘的发生。

蘑菇头状的饲管虽可固定在胃壁上，但不能向下插入十二指肠或空肠。

PG 术由 PEG 发展而来，克服了 PEG 的不足，具有成功率较高、不需要静脉麻醉、创伤少和并发症较低的优点。且通过 PG 途径可将饲管送入空肠内行 PGJ 术，以减少反流所致的吸入性肺炎和窒息。

## 应用范围

各种原因所致吞咽困难均可行 PG 和 PGJ 术。如口、咽或喉部、食管疾病和各种肌病所造成的进食困难。各种神经系统疾病和**神经性厌食**所致吞咽动作失常，应行 PGJ 术，以减少误吸的发生。

禁忌证主要为：

胃大部分切除术后，残胃腔小且位于胸内。

肝左叶肥大且位于胃前方，或者横结肠位于胃前方等有碍于经前腹壁穿刺。

严重的门静脉高压造成胃内静脉曲张，穿刺过程可能导致大量出血。

严重的出凝血功能障碍。

## 器材

用于本术的器材多为套装，如 Carey-Alzate-Coons PG 套装、Wills-Oglesby PG 套装等。Marx-cope PGJ 套装可行 PG 和 PGJ 术，主要器材包括：18G 穿刺针，12～16F 猪尾状饲管（图 4-12-1）和系列扩张器（7F、10F 和 12F），超硬导丝，可撕脱导引鞘，外固定盘。行 PGJ 术还有 5F seeking 导管和 7F PGJ 饲管。"T"形胃壁固定器，为类似一截短导丝的小棒，中部有一尼龙线，类似"T"，可从穿刺针芯通过。笔者有时自制"T"形胃壁固定器，其方法为：从 0.035 in 普通导丝硬段剪出约 2cm 长一段，两端磨钝，中点处系一条 5-0 手术缝线，可通过 18G 穿刺针即可。

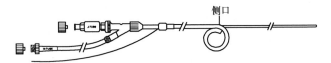

侧口

图 4-12-1　Marx-cope PGJ 套装饲管示意图
7F PGJ 饲管（J-管）可通过 14F PG 饲管"猪尾"状前端的侧口进入空肠，经另一侧管（G-管）注入食糜即进入胃腔

## 技术和方法

术前常规行 B 超和腹部平片或钡灌肠检查，了解肝脏、横结肠和胃的解剖关系。术前 12 小时应禁食、禁水。术前 10 分钟静脉推注 1mg 胰高血糖素或 654-2 针剂 10mg，抑制胃肠运动。

胃扩张是必要的步骤，目的是使胃壁与腹壁贴紧，保证直接经皮胃穿刺的成功。可通过经口途径插导管入胃腔内注入气体约 1000ml，至胃腔明显扩张（图 4-12-2）。经口插管困难时，可直接用 22G 穿刺针透视下经皮穿刺胃腔，注入气体或液体。笔者对 1 例食管上段严重梗阻的患者试将 5F Cobra 通过狭窄段未能成功，在梗阻的上端注入造影剂，可见造影剂注入胃腔内，即注气体入胃腔内（图 4-12-3）。

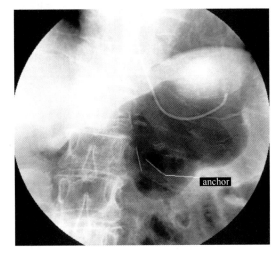

图 4-12-2　扩张胃体
经口插入 5F 导管，注入造影剂明确在胃内后，注入大量的气体，扩张胃体。anchor. 锚

穿刺点一般选择在左上腹部、肋弓下腹直肌鞘外侧，以正对膨胀的胃中点前方为宜。常规消毒和局麻后，

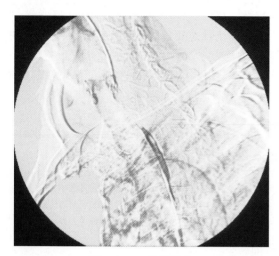

**图 4-12-3　扩张胃体**
食管严重狭窄患者，5F Cobra 导管未能成功通过狭窄段，在梗阻的上端注入造影剂，可见造影剂注入胃腔内，即注气体入胃腔内

透视下用穿刺针垂直刺向扩张的胃腔。（主编评论：应该先行腹部 X 线透视观察胃内是否充气足够和是否存在间位结肠。）穿刺的动作应迅速。入胃腔后，可感到有气体逸出，随后注入少许对比剂核实。将固定器从针芯送入胃腔，拔去穿刺针。轻轻提拉固定器的丝线并打结，使小棒靠紧胃前壁并使之与腹壁相贴（图 4-12-4）。同法用另一固定器在相距约 2cm 处，将胃壁与腹壁固定（图 4-12-5）。亦有采用单点和 4 点（在拟定穿刺点中心附近 3cm×3cm 范围内作一"十"字的 4 个端点）固定。

在两固定点之间，局部麻醉后切一约 1cm 小口，并钝性分离皮肤及皮下组织。然后穿入腹壁和胃前壁，注入少量造影剂，透视下证实位于胃腔内，插入导丝，拔去穿刺针。沿导丝置入扩张器，扩张穿刺道。拔去扩张器，再沿导丝插入可撕脱导引鞘。通过导引鞘置入胃造瘘管（图 4-12-6），透视下调整其位置，根据需要可将其头端置入十二指肠内。

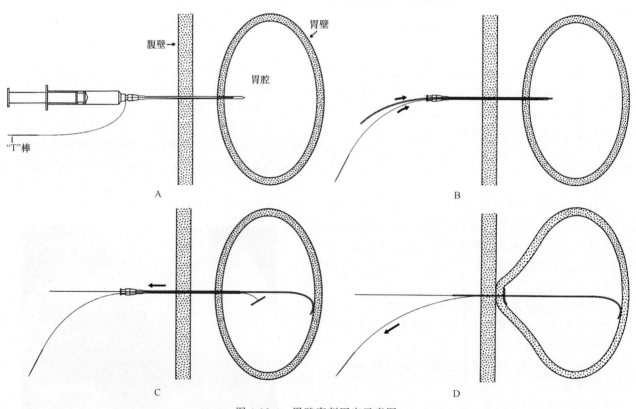

**图 4-12-4　胃壁穿刺固定示意图**
穿刺针穿刺胃腔成功后引入"T"棒固定器于穿刺针内（A）；导丝送入穿刺针内以推送固定器（B）；导丝将固定器推入胃腔内（C）；轻提固定器，采用"T"棒将胃壁固定在腹壁上（D）

行 PGJ 的患者，将 PG 饲管旋转使其猪尾端的侧口对向胃幽门，经 PG 饲管尾端引入 5F seeking 导管经侧口送入胃幽门部（图 4-12-7），配合导丝将 seeking 导管送入十二指肠和空肠上段（图 4-12-8）。拔出 seeking 导管，经导丝引入 7F PGJ 饲管入空肠内（图 4-12-9）。

外用固定盘将 PG 饲管固定于皮肤上。行 PGJ 患者，将 PGJ 饲管尾端旋紧在 PG 饲管尾端固定。

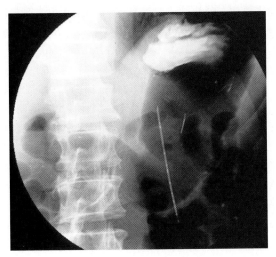

图 4-12-5　固定胃壁

用两个固定器固定胃壁在腹壁上

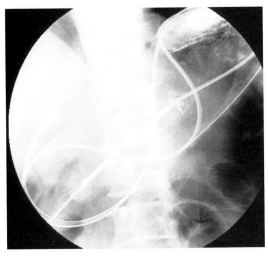

图 4-12-6　饲管留置在胃内

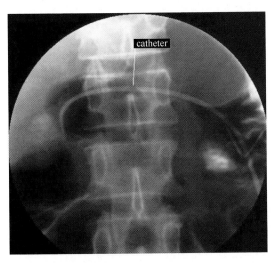

catheter

图 4-12-7　PGJ 术 1

引入 5F seeking 导管经侧口送入胃幽门部。catheter. 导管

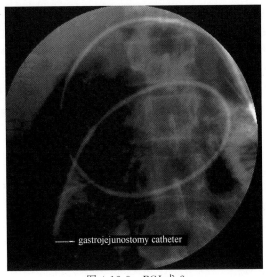

gastrojejunostomy catheter

图 4-12-8　PGJ 术 2

配合导丝将 seeking 导管送入十二指肠和空肠上段

gastrojejunostomy catheter. 胃空肠造瘘术异管

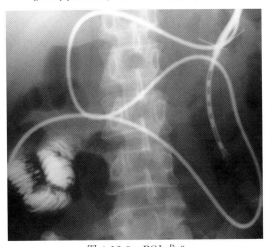

图 4-12-9　PGJ 术 3

引入 7F PGJ 饲管入空肠内

## 术后处理

术后应严密观察腹部症状和体征,注射广谱抗生素 3 天以预防感染。第 2 天即可经造瘘管注入胃肠营养液或流质食物。每次注入后用生理盐水冲管,以防导管堵塞。注意护理及固定导管,如果导管脱落应及时在创道封闭之前更换造瘘管。1~2 周后造瘘口多可粘连形成瘘道,此后更换导管往往不困难。

## 并发症

本术并发症发生率约为 3%,主要有腹膜炎、胃肠道出血、胃肠饲管脱出和瘘口感染等,行 PG 术的患者,术后通过饲管进食有可能因食物反流导致吸入性肺炎或窒息。

### 腹膜炎

发生率为 0.4%~1%。多数发生在术后更换的饲管未确认头端位置,即注入液体营养素而漏入腹腔内所致,少数可发生在 PG 中或术后饲管移位。有腹膜炎时,应在透视下经饲管注入稀释的碘水造影剂证实是否有腹腔漏。一旦发现应采用导丝引导重新将饲管置入到位及固定,或更换饲管。用抗生素治疗多可痊愈,严重者需要手术治疗。注意:饲管的固定和护理是减少其发生的重要措施。

### 胃肠道出血

发生率为 0.4%~1%。术中出血与穿刺不当有关;术后出血可能为胃饲管损伤血管,或与某些基础疾病采用激素治疗有关。

### 造瘘口外漏

发生率约为 1%。多数由于大量腹水引起腹水经造瘘口外漏,亦有胃内容物外漏。治疗可更换较粗的饲管,或者拔除导管,局部加压覆盖。

### 瘘口周围感染

发生率约为 2%,局部理疗及抗生素治疗可以痊愈。

### 饲管移位、梗阻及扭曲

发生率约 5%~10%,多发生在术后 1 个月之内。应在透视下通过导丝重新调整饲管或更换饲管。每次注入营养液后用生理盐水冲管可减少梗阻。

### 吸入性肺部感染或窒息

一般发生在会厌功能紊乱行 PG 术者,术后经饲管注入较多的营养液,卧位或者夜间睡眠时发生了吸入性肺炎或窒息。因此,对有误吸造成吸入性肺炎可能的患者,应尽量将饲管置入空肠,行 PGJ。

（陈 勇）

## 第十三节 经皮血管内异物取出术

**经皮血管内异物取出术是在 X 线透视下,经皮穿刺插管用特殊器械取出血管内异物的技术。** 随着血管性介入技术、血流动力学监测、经血管透析和深静脉置管等在临床广泛开展,所用的导管、导丝和一些特殊器械可遗留在血管内,造成了医源性血管内异物。采用外科手术方法取出血管内异物,往往创伤大、操作复杂和难度大,是不得已而为之的方法。介入法取出异物是处理医源性血管内异物首选的方法。本技术亦可应用在介入操作过程中,需要将导管或导丝从另一部位套出,以建立后续操作的入路。如治疗肝静脉阻塞的患者时,采用经皮肝途径穿刺到位,导丝需要从右颈静脉或股静脉引出,然后通过右颈静脉或股静脉入路引入较粗大的球囊或支架治疗,即可采用本法。

### 器材

主要为专用的取异物导管,其由外套管和捕捉器组成。外套管与普通造影导管类似。捕捉器由金属制成,端部有不同的形态,常用网篮状和"鹅颈"状,可通过外套管入血管后张开,当其端部捕捉到异物后,将外套管前推,即可锁紧异物,一起拉出体外。如没有专用的取异物导管,亦可临时制作祥状套圈。方法为:采用长度 75~100cm 的造影导管或导引管和长度 300cm、直径 0.02 in 的导丝,将导丝两端合并经导管头端送入导管内至尾端拉出,即做成简易捕捉器。套圈的大小可通过导丝的进退调节。这是应急措施,不宜常规使用。有时亦可采用活检钳夹取。尚需配合使用较大型号的血管鞘、常规导管和导丝等。

### 应用范围

胸、腹主动脉,上、下腔静脉和心脏内异物应及时取出,以免造成异位栓塞和血栓形成等并发症。较小的异物存留在血管分支者,只要对人体不产生明显影响,如停留在胃十二指肠动脉,髂内动脉,肝、脾和肾的段动脉内(图 4-13-1),或在侧支循环丰富的动脉内,如尺、桡动脉等,可密切观察,暂不处理。并且此类异物经本术处理往往十分困难,必要时可手术取出。

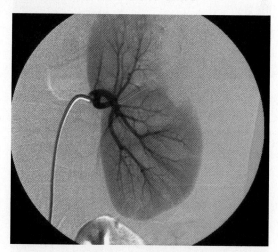

图 4-13-1 肾动脉内断管
导管头端一小段断裂并留在肾动脉分支内,远端动脉不显影。未行异物取出术

### 技术和方法

根据异物存留的部位、大小和形态确定入路。原则为:选择较粗大的血管,穿刺点距异物较短和路径较直。多选择股动脉、股静脉和颈内静脉等。

行穿刺成功后,置入大口径的血管鞘,送入取异物导管。

选取异物游离端或者取异物导管易达到的一端确定为套取的靶端。套异物前应在透视下最大程度显示异物,确定其两端的位置和长度。其游离端在透视下有时可见游离性搏动。如两端固定,应设法游离其一端。

在透视下用取异物导管接近异物。经导管推出捕捉器头端,旋转推拉其尾端使异物套入其中。二者重叠时试行缓慢推进外套管。如观察到异物的形态随之改变,即可将其锁住并后撤。如抓空则旋转至斜位或侧位,透视下观察异物与捕捉器的空间关系,再行捕捉。

确认异物位于捕捉器之内,应推进外套管进一步抓紧异物。不可采用固定外套管再后撤捕捉器的方法,因异物容易从中逸出导致失败。在透视下将外套管和捕捉器一起缓慢后撤,直到异物进入血管鞘内,然后随鞘一起退出。如异物较长和硬,难以在血管内折曲,应锁紧其头端使其不易打弯便于直行拉出。异物直径过大不能退入鞘内者,应将其固定,由外科行局部血管切开后取出(图4-13-2)。

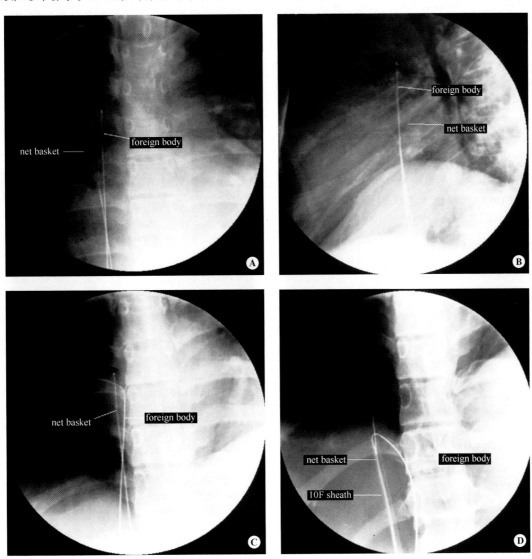

图 4-13-2　正位显示异物(短导丝)在网篮内(A);侧位证实异物在网篮内(B);试下拉网篮可见异物头段反折(C);网篮将异物一起拉入 10F 血管鞘内(D)

foreign body. 异物;net basket. 网篮;sheath. 管

(陈　勇)

# 第十四节　经皮腹腔神经丛阻滞术

经皮腹腔神经丛阻滞术(percutaneous neurolytic celiac plexus block,PNCPB)是在影像引导下经皮直接穿刺到腹腔神经丛注入消融剂毁损神经丛,以解除或缓解上腹部顽固性疼痛的方法。尤其适用于腹部恶性肿瘤患者的晚期癌痛。以往进行腹腔神经丛阻滞术常采用盲穿的方法，并发症如截瘫、软瘫等发生率高；而采用手术剖腹后直视下穿刺的方法，创伤大。随着影像设备和穿刺技术等方法学的进步，PNCPB 已在临床推广，而且并发症减少，止痛效率进一步提高。目前本术亦可行下腹下丛及盆腔丛的阻滞治疗盆腔及下腹部晚期癌痛。阻滞部位亦不限于神经丛，包括内脏大神经、三叉神经及疼痛的其他传入路径。毁损神经的手段亦不限于注入消融剂，亦可采用射频等物理消融方法。本节主要介绍腹腔神经丛阻滞术。

## 解剖和原理

腹腔神经丛亦称太阳神经丛，由腹腔神经节、终止于该节的内脏大神经及神经节发出的纤维和迷走神经后干的腹腔支共同组成。位于腹主动脉上段和第 12 胸椎、第 1 腰椎椎体的前方及两侧，围绕腹腔动脉和肠系膜上动脉根部。前方有胰腺及位于胰腺后方的下腔静脉、门静脉、肠系膜上静脉，外侧有肾上腺，后方有膈脚。一般认为，腹腔内脏痛觉纤维经腹腔神经丛随内脏大神经传入脊髓。经皮穿刺注入组织消融剂，如无水乙醇，使腹腔神经丛神经退变，失去传导痛觉功能，以解除或缓解内脏痛。但疼痛缓解率难以达到 100%，且术后有一部分复发。其原因主要为疼痛机制及内脏感觉传入纤维及途径的复杂性[108]。

## 应用范围

晚期中上腹部癌痛的患者，在采用镇痛药物治疗无效和效果欠佳，或者需要较大量的麻醉性镇痛药时，可行 PNCPB[109, 110]。

## 技术和方法

### 术前准备

术前常规建立静脉通道，并滴注林格液 1000ml 扩容。肌内注射地西泮 10mg。行术中心电监护以观察血压、心率的变化。

### 影像引导的选择[51]

#### X 线透视

X 线透视最为常用，以其影像清晰、直观、整体感强及能动态观察为优点。但为二维图像，多需采用正、侧位和多角度透视。

#### 超声

超声可较清晰显示腹主动脉、腹腔动脉和肠系膜上动脉等结构，引导穿刺较经济、简捷，可在床边进行。不需要对比剂帮助，对比剂过敏患者较为适用。可动态观察无水乙醇等在体内弥散的情况。但整体观差，探头的

位置及操作经验亦有一定的影响。采用超声内镜引导经胃行腹腔丛阻滞，图像更清楚，避免了胃内气体的干扰。但操作较复杂，需经内镜行经胃穿刺腹腔神经丛。

#### CT

CT 以其影像清晰、定位准确见长。可以清楚显示腹腔丛周围的重要结构及其位置改变，还可显示肿瘤范围。指导准确穿刺，减少损伤其他器官。可准确观察对比剂在体内的弥散情况。在 CT 引导下，不仅可以完成腹腔丛的阻滞，亦可完成内脏大神经、神经根等阻滞。

以往多采用透视或 X 线照片来定位，现趋向于综合运用多种影像引导。笔者多采透视或 CT 引导。

### 入路选择[111]

#### 前入路

多选择超声或 CT 引导。皮肤穿刺点选在剑突下 1～2cm 稍偏左处，垂直进针，经胃、胰腺到达腹主动脉和膈脚的正前方（图 4-14-1）。

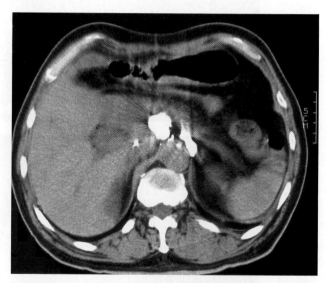

**图 4-14-1　前入路穿刺**
肝癌腹膜后淋巴结转移患者，疼痛明显。CT 下经皮穿刺前入路注入碘油化疗乳剂和碘油无水乙醇乳剂后，可见在瘤内和腹主动脉旁存积

#### 经椎间盘入路

可在透视或 CT 引导下完成。皮肤穿刺点多选择胸 12、腰 1 椎间盘水平，距中线 2.5～5cm。在透视下向椎间盘穿刺，进入椎间盘后，继续进针至针尖突破前纵韧带产生落空感。此时针尖恰位于腹主动脉侧方或稍前侧方，必要时亦可穿过腹主动脉，到达其前方。多采用同侧入路的方法，即皮肤穿刺点如位于右侧，进针后针尖亦位于腹主动脉右侧。如腹主动脉推压移位或一侧骨质增生，则可采用经一侧行双侧 PNCPB。如皮肤进针点为右侧，可同时进两针于腹主动脉左侧和右侧。此入路的优点有：

经过椎间盘,可防止阻滞药物反流入椎间孔或腰大肌产生并发症。

避免了损伤其他器官,如肝、肾、肠和胰等。

如腹主动脉移位,经椎间盘较易到达其侧方。

缺点有:

胸、腰椎退行性变严重者,穿刺较困难。

较易穿刺到腹主动脉,可能引起腹膜后血肿等并发症。

有可能引起椎间盘变性、炎症。

### 经腹主动脉途径

多在透视或 CT 引导下完成。皮肤穿刺点和进针方向与经椎间盘入路基本相同。穿入腹主动脉时有落空感,且可顺利抽到动脉血。用生理盐水冲洗穿刺针,同时继续向前进针,突破主动脉前壁时有突破感。回抽无气、血时,注入对比剂,观察其弥散情况,如沿腹主动脉周围分布,则可行 PNCPB。本入路的优点有[112]:

针尖置于腹主动脉前方,药物弥散时可阻滞其两侧神经丛,采用单侧(多选左侧)即可完成。

阻滞剂难以弥散到椎间孔部位,减少脊髓损伤等并发症。

其缺点为:

在腹主动脉硬化、高血压和凝血功能障碍的患者,可能出现腹膜后血肿,肢端动脉闭塞等并发症。

### 侧后方入路

侧后方入路是较常用的入路。笔者多采用本入路。本节即以本入路为例介绍 PNCPB 的基本方法:

穿刺点一般选在后背部第 12 肋下缘,腰 1 棘突水平面,距中线 5~7cm 处。有移行椎时应摄胸、腰椎平片,确定腰 1 椎体。

患者卧位,穿刺点常规消毒和铺巾。多先行左侧穿刺,再行右侧穿刺。局麻后,用 21~22G Chiha 针或乙醇针向前内上方穿刺,经第 1 腰椎横突刺向椎体前方,针与水平面的夹角约为 45°。如针尖碰到椎体,则逐渐增加针与水平面的角度,使针恰好滑过椎体侧缘到达椎体前方0.5~1.0cm。针尖的理想位置为:后前位透视或照片显示针尖位于椎体侧缘偏内,左侧进针为 0.5~1.0cm,右侧为 1.0~1.5cm。侧位显示针尖位于腰 1 椎体上 1/3,并在椎体前缘的腹侧,左侧进针为 0.5cm,右侧为 1.0cm。

针尖到位后固定,回抽无血、无气及无液时,可经穿刺针注入对比剂 5ml 观察其分布。确认其没有进入血管、椎管或腹腔内后,可试验性注入 1%~2% 的利多卡因溶液 5ml。观察 10 分钟,患者自述腹痛缓解,无双下肢麻木并运动障碍,可视为有效反应,即可经穿刺针注入 50%~75% 的乙醇(配制方法为,无水乙醇:0.75%丁哌卡因或 3% 盐酸普鲁卡因:对比剂=3.5:2.5:1)25~50ml,或 99.5% 乙醇溶液 10~25ml。注射乙醇前,

常规经静脉缓慢滴注多巴胺,以防止血压下降。注射完毕后注入生理盐水或局部麻醉药 2~5ml,以防拔针时针管内乙醇流出,刺激腰脊神经产生疼痛。

术后应卧床休息 12 小时。严密观察生命体征,注意观察双下肢运动、感觉和大小便情况。

## 并发症及其处理

### 直立性低血压

直立性低血压发生率约为 10%,与腹腔神经丛阻滞导致血管扩张有关。术中及术后及时和适量补液多可恢复。

### 消化道症状

消化道症状主要有腹痛、腹泻、恶心、呕吐及呃逆等,需要对症处理,大多在术后 1~2 天消失。

### 肩胛背部放射性疼痛

肩胛背部放射性疼痛与乙醇刺激膈肌有关,多在 1~3 天后消失。

(陈 勇)

## 第十五节 经皮肿瘤消融术

消融(ablation)疗法是指利用物理或化学的方法原位灭活肿瘤,使肿瘤组织坏死达到非手术"切除"肿瘤的效果。物理消融是利用射频、微波、高强度聚焦超声及氩氦刀等手段使肿瘤组织蛋白凝固坏死而达到破坏癌组织的目的。化学消融(chemo-ablation)是将化学药物如无水乙醇、醋酸、盐酸、稀盐酸等蛋白凝固剂经皮直接注射到肿瘤内,破坏癌组织。与前文第九节提到的经皮穿刺瘤内注药术同属于肿瘤内注射疗法。近年来,随着医学影像技术的发展,物理消融发展迅速,其中临床上推广应用的主要是经皮射频治疗(radiofrequency ablation,RF)和经皮微波固化治疗(percutaneous microwave coagulation therapy,TMCT)。本节主要介绍 RF 和 PMCT。二者早期用于治疗肝癌,取得了较好的疗效。对较小的病灶可达到根治的目的。作为姑息性治疗可以通过减少瘤负荷起到止痛、降低激素的异常分泌等作用。也可作为其他治疗方法的辅助和补充手段,如对直径较大的肿瘤(>3cm)在 TACE 术后残留的有活性的部分可补充行本法治疗。

## 基本原理

RF 是利用高频电流(>10kHz)使活体组织离子随电

流的方向产生共振,从而使电极周围有电流作用的离子相互摩擦产生热量。单极 RFA 一次治疗肿瘤的范围较小,多极 RFA 电子针展开后,呈"圣诞树形"、"伞形"及"椭圆形"等,每个位点一次治疗中组织凝固坏死最大直径可达 4～4.5cm,较大肿瘤组织在一次治疗中可行多位点叠加治疗。

微波产生的热效应和肿瘤热敏感的特点是灭活肿瘤的基础。肿瘤组织含水量丰富、血管结构发育不良、热交换能力差、pH 低、组织缺氧等,使得肿瘤组织耐热性差。在局部温度达到 45～50℃,组织脱水,细胞蛋白变性,细胞膜崩解;达到 70℃时,组织产生凝固性坏死;90～100℃时,肿瘤组织可迅速凝固、坏死,达到原位灭活的效果。微波是一种频率为 300MHz～30GHz 的电磁波,波长极短,能量高度集中,微波天线周围的水分子和其他带电离子在高频电场的作用下发生震动产生摩擦热,并向周围传导。体外试验证实单次用 60W、300 秒可达到肝组织 3.7cm×2.6cm×2.6cm 的凝固性

坏死灶。在此基础上,应用不同的时间与功率组合,可形成更大的类球形坏死区,理论上直径 5～6cm 的肿瘤能实现一次原位灭活。(主编评论:以上给出的数据是体外试验得来的。对活体肿瘤进行同样的治疗则可能打折扣,特别在血供丰富的肿瘤。大量血流起到散热器的作用,所以坏死区常常达不到理论上的范围。)

RF 和 PMCT 的疗效与肿瘤大小、部位、形态、血供是否丰富、穿刺是否准确到位及患者全身状况有关。就局部而言,肿瘤大小对疗效的影响最大。如果肿瘤大小在消融设备的杀伤范围之内,且穿刺准确、剂量和时间得当,完全杀灭肿瘤的概率较高。一旦肿瘤大小超过其杀伤范围,必定会有残余癌灶,一般成"蛋壳"状。欲采用同样方法将"蛋壳"状残余癌组织完全消融,在临床上即使是采用叠加治疗也不能达到目的,笔者将其称为**"蛋壳"状残余现象**(图 4-15-1)。对于肝癌 TACE 与 PMCT 或 RF 结合有机配合,可大大提高肿瘤完全坏死率,减轻不良反应。

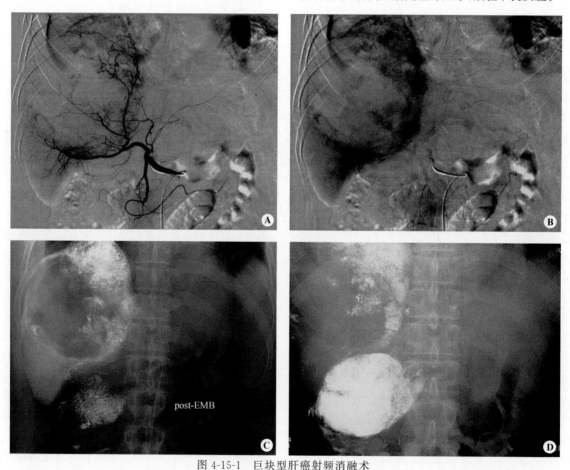

图 4-15-1　巨块型肝癌射频消融术
肝动脉造影显示肿瘤"蛋壳"状残余现象,以内上方残余较多(A、B);TACE 后显示残余病灶内碘油化疗乳剂沉积较好(C);其右肾上腺转移灶经 TACE 治疗乳剂沉积密实(D)

## 适应证

位于肝脏、肺和部分骨、软组织等的实体瘤,特别是恶性肿瘤。

单个病灶直径小于 6cm,最好小于 3cm。直径大于 6cm 者,需要叠加技术。

病灶不宜多于 5 个,每个直径不超过 3cm。

无远处转移或转移病灶得到控制。

无外科手术指征或需要延迟手术或拒绝手术。

TACE 和手术治疗后的残余或复发病灶。

## 禁忌证和相对禁忌证

发生在空腔脏器的肿瘤。

肿瘤巨大,直径超过 10cm 为相对禁忌证。

富血性肿瘤为相对禁忌证。

无适当的穿刺入路。

恶病质或合并其他严重疾病。

难以控制的腹水。

严重肝肾功能不全。

严重的出血倾向,血小板计数在 $4×10^9/L$ 以下,PT 超过正常值的 35%。

## 方法

### 术前准备

术前行 CT 检查,详细了解病灶的位置、大小、数目和设计合理的穿刺入路。查凝血功能和肝肾功能。术前常规禁食 8 小时,建立静脉通道。一般采用局麻,对于不能配合的患者需要准备静脉麻醉。术前 30 分钟给予吗啡 10mg 肌内注射。病变性质不明时应先行活检明确。

### 技术要点

根据穿刺的入路和安全的需要,可以取仰卧、附卧或侧卧位,在 CT 扫描引导或超声引导下,确定进针点、方向和深度。穿刺路径应避开大血管和重要结构。局部麻醉后,在进针点做 0.5cm 的切口。(主编评论:也可以不做切口,一般均可直接穿刺成功。)

用 15～17G 射频消融电极或 14G 的微波针刺入病灶内。CT 或正、侧位点片观察针尖的位置是否正确,必要时做适当调整。根据病灶的大小,将射频子针打开至合适的直径(微波消融则经穿刺针送入微波天线,后退穿刺针)。设定消融时间和强度,进行消融。射频输出功率调节至 30W,约 30 秒后,每 5 分钟增加 10W,最高达 95W。持续治疗后阻抗增高,功率可自动降低,说明组织发生凝固坏死。拔针前后撤对针道行消融以防出血或经针道转移。肿瘤直径<3cm 者可行单点消融,直径 3～5cm 者行 2～3 点消融,直径>5cm 者行 4～8 点消融。PMCT 一般使用功率 40～80W,一次治疗时间为 60～300 秒。如患者术中感疼痛明显,可以静脉注射适量镇痛剂。

为了尽可能多地灭活肿瘤组织,消融范围应扩大到肿瘤以外 1cm 以上,对于直径>3cm 的肿瘤,需行多点和多次叠加治疗,也可通过延长消融时间使消融范围扩大(图 4-15-2)。

术后 2 周内行增强 CT 检查,如发现新的肿瘤残余病灶,可再次追加消融治疗。

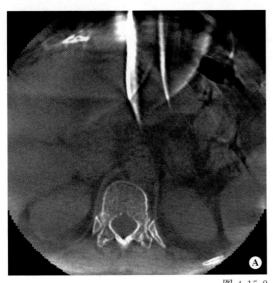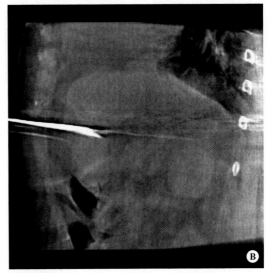

图 4-15-2 微波消融

肝左叶胆管细胞癌,大小为 5cm×6cm。为扩大消融范围,采用双针微波治疗。根据 CT 资料在透视下穿刺,然后用 DynaCT 证实穿刺位置准确,开始治疗。横断位显示双针(A);矢状位(B)

## 疗效评价

PMCT 治疗肝癌,当直径<3cm 时,疗效确切,对直径>3cm 的肿瘤,需多次治疗。缺点是凝固范围小,即使增加能量也只能增加针尖部的碳化附着,并不增加凝固范围。有研究表明,当两天线距离为 2.2cm 时,用 40W 功率和 30 分钟,可以产生 6.0cm×6.0cm 的固化灶。文献报道[113],对 177 例 HCC 患者共 265 个肿瘤灶

进行 PMCT，病灶直径为（4.12±1.89）cm（1.5～
8.7cm），随访 5～74 个月，结果全组 1～5 年累计生存
率分别为 90.1％、76.9％、68.3％、64.2％ 和 57.8％，
高分化及中分化者的生存曲线均明显好于低分化者
（P＜0.05），中分化与高分化者之间无统计学差异。

RF 对于直径＜5cm 的肿瘤，多进行单点治疗，必要时采
用多点治疗方可取得较好的疗效。RFA 治疗小肝癌 1 年累
计生存率为 85.5％，2 年累计生存率为 75.6％；1 年累计无瘤
生存率为 31.3％，2 年累计无瘤生存率为 10.4％[114]。

## 并发症及其处理[115]

### 疼痛和恶心

疼痛和恶心多在手术后 2～3 小时出现，可以按照 3 级
镇痛原则给予非阿片类药如美洛昔康（莫比可）、弱阿片类
（奇曼丁、可待因）、强阿片类（吗啡或哌替啶）药物对症处
理。止吐药物可选用甲氧氯普胺、昂丹司琼等，大多数患
者 1 周内缓解。

### 发热

几乎所有患者术后均有不同程度的发热，为肿瘤坏死
后的吸收热，多为中度发热，体温 38℃ 左右，不伴明显畏寒，
但个别患者体温可高达 40℃，对症处理后 3～7 天恢复正常。

### 气胸

当治疗的肺癌或肝癌位于近膈顶时，穿刺可以导致
气胸。如少量气胸（＜30％），可以观察不予处理。如肺
压缩超过 70％，并且出现呼吸困难，需穿刺抽气或闭式
引流，合并血胸则需行闭式引流或外科手术。

### 肝内胆管损伤

病灶附近的胆管受热，可以出现胆管壁损伤，出现
胆管胆道扩张，多为轻度扩张，无须特殊处理。如形成
范围较大，则需 PTCD（图 4-15-3）。如形成胆汁瘤，则需
行经皮穿刺引流。

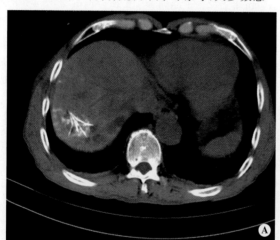

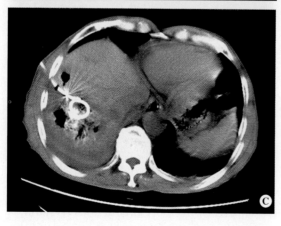

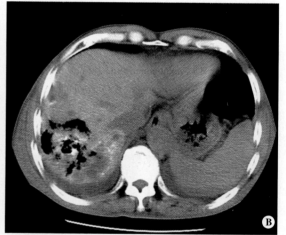

**图 4-15-3　消融术后肝脓肿**
十二指肠癌切除并胆肠吻合术后 1 年发现肝内单个转移性病
灶。增强 CT 显示周边轻度强化，行 TACE 术。1 周后患者
恢复良好，即行射频消融术。在 CT 引导下将多极针（5 极）
送入病变内，设计消融范围超过病灶约 1cm（A）。术后患者
寒战、发热，最高达 40℃。3 天后 CT 显示原病灶积气明显
（B）。行穿刺置管引流术（C）。引流液每日 20～70ml，培养
出大肠埃希菌和粪肠球菌。经积极的抗生素和经引流管冲
洗，2 周后患者体温逐渐恢复正常。拔管后出院

### 肝包膜下出血或肝破裂出血

有经针道持续出血至包膜外或肝包膜下，可出现腹
腔积血和包膜下积血，出血量少时给予压迫和止血药物
治疗即可，出血量大或肝内动脉损伤出血时则需要行经
动脉栓塞治疗。

### 其他

有时出现肿瘤坏死继发感染、肝脓肿、肝动脉-门静
脉瘘、肝功能衰竭、结肠穿孔、肺部感染、皮肤灼伤等，均

属少见并发症。

（陈　勇）

# 第十六节　影像引导下硬化疗法的基本原则

硬化疗法（sclerotherapy）是指通过注射化学药物刺激，使人体局部形成纤维结缔组织，病变硬化萎缩，从而达到祛除病变或治疗疾病目的的治疗方法[116~118]。在影像学设备引导下可精确地穿刺病变和监控硬化剂的注射过程，有别于一般的肉眼直视下硬化治疗。可引起组织硬化的化学药物称之为**硬化剂**（sclerosant, sclerosing agent）。将硬化剂经导管注入血管，同时达到病灶硬化和血管栓塞作用者，可称为**硬化栓塞术**（sclero-embolization）[119~122]，如使用平阳霉素碘油乳剂经肝动脉治疗肝海绵状血管瘤，使用无水乙醇经动脉治疗动静脉畸形或动静脉分流，使用鱼肝油酸钠经静脉治疗精索静脉曲张。硬化疗法与栓塞疗法的主要差别在于硬化疗法是通过破坏血管内皮导致纤维化而引起管腔闭塞，而栓塞疗法是使用栓塞材料直接阻塞管腔。

与射频消融术和激光消融术等物理因素相对应，有人将硬化疗法称为化学消融术（chemical ablation），即通过注射化学药物达到祛除病变或治疗疾病的目的[123~125]。也有人将经血管内实施的硬化疗法称为腔内化学消融术（endovascular/endovenous chemical ablation）[126~129]。硬化疗法与肿瘤化学消融术存在着本质的不同，肿瘤化学消融术的主要病理变化为使用化学药物致组织凝固性坏死，而硬化疗法则主要是致组织纤维化。

## 适应证

硬化疗法的应用范围广泛，根据笔者的经验和文献资料，可用于以下疾病：

各种良性单纯性囊肿，如单纯性肝囊肿、肾囊肿、卵巢囊肿、甲状腺囊肿等[130,131]。

寄生虫性囊肿，如肝包虫囊肿[131]。

各种血管性疾病，如各种静脉曲张（包括食管静脉曲张、下肢静脉曲张、精索或卵巢静脉曲张、痔等）、各种静脉畸形（包括头面部和肢体表浅静脉畸形、肝海绵状血管瘤、椎体血管瘤、动脉瘤样骨囊肿）、淋巴管畸形、动静脉畸形、动静脉分流等[116~118,132~134]。

恶性胸腔积液和恶性心包积液[135,136]。

复发性自发性气胸[137]。

肺大疱[137]。

非交通性鞘膜积液[138]。

乳糜胸或乳糜尿。

## 禁忌证

硬化疗法的禁忌证多与所使用的硬化剂和所治疗的疾病有关，包括[116,117,130,131,133,134]：

已知对硬化剂过敏，或明显的过敏体质。

严重的全身疾病。

不能纠正的严重凝血功能障碍。

硬化治疗区局部感染或严重的全身感染。

囊肿与周围重要结构相交通，如肝囊肿与胆管系统相交通、肾囊肿与集合系统相交通。

血管性疾病存在危险吻合支，或与重要血管相交通。

缺乏安全的手术入路。

### 硬化剂的分类

硬化剂是指可引起不可逆的内皮细胞损伤、最终导致组织纤维化，使管腔塌陷和萎缩的化学制剂[24]。

目前使用的硬化剂可分为三种类型：清洁剂类硬化剂、渗透性硬化剂和化学性硬化剂[139]。

清洁剂类硬化剂均为表面活性剂，具有固定的亲水和亲油基团，在溶液的表面能定向排列，并能使液体表面张力显著下降。常见的化学结构为脂肪酸盐、脂肪酸酯或脂肪醇醚，通过改变界面的能量分布在数秒钟内使细胞表面蛋白质析出，破坏细胞膜脂质双分子层，导致细胞膜破裂，这种作用可持续数分钟至数小时。清洁剂类硬化剂均具有良好的起泡性能。目前可供使用的清洁剂类硬化剂包括鱼肝油酸钠、乙醇胺油酸酯、十四烷基硫酸钠和聚多卡醇（乙氧硬化醇、聚桂醇）[139]。

渗透性硬化剂通过渗透性脱水作用使注射部位的红细胞和邻近的内皮细胞破裂。临床上使用的渗透型硬化剂包括高渗盐水（23.4%的氯化钠溶液）、高渗葡萄糖（50%）或高渗葡萄糖和高渗盐水的混合物。20%的甘露醇亦被作为硬化剂使用[139]。

化学性硬化剂通过其直接腐蚀作用或直接化学刺激性损伤使细胞间黏合质裂解、破坏细胞表面蛋白质和改变细胞表面的化学键而发挥硬化效应。常见的化学刺激性硬化剂包括95%乙醇、冰醋酸、铬酸甘油酯、多碘化碘、20%水杨酸钠、50%奎宁乌拉坦、碘伏、苯酚、消痔灵[139]。红霉素、四环素、磷霉素、多西环素等抗生素曾被作为硬化剂使用，其作用机制应属直接化学刺激性损伤。沸生理盐水、沸对比剂也曾作为硬化剂使用[130,131]。

细胞毒性抗癌药物也被作为硬化剂使用[140]，文献中报道包括氟尿嘧啶、丝裂霉素、博来霉素或平阳霉素、顺铂或卡铂、多柔比星或表柔比星、去甲长春碱、长春新碱、环磷酰胺等药物,其中以博来霉素和平阳霉素最为常用[140-149]。除了其本身的细胞毒性作用以外,对局部的直接化学刺激性损伤应为细胞毒性药物致组织硬化的主要原因。

某些生物反应调节剂也被作为硬化剂使用,文献中报道最多的是冻干溶血性链球菌(OK-432,沙培林)。其硬化效应可能涉及炎症反应造成的内皮细胞损伤或细胞和细胞因子调控的作用机制[150,151]。

滑石粉被广泛应用于恶性胸腔积液行胸膜硬化粘连术[137]。其作用机制在于诱发胸膜炎症反应并使局部纤维素沉积,激活局部凝血反应,促进脏层胸膜与壁层胸膜粘连。

## 常用硬化剂的特点

无水乙醇是广泛应用的硬化剂,似乎可视为"万能硬化剂",具有较佳的治疗效果和较低的复发率。令人遗憾的是,乙醇硬化疗法具有极高的并发症和后遗症发生率。无水乙醇硬化疗法的并发症包括过敏反应、中毒反应(中枢神经系统抑制、低血糖、高血压、溶血、肺栓塞、肺血管痉挛、心肺衰竭等)、组织坏死及感觉神经或运动神经功能障碍等[37]。无水乙醇注射时可引起剧烈疼痛,建议在全身麻醉或镇静的条件下注射,以减轻患者的痛苦。成年人无水乙醇的用量超过 1.2ml/kg 即可能导致脑中毒反应,一般禁用于儿童[152]。因其潜在的高风险使无水乙醇临床应用的安全性问题一直存在争议。

鱼肝油酸钠由从鳕鱼肝油中提取的饱和和不饱和脂肪酸的混合物组成,从 1920 年代引入后一直沿用至今。1934 年以鳕鱼肝油为原料制备的 5% 的鱼肝油酸钠注射液作为硬化剂被美国的药典收载。1954 年用鳐鱼肝油制备的国产鱼肝油酸钠试制成功并开始临床试用,1963 年版《中华人民共和国药典》收载了鱼肝油酸钠。但在 1940 年代报道可出现严重过敏反应甚至死亡的病例后,在国外很少被使用。对鱼肝油酸钠最普遍的异议是该溶液没有一个标准这个事实,不同的原料和生产工艺使其性质和同一性变化很大。早期鱼肝油酸钠应用中可引起过敏性休克,含氮脂肪酸的去除解决了这一问题。进一步的研究发现含有少量饱和脂肪酸钠盐的鱼肝油酸钠是理想的硬化剂[153]。李建英[154]使用鱼肝油酸钠治疗单纯性大隐静脉曲张 2733 例,仅有 2 例在首次试剂量(1ml)时出现过敏反应,经对症处理后好转;梁荷英等[155]在超声引导下经皮穿刺瘤内注射鱼肝油酸钠治疗肝血管瘤 3750 例,未见鱼肝油酸不良反应的报道。鱼肝油酸钠价格低廉、疗效确切,重新认识其安全性对于硬化疗法的发展应该是有价值的。

聚多卡醇是由溶解入蒸馏水的羟基聚乙氧基十二烷组成,加入 5% 体积比的 96% 乙醇以确保聚多卡醇微团(清澈液体)的乳化并减少制作过程中的泡沫形成。聚多卡醇是欧洲最为常用的硬化剂。国内曾称之为乙氧硬化醇。国产的相似产品——聚桂醇®(氧乙烯月桂醇醚)注射液已于 2008 年获准上市。美国食品药品管理局 2010 年 3 月 30 日批准德国 Chemische Fabrik Kreussler & Co. 生产的聚多卡醇注射剂 Asclera® 用于治疗静脉曲张[156]。聚多卡醇的优点在于血管内注射时无痛,过敏反应很少见,不产生溶血现象,因而发生色素沉着的可能性很小。主要缺点是可产生血管外坏死和溃疡。但是,使用 0.1%～0.5% 的低浓度药物治疗毛细管扩张和微静脉扩张时并不发生血管外坏死[157]。

博来霉素是 1966 年开发出的一种抗肿瘤抗生素,其抗肿瘤活性是由于通过自由基反应引起 DNA 的氧化损伤从而导致 DNA 链断裂。博来霉素还可通过非特异性炎症反应作用于内皮细胞,发挥破坏内皮细胞作用。作为硬化剂,博来霉素首先被用于恶性胸腔积液,因其可致纤维化和瘢痕形成。数十年来,博来霉素硬化疗法已经成功地应用于治疗淋巴管畸形、血管瘤和血管畸形、囊性颅咽管瘤和支气管囊肿。与无水乙醇相比,博来霉素硬化疗法在注射时并不引起剧烈疼痛。博来霉素硬化疗法可能致肺纤维化的误解已经被大量的文献所否定,因为局部使用博来霉素并不引起其血药浓度的显著增加,而且作为硬化剂使用时博来霉素的单次用量和累计用量远远低于全身使用时使肺纤维化风险增加所需的 450mg[140]。再者,文献报道博来霉素囊内注射时漏出囊外对周围组织的直接毒性极其轻微且持续时间短暂[143]。因博来霉素具有良好的效果和安全性,在国外的文献中被广泛地应用于血管瘤和血管畸形的硬化治疗[140~142]。

平阳霉素为从我国浙江平阳县土壤中的放线菌培养液中分离得到的抗肿瘤抗生素,是博来霉素类抗肿瘤药物的新品种。日本报道的博来霉素是含有 13 种组分的复合物,其中主要为 A2,占 55%～70%;其次为 B2,占 25%～32%;而 A5 只占 1% 左右[145]。平阳霉素则为单一 A5 组分的制品。作为硬化剂,平阳霉素已成功用于治疗血管瘤、淋巴管瘤及尖锐湿疣等[146]。平阳霉素和超液化碘油充分乳化后制成平阳霉素碘油乳剂,能使平阳霉素在血管内较长时间滞留以充分发挥其抑制和破坏作用及抗肿瘤作用,对于恶性肿瘤的生长与转移起到一定的控制作用;对于良性富血管性肿瘤则起到抑制损伤肿瘤血管内皮、阻塞血管腔而达到治疗目的[145]。平阳霉素碘油乳剂具有硬化-栓塞作用,已被成功地应用于治疗富血管肿瘤(如肝细胞癌、肾癌、骨肉瘤、子宫肌瘤)和血管性疾病(如肝海绵状血管瘤、体表静脉畸形、婴幼儿血管瘤、淋巴管瘤)[140～149]。

## 泡沫硬化剂

泡沫硬化剂的出现是为了解决使用液体硬化剂治疗下肢静脉曲张效果不佳的难题。液体硬化剂可被血液稀释导致效力下降,被血流冲走导致药物与血管壁接触时间不够,出现层流现象使得药液与血管壁接触不完全。因此,常需要用大量硬化剂才可达到所期望的较大面积的内皮损伤,然而药物的使用剂量是有限的。无论是静脉曲张还是静脉畸形硬化治疗后复发的基本原因是没有达到理想终点,即硬化不完全。泡沫硬化剂是具有表面活性的液态硬化剂的泡沫状态,由药液与气体临时混合制成。泡沫硬化剂注入病变血管后,可将相当于本身容量的血液从血管腔内排挤出去,而且不易被血液

稀释和可迅速诱发血管痉挛而不被血流冲走,因此与血管内皮的接触面积增大且接触时间延长,提高了疗效却减少了硬化剂的用量,从而降低了毒性不良反应[158]。只有清洁剂类硬化剂可制作成泡沫,常用的清洁剂类硬化剂包括鱼肝油酸钠、十四烷基硫酸钠和聚多卡醇,均已被制作成泡沫使用[116, 117, 126~129, 158, 159]。

2003年4月在德国泰根塞(Tegernsee,Germany)召开第二届泡沫硬化疗法欧洲共识会议建议使用Tessari技术制作泡沫硬化剂[116]:使用2个5ml一次性塑料注射器,一个注射器内抽取清洁剂类液体硬化剂1ml,另一个注射器抽取4ml室内空气,两个注射器的端口与一个三通开关连接成90°角;快速来回推送两个注射器内的药液20次,在完成前10次推注后将通道口尽可能关小,通过由此形成的湍流产生泡沫(图4-16-1)。

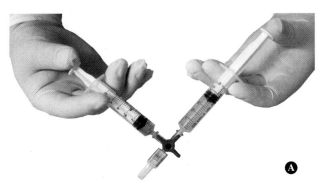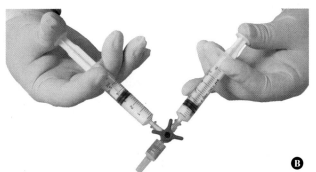

**A** **B**

图 4-16-1 使用 Tessari 技术制作泡沫硬化剂

用一个三通开关连接一个装有1ml药液的5ml注射器和一个装有4ml空气的5ml注射器(A)。相互快速推注注射器内的药液20次,在完成前10次推注后将通道口尽可能关小,可迅速产生高质量的泡沫(B)

目前,泡沫硬化剂除了在下肢静脉曲张的硬化治疗中被广泛应用[116, 117, 126~129, 158~160]外,还被用于治疗体表静脉畸形[133, 134, 161, 162]、淋巴管畸形[163]、Klippel-Trénaunay综合征[164, 165]、精索[166, 167]或卵巢静脉曲张[168, 169]、痔[170]等。

## 硬化剂的选择原则

硬化剂的种类及品种繁多,其选择原则取决于病变的性质和部位、医生的偏好及市场销售情况。理想的硬化剂应具备以下条件:

无全身毒性。

在一定的阈限浓度之上才起作用,可通过稀释准确地控制硬化效果。

与内皮接触需持续一定的时间才起作用,以致对于血流淤滞的区域更为有效,而对于血液快速的深静脉更为安全。

不引起过敏反应。

对最粗大的血管也具有足够的硬化作用,但溢出血

管外时并不引起严重局部组织的损伤。

注射时无痛。

价格低廉。

获食品药品管理局批准用于硬化疗法,或药品说明书中明确其适应证。

满足上述条件的理想硬化剂是不存在的。根据笔者的经验和文献报道,硬化剂的选择原则如下:

各种良性单纯性囊肿,建议使用无水乙醇、聚多卡醇和平阳霉素或博来霉素,以平阳霉素更为简便和安全。

寄生虫性囊肿,建议使用无水乙醇。

静脉曲张,建议使用泡沫硬化剂。

静脉畸形和淋巴管畸形等低流量型血管畸形,建议使用无水乙醇、泡沫硬化剂和平阳霉素碘油乳剂,以泡沫硬化剂和平阳霉素碘油乳剂更为安全。

动静脉畸形、动静脉分流和动-静脉瘘等高流量型血管畸形,建议使用无水乙醇。

恶性胸腔积液和恶性心包积液,建议使用平阳霉素或博来霉素。

复发性自发性气胸,建议使用鱼肝油酸钠或聚多卡醇。

肺大疱,建议使用无水乙醇、鱼肝油酸钠和聚多卡醇。

非交通性鞘膜积液,建议使用平阳霉素或博来霉素。

乳糜胸或乳糜尿,文献曾报道使用红霉素,建议使用平阳霉素或博来霉素。

## 硬化治疗技术

### 基本原则

为了发挥介入性硬化疗法的疗效和提高其安全性,治疗过程必须坚持以下基本原则:

尽可能使药物以有效的浓度和合适的时间保持与整个病变的内皮细胞接触。

尽可能控制药物不溢出病变范围之外。

尽可能使相关并发症和药物毒副作用控制在最低水平。

为达到上述目的,介入性硬化疗法应在清晰的影像学设备引导下进行。

### 引导方式

目前,临床上硬化疗法分为直视性和影像学设备引导两类,包括:

肉眼和内镜下注射,直视下注射简便易行,但是不能实时监测药物在病灶内的分布范围或是否溢出,合适的治疗程度依赖术者的经验。

在 X 线透视、超声或 CT 透视引导下,将导管或穿刺针插入病灶内注射硬化剂的优点是可实时动态观察硬化剂的注射过程,可控制硬化剂的作用范围,以防不足和过量。平阳霉素碘油乳剂在 X 线透视或 CT 下清楚可见。泡沫硬化剂在彩超下可监控其注射过程。在 X 线透视下,可使用充盈缺损技术来显示泡沫硬化剂,先在病灶内注入碘对比剂,随后注射的泡沫硬化剂在碘对比剂的衬托下呈低密度的充盈缺损(图 4-16-2～图 4-16-10)。也可在数字减影模式下以充盈缺损技术注射

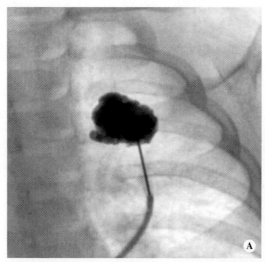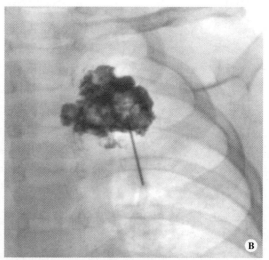

图 4-16-2　右肩背部体表静脉畸形的透视引导下泡沫硬化治疗

透视下直接穿刺静脉造影示右肩背部无引流静脉的为孤立畸形静脉团,图示针尖位于畸形静脉团内(A)。透视下注入泡沫硬化剂时,见注入的泡沫硬化剂在预先直接穿刺静脉造影时注入的对比剂的衬托下清楚地显示为负性阴影(即充盈缺损),并推动对比剂向病灶周围移行(B)

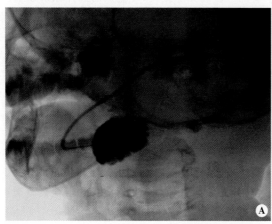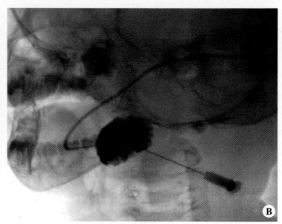

图 4-16-3　透视引导下左侧下颌下区静脉畸形的双针泡沫硬化治疗

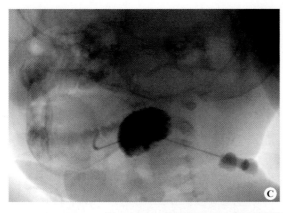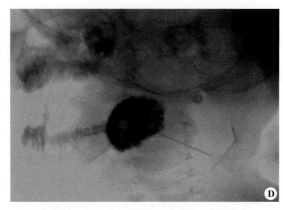

图 4-16-3　透视引导下左侧下颌下区静脉畸形的双针泡沫硬化治疗(续)

透视下直接穿刺静脉造影示左侧下颌下区无引流静脉的为孤立畸形静脉团(A)。在病灶内第一根针的对侧缘插入第二根针(22G 一次性注射针头)(B)。自第一根针注射对比剂时可见对比剂从第二根针流出,停止注射时对比剂的流动亦中止(C)。透视下经第一根针注入泡沫硬化剂时,见注入的泡沫硬化剂在预先直接穿刺静脉造影时注入的对比剂的衬托下清楚地显示为负性阴影(即充盈缺损),并推动对比剂向第二根针移行。当泡沫硬化剂完全充盈病灶和(或)从第二根针流出时立即停止注射(D)

泡沫硬化剂,可更为清楚地显示泡沫硬化剂的分布,但辐射剂量也增加[160～162,166,167]。其他硬化剂在 X 线或 CT 透视引导下注射时需加入适量碘对比剂以控制其分布范围。也可在路径图模式下监控硬化剂的注射过程[134]:先在病灶内注入碘对比剂,启动路径图模式后被碘对比剂充盈的病灶呈黑影,随后注入的硬化剂则呈白影,当呈白影的硬化剂完全充盈呈黑影的病灶后停止注射。使用路径图模式的优点是可避免周围骨骼影和软组织影的影响,其效果类似于数字减影模式。

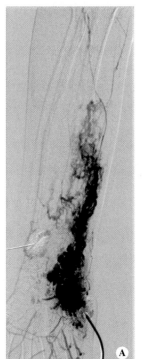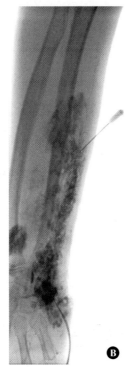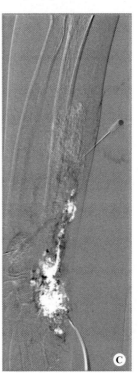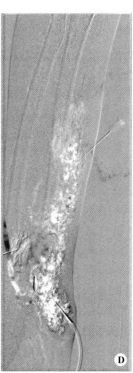

图 4-16-4　DSA 引导下左前臂静脉畸形的双针泡沫硬化治疗

DSA 下直接穿刺静脉造影示左前臂巨大畸形静脉团引流入发育正常的静脉(A)。透视下将第二根针插入病灶的静脉流出道。从第一根针注射对比剂时可见对比剂从第二根针流出,停止注射时对比剂的流动亦中止;同时,直接穿刺静脉造影所见的引流静脉未显影(B)。DSA 下经第一根针注入泡沫硬化剂时,见注入的泡沫硬化剂清楚地显示为充盈缺损并推动对比剂从第二根针流出(C)。当泡沫硬化剂完全充盈病灶、从第二根针流出和(或)引流静脉中见泡沫硬化剂时立即停止注射(D)

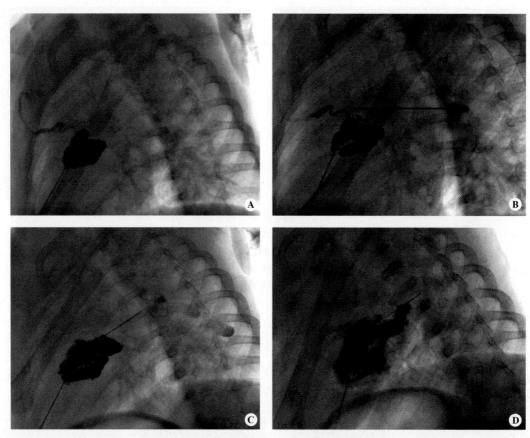

图 4-16-5　透视引导下右侧腋下区静脉畸形的双针泡沫硬化治疗

透视下直接穿刺静脉造影示右侧腋下区畸形静脉团引流入发育异常的静脉(A)。在透视下决定第二根针的皮肤穿刺点(B)。透视下将第二根针插入病灶的静脉流出道。从第一根针注射对比剂时可见对比剂从第二根针流出,停止注射时对比剂的流动亦中止;同时,直接穿刺静脉造影所见的引流静脉未显影(C)。透视下经第一根针注入泡沫硬化剂时,见注入的泡沫硬化剂在预先直接穿刺静脉造影时注入的对比剂的衬托下清楚地显示为充盈缺损并推动对比剂向第二根针移行。当泡沫硬化剂完全充盈病灶和(或)从第二根针流出时立即停止注射(D)

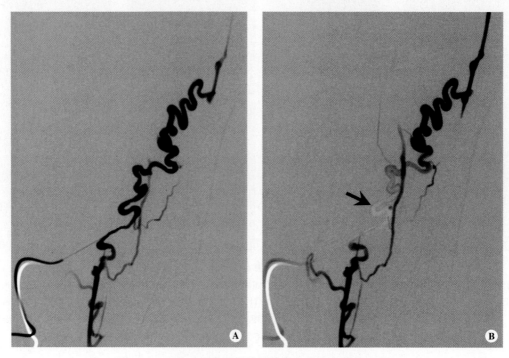

图 4-16-6　DSA 引导下下肢静脉曲张的泡沫硬化治疗 1

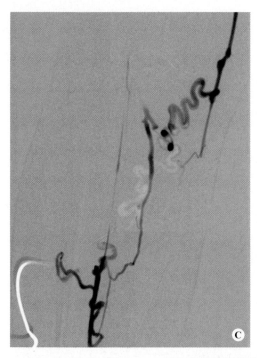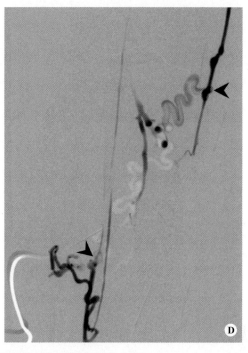

图 4-16-6　DSA 引导下下肢静脉曲张的泡沫硬化治疗 1（续）

直接穿刺静脉造影示右下肢一条扩张、迂曲的浅静脉直接引流入大隐静脉（A）。在 DSA 引导下注入泡沫硬化剂时，泡沫硬化剂表现为在充满碘对比剂的曲张静脉内的负性充盈缺损（箭）推动碘对比剂前行（B）。前行的对比剂使深静脉显影（C）。当曲张静脉内的对比剂完全被泡沫置换（曲张静脉充满泡沫硬化剂）和（或）见泡沫硬化剂即将进入大隐静脉（箭头）时停止注射泡沫硬化剂（D）

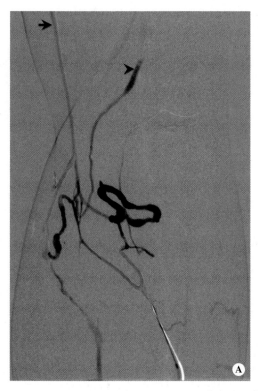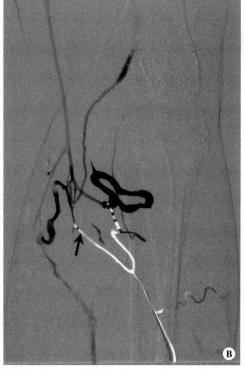

图 4-16-7　DSA 引导下下肢静脉曲张的泡沫硬化治疗 2

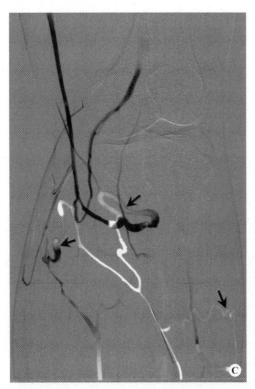
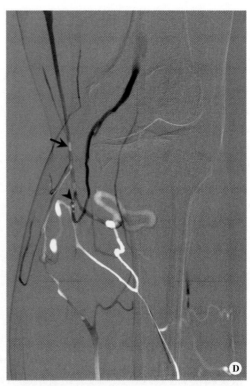

图 4-16-7　DSA 引导下下肢静脉曲张的泡沫硬化治疗 2（续）

直接穿刺静脉造影示右下肢扩张、迂曲的浅静脉直接引流入大隐静脉（箭）和股静脉（箭头）（A）。在 DSA 引导下注入泡沫硬化剂时，泡沫硬化剂表现为在充满碘对比剂的曲张静脉内的负性充盈缺损推动碘对比剂前行（B）。泡沫硬化剂（箭）继续充填曲张静脉（C）。当泡沫硬化剂进入大隐静脉（箭）和股静脉（箭头）时立即停止注射。在这种情况下，应立即抬高肢体 45°持续 5～10 分钟，并嘱患者反复背屈踝部（D）

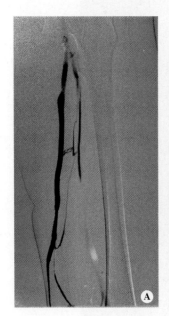
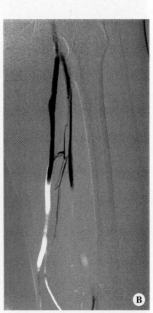
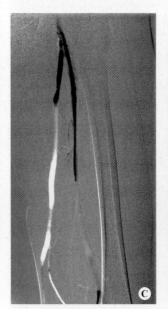
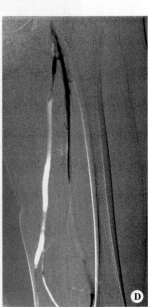

图 4-16-8　DSA 引导下大隐静脉的泡沫硬化治疗

在膝上平面直接穿刺大隐静脉造影示大隐静脉、股静脉和隐股静脉连接点（A）。在 DSA 引导下注入泡沫硬化剂时，见泡沫硬化剂在充满碘对比剂的大隐静脉内的负性充盈缺损推动碘对比剂前行（B）。泡沫硬化剂继续充填大隐静脉（C）。当泡沫硬化剂进入至隐股静脉连接点下约 3cm 时立即停止注射（D）

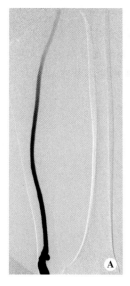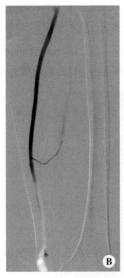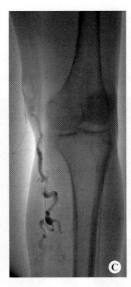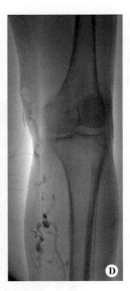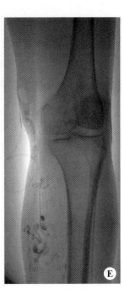

图 4-16-9　透视引导下大隐静脉和下肢静脉曲张的泡沫硬化治疗 1

在膝上平面直接穿刺大隐静脉造影示大隐静脉(A)。在 DSA 引导下注入泡沫硬化剂时,见泡沫硬化剂在充满碘对比剂的大隐静脉内的负性充盈缺损推动碘对比剂前行,见泡沫硬化剂即将进入侧支静脉时停止注射泡沫硬化剂(B)。在膝下平面直接穿刺曲张静脉造影示已被泡沫硬化剂充填大隐静脉远段和小腿内侧的曲张静脉团(C)。透视下于曲张静脉团内注入泡沫硬化剂,见低密度的泡沫硬化剂向远侧充填曲张静脉团(D)。曲张静脉团被低密度的泡沫硬化剂完全充填时停止注射(E)

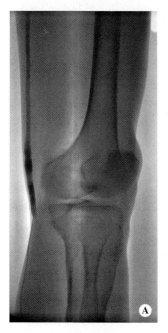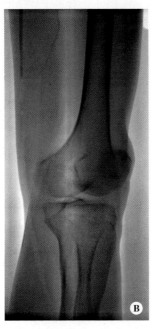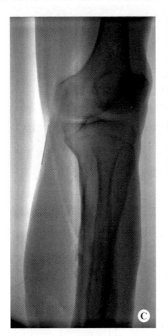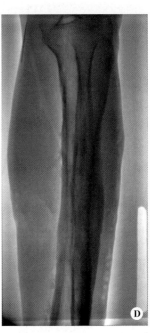

图 4-16-10　透视引导下大隐静脉和下肢静脉曲张的泡沫硬化治疗 2

在膝关节平面直接穿刺大隐静脉造影示大隐静脉(A)。透视下注入泡沫硬化剂时,呈低密度的泡沫硬化剂同时向近段和远段充填大隐静脉,见泡沫硬化剂即将进入侧支静脉时停止注射泡沫硬化剂(B)。向远侧移动视野,见大隐静脉远段已被低密度的泡沫硬化剂充填(C)。向更远侧移动视野,见小腿曲张静脉团已被低密度的泡沫硬化剂充填(此例患者合并胫骨和腓骨慢性骨髓炎)(D)

## 注射方式

硬化剂的注射途径取决于病变的性质和部位。目前,硬化剂的注射途径如下:

直接穿刺病灶内注射:肉眼直视下、内镜下,或在 X 线透视、超声或 CT 引导下,将穿刺针直接穿刺入病灶内注射硬化剂。例如,X 线透视下肺大疱固化术,X 线透视下婴幼儿血管瘤、体表静脉畸形和下肢静脉曲张的硬化治疗,超声或 CT 引导下囊肿性病变的硬化治疗(图 4-16-11),内镜下食管-胃底静脉曲张的硬化治疗。确保穿刺针准确地穿刺入病变内是保证疗效和安全性的关键。

经导管动脉内注射：在X线透视引导下，经动脉将导管超选择插入至病灶内注射硬化剂，多用于具有明确动脉供血的病变。例如，肝海绵状血管瘤的经导管肝动脉硬化栓塞治疗，动静脉畸形、动静脉分流和动-静脉瘘等

高流量型血管畸形的经导管动脉内无水乙醇硬化栓塞治疗。**特别强调，必须超选择插管而且病变必须具有明确的动脉供血。绝大多数静脉畸形和淋巴管畸形缺乏明确的动脉血供，一般不宜经导管动脉内硬化栓塞治疗。**

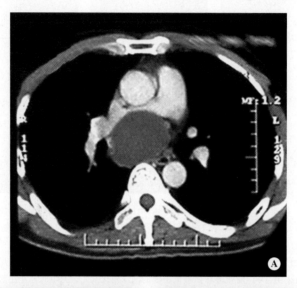

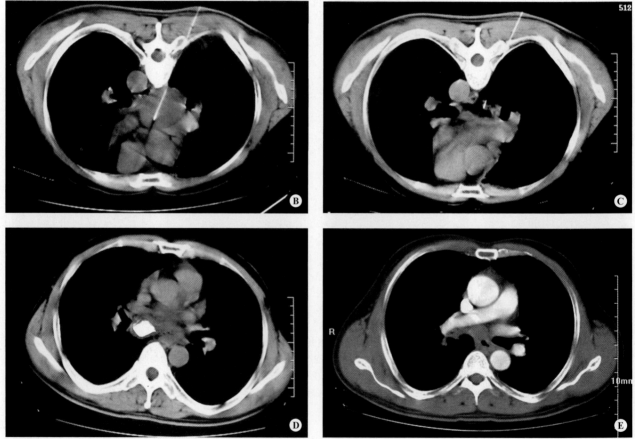

图4-16-11　隆突下支气管囊肿CT引导下经皮经胸针刺抽吸和硬化治疗

男性，46岁。术前CT增强扫描示气管隆突下边界清楚、密度均匀的类椭圆形囊性肿块，右侧主支气管和右肺动脉受推压移位（A）。17.5G穿刺针导入病灶（B）。（C）抽吸出180ml深灰褐色黏稠的半流体状物后，CT扫查示囊液已抽吸完全。用稀释对比剂10ml加入博莱霉素10mg，注入并保留在囊肿内（D）。8个月后随访，CT增强扫描示强化的大血管取代原来的囊肿部位，支气管囊肿几乎完全消退，在纵隔内仅见细小的残余小囊肿（E）

经导管静脉内注射：在 X 线透视引导下，经静脉将导管超选择插入至病灶内注射硬化剂。目前多用于精索/卵巢静脉曲张的硬化栓塞治疗。经皮经肝经门静脉或经 TIPPS 途径行食管静脉曲张硬化栓塞治疗亦属此列。也有经股静脉插管行下肢静脉曲张硬化治疗的报道[171~175]。

具体疾病的详细硬化治疗方法参见相关章节。

## 并发症

影像引导下硬化疗法的并发症包括硬化剂相关并发症、病变相关并发症和操作相关并发症。

硬化剂相关并发症为硬化剂本身所致过敏反应和毒副作用。例如，清洁剂类硬化剂包括鱼肝油酸钠、十四烷基硫酸钠和聚多卡醇等的过敏反应[176~181]，化学性硬化剂所致局部剧烈疼痛，无水乙醇所致中毒反应[152]。

病变相关并发症是指特殊病变所具有的特异性的并发症。例如，肝海绵状血管瘤行经导管肝动脉硬化栓塞治疗出现的发热、腹痛、恶心呕吐和肝功能损害[147]，下肢静脉曲张硬化治疗出现的神经/感觉并发症（视觉障碍、偏头痛、类似于或实际的短暂性脑缺血发作或卒中）、肺部并发症（心悸/胸闷）、血栓并发症（血栓性浅静脉炎、肌间静脉丛血栓形成、下肢深静脉血栓形成或肺栓塞）、坏死性并发症（动脉内注射），以及从血管迷走神经性晕厥到败血症的各种不同的非特异性不良反应（这些并不是与使用泡沫硬化剂本身相关的特殊并发症，见于使用各种硬化剂进行的下肢静脉曲张的硬化治疗，只是液体硬化疗法和泡沫硬化疗法的并发症发生率略有不同）[182~187]，硬化剂经病变的侧支血管、引流静脉或病变内的动-静脉瘘进入深静脉甚至肺循环[152,182~187]。

操作相关并发症是指治疗操作引起的并发症。例如，穿刺病变时误中血管[188,189]或神经[190,191]，硬化剂漏出病变外所致周围组织坏死[192,193]，硬化剂由靶血管内反流入非靶血管。

（李　龙）

# 第十七节　经皮椎体成形术和经皮椎体后凸成形术

**经皮椎体成形术**（percutaneous vertebroplasty，PVP）是指经皮通过椎弓根或椎弓根外向椎体内注入骨水泥，以达到增加椎体强度和稳定性、防止塌陷、缓解疼痛甚至部分恢复椎体高度为目的一种微创脊椎介入技术。1984 年法国 Amiens 大学医学院放射科 Galibert 和

Deramond 首先开展经皮注射骨水泥（甲基丙烯酸甲酯 polymethyl-methacrylate，PMMA）技术，成功治疗了 1 例 $C_2$ 椎体血管瘤患者，开创了经皮椎体成形术之先河。1994 年该技术被弗吉尼亚大学介绍到美国，从那时开始，PVP 成了一种治疗疼痛性椎体疾病的常用方法。近年来经皮椎体成形术的应用范围得到扩大，除脊椎血管瘤、骨髓瘤、溶骨性转移瘤外，更多地应用于骨质疏松性椎体压缩骨折伴有顽固性疼痛的患者。在脊柱转移瘤患者中，PVP 能够缓解疼痛并且在结构上加强被溶骨破坏的椎体，使得患者的痛苦减轻而且能够继续日常的负重活动。欧洲人的经验主要集中在治疗与肿瘤有关的疼痛（包括良性和恶性），而美国人的经验主要集中在治疗与骨质疏松性压缩骨折有关的疼痛。我国学者滕皋军等 1999 年开始进行实验研究，并临床应用于治疗骨质疏松椎体压缩性骨折、血管瘤、椎体转移瘤等疾病[194,195]。滕皋军等大胆改进了骨水泥的调制比例，将原先 2∶1 的粉∶液比例改为 3∶2，延长了聚合时间，与国外用 2∶1 的比例配制方法比较，更有利于骨水泥安全使用，且其生物力学指标基本不变；改进了骨水泥调制配方，选择非离子碘造影剂作为显影剂，供骨水泥调配使用，与美国用硫酸钡作为显影剂、欧洲用钽粉或钨粉作为显影剂比较，具有取材及使用更为方便、安全等优点[196]；应用小 C 形臂机与 CT 机的组合设备监视椎体成形手术，提高了高位胸椎和颈椎手术的精确性和安全性，与国外使用的监视设备比较，具有拆卸方便、一机多用、价格便宜等优势，与国内其他医院单独使用 C 形臂机或单独使用 CT 机监视相比，具有三维实时等优点；在国内外首创了椎体成形术联合椎体供血动脉栓塞化疗术治疗椎体肿瘤，双管齐下，疗效更佳，尤其是可提高远期疗效；在国内外首次提出了椎体静脉造影的分型，该分型不仅完善了椎体成形术的理论，而且对指导手术操作有重要价值；首次将椎体成形介入手术的适应证扩大至椎体病变以外的其他病症，如髂骨、骶骨溶骨性病变等，并取得了显著疗效。

**经皮椎体后凸成形术**（percutaneous kyphoplasty，PKP）是经皮椎体成形术的改良与发展，1999 年美国 Berkeley 骨科医生 Mark Reiley 研制出一种可膨胀性扩骨球囊（KyphXTM，Inflatable Bone Tamp）。该技术采用经皮穿刺椎体内气囊扩张的方法使椎体复位，在椎体内部形成空间，这样可减小注入骨水泥时所需的推力，而且骨水泥注入其内不易溢出。这种方式和常规方式相比，两者生物力学性质无区别，临床应用显示其不仅可解除或缓解疼痛症状，还可以明显恢复被压缩椎体的高度，增加椎体的强度，使脊柱的生理曲度得到恢复，因而增加了胸腹腔的容积与改善脏器功能，提高患者的生

活质量[197]。美国 Kyphon 公司研制生产的可膨胀性扩骨球囊(KyphXTM)费用昂贵,国内冠龙公司生产改进的可膨胀性扩骨球囊已用于临床,费用大大降低,有利于推广应用。以色列 Disc-O-Tech 公司研制的一种新型 Sky 膨胀式椎体成形系统(sky bone expender system)已应用于临床。另外,A-spine 公司研制的使用四块金属钢板使椎体复位并同时提供一个稳定空洞的 Sunflower 系统的后凸成形术,还有可以控制空洞的形状和容积并可将囊状容器留置于椎体内充填骨水泥的 Vessel plasty 技术等也应用于临床。经皮椎体成形术和经皮球囊椎体后凸成形术目前在世界范围内广泛开展。美国开展的经皮椎体成形术主要用于骨质疏松性椎体压缩骨折的治疗,报道的疼痛缓解率均超过 90%,出现的严重并发症少,它们良好的疗效和较高的安全性得到了广大医生和患者的认可。

## 经皮椎体成形术的机制

PVP 术是用骨穿刺针在透视监视下穿刺入病变椎体后,将 PMMA 注入病变椎体内,从而达到治疗目的。主要作用有:**增强椎体强度**。有研究表明,椎体内注射自固化磷酸钙骨水泥(calcium phosphate cement,CPC)能显著恢复骨折椎体的力学性质,其恢复的程度与注入骨水泥的量有关,其强度最高可达到正常情况下的 2 倍,而刚度可超过原来的 15% 左右。椎体骨折后经椎弓根 CPC 填塞骨折间隙及椎体内空隙同样可恢复椎体的强度和刚度,分别增加 16.67% 和 11.05%。**改善椎体稳定性**。Kifune 的研究则显示椎体压缩性骨折后,其屈伸、侧弯顺应性较骨折前均增加了 34%。尸体标本的生物力学实验表明,经椎弓根向病椎内注入自固化人工骨水泥后可以立即降低椎弓根螺钉的应力。Mermelstein 发现爆裂性骨折椎弓根内固定、磷酸钙椎体成形术后,屈伸刚度增加 40%,磷酸钙能显著增加前柱的稳定性,降低作用在椎弓根上的应力,最终使骨质疏松、爆裂性骨折及椎弓根内固定术后的稳定性得到增强。尽管各项研究结果有所不同,但均表明椎体成形术对椎体压缩骨折患者所在脊柱节段的稳定性产生明显的影响。椎体成形术后椎体强度的增加以及刚性改变可能会出现另外一个问题,即上下椎间盘负荷增加(以上椎间盘更明显),易导致椎间盘退变或者邻近椎体的骨折。研究表明,椎体强度改变后,过高的刚度在一定程度上可引起脊柱应力场和位移场的重分布,但用 CPC 椎体强化后对邻近椎体的应力无明显影响,对邻近椎间盘的影响亦较小。**缓解脊背疼痛**。椎体微小的骨折及骨折线微动对椎体内的神经末梢产生刺激引起疼痛,PVP 对这种

情况下的疼痛可以产生很好的止痛作用[198,199]。从这种意义上说,PVP 是一种骨折修复技术,而不仅仅是对椎体的单纯填塞。几乎所有的临床结果都显示,不论是治疗骨质疏松性压缩骨折还是陈旧性胸腰椎骨折患者,疼痛的缓解率均高达 90% 以上,其原因目前尚无肯定的解释。可能在于椎体内的微骨折在椎体成形术后得以稳定,骨水泥承担了相当部分轴向应力,从而减少了骨折线的微动对椎体内神经的刺激。也可能由于椎体内感觉神经末梢被破坏所导致。由于 PMMA 有聚合热和毒性作用,可能损害骨内神经末梢,因此最初许多人认为 PMMA 椎体成形术后疼痛的缓解主要是最后一种因素在发生作用。但后来发现磷酸钙椎体成形术也能达到同样的止痛效果,可见对神经末梢的损害作用并非唯一因素。以往认为的椎体骨质疏松楔形压缩致脊神经后支牵张引起疼痛的解释也不能排除。在椎体肿瘤方面,注入骨水泥后,其机械作用可使局部血流中断,其化学毒性作用及聚合热还可使肿瘤组织及其周围组织的神经末梢坏死而达到止痛的效果,甚至在某种意义上讲具有一定程度的杀死肿瘤细胞的作用[200]。

## 充填材料及其理化特性

目前普遍使用的充填材料为骨水泥,是由丙烯酸的聚合物(粉)和单体(液)按一定比例混合后聚合固化成强度较高的高分子化合物,在其聚合过程中有一过性产热,最高温度可达 74℃。市售 PMMA 为白色粉末 40g/袋+1 支 20ml 调配液(单体)。一般采用粉:液为 2:1 的比例调配,即 20g 粉+10ml 调配液。其聚合过程大致分为三个阶段。

稀薄阶段:粉液迅速调匀,在开始 2 分钟内呈稀薄液状。

黏稠阶段:粉液混合 2~3 分钟后 PMMA 开始变得黏稠,呈糨糊到生面团状,持续到 3~5 分钟,要在此阶段内将 PMMA 注入椎体内,超过此阶段则注入十分困难。

硬化阶段:粉液调和 7~10 分钟后,PMMA 变硬、固定,并一过性产热。

环境温度偏低时 PMMA 聚合时间会延长,反之则缩短。需指出的是,不同厂家生产的 PMMA 的聚合过程有所不同,上述聚合过程的时间划分是滕皋军、何仕诚等使用英国 Corinplasty 3 PMMA 在环境温度为 20~25℃ 所测定的结果。建议初期开展 PVP 者应先掌握好所用 PMMA 的不同调配方法和聚合过程,方可进行 PVP。PMMA 本身在 X 线下几乎不显影,多数厂商已在粉中添加 10% 钡粉,但 PVP 术中透视下的显影仍欠

佳。为增强显影性,在欧洲多添加钽粉或钨粉,如20gPMMA 粉＋1.5g 钽粉。在美国多用钡粉,一般加入钡粉量约 30％。何仕诚等在 Corinplasty 3 PMMA 中添加消毒纯钡粉,按 PMMA15g＋钡粉 3g＋单体 10ml 调和,即钡粉含量达 30％,使其在透视下显影度更强,临床应用 400 余例证实对疗效无影响[201]。

## 椎体成形术的适应证及禁忌证

### 椎体压缩性骨折

#### 适应证

疼痛的骨质疏松性椎体压缩性骨折,经药物治疗无效。

与骨坏死相关的疼痛性椎体骨折。

不稳定的压缩性骨折。

多发性的骨质疏松性椎体压缩性骨折导致后凸畸形并引起肺功能、胃肠道功能的影响和重心改变。

慢性创伤性骨折伴有骨折不愈合或内部囊肿改变。

无神经症状的急性创伤性骨折。

#### 绝对禁忌证

无症状的稳定骨折。

药物治疗后明显改善的患者。

无急性骨折证据的患者行预防性治疗。

未纠正的凝血障碍和出血体质。

目标椎体有骨髓炎。

对手术所需要的任何物品过敏。

#### 相对禁忌证

根性的疼痛且明显超过椎体的疼痛,由与椎体塌陷无关的压迫综合征引起。

骨折块的后退引起明显的椎管压迫。

严重的椎体塌陷。

无痛的稳定骨折且病程超过 2 年。

一次同时治疗 3 个或以上节段。

### 椎体骨病变

椎体肿瘤是经皮椎体成形术最早的使用对象,取得了很好的效果。其适用对象主要有椎体血管瘤、骨髓瘤、椎体原发及转移性恶性肿瘤、部分椎体良性肿瘤。

**椎体良性肿瘤**的治疗指征是良性肿瘤导致椎体骨折塌陷而引起疼痛,包括嗜酸性肉芽肿、椎体淋巴瘤等。椎体恶性肿瘤,主要是溶骨性的,通过椎体内注入 PMMA 除可获得稳定外,还可同时做肿瘤组织活检以明确诊断。

**椎体血管瘤** PVP 治疗可增加椎体强度,并可止痛和栓塞静脉血窦。必要时再行后路椎板减压,而无须椎体切除。有报道椎体血管瘤术前行椎体成形术后再开放

手术减压可大大减少出血量。Laredo 等根据影像学表现将血管瘤分为侵袭性和潜在侵袭性两大类。血管瘤的主要影像学表现有椎体骨小梁呈不规则栅栏状,可涉及整个椎体及椎弓,病灶边缘可清晰或不清晰,可突破骨皮质并向硬膜外间隙扩展。CT 及 MRI 可发现椎体周围伴有肿块。椎体血管瘤根据临床和影像学表现又分为以下几组:

侵袭性征象阴性但有疼痛症状的血管瘤。

具有侵袭性征象的影像学表现而无临床症状的血管瘤。

既有侵袭性影像学征象又有临床症状的血管瘤。

具有侵袭性影像学特征并有脊髓神经压迫症状的血管瘤。

第一组为 PVP 的选择性适应证。Deramond 等[202]报道 90％的病例症状得以缓解,未发现血管瘤复发。第二组为 PVP 的最好适应证。第三组血管瘤应在椎体内注入无水乙醇而不是骨水泥以硬化血管瘤并加强椎体负重能力,绝大多数患者神经症状逐渐消失,影像学随访可发现部分病例硬膜外肿物消失。第四组血管瘤 PVP 仅是辅助手段。在常规手术前一天行 PVP 病灶内注射 N-丁基氰丙烯酸树脂使血管瘤栓塞,减少术中出血,使手术操作易于进行。

**转移瘤和骨髓瘤**是最常见的脊柱溶骨性恶性肿瘤,常使患者出现背部剧烈疼痛并丧失活动能力,治疗措施取决于受累椎体数量、部位、椎管内受累程度、有无神经症状、患者的一般情况、疼痛程度及活动受限的程度。目前广泛应用的放射治疗能够缓解 90％以上患者的症状,但一般需在 10～20 天后才能显示效果,且不能维持椎体的稳定性,肿瘤仍可在放疗后的椎体复发。而且放疗削弱了骨重建能力,常于放疗后 2～4 个月才开始重建,骨髓瘤的患者放疗后椎体易塌陷,使神经受压的危险性增加。PVP 应用于脊柱恶性肿瘤的最佳适应证是恶性肿瘤导致的局部剧烈疼痛,活动受限需要卧床休息,靠止痛药缓解症状,且无椎管内硬膜结构受侵。伴椎体压缩性骨折时,椎体至少保持正常高度 1/3 以上,但椎体后部的皮质不必完好无损。由于椎体恶性肿瘤有发生压缩性骨折的倾向,即使患者无症状,PVP 治疗仍是一个较好的方法。据资料表明,80％以上的患者经 PVP 治疗后症状明显缓解,生活质量提高。应用 PVP 治疗椎体恶性肿瘤后可辅助放疗以巩固疗效,因为放疗并不影响骨水泥的物理、化学特性。骨髓瘤常为多灶性而无法做到多节段切除融合。PVP 能立即缓解疼痛,增加脊椎的强度和稳定性,同时纠正椎体塌陷导致的后凸畸形,大大提高了肿瘤患者的生活质量,有利于进一步的化疗和放疗。

## PVP 技术方法

患者术前常规行 X 线及 CT 检查,必要时行 MRI 检查明确病变部位、性质,完善其他常规检查。术前给予镇静剂,手术前 30 分钟给予抗生素。颈椎病变者取仰卧位、从前侧方进针,胸椎和腰椎病变者取俯卧位、从侧后方进针,胸椎病变者经椎弓根或胸肋关节间进针,腰椎病变者经椎弓根穿刺(图 4-17-1)。先在 X 线或 CT 引导下定位,确定穿刺点及穿刺角度。局部消毒铺巾,利多卡因局部麻醉。边进针边观察直至针尖到达椎体前 1/3 处(图 4-17-2)。如为椎体转移性肿瘤,原发病灶不明确时可同时进行活检。经穿刺针注入非离子型对比剂行椎静脉造影。部分学者认为当配制的骨水泥黏度较大时,不会进入静脉,而且椎体恶性肿瘤时对比剂在肿瘤内弥散染色,妨碍注射骨水泥时的观察,因此只在椎体血管瘤治疗时选择椎静脉造影。Cotton 等[202]建议骨水泥平均注射量为颈椎 2.5ml、胸椎 5.5ml、腰椎 7.0ml。进行适当的骨水泥和单体调配,使之凝固时间延长,适于推注。经专用的螺纹加压式注射器,在调配后 2～5 分钟内于密切观察下快速均匀推注,使其弥散到椎体的 50% 以上(图 4-17-3 和图 4-17-4)。如对侧充盈不满意,可经对侧穿刺注射。骨水泥于注射 1 小时内达其强度的 90%。注射完毕

在骨水泥硬化前拔出穿刺针,待骨水泥硬化后送病房平卧4～6 小时即可正常活动。

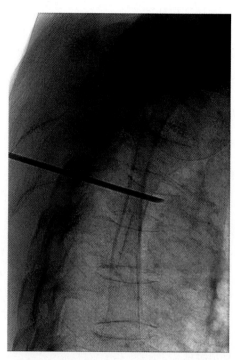

图 4-17-2　进针

侧位下边进针边观察直至针尖到达椎体前 1/3 处

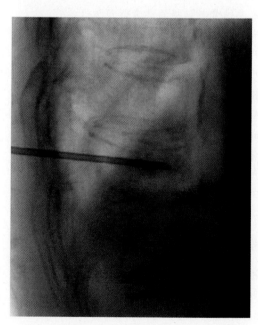

图 4-17-3　骨水泥注入

调配好骨水泥后,透视下缓慢注入,注意观察有无外渗及引流静脉显影

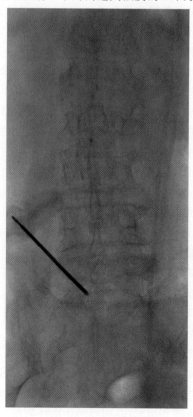

图 4-17-1　椎体穿刺

俯卧位经左侧椎弓根穿刺进针

## 临床疗效

较早的临床疗效报道是法国里昂大学附属医院的神

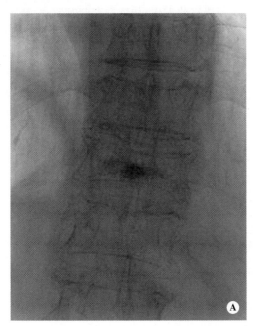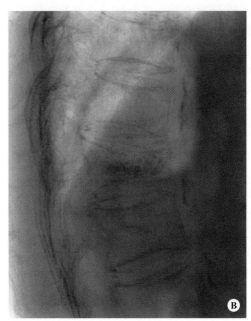

图 4-17-4 注入骨水泥成功后
正、侧位显示骨水泥沉积良好（A、B）

经放射科和神经外科医生使用一种略加改良的技术给7例患者椎体内注射骨水泥，其中2例为椎体血管瘤（vertebral hemangiomas，VHs），1例是脊柱转移性肿瘤，4例患者有骨质疏松性椎体压缩性骨折。结果7例患者的近期疼痛缓解，良1例，优6例。1989年Kaemmerlen等报道采用该技术治疗椎体转移瘤，20例椎体转移瘤患者中有16例取得显著疗效，2例无效，有2例出现并发症。作者认为，疼痛性溶骨性椎体转移瘤不伴有椎弓根周围侵犯是经皮椎体成形术最佳的手术适应证之一。Cortet等37例椎体成形术，36例（97.3%）患者术后48小时有不同程度的缓解，其中5例（13.5%）完全缓解，20例（54.1%）明显缓解，11例（29.7%）患者中等缓解，1例无效。追踪观察发现，75%的患者术后6个月仍保持良好效果，72.5%的患者骨水泥渗入椎旁组织，其中2例因骨水泥渗入椎间孔引起放射痛。Gangi等报道PVP 187例病例，其中骨质疏松性压缩性骨折105例，转移性肿瘤、骨髓瘤69例，海绵状血管瘤11例，有效率分别为78%、83%和73%。陆军等报道PVP治疗症状性椎体血管瘤12例，疼痛缓解率91.7%，治疗脊柱转移瘤54例，总有效率88.7%。Kaufmann等将骨折时间和术前应用止痛药物等因素与术后效果进行分析，结果表明骨折时间长和术前长期应用止痛药物的患者其效果要稍差于骨折时间短或没有应用止痛药物的患者。多数文献报道PVP的疗效评价主要是观察疼痛缓解，常用视觉模拟评分法（visual analogue scale，VAS）评价。方法为画一

条10cm长直线，平均分成10等分，于直线两端分别表有"无疼痛"和"剧烈疼痛"，0为无疼痛，10为剧烈疼痛，由患者自己标出到疼痛强度相对应的刻度。90%以上的患者能在24小时内立即止痛。Perez-Higueras等[203]报道13例5年的前瞻性随访研究结果，显示PVP后24小时内VAS分值由术前的7.8～8.0显著降为术后的2.7～3.0，在术后3天、3个月、5年的各时点间无统计学上的差异。Tanigwa等[204]报告OVCF 80例，其中水肿明显44例，VAS分值由PVP术前的7.5迅速下降为术后1～3天的2.9，改善了4.6。何仕诚等前瞻性评价72例，VAS平均分值由PVP术前的8.53迅速下降为术后24小时的3.22，改善了5.31，术后1个月、3个月、6个月及>1年VAS值分别为3.06、2.06、1.61及1.24，说明PVP能迅速缓解疼痛，在术后24小时VAS值下降最显著，3个月后VAS值进一步显著下降，且6个月及1年后保持稳定。

有文献报道应用生活自理能力表（activity of daily life，ADL）、腰痛功能障碍指数（oswestry disability index，ODI）等生活质量量表评价PVP后患者活动能力、症状等的改善、功能的恢复及致残的预防等。Masala等报告285例PVP的ADL评价，结果术后1周约95%的患者即可进行日常生活活动。Diamond等报告PVP治疗88例和保守治疗38例，术后1年PVP组活动能力提高了29%，比保守治疗组明显高，且PVP组住院时间明显缩短。何仕诚等报道72例，ADL总分由PVP术前的40.5升高为术后1周的69.4，提高了

71%,有显著差异,术后1个月、3个月、6个月及1年以上ADL总分仍有明显提高($P<0.01$),而ODI总均分由术前的33.81下降为术后1周的20.9,改善了38%,且术后1个月至1年各时间点均有明显改善($P<0.01$),呈逐步下降趋势,提示下腰部活动障碍在PVP后1周迅速改善,随后1年内可逐步改善。Wilson等[205]报道38例,ODI疼痛指数由PVP前的3.7显著下降为术后2天的1.7,术后6周仍维持为1.6,与术后2天比较无明显差异,1年后约92%的患者ODI指数仍较术前明显低,说明PVP不仅见效快,而且疗效持久。PVP亦可在一定程度上恢复压缩椎体的高度。2003年Garfin等[206]报道37例共85节PVP术后椎体高度,结果有33节增加(1~3mm),39节增加大于3mm,最大高度恢复为15mm,前缘、中央和后缘平均增加分别为2.7、2.8和1.4mm。Kirchen等[207]采用站立位数字化侧位片测量了53例73节PVP前后椎体前缘、中缘和后缘高度,结果PVP后前缘、中央和后缘高度的恢复程度分别为16.7%、14.5%和7.2%。Bostrom等[208]采用CT重建测量PVP前后椎体的高度,结果前缘、后缘高度平均分别增高了1.1、0.5mm。刘庆文等报告40例68节OVCF,PVP后椎体前缘、中央和后缘高度平均分别增高了2.01、1.78和0.44mm。PVP恢复骨质疏松压缩性骨折椎体高度的机制可能与两方面有关:站立位时脊椎呈负重状态,特别是椎体前1/2负重明显,而卧位时消除了负重,由于前纵韧带的伸展牵拉,新鲜压缩椎体可得到不同程度的高度恢复,即体位复位;PVP通过高压将高黏度的骨水泥注入骨折椎体内并弥漫分布于骨小梁及骨折缝隙中,使间隙扩大、增宽并得到加固,使之在体位复位基础上进一步得到高度恢复。然而,2009年《新英格兰杂志》的两篇随机对照研究(randomized controlled trial,RCT)结果显示,OVCF疼痛在PVP后并没有比对照组有利,使得PVP治疗OVCF的疗效一度遭到质疑。很快,许多学者发现这两个研究所入选的病例多为亚急性或1年以上OVCF病例,且没有强调MRI显示骨髓水肿征象,与绝大多数PVP文献的适应证选择相差甚远。2010年,Klazen等报告OVCF202例PVP和保守治疗的RCT研究结果显示,PVP可迅速缓解急性OVCF疼痛,1年内疗效保持稳定,显著优于保守治疗组。

## 主要并发症及其预防

PVP并发症的发生率与所治疗的疾病类型有关,骨质疏松性压缩性骨折的发生率为1%~3%,海绵状血管瘤为2%~5%,转移性肿瘤少于10%。主要有穿刺时周围器官的损伤,如颈椎穿刺时颈动、静脉损伤;胸腰椎穿刺时椎弓根皮质的破裂、硬脊膜损伤感染、一过性血压下降;骨质疏松治疗时相邻椎体骨折或肋骨骨折、骨水泥渗漏进入椎体周围组织和椎间盘,渗漏入椎静脉引起肺栓塞,渗漏入硬膜外和椎间孔引起神经痛。渗漏入椎管是最严重的并发症,渗漏入椎间盘和椎旁组织无临床意义。预防措施主要有:

选择适当的适应证,有神经压迫症状或影像学有严重的硬膜外压迫时要防止渗漏加重压迫或放弃PVP治疗。

骨水泥应在呈糊状时进行注射,过稀时不但容易渗漏,而且易随静脉回流扩散,引起肺栓塞。

穿刺针位于椎体前中部时,先注射对比剂造影,如穿刺针进入椎体内静脉,椎管内或椎旁静脉丛常迅速充盈,此时应将针尖向前穿刺,直至静脉充盈主要局限于椎体内,则位置满意。

配置优良的监测设备,在透视或CT监测下缓慢注射,发现骨水泥随静脉迅速扩散时应立即停止,待其黏度增加或骨水泥栓塞该静脉后再注射,一旦发现有硬膜外或椎间孔渗漏迹象应立即结束,有椎体后壁破坏时应注意,骨水泥将达椎体后缘时即停止。

不宜追求充填量或完全充满椎体。

## 小结

经皮椎体成形术创伤小,能有效缓解椎体溶骨性转移瘤、侵袭性血管瘤、骨髓瘤及骨质疏松所致疼痛,增加椎体强度,提高脊柱稳定性,尽管其临床应用时间不长,因其安全且效果显著,已得到充分肯定,应用前景广阔。利用可膨胀骨填塞器撑开压缩椎体并在椎体内建立一个空间然后注入高黏度骨水泥。该法结合了后凸矫形术和PVP的优点,既可以重建压缩椎体高度,矫正椎体后凸畸形,又可起到止痛、加固椎体维持功能的作用,并可恢复椎体骨质疏松压缩性骨折或外伤压缩性骨折椎体的高度。由于后凸矫形术在压缩椎体内创建了足够大的空间及注入高黏度PMMA,从而防止了骨水泥渗漏并发症的发生。此外,PVP技术有望应用到治疗其他承重骨骼病变如股骨头、股骨下端、胫骨上端病变等。但经皮椎体成形术仍需进一步深入研究,如骨水泥与骨界面之间如何反应、治疗椎体与邻近椎体之间的生物力学有何变化;新型安全、经济、生物相容性好、毒副反应小的骨水泥的开发,以及前瞻性随机对照研究的试验等均需要深入研究。

(庞桦进　王江云　何晓峰)

# 第十八节　经皮血管内导管药盒系统植入术

**经皮血管内导管药盒系统植入术**（port-catheter system，PCS）**是采用经皮穿刺的方法将留置管置入靶血管内，并通过皮下隧道与埋植在皮下的药盒连接，建立一动脉或静脉内长期的给药途径**[209]。与手术PCS植入术比，本术具有创伤少、操作简便、置管位置准确和并发症少等优点，在临床上应用越来越广泛，可取代手术法PCS植入术[210]。根据临床需要，留置导管可置入动脉、静脉和门静脉内。

## 适用范围

需要反复和较长期血管内给药者均可行导管药盒系统植入术[211]。目前在临床上常经皮左锁骨下动脉置入PCS，也有经股动脉植入者，以建立长期的动脉内给药途径[212]。经皮锁骨下静脉-中心静脉导管药盒系统植入术，建立长期的静脉给药途径。给予何种药物和给药方式则根据具体病种和治疗的需要而定。

## 器材

适用于介入方法植入的导管药盒系统由药盒、接口装置和留置管组成。药盒（图4-18-1）的基本构造为**壳部、穿刺膜部和连接管**，壳由硬质塑料（如硅胶、聚砜等）或金属（如钛合金、不锈钢）制成。穿刺膜均由高密度硅胶制成，紧密地镶嵌于壳的上部，耐受数百次至上千次穿刺而不致液体渗漏。连接管多为由壳底部伸出的不锈钢小管，适于留置管套入。接口装置的形式不同，简单者用导管直接套入有防脱槽的连接管，亦有用前端带胶粒的螺旋接口，旋紧后胶粒能将留置管与连接管挤紧而固定。留置管的外径以5F或6F为宜，内径应与常用的导丝相匹配，应具有X线下可视性，长度70~80cm。

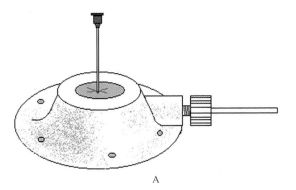 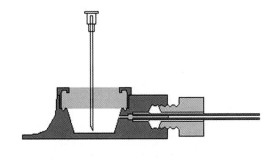

A　　　　　　　　　　　　　　B

图4-18-1　药盒整体观（A）；药盒剖面观（B）

其他器材尚包括穿刺针、导丝、5F选择性造影导管、隧道针和皮肤切开缝合用的小圆刀、蚊式钳、持针器、有齿镊、皮针及缝线等。

## 技术和方法

行PCS植入术时，根据临床确定的靶血管，需选定药盒置入部位及血管入路（表4-18-1）。选择药盒置入部位应便于手术埋植和术后的使用，以及减少对患者术后的生活质量和导管药盒系统功能的影响。常选择非关节部位，如胸前壁、腹壁和前臂等处。

目前临床上置入动脉PCS常用于腹部及以下部位病变的区域性灌注治疗。入路血管常选择左锁骨下动脉和股动脉。虽然左锁骨下动脉穿刺较股动脉稍困难，笔者仍常用左锁骨下动脉入路，其原因为术后使用和护理方便；留置管在动脉内是顺血流方向，避免了经股动脉途径置入的留置管逆血流的冲击导致移位[213]。

表4-18-1　常用动脉及中心静脉内PCS植入部位及入路选择

| 靶血管 | 药盒置入部位 | 入路血管 |
| --- | --- | --- |
| 动脉内 | 左前胸壁 | 左锁骨下动脉 |
| | 下腹壁 | 股动脉 |
| 中心静脉 | 前胸壁 | 锁骨下静脉 |
| | 前臂 | 肱静脉 |
| 门静脉 | 右前胸壁 | 右颈内静脉、肝静脉 |
| | 右上腹部 | 经皮肝 |

在入路血管穿刺插管成功后，根据病变部位、临床需要、供血特点和插管情况，决定留置管头端留置位置。原则是经留置管注药时，药物基本流入靶部位而极少对非靶组织或器官产生影响，且难以引起靶血管的狭窄闭塞。笔者早期行经左锁骨下动脉PCS植入术时，较强调

超选择置管,但后来发现引起靶血管的狭窄和闭塞概率随着时间推移和使用次数而增高[214]。现对盆腔病变,多置管在腹主动脉下段,对腹腔多发病变或胰腺癌患者,多置管在胸主动脉下段。考虑到要克服药物的层流现象,留置管头端的位置比以往高1~2个椎体。在此以选择性动脉内置管为例,简述血管内置管的技术步骤:

首先行入路血管的穿刺插管(详见第二章)。成功后在透视下经入路血管将导管选择性插入靶动脉内。经导管行血管造影,明确病变的供血情况,确定是否合适留置导管及头端的位置。可先行首次经动脉灌注化疗或其他介入治疗。复将交换导丝插至预定的位置。

透视下将导管撤出,导丝保留在原位。将留置管沿导丝送入。留置管到位后拔出导丝,注入造影剂显示导管端的位置。一般要求导管端所在的靶动脉内径在2mm以上,并在预定位置其以远预留1~2cm,以弥补后期操作和患者活动造成的移位。

若留置管端位置不能避开非靶部位的动脉,可先用不锈钢簧圈将其行保护性栓塞。为避免其再通,多用两个或更多个钢圈栓塞(图4-18-2)。

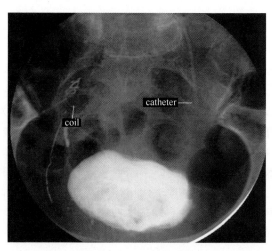

图 4-18-2 宫颈癌
右侧髂内动脉行钢圈栓塞,留置管置于左髂内动脉
coil. 钢圈;catheter. 导管

若置管于腹腔动脉干时,由于其较短,可采用**侧孔法置管**。在距离留置管头端约3cm处剪一侧孔,将留置管头端置于脾动脉或肝总动脉内,而使其侧孔位于腹腔干,采用常规的注药速度时,药物可优先经侧孔进入腹腔干,且可防止留置管移位脱出(图4-18-3)。

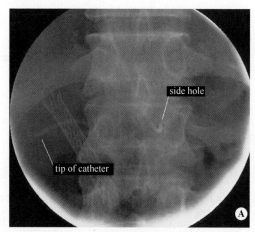

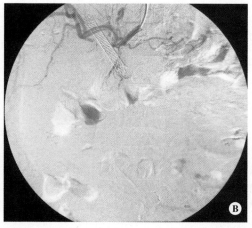

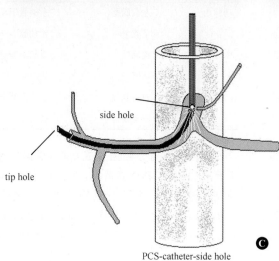

PCS-catheter-side hole

图 4-18-3 横结肠癌并胰头区广泛转移
梗阻性黄疸已行胆道内支架术。留置导管侧孔位于腹腔干,端孔位于肝固有动脉(A);造影剂经药盒注入后,从留置管侧孔进入腹腔动脉(B);侧孔法置管示意图(C)。side hole. 侧孔;tip of catheter 导管端;tip hole. 端孔

非选择性动、静脉留置即将留置管头端留置在中心静脉或动脉主干(图 4-18-4),操作方法与选择性置管相似。静脉留置头端的位置一般要求不宜进入右心房,以免造成心律失常[215]。动脉留置管头端与主要的靶动脉之间的距离应在 3 个椎体左右并不应对准某一分支,以利于克服药物层流现象引起的并发症。

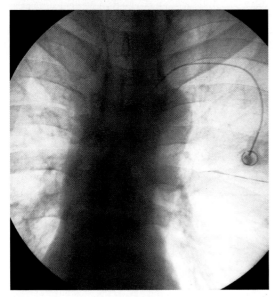

图 4-18-4　经左锁骨下静脉将留置管置入上腔静脉,药盒埋植在左前胸壁

留置管入后在穿刺进针点缝一线,临时缚紧以防移位。选离入路血管穿刺点较近、皮下组织较厚、活动较少和便于术后使用的区域作为药盒埋植部位(图 4-18-5)。局麻后,皮肤切口达皮下组织,长度以能容纳药盒为准。向切口内侧钝性分离皮下组织,做一皮下囊腔。试将药盒放入囊腔,证实其大小合适。用隧道针经穿刺点进入囊腔。将留置管连接于隧道针并引至囊腔。如囊腔离穿刺点距离较远,可在中间点行皮肤小切口,用隧道针分次引至囊腔。用蚊式钳夹住留置管近穿刺点的一端。剪去多余的留置管,将药盒的连接头套入留置管。将药盒与接头旋紧。试注射肝素盐水,证实管道通畅和接口无渗漏后缝合皮肤切口。同时应用手指触摸在皮下的留置管走行是否自然顺畅,较弯曲时应理顺,以避免术后因进一步打折而影响注药。较瘦者可分别缝合皮下组织和皮肤,局部仍有渗血时可加用引流条。

门静脉内导管药盒系统置入术多应用于肝转移瘤患者的长期规律性经门静脉内化疗灌注。笔者以往采用经皮肝穿刺门静脉内分支(右腋中线或剑突下途径),将留置管置于脾静脉或肠系膜上静脉内,药盒埋植在右上腹部皮下。由于术后留置管容易移位至腹腔内,不再采用。曾用经右颈内静脉-肝静脉-门静脉内导管药盒系

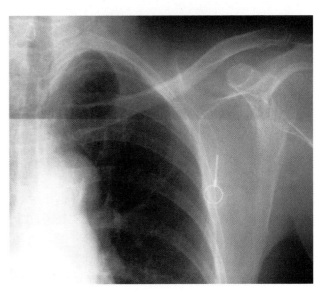

图 4-18-5　经左锁骨下动脉导管药盒系统置入术,
药盒置于左前胸壁

统置入术也出现留置管退至右心房者。笔者在未能有效解决上述问题的情况下,基本放弃了该技术的临床应用,故不在此赘述。

## 术后处理

切口缝合后用乙醇纱布敷盖。患者卧床休息 6 小时。置引流条者在 24 小时后拔除。切口换药时注意观察愈合情况和有无血肿,若有血肿,及时清除及理疗。一般 7 天后拆线,局部张力高而愈合欠佳者可延期拆线或间断拆线。

PCS 的使用及护理十分重要。PCS 穿刺注射方法为:

局部皮肤消毒后,用食指及拇指触摸药盒并确定其中心位置。置入药盒部位组织较厚,难以用手确定者,可在透视下确定中心位置。

用专用药盒穿刺针或 6 号以下头皮针垂直刺入,直达药盒底部。用 5ml 生理盐水试注,观察推注是否顺利和药盒周边部皮肤有无肿胀,证实推注顺利和无肿胀后,再行药物注射。动脉药盒注药应采用有动力装置的灌注泵或直接推注。切忌采用静脉点滴的方法注药,以免回血。

注药完毕,再注入肝素盐水 10ml,迅速拔针。拔针过程中应顶紧注射器芯,或夹闭穿刺针的连接管,以防回血造成导管阻塞。

行碘油化疗乳剂栓塞或动脉内化疗灌注时,应先透视观察留置管头端是否移位。乳剂注入时应始终在透视下进行。

## 并发症及其防治

与穿刺插管有关的并发症详见有关章节,在此主要介绍与PCS有关的并发症,包括围手术期发生的如切口延迟愈合、感染,留置管移位和囊腔内积血[216],中远期并发症如留置管移位、留置管阻塞和靶血管闭塞等。

### 切口延迟愈合或开裂

主要与切口张力大有关,患者消瘦、囊腔较小、皮肤缝合过紧和切口在药盒顶部均可引起切口张力较大。囊腔大小适宜及行皮下组织缝合可减少此类情况发生。应予以延迟或间断拆线,减少活动,理疗以促进愈合。必要时重新切开、埋置和缝合。

### 局部感染

发生率一般低于2%。预防措施为严格无菌操作,治疗措施为局部伤口处理和全身抗生素治疗。局部伤口久治不愈形成瘘道时需拔除PCS。

### 留置管移位

留置管从靶动脉脱出或移入相邻动脉会影响疗效和增加副作用。术中发生移位的原因为留置管固定欠佳和操作中用力牵拉留置管所致,如能及时发现可重新放置到位。术后移位发生的率为5%～8%,主要原因是留置管在靶动脉内过短,或靶动脉本身过短,当患者立位时内脏一定程度下垂即可造成脱出;术后肿瘤控制欠佳,肿瘤增大推移血管亦可发生[217]。预防的方法为在置管到位后,再送入2～3cm入主动脉内,可减少其张力。采用侧孔法可将留置管固定于较短的靶动脉内。在经PCS化疗或化疗性栓塞前,应经PCS造影,观察留置管是否移位。一旦导管已经移位脱出,可重新切开局部皮肤,将药盒与导管分开,再插导丝,重新将留置管置入到位。

### 靶血管闭塞

主要与置管部位的靶血管内径较小和血流较慢、化疗药物对血管壁的刺激损伤等有关,因此要求置管靶血管的内径大于2mm。经PCS注药时,避免使用对血管壁损伤较大的药物,如平阳霉素和丝裂霉素等。一旦发现血管闭塞,即经PCS造影显示对比剂逆流入非靶血管,可调整留置管位置或拔除PCS(图4-18-6和图4-18-7)。

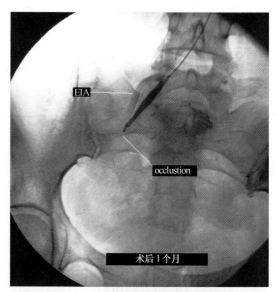

图4-18-6 右髂内动脉留置导管1个月后,注入造影剂观察右髂内动脉已闭塞

occlusion. 阻塞

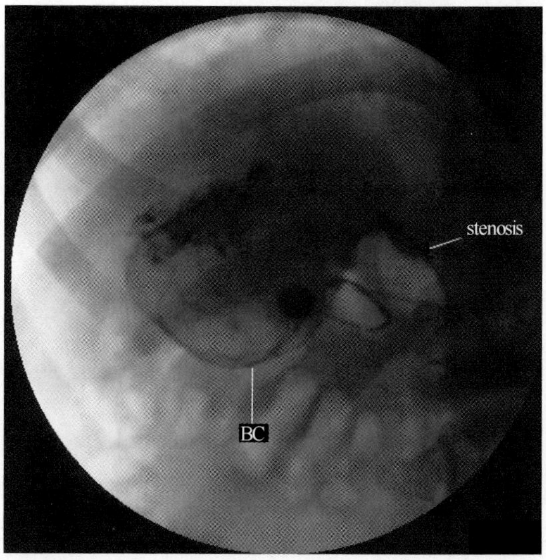

图4-18-7 原发性肝癌患者,置入药盒系统2个月后,经药盒造影显示靶血管已闭塞,造影剂进入胆道内切开皮肤拔除PCS并准备行栓塞术胆道止血,但未见出血。

stenosis. 狭窄

### 留置管阻塞

发生在对动脉内PCS不熟悉者,使用时造成回血入留置管内。可用2ml注射器加压推注尿激酶溶液,部分可再通。不通者可将其拔除或废弃。

### 皮肤坏死

主要与化疗药物注入药盒以外的皮下组织有关,或患者消瘦,皮肤变薄而缺血坏死,需拔除PCS。

### 药盒囊腔内积血

可见药盒置入部皮肤瘀斑,挤压时有波动感和压痛。可用 20ml 注射器接粗针头直接刺入药盒埋植的囊内抽吸积血,多可痊愈,少数需切开引流。

笔者统计了 390 例动脉内 PCS 置入术患者,均为我们早期完成的病例(表 4-18-2)。目前我们行动脉内 PCS 置入术的并发症已明显降低。

**表 4-18-2　390 例动脉内 PCS 置入术的并发症及其防治**

| 并发症 | 例数(比例) | 治疗方法 | PCS 失效例数 | 预防措施 |
| --- | --- | --- | --- | --- |
| 留置管移位 | 30(7.7%) | 调整或重植入 | 7 | 侧孔法和靶动脉留置较长导管 |
| 靶动脉闭塞 | 28(7.2%) | 调整或拔除 | 12 | 置管长度合适和少用伤血管药 |
| 留置管阻塞 | 8(2.0%) | 尿激酶溶液注入 | 4 | 正确使用 PCS |
| 囊腔内积血 | 8(2.0%) | 穿刺抽吸或切开 | 0 | 手术良好的止血 |
| 皮肤坏死 | 11(2.8%) | 拔出 PCS | 11 | 正确使用和置入 PCS |

（陈　勇）

## 第十九节　臭氧在感染性疾病治疗中的应用

臭氧是一种强氧化剂,能迅速破坏细胞壁,杀灭细菌、真菌和病毒,具有广谱高效杀菌的特点。由于医疗界抗菌药物的广泛使用,耐药菌明显增多,院内感染时有发生,臭氧在临床治疗中的应用也日益增多。本节主要介绍几种臭氧临床治疗方法。(主编评论:臭氧疗法在笔者所在科室用于治疗各种疾病,包括何晓峰教授引进并推广的椎间盘突出症、自血疗法作为辅助手段治疗晚期恶性肿瘤、各种体表和体腔顽固性感染和压疮等。本来属于另类疗法的臭氧治疗在一些难治性病变取得了意想不到的疗效。本节是我们部分工作的经验总结,其与介入治疗相关,也可以脱离影像设备引导而进行。)

### 臭氧气体熏蒸疗法

使用耐氧化的薄膜包裹封闭溃疡面,注入浓度为 40～60μg/ml 的 $O_2$-$O_3$ 混合气体,可明显控制感染及加速溃疡的愈合。临床上常用于糖尿病并发足部溃疡感染的患者,注入浓度为 40μg/ml 的臭氧气体 50ml,保留 30 分钟,每日 2 次。3～5 天后溃疡面脓液逐渐减少直至干洁。

### 臭氧水的制备及临床应用

臭氧水在临床治疗领域的应用近年来也逐渐受到重视。文献报道臭氧水用于创伤、烧伤、急慢性浅表溃疡、阴道炎、龟头炎、齿龈炎及少数弥漫性化脓性腹膜炎患者均取得了很好的疗效[218～221]。使用臭氧水来清洗慢性溃疡、创伤、感染的伤口、烧伤等,在操作上比臭氧混合气体更加容易,还可以有效地避免臭氧气体对呼吸道损伤的危险。

臭氧水的制作过程并不复杂,必须采用纯氧来产生医用臭氧,不能用空气制备臭氧。因为空气中含有约 78% 的氮气,产生的臭氧混合气体将会形成不定量氮氧化物,对人体毒性很强。臭氧水的制备系统是由医用纯氧源、医用臭氧发生器、玻璃瓶或抗氧化材料的密封容器及臭氧还原装置组成。密封容器的 3/4 充满无菌双蒸馏水,臭氧气体通过医用纯氧和医用臭氧发生器产生后,经过抗氧化管道输送到无菌双蒸馏水中持续冒泡至少 5 分钟后,就得到我们所需要的臭氧水,余下的臭氧气体通过还原装置转换成氧气(图 4-19-1 和图 4-19-2)。

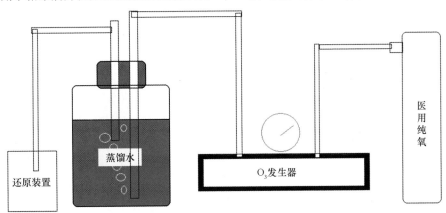

图 4-19-1　臭氧水制备示意图

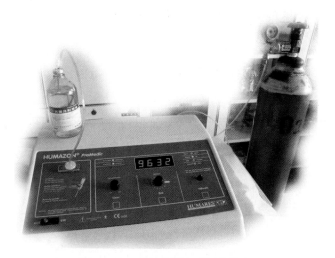

图 4-19-2　臭氧水制备实际操作图

臭氧比氧气更易溶解于水中，根据 Henry 定律，在一定的温度下，臭氧混合气体在水中溶解的饱和浓度与气体本身的浓度成比例，即通过医用纯氧和医用臭氧发生器产生的臭氧混合气体的浓度越高，它持续溶于水后5 分钟所产生的臭氧水的浓度就越高，条件是只有水绝对纯净（双蒸馏水），并且温度和臭氧气体压力保持恒定时，才适用于这一定律。图 4-19-3 显示了 3 种不同浓度臭氧气体在双蒸馏水中持续冒泡 5 分钟后即达到饱和。

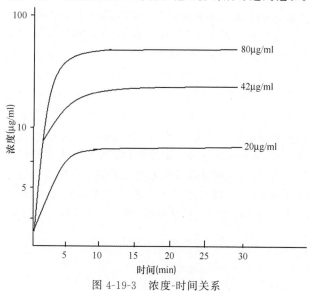

图 4-19-3　浓度-时间关系

显示 3 种不同臭氧浓度混合气体在双蒸馏水中注入达 25 分钟时臭氧水的饱和浓度曲线

臭氧混合气体浓度分别为：①80$\mu$g/ml；②42$\mu$g/ml；③20$\mu$g/ml；环境条件是 22℃、752 托（Torr）、42cmH$_2$O。该图显示 3 种浓度的臭氧气体持续溶于水 5 分钟后臭氧水均各自达到饱和浓度，之后为平台期。若浓度为 80$\mu$g/ml，可制得浓度为 20.8$\mu$g/ml 的臭氧水（80$\mu$g/ml × 26% = 20.8$\mu$g/ml）；而浓度为 42$\mu$g/ml，可制得浓度为 10.92$\mu$g/ml

的臭氧水。以此类推，我们可以通过臭氧混合气体的浓度计算出臭氧水的浓度。在达到平台期后，臭氧化的双蒸馏水即可使用。若不立即使用，需要保存于冰箱内。由于臭氧的降解主要依赖于温度，如图 4-19-4 所示。如果保存在 +5℃ 温度下，臭氧的理论半衰期是 110 小时。即 110 小时以后，起始臭氧水浓度 20.8$\mu$g/ml（80$\mu$g/ml 的 26%），将降低到大约 10.4$\mu$g/ml。这在临床使用中是非常重要的，因为臭氧化水如果能正确保存，那么在患者家庭治疗中，能用至少 48 小时。臭氧水制作完成后，我们必须在其容器上标明臭氧水的浓度和制作时间，以便使用者有效使用臭氧水。

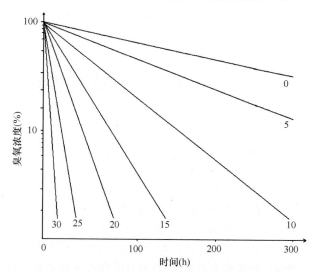

图 4-19-4　臭氧在双蒸馏水中的降解与温度间的关系

另一方面，臭氧化水的稳定性也依赖于水中的离子浓度和 pH。正如在去离子水或者单蒸馏水中发生的那样，残留的微量离子能显著地缩短半衰期（半衰期分别为 80 分钟和 20 分钟），见图 4-19-5，后两种溶液只能即时制备并立刻使用。

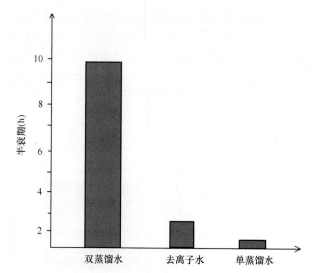

图 4-19-5　臭氧溶于双蒸馏水、去离子水和单蒸馏水的半衰期

臭氧水有强有力的杀菌能力,甚至能够杀死对抗生素耐药的细菌,对人的皮肤伤口无刺激性,可直接对创面进行消毒[222]。意大利的 Velio Bocci 教授研究证明低浓度臭氧能增强机体免疫功能、刺激网状细胞再生、促使成纤维细胞增生和胶原纤维的产生,加速创面愈合[223]。

肛周皮肤糜烂是肛门失禁患者的常见并发症,对于长期卧床的患者存在诱发骶尾部压疮形成的危险,不仅患者痛苦,而且护理棘手。目前有很多护理治疗方法,如扑滑石粉、涂氧化锌软膏或鞣酸软膏等油类、涂皮肤保护粉及喷创口保护膜、维生素 AD 加红汞涂擦、甲硝唑溶液涂擦,以及多种物理治疗等方法[224,225]。但操作麻烦,疗程长,且疗效不尽如人意。2008 年 5 月至 2009 年 8 月南方医院利用臭氧水治疗此类患者 62 例,疗效满意。具体方法是,用浓度 60μg/ml 的臭氧气体在无菌双蒸馏水中持续冒泡 5 分钟,制成浓度为 16μg/ml 的臭氧化无菌双蒸馏水,清洗肛周糜烂皮肤,每日 4～6 次,治疗 3～6 天评估疗效。肛周潮红,红斑丘疹及糜烂愈合的为痊愈;红斑消失或减少及糜烂面部分愈合为有效;红斑未减少及糜烂面无变化的为无效。结果显示,62 例患者肛周皮肤糜烂痊愈 52 例,有效 9 例,无效 1 例,总有效率 98.4%;糜烂面愈合[226]。

臭氧水能促进糜烂面愈合的一个很重要的因素是其在实施杀菌过程中,臭氧随时发生蜕变,这种蜕变因与细菌和各类有机物接触而加快,蜕变的终末产物为氧,可改善局部组织缺氧,增加向糜烂组织供氧,具有局部氧疗的作用,促使创面组织的有氧代谢顺利进行,促进创面的愈合。较好的有氧环境使创面毛细血管扩张,血流阻力降低,组织通透性增强,渗出减少,肿胀减轻。

因此,臭氧水具有控制渗出、改善代谢、减轻感染和促进创面早日愈合的作用。

管腔窦道或瘘管患者经体外瘘管行臭氧气体局部灌注,使其逐渐愈合。若配合全身自血疗法提高患者机体免疫力,疗效更佳。笔者所在医院采用臭氧气体或臭氧化水灌注窦道及瘘管,均取得良好的疗效。

## 病例评述

### 例 4-19-1(图 4-19-6)

该患者为下肢 Buruli 溃疡。经臭氧熏蒸(A)及臭氧水冲洗(B),获得了很好的疗效。

【评述】　该资料由意大利 Marco 教授提供。Buruli 溃疡是继结核病和麻风病后第 3 种最常见的分枝杆菌——溃疡分枝杆菌(Mycobacteriumulcerans,Mu)引起的皮肤和皮下感染性疾病。一旦溃疡分枝杆菌侵入皮肤后,其在病变处增殖并分泌一种细胞毒素,引起皮肤和皮下脂肪广泛坏死而形成 Buruli 溃疡。近 10 余年来在世界一些地区此病的发病率呈上升趋势,特别是在非洲西部地区,发病的人数正在急剧上升。目前已引起世界卫生组织和疾病流行国家等的极大关注。到目前为止,尚无有效的预防方法。有学者通过使用卡介苗(BCG)保护易感人群来预防此病,但 BCG 仅有短期的保护作用。其他治疗包括外科手术、化疗和物理疗法。然而到目前为止行之有效的治疗仍以外科手术为主,不但要清除病灶,而且还要行皮肤移植。意大利学者在乌干达开展的臭氧治疗,减少了溃疡感染,促进了溃疡面愈合,大大提高了疗效。

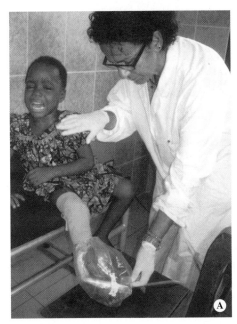
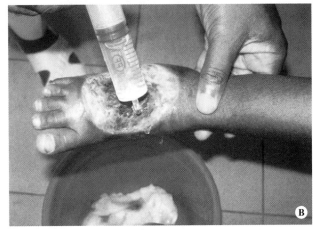

图 4-19-6　Buruli 溃疡,用臭氧熏蒸(A)和臭氧水冲洗(B)

**例 4-19-2**（图 4-19-7）

男性,45 岁。食管癌术后胸腔瘘(A)。经放置外引流 6 个月脓腔未见缩小(B)。随后经鼻腔经食管瘘口置入导管于脓腔内,每日灌注 100ml 臭氧水 2 次。1 周后

复查见脓腔有所缩小(C),3 周后完全愈合(D、E)。

【评述】 食管-胸腔瘘是外科很严重的并发症,死亡率极高。笔者医院采用经瘘口放置引流管灌注臭氧水的方法,治愈了数例患者,是值得推荐的一个好方法。

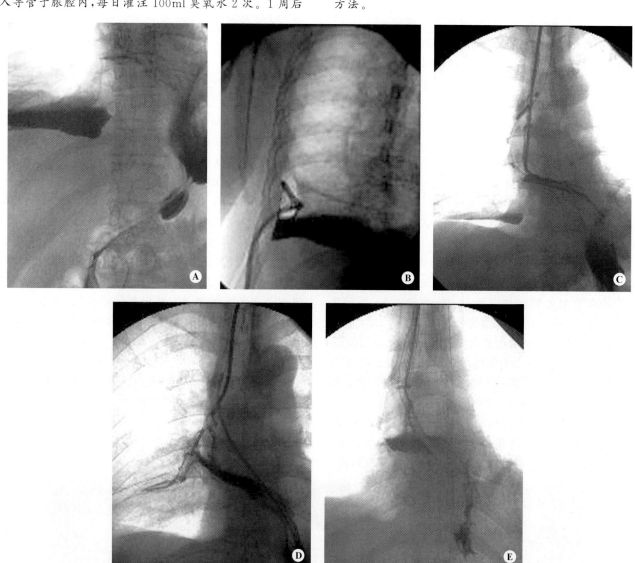

图 4-19-7 食管-胸腔瘘经灌注臭氧水治疗

**例 4-19-3**（图 4-19-8）

女性,38 岁。子宫摘除术后出现下腹部痛及包块,CT 示盆腔脓肿(A)。在 DSA 引导下经皮穿刺抽取脓液并留置引流管(B),造影显示为盆腔巨大脓腔(C)。每日经引流管灌注臭氧气体及冲洗臭氧水,2 周后脓腔明显缩小(D),痊愈拔管。

【评述】 臭氧气体加臭氧水脓腔灌洗能有效地杀灭细菌及其他微生物,加速脓腔愈合。

**例 4-19-4**（图 4-19-9）

男性,原发性肝癌伴胸 4 椎体转移,胸 4 椎体以下感觉、运动功能异常,长期卧床,胸 4 椎体以下无自主改变和控制体位能力。2010 年 7 月 21 日骶尾部形成一个 1.3cm×1.8cm 水疱,2010 年 7 月 22 日水疱破溃(A),采用浓度为 16μg/ml 的臭氧化无菌双蒸馏水,清洗破溃处皮肤,每日 6 次。4 日后痊愈(B)。

【评述】 臭氧水治疗表浅溃疡较传统治疗方法如

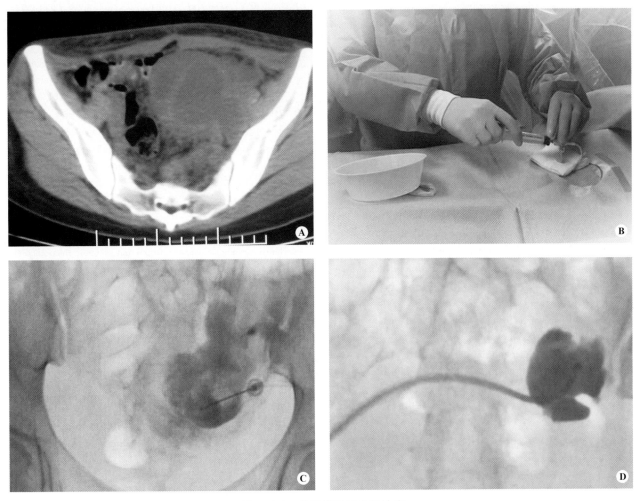

图 4-19-8　盆腔脓肿经臭氧治疗

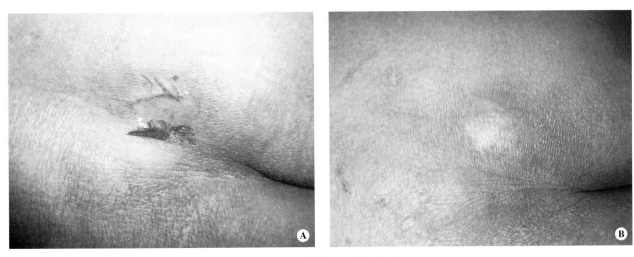

图 4-19-9　皮肤破溃经臭氧水治疗

扑滑石粉、涂抹氧化锌软膏等,具有操作简便、疗效好等优点,目前在临床上也被越来越多的护理人员认可。

（冯建宇　何晓峰　杨　旸）

**参 考 文 献**

[1] Kim KW,Bae SK,Lee OH,et al. Insulin-like growth factor Ⅱ induced by hypoxia may contribute to angiogenesis of human hepa-

tocellular carcinoma. Cancer Res,1998,58(2):348～351

［2］Erler JT,Bennewith KL,Nicolau M,et al. Lysyl oxidase is essential for hypoxia-induced metastasis. Nature,2006,440(8):1222～1226

［3］Pua U. Short- and long-term results of transcatheter embolization for massive arterial hemorrhage from gastroduodenal ulcers not controlled by endoscopic hemostasis. Can J Gastroenterol,2011, 25(4): 654

［4］Loffroy RF,Abualsaud BA,Lin MD,et al. Recent advances in endovascular techniques for management of acute nonvariceal upper gastrointestinal bleeding. World J Gastrointest Urg,2011,3 (1): 89～100

［5］Loffroy R,Guiu B,Cercueil JP,et al. Endovascular therapeutic embolisation: an overview of occluding agents and their effects on embolised tissues. Curr Vasc Pharmacol,2009,7 (2):250～263

［6］Vanninen RL and Manninen I. Onyx,a new liquid embolic material for peripheral interventions: preliminary experience in aneurysm, pseudoaneurysm,and pulmonary arteriovenous malformation embolization. Cardiovasc Intervent Radiol,2007,30 (2):196～200

［7］Tokuda T,Tanigawa N,Shomura Y,et al. Transcatheter embolization for peripheral pseudoaneurysms with n-butyl cyanoacrylate. Minim Invasive Ther Allied Technol,2009,18 (3):361～365

［8］Zanjani KS,Mazloumi M,Zeinaloo A,et al. Transcatheter embolization of congenital hepatic arteriovenous malformation using ethylene-vinyl alcohol copolymer (Onyx). Diagn Interv Radiol, 2011,23(2)

［9］Hu YC,Newman CB,Porter RW,et al. Transarterial Onyx embolization of sacral chordoma: case report and review of the literature. J neurointerv Surg,2011,3(1):85～87

［10］Khan SN,Nichols C,Depowell JJ,et al. Comparison of coil types in aneurysm recurrence. Clin Neurol Neurosurg,2012,114(1): 12～16

［11］Killer M,Hauser T,Wenger A,et al. Comparison of experimental aneurysms embolized with second-generation embolic devices and platinum coils. Acta Neurochir(Wien),2009,15(3):497～505

［12］Guo YB,Fan YM,Zhang JN. Hydrosoft coil versus hydrocoil for endovascular aneurysm occlusion study: a single center experience. Euro J Radiol,2011,79(1):e42～46

［13］Xie F,Zang J,Guo X,et al. Comparison of transcatheter arterial chemoembolization and microsphere embolization for treatment of unresectable hepatocellular carcinoma: a meta-analysis. J Cancer Res Clin Oncol,2011,12(2)

［14］Sousa PF,Preto AS,Leão D. Transcatheter arterial chemoembolization with doxorubicin eluting beads in the treatment of hepatocellular carcinoma. Acta Ned Port,2011,24(1):29～36

［15］Lambert B,Sturm E,Mertens J,et al. Intra-arterial treatment with microspheres for hepatocellular carcinoma: 4 years experience at the Ghent University Hospital. Euro J Nucl Med Mol Imaging,2011,38 (12):2117～2124

［16］Poggi G,Montagna B,Melchiorre F,et al. Hepatic intra-arterial cetuximab in combination with 5-fluorouracil and cisplatin as salvage treatment for sorafenib-refractory hepatocellular carcinoma. Anticancer Res,2011,31(12):3927～3933

［17］Cao W,Lu Q,Li JH,et al. Transcatheter arterial infusion with heated saline changes the vascular permeability of rabbit hepatic tumors. Acad Radiol,2011,18 (10):1569～1576

［18］Avritscher R and Javadi S. Transcatheter intra-arterial limb infusion for extremity osteosarcoma: technical considerations and outcomes. Tech Vasc Interv Radiol,2011,14 (1):124～128

［19］Nishikawa H,Inuzuka T,Takeda H,et al. A case of advanced hepatocellular carcinoma with portal vein tumor thrombus refractory to epirubicin that showed marked decrease in tumor markers after transcatheter arterial infusion with miriplatin. Case Rep Oncol,2011,4(2):327～335

［20］Ikeda O,Tamura Y,Nakasone Y,et al. Comparison of intrahepatic and pancreatic perfusion on fusion images using a combined SPECT/CT system and assessment of efficacy of combined continuous arterial infusion and systemic chemotherapy in advanced pancreatic carcinoma. Cardiovasc Intervent Radiol, 2007,30(4):912～921

［21］Nagata Y,Araki N,Kimura H,et al. Neoadjuvant chemotherapy by transcatheter arterial infusion method for uterine cervical cancer. J Vasc Interv Radiol,2000,11(2):313～319

［22］Ellis JA,Youngerman BE,Higashida RT,et al. J Endovascular treatment strategies for acute ischemic stroke. Int J Stroke, 2011,6(2):511～522

［23］Kühn JP,Hoene A,Miertsch M,et al. Intraarterial recombinant tissue plasminogen activator thrombolysis of acute and semiacute lower limb arterial occlusion: quality assurance, complication management,and 12-month follow-up reinterventions. AJR Am J Roentgenol,2011,196 (6):1189～1193

［24］Schmidt U,Bittner E,Pivi S,et al. Hemodynamic management and outcome of patients treated for cerebral vasospasm with intraarterial nicardipine and/or milrinone. Anesth Analg,2010,110 (3):895～902

［25］Hiraki T and Kanazawa S. Hepatic outflow obstruction created by balloon occlusion of the hepatic vein: induced hepatic hemodynamic changes and the therapeutic applications of hepatic venous occlusion with a balloon catheter in interventional radiology. Acta Med Okayama,2005,59(2):171～178

［26］Lauenstein TC,Heusner TA,Hamami M,et al. Radioembolization of hepatic tumors: flow redistribution after the occlusion of intrahepatic arteries. Rofo,2011,183(10):1058～1064

［27］Bilbao JI,Garrastachu P,Herráiz MJ,et al. Safety and efficacy assessment of flow redistribution by occlusion of intrahepatic vessels prior to radioembolization in the treatment of liver tumors. Cardiovasc Intervent Radiol,2010,33(3):523～531

［28］Murata S,Tajima H,Abe Y,et al. Transcatheter management for multiple liver tumors after hepatic artery obstruction following reservoir placement. Hepatogastroenterology,2005,52(3):852～856

［29］Tsetis D,Belli AM,Morgan R,et al. Preliminary experience with cutting balloon angioplasty for iliac artery in-stent restenosis. J Endovasc Ther,2008,15(2):193～202

［30］Shah QA,Georgiadis AL,Suri MF,et al. Cutting balloon angioplasty for carotid in-stent restenosis: case reports and review of the literature. J Neuroimaging,2008,18(3):428～432

[31] Bergersen L,Gauvreau K,Justino H,et al. Randomized trial of cutting balloon compared with high-pressure angioplasty for the treatment of resistant pulmonary artery stenosis. Circulation, 2011,124(10):2388～2396

[32] Amighi J,Schillinger M,Dick P. et al. De novo superficial femoropopliteal artery lesions: peripheral cutting balloon angioplasty and restenosis rates-randomized controlled trial. Radiology,2008, 248(2):297～302

[33] Cardon JM,Jan F,Vasseur MA,et al. Value of cutting balloon angioplasty for limb salvage in patients with obstruction of popliteal and distal arteries. Ann Vasc Surg,2008,22(2):314～318

[34] Samson RH,Showalter DP,Lepore MR. et al. Cryoplasty therapy of the superficial femoral and popliteal arteries: a single center experience. Vasc Endovascular Surg,2006,40(2):446～450

[35] Diaz ML,Urtasun F,Barberena J,et al. Cryoplasty versus conventional angioplasty in femoropopliteal arterial recanalization: 3-year analysis of reintervention-free survival by treatment received. Cardiovasc Intervent Radiol,2011,34(4):911～917

[36] Spiliopoulos S,Katsanos K,Karnabatidis D,et al. Cryoplasty versus conventional balloon angioplasty of the femoropopliteal artery in diabetic patients: long-term results from a prospective randomized single-center controlled trial. Cardiovasc Intervent Radiol,2011,33(4):929～938

[37] Jahnke T,Mueller-Huelsbeck S,Charalambous N,et al. Prospective, randomized single-center trial to compare cryoplasty versus conventional angioplasty in the popliteal artery: midterm results of the COLD study. J Vasc Interv Radiol,2010,21(2):186～194

[38] Wildgruber MG and Berger HJ. Cryoplasty for the prevention of arterial restenosis. Cardiovasc Intervent Radiol,2008,31(7):1050～1058

[39] Banerjee S,Brilakis ES,Das TS,et al. Treatment of complex superficial femoral artery lesions with PolarCath cryoplasty. Am J Cardiol,2009,104(2):447～449

[40] 张连鹏. 药物涂层支架的研究进展. 生物医学工程学杂志, 2007,24(1):239～265

[41] 盛剑秋,晨智敏,余东亮,等. 全覆膜防反流食管支架治疗贲门失弛缓症临床疗效观察. 中华消化内镜杂志,2007,1(1):10～12

[42] 王福安,徐福林,郭金和,等. 125I粒子食管支架治疗食管癌临床应用的研究进展. 介入放射学杂志,2009,18(9):713～715

[43] 张金山,王艳萍,徐亚峰. 血管内支架植入术后再狭窄的机制与治疗. 中国医学影像技术,1998,14:677～680

[44] Weisz G,Leon MB,Holmes DR,et al. Two years outcomes after sirolimus-eluting stent implantation. Results from the SIRIUS Trial. J Am Coll Cardiol,2006,47(7):1350～1355

[45] Dibra A,Kastrati A,Mehilli J,et al. Paclitaxel-eluting or sirolimus-eluting stents to prevent restenosis in diabetic patients. N Engl J Med,2005,353(7):663～670

[46] Liu Y,Lu Z,Zou DW,et al. Intraluminal implantation of radioactive stents for treatment of primary carcinomas of the peripancreatic-head region: a pilot study. Gastrointest Endosc,2009,69(6):1067～1073

[47] Wang XT,Venkatraman SS,Boey FYC,et al. Controlled release of sirolimus from a multilayered PLGA stent matrix. Biomaterials, 2006,27(32):5588～5595

[48] Westedt U,Wittmar M,Hellwing M,et al. Paclitaxel releasing films consisting of poly(vinyl alcohol)-graft-poly(lactide-co-glycolide) and their potential as biodegradable stent coatings. Journal Control Release,2006,111(1～2):235～246

[49] ACR SIR Practice Guideline for the Performance of Image-Guided Percutaneous Needle Biopsy(PNB)in Adults Res. 2008, http://www. acr. org/SecondaryMainMenuCategories/quality safety/ guidelines/iv/ pnb. aspx

[50] Gupta S,Wallace MJ,Cardella JF,et al. Quality improvement guidelines for percutaneous needle biopsy. J Vasc Interv Radiol, 2010,21(7):969～975

[51] 陈勇,曾庆乐,李彦豪. 介入医学影像引导技术及进展. 胃肠病学与肝病学杂志,1999,8(1):4～6

[52] Froelich JJ,Wagner HJ. CT-fluoroscopy: tool or gimmick? Cardiovasc Intervent Radiol,2001,24(5):297～305

[53] Heck SL,Blom P,Berstad A. Accuracy and complications in computed tomography fluoroscopy-guided needle biopsies of lung masses. Eur Radiol,2006,16(6):1387～1392

[54] Prosch H,Stadler A,Schilling M,et al. CT fluoroscopy-guided vs. multislice CT biopsy mode-guided lung biopsies: accuracy, complications and radiation dose. Eur J Radiol, 2011; doi: 10. 1016/j. ejrad. 2011,01. 064. PMID: 21752567

[55] 赵剑波,陈勇,李彦豪. 介入性磁共振成像的现状与展望. 国外医学·临床放射学分册,2002,23(1): 13～15

[56] 张雪哲. MRI导引介入技术的临床应用. 中华放射学杂志, 2002,36(3):258～260

[57] 李龙. CT和MRI引导下的介入放射学. 北京:人民军医出版社,2010:105～107

[58] Haas PC,Kracjer Z,Dietrich EB. Closure of large percutaneous access sites using the Prostar XL percutaneous vascular surgery device. J Endovasc Surg,1999,6:168～170

[59] Schwartz BG,Burstein S,Economides C,et al. Review of vascular closure devices. J Invasive Cardiol,2010,22:599～607

[60] Hong K,Liapi E,Georgiades CS,et al. Case-controlled comparison of a percutaneous collagen arteriotomy closure device versus manual compression after liver chemoembolization. J Vasc Interv Radiol,2005,16(3):339～345

[61] Das R,Ahmed K,Athanasiou T,Morgan RA,et al. Arterial closure devices versus manual compression for femoral haemostasis in Interventional Radiological procedures: a systematic review and meta-analysis. Cardiovasc Intervent Radiol,2011,34(4):723～738

[62] Bulent Arslan,Ulku C. Turba,Saher Sabri,et al. Current status of percutaneous endografting. Seminars in interventional radiology,2009,26(1):67～73

[63] Azmoon S,Pucillo AL,Aronow WS,et al. Vascular complications after percutaneous coronary intervention following hemostasis with the Mynx vascular closure device versus the angioseal vascular closure device. J Invasive Cardiol,2010,22(4):175～178

[64] Gazzera C,Doriguzzi Breatta A,Veltri A,et al. Femoral haemostosis with vasoseal ES: experience in 150 patients. Radiol Med, 2005,109(1～2):118～124

［65］Michalis LK，Rees MR，Patsouras D，et al. A prospective randomized trial comparing the safety and efficacy of three commercially available closure devices（angioseal，vasoseal and duett）. Cardiovasc Intervent Radiol，2002，25(5)：423～429

［66］Ruiz CE，Kipshidze N，Chiam PT，et al. Feasibility of patent foramen ovale closure with no-device left behind：first-in-man percutaneous suture closure. Catheter Cardiovasc Interv，2008，71(7)：921～926

［67］Nasu K，Tsuchikane E，Sumitsuji S，et al. Clinical effectiveness of the prostar XL suture-mediated percutaneous vascular closure device following PCI：results of the Perclose AcceleRated Ambulation and DISchargE（PARADISE）Trial. J Invasive Cardiol，2003，15(5)：251～256

［68］Dosluoglu HH，Cherr GS，Harris LM，et al. Total percutaneous endovascular repair of abdominal aortic aneurysms using perclose proglide closure devices. J Endovasc Ther，2007，14(2)：184～188

［69］张宏鹏，郭伟，刘小平，等. 完全穿刺技术在腹主动脉瘤腔内修复术中的应用. 中华外科学杂志，2010，48(24)：1855～1858

［70］Munver R，Delvecchio FC，Newman GE，et al. Critical analysis of supracostal access for percutaneous renal surgery. J Urol，2001，166(8)：1242～1246

［71］Dyer RB，Regan JD，Kavanagh PV，et al. Percutaneous nephrostomy with extensions of the technique：step by step. Radiographics，2002，22(3)：503～525

［72］Maher MM，Fotheringham T，Lee MJ. Percutaneous nephrostomy. Semin Intervent Radiol，2000，17(2)：329～339

［73］Ramchandani P，Cardella JF，Grassi CJ，et al. Quality improvements guidelines for percutaneous nephrostomy. J Vasc Interv Radiol，2001，12(9)：1247～1251

［74］Shin JH，Yoon HK，Ko GY，et al. Percutaneous antegrade removal of double J ureteral stents via a 9-F nephrostomy route. J Vasc Interv Radiol，2007，18(7)：1156～1161

［75］Liang HL，Yang TL，Huang JS，et al. Antegrade retrieval of ureteral stents through an 8-French percutaneous nephrostomy route. Am J Roentgenol，2008，191(10)：1530～1535

［76］Mostafa SA，Abbaszadeh S，Taheri S，et al. Percutaneous nephrostomy for treatment of posttransplant ureteral obstructions. Urol J，2008，5(1)：79～83

［77］Bhagat VJ，Gordon RL，Osorio RW，et al. Ureteral obstructions and leaks after renal transplantation：outcome of percutaneous antegrade ureteral stent placement in 44 patients. Radiology，1998，209(1)：159～167

［78］Gupta S，Gulati M，Uday SK，et al. Percutaneous nephrostomy with real-time sonographic guidance. Acta Radiol，1997，38(3)：454～457

［79］Patel U，Hussain FF. Percutaneous nephrostomy of nondilated renal collecting system with fluoroscopic guidance：technique and results. Radiology，2004，233(2)：226～233

［80］Millward S F. Percutaneous nephrostomy：a practical approach. J Vasc Interv Radiol，2000，11(4)：955～964

［81］Lee WJ，Patel U，Patel S，et al. Emergency percutaneous nephrostomy：results and complications. J Vasc Interv Radiol，1994，5：135～139

［82］宋锦文，李彦豪，陈勇，等. 经皮穿刺瘤内注射碘油化疗药乳剂治疗兔移植性 VX2 瘤疗效研究. 南方医科大学学报，2010，30(11)：2526～2529

［83］李红兵，陈勇. 经皮穿刺瘤内注射碘油化疗乳剂在外生性肝癌介入治疗中应用. 当代医学（中国介入放射学），2009，3(5)：547～549

［84］李红兵，陈勇. 经动脉化疗栓塞术结合消融术治疗外生型肝癌. 放射学实践，2009，24(3)：316～319

［85］Rosch J，Hanafee W，Snow H，et al. Transjugular intrahepatic portacaval shunt. An experimental work. Am J Surg，1971，121(4)：588～592

［86］Sanjal AJ，Freedman AM，Luketic VA，et al. Transjugular intrahepatic portosystemic shunts for patients with active variceal hemorrhage unresponsive to sclerotheraphy. Gastroenterology，1996，111(1)：138～146

［87］Sauer P，Theilman L，Stremmer W，et al. Transjugular intrahepatic portosystemic stent shunt versus sclerotheraphy plus propanolol for variceal rebleeding. Gastroenterology，1997，113(5)：1623～1631

［88］Rossle M，Deibert P，Haag K，et al. Randomised trial of transjugular-intrahepatic-portosystemic shunt versus endoscopy plus propanolol for prevention of variceal rebleeding. Lancet，1997，349(5)：1043～1049

［89］Merli M，Salerno F，Riggio O，et al. Transjugular intrahepatic portosystemic shunt versus endoscopic sclerotheraphy for the prevention of variceal bleeding in cirrhosis：a randomized multicenter trial. Hepatology，1998，27(1)：40～45

［90］Rossle M，Haag K，Ochs A，et al. The transjugular intrahepatic portosystemic stent-shunt procedure for variceal bleeding. N Engl J Med，1994，330(1)：165～171

［91］Cabrera J，Maynar M，Granados R，et al. Transjugular intrahepatic portosystemic shunt versus sclerotheraphy in the elective treatment of variceal hemorrhage. Gastroenterology，1996，110(3)：832～839

［92］Caplin DM，Nikolic B，Kalva SP，et al. Quality improvement guidelines for the performance of inferior vena cava filter placement for the prevention of pulmonary embolism. J Vasc Interv Radiol，2011，22(11)：1499～1506

［93］中华医学会放射学分会介入学组. 下腔静脉滤器置入术和取出术规范的专家共识. 介入放射学杂志，2011，20(5)：340～344

［94］Streiff MB. Vena caval filters：a comprehensive review. Blood，2000，95(12)：3669～3677

［95］Wills JS，Oglesby JT. Percutaneous gastrostomy. Radiology，1983，149(2)：449～453

［96］Wollman B，D'Agostino HB，Walus-Wigle JR，et al. Radiological，endoscopic and surgical gastrostomy：an institutional evaluation and meta-analysis of the literature. Radiology，1995，197(4)：699～704

［97］冯金利，金耀东，薛重毫，等. 经皮穿刺胃造瘘术的临床应用. 中华放射学杂志，1991，25(5)：289～290

［98］Pearce CB，Duncan HD. Enteral feeding，Nasogastric，nasojejunal，percutaneous endoscopic gastrostomy，or jejunostomy：its indications and limitations. Postgraduate Medical Journal, 2002, 78卷(1):198~204

[99] 陈勇,李彦豪,赵剑波,等. 经皮穿刺胃造瘘和胃空肠造瘘术. 介入放射学杂志,2005,14(4):394~397

[100] Sadler DJ,Gray RR,SO SB,et al. A simplified method of gastropexy for transgastric enterostomy. Clin Radiol,1999,54(2): 462~464

[101] Bell SD,Carmody EA,Yeung EY,et al. Percutaneous gastrostomy and gastrojejunostomy: additional experience in 519 procedures. Radiology,1995,194(4):817~820

[102] Dewald CL,Hiette PO,Sewall LE,et al. Percutaneous gastrostomy and gastrojejunostomy with gastropexy: experience in 701 procedures. Radiology,1999,211(3):651~656

[103] Saini S,Mueller PR,Gaa J,et al. Percutaneous gastrostomy with gastropexy: experience in 125 patients. AJR Am J Roentgenol, 1990,154(5):1003~1006

[104] Wollman B,D'Agostino HB. Percutaneous radiological and endoscopic gastrostomy: a 3-year institutional analysis of procedure. AJR Am J Roentgenol,1997,169(7):1551~1553

[105] Gabelmann A,Kramer S,Gorich J. Percutaneous retrieval of lost or misplaced intravascular objects. AJR Am J Roentgenol, 2001,176(6):1509~1513

[106] Colacchio G,Sciannelli V,Palena G,et al. Total laparoscopicintra-aortic foreign body retrieval. Eur J Vasc Endovasc Surg,2008,35(6):737~738

[107] Leal-Filho JM,Carnevale FC,Nasser F,et al. Endovascular techniques and procedures,methods for removal of intravascular foreign bodies. Rev Bras Cir Cardiovasc,2010,25(2): 202~208

[108] 谢兴国,赵琼惠,李成军,等. 腹腔神经丛的应用解剖. 川北医学院学报,2003,3(1):5~7

[109] 李英,易长虹,王光亚,等. 腹腔神经丛阻滞术治疗上腹部顽固性癌性疼痛. 中国介入影像与治疗学,2005,2(2):127~129

[110] 宋燕青,陈昕,卢荣军. 腹腔神经丛阻滞治疗晚期上腹部癌痛的临床观察. 现代肿瘤医学,2004,12(5):476

[111] 陈勇,李彦豪. 经皮腹腔神经丛阻滞术的方法学及进展. 国外医学·临床放射学分册,1999,5(4):267~269

[112] 郑汉光,冯艳平. 经椎间盘穿刺行腹腔神经丛阻滞治疗癌性疼痛患者124例. 中华麻醉学杂志,1999,5(3):309~310

[113] 董宝玮,梁萍,于晓玲,等. 超声引导经皮微波治疗原发性肝癌远期疗效评价. 中华肿瘤杂志,2002,3(2):282~283

[114] 夏景林,叶胜龙,邹静怀,等. 单次经皮射频消融治疗小肝癌的预后及复发危险因素分析. 癌症,2004,223(9):977~980

[115] Kong WT,Zhang WW,Qiu YD,et al. Major complications after radiofrequency ablation for liver tumors: analysis of 255 patients. World J Gastroenterol,2009,15(21):2651~2656

[116] Breu FX,Guggenbichler S,Wollmann JC. 2nd European consensus meeting on foam sclerotherapy 2006, tegernsee, Germany. Vasa, 2008,37(Suppl 71):1~29

[117] Rabe E,Pannier F. Sclerotherapy of varicose veins with polidocanol based on the guidelines of the German Society of Phlebology. Dermatol Surg,2010,36(Suppl 2):968~975

[118] Khunger N,Sacchidanand S. Standard guidelines for care: Sclerotherapy in dermatology. Indian J Dermatol Venereol Leprol, 2011,77(2):222~2231

[119] Dal Canton A,Iaccarino V,Russo D,et al. Scleroembolization for treatment of hypertension caused by intrarenal arterial fibrodysplasia. Clin Nephrol,1984,21(2):138~139

[120] Belgrano E,Trombetta C,Liguori G. Scleroembolization techniques in the treatment of varicocele. Ann Urol(Paris),1999, 33(3):203~209

[121] Mazzoni G,Fiocca G,Minucci S,et al. Varicocele: a multidisciplinary approach in children and adolescents. J Urol,1999,162 (5):1755~1758

[122] Mazzoni G. Adolescent varicocele: treatment by antegrade sclerotherapy. J Pediatr Surg,2001,36(10):1546~1550

[123] Soulen MC,Sullivan KL. Chemical ablation of the gallbladder: is it feasible? J Vasc Interv Radiol,1995,6(4):553~558

[124] Xu Z,Wang L,Zhang N,et al. Chemical ablation of the gallbladder: clinical application and long-term observations. Surg Endosc,2005,19(5):693~696

[125] Lee JH,Won JH,Bae JI,et al. Chemical ablation of the gallbladder with acetic acid. J Vasc Interv Radiol,2009,20(11):1471~1476

[126] Morrison N,Neuhardt DL,Rogers CR,et al. Comparisons of side effects using air and carbon dioxide foam for endovenous chemical ablation. J Vasc Surg,2008,47(4):830~836

[127] Gonzalez-Zeh R,Armisen R,Barahona S. Endovenous laser and echo-guided foam ablation in great saphenous vein reflux: one-year follow-up results. J Vasc Surg,2008,48(4):940~946

[128] Morrison N,Neuhardt DL,Rogers CR,et al. Incidence of side effects using carbon dioxide-oxygen foam for chemical ablation of superficial veins of the lower extremity. Eur J Vasc Endovasc Surg,2010,40(3):407~413

[129] McBride KD. Changing to endovenous treatment for varicose veins: how much more evidence is needed? Surgeon,2011, 9(3):150~159

[130] Lohela P. Ultrasound-guided drainages and sclerotherapy. Eur Radiol,2002,12(2):288~595

[131] Lucey BC,Kuligowska E. Radiologic management of cysts in the abdomen and pelvis. AJR Am J Roentgenol,2006,186(2): 562~573

[132] Varshney MK,Rastogi S,Khan SA,Trikha V. Is sclerotherapy better than intralesional excision for treating aneurysmal bone cysts? Clin Orthop Relat Res,2010,468(6):1649~1659

[133] Legiehn GM,Heran MK. Classification,diagnosis,and interventional radiologic management of vascular malformations. Orthop Clin North Am,2006,37(3):435~474,vii~viii

[134] Legiehn GM,Heran MK. Venous malformations: classification, development, diagnosis, and interventional radiologic management. Radiol Clin North Am,2008,46(3):545~597,vi

[135] Roberts ME,Neville E,Berrisford RG,et al. Management of a malignant pleural effusion: British Thoracic Society Pleural Disease Guideline 2010. Thorax,2010,65(Suppl 2):ii,32~40

[136] Kunitoh H,Tamura T,Shibata T,et al. A randomised trial of intra-

pericardial bleomycin for malignant pericardial effusion with lung cancer (JCOG9811). Br J Cancer,2009,100(3):464~469

［137］Alayouty HD,Hasan TM,Alhadad ZA,et al. Mechanical versus chemical pleurodesis for management of primary spontaneous pneumothorax evaluated with thoracic echography. Interact Cardiovasc Thorac Surg,2011,13(5):475~479

［138］Jahnson S,Sandblom D,Holmäng S. A randomized trial comparing 2 doses of polidocanol sclerotherapy for hydrocele or spermatocele. J Urol,2011,186(4):1319~1323

［139］Duffy DM. Sclerosants:a comparative review. Dermatol Surg,2010,36(Suppl 2):1010~1025

［140］Grossberg AL,Gaspari AA. Topical antineoplastic agents in the treatment of mucocutaneous diseases. Curr Probl Dermatol,2011,40:71~82

［141］Saitta P,Krishnamurthy K,Brown LH. Bleomycin in dermatology:a review of intralesional applications. Dermatol Surg,2008,34(10):1299~1313

［142］Muir T,Kirsten M,Fourie P,et al. Intralesional bleomycin injection (IBI) treatment for haemangiomas and congenital vascular malformations. Pediatr Surg Int,2004,19(12):766~773

［143］Sainsbury DC,Kessell G,Fall AJ,et al. Intralesional bleomycin injection treatment for vascular birthmarks:a 5-year experience at a single United Kingdom unit. Plast Reconstr Surg,2011,127(5):2031~2044

［144］Li L,Zeng XQ,Li YH. CT-guided percutaneous large-needle aspiration and bleomycin sclerotherapy for bronchogenic cyst:report of four cases. J Vasc Interv Radiol,2010,21(7):1045~1049

［145］李彦豪,曾庆乐,陈勇. 平阳霉素碘油乳剂在血管介入治疗中的应用. 介入放射学杂志,2001,10(1):59~61

［146］Yang Y,Sun M,Ma Q,et al. Bleomycin A5 sclerotherapy for cervicofacial lymphatic malformations. J Vasc Surg,2011,53(1):150~155

［147］Zeng Q,Li Y,Chen Y,et al. Gigantic cavernous hemangioma of the liver treated by intra-arterial embolization with pingyangmycin-lipiodol emulsion:a multi-center study. Cardiovasc Intervent Radiol,2004,27(5):481~485

［148］Shan H,Huang MS,Guan SH,et al. Superselective uterine arterial embolization with pingyangmycin-lipiodol emulsion for management of symptomatic uterine leiomyoma. Chin Med J (Engl),2004,117(1):75~78

［149］Chen Y,Li YH,Zhu QH,et al. Fluoroscopic intralesional injection with pingyangmycin lipiodol emulsion for the treatment of orbital venous malformations. AJR Am J Roentgenol,2008,190(4):966~971

［150］Poldervaart MT,Breugem CC,Speleman L,et al. Treatment of lymphatic malformations with OK-432 (Picibanil):review of the literature. J Craniofac Surg,2009,20(4):1159~1162

［151］Choi YD,Ham WS,Kim WT,et al. Clinical experience of single-session percutaneous aspiration and OK-432 sclerotherapy for treatment of simple renal cysts:1-year follow-up. J Endourol,2009,23(6):1001~1006

［152］Prasetyono TO,Kreshanti P. Efficacy of intra-lesional alcohol injection as alternative and/or complementary treatment of vascular malformations:a systematic review. J Plast Reconstr Aes-

thet Surg,2010,63(7):1071~1079

［153］仇波,王建中. 鱼肝油酸钠的应用与探讨. 中国海洋药物杂志,2000,78(64):48~53

［154］李建英. 硬化剂鱼肝油酸钠治疗单纯性下肢静脉曲张. 白求恩军医学院学报,2006,4(1):25~26

［155］梁荷英,付伟娟,郭孝伟,等. 超声介入硬化治疗大块型、巨块型肝血管瘤的远期疗效. 中国介入影像与治疗学,2006,3(1):52~54

［156］Food and Drug Administration Department of Health and Human Services. FY 2010 Performance Report to the President and Congress for the Prescription Drug User Fee Act. http://www. fda. gov/downloads/ AboutFDA/ReportsManualsForms/Reports/UserFeeReports/PerformanceReports/PDUFA/UCM243358. pdf

［157］Full Prescribing Information of Asclera™(polidocanol). http://www.accessdata.fda.gov/drugsatfda_docs/ label/2010/021201lbl. pdf

［158］Hamel-Desnos C,Allaert FA. Liquid versus foam sclerotherapy. Phlebology,2009,24(6):240~246

［159］李龙,陈勇,李彦豪. 关于影像引导下下肢静脉曲张泡沫硬化疗法技术操作规范的建议. 中华医学杂志,2011,91(17):1218~1221

［160］Li L,Hong XY,Zeng XQ,et al. Technical feasibility and early results of radiologically guided foam sclerotherapy for treatment of varicose veins. Dermatol Surg,2011,37(7):992~998

［161］Li L,Feng J,Zeng XQ,Li YH. Fluoroscopy-guided foam sclerotherapy with sodium morrhuate for peripheral venous malformations:preliminary experience. J Vasc Surg,2009,49(4):961~967

［162］Li L,Zeng XQ,Li YH. Digital subtraction angiography-guided foam sclerotherapy of peripheral venous malformations. AJR Am J Roentgenol,2010,194(5):W439~444

［163］Klode J,Klötgen K,Körber A,et al. Polidocanol foam sclerotherapy is a new and effective treatment for post-operative lymphorrhea and lymphocele. J Eur Acad Dermatol Venereol,2010,24(8):904~909

［164］Nitecki S,Bass A. Ultrasound-guided foam sclerotherapy in patients with Klippel-Trenaunay syndrome. Isr Med Assoc J,2007,9(2):72~75

［165］Blaise S,Charavin-Cocuzza M,Riom H,et al. Treatment of low-flow vascular malformations by ultrasound-guided sclerotherapy with polidocanol foam:24 cases and literature review. Eur J Vasc Endovasc Surg,2011,41(3):412~417

［166］Li L,Zeng XQ,Li YH. Digital subtraction angiography-guided percutaneous transcatheter foam sclerotherapy of varicocele:a novel tracking technique. AJR Am J Roentgenol,2009,193(4):978~980

［167］Li L,Zeng XQ,Li YH. Safety and effectiveness of transcatheter foam sclerotherapy for testicular varicocele with a fluoroscopic tracing technique. J Vasc Interv Radiol,2010,21(6):824~828

［168］Gandini R,Chiocchi M,Konda D,et al. Transcatheter foam sclerotherapy of symptomatic female varicocele with sodium-tetradecyl-sulfate foam. Cardiovasc Intervent Radiol,2008,31(4):

778~784

[169] Paraskevas P. Successful ultrasound-guided foam sclerotherapy for vulval and leg varicosities secondary to ovarian vein reflux: a case study. Phlebology,2011,26(1):29~31

[170] Benin P,D'Amico C. Foam sclerotherapy with fibrovein (STD) for the treatment of hemorrhoids, using a flexible endoscope. Minerva Chir,2007,62(4):235~240

[171] Min RJ,Navarro L. Transcatheter duplex ultrasound-guided sclerotherapy for treatment of greater saphenous vein reflux: preliminary report. Dermatol Surg,2000,26(5):410~414; discussion 413~414

[172] Brodersen JP,Geismar U. Catheter-assisted vein sclerotherapy: a new approach for sclerotherapy of the greater saphenous vein with a double-lumen balloon catheter. Dermatol Surg,2007,33(4):469~475

[173] Kölbel T,Hinchliffe RJ,Lindblad B. Catheter-directed foam sclerotherapy of axial saphenous reflux: early results. Phlebology,2007,22(5):219~222

[174] 刘小平,郭伟,贾鑫,等. 导管引导下泡沫硬化剂疗法治疗大隐静脉曲张. 中华外科杂志,2009,47(24):1773~1777

[175] Reich-Schupke S,Altmeyer P,Stücker M. Triple-lumen double-balloon catheter for foam sclerotherapy of the great saphenous vein: critical review on preliminary results. Phlebology,2010,25(5):241~245

[176] Dobson L. Sodium morrhuate reactions: report of two severe reactions during the injection treatment of varicose veins. Ann Surg,1940,111(4):645~649

[177] Peller JA,Gunton RW. Death following injection of sodium morrhuate. Can Med Assoc J,1951,65(5):473~475

[178] Clay CB,Jackson G. Anaphylactoid reaction with death following the injection treatment of varicose veins with sodium morrhuate. J Med Assoc Ga,1955,44(1):25

[179] Feied CF,Jackson JJ,Bren TS,et al. Allergic reactions to polidocanol for vein sclerosis. Two case reports. J Dermatol Surg Oncol,1994,20(7):465

[180] Fronek H,Fronek A,Saltzberg G. Allergic reactions to sotradecol. J Dermatol Surg Oncol,1989,15(6):684

[181] Brzoza Z,Kasperska-Zajac A,Rogala E,et al. Anaphylactoid reaction after the use of sodium tetradecyl sulfate: a case report. Angiology,2007,58(5):644~646

[182] Guex JJ,Allaert FA,Gillet JL,et al. Immediate and midterm complications of sclero- therapy: report of a prospective multi-center registry of 12,173 sclerotherapy sessions. Dermatol Surg,2005,31(2):123~128

[183] Munavalli GS,Weiss RA. Complications of sclerotherapy. Semin Cutan Med Surg,2007,26(1):22~28

[184] Jia X,Mowatt G,Burr JM,et al. Systematic review of foam sclerotherapy for varicose veins. Br J Surg,2007,94(8):925~936

[185] Guex JJ. Complications and side-effects of foam sclerotherapy. Phlebology,2009,24(6):270~274

[186] Guex JJ,Schliephake DE,Otto J,et al. The French polidocanol study on long-term side effects: a survey covering 3,357 patient

years. Dermatol Surg,2010,36(Suppl 2):993~1003

[187] Guex JJ. Complications of sclerotherapy: an update. Dermatol Surg,2010,36(Suppl 2):1056~1063

[188] Samuel I,Bishop CC,Jamieson CW. Accidental intra-arterial drug injection successfully treated with Iloprost. Eur J Vasc Surg,1993,7(1):93~94

[189] Biegeleisen K,Neilsen RD,O'Shaughnessy A. Inadvertent intra-arterial injection complicating ordinary and ultrasound-guided sclerotherapy. J Dermatol Surg Oncol,1993,19(10):953~958

[190] Barrett JM,Allen B,Ockelford A,et al. Microfoam ultrasound-guided sclerotherapy of varicose veins in 100 legs. Dermatol Surg,2004,30(1):6~12

[191] Sam RC,Silverman SH,Bradbury AW. Nerve injuries and varicose vein surgery. Eur J Vasc Endovasc Surg,2004,27(2):113~120

[192] Geukens J,Rabe E,Bieber T. Embolia cutis medicamentosa of the foot after sclerotherapy. Eur J Dermatol,1999,9(2):132~133

[193] Bergan JJ,Weiss RA,Goldman MP. Extensive tissue necrosis following high-concentration sclerotherapy for varicose veins. Dermatol Surg,2000,26(6):535~541

[194] 马永红,何仕诚,滕皋军,等. 椎体成形术治疗骨质疏松性椎体压缩骨折的生命质量评价. 介入放射学杂志,2007,7(2):101~104

[195] 何仕诚,滕皋军,邓钢,等. 椎体成形术治疗合并囊腔样变的骨质疏松性椎体压缩骨折. 介入放射学杂志,2005,5(1):5~8

[196] 何仕诚,滕皋军,邓钢,等. 添加不同类型、比例的显影剂后骨水泥性能的变化. 介入放射学杂志,2006,6:13~15

[197] Lieberman IH,Dudeney S. Initial outcome and efficacy of Kyphoplasty in the treatment of painful osteoporotic vertebral compression fractures. Spine,2001,26(7):1631~1638

[198] 陈茂水,李勇,唐上德,等. 经皮椎体成形术对骨质疏松椎体压缩性骨折患者缓解疼痛作用的临床观察. 甘肃中医学院学报,2010,13(1):23~26

[199] McGraw JK,Lippert JA. Prospective evaluation of pain relief in 100 patients undergoing percutaneous vertebroplasty: results and followup. J Vasc Interv Radiol,2002,13(5):883~886

[200] 邓钢,何仕诚,滕皋军,等. 经皮椎体成形术治疗脊椎恶性肿瘤. 介入放射学杂志,2005,5(4):461~463

[201] 何仕诚,滕皋军. 经皮椎体成形术. 介入放射学杂志,2001,2(3):1~3

[202] Cotten A,Deramond H,Cortet B,et al. Preoperative pereutaneous injection of methyl methacrylate and N-butyl cyanoacrylate in vertebral hemangiomas. Am J Neuroradiol,1996,17(1):137~142

[203] Alanay A,Acaroglu E,Yazici M,et al. Short-segment pedicle instrumentation of thoracolumbar burst fractures: does transpedicular intracorporeal grafting prevent early failure? Spine,2001,26(2):213~217

[204] Sjostrom L,Jakobsson O,Karlstrom G,et al. Transpedicular bone grafts misplaced into the spinal canal. J Orthop Trauma,1992,6(2):376~378

[205] Wilson DR,Myers ER,Mathis JM,et al. Effect of augmentation on the mechanics of vertebral wedge fractures. Spine,2000,25(1):158~165

[206] Garfin SR,Yuan H,Lieberman I,et al. Early results of 300 ky-

phoplasties for the treatment of painful vertebral body compression fracture. In: 68th annual meeting of American Academy of Orthopaedic Surgeons. Francisco,California,2001:637～638

[207] Kirchen ME,Menendez LR,Lee JH. Methotrexate eluted from bone cement. Clin Orthop, 1995,328(2)：294～303

[208] Bostrom MPG,Lane JM. Future directions:augmentation of osteoporotic vertebral bodies. Spine,1997,22(Suppl 24)：38～42

[209] 李彦豪. 介入性血管内导管药盒系统植入术. 介入放射学杂志,1999,8(2):63

[210] 李彦豪,罗鹏飞,黄信华,等. 经皮左锁骨下动脉导管药盒系统植入术. 中华放射学杂志,1995,29(8):551～552

[211] Lopez AJ,Sidhu PS,Dutka D,et al. Technical note:radiological insertion of an implantable drug delivery system. Brit J Radiol,1994,67(3):491

[212] 李彦豪. 关于经皮血管内导管药盒系统植入术. 放射学实践,1999,14(3):198～199

[213] 陈勇,李彦豪,何晓峰,等. 锁骨下动脉穿刺插管的临床应用. 临床放射学杂志,1998,17(4):241～243

[214] 陈勇,何晓峰,陈卫国,等. 经皮左锁骨下动脉导管药盒系统植入术的中远期并发症及处理. 临床放射学杂志,2000,19(4):201～204

[215] 孔健,窦永充,冯鄂湘,等. 右锁骨下静脉药盒导管系统置入术的临床应用. 临床放射学杂志,2008,27(6):825～827

[216] 陈勇,李彦豪,单鸿,等. 经皮左锁骨下动脉导管药盒系统植入术的并发症及其处理. 中华放射学杂志,1997,31(8):540～542

[217] 关守海,陈勇,姜在波,等. 经皮左锁骨下动脉导管药盒系统置入术后留置管移位的原因及处理. 介入放射学杂志,1999,8(1):28～30

[218] 杨华明,易滨. 现代医院消毒学. 北京:人民军医出版社,2002

[219] Yamayoshi T ,Tatsumi N. Microbicidal effects of ozone solution on methicillin-resistant staphylococcus aureus. Drugs Exptl Clin Res,1993,(2)：59～64

[220] Hibben CR ,Stotzky G. effects of ozone germination of fungus spores. Can J Microbiol ,1969,(15):1187～1196

[221] 张文福,袁庆霞,王芳等. 臭氧对水泡性口炎病毒灭活效果的检测. 中国消毒学杂志,1998,15(2):102～104

[222] 吕一欣,任南,徐秀华等. 三氧消毒机对空气消毒效能观察与分析. 中华医院感染学杂志,2000,10(6):446～447

[223] 陈昭娥,张朝武. 消毒剂对真菌的杀灭作用. 中华医院感染学杂志,2001,11(4):318～320

[224] 黄志雄,曾运繁等. 臭氧水治疗念珠菌性龟头炎的疗效观察. 岭南皮肤性病科杂志,2007,14(3):158～159

[245] 杨永斯. 臭氧水治疗念珠菌性阴道炎临床观察. 现代医药卫生,2005,21(13):1655～1656

[246] Bocci V. Oxygen-ozone therapy:a critical evaluation. Dordrecht Kluwer Academic Publishers,2002,241～324

[247] 李庆祥,王燕申. 臭氧治疗学. 北京:北京大学医学出版社,2006:41～46

[248] 刘淑华等. 臭氧水含漱治疗妊娠性龈炎的临床观察. 中国妇幼保健,2004,(5):83

[249] Larini A ,Bocci V. Effect s of ozone on isolated peripheral blood mononuclear cells. Toxicol In Vitro ,2005,19 (1) :55261

[250] 胡晓燕,谢正秀,叶倩,等. 大便失禁的护理综述. 中华护理杂志,2005,37(2):133～140

[251] Schrelle JF,Adamson G M,Gruise PA,et al. Skin disorders and moisture in incontinent nursing home residents:interrention implications (see comments). J Am Geriotr Soc, 1997,45(10):1182～1188

[252] 赖旭春,黄伟梅,冯湘萍. 红霉素软膏联合赛肤润在肛周皮肤潮红、糜烂中的应用. 实用医学杂志,2009,25(1):111

[253] Hibben C R ,Stotzky G. Effects of ozoneon germination of fungus spores. Can J Microbiol,1969,15:1187～1196

[254] Yamayoshi T,Tatsumi N.Microbicidal effects of ozone solution on methicillin-resistant staphylococcus aureus.Drugs Exptl Clin Res,1993,2:59～64

[255] Miroshin S J and Kontorshikova CN. The Use of ozonetherapy technology in the treatment of modern war surgical trauma,In the ozone in biology and medicine. 2nd all Russian Scientificpractical Conference,Septmber 6～8,1995. Russian Association of Ozonetherapy,Reshetnikovskaya street 2,Nizhni Novgorod,603006 Russia,p. 16

[256] 李汉金,耿可手,吴赤蓬等. 臭氧液治疗阴道炎的疗效观察. 国际医药卫生导报,2007,13(3):4～6

[257] 肖彩雯等. 臭氧溶液对实验性真菌性角膜炎的治疗研究. 中国实用眼科杂志,2004,22(12):1042～1045

[258] 夏威,成巧梅等. 局部臭氧治疗糖尿病重度褥疮的疗效观察. 临床荟萃,2009,24(20):1793～1794

[259] Benbow M. Guidelines for the prevention and treatment of pressure ulcers. Nurs Stand ,2006,20 (52) :42244

（本章责任主编　陈　勇）

# 第五章　围介入手术期处理的一般原则

## 第一节　概　　述

**围介入手术期是指从确定介入治疗时起,至与这次手术有关的治疗基本结束为止的一段时间。** 一般围手术期处理是以手术为中心,包含着手术前、中、后三个阶段的处理。而介入手术与外科手术的不同之处在于:对术前准备的要求相对简单;术中阶段短的可能仅仅数分钟至数十分钟,长者可达2～7天,如局部溶栓治疗和胆道引流后接续胆道支架置入术;术后阶段常较短,原因是介入治疗的创伤较小。将这三个阶段的处理贯穿起来作为一个整体,可使患者获得最佳的介入手术治疗效果。围手术期处理是手术成败、效果好坏的关键因素之一。一个合格的介入医生,不但要有熟练的手术操作技能,更要有系统的围手术期处理知识。施行手术过程中正确进行各项技术操作的重要性不言而喻,围手术期的各项处理和并发症的预防措施亦不容忽视,任何一个小的错误和疏忽均可能导致手术的功败垂成。(主编评论:在国外和国内的一些医院介入医生仅仅参加术中阶段处理,而术前和术后不参加或者只是蜻蜓点水式地参与其中。这样是否会影响介入手术的疗效尚无研究证实。但笔者体会到不亲自参与治疗全过程,将会存在诸多问题。术者和围手术期脱节可能造成其对手术的意义认识不足、解释权不给力、与患者沟通欠充分、随访力度不够和再次治疗不及时,这些因素均可影响手术效果。好在国内不少医院成立了介入科并负责患者处理的全过程,使介入治疗的质量不断得到提高。重视围手术期的处理已经不是空话,而是我们临床工作的重要部分。)

围手术期处理贯穿于手术前、中、后三个阶段而不能分割。不同的手术以及同种手术不同的患者,其围手术期的处理不尽相同,在本节仅就一般原则进行论述。

手术前处理的目的是使患者和手术组人员以最佳的状态进入手术。包括以下诸方面[1~4]:

明确诊断、确定介入治疗的适应证和禁忌证。

讨论手术方案和制定围手术期处理方案。

患者及有关人员的心理准备。

并存病的检查和处理。

确认医学影像学设备工作状态完好。

特殊器械、药品和血液的准备。

预防或治疗感染的用药与措施。

麻醉的选择与麻醉术前用药。

手术中处理的目的是使患者能够安全地耐受手术,并保证手术成功。包括以下诸方面[1~4]:

麻醉的实施与管理。

手术的实施。

术中的监测、治疗与护理。

意外情况的预防、发现与处理。

抗感染药物及其他特殊药物的使用。

手术后处理的目的在于使患者尽早康复。包括以下诸方面[1-4]:

生命体征与重要脏器功能的监测及异常情况的处理。

维持机体的内环境平衡与良好的代谢。

并发症的防治。

继续给予抗感染药物。

患者体内的引流物及其他安置物的管理和穿刺点的处理。

术后所需的特殊治疗与护理。

并存病的必要处理。

患者的心理护理。

## 第二节　手术前处理

### 患者的转诊

介入放射学专科在不同的医院有各自不同的运作方式。总的说来,大概有两种运作方式。

**转诊型**:介入放射学专科不具备独立的介入病房和(或)介入门诊,患者由院内临床科室开会诊单或手术申请单转诊,介入医生负责介入诊疗操作,术前、术后工作主要由患者的主管医生完成。

**独立型**:介入放射学专科具有独立的介入病房和介入门诊,介入医生独立完成患者的收治,负责围手术期处理的全程工作。

(主编评论:这种提法有意思,符合实际情况,但不够确切。实际上即使是"独立型"介入科同样存在着不少"转诊型"的工作。这是介入放射学的"血统"决定的。介入放射学工作面对诸多临床学科和病种,往往仅参与临床某个诊治环节。最典型的是消化道出血的诊治,诊断明确和止血后,对于一些原发性病变需交由专科医生进一步治疗。似乎有点**双向转诊**的意味。)

对于转诊型介入放射学专科,介入医生应在术前与经管医生讨论介入诊疗手术方案、可能出现的风险、围手术期处理原则和预期效果。与各专业的临床医师建立友好的关系是介入诊疗围手术期处理方案得以贯彻落实的重要保证之一。介入医师应在术前、术后定期巡视患者,及时处理患者出现的情况。应严格遵守医院的会诊制度,按规定书写会诊单。

## 进一步明确诊断,掌握手术适应证

大多数患者在介入治疗前临床诊断已经明确。但亦应进一步完善有关的病史采集、体格检查、影像学检查和实验室检查,明确病理诊断和临床分型、分期,掌握手术适应证。介入手术具有诊断和治疗双重任务,多需行各种造影检查明确病变的部位、性质、类型、形态、程度等,再实施治疗。必要时可先行造影检查,在明确诊断、制订手术方案后择期再行介入治疗。

病史采集和历史回顾应注意以下几个要素:现病史;相关治疗史和手术史;系统回顾,包括呼吸系统、循环系统、消化系统(注意肝功能)、泌尿生殖系统(注意肾功能)、血液系统(注意凝血功能)和内分泌及代谢系统(注意糖尿病);过敏史;目前用药情况。

体格检查应注意评价以下内容:预定穿刺部位的禁忌证,如腹股沟区感染、股总动脉瘤、腹股沟疝、新鲜手术切口或新近损伤;四肢脉搏,必要时使用多普勒超声;肢体的状况,如色泽、血液灌注、肿胀或溃疡;拟行肱动脉穿刺时,测量两侧臂部血压和上肢脉搏。(主编评论:所以介入医生要具备比其他专科医生更广泛的临床知识,专门从事某种疾病的介入治疗者则需要更深的专科知识,否则会增加医疗风险。)

## 手术方案的提出

手术方案应包括手术的时机、麻醉方式、手术方法、术中意外和术后可能并发症的处理预案等。针对患者的具体情况和手术医生对各种手术的熟悉程度,提出一种或几种适合患者的手术方案,再根据术中的发现,选择一种最佳手术方法。尤其是对那些病情复杂的患者,更要有对复杂情况处理的预案,切不可采取随机应变的态度。根据医院工作制度,重大手术应认真开展术前讨论,记录术前小结。(主编评论:据本人的经验,在介入行内采用随机应变、"遭遇战"和"游击战"的情况较为普遍。除了患者病情较为复杂和转诊、会诊较多等原因外,与缺乏外科意识的训练也不无关系。这是值得今后注意的地方。)

## 手术时机的选择

手术时机的选择,直接影响手术治疗的效果。根据手术的急缓程度不同,手术时间通常可以有以下几种:

急诊手术:如各种大出血、动脉血栓形成等,需要在诊断明确后在最短时间内迅速手术,同时应根据病情分清轻重缓急,重点地进行必要的准备。

择期手术:如各种良性肿瘤、体表静脉畸形等,手术时间的迟早并不致影响治疗效果,应当充分地做好术前准备,选择一个对患者合适的时机进行手术。

限期手术:如巨大恶性肿瘤等可视为亚急性手术,手术时间虽可选择但不宜过久拖延,应当尽早完成术前准备,及时治疗。

## 操作者自身的准备

参加手术操作的人员在手术前对具体的插管途径和方法、造影及治疗计划等都要有明确的认识和讨论,明确各自分工和职责,要有充分的默契,对可能出现的困难、意外等要有充分认识并做好应对措施。

术前认真检查所有设备,包括高压注射器、连接管和采集程序等。另外,对所用的导管、导丝、穿刺针等进行检查,了解是否配套、有无损坏,确保操作安全。

(主编评论:养成良好的工作习惯是对从业者的基本要求。上述的准备还不够,还包括:戴口罩、帽子。少数医生认为不必要,特别是在简单、有菌的手术操作时。其实这是医护人员的自我保护措施,也是对患者的尊重。一些国外的医生在做血管介入时就是不这样做。但那是不值得效仿的。

手部清洁。术前一般的洗手、剪指甲等清洁措施是必需的。是否必须进行外科手术式洗手消毒则值得商榷。介入手术的特点是术者的手并不进入人体,即使进行皮肤切口也常常小于5mm。所以笔者认为除非血管切开和药盒埋置等开放性介入手术,一般不需要外科手术式洗手消毒。而且术者往往在短时间内连续进行数台手术,频繁进行洗手消毒会费时费力,也会损伤术者的皮肤,也不经济。

患者皮肤消毒。以往介入手术消毒借鉴外科手术的方法,消毒范围往往超过穿刺点15cm,并且习惯上还进行双侧腹股沟和会阴部消毒。笔者认为根据介入手术的特点,此范围过大造成浪费。穿刺点周围 10cm 和单侧消毒已经能够满足一般介入手术的要求。

术前即调整好适用的光圈并将防护屏和机架移动到位。这样有利于射线防护和穿刺后导丝不能顺利进入血管时立即进行透视观察。

观念更新和良好的工作习惯可以减少犯错误的机会并节省时间和人力物力。)

## 技术力量的准备

介入手术是一组医护人员共同的工作。应根据手术的大小、难易程度和人员的技术水平组成手术组。上级医生应督导下级医生进行术前准备和核实执行情况并设立必要的规范。

根据国家卫生部的规定,医疗机构应建立手术分级管理制度,制定具体实施细则和管理办法,制定本机构手术分级目录,严格按照规定对医师的专业技术能力进行审核并通过后,方可授予相应的手术权限,并实施动态管理。

### 手术的分类

依据其技术难度、复杂性和风险度,将手术分为四级[5]:

一级介入手术:技术难度较低、手术过程简单、风险度较小的各种手术。

二级介入手术:技术难度一般、手术过程不复杂、风险度中等的各种手术。

三级介入手术:技术难度较大、手术过程较复杂、风险度较大的各种手术。

四级介入手术:技术难度大、手术过程复杂、风险度大和有医学伦理学要求的各种手术。

但是,对于手术的分类方法目前尚无普遍接受的方案。

### 各级医师手术权限[5]

依据其卫生技术资格、受聘技术职务及从事相应技术岗位工作的年限等,规定手术医师的级别。所有手术医师均应依法取得执业医师资格。

低年资住院医师:从事住院医师岗位工作 3 年以内或获得硕士学位、曾从事住院医师岗位工作 2 年以内者,在上级医师指导下,可主持一级手术。

高年资住院医师:从事住院医师岗位工作 3 年以上或获得硕士学位、取得执业医师资格、并曾从事住院医师岗位工作 2 年以上者,在熟练掌握一级手术的基础上,在上级医师临场指导下可逐步开展二级手术。

低年资主治医师:从事主治医师岗位工作 3 年以内或获得临床博士学位、从事主治医师岗位工作 2 年以内者,可主持二级手术,在上级医师临场指导下,逐步开展三级手术。

高年资主治医师:从事主治医师岗位工作 3 年以上或获得临床博士学位、从事主治医师岗位工作 2 年以上者,可主持三级手术。

低年资副主任医师:从事副主任医师岗位工作 3 年以内或有博士后学历、从事副主任医师岗位工作 2 年以上者,可主持三级手术,在上级医师临场指导下,逐步开展四级手术。

高年资副主任医师:从事副主任医师岗位工作 3 年以上者,可主持四级手术,在上级医师临场指导下或根据实际情况可主持新技术、新项目手术及科研项目手术。

主任医师:受聘主任医师岗位工作者,可主持四级手术以及一般新技术、新项目手术或经主管部门批准的高风险科研项目手术。

对资格准入手术,除必须符合上述规定外,手术主持人还必须是已获得相应专项手术的准入资格者。

## 对患者的准备

### 常规实验室检查

包括血常规、尿常规、大便常规、肝肾功能、凝血功能、肝炎病毒血清学检查;酌情行梅毒血清学检查、艾滋病血清学检查;老年患者查空腹血糖;常规行胸部透视或摄影、心电图检查。

### 碘过敏试验

中华医学会放射学分会和中国医师协会放射医师分会联合发布的《对比剂使用指南》(第 1 版)中指出[6],在使用碘对比剂前,一般无须做碘过敏试验(有多中心研究结果显示,小剂量碘过敏试验无助于预测离子型和非离子型碘对比剂是否发生不良反应),除非产品说明书注明特别要求。(主编评论:为保险起见建,议血管介入手术均采用非离子对比剂,而非血管介入手术可采用离子型对比剂。)

### 皮肤准备

根据穿刺部位不同确定备皮范围。经股动脉穿刺备皮范围应从脐平至大腿中部,应双侧备皮,以便一侧插管有困难时易于更换对侧;经腋动脉进路,需将腋窝备皮。能下地活动的患者应洗澡,不能下地的患者应协助清洗局部,以减少感染机会。(主编评论:以上是传统的、参照外科手术的做法。由于目前介入手术除个别情况下需要切开皮肤而且是极小的切口,可以在上述方法加以改进。仅经腹股沟进行穿刺插管者需要备皮。备皮的范围不必过大,以剃除阴阜的阴毛为主,如果腹股沟存在浓密的毛发则一并剃除,否则不必进行,一般不需要两侧备皮。实际上这个部位备皮的意义在于:排除毛发对穿刺操作的影响;相对于局部的自然状态备皮更符合医学伦理;不影响术后局部胶布粘贴和撕去胶布时不会引起毛发撕脱的疼痛。至于其他部位的介入手术,只要不存在毛发浓密的情况,一般不需要备皮。至于不进行备皮是否容易发生感染的问题,据说有研究结果表明没有明显差别,反而备皮时的皮肤损伤易诱发感染。)

### 胃肠道的准备

胃肠道介入治疗需进行此准备,包括清洁灌肠、胃肠道减压等。详见各章节。

### 禁食水

一般血管介入术前 4～6 小时禁食水,防止患者术中出现恶心、呕吐而难以坚持,出现躁动不安,影响手术操作。需要进行全麻的介入手术按麻醉科要求处理。

### 留置导尿管

针对盆腔病变的治疗、昏迷患者或预计手术时间长者应常规留置导尿管。

### 建立静脉通道

三级以上的介入手术必须在术前建立静脉通道。其他可根据患者的具体情况和手术方式,建立静脉通道,以便在应急情况下及时经静脉给药。

### 预防性使用抗生素

预防性使用抗生素主要用于可能穿过感染组织或微生物定植的黏膜表面的介入操作。按美国介入放射学会《血管与介入放射学操作中预防性使用抗生素实践指南》,以下操作应预防性使用抗生素[7]:

血管支架移植物植入术

栓塞术和化疗栓塞术(意在造成脏器梗死或存在脏器梗死高度可能性者)

子宫动脉栓塞术

经颈静脉肝内门-体静脉分流术

经皮经肝胆道引流术

泌尿道介入操作(经皮肾造瘘术、肾造瘘管置换、输尿管支架)

经皮脓肿引流术

经皮椎体成形术

以下介入操作无须预防性使用抗生素[7]:

常规血管造影

血管成形术

溶栓治疗

经皮血管缝合术

血管支架置入术

浅静脉功能不全的治疗

下腔静脉滤器置入术

经皮穿刺活检术

单纯性囊肿抽吸-硬化术

以下操作是否需预防性使用抗生素存在争议[7]:

隧道式中心静脉导管置入术

透视引导下胃造瘘术和胃空肠导管置入术

肿瘤消融术

预防性使用的抗生素应在患者送入介入手术室前,或到达介入手术室后由介入手术室护士 30 分钟至 2 小时内给予。常用的抗生素为头孢唑林 1.0g 静脉滴注;青霉素过敏者可给予万古霉素或克林霉素 1.5～3g 静脉滴注。行泌尿道、胃肠道、胆道或脓肿介入诊疗操作时,特别是患者安装了人工心脏瓣膜、具有细菌性心内膜炎病史或心脏瓣膜异常时,应联合应用针对肠道菌群的抗生素,如联合使用甲硝唑 500mg 或庆大霉素 1.5mg/kg 静脉滴注。若介入操作超过 2 小时,应根据所使用抗生素的半衰期考虑追加补充剂量[7]。在某些情况下,抗生素应在术后连续使用数日(如胆道引流)。

### 对比剂反应的预处理[8]

大多数情况下,血管内介入手术已经采用非离子型碘对比剂。其轻度和中度反应的发生率较离子型明显降低。对于具有中度至重度对比剂反应病史而又不能接受其他可供选择方法(如磁共振血管成像、二氧化碳血管造影)的患者最为安全的方法是术前用药。但是尽管术前用药亦可发生所谓的"突破反应"(breakthrough reaction)。

标准术前用药方案包括两种药物:

类固醇:术前 12 小时和 2 小时口服泼尼松 32～50mg(必须)。

组胺 $H_1$ 受体拮抗剂:术前 2 小时给予苯海拉明 25～50mg(可选)。

### 对比剂肾病的预防[8]

对比剂肾病定义为对比剂血管内给药后 1～3 天血清肌酐水平升高 5 mg/L(44.2 μmol/L)或比基线值升高 25%。对比剂肾病是由于对比剂引起肾脏血管强烈收缩、肾髓质缺血缺氧、直接的肾小管损伤、肾小管阻塞、肾小管上皮细胞凋亡等过程导致急性肾小管坏死。造影时应尽量使用低渗或等渗非离子型对比剂,并控制用量,静脉补液和适当使用预防药物等,可以避免或减轻对比剂肾病。但对高危患者的对比剂肾病仍应引起高度重视。

原有慢性肾功能不全、糖尿病、对比剂用量过大、血容量不足、充血性心力衰竭(心功能Ⅲ～Ⅳ级)、重复造影操作、多发性骨髓瘤、高龄男性、肝硬化、肾素血管紧张素转换酶抑制剂及非甾体类抗炎药物的使用、动脉粥样硬化等是对比剂肾病的危险因素。

水化是使用最早、目前被广泛接受的有效减少对比剂肾病发生率的方法。目前普遍采用的补液方法是:从造影前12小时至造影后12小时,用0.45%氯化钠注射液以1.0～1.5ml/(kg·h)的滴速静脉滴注,保持尿量75～125ml/h。对左心功能不全患者尤其要注意补液量及尿量,以防加重心力衰竭。门诊患者术前口服补液,造影后6小时内静脉补液,同样可取得良好效果。

腺苷受体抑制剂茶碱(使用低渗对比剂前30分钟口服或静脉滴注200mg)、多巴胺受体激动剂多巴胺和非诺多巴、钙通道阻滞剂硝苯地平和尼群地平(对比剂注射前1天即开始口服尼群地平20mg/d,共3天)、乙酰半胱氨酸(痰易净,对比剂使用前一天、当日和术后一天口服600mg,2次/天)、前列腺素$E_1$[对比剂使用前立即静脉输注前列腺素$E_1$ 20ng/(kg·min)连续5～5.5小时]等药物预防性应用能降低对比剂肾病的发生率。对于具有某种程度肾功能不全行血管内介入操作的患者,静脉滴注碳酸氢钠[在使用碘对比剂前1小时以3ml/(kg·h)的速率给予154mmol/L,随后于术后6小时以1ml/(kg·h)的速率再给予154mmol/L]可比水化更为有效地预防对比剂肾病。

### 知情同意

根据《中华人民共和国执业医师法》、《中华人民共和国侵权责任法》以及国务院《医疗机构管理条例》和《医疗事故处理条例》的要求,在医疗活动中,医疗机构及其医务人员应当将患者的病情、医疗措施、医疗风险等如实告知患者或其家属,及时解答其咨询,避免对患者产生不利后果。医患间的交流形式主要为谈话,谈话应由术者或术者正式委托的下级医生与患者或其家属之间进行。医生主导谈话的过程,并尽可能地回答对方提出的问题。谈话的内容主要包括以下几个方面[4]:

患者目前的临床诊断、病理诊断和影像学检查结果。

病情及预计病情的进展和预后。疾病在不治疗的

情况下可能发生的后果及其严重性。

目前可采用的治疗方法(包括介入、内科和外科等治疗方法)和各自可能产生的疗效。

介入诊疗的必要性和拟解决的主要问题,简要的手术操作步骤,可能出现的不良反应、并发症及危险,预期的近期和远期疗效。

告知患者术中接受电离辐射对健康的潜在影响。(主编评论:此条可不必列入。原因是无法清楚描述什么是潜在影响,也不应该发生。只有在妇女怀孕期间,不得不进行X线引导下介入治疗时,应该谈及可能发生流产和胎儿等潜在危险。)

介入诊疗费用的估计。一般应留有余地,因手术难度大可能会增加耗材用量和产生并发症可造成费用的增加。对享受商业保险、医疗保险、公伤保险和公费医疗等的患者,应在术前明确医疗费用的支付方法,以免发生不必要的纠纷。

答疑。

按照卫生部的要求签署知情同意书。

### 并存病的发现和处理

介入诊疗手术的最大特点在于其微创性、损伤小,对主要器官的功能影响不大。术前对并存病处理的要求明显低于外科手术。(主编评论:尽管如此,发现并存病并明确其与介入治疗的关系和风险尤为重要。可根据介入诊疗手术所涉及的脏器、损伤的大小、手术时间的长短、患者的年龄、术中使用的药物、并存病的严重程度等综合考虑,酌情处理并存病。)

#### 高血压[8]

术前应对高血压患者的病史以及累及心血管的情况做进一步检查,并根据病情给予治疗,使血压控制在可接受的范围。血压过高的急诊手术患者,可用0.1%的硝酸甘油滴鼻或舌下含服0.6mg硝酸甘油片。无效时,可再静脉滴注硝普钠或硝酸甘油来降压。

#### 冠心病[8]

近期无心肌梗死,无心绞痛发作,心电图检查未证实有明显心肌缺血和重要心律失常,心功能代偿良好,可按计划经过准备实施手术。对有心绞痛发作、明显的心肌缺血症状、严重的心律失常、心功能不全者,应先积极治疗后再行介入诊疗手术,或在心内科医生协助下施行介入手术。

#### 糖尿病[8]

择期手术的患者有较充分的时间调整血糖,术前应使空腹血糖降到可接受的水平,且无酮血症及电解质紊乱。如果将做大中型手术或手术时间较长、术后需禁食一段时期的精细手术,最适合用短效胰岛素调整术前剂

量,作为术中及术后剂量的参考,再按照术中及术后患者血糖进行调整。胰岛素依赖型糖尿病患者清晨使用常规胰岛素剂量或早晨剂量给予半量以避免低血糖。既已存在肾功能不全、口服降糖药二甲双胍的糖尿病患者,在血管性介入操作后发生对比剂性肾功能衰竭时具有严重乳酸酸中毒的风险,应在术前 48 小时至术后 48 小时停用二甲双胍,在获得新的血清肌酸酐水平后再重新给药。急诊手术又无酮症酸中毒的患者,可给予 GIK 混合液或短效胰岛素加氯化钾、生理盐水混合液静脉滴注治疗法,使血糖稳定在 14mmol/L 或以下。有酮症酸中毒或高渗昏迷的患者,宜应用胰岛素使空腹血糖降到 8~9mmol/L 或以下,并同时纠正水、电解质与酸碱失衡。

### 肝功能不全

针对肝脏的介入治疗或拟使用对肝功能有损害的药物(如某些抗肿瘤药物)时,应在术前给予支持和护肝治疗,以期肝功能得到改善。

### 肾功能不全[8]

使用含碘对比剂可加重肾功能不全。术前均停用肾毒性药物,要求内生肌酐清除率 $> 0.5ml/[s \cdot 1.73m^2]$ 以及尿量 $> 1\,500\,ml/24h$,必要时给予呋塞米等利尿剂。对比剂用量 $> 150ml$ 或术程较长者,术中应给予呋塞米。(主编评论:尽量减少对比剂用量和使用低渗对比剂尤为重要。)

### 凝血功能障碍[8]

凝血功能障碍是指先天性或继发性凝血因子缺乏或功能异常所引起的出血性疾病。介入手术前原则上应将凝血酶原时间控制在正常值 1.5 倍以下($<22$ 秒),血小板计数在 $50 \times 10^9/L$ 以上。凝血功能异常的纠正方法如下:

与使用华法林相关的凝血功能异常使用新鲜冰冻血浆和维生素 $K_1$。1U 新鲜冰冻血浆相当于 1U 全血中包含的凝血因子活性。由于各凝血因子在体内的生物活性半衰期不同(因子 Ⅶ 为 6 小时,因子 Ⅷ 为 8~12 小时,因子 Ⅸ 为 18~24 小时),所以补充一次凝血因子的疗效较为短暂,应尽早安排介入手术。新鲜冰冻血浆主要用于有活动性出血者。为快速纠正华法林所致的凝血酶原时间延长可使用维生素 $K_1$。维生素 $K_1$ 的用量决定于国际标准化比值(international normalized ratio,INR):6$<$INR$<$10 且无活动性出血者,静脉注射维生素 $K_1$ 0.5~1.0mg;10$<$INR$<$20 且无活动性出血者,静脉注射维生素 $K_1$ 3~5mg;INR$>$20 或有严重出血者,静脉注射维生素 $K_1$ 10mg。输注维生素 $K_1$ 的速率应不超过 1mg/min,且每隔 4~6 小时复查一次凝血酶原时间,然后根据需要调整维生素 $K_1$ 的用量。

与使用肝素相关的凝血功能异常使用鱼精蛋白。临床上常用凝血活酶时间作为调节肝素剂量的指标。凝血活酶时间大于基准值 2.5 倍时提示患者已具有出血倾向。当凝血活酶时间大于基准值 2 倍时给予鱼精蛋白 20~35mg,而小于基准值 2 倍时给予鱼精蛋 10~20mg。如未监测凝血活酶时间,鱼精蛋白的用量可推算为 1mg 鱼精蛋白能中和 100U 的肝素。肝素的半衰期约 60 分钟。最后一次给肝素后 1 小时以上,应给鱼精蛋白计算量的 50%;2 小时以上用 25%。鱼精蛋白的一次用量不应超过 50mg。

与使用溶栓药相关的凝血功能异常使用 6-氨基己酸和凝血酶。

与血小板功能障碍相关的凝血功能异常静脉输入新鲜血小板。1U 血小板相当于 1U 全血中包含的血小板量,往往能将血小板计数升高$(5~10) \times 10^9/L$。

血友病相关的凝血功能异常静脉输入凝血因子 Ⅷ 或新鲜冰冻血浆。

肝脏疾病所致凝血功能障碍的机制较为复杂,主要因凝血因子合成减少、凝血因子消耗过多、原发性纤维蛋白溶解、脾功能亢进致血小板质和量的改变等。黄疸患者术前应使用维生素 K。一般应积极治疗肝病,防治肝病出血。需介入治疗时根据具体情况予以相应的处理。

## 介入手术室的准备

术前对手术间、手术包、敷料、器材等进行合乎规范的消毒处理。

术前确认影像设备处于正常工作状态,应配有应急电源以防术中突然停电。

确认与手术有关的器材、药品准备妥当,包括导管、导丝、支架等手术器材,以及负压吸引器、氧气和生理监护仪等。

应备有急救药品及器材。

应在醒目的位置贴上与急救有关科室的联系电话。

(李 龙 杨洪伟)

# 第三节 手术中处理

## 介入围手术期镇痛与麻醉

根据介入手术的具体情况,选择合适的麻醉方式。采用全身麻醉、基础麻醉、神经安定镇痛麻醉时,需麻醉医师到场实施(参见本章第六节)。

# 辐射防护

## 辐射防护的目的

辐射防护的目的在于保障受检者和放射工作人员及其后代的健康和安全,防止发生严重放射性损伤,并将限制随机性效应的发生率降低到可接受的水平,使人员的剂量和危险保持在可合理达到的尽量低的水平[9]。

## 辐射防护的原则

为了达到辐射防护目的,辐射防护必须遵循辐射实践正当化、辐射防护最优化和个人剂量限值三项基本原则:

辐射实践正当化,是指患者接受的放射学诊疗必须具有正当理由,避免给患者带来诊断和治疗负面效应的辐射照射。

辐射防护最优化,是指在保证患者诊断和治疗效益的前提下,所实施的辐射照射剂量应尽可能地保持在合理的最低水平。

个人剂量限值:我国和国际辐射防护基本安全标准中对职业照射人员和公众成员受到的人工辐射源的剂量做出了明确规定。职业照射人员连续 5 年的有效剂量均值应<20mSv,并且任何一年中不得超过 50mSv;一年内眼晶状体接受的剂量当量应<150mSv;四肢、皮肤和其他单个器官或组织的年当量剂量应<500mSv。对于年龄在 16~18 周岁、接受涉及辐射照射培训和学习过程中使用放射源学生的限值,年有效剂量应<6mSv;一年内眼晶状体接受的剂量当量应<50mSv;四肢和皮肤的年当量剂量应<150mSv。公众成员的全身年有效剂量应≤1mSv;特殊情况下最大年有效剂量可达 5mSv,前提是连续 5 年有效剂量均值<1mSv;一年内眼晶状体接受的剂量当量≤15mSv;一年内皮肤接受的当量剂量应≤50mSv[10]。

## 辐射防护的基本方法[9]

尽量减少源强度:在不影响诊断的前提下,应尽可能采用"高电压、低电流、厚过滤、小照射野"进行工作。

时间防护:尽可能减少照射时间,尽量减少在电离辐射场中的工作时间。

空间防护:人体受到外照射的剂量或剂量率与距离的平方成反比,应尽量远离放射源,以降低受照剂量。

屏蔽防护:在放射源和人员之间放置能有效吸收射线的屏蔽材料,从而减弱或消除射线对人体的危害。

## 介入科室的辐射防护管理[9]

介入手术室的布局、机房面积、周围环境、墙壁厚度等应符合国家医用诊断 X 线机防护设施的要求。

设有电离辐射警告标志和工作指示灯。

放射工作人员必须进行岗前放射防护培训和体格检查。

具有质量控制与安全防护专(兼)职管理人员和管理制度。

具有放射事件应急处置预案。

配备工作人员防护用品和患者个人防护用品。

建议工作人员健康档案和个人剂量档案。

## 介入诊疗操作中的防护措施[9]

工作人员应佩戴个人辐射计量器。

工作人员进入机房必须使用防护服如防护围裙、甲状腺防护罩和防护眼镜。

在透视时使用可移动床旁防护帘和防护屏。

选择合理的图像采集方式,采用高千伏、低毫安、小照射视野透视,减少采集帧数。

合理调整球管、患者与影像增强器的距离。

熟悉设备性能,合理使用脉冲透视、透视储存、末帧图像冻结、路径图技术等功能。

提高操作技术水平,缩短照射时间。

必须注意对患者非投照部位进行屏蔽防护,特别应注意保护性腺、活性骨髓、女性乳腺、儿童骨骺等辐射敏感器官。

长时间操作或较大剂量照射时,应记录辐射剂量数据,并注意定期随访患者。

# 传染病预防措施

在介入操作血源性病原体从医生传染给患者的风险微乎其微。但是,患者传染给术者的风险却是确实存在的。特别是乙型或丙型肝炎病毒和人类免疫缺陷病毒受到了卫生保健人员的特别关注。

因为这些传染病存在潜在的严重后果,可参考美国职业安全与健康管理局( the Occupational Safety and Health Administration,OSHA)要求的全面性防护措施(universal precautions)。这些措施包括在已知患者感染某种传染病时应穿戴手术衣、口罩、防护眼镜和双层手套。在长时间操作时每隔数小时更换手套,手套破孔后应立即更换。所有锐器应放置于手术台的安全位置。切勿单手回套针盖。如果发生针头刺伤,应立即请教职业安全部门。对于疑似 HIV 感染的预防性治疗应在职业暴露后 1 小时内开始[8]。

# 术中处理

## 术中监测

除一级介入手术外,均应在手术开始前记录患者的基线生命体征。根据患者的病情在术中进行连续心电监护和连续脉搏血氧饱和度监测并每隔5～10分钟进行袖带式血压测量一次。经鼻套管或面罩给氧使血氧饱和度维持在90%以上。护士应在整个手术中严密记录患者的生命体征和一般情况,在出现异常情况应及时向术者报告并加以记录。常规记录药物用量,包括对比剂、肝素、麻醉药、化疗药物和其他药物,发现药物和对比剂用量超出常规量时,应及时告知术者。

### 术中肝素抗凝

肝素用于血管性介入手术中,一般非血管介入手术忌用。一般血管介入术中用于冲洗和防止血栓形成堵塞导管的肝素盐水浓度为:0.9%氯化钠液1000ml加入肝素12500U(12.5 U/ml)。

对于凝血机制正常者,若导管、导丝在血管内停留时间超过15分钟以上,应全身低剂量肝素化,即通过导管内注射3000～4000U肝素。

心脏介入、神经介入和(球囊、支架)血管成形术前,用肝素12500U加入8ml生理盐水中,用4ml直接经导管注入血管中,达到全身肝素化,防止血栓形成。1小时后追2ml。以后每小时追加1ml直至手术结束。

如因使用肝素发生严重出血,应立即停药,并缓慢静脉推注鱼精蛋白。其用量可推算为1mg鱼精蛋白能中和100U的肝素。肝素的半衰期约60分钟。

肝素除能引起出血、血肿、穿刺部位压迫时间需延长外,有1%～5%(有的报道为5%～15%)的患者在使用肝素治疗后出现血小板减少,后者多见于使用肝素时间较长和剂量较大者,发生的原因可能同肝素相关的抗血小板抗体有关。

## 不良事件和不良反应的处理

### 对比剂反应

影像学文献中关于对比剂反应已有详尽的论述,在此不再赘述。

### 高血压

介入诊疗操作中出现高血压的最常见原因为基础高血压而停用降压药物、焦虑或疼痛、尿潴留和缺氧。大多数患者在给予镇静剂和镇痛剂和导尿后血压可恢复正常。(主编评论:漏了一条——无症状的肾上腺肿瘤。10%的嗜铬细胞瘤在临床上没有或者仅有不易察觉的一过性高血压。但一旦遇到动脉造影和栓塞治疗时会突发高血压,甚至高血压危象。所以遇到这种情况必须要有应急准备。)持续高血压的主要风险是拔除导管后局部出血,或使用抗凝剂或溶栓剂的患者出现远处出血。

如果持续严重高血压,可考虑使用以下几种药物[8]:

舌下含服硝苯地平(10mg),因其快速起效(5～10分钟)而曾被认为是一线药物。但因与硝苯地平相关的危及生命的低血压的零星报道,使从业者转而使用非选择性β受体阻滞剂拉贝洛尔[8]。

静脉注射拉贝洛尔5～10mg,根据病情可增加至20mg。其起效迅速(5～10分钟),作用持久(3～6小时)。支气管哮喘或充血性心力衰竭应避免使用拉贝洛尔[8]。

顽固性高血压患者可考虑其他药物,如美托洛尔、艾司洛尔和硝酸甘油贴片[8]。

嗜铬细胞瘤患者行血管栓塞术中,导管导丝接近肿瘤供血动脉、选择性注入对比剂时对瘤体强烈刺激或栓塞后瘤组织缺血坏死时,瘤体可释放大量儿茶酚胺,血压常突然上升,可发生高血压危象,严重时危及患者的生命。良好的术前准备是保证术中安全的重要措施。在栓塞治疗前服用α受体阻滞剂2～8周,采用选择性$\alpha_1$受体阻滞剂甲磺酸多沙唑嗪控释片纠正高血压,起始剂量为4mg/d,若血压下降不明显和(或)治疗期间再次出现阵发性高血压发作,则每隔3～7天递增剂量1次(每次递增4mg),最大用量至16mg/d[11]。术前准备的目标是控制血压于正常水平,尽量缩小立位与卧位血压差,控制心率在90次/分以内;血细胞比容<0.45;四肢末端有温暖感,甲床变红润[12]。术中严密监测血压,如果超过原血压水平的20%时,即应立即开始降压。常用扩张血管药(如硝普钠)静脉滴注降压,滴速先慢,根据降压效果随时调整滴速。如果降压不够理想,可单次追加酚妥拉明(α受体阻滞剂)3～5mg,或单次追加硝普钠1～3mg静脉慢注。降压的理想程度为降至原最高血压升高水平的20%～30%[13]。

### 低血糖

接受胰岛素或口服降糖药治疗的糖尿病患者可在术中出现低血糖。症状包括意识模糊、兴奋、颤抖、惊厥和心脏骤停(罕见)。若疑似低血糖,应静脉输注5%～10%的葡萄糖并检测血糖。如果症状严重或血糖水平极低,可静脉注射50%的葡萄糖50ml[8]。

### 心律失常

术中发生心律失常通常为在心脏内操作导丝或导管、代谢异常(如缺氧、高碳酸血症、电解质失衡)或心肌缺血所致。机械性所致心律失常通常在重新放置导丝后转复为窦性心律。新发的持续性心律失常,应在有经验的心内医师或内科医师协助下处理[8]。

## 菌血症

菌血症在非血管介入诊疗操作中是一个需要关注的问题,特别是涉及脓肿或胆道和泌尿系统的操作。发热、发冷和寒战等症状多见,而直接表现为感染性休克者很少见。若非使用抗生素者应立即给予广谱抗生素。寒战者肌内注射哌替啶 25～50mg 和(或)异丙嗪通常有效。败血症所致低血压者可在生理盐水中加入多巴胺 10～20mg/(kg·min)静脉滴注[8]。

## 惊厥

惊厥可为特发性或为术中给予药物(如对比剂)的一种反应。治疗包括保护患者气道、给氧,需要时静脉注射地西泮 5～10mg[8]。

## 肺梗死

静脉血栓或空气可导致肺梗死在血管介入操作中极少发生。大多数患者并无症状但严重者可出现缺氧和低血压。尽管一些专家认为患者取左侧卧位可防止空气进入右心室流出道,但在发生空气栓塞时透视下可见空气进入肺动脉。空气栓塞很少致死。处理通常包括给氧、静脉输液和连续监测等支持措施。(主编评论:及时发现和确认是首要任务。应该判断其严重性再采取必要的救治措施。血栓性肺梗死可进行溶栓和碎栓等介入治疗。)

## 心跳、呼吸骤停

心跳、呼吸骤停可为患者的基础疾病(如广泛肺栓塞、多器官功能衰竭)或介入诊疗操作本身的并发症(如对比剂反应、过度镇静)所致。无论原因如何,应立即开始基本生命支持、建立气道、心肺复苏。

## 血管迷走反射

血管迷走反射是指外周动脉受到刺激,通过迷走神经反射将冲动传入血管运动中枢,抑制交感神经和(或)激动副交感神经传出纤维,导致心率减慢和血管扩张,引起血压下降。发生率为 1.9%～2.5%。可发生于血管穿刺时、引入导管鞘时、插管和栓塞过程中和拔除导管鞘时,其主要原因是对局部血管强烈刺激而产生血管痉挛、剧烈疼痛和患者本身的易感性。临床表现为患者突然出现血压下降(收缩压下降>30mmHg),心率进行性减慢,同时伴有面色苍白、湿冷汗、恶心、呕吐、胸闷、心悸等症状[8]。

预防此并发症首先要做好术前、术中的心理护理和健康指导,向患者介绍手术方法,使其了解手术过程,消除顾虑,缓解紧张恐惧心理。保证患者术前有良好的睡眠,对有易发因素的患者如贫血、紧张恐惧者术前使用镇静和镇痛剂。术中密切观察患者的面色和表情,随时询问患者有何不适,监测生命体征的变化。早期有效止痛。同时要做好抢救的准备工作,备齐各种抢救药品及物品。

一旦确认患者发生血管迷走反射,应立即扩充血容量。其他措施包括哌替啶 50～100mg 肌内注射等,同时静脉或鞘管推注地塞米松 10mg。祛除诱发因素,并行氧气吸入。合理进行对症处理,脉搏缓慢者行阿托品 0.5～1.0mg 静脉注射或皮下注射,血压过低者给予肾上腺素和多巴胺升压,呕吐者给予甲氧氯普胺 10mg 或枢丹 8mg 静脉注射等。(主编评论:此并发症为偶发事件,几乎防不胜防。但严重者可致死或致残,需引起高度重视。最好的预防方法是有效的术前镇痛和镇静处理,甚至在高危者使用静脉麻醉。我们 1 例患者在首次肝动脉栓塞术时发生此并发症,二次介入时采用静脉麻醉,但手术将结束时仍再次发生,不过程度较轻而已。手术医生熟练掌握心肺复苏技术可提高抢救成功率,及时的多学科会诊抢救也十分重要。)

## 胆心反射

胆心反射是指介入手术操作对胆道系统的机械性刺激反射性引起冠状动脉痉挛和心肌缺血,轻者表现有恶心、呕吐、大汗,重者并发心动过缓和血压下降,严重者心搏骤停。心脏受 $T_2$～$T_8$ 脊神经支配,胆囊胆总管受 $T_4$～$T_9$ 支配,$T_4$～$T_5$ 脊神经处二者有交叉,胆囊胆总管、心脏之间通过左侧迷走神经构成一完整的反射弧,即胆囊胆总管内的内脏感觉神经末梢受到刺激,经左侧迷走神经内传入纤维将兴奋传至延髓内副交感低级中枢,释放冲动经左侧迷走神经内副交感神经纤维到达心脏,引起冠状血管痉挛、窦房结兴奋性降低,传导系统传导速度减慢,心肌收缩力减退,心排血量减少,血压下降,甚至心搏骤停[14]。

胆道介入手术中一旦发生胆心反射,应立即暂停手术,面罩吸氧(必要时气管插管),静脉给予阿托品 0.5～1mg。其他处理与血管神经反射相似。目前笔者对将进行胆道穿刺插管的患者术前均给予吗啡 10mg 肌内注射,可以明显降低胆心反射的发生率。

胆道介入手术前均可能伴不同程度的胆系感染、胆道高压,部分患者存在代谢性酸中毒、低钾、低钙以及潜在的血容量不足等胆心反射的诱发因素。对高龄、高脂血症及心电图异常者应高度警惕胆道介入手术时的胆心反射。胆道介入手术患者在行胆道穿刺前肌内注射阿托品 1.0mg,可有效降低胆心反射的发生。对于高危患者,术中持续静脉滴注低浓度阿托品可有效预防胆心反射的发生。基础心率在 51～60 次/分时,给予 5％葡萄糖液体 250ml＋阿托品 1.0mg 缓慢静脉滴注;基础心率在 50 次/分以下者,先给予阿托品 0.5mg 静脉注射,然后行 5％葡萄糖 250ml＋阿托品 1.0mg 缓慢静脉滴注,并根据心率随时调节液体的滴速和浓度,保持心率稳定在 60 次/分以上[14]。

(李 龙 王江云)

# 第四节 手术后处理

## 入路的处理

### 股动脉穿刺点

使用 5F 和 6F 导管鞘者拔鞘后一般以指压法压迫血管穿刺点 5～10 分钟。指压方法:用食指在皮肤穿刺点上端 2～3cm 处触摸动脉搏动,即血管穿刺点,然后加压。压力以指腹感到血管搏动和皮肤穿刺点无血液渗出和肿起为度。过度加压反而不利于穿刺点闭合。解除指压后采用弹性胶布加压包扎。以往常用 2kg 袋加压,现可以不用。若有下列情况时压迫时间应延长或者使用专用血管缝合器处理动脉穿刺点[8,15]:

所用导管鞘大于 7 F。

患者消瘦、皮下脂肪疏松。

凝血时间延长。

穿刺不顺利或反复穿刺已经形成局部血肿。

术中肝素化和使用溶栓药物。(主编评论:这种情况下延迟拔出导管鞘也是好办法。待药物作用消失,即术后 8～12 小时再拔,可做一般处理。)

患者术后需右髋关节制动和卧床 4～6 小时。24 小时内应间断观察穿刺点有无渗血及血肿形成远端肢体的皮色、温度、感觉、肌力及动脉搏动情况,以便及时发现动脉血栓形成或动脉栓塞。术后初期观察足背动脉搏动宜 2 小时/次,夜间观察一次即可。应双侧一起触摸,便于观察双侧的肢体温度、动脉搏动强度及皮肤颜色是否有差异,还要注意毛细血管充盈时间是否延长,穿刺侧下肢有无明显的疼痛及麻木感。

### 锁骨下动脉和腋动脉穿刺点

锁骨下动脉深在,穿刺点周围有肌肉和筋膜包绕。笔者经验表明在出凝血功能正常、使用 6F 及以下导管鞘和血压正常时,拔管后穿刺局部压迫 10 分钟左右即可止血。方法为:术者用拇指和食指分别在锁骨中外 1/3 处锁骨上、下窝向后下方压迫。腋动脉比较表浅,周围组织松软,压迫时需向肱骨头方向加压[16,17]。解除指压后无出血采用弹力胶布包扎。在出凝血功能异常、使用 6F 及以上的导管或者导管鞘和血压明显增高时,单纯压迫止血可能造成局部大血肿。在此情况下,除了尽量避免使用直径较大的器材和控制血压等措施外,拔管后使用血管缝合器是合理的处理方法。

### 肱(桡)动脉穿刺点

肱动脉周围组织松软不利于压迫止血,容易发生局部血肿。拔出动脉鞘后在进针点上方 2～3cm 食指用力向肱骨干方向按压 10 分钟左右,以解压后进针点无出血为止,用弹力胶布适度加压包扎。包扎后注意桡动脉搏动。术后如发现远端肢体肿胀应适当松解压迫。术后 12 小时完全解除绷带。术后患者卧床 2 小时后可下床活动。

### 静脉穿刺点

由于静脉压力较低,拔管后局部压迫不需要过重,以皮肤切口不渗血出为度,一般 3～5 分钟即可止血。止血以后以纱布包扎即可,一般不需要加压包扎。术后患者制动 1～2 小时即可下床活动。颈静脉穿刺插管常用直径较大的器材,拔管后应直接压迫皮肤切口,以防局部出现负压吸入空气,造成肺动脉空气栓塞。

## 病历记录和影像存储

### 手术记录

手术记录由手术医师书写,或由手术医师指派第一助手记录,手术医师审查修改并签名。手术记录应在术后 24 小时内完成,危重患者的手术记录应及时完成。

介入手术记录的内容包括[8,15]:

手术日期和时间。

手术前诊断。

手术名称。

手术后诊断。

参加手术的医务人员。

麻醉方法和麻醉人员。

麻醉前用药及术中用药。

手术过程:患者体位,皮肤消毒和铺巾方法;穿刺部位,导引方法。操作过程和术中影像学发现;术中使用的所有穿刺针、导管、导丝、栓塞材料、植入物(如支架、滤器)以及其他一次性器械;止血方法;术中和手术结束时患者的一般情况和麻醉效果;出血量和输血量;术中使用的对比剂和其他药物的用量。术中如遇意外,应详细记录其抢救措施及过程。

### 术后医嘱

手术结束后应及时写术后医嘱。术后医嘱应包括以下内容[8,15]：

活动：患者应卧床的时间。

疼痛控制：术后镇痛处方。

饮食：是否可以进食和食物状态。

生命体征和穿刺部位检查：根据不同术式设定术后监护的频率和时间。

其他对症治疗措施。

### 术后首次病程记录

术者或助手应在手术结束时送患者回病房，书写术后首次病程记录，方能离开病区。术后首次病程记录应扼要记录术中重要发现及处理情况。

### 影像存贮

影像资料的存贮和归档是医学记录的重要部分，应以硬盘拷贝或可备用的数字格式保存，并建立索引备查。

## 患者监护

### 穿刺部位的监测

动脉穿刺插管后，应在整个术后观察期内检查穿刺部位和远侧肢体脉搏：一般术后开始 2 小时内每小时 1 次即可。股动脉或肱动脉插管造影者，常规观察 4～6 小时（除非使用血管缝合器）。股静脉或颈静脉穿刺插管者，一般观察 2～4 小时。

### 生命体征的监测

对于危重患者和进行了较复杂和危险性较高的介入手术后，均要实时监测生命体征。常用监护仪行 24 小时实时监测并记录液体进出量等。发现异常及时处理。

## 患者体内置入物的管理

### 胆道引流管

（参见第四章第五节）

### 脓肿引流管

每天用试验证实敏感的抗生素或甲硝唑溶液冲洗脓腔 1～2 次，夹闭引流管保留药液 1 小时，让患者变换体位使药液充分接触脓腔周壁，然后放开引流管让其自

行引流。同时选用敏感抗生素全身用药，病情严重者给予支持及对症治疗。冲洗时速度宜均匀、缓慢，每注入 5～20ml灌洗液即行抽吸，避免注入过多过快，引起感染扩散。引流过程中，注意观察脓液的颜色、性质、气味和量，并准确记录。注意局部体征和全身症状的改善情况。若脓液减少或消失，局部及全身情况改善，则引流效果佳。若脓液引流量逐天减少，但临床征象改善不明显，应考虑有多个脓腔，及时造影复查，发现并处置。当患者全身情况改善，体温及外周血象恢复正常，引流管无脓液，脓腔造影、超声或 CT 证实脓腔消失时拔管。

### 囊肿引流管

做好引流物颜色、性状及量的记录。按引出囊液量的 10% 注入无水乙醇，夹闭导管 60 分钟。每天重复 1 或 2 次，直到无囊液引出，囊腔造影证实囊腔明显缩小后拔管。

## 随访

随访是临床医疗工作的延续，是积累医学资料、总结经验、进一步提高医疗服务质量和医疗技术不可缺少的手段。

随访的主要内容是评价疗效和观察并发症，应以医疗质量为重点，兼顾医学道德、合理收费、医疗环境和生活保障等。

随访应先确定随访的内容并制定随访内容表。经常采用的随访形式有：电话随访、信函随访、门诊随访以及必要时收住院检查随访。电话随访是目前临床资料随访的重要手段之一，它能了解较多的临床资料和信息，还能给患者提供进一步检查和治疗的指导。随着电话的普及，电话随访在相当数量的患者中有其可行性。为了能保持较高的随访率，患者住院后应尽量登记其住地电话和手机号码，同时对外地患者还应尽量收集其联系最密切的亲戚或朋友的电话号码，作为备用。信函随访至今仍然是不少单位进行随访的主要方法。虽然我们可以在随访信函的内容设计上做到尽善尽美，但实际效果却远不如电话随访。其主要缺陷是容易丢失重要随访资料。一般而言，临床上治疗效果较好的患者，常能够较好地回答信函中的所有问题；而治疗效果较差或出院后因种种原因已经死亡者，无论是患者本人或家属均不太愿意再通过信函的形式回答较多的问题。此外，家庭地址的变更和收信者的文化程度也是导致信函随访失败的原因之一[18]。门诊随访和住院随访仅限于需要特殊检查的患者，如影像学检查、实验室检查以及 DSA 检查等。门诊或住院随访虽然可以获得最可靠和

最全面的临床资料,但对大部分外省市或偏远地区的患者来说有一定的困难。对需要门诊或住院检查的患者应在出院前反复强调复查的重要性,详细告知复查的时间和项目,并保持较密切的电话随访和联系。

随访的时间根据不同疾病有不同的要求,而为了评价某一治疗方法的远期疗效,随访的时间就更为重要。

随访资料应定期整理、记录、存档,以备日后查用。

(李　龙)

## 第五节　常见介入治疗并发症的预防和处理

### 并发症的定义与特点

#### 并发症的定义

在医学领域,并发症(complication)是指某种疾病、健康状况或医学干预措施(如药物或外科手术)的不良演变,造成有害的、人们所不希望出现的反应、效应、作用、效果、结果或影响[19~21]。

根据特定疾病、医疗操作或治疗方法的医学知识通常可推导出一份最常见并发症的清单,使并发症可被预知、预防或更方便更快捷地被认识[19]。例如,消化性溃疡的并发症通常包括上消化道出血、幽门梗阻、溃疡穿孔和溃疡恶变等四种;糖尿病的急性并发症为酮症酸中毒和高渗性非酮症性糖尿病昏迷;外科手术后常见并发症包括术后出血、切口感染、切口裂开、肺部感染和肺不张、尿路感染等;经皮穿刺肺活检术的常见并发症为出血和气胸。

药物所造成的不良事件多称为不良反应(adverse effect),不良反应在被判定为次于主要效应或治疗效果时可称之为副作用(side effect)[22]。若为不合适或不正确的药物用量或违反法律、行政法规、规章及其他有关诊疗规范的医学干预所致不良事件,则称为医疗过错(medical error),而不是并发症[19~22]。

#### 并发症的特点

并发症具有以下特点[19~21]:

规律性:并发症与先前存在的疾病或医学干预措施之间存在内在的、本质的、必然的联系,具有其自身的发展规律。

可预见性:并发症一般情况下是可以预见的。

可预防性:并发症在一定程度上是可以避免的。

免责性:在一定条件下(尽到风险预见义务、风险告知义务、风险回避义务和医疗救治义务),医务人员对并发症的发生可不承担任何法律责任。

### 并发症的归责与免责

并发症的归责与免责是指患者发生并发症后法律责任的归属原则。目前,我国法律对医疗损害的归责采用过错责任原则,即医疗机构及其医务人员只有在对医疗损害的发生存在医疗过错的情况下才承担民事责任,无过错即无责任。尽管我国现行法律中并未明确并发症的归责与免责,但根据《中华人民共和国执业医师法》和《中华人民共和国侵权责任法》以及国务院《医疗机构管理条例》和《医疗事故处理条例》中的相关规定,可根据以下四个方面做出并发症或者医疗过错的判断[23]:

**医务人员是否尽到风险预见义务**。并发症一般情况下是可以预见的,如支气管动脉造影和介入治疗可致脊髓损伤、经导管栓塞术可致反流性误栓和顺流性误栓、导管接触性溶栓治疗可致颅内出血和胃肠道出血。如果应当预见而未能预见到并发症的发生,则说明医务人员未能尽到结果预见义务而构成医疗过失。

**医务人员是否尽到风险告知义务**。《中华人民共和国执业医师法》第26条、《中华人民共和国侵权责任法》第55条和《医疗事故处理条例》规定在医疗活动中,医疗机构及其医务人员应当将患者的病情、医疗措施、医疗风险等如实告知患者。如未能尽到此义务,则可以认定其违反了法定的告知义务而构成医疗过错,应当承担赔偿责任。

**医务人员是否尽到风险规避义务**。即医务人员是否采取了相应的诊疗措施以尽可能避免并发症的发生。并发症的相对可避免性决定了在一定条件下,只要医务人员加以充分的注意并采取积极有效的防范措施,并发症在一定程度上是可以避免的。例如在支气管动脉造影和介入治疗中,介入医生应特别注意支气管动脉发出的根髓动脉及其与脊髓前动脉之间的侧支吻合。但是也应当强调,并发症的可避免性是相对的。在临床实践中,有时即使医务人员对并发症予以充分的注意并采取预防措施仍难以避免并发症的发生。此时只要医务人员能够证明其在手术中严格遵守了技术操作规范,并对不良后果的发生给予了充分的注意,那么医务人员无须承担责任。

**医务人员是否尽到医疗救治义务**。在并发症发生后,医务人员是否采取积极有效的治疗措施以最大限度地减少并发症的损害后果。还是以支气管动脉造影和介入治疗所致脊髓损伤为例,大多数病例经过适当处理后,一般可在数天至3个月内逐渐恢复。

### 介入诊疗并发症的分级

根据美国介入放射学会（Society of Interventional Radiology）2003 年制定并发症分级标准[24]，将并发症分为轻微并发症和严重并发症：

轻微并发症：A. 不需要治疗，无严重后果；B. 对症治疗，无严重后果，留院观察不超过 24 小时。

严重并发症：C. 需要治疗，住院时间小于 48 小时；D. 需要积极治疗，严密观察，提高护理级别，住院时间大于 48 小时；E. 长期的不可逆转的后果；F. 死亡。

（主编评论：美国许多相当于国内规定的一、二级介入手术是在门诊进行的。术后留观数小时即可回家，转由社区医生观察，必要时才回手术医院诊治。所以，是否住院成为判断标准之一。其标准仅部分适合我们参考。）

### 介入诊疗并发症的分类

文献中并未有公认的并发症分类方法，笔者根据并发症发生的部位将其分为全身并发症和局部并发症。

全身并发症是指介入诊疗操作引起的涉及全身或远处多器官系统的不良事件。例如，碘对比剂所致过敏反应和对比剂性肾病，导管接触性溶栓治疗所致颅内出血和胃肠道出血，因介入诊疗操作引起的全身感染等。

局部并发症是指介入诊疗操作引起的局部脏器的不良事件。又根据其原因分为入路相关并发症、操作相关并发症和器械相关并发症。入路相关并发症是指发生于穿刺部位者，如穿刺部位出血、血肿、动-静脉瘘、假性动脉瘤和血管闭塞。操作相关并发症是指因操作因素所致者，如血管痉挛、动脉夹层、血栓形成、血管破裂。器械相关并发症则是与术中所使用的器械相关联者，如导管断裂或扭结、支架移位脱落等。

也有学者根据并发症发生的时间将其分为术中并发症、术后近期并发症和术后远期并发症。

（主编评论：这里仅仅列出介入治疗的一般并发症，与术式、疾病和器官相关的并发症参见各有关章节。手术过程中出现并发症特别是严重者确实是令术者头痛和患者痛苦的事件，有些可以致死成为医疗纠纷的源头。对此无论如何重视也不为过。笔者创办每年一届的《全国介入治疗并发症学术研讨会》的目的就是减少并发症发生和尽量减轻其程度并妥善处理。）

## 入路相关并发症

### 穿刺点出血不止

正常情况下，导管鞘拔除后，局部压迫 15 分钟左右一般都可止血。若压迫方法、部位准确无误，30 分钟后穿刺点仍出血不止，应分析出血原因，采取相应的处理措施。造成穿刺点出血不止的原因多见于[25, 26]：

凝血功能障碍或术中使用抗凝剂、溶栓剂过量。（主编评论：过量应该是错误的；不过量也可以发生。）

多次反复穿刺或更换导管，或拔除导管、导管鞘、球囊导管、支架鞘管时操作不当，引起严重血管损伤。

高血压、动脉硬化患者。

剧烈咳嗽、大量腹水的患者。

穿刺点过高，压迫止血困难。

处理方法是消除病因、对症处理。如长时间直接压迫仍不能止血，在排除其他原因而确属血管损伤者，必须行外科手术修补血管。使用血管扩张球囊临时封闭出血点是一种较少用到的介入技术。将球囊充盈至足以控制进一步出血，在数分钟后即可止血，但其危险在于远侧血流被阻断和血栓形成可能。另外，使用覆膜支架植入术封闭出血点是一种不常用的介入技术[27]。

预防出血并发症的措施：

对于出血风险较高的患者如严重的血小板减少症，在凝血功能纠正前，取消介入诊疗操作可能是最佳方案。

对于高血压患者，应采取措施调整血压。

熟悉穿刺部位的解剖，选择正确的血管穿刺点，避免反复穿刺。

使用血管前壁穿刺技术。Seldinger 技术穿透血管前、后壁，可能引起后壁出血导致出现并发症的风险增加。

应用粗大介入器械时，使用血管缝合装置处理穿刺部位。

### 穿刺部位血肿

经股动脉穿刺局部血肿的发生率为 0.26%，经腋动脉穿刺为 0.68%。小的血肿表现为穿刺部位周围的局部皮下淤血，可仅局限在穿刺点周围，较大的血肿向下可分布至大腿中上部内侧，向上至髂前上棘内侧，患者有胀痛不适，有时可影响行走；比较严重的血肿是盆腔腹膜后的巨大血肿，开始不易被发现，逐渐增大后可引起髂静脉、膀胱或股神经的压迫症状，出血多时可引起休克，危及生命。发生原因[8, 15, 25, 26]：

穿刺技术不熟练，反复穿刺和置入导管鞘致血管壁上有多个穿刺点。

使用较粗的介入器械。

硬性推进导管和导丝误入血管分支，如腹壁下动脉和腰动脉等。

股动脉穿刺部位太高或穿通血管前后壁，拔管后压迫不当。

使用大剂量肝素。

患者有凝血机制障碍、糖尿病或局部粥样动脉硬化斑块等。

患者术后过早翻身和下床活动。

由于血压过高、腹内压增高,如高血压、咳嗽、用力排便、大量腹水等引起股动脉内压力增高。

虽然血肿较常见,但严重者较少。操作当时出现的血肿,可先原位压迫止血至血肿不再增大后继续操作,待操作完毕拔管后,视血肿的具体情况将积血从皮肤切口处挤出来,余下少量积血可自行吸收。如果血肿比较大,早期不要热敷,以免促进渗血,可予冰敷,待 24～48 小时后血肿局限后才可热敷。对巨大血肿者可在血肿内注射透明质酸 1500～3000U,有利于血肿吸收,必要时切开清除血肿。血肿发展迅速导致休克,或血管压迫邻近结构导致静脉闭塞、神经损伤或出现皮肤坏死危险时,必须急诊外科手术清除血肿,修补血管。

### 穿刺点动-静脉瘘

多发生在穿刺动脉与静脉处于前后位时,当穿刺动脉时穿刺入静脉(也可穿刺静脉时进入动脉),甚至于可将导管、导丝、导管鞘送入静脉内,拔管后可听到血管杂音。严重的动-静脉瘘可引起心功能衰竭,或出现肢体缺血症状,特别是远侧动脉存在闭塞性病变时动-静脉瘘产生"盗血"现象。为了避免这种情况,可在行股动脉穿刺时使患者右侧大腿外旋 10°～15°,可使股动脉、股静脉由前后位变为左右平行位以便于穿刺[8,15,25,26]。一般穿刺造成的动-静脉瘘难以即时发现,多经数日甚至数月才出现局部异常搏动和肢体肿胀。早期发现有助于使用简单压迫的方法进行治疗(见假性动脉瘤的治疗)。经压迫后杂音可减弱或消失,瘘口闭合。若损伤严重,需外科手术修补。理论上在动脉腔内置入覆膜支架是治疗动-静脉瘘的一种方法,但是大多数常用的穿刺部位接近关节或接近血管分叉处,不太适合于置入覆膜支架[27]。

### 穿刺点假性动脉瘤

假性动脉瘤多为粗针、粗导管损伤动脉壁形成血肿,在血流冲击下血肿内形成内腔。与肥胖、脉压差过大及高血压、抗凝药及抗血小板聚集药物的大量应用、穿刺部位不合理及多次穿刺、大型号鞘管或导管的应用、股动脉穿刺后压迫不当和导管留置时间过长等因素有关。表现为穿刺部位局部疼痛伴有血肿、渗血、搏动性肿块,可触及震颤并听到连续性杂音。血管造影、CT、MRI、二维及彩色多普勒超声均可明确假性动脉瘤诊断。超声检查除可明确显示瘤颈直径、瘤腔大小、瘤腔内血液凝结程度外,尚可明确显示瘤颈和瘤腔内的血流模式。

瘤腔直径＜2～3cm、无症状及未接受抗凝治疗的患者通常瘤腔可自发血栓化而闭合,一般无须特殊处理,但应定期随访。如果肿块进行性增大、疼痛剧烈及伴随其他症状则要及时处理。

超声引导下压迫治疗曾是治疗假性动脉瘤的首选方法[8,15,25,26]。通常首先采用超声检查探明假性动脉瘤的瘤颈后,使用超声探头压迫瘤颈部,使瘤颈部扭结、血流中止,以促进瘤腔内血栓形成,最终使假性动脉瘤消除。一般采用 5.0～7.5MHz 的线性排列超声探头压迫瘤颈,持续压迫 10～15 分钟缓慢松开,超声评估瘤腔内是否有血栓形成。如瘤腔内无血流信号提示压迫成功。反之,则开始下一个压迫循环,继续压迫瘤颈部 10～15 分钟,直至瘤腔内血栓形成。治疗的总时间一般为 40～45 分钟或 3 个压迫循环。超过 60 分钟后如瘤腔内仍存在血流信号,提示治疗失败,应选择其他治疗方案。超声探头压迫期间应采用超声多普勒监测远端动脉血流或触诊远端动脉搏动,避免载瘤动脉的远端血管血流受阻。治疗后患者一般平卧 12 小时,术后 24～48 小时重复超声检查以明确假性动脉瘤是否完全压闭。人工血管吻合口部位的假性动脉瘤、局部感染、局部疼痛剧烈、表面皮肤坏死、神经功能异常、假性动脉瘤瘤颈口位于腹股沟韧带上方、伴随静脉血栓、不可压迫或伴随股动脉受压血流受阻者是超声引导下压迫治疗的禁忌证。其主要并发症包括股动脉血栓形成、股静脉血栓形成、动脉瘤破裂等。

超声引导下凝血酶注射的适用范围广、创伤小、安全有效,目前已成为假性动脉瘤治疗的首选方法[8,15,25,26]。超声引导下将 21～23G 细针经皮穿入假性动脉瘤瘤腔内,通过注射少量生理盐水使瘤腔内产生彩色信号以确认针尖位置。针尖尽量远离瘤颈部或将针尖置于瘤腔边缘血流缓慢处。彩色多普勒超声监测下,向瘤腔内缓慢注入凝血酶溶液,直至瘤腔内经彩色多普勒证实血流信号消失、血栓形成。术后患者卧床 2～6 小时,于 24～48 小时后复查超声。凝血酶溶液的浓度为 200～1000U/ml,多为 1000U/ml。注射的最佳剂量目前尚无统一标准,多为 300～1000U,最大剂量一般不超过 2000～2500U。凝血酶注射速度过快、剂量过大时,凝血酶容易通过瘤颈部进入载瘤动脉,而导致股动脉内血栓形成、远端动脉栓塞。因此应缓慢注射并尽量减少凝血酶的用量,同时针尖位置远离瘤颈部或在注射凝血酶的同时压迫瘤颈部可减少这一并发症的发生。也可经对侧股动脉采用球囊封堵瘤颈部或载瘤动脉的方法,避免凝血酶进入股动脉,然而手术费用也相应增加。

超声引导下压迫治疗无效、凝血酶使用禁忌且不能耐受外科手术的患者可选择于血管内置入带膜支架。

然而对于动脉分叉处、股动脉处假性动脉瘤及年轻患者而言,带膜支架并不是一个理想的治疗方案,12%～17%的患者一年内会发生支架内阻塞。

介入治疗失败时应选择外科手术治疗。

### 穿刺入路动脉急性闭塞

穿刺入路动脉急性闭塞一般症状明显,出现典型的肢体急性缺血症状,表现为肢体发凉、剧烈疼痛、皮肤苍白、动脉搏动消失,病情发展出现感觉缺失,最终出现运动障碍。发生原因[8,15,25～27]:

穿刺入路存在动脉硬化斑块,穿刺针、导丝和(或)血管鞘致斑块破裂。

穿刺和(或)插管过程中致动脉夹层。

高凝状态。

术中抗凝不足,鞘管内积聚的血栓在拔管过程中进入血管腔内。

过度压迫致血管长时间闭塞而继发血栓形成。

出现穿刺部位以远肢体的缺血症状,应快速诊断、及时治疗。首先应行动脉造影,明确诊断并确定动脉闭塞的部位。机械性血栓清除术应作为首选治疗方法,与全身肝素化治疗联合应用时,可有效地去除新鲜血栓。残余血栓可行溶栓治疗和(或)抗凝治疗。

预防措施:

尽可能选择粗大的血管作为穿刺部位,必要时可使用微穿刺套装。

避免对动脉硬化病变严重的血管进行穿刺。

穿刺和插管过程中切忌暴力推送导丝,可降低动脉夹层和闭塞的风险。

术后严格规范地处理穿刺点,人工压迫穿刺点时以穿刺点无渗血和远侧肢体可触及搏动为度。

合理使用血管缝合器。

## 操作相关并发症

### 血管痉挛

血管痉挛是比较常见的并发症。血管一旦出现痉挛,可影响插管和栓塞,导致远端组织缺血,同时血管内膜本身也会因为缺血发生变性损伤,继发血管内血栓的形成,严重者使手术中止或失败。血管痉挛时,造影表现为局部血管变细、成串珠状或细丝状,血流变慢甚至中断。如果痉挛长时间不能恢复,则会引起相应部位的局部疼痛、血栓形成。发生血管痉挛的原因[8,15,25～27]:

多次损伤性穿刺,尤其是肱动脉。因此有人提出动脉穿刺3～4次仍未成功者,应换新穿刺针穿刺,以免引起痉挛。

导丝、导管反复刺激血管或在血管内停留的时间过长。

在管径较细或连续盘旋扭曲的血管内进导丝和导管时易发生血管痉挛。

导管过粗。

局部有血肿形成。

血管本身对刺激敏感。

一旦发现血管的影像有突然缩窄变细,患者有插管部位疼痛和功能丧失等异常情况应首先想到血管痉挛的可能,并立即经导管在血管痉挛的局部缓慢注入2%的利多卡因溶液5ml或罂粟碱30mg的稀释液,稍等待后通过对比剂观察痉挛血管恢复情况,完全恢复正常形态后才能继续手术。对于经药物处理仍无缓解的血管痉挛,可拔出导管让患者休息1～2小时后再行操作,痉挛多可解除。

脑动脉痉挛则严禁使用利多卡因解痉,可注入罂粟碱30mg或静脉持续滴注尼莫地平10mg来解除痉挛。肢体血管痉挛者可注入妥拉唑啉等药物及局部热敷,半小时仍不见改善者,应立即经静脉注入肝素100～1500mg/h,防止血栓形成。绝大多数患者能自愈或治疗后完全恢复。

### 血管内膜剥离

由于血管退行性改变、扭曲或纤维化、导管太硬、形状不合适及操作不当等原因,导丝和(或)导管进入血管内膜下;暴力操作,导管和导丝进入血管的速度过快;血管盘旋扭曲,导管和导丝进入困难;导管头紧贴在血管内膜处,过于用力抽吸导管内含液或造影时使用高压注射器过大压力注入对比剂等,致损伤血管内膜使内膜掀起,对比剂进入血管内膜下。血管造影表现为对比剂片状滞留,消失延迟,血管腔变狭窄。应立即停止操作,将导管退至大血管内,恢复血流。

损伤引起的后果取决于剥离的范围与部位。脑、心、肾的血管即使是最轻度的剥离也是严重的,腹腔动脉或肝动脉的内膜下注射相对良性,而肠系膜上动脉可能有严重后果,其他内脏血管引起供血动脉分支狭窄或闭塞,一般多无明显后果。四肢血管则引起脉搏减弱,重者可发生肢体麻木和剧痛。一旦发生则需根据情况处理。轻微和非危险部位者,可在熟练的插管技术下尝试继续完成操作,严重者或危险部位者应终止原定手术。处在危险部位则可能需要进一步行支架置入术恢复血流。

精细的操作可避免血管损伤,反复造影或推注对比剂观察明确血管的开口和走行,熟练掌握插管的技巧,根据血管径的大小选择细小的导丝或微导管进入。造影前应事先手推少许对比剂,确定导管的位置,避免导管口正对小分支的开口。操作过程中密切注意患者的感觉,如患者感到剧痛或推送导管时有阻力,应仔细观察、判断是否出现意外的损伤性操作。

### 血栓形成或栓塞[8,15,25~27]

血栓形成的原因为:导管过粗、导管在血管内停留时间过长、导管导丝等不配套、导管表面不光滑、导管插入靶血管过深、血管内膜损伤、血管痉挛而使血流受阻、异位栓塞、肝素化程度不够、血液处于高凝状态及粥样动脉硬化等。

穿刺部位血栓形成多在术后 4 小时内出现明确症状。正确记录术前、术后的脉搏是正确诊断的关键。肢体冷、苍白、无脉或脉弱,表示可能为血栓形成。插管引起的栓塞多为动脉粥样硬化斑块被导管、导丝、球囊、支架撞落所致,也可因血管内膜受损造成血栓形成再脱离所致。栓塞如系血块引起,可用小剂量尿激酶局部灌注治疗。必要时可用导丝或导管通开血栓后,再灌注溶栓药物。

避免导管在血管内停留过长,定时用肝素盐水冲洗导管腔。术后穿刺部位包扎要适当,以免包扎过紧而将股动脉血流阻断。尽可能避免导管对血管内膜的损伤,以减少血小板沉积的场所及动脉硬化斑块脱落导致栓塞血管的机会。熟悉正常的血管解剖及血管变异,正确辨认血管,防止误栓。

### 血管破裂

当导丝或导管在有阻力时强行插入,球囊直径过大、压力过高,原有动脉瘤或动静脉畸形血管破裂等原因均可导致血管破裂。血管造影表现为再次造影时血管中断,断端模糊,对比剂外溢。其后果可因破裂血管大小和出血量的多少而异。较小的血管破裂、出血少时,仅发生局部出血和血肿形成。较大的血管破裂可导致大量出血,甚至可出现休克或死亡。

发生血管破裂时,应根据临床症状和血管造影表现及时准确地予以处理。较小的血管破裂时,可使用弹簧钢圈、明胶海绵对其进行栓塞。较大的血管破裂出血,又难以行栓塞术时,应立即行覆膜支架置入术或外科手术修补。

## 器械相关并发症

### 导管阻塞

发生导管阻塞的常见原因有:在操作过程中没有及时、经常用肝素等渗盐水冲洗导管致导管内血栓形成;行血管栓塞术时,栓塞剂大于导管内径以致栓塞剂嵌于导管腔内;导管打折。

回抽导管内容抽不到血液时,切忌用力猛抽,尤其不能用大注射器抽吸,因为导管嵌入某些小血管内或抵在血管壁上,用力猛抽可能损伤血管内膜。退出导管至较大血管,即能回抽到血液。如仍不能,则将导管退回到腹主动脉,观察导管有无曲折、扭结。如果导管曲折则需要换管,如果打结则要解结。同理,抽不到回血时,也不能用力注入等渗盐水或对比剂,尤其是当导管头部在主动脉弓水平以上,以免把导管内的血凝块推入血流到脑部等重要脏器。猛力注射也可能造成内膜下注射,引起血管壁损伤。如果按上述方法仍不能找到导管阻塞的原因,一般情况下就应想到导管内血栓形成。使用栓塞剂时,栓塞剂不能推出至靶血管内即发生导管阻塞。

最简单、最直接的解决方法就是将导管退出体外。导管内血栓形成时可用肝素盐水将血栓冲出,导管可继续使用。栓塞剂引起的导管阻塞,若不能推出导管内的栓塞剂,只有更换导管。

### 导管扭结

导管扭结多发生在使用 S 形导管或双弧导管"成襻"技术插管时,旋转不当或不用透视监视盲目推进导管导致成襻扭结。

为减少导管扭结的发生,必须在插管过程中注意以下几点:

整个操作过程中,术者必须始终透视监视导管尖部的形态。因为在插管过程中,导管尖端可能进入血管分支内,如果不用透视,盲目地推进将会导致导管成襻,甚至导管成结。此外,在操作过程中,如果在导管内插入导丝,则增加导管扭力,不易成襻扭结。

使用导管成襻技术时,尽量不要使成襻导管的头端旋转超过 360°。如果必须这样做,操作应当仔细、缓慢,否则就有可能出现假结。

当发现导管扭结时,必须先判定是真结还是假结。判定的方法可通过转动患者以观察导管尖端是否落入圈套内,落入者为真结,而一般性导管盘曲则为假结。

解结时不要盲目推、拉、旋转导管,这样可能导致导管成结更紧,解结更难。一般使用以下方法即可解结:

将导丝插入导管,如可顺利从远端出头,即固定导丝,后撤导管即可解结。

如果导管已经打折,导丝插至打折处不能继续前进,导管也无法后撤,此时设法使导管头插入某动脉分支,再旋转导管解结。

将打结处推送至主动脉弓,在较宽的部位较易将其松解。

万一形成难以解开的死结,只能小心将导管后撤至穿刺部位,由外科手术取出。

### 导管、导丝断裂

发生导管或导丝断裂时应及时发现,即刻停止操作,保持镇定,不要随意改变患者体位,在透视下确定其位置,用网篮导丝技术或钢丝套圈技术将断段套住,拉到股动脉处,经股动脉取出(参见第四章)。

导管和导丝一旦发生断裂,处理相当不易,所以在介入治疗过程中应尽量避免,采取适当的措施可避免其发生:

术前仔细地检查所有导管、导丝及欲入血管内的器械,遇到有过期、损坏或变形者不用。

术者应熟悉血管解剖学,熟练掌握导管、导丝的操作技巧,插管前可利用造影了解血管的具体情况,做到心中有数。

仔细轻柔地按操作规程做,避免暴力操作,一旦发现导管导丝打折即顺原路退出使其恢复原状,打折严重者撤换导管导丝;不使用导管不能承受的压力注射。

对于注明一次性使用的导管,不可重复使用。

术后拔除导管、导丝时应养成检查其是否完整的良好习惯。

拔除双弯导管、反弧导管、猪尾型导管、螺旋导管时应在透视下导丝配合下进行。

注意某些导管不宜接触无水乙醇。

### 大型栓塞物脱逸

发生于使用簧圈类栓塞剂和可脱性球囊等大型栓塞剂行栓塞术时,栓塞剂在输送过程中脱落或在释放时未能进入靶血管或从靶血管中脱出。大型栓塞物在动脉内逃逸可造成远处血管栓塞,在静脉内逃逸可造成肺栓塞。大型栓塞剂逃逸入重要血管(如心、脑、肺、肠系膜)时需紧急处理。

为防止大型栓塞剂逃逸,应注意:

根据血管造影表现,选择与靶血管直径(包括动脉瘤的直径和体积)相适应的栓塞物。钢圈太大,则在血管内只会拉长而不能盘曲;钢圈太小,则易逃逸。采用可脱性球囊时,先试置入,合适则释放,反之回收。

注意所用导管、导丝与栓塞物大小一致。

透视下将栓塞物经导管准确送入被栓塞的部位,方可释放栓塞物。严密观察在栓塞物输送过程中已到达拟定位置的导管头是否移位。

### 异位栓塞

异位栓塞也称为误栓是指液态栓塞剂、海绵状栓塞剂和微小栓塞剂等造成非靶血管或器官的意外栓塞,是动脉内栓塞治疗严重的并发症之一(参见第四章第一节)。

## 全身并发症

### 对比剂性肾病[8, 15]

临床上碘对比剂的不良反应除了过敏反应、心血管反应、消化系统反应、神经系统反应等外,还有肾脏毒性反应,国内甚至有急性肾功能衰竭死亡的报告。关于对比剂肾病的急性肾功能损害目前还没有明确、统一的诊断标准,主要依据血清肌酸酐浓度升高而定:**排除了其他肾脏损害因素,使用对比剂后 2～3 天发生的急性肾功能损害,通常认为血清肌酐水平较使用对比剂前升高 25％～50％或升高 50～100mg/L($44.2～88.4\mu mol/L$)便可诊断本病**。对比剂肾病多表现为非少尿型急性肾功能衰竭,多数患者肾功能可于 7～10 天恢复,部分需短暂透析维持,其发生率<2.6％,其中 25％～30％可遗留有肾功能损害,10％需长期透析治疗。

在临床工作中应注意尽量使用低渗或等渗非离子型对比剂,尽量少用或不用高渗、离子型对比剂,尤其是对有糖尿病和肾功能不全等高危险因素的患者更是如此。要严格控制对比剂的用量,对比剂用量的计算公式:$[5ml×体重(kg)]/Cr(mg/dl)$,最大用量不得超过 300ml。并且两次造影操作的间隔时间应尽量延长。

对比剂肾病应根据肾功能损害的严重程度及其并发症而采取保守疗法或透析疗法。保守疗法包括:测患者体重,记录液体进出量,反复测定血清电解质、血清尿素氮,测定血清肌酸酐水平、钙、磷,测量血压、有无酸中毒等,如有异常应采取相应措施。小剂量多巴胺加水化疗法在慢性肾功能不全患者介入诊断及治疗的围术期可有效地保护肾功能,减轻对比剂对肾脏的损害,避免或大大减少透析治疗的比例。多巴胺的使用剂量为 $0.5～2.5\mu g/(kg \cdot min)$ 静脉滴注;水化疗法指每日生理盐水静脉入量 1500～2500 ml。除给予小剂量多巴胺加水化疗法外,鼓励其饮水,静脉应用氨茶碱、罂粟碱、每日滴注呋塞米 60～100mg。严重的高钾血症、酸中毒以及内科无法控制的容量负荷增加、出现尿毒症的症状和体征则需要进行血液透析治疗。

对比剂性肾病预后一般良好,无后遗症。个别患者产生严重后果是由于其有严重的基础疾病或预防措施不当所造成。因为对比剂所致的肾功能指标的变化是一过性的,数天后会逐渐恢复正常。

### 感染

介入手术后感染多与以下因素有关:

介入手术室消毒不严格，操作人员进出过频，双手或导管碰触有菌区域。

介入器械、各种被服、碗盘消毒不严或消毒后污染。

术中穿刺部位消毒不规范，无菌手套破后不及时更换，导管导丝碰触无菌区域以外而未及时更换。

过度栓塞。

手术操作时间过长，更换导管次数多。

患者机体抵抗力差或合并糖尿病。

靶器官术前已存在感染。

穿刺部位、留置的引流管和导管术后污染或护理不当。

介入手术后感染可分为局部感染和全身感染。局部感染多见于穿刺部位、实体肿瘤或实质性器官栓塞术后脓肿形成、胆道支架置入术后胆道感染等。全身性感染可继发于局部感染，也可见于血管性介入手术后。穿刺部位感染可无全身症状，仅表现穿刺部位红肿疼痛、有分泌物。全身感染表现为术后高热、白细胞升高，甚至有感染性休克的报道。实体肿瘤或实质性器官栓塞术后继发感染还可表现为局部剧烈疼痛，止痛剂难以控制。术后感染患者应视情况尽早、足量给予抗生素，并根据药敏试验结果及时调整用药，以期有效控制感染。局部形成脓肿时应行尽早穿刺抽脓、脓腔冲洗、引流、抗菌药物治疗，及时减少脓肿腔，控制感染的进一步扩散，促进脓肿的闭合。局部有分泌物伴周围红肿疼痛应及时换药。

术后感染的预防措施主要在于严格执行无菌操作技术，建立和健全各项规章制度，加强介入手术室质量保证与管理。高危患者术后预防性使用抗生素。

（李　龙）

## 第六节　围介入手术期麻醉与镇痛

介入操作与外科手术相比创伤很小，对于术前、术中无明显疼痛的成年患者在局部浸润麻醉下均可顺利完成介入操作。但是对于婴幼儿及术前术中有明显疼痛、焦虑甚至意识障碍的成年患者，往往不能配合，不仅影响手术的顺利进行及治疗效果，也有可能给患者带来意外伤害。疼痛状态下操作会给患者带来巨大的恐惧感，对再次介入治疗产生抗拒心理。因此术前、术中、术后镇痛及充分的术中麻醉显得尤为重要。在国外介入的麻醉镇痛已得到很好的应用[28~31]，但目前国内在一部分单位麻醉在介入术中的应用仍远远不够[32,33]。重视介入围手术期镇痛、麻醉，可使介入治疗在患者心理上真正成为"微创手术"。（主编评论：以往介入医生对

镇痛和麻醉在介入手术中的应用认识不足，认为仅仅是一过性疼痛患者可以忍受，并认为全麻是危险和麻烦的事情，能省则省。患者也对全麻有不少担心，特别是对患儿，家长经常会问会不会影响大脑。当今麻醉学已经有了长足的发展，安全性大大提高。人们对无痛医疗的要求逐步提高，无痛胃镜就是明显的例子。我国卫生部也要求建立"无痛医院"。因此业界对此也提高了认识。我们对此并不熟悉，作为本书的一节，笔者只是试图引起同行的注意。其中的一些内容和专业术语不一定精确甚至有误，仅仅是工作中的一些体会，不足之处敬请指正。今后可能对有条件的导管室或者称为介入手术室要求配备麻醉机，并且要与麻醉师密切配合进行介入治疗，才是完美的介入治疗。）

## 麻醉概述

### 麻醉的定义[34]

麻醉（anesthesia）表示"知觉/感觉丧失"。是通过药物或其他方法使患者整体或局部暂时失去感觉，以达到无痛的目的，为手术治疗或者其他医疗检查治疗提供条件。

### 麻醉的方法

主要包括全身麻醉、局部麻醉和复合麻醉。又根据麻醉药进入人体的途径分为吸入麻醉、静脉麻醉和基础麻醉。基础麻醉是将某些全身麻醉药（常用的有硫喷妥钠、氯胺酮）肌内注射，使患者进入睡眠状态，然后施行麻醉手术。局部麻醉为利用局部麻醉药如普鲁卡因、利多卡因等，使身体的某一部位暂时失去感觉。常用的方法包括椎管内麻醉（阻滞）、神经阻滞、区域阻滞、局部浸润麻醉和表现麻醉等。

介入常用的麻醉包括局部浸润麻醉、静脉麻醉。

局部浸润麻醉：在后面介入手术的麻醉中详细介绍。

静脉麻醉：一般介入手术采用相对简单的静脉麻醉方式，麻醉药物半衰期短、不良反应轻微，无须气管插管，麻醉深度、麻醉时间完全可以控制。静脉麻醉使患者处于深睡眠状态，患者对疼痛仍有反应，在穿刺操作时仍需给予利多卡因局部麻醉。一般术后患者对手术过程并无记忆，自觉一觉醒来手术已结束。术中由麻醉科医生行静脉麻醉，并进行监控，会使患者和医生都变得较为轻松。

静脉麻醉的方法：术前禁食6小时、禁水4小时，病房用留置针预先开放外周静脉，术前30~45分钟肌内注射地西泮 0.1 mg/kg、东莨菪碱 0.01 mg/kg。介入医

生准备就绪，由麻醉医生先缓慢静脉推注一定剂量的静脉麻醉药物，麻醉药物组合如氯胺酮和丙泊酚或芬太尼、异丙酚和芬太尼等[35,36]。在心电监护下利用微量注射泵持续给药，使患者处于深睡眠状态。例如，氯胺酮 1.5～2 mg/kg 静脉注射行基础麻醉，送入介入治疗室后以丙泊酚 1～1.5 mg/kg 静脉注射（60 秒）诱导，再以氯胺酮 25～30μg/（kg·min）及丙泊酚 1.5～2mg/（kg·h）微量泵持续输注维持麻醉，不行气管内插管，保留自主呼吸[35]。患者入睡后，在穿刺部位用 2％利多卡因溶液进行局部阻滞麻醉，开始手术。

神经安定镇痛麻醉：属于全身麻醉，是以神经安定药丁酰苯类（氟哌啶醇和氟哌利多是此类药物中最广泛使用的药物）和强效镇痛药为主，再辅少量全麻药和肌松药，使患者神志消失，肌肉松弛。本法能在较浅的麻醉下获得满意的镇痛，心血管功能维持良好，对肝、肾功能影响轻微，意识及反射活动抑制较轻，术后苏醒较快。可被用于神经介入治疗的麻醉[37]，但临床应用较少。

### 麻醉并发症

局部麻醉时常见的并发症有晕厥、过敏、中毒、注射区疼痛和水肿、血肿、感染、注射针折断、暂时性面瘫、神经损伤、暂时性牙关紧闭、暂时性眼麻痹或失明、颈丛神经阻滞麻醉的并发症如霍纳征等。静脉麻醉的并发症主要有苏醒延迟、高血压、躁动、麻醉后寒战及喉痉挛、术后恶心呕吐[38]。值得提出的是，小儿麻醉并发症远高于成人[39]，小儿麻醉介入治疗后更应警惕麻醉并发症。当发生以上并发症时介入医生需积极与麻醉医生沟通，配合麻醉医生处理。

## 介入手术的麻醉管理

### 血管介入的麻醉

#### 常规皮肤及血管周围麻醉

采用局部浸润麻醉："一针技术"，抽取 2％利多卡因注射液 5～10ml，在穿刺道外口（皮肤切口）先行皮内注药形成皮丘，再从皮丘向目标血管方向进针，边退针边注药，每次注药前应回吸以免血管内注药，麻醉范围应为扇形，这样可充分麻醉血管周围将受伤害的神经末梢，减少穿刺对血管的刺激。

#### 锁骨下动静脉穿刺、药盒埋置术的皮肤及血管周围麻醉

采用局部浸润麻醉。穿刺道麻醉同上，对于药盒埋置术还需对药盒埋置处皮肤及皮下组织行局部浸润麻醉，麻醉方法为：抽取 2％利多卡因注射液 5～10ml，先行皮内注药形成皮丘，再从皮丘边缘进针注药形成第二个皮丘，沿手术切口形成皮丘带，"分层注药"，即浸润一层解剖一层，询问患者局部有无痛觉，麻醉不充分，可再追加 2％利多卡因注射液 5～10ml，以达到完善麻醉的目的。每次注药前应回吸或边注药边进针，以免血管内注药。

#### 胸腹主动脉支架置入术的麻醉

主动脉支架置入术是一项高风险的手术，局部浸润麻醉、椎管内麻醉及全身麻醉下均可成功实施手术，采取何种麻醉方法比较合适还存在不少争议。资料表明由麻醉医生在介入室内进行气管插管静脉麻醉，再实施手术更加安全可靠[40]。此类介入手术对控制患者生命体征的要求很高。且需要控制性降压，控制性降压指在全麻手术期间，在保证重要脏器氧供的情况下，采用降压药物等方法，人为地将平均动脉血压（MAP）降低的技术，在主动脉支架腔内隔绝术中为避免主动脉搏动性血流对支架释放的影响，需采用该技术，使支架与动脉壁完全贴覆，减少支架-人造复合体移植物移位，减少内漏或因其封闭了部分肋间动脉导致影响脊髓血供造成截瘫的发生[41~43]。术中使用尼卡地平联合艾司洛尔将 MAP 控制在诱导前基础值的 80％～85％，或收缩压降至 80～90mmHg 的标准较为理想[41,43,44]。此外，在特殊情况下需转做开胸或开腹手术治疗。该介入手术全麻术前 8 小时禁食和禁水，以防术中和术后发生呕吐时误吸胃内容物。麻醉前先建立静脉通路，建立相应的监测，做出麻醉前生命体征的评价。需由麻醉医生在介入室内进行。

#### 血管内麻醉

在插管或治疗过程中可引起靶血管痉挛性疼痛或扩张血管时刺激引起局部疼痛，可先用利多卡因 5ml 经导管在靶血管内注射预防疼痛的发生或减轻其程度。亦可在患者主诉局部疼痛时注入利多卡因 5ml 止痛。

### 非血管介入的麻醉

#### 胸、腹腔及其内脏器穿刺的针道麻醉

行胸、腹腔及其内脏器穿刺术一般采用局部浸润麻醉。肝、肺组织本身无疼痛感受器，而将其包裹的壁层浆膜存在痛觉感受器，所以肝肺穿刺引起的疼痛，均是在穿过壁层浆膜时出现。因此，肝、腹腔、肺、胸腔穿刺时要求对壁层浆膜进行充分麻醉。方法为：抽取 2％利多卡因注射液 5～10ml，定位选择穿刺点。若穿刺点在肋间隙，则应在肋骨上缘进行麻醉和切口，以避免穿刺损伤走行于肋缘下的肋间动脉、静脉和神经。在穿刺点先行皮内注药形成皮丘，嘱咐患者屏气（防止脏器随呼吸上下活动穿刺针划伤脏器），再从皮丘向目标方向进针，当有落空感后，说明针尖进入胸膜腔或腹腔，开始边

退针边注药,每次注药前应回吸以免血管内注药。

### 腔道麻醉

介入技术操作常经各个与体表相通的腔道进行,为避免操作过程中器械与黏膜接触造成患者严重不适,通常需进行表面麻醉。经食管和气管进行的介入操作,如球囊扩张术、支架置入术和胃造瘘术等,应给予口腔、鼻腔表面麻醉。另外,眼、耳鼻喉、尿道等部位应进行相应部位的表面麻醉。方法:2%利多卡因或1%~2%丁卡因溶液适量,用喷雾器喷于黏膜表面,也可以棉球涂抹在黏膜表面或以棉球或纱条填充,为达到完善的麻醉。常需多次给药,一般2或3次,每次相隔5分钟。气管和支气管黏膜麻醉不宜采用上述方法。可选择的方法有:用2%利多卡因溶液10ml与生理盐水10ml混合,放入雾化器内,嘱患者10分钟内吸入,即可进行手术操作;在口鼻黏膜麻醉后插管进入气管,通过导管注入2%利多卡因溶液3~5ml和在紧急情况下进行气管环甲膜穿刺将其注入。食管黏膜麻醉也应吞服适量的麻醉剂。

在一些情况下表面麻醉不能使患者耐受介入手术,如患者口鼻腔对刺激特别敏感;儿童患者;精神和意识障碍者和因严重呼吸困难不能平卧者,需行全麻或者静脉麻醉。目前,笔者在行气管或支气管狭窄的支架置入术治疗时,要求手术尽可能在全麻下进行。在全麻和气管插管状态下,严重呼吸困难的患者可以平卧;操作可经气管插管进行,十分方便快捷;支架定位和释放时患者不会躁动,操作从容和准确进行可确保技术成功。

### 椎间盘及脊柱介入手术麻醉

椎间盘及脊柱介入手术通常采用局部浸润麻醉。由于穿刺点距靶部位的距离较长,应选用5~7cm的长针头进行麻醉药物注入,同时药物的用量也相应增加。方法:抽取2%利多卡因注射液5~10ml,在穿刺点用先行皮内注药形成皮丘,再从皮丘向目标方向进针。途中如穿中神经根,患者会主诉"放电样"感觉,应回撤改道重进针。一般要求进针至椎旁再边退针边注药,每次注药前应回吸以免注入血管内。

## 围介入手术期的疼痛管理

### 栓塞术中和术后局部疼痛

血管栓塞术中由于血管栓塞、阻断、痉挛可引起局部不同程度的疼痛。在对某个血管进行栓塞当时或栓塞后就会出现栓塞部位疼痛,化疗药物灌注也可以引起的疼痛,考虑为化疗药物刺激血管引起的血管痉挛所导致。患者往往不能指出疼痛的具体部位、性质,并可伴有邻近脏器的牵扯痛。动脉栓塞时,患者出现的疼痛表现为栓塞区绞痛或憋闷不适或疼痛性质难以描述。

除上述症状外,胸部、上腹部血管栓塞还可出现胸闷不适,盆腔栓塞还可表现为下腹部坠胀。此时患者情绪往往非常紧张,大汗淋漓,有高血压病史的患者及部分平时血压正常的患者可出现血压增高。个别患者在进行血管造影、超选择插管时便会出现血管痉挛引起疼痛、不适感。

预防和处理措施包括:在栓塞前或出现疼痛时经导管缓慢注入利多卡因能减轻疼痛的程度[45]。血管痉挛者加注罂粟碱注射液1ml;对于疼痛程度重的患者,还可给肌内注射盐酸曲马朵100mg,效果不佳者给予哌替啶100mg肌内注射。此外在碘油乳剂中混入利多卡因40~50mg后再行动脉栓塞,不但能减轻疼痛发生率也能阻止动脉痉挛的发生,且较术前给予哌替啶等强效镇痛剂和术中动脉灌注利多卡因更有效[46]。另外,栓塞剂注入的速度及方法也可影响术中、术后疼痛的程度,正确采用超低压间歇性栓塞法可明显减低、消除栓塞治疗过程中的疼痛[47]。

对于疼痛较剧烈的介入手术可采用硬膜外患者自控麻醉镇痛方法。自控硬膜外镇痛(PCEA)是指由术后患者根据自己对疼痛的感觉及感受,通过对仪器操作,将止痛药物持续微量地注入硬膜外腔,达到无痛的一种技术。该法镇痛效果明显优于传统用药法,增加了患者满意度,提高了康复质量,减少了医护人员工作量[48,49]。具体用药及方法需根据需要在术前或术后求助于麻醉医生。

术后疼痛是由于栓塞引起局部组织坏死、肿胀和器官包膜压力增高及炎性因子释放导致的。处理方法:根据患者情况及止痛效果采取三阶梯治疗方案(参见以下三阶梯疼痛治疗内容),疼痛严重的也可采用自控硬膜外镇痛。

### 管腔成形术的术中和术后疼痛

球囊成形术或支架成形术之术中、术后均有可能出现疼痛,疼痛的原因是球囊扩张及支架植入术中管腔内膜和或肌层撕裂、管腔痉挛及刺激内脏神经所致。疼痛性质根据发生器官部位不同可为钝痛、酸痛或烧灼痛,也可为绞痛。疼痛发生得较缓慢,但持续时间较长,缺乏双重痛感,定位不明确,痛区边缘不易确定,可伴有牵扯痛是其主要特点。预防及处理方法[50]:

清醒镇静:主要用于可配合介入治疗的成年患者,通常选用地西泮10mg术前30分钟肌内注射,可达到清醒镇静目的。当行可能导致剧烈疼痛的治疗时,如球囊扩张术、胆道的介入治疗,可给予哌替啶50~100mg肌内注射。有明显躁动时可由静脉缓慢推注地西泮5~10mg。苯巴比妥和盐酸异丙嗪亦是可选用的镇静剂。

后者特别适于术中发生寒战、胸闷等。

深度镇静：主要用于小儿和老人等不配合和易动以及因强烈刺激易导致意外的患者。主要采用地西泮、氯丙嗪和盐酸异丙嗪三联静脉推注。深度镇静时必须加强对患者生命体征特别是呼吸道的监护。必须随时准备为患者给氧、吸痰。芬太尼和氟哌利多是在国外多使用的深度镇静剂，有十分明显的镇静和镇痛效果，常用剂量为芬太尼 0.05mg 配合氟哌利多 2.5mg 缓慢静脉推注或肌内注射，可重复用药。因二者可较易引起呼吸抑制，较少采用。在备好呼吸支持的情况下，包括面罩给氧，气管插管技术，用于疼痛较剧的胆道支架或 TIPS 术以及躁动的患者是有益的。

全麻应由麻醉科医生进行。主要用于生命体征十分不平稳，并难以通过深度镇静即可满足介入治疗要求的患者。如气管狭窄引起的严重呼吸困难，只有全麻才能保证介入手术的成功，减少风险。

皮肤及血管周围麻醉、穿刺针道麻醉、血管内麻醉及腔道麻醉（参见前述血管及非血管介入麻醉内容）。

## 非血管介入术中、术后疼痛

非血管介入术中、术后疼痛主要是术中注射药物引起局部压力增高、药物刺激引起局部疼痛，术后肿瘤坏死导致组织压力增高或释放炎性因子导致的局部疼痛。非血管介入治疗化疗药物沿针道溢入皮下、脏器包膜下、组织周围也可导致疼痛。处理方法：采用以下三阶梯治疗方案。

### 与疾病本身相关的疼痛

与疾病本身相关的疼痛有内源性疼痛和炎性疼痛。内源性疼痛是指机体内环境紊乱所致的疼痛，又可分为血运源性疼痛、免疫源性疼痛、内分泌源性疼痛、代谢性病变引起的疼痛、神经源性疼痛、心源性疼痛。炎性疼痛是指生物源性炎症和化学源性炎症所致的疼痛。

处理与疾病本身相关的疼痛：首先要明确疾病本身疼痛的原因，针对该病因进行治疗方可收到好的效果。因为介入医生往往接触的病种较多，可观察到各种不同原因的疼痛并进行相应的处理。而接触较多的仍是肿瘤引起疼痛的患者，在此仅对肿瘤疼痛的治疗作一简述。首先我们不能忘记，治疗肿瘤引起的疼痛的最好和最重要的方法是直接杀伤肿瘤组织。随着肿瘤缩小或消失疼痛多可减轻以至于消失。患者至恶性肿瘤晚期时多经数种治疗无效或已经广泛转移，并且没有针对肿瘤的治疗手段。此时对疼痛仅是对症治疗，以减轻患者的痛苦。

对晚期恶性肿瘤引起的疼痛治疗应遵守阶梯用药、按时用药、个体化用药、尽可能口服给药的原则。

癌痛三阶梯的治疗[51]是 WHO 于 1982 年提出的一个药物治疗方案，经在一些发达国家进行临床观察，效果令人满意。只要按照该方案原则进行治疗，便可使90％以上的癌痛得到满意控制。该方案的特点是：方法简单，采用的药物较少，价格适中。

所谓癌痛治疗的三阶梯方法就是在对癌痛的性质和原因作出正确的评估后，根据患者的疼痛程度和原因适当的选择相应的镇痛剂。即对于轻度疼痛的患者应主要选用非甾体类抗炎药（NSAIDs）；对于中度疼痛应选用弱阿片类药物；对于重度疼痛应选用强阿片类药物。三阶梯的标准止痛药是阿司匹林、可待因及吗啡。

第一阶阶梯药物原则上是口服非甾体类抗炎药，该类镇痛药作用于末梢，具有解热、镇痛、抗炎的效果，能抑制下丘脑前列腺素合成酶的生成，减少前列腺素 E 的合成与释放，对前列腺素含量较高的骨转移患者的疼痛非常有效。其代表药物为阿司匹林，替代药物有吲哚美辛、对乙酰氨基酚、布洛芬、双氯芬酸、萘普生、塞来昔布等。此类药物还可依镇痛需要做第二、三阶梯药物的辅助用药。由于此类药物多有胃肠道良反应，且剂量增加其毒性加重，所以用了一段时间疼痛仍持续存在时应加用或改用第二阶梯药物。

第二阶梯药物为弱阿片类镇痛药，代表药物为可待因，替代药物有布桂嗪、羟考酮、曲马朵、右丙氧芬等，主要适用于第一阶梯用药后仍有疼痛的患者，可待因、右丙氧芬与解热镇痛抗炎药组成的复方制剂，如氨芬待因、安度芬、丙氧胺酚等可单独用于中度疼痛患者的止痛。

第三阶梯用药为强效阿片类镇痛药，代表药物为吗啡，替代药物有氢吗啡酮、羟吗啡酮、左马喃、美沙酮、芬太尼贴剂和丁丙诺啡等。这类药物主要适用于重度疼痛和应用了第二阶梯药物后疼痛仍持续存在的患者。关于阿片类药物成瘾的问题，需要澄清的是事实上只要按照科学的止痛方案，癌症患者镇痛药成瘾概率不及千分之一。目前鼓励癌痛患者使用的控释剂型强效镇痛药，在维持镇痛效果的同时，可以避免血药浓度的大幅度波动，其吗啡剂量不足以产生严重的不良反应，导致心理依赖的可能性也很低。反复静脉注射大剂量阿片类药物，才可能导致"成瘾"。有一种错误的认识认为哌替啶是最安全的止痛药，事实上，哌替啶的镇痛强度仅为吗啡的 1/10，反复肌内注射哌替啶会使患者注射局部产生硬结和新的疼痛感，而且其代谢产物——去甲哌替啶的清除半衰期长，且具有潜在的神经毒性及肾毒性作用。因此，WHO 并不推荐慢性疼痛患者肌内注射哌替啶[52]。

三阶梯用药是镇痛药临床应用中应遵循的重要原则,它符合科学的合理用药基本要求。由于强调从非阿片类用起,逐渐升级,不仅增加了用药的选择机会,还能最大限度减少药物依赖的发生。

其他治疗方法尚包括镇痛泵和中医中药和针灸等,临床应用时可求助于有关专家。

(赵 玮 李 龙)

## 参 考 文 献

[1] 黎介寿. 关于围手术期的概念问题. 人民军医,1989,32(1):79

[2] 欧阳墉. 介入诊疗围手术期处理的认识. 介入放射学杂志,2003,12(6):470~472

[3] 王珏,谭华桥,程永德. 加强介入治疗围手术期处理能力. 介入放射学杂志,2009,18(12):881~882

[4] 李彦豪. 管腔内支架置入术围手术期的处理原则. 见:徐克,邹英华,欧阳墉主编. 管腔内支架治疗学. 北京:科学出版社,2004:108~124

[5] 江苏省卫生厅. 关于对卫生部医政司《医疗机构手术分级管理办法》和《手术分级目录(2011 年版)》征求意见的通知(苏卫医便〔2011〕72 号). 2011-7-26. http://www.jsswst.gov.cn/gb/jsswst/gzdt/bmdt/yzgl/userobject1ai27773.html

[6] 中华医学会放射学分会,中国医师协会放射医师分会. 对比剂使用指南 中华放射学杂志,2008,42(3):320~325

[7] Venkatesan AM, Kundu S, Sacks D, et al. Practice guidelines for adult antibiotic prophylaxis during vascular and interventional radiology procedures. J Vasc Interv Radiol,2010,21(11):1611~1630; quiz 1631

[8] Valji K. Patient evaluation and care. In: Valji K, ed. Vascular and Interventional Radiology. 2nd ed. Philadelphia, PA: Saunders/Elsevier, 2006:3~14

[9] 周桂凤,徐晓. 临床治疗中的放射防护. 见:强永刚主编. 医学辐射防护学. 北京:高等教育出版社,2008:183~200

[10] 中华人民共和国国家标准 GB 18871-2002. 电离辐射防护和辐射源安全基本标准

[11] 祝宇,吴瑜璇,王卫庆,等. 选择性 $\alpha_1$ 受体阻滞剂控释片在嗜铬细胞瘤术前准备中的应用. 中华外科杂志,2005,43(2):125~126

[12] 王栋,李汉忠,张玉石,等. 选择性动脉栓塞在嗜铬细胞瘤手术中的应用. 中华泌尿外科杂志,2011,32(5):299~302

[13] 殷伟,韩林立. 嗜铬细胞瘤围手术期的麻醉管理. 浙江临床医学,2010,12(12):1397~1398

[14] 吴海江,崔宁,魏卫,等. 介入治疗中引起胆心反射的发病机制及防治. 中华急诊医学杂志,2007,16(5):547~549

[15] Barth KH. Preintervention assessment, intraprocedure management, postintervention care. In: Baum ST, Pentecost MJ, eds. Abram's Angiography:Interventional Radiology. 2nd ed. Philadelphia, PA: Lippincott, Williams & Wilkins, 2006:1~18

[16] 陈勇,李彦豪. 上入路动脉穿刺插管的临床应用. 放射学实践,1998,13(2):71~73

[17] 陈勇,李彦豪,何晓峰,等. 锁骨下动脉穿刺插管的临床应用. 临床放射学杂志,1998,17(4):241~243

[18] 卢亦成,张光霁. 临床随访的重要性. 中华神经外科杂志,2005,2(3):129~130

[19] Complication (medicine). http://en. wikipedia. org/wiki/Complication_(medicine)

[20] Sokol DK, Wilson J. What is a surgical complication. World J Surg, 2008,32(6):942~944

[21] Adedeji S, Sokol DK, Palser T, et al. Ethics of surgical complications. World J Surg. 2009,33(4):732~737

[22] Adverse Effect. http://en. wikipedia. org/wiki/Adverse_effect

[23] 并发症. http://baike. baidu. com/view/1077410. htm#sub1077410

[24] Sacks D, McClenny TE, Cardella JF, et al. Society of Interventional Radiology clinical practice guidelines. J Vasc Interv Radiol, 2003,14(9 Pt 2):S199~202

[25] Tsetis D. Endovascular treatment of complications of femoral arterial access. Cardiovasc Intervent Radiol, 2010,33(3):457~468

[26] Morris A. Bleeding risks in interventional radiology. Radiol Technol, 2010,81(6):548~559

[27] 张小明. 血管腔内治疗并发症. 北京:科学出版社,2008:1~106

[28] Trotteur G, Stockx L, Dondelinger RF. Sedation, analgesia and anesthesia for interventional radiological procedures in adults. Part I. Survey of interventional radiological practice in Belgium. JBR-BTR, 2000,83(3):111~115

[29] Derbent A, Oran I, Paridar M, et al. Adverse effects of anesthesia in interventional radiology. Diagn Interv Radiol, 2005,11(2):109~112

[30] Martin ML, Lennox PH. Sedation and analgesia in the interventional radiology department. J Vasc Interv Radiol,2003,14(9 Pt 1):1119~1128

[31] Schenker MP, Martin R, Shyn PB, et al. Interventional radiology and anesthesia. Anesthesiology Clin, 2009,27 (1):87~94

[32] 王晓燕,蔡新力. 介入诊疗室患者的麻醉. 医学影像学杂志,2000,10(4):270~271

[33] 谢宗贵,程永德. 重视静脉麻醉在介入手术中的应用. 介入放射学杂志,2006,15(2):65~66

[34] 赵俊. 绪论. 见:刘俊杰,赵俊主编. 现代麻醉学. 第 2 版. 北京:人民卫生出版社,1996:1

[35] 林冬生,唐培佳,马媛,等. 氯胺酮复合丙泊酚静脉麻醉在小儿先天性心脏病介入封堵术的应用. 临床麻醉学杂志,2010,26(3):229~230

[36] 刘胜群,刘贺,赵素贞. 瑞芬太尼复合丙泊酚麻醉应用于介入手术. 医药论坛杂,2006,27(14):63~64

[37] 田肇隆,孙立智,魏立民,等. 脑血管病患者神经介入治疗的麻醉管理. 中国脑血管病杂志,2004,1(3):110~113

[38] 王珊娟,杭燕南. 全麻恢复期并发症及其处理. 中华麻醉学杂志,2000,20(9):574~576

[39] 裘燕,李军,封凯旋,等. 小儿全麻恢复早期并发症的危险因素. 中华麻醉学杂志,2007, 27(9): 862~863

[40] 舒爱华,方海滨,占乐云,等. 主动脉支架置入治疗夹层动脉瘤麻醉相关因素分析. 中国组织工程研究与临床康复. 2009,13(52):10361~10364

[41] 刘胜中. 腔内隔绝术治疗胸主动脉夹层动脉瘤. 心血管病学进展,2006,27(4):486~589

[42] 罗建光,肖恩华,周顺科,等. 胸主动脉夹层动脉瘤血管内支架

介入治疗. 临床放射学杂志,2006,25(11): 1046~1050

[43] 孙德峰,王丽杰,阎妮,等. 尼卡地平复合艾司洛尔控制性降压在胸、腹主动脉瘤腔内隔绝术中的应用. 临床麻醉学杂志,2009,25(2):160~161

[44] 左民,黄耀宗,郭维嘉,等. 尼卡地平联合艾司洛尔在颅内动脉瘤螺旋圈栓塞术的应用. 临床麻醉学杂志,2006,22(3):220,221

[45] Lee SH, Hahn ST, Park SH. Intraarterial lidocaine administration for relief of pain resulting from transarterial chemoembolization of hepatocellular carcinoma:its effectiveness and optimal timing of administration. Cardiovasc Intervent, 2001,24(6): 368~371

[46] 吴安乐,颜志平,周康荣,等. 经动脉内灌注利多卡因-碘油乳剂在恶性肿瘤栓塞化疗术中止痛疗效的评价. 介入放射学杂志,2004,13(3):250~252

[47] 赵剑波,李彦豪,陈勇,等. 超低压间歇性栓塞法预防和控制子宫动脉栓塞术过程中的疼痛. 中国介入影像与治疗学,2004,1(10):19~22

[48] 许学兵,佘守章,许立新,等. 子宫动脉栓塞介入治疗患者自控硬膜外镇痛与多模式镇痛的比较. 国际麻醉学与复苏杂志,2006,27(4):221~223

[49] 佘守章,邓才元,许学兵,等. 子宫动脉栓塞围介入治疗期硬膜外患者自控镇痛及不同药物配伍的效应. 中华麻醉学杂志,2002,22(10):589~592

[50] 李彦豪. 管腔内支架置入术围手术期的处理原则:镇静、镇痛和麻醉. 见:徐克,邹英华,欧阳墉主编. 管腔内支架治疗学. 北京:科学出版社,2004:113~114

[51] 董碧蓉. 癌性疼痛的三阶梯止痛治疗原则. 成都医药,2003,29(2):117~119

[52] 李魏春,王丽,闫凤玉. 癌痛"三阶梯"治疗方案的临床应用. 黑龙江医学,2006,30(6):467~468

（本章责任主编 李 龙）

## 第一节　头颈部疾病的介入治疗方法特点及一般原则

头颈部结构具有多形性、复杂性和血供丰富特殊等特点，相对于其他部位，病变涉及的学科众多，除了需要非常熟悉病变局部血管神经解剖和对病变的临床特点有充分的了解外，对各种导管、微导管、栓塞剂和特殊器械的掌握要求也更高，介入治疗更具有风险和挑战性。

适于介入治疗的头颈部病变主要为血管性疾病和部分肿瘤性病变。由于病变部位的特殊性，尤其是对颈内动脉和椎-基底动脉系统的操作，术前需要明确手术的目的、仔细评估手术对患者的获益和面临的风险，并要了解治疗时间窗的重要性，如急性血栓的溶栓治疗需尽快在 6 小时内进行才有更好的效果和更少的并发症[1]。即使是颈外动脉系统也要充分认识到血管解剖的特殊性，如危险吻合的存在和不同器官对治疗的耐受性是不一样的，如耳郭动静脉畸形（arteriovenous malformation，AVM）的栓塞治疗，出现皮肤坏死等并发症的风险较大。颜面部血管病变由于其毁容性、治愈率低、易复发、需反复治疗控制等特点，需要和患者做详细的沟通并取得患者的理解和配合。

头颈部病变诊断和治疗的入路有动脉、静脉和经皮直接穿刺病变和（或）血管。动脉为最常用的入路。静脉途径用于静脉窦的采血诊断、静脉窦溶栓和成形术以及部分动-静脉瘘（arteriovenous fistula，AVF）的治疗。经皮穿刺入路用于局部硬化、消融或栓塞，对实体瘤、局限性静脉畸形（海绵状血管瘤）和血流量较低 AVM 有效。由于头颈部解剖结构较表浅，经皮直接穿刺病灶定位相对容易，对 AVF 瘘口的直接穿刺置管治疗可以达到意想不到的效果，此方法也许对部分多供血动脉的 AVF 的治疗更加有效。

介入治疗的方法主要有颈外动脉栓塞术、动脉内灌注术、经皮局部活检、硬化和消融治疗、AVF 瘘口经皮穿刺栓塞术、颈动脉球囊成形术和支架置入术等。为避免重复叙述这些技术，本节将简要介绍其一般原则，相应病变的介入技术要点分述于以后各节。

### 颈外动脉栓塞术

颈外动脉栓塞术是头颈部富血供肿瘤、出血和血管畸形的主要介入治疗方法。由于特殊的解剖部位和复杂且丰富的局部血供，与其他部位的栓塞术比较需要面临更大的风险与挑战。颈外动脉的解剖和血供与栓塞术相关的特点需要重点关注。

颈外动脉分支与颈内动脉存在吻合支，一般情况并不开放，但当有解剖变异、颈内动脉狭窄或闭塞、烟雾病、高血流病灶如 AVF 或合并 AVF 的 AVM 和部分高血运肿瘤以及手术结扎颈外动脉等情况下即可开放。对于颈外动脉栓塞术来讲，这些吻合支可称为**危险吻合**。常见危险吻合有[2,3]：颌内动脉分支与颈内动脉虹吸部和眼动脉吻合；脑膜中动脉与颈内动脉虹吸部和眼动脉吻合（图 6-1-1 和图 6-1-2）；咽枕吻合系统包括枕动脉途径、咽升动脉途径、第四颈间隙途径及枕动脉-耳后动脉途径（图 6-1-3）。烟雾病的广泛颅底血管网形成也值得重视。

了解颅内外动脉间潜在的吻合，对于防治颈外动脉栓塞所致的并发症非常重要。造影未显示危险吻合，并不能排除危险吻合的存在。不显影的吻合支可能为管径太小或血流量小致显影不好，当加压造影或栓塞后期造影就有可能显示出来。一般认为不显影的吻合支管径在 $50\sim80\mu m$，所以栓塞宜选择直径大于 $150\mu m$ 的颗粒栓塞剂。如造影显示危险吻合存在也不是栓塞的绝对禁忌证，使用微导管避开吻合支、采用较大颗粒或微弹簧圈保护性栓塞吻合支或采用大于吻合支管径的栓塞剂均能有效地避免栓塞剂通过吻合支引起的顺行性误栓。

颈外动脉栓塞可引起脑神经并发症[4]。来自脑膜中动脉的岩动脉分支、耳后动脉的茎乳支对面神经供血，是需要注意保护的脑神经供血动脉。也要注意咽升动脉神经脑膜干-颈支、脊髓肌支和舌下支对舌咽神经、副神经和舌下神经供血。对咽升动脉栓塞，尽量两侧分次进行，以减少相关脑神经萎缩的并发症。

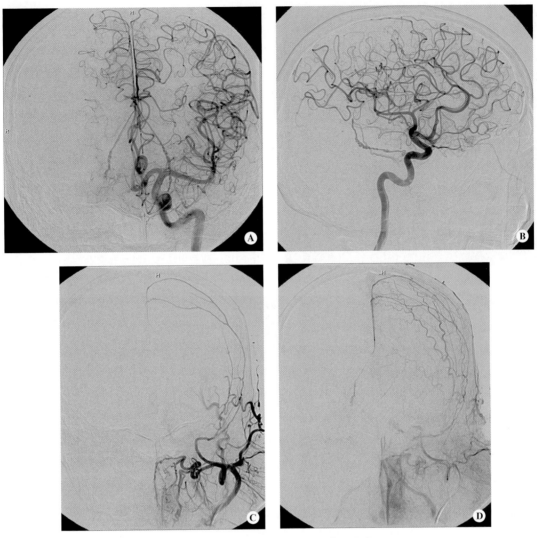

图 6-1-1　脑膜中动脉与脑膜垂体干吻合

左颈内动脉造影(A、B)；左颈外动脉造影(C、D)

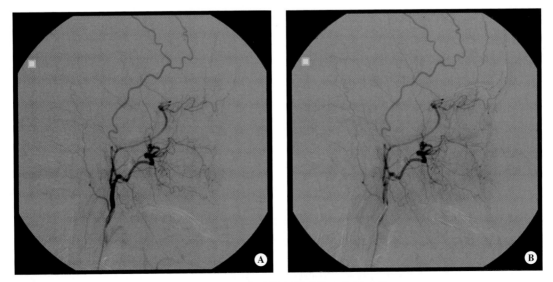

图 6-1-2　脑膜中动脉与眼动脉吻合(A~C)

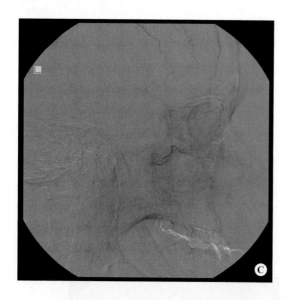

图 6-1-2　脑膜中动脉与眼动脉吻合（A～C）（续）

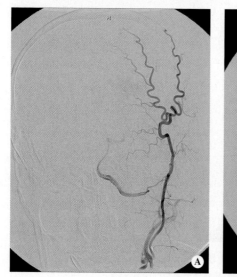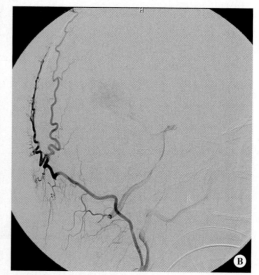

图 6-1-3　左颈外动脉造影示枕动脉与椎动脉吻合

正位（A）；侧位（B）

起源异常的动脉，如眼动脉和椎动脉的异常起源等称**为危险血管**。因此栓塞前颈外动脉造影检查十分重要，术者须仔细观察，确认有无上述情况存在，以防产生误栓。

颈外动脉走行区多有颅面骨重叠，应行 DSA 检查方能显示血管和病变的细节。颈外动脉的侧位观展开良好，必要时加用正位及多方向投照。超选择插管采用路径图引导较好，采用空白路径图栓塞可以避免颅骨的干扰。（主编评论：知己知彼，方能百战不殆，良好的血管造影是保证安全的重要前提。故虽然是颈外动脉栓塞，也应行主动脉弓及全脑造影。做到胸有成竹，方能水来土掩。）

颈外动脉分支供养头面部皮肤，尽管头面部血供丰富，侧枝重建容易，**但选择栓塞剂仍应十分慎重**，应尽量避免使用可造成皮肤严重缺血坏死者，如无水乙醇、鱼肝油酸钠等液体栓塞剂。用 NBCA 等医用胶栓塞亦应慎重，浓度太低亦可造成广泛末梢性栓塞导致皮肤等坏死。选用固体栓塞剂相对较安全，但应该注意如果栓塞颗粒太小也可造成不可恢复的损伤。

颈外动脉栓塞均需采用超选择性插管技术，宜用低压流控法注入栓塞剂，注射压力宜低，注速要慢，特别是在栓塞将完成时，以免造成反流性误栓，否则造成颈内动脉分支栓塞的后果将十分严重。不宜采用阻塞法注入栓塞剂，以免将栓塞剂逼入危险吻合造成顺行性误栓。

## 颈动脉药物灌注术

颈外动脉化疗药物灌注适于恶性肿瘤的治疗，可与栓塞术配合进行。化疗灌注术的技术要求与颈外动脉栓塞术相同，即超选择性插管，缓慢匀速灌注药物，预防药液反流入颈内动脉。尤其注意所选择靶动脉可能有皮肤供养支,不宜选用对血管内皮损害较明显的药物,如平阳霉素、丝裂霉素等,并应将化疗药物稀释至较低浓度。

颈内动脉或椎动脉灌注术常用于溶栓、胶质瘤控制及干细胞治疗等。

## 经皮硬化治疗

本术适于头颈部静脉畸形(包括眶后海绵状血管瘤)和部分血流较慢的 AVM、淋巴管囊肿、舌下囊肿、涎腺囊肿以及头颈部其他良性囊肿的治疗。操作通常在局麻下进行,不能配合的儿童或病变较大累及呼吸道时才需要全麻。直视下穿刺,成功后注入对比剂以评估病变的大小、形态、引流静脉情况,并粗略估算硬化剂的用量,然后根据病变的性质注入相应的硬化剂。静脉畸形可使用泡沫硬化剂或平阳霉素乳剂,囊肿类病变使用OK432、平阳霉素乳剂、无水乙醇、鱼肝油酸钠等。具体方法见相关章节。

## 经皮穿刺活检术

本术适用于明确头颈部病变的性质。部位深在的病变,活检前须仔细阅读 CT 片,了解潜在穿刺通道的解剖结构,确定安全的穿刺通路。调整头颈位置如过伸、张口将使一些病变更加容易、安全地实施穿刺活检。通过使用同轴针穿刺技术(如用带钝套管的活检针 Hawkins-Akins needle 活检)可有效避免穿刺过程中血管、神经的损伤[4]。上颈部、颅底、上颈椎可采用下颌后、颧骨下、乳突下和经口等路径活检。头颈部病变经皮活检并发症包括疼痛、局部感染、出血和血管迷走神经反射等。

## 经皮穿刺消融术

包括引入各种化学物理因子进行的消融治疗,如乙醇、乙酸、冷冻、激光、射频、微波等。本术适用于不能手术切除的恶性肿瘤患者或不能耐受手术治疗的肿瘤患者。技术方法与经皮活检类似。需注意的是,肿瘤包绕或非常靠近颈动脉、椎动脉时使用射频等消融治疗可能引起脑卒中、颈动脉破裂综合征(carotid blowout syndrome,头颈部肿瘤或外伤致颈动脉破裂而引发的一组临床症候群)等严重并发症。

## 颅外动脉 AVF 经皮穿刺瘘口栓塞术

头面部颅外 AVF 除了 CCF 为颈内动脉供血为主外,大部分为颈外动脉分支供血。颅外动脉迂曲、侧支沟通丰富。微导管往往不能直接超选择到达 AVF 瘘口达到完全栓塞。即使通过静脉途径也因为逆行血流、多支引流和迂曲等原因不能达到瘘口进行栓塞。仅栓塞供血动脉而非瘘口栓塞不仅会因广泛的侧支开放导致瘘口复发,也会使病情变得复杂,更加难以控制和处理。只有对 AVF 瘘口完全栓塞才能达到良好的治疗效果。而通过穿刺瘘口直接栓塞,是一个重要的补充方法,对于部分病例,也许比常规经动脉和静脉途径更为有效。

## 颈动脉球囊成形术和内支架置入术

颈动脉球囊成形术适于症状性颈动脉狭窄或闭塞。颈动脉内支架置入术除用于症状性颈动脉狭窄或闭塞外,尚应用于颈动脉夹层、颈动脉破裂综合征等。对于症状性颈动脉狭窄,狭窄程度大于 70% 时,具有放置支架的指征[5]。借助于颈动脉伞的保护,可有效预防栓子的脱落造成脑梗死等并发症。颈动脉完全闭塞时,由于闭塞两端血栓形成,术中脑梗死风险很大,若无缺血症状或症状轻微多不主张开通。

与其他部位的动脉 PTA 和内支架置入术比,颈动脉成形术技术难度并不大,但存在较大的风险。其风险在于术中可出现严重并发症——脑梗死。栓子来源于以下三个方面:

动脉壁粥样硬化斑块脱落。

闭塞两端已形成的血栓。

操作过程中通过导管内的气栓和血栓。

除导管内气栓和血栓通过正确的操作技术可以避免外,其他尚无可靠的方法防止其产生。颈动脉保护装置的使用可有效地减少狭窄区斑块、血栓脱落引起的脑栓塞事件的发生。所以术前需与患者及家属详细说明有可能发生的并发症,并准备好溶栓药物,一旦发生脑梗死,即行动脉内溶栓治疗,以减少神经功能的丧失。

双侧颈内动脉重度狭窄患者,若同时解除双侧狭窄性病变,术后缺血区血流量急剧增加,易引发脑过度灌注性损伤,出现脑水肿、脑出血。因此,成形术前需将收缩压控制在 120mmHg 以下,并维持至术后 24 小时以上。此外,一次解除双侧狭窄性病变,双侧颈动脉窦受压引起的迷走神经反射严重,需准备好抑制迷走神经反射的药物如阿托品。

颈动脉夹层出现脑卒中、脑出血症状或合并假性动脉瘤的患者适合行内支架置入术[6,7]。多数情况下选用裸支架贴覆即可(图 6-1-4),当假性动脉瘤较大、有破裂倾向时,采用覆膜支架加以隔绝。

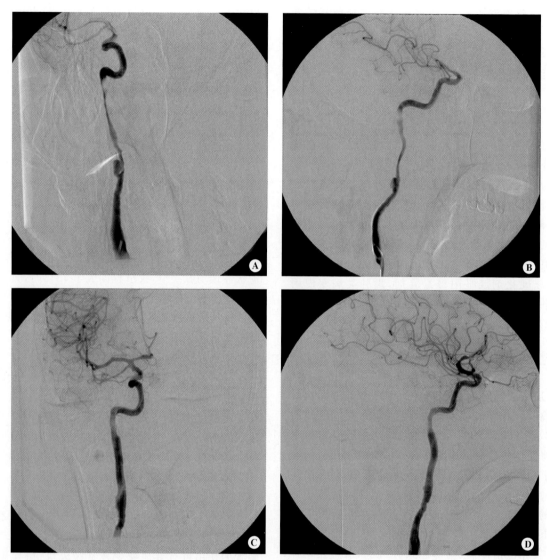

图 6-1-4　内动脉颈段夹层

右颈内动脉颈段夹层伴假性动脉瘤形成(A、B);置入 Xpert 支架后管腔通畅,假性动脉瘤消失(C、D)

　　颈动脉破裂综合征绝大部分为鼻咽癌、喉癌、甲状腺癌和颈部转移瘤外照射后所致,发生率约占此类患者的 4.3%[8,9]。临床主要表现为鼻部、口腔、颈部出血或颈部假性动脉瘤形成,病残率和死亡率高。由于病变区为肿瘤组织且经过反复放疗,外科直接修补难度大,颈动脉结扎和闭塞为颈动脉破裂综合征的主要治疗方法。近年血管内治疗的经验表明,覆膜支架置入术为外科治疗的有效替代方法(图 6-1-5)。

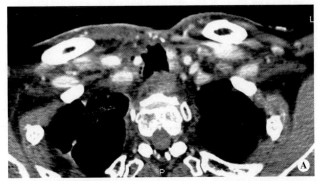

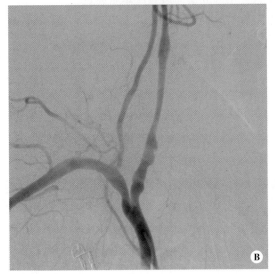
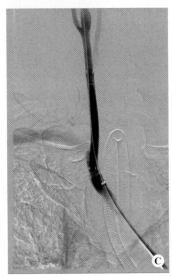

图 6-1-5　气管鳞状细胞癌

治疗过程中肿瘤侵蚀右颈总动脉。右颈总动脉位于病灶内(A);颈总动脉下段管壁不规则,呈
瘤样扩张(B);覆膜支架置入后(C)

(梅雀林　王伟中)

# 第二节　良 性 肿 瘤

头颈部良性肿瘤较多,需行颈外动脉栓塞治疗的富血性肿瘤主要包括:脑膜瘤、颈动脉体瘤、鼻咽纤维血管瘤、颈静脉球瘤和造釉细胞瘤,其中脑膜瘤最常见。此类肿瘤临床和影像诊断多不困难,以下着重讨论其动脉造影表现和介入治疗的要点。

## 脑膜瘤

脑膜瘤(meningioma)是成人常见的颅内肿瘤,占颅内原发性肿瘤的15%～20%。好发于成年女性,男女比例约为1:2,发病高峰年龄45岁。脑膜瘤起源于蛛网膜帽状细胞,因此颅内富含蛛网膜颗粒和蛛网膜绒毛之处皆为其好发部位。肿瘤最常见于矢状窦旁、大脑凸面、大脑镰旁,其次为蝶骨嵴、嗅沟、鞍结节、桥小脑角及小脑幕等。

根据脑膜瘤的临床和细胞学特征,世界卫生组织将其分为典型脑膜瘤(良性脑膜瘤)、不典型脑膜瘤和间变型即恶性脑膜瘤。绝大多数脑膜瘤为良性肿瘤,生长缓慢,与周围脑组织界限清楚,刺激或压迫邻近颅骨使之增生硬化或吸收变薄。脑膜瘤大体呈球形或分叶状,实质性,有包膜,血供丰富。瘤内有时含砂粒体。恶性脑膜瘤呈浸润性生长,肿瘤侵犯脑实质,并出现颅外转移。不典型脑膜瘤生长方式和组织学特征介于良、恶性之间。

## 临床表现

良性脑膜瘤往往以头痛和癫痫为首发症状。肿瘤小时,可无症状,仅在 CT 扫描时偶然发现。肿瘤增大后,即出现上述症状。脑膜瘤的临床症状尚与其发生部位密切相关。发生在矢状窦旁的脑膜瘤除出现癫痫症状外,尚可出现某些精神症状,如痴呆、情感淡漠或欣快等。发生在桥小脑角区的脑膜瘤表现为耳聋、耳鸣或伴有共济失调。发生在蝶骨嵴脑膜瘤出现视力下降、失明,眼球突出、眼球运动障碍等。

### 影像诊断

脑膜瘤的传统影像学手段较为成熟。95%的颅内脑膜瘤通过常规头颅 CT 或 MR 检查做出正确诊断。

CT 表现:平扫病变呈均匀高密度或较高密度肿块,边界清楚,宽基底与硬膜或颅板相连,瘤周不同程度水肿,伴局部骨质改变。增强扫描由于肿瘤血供较丰富,又无血脑屏障,所以其强化十分显著,多为均匀一致的强化。

MR 表现:$T_1WI$ 表现为与灰质呈等或略低信号改变,$T_2WI$ 为与灰质呈略低或等信号改变。脑膜瘤有显著而均匀的增强,脑膜瘤附着处的脑膜受肿瘤浸润有显著增强,叫硬膜鼠尾征,有特征性。

一些新的影像技术如 CTA/MRA 可清楚地显示肿瘤的供血动脉、引流静脉和静脉窦的受累情况,为确定手术方案提供指导。CT/MR 灌注技术、磁共振弥散张量成像、磁共振质谱成像用于脑膜瘤良、恶性的鉴别及肿瘤复发的评估[10]。

### 动脉造影

动脉造影的典型表现[11]:颈外动脉供血支明显增粗,病理血管呈喷壶状或放射状排列。肿瘤在动脉早期即开始显示均匀染色,并密度逐渐升高,染色消退缓慢,可延续至静脉期。多不显示肿瘤引流静脉(图 6-2-1)。颈内动脉造影可见颈内动脉分支及皮层血管明显受压移位,呈抱球状,中心部血管较少,动脉后期和静脉期,肿瘤周边有一晕状染色。以颈外动脉供血为主者,染色以肿瘤中心部为主;以颈内动脉供血为主者,染色以肿瘤周边为主,静脉期呈晕状染色。

单纯颈内或颈外动脉供血者,肿瘤染色多为均匀一致。多重供血者在部分供血动脉造影时或者巨大肿瘤出现坏死者肿瘤染色可不均匀。

新生血管明显且粗细不均,早期出现静脉引流者可能为恶性脑膜瘤。

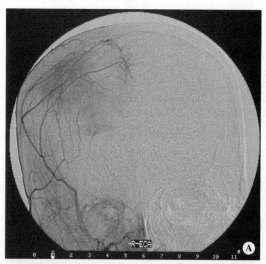

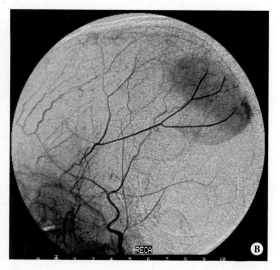

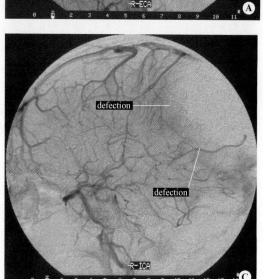

**图 6-2-1　右顶叶巨大脑膜瘤**

DSA 检查示动脉早期右顶部有一椭圆形染色区,主要由右侧颈外动脉供血,未见引流静脉(A、B);右侧颈内动脉造影瘤区显示为充盈缺损(C)。defection. 缺损

Manalfe 将脑膜瘤的血液供应形式分为 4 型：

Ⅰ型：单纯颈外动脉供血（图 6-2-2）。

Ⅱ型：颈内、颈外动脉联合供血，以颈外动脉为主。

Ⅲ型：颈内、颈外动脉联合供血，以颈内动脉为主（图 6-2-3）。

Ⅳ型：单纯颈内动脉供血。

不同部位的肿瘤，其供血动脉有所不同。肿瘤位于一侧颅板时，多由同侧脑膜中动脉和颞浅动脉供血，位于矢状窦附近者多由上述动脉两侧供血，靠枕后区多由枕动脉和脑膜中动脉后支等供血。肿瘤位于前、中颅窝者除上述动脉外，尚有脑膜副动脉等供血。肿瘤突向颅内较多者，多由颈内动脉系统供血。

## 介入治疗

脑膜瘤术前栓塞可减少术中出血量，使手术野清楚，有利于完全切除肿瘤及缩短手术时间。手术时间一般选择在栓塞后 1～3 天进行。

### 适应证

术前辅助栓塞仅适合于颈外动脉供血为主，且血供丰富，预计能给手术带来益处者。

放疗前辅助栓塞，使部分肿瘤缺血、坏死，提高放疗疗效。

不适合手术、放疗者，栓塞治疗为其主要疗法。

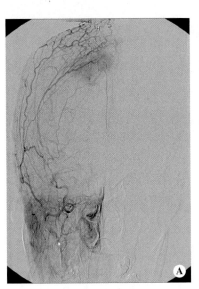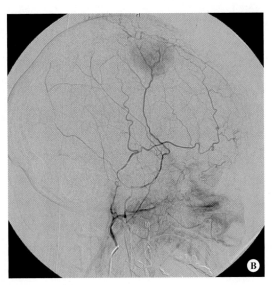

图 6-2-2　脑膜瘤 1

右颈外动脉造影示右顶叶有一类圆形肿瘤染色，供血动脉为脑膜中动脉

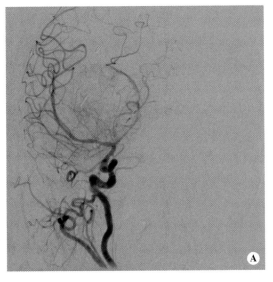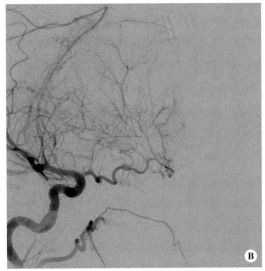

图 6-2-3　脑膜瘤 2

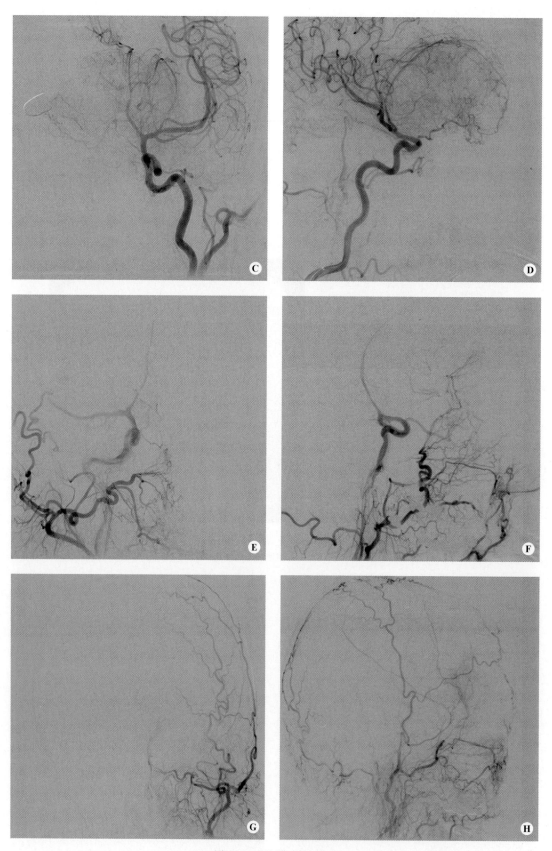

图 6-2-3　脑膜瘤 2(续)

前颅窝巨大脑膜瘤主要由有双侧眼动脉筛骨支供血(A~D)；双侧颌内动脉蝶腭支亦参与少量供血(E~H)

## 技术要点

肿瘤巨大,占位效应明显,特别伴瘤周水肿明显、中线结构移位者,栓塞应慎重。因为栓塞后肿瘤缺血、肿胀,可加剧占位效应,严重者引起脑疝或神经功能障碍。必要时先给予适当脱水剂。

栓塞的靶血管是瘤床血管,单纯栓塞供血动脉主干,难以达到明显减少术中出血的目的。栓塞剂选择直径＞150μm 的 PVA 或明胶海绵颗粒,太小易通过颅内外潜在的危险吻合引起脑梗死。但颗粒太大,不能进入瘤床血管,也达不到预期的效果。

栓塞时,应尽可能超选择插管至供血动脉。这样既能最大限度地使正常组织免遭栓塞,又能远离颈动脉分叉部,以免意外脑栓塞。

栓塞时,在透视监视下缓慢地注入栓塞剂,切忌用力过猛,以免引起栓塞剂反流。一旦血流缓慢,立即停止栓塞。

主要供血动脉干血流停滞、肿瘤大部分染色消失即达目的。对于细小的供血动脉的栓塞应慎重,追求完全栓塞易出现并发症。

一般不宜栓塞颈内动脉供血分支,因其风险大、受益小。

### 并发症及其处理

#### 肿瘤出血

出血部位可在瘤内、瘤周、瘤内瘤周,甚至蛛网膜下腔。出血发生在栓塞末期或术后数小时内。术中出血可见造影剂外溢,在瘤内或瘤周缓慢聚集。引起肿瘤出血的原因不明,部分学者推测[12,13]采用直径 150μm 以下的微粒易进入引流静脉导致流出道阻塞,在肿瘤尚有其他动脉分支供血时,就可能破裂出血。采用较大微粒栓塞有助于减少肿瘤出血。也有学者认为肿瘤出血可能与不典型脑膜瘤肿瘤血管壁薄有关,栓塞前瘤内有含铁血红素沉着、有过出血病史者栓塞后出血概率更高。

#### 脑梗死

由血栓栓子或粥样斑块脱落、栓塞剂顺流或反流性栓塞所致。通过熟练操作技术、规范操作规程多可避免。顺流性栓塞为栓塞剂通过颅内外动脉间的吻合支进入脑动脉分支所致。造影显示的吻合支,栓塞时需避开吻合血管。造影不显示的潜在吻合支,选择适当大小的栓塞剂可避免脑梗死发生。

#### 黑矇

患侧视力减退或丧失,多由栓塞剂通过颈外动脉眼动脉吻合支进入视网膜动脉所致。预防方法同脑梗死。

#### 头皮坏死

导管头断距瘤区太远,而使用的栓塞剂太小或液体栓塞剂,导致肿瘤周围正常组织缺血、坏死所致。术后头皮切口不愈合也可能是过度栓塞的并发症。

#### 脑神经损伤

根据受损伤的神经不同,症状各异,如周围性面瘫、舌咽神经麻痹等。栓塞时应尽量避开脑神经供血支,若不能避开,选择较大颗粒栓塞可减轻脑神经受损症状,通过激素治疗和侧支血管形成后能很快康复。

## 颈动脉体瘤

颈动脉体是化学感受器,绝大部分位于颈总动脉分叉处,呈卵圆形,其受舌神经、迷走神经和颈上神经节纤维支配,对动脉血内的二氧化碳、酸碱度和温度等刺激起神经反射作用。颈动脉体瘤(carotid body tumor, CBT)又称颈动脉体副神经节瘤,是发生于颈动脉体的化学感受器肿瘤,临床上较少见。

### 临床表现

临床上肿块多位于下颌角下方和胸锁乳突肌前面,可压缩,不痛,可左右推动而上下不能移动。触诊有搏动感,可闻及血管杂音。肿块较小时无症状,或仅有轻度局部压迫感,肿块较大者可压迫邻近器官及神经,出现声嘶、吞咽困难、舌肌萎缩、伸舌偏斜、呼吸困难及 Horner 综合征等。少数患者压迫肿块时还可发生晕厥、血压下降和心跳减慢等。

### 影像诊断

影像学检查对颈动脉体瘤的诊断非常重要。彩色多普勒超声检查对颈动脉体瘤的诊断具有较高的特异性和敏感性,是目前确诊颈动脉体瘤最简捷的无创检查方法。颈动脉体瘤典型的超声特征为:颈动脉分叉处低回声团块,内部回声不均匀,边界尚清晰,肿物内彩色血流信号丰富,可为搏动性动脉频谱,颈内及颈外动脉间距增大。CT 检查可显示颅底有无破坏以及肿瘤与颅底的距离,为颈动脉重建术式的选择提供依据。CTA／MRA 能清楚地显示颈动脉被肿瘤包绕、压迫或推移以及颈内动脉的通畅情况,可立体、直观地显示出肿物与血管的关系。MR 在判断肿瘤是否侵及血管壁方面优于 CT。

### 动脉造影

DSA 造影的目的是进一步明确颈动脉体瘤的诊断,评估肿瘤累及血管的程度,评估脑侧支循环代偿情况。

颈动脉造影表现:颈总动脉分叉间距离增大呈"高脚杯"征,颈外动脉向前内、颈内动脉向后外移位(图 6-2-4)。供血动脉数量多,大部分来源于颈外动脉或颈内动脉起始处的分支(图 6-2-5)。少数来源于椎动脉或锁骨下动脉分支(图 6-2-6)。肿瘤血管呈网状,肿瘤染色早,排空慢,延长至静脉期。颈动脉无阻塞征象,但有时肿瘤包裹和压迫颈动脉引起管壁不规则或管腔变窄。

### 颈动脉球囊闭塞试验

颈动脉球囊闭塞试验(balloon occlusion test)是一种用于术前评估颈动脉闭塞后脑组织耐受性的方法,适用于拟永久闭塞载瘤动脉的颈内动脉瘤或假性颈内动脉瘤患者、头颈部肿瘤累及颈内动脉者、颈动脉爆裂综合征、难治性颈内动脉-海绵窦瘘等。

颈动脉体瘤患者当 CTA/MRA 显示颈动脉体瘤包绕颈动脉或血管造影显示管壁不规则、管腔变窄,预计单纯瘤体切除困难、拟行颈动脉重建,需行颈动脉球囊闭塞实验。方法为[14]:

标准的全脑血管造影评估 Willis 环。

导引导管放置于患侧颈总动脉中上段。

全身肝素化,导引导管内持续肝素盐水灌注(速率 1000U/h)。

HyperGlide 球囊置于颈内动脉拟闭塞血管段。

硝普钠降压,使平均动脉压降低 1/3(强化试验,推荐采用)。

缓慢充盈球囊,导引导管造影观察闭塞效果,每 5~10 分钟观察一次。

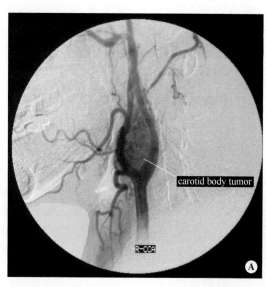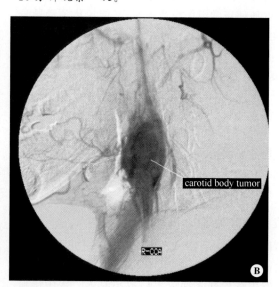

图 6-2-4　颈动脉体瘤

右侧颈总动脉造影示右侧颈动脉分叉变宽、扩大呈"高脚杯"征(A);肿瘤血管粗细不均呈网状,肿瘤浓染着色排空减慢(B)。

carotid body tumor. 颈动脉体瘤

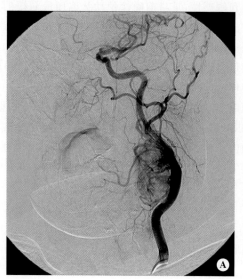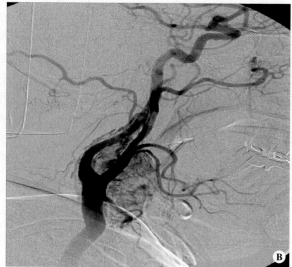

图 6-2-5　左颈动脉体瘤 1

供血动脉主要来源于颈外动脉起始处分支(A、B),左甲状腺上动脉亦参与供血

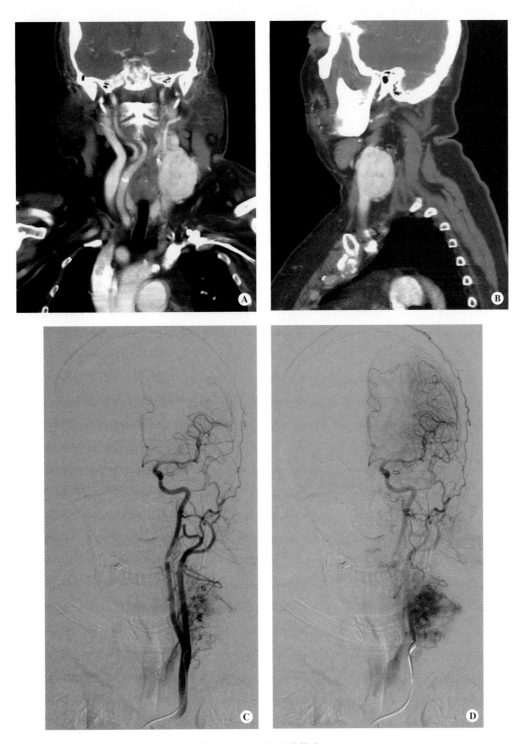

图 6-2-6 左颈动脉体瘤 2

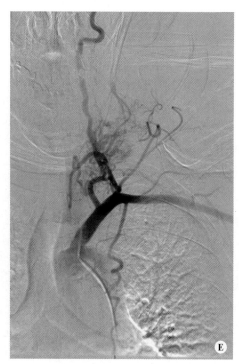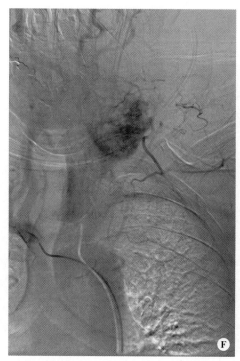

图 6-2-6　左颈动脉体瘤 2（续）

CTA 示左颈部椭圆形高密度影（A、B）；左颈总动脉造影仅显示上半部瘤体（C、D）；瘤体下半部由甲状颈干供血（E、F）

神经系统测试：包括四肢、面部肌力，四肢感觉，眼球运动，视力、视野，语言（认、读），记忆，基本计算，理解力等。

健侧颈内动脉造影。

试验期间，患者一旦出现神经症状，立即停止试验。若患者无神经系统障碍，20 分钟后结束试验。

释放球囊前需通过导引导管造影，观察球囊下方有无血栓形成。若有可推送导引导管至血栓内抽吸或回撤球囊将血栓送入颈外动脉系统。

**颈动脉球囊试验判定标准**

球囊闭塞试验阴性标志：强化试验无神经系统障碍。球囊闭塞后，健侧脑动脉造影时，患侧毛细血管充盈良好；双侧静脉期同时出现，患侧充盈时间与健侧充盈时间相差<1.5 秒。

**预测评价**

不进行颈动脉闭塞试验即行永久颈内动脉闭塞，术后脑卒中的发生率为 17％～30％。球囊闭塞试验阳性的患者，实施永久颈动脉闭塞，术后 100％出现脑缺血。颈动脉球囊闭塞强化试验结合静脉引流的评估，提高了该试验的敏感性，使其阳性预测率达到 98％～100％[15,16]。

**安全性**

根据大宗病例报道，行颈动脉球囊闭塞试验发生暂时和永久性神经缺失症状的概率分别为 1.2％、0.4％[17]，略高于全脑血管造影所发生的并发症。

## 介入治疗

颈动脉体瘤介入治疗的主要目的为祛除肿瘤血供、减少术中出血，以利于手术顺利实施。术前栓塞治疗的方法包括动脉内栓塞和经皮瘤内栓塞。

**动脉内栓塞**

动脉内栓塞技术较为成熟，其技术要点与头颈部其他富血性肿瘤类似，可参见相关章节。颈动脉体瘤血管特点为供血动脉多，加上部分供血支来源于颅内动脉分支（图 6-2-7），有时单纯动脉内栓塞仅能栓塞部分肿瘤供血动脉，难以达到减少术中出血的目的。

**经皮瘤内栓塞**

直接经皮穿刺瘤内肿瘤血管，注入液体胶 NBCA、Onyx 使之闭塞，达到肿瘤栓塞的目的。适用于肿瘤供血动脉细小、动脉内插管栓塞困难的患者，可与动脉内栓塞联合使用。Onyx 与 NBCA 胶相比，具有可注射时间长、栓塞血管可控性强、不易导致穿刺针阻塞等优点，目前多使用 Onyx 胶。

**技术要点**

最好在全麻下进行，以避免 Onyx 注射时疼痛引起的体位移动。

动脉造影了解肿瘤的血供情况，并确定最佳的穿刺角度。

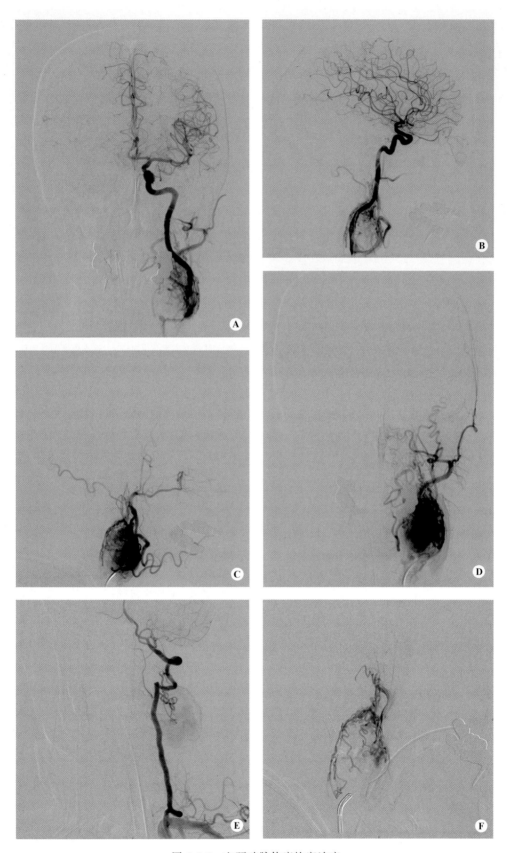

图 6-2-7 左颈动脉体瘤栓塞治疗

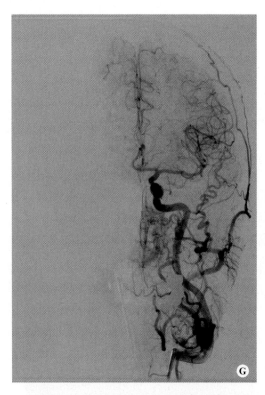

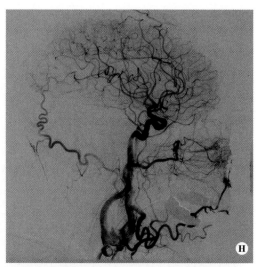

图 6-2-7　左颈动脉体瘤栓塞治疗（续）

供血动脉主要来源于左颈外动脉分支（A～D），左
椎动脉颈支亦参与供血（E）。逐支栓塞颈外动脉分
支（F）。栓塞造影肿瘤血供明显减少（G、H）

　　超声引导下或在颈动脉路径图下穿刺肿瘤，见穿刺
针尾端有回血缓慢流出，手推造影证实穿刺针位置。同
时，观察肿瘤血管、引流静脉和可能出现的供血动脉
主干。

　　缓慢注入 DMSO 填充连接管和穿刺针死腔。

　　空白路径图下缓慢注入 Onyx（0.1～0.2ml/min）。
如果胶进入引流静脉、动脉主干或危险吻合，立即停止
注射，1～2 分钟后重新注射。若重新注射后，胶仍进
入原引流静脉、动脉主干或危险吻合，停止该部位
注射。

　　如果一次穿刺注射不满意，可换新针穿刺其他部
位，按上述方法反复栓塞，直到肿瘤血管满意栓塞为止。

　　栓塞后造影复查，了解肿瘤血管栓塞程度。

　　**疗效和并发症**

　　根据目前的文献报道[18,19]，经皮穿刺瘤内注射
Onyx 可达到肿瘤完全栓塞的目的，且无并发症发生。

　　Onyx 胶逆行进入供血动脉-颈内动脉或自危险吻
合进入颅内为其潜在的并发症，注射时必须细心观察，
一旦发现有此可能性立即停止栓塞。

## 颈静脉球瘤

　　颈静脉球瘤（glomus jugulare tumor）是颈静脉-鼓
室副神经节瘤的统称，亦称为血管球瘤或非嗜铬性副神
经节瘤，是起源于颈静脉孔或颈静脉球区的非嗜铬性副

神经节或球体的肿瘤，系一种少见的良性肿瘤。肿瘤生
长缓慢，可沿咽鼓管和颅底孔道向颅内浸润生长，并累
及后组脑神经。颈静脉球瘤有多发性倾向，可伴发双侧
颈静脉球瘤、颈动脉体瘤、迷走神经副神经节瘤、嗜铬细
胞瘤、甲状腺癌等，称为颈静脉球的联合病变（图 6-2-
8）。临床表现有眩晕、听力减退、搏动性耳鸣、耳道流血
等。后组脑神经受累时表现为声音嘶哑、饮水呛咳、患
侧软腭麻痹、咽反射消失。

　　颈静脉球瘤血供丰富，其主要供血血管来自颈外动
脉的分支，如咽升动脉，另有耳后动脉、枕动脉、颌内动
脉。也可来自同侧的椎动脉或颈内动脉，故造影时应行
双侧颈总动脉及椎动脉造影，全面了解肿瘤的血供
情况。

　　造影表现：较大的肿瘤可显示其中迂曲、扩张的
供血动脉和新生血管，肿瘤染色明显，可见粗大的引
流静脉（图 6-2-9）。肿瘤压迫颈内静脉可引起对应侧
静脉窦血液回流受阻（图 6-2-10）。如已侵及颅内，则
椎动脉造影可显示椎动脉也参与供血。逆行颈静脉
造影适用于颈内静脉完全受压闭塞者，可显示肿瘤的
下界，并根据颅内静脉窦是否受累及确定肿瘤是否侵
入颅内。

　　多数颈静脉球瘤供血动脉较粗，来源于颈外动脉，
通过动脉内栓塞即可达到术前栓塞的目的。少数供血
动脉多且细或来源于椎动脉，单纯血管内栓塞对手术帮
助有限，需联合经皮瘤内栓塞治疗[20]。

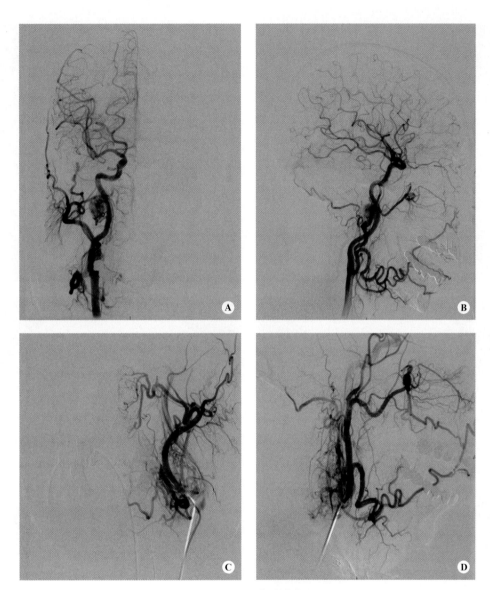

图 6-2-8　颈静脉球瘤

右颈静脉球孔区见一 1.8cm×1.4cm×1.4cm 大小的椭圆形病灶(A、B)；左颈动脉分叉部见一
4.4cm×3.3cm×3.2cm 大小的椭圆形病灶(C、D)

## 造釉细胞瘤

　　造釉细胞瘤(ameloblastoma)是颌骨中最常见的牙源性良性肿瘤，文献报道约占牙源性肿瘤的 63%，好发于青壮年。早期通常无自觉症状，生长缓慢，逐渐发展可使颌骨膨大、变形。造釉细胞瘤极少需动脉造影诊断，巨大者动脉造影显示动脉推压移位，少量新生血管(图 6-2-11)。

## 鼻咽部纤维血管瘤

　　鼻咽部纤维血管瘤(juvenile nasopharyngeal angio-fibroma)为一良性无包膜的肿物，具有侵袭性，起源于鼻后腔侧壁，富含无平滑肌组织的血管腔隙和血窦，血供十分丰富。由于肿瘤内血管缺乏收缩功能，故极易出血。14～17 岁为高发年龄。

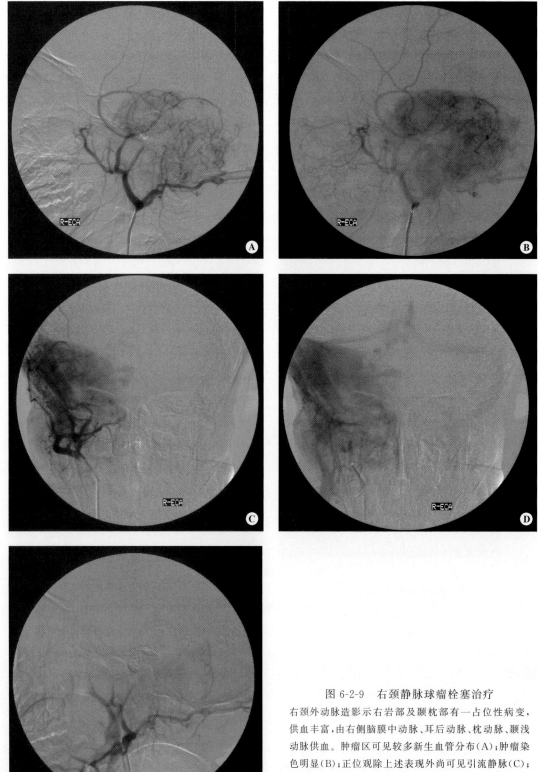

图 6-2-9　右颈静脉球瘤栓塞治疗

右颈外动脉造影示右岩部及颞枕部有一占位性病变，供血丰富，由右侧脑膜中动脉、耳后动脉、枕动脉、颞浅动脉供血。肿瘤区可见较多新生血管分布（A）；肿瘤染色明显（B）；正位观除上述表现外尚可见引流静脉（C）；静脉期显示粗大引流静脉（D）；栓塞后显示肿瘤血管及染色消失（E）

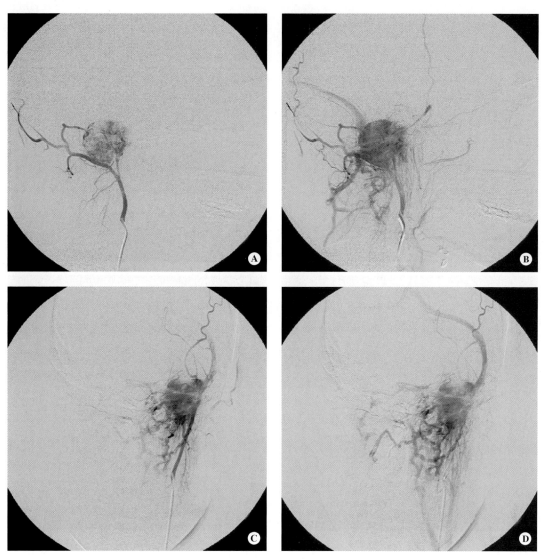

图 6-2-10 左颈静脉球瘤

左颈静脉孔区见一富血性占位性病变,由枕动脉供血(A),引流静脉粗大(B、C),颈静脉受压闭塞,静脉窦血液回流受阻(D)

临床表现根据其大小和延伸的方向各异,首发症状常常是鼻出血和鼻塞,头痛、耳鸣亦是常见症状。若肿瘤向眶内、颞下延伸,还可出现突眼、面颊部肿胀、眼运动神经瘫痪等症状。鼻咽镜检查可见鼻腔内分叶状灰红色肿物。

动脉造影显示:供血动脉明显增粗,动脉早期即可见团状血管影位于鼻咽部,其间血管蜿蜒迂曲,部分形成血窦,造影剂排空延迟,并可伴有较粗大的引流静脉(图 6-2-12)。供血动脉主要来自颌内动脉远端、咽升动脉、脑膜副动脉和面动脉腭支。视肿瘤累及的范围,有时颈内动脉的分支、双侧颈外动脉其他分支均可参与供血(图 6-2-13)。

手术辅以术前栓塞是鼻咽纤维血管瘤的主要治疗方法。术前栓塞可以减少术中出血,使手术野清楚,有利于完全切除肿瘤,减少术后复发率。鼻咽纤维血管瘤大部分供血动脉粗大,通过动脉栓塞即可达到手术要求,仅少部分患者需采用经口咽穿刺瘤内栓塞治疗[21]。

鼻咽纤维血管瘤由纤维组织和发育异常的血管组成,理论上通过供血动脉注入平阳霉素碘油乳剂后,再辅以明胶海绵颗粒栓塞,可使病灶缩小,甚至消退,部分患者可免于手术治疗,但鲜有文献报道。

上述良性富血性肿瘤均应施行手术切除治疗,术前辅助性栓塞在大多数情况下是必要的。其主要作用为:减少术中出血量,使手术野清楚,有利于完全切除肿瘤及缩短手术时间。手术时间一般选择在栓塞后1~3天进行。巨大肿瘤可通过栓塞术使其体积缩小,便于二期手术切除。手术可在栓塞后2~4周进行。

对于此类肿瘤颈外动脉栓塞术的技术要点为:

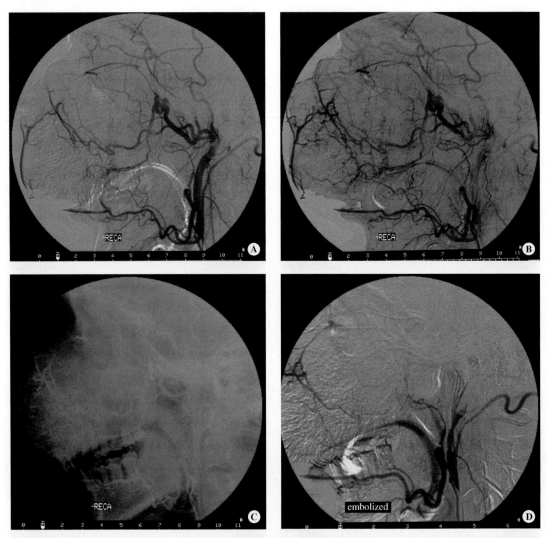

图 6-2-11　巨大造釉细胞瘤术前栓塞

右颈外动脉造影示右上颌动脉增粗,同侧面动脉亦参与供血(A);右上颌动脉及面动脉分支区可见大量新生血管,排列紊乱(B);实质期肿瘤染色明显(C);超选择至上颌动脉内注入明胶海绵颗粒至肿瘤血管消失,供血动脉停滞(D)。

embolized. 栓塞

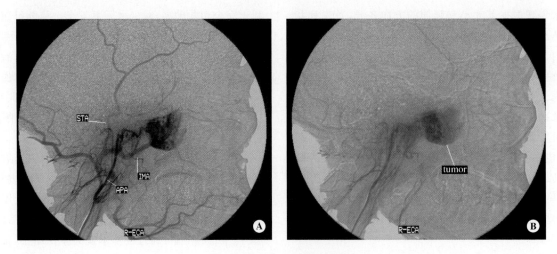

图 6-2-12　鼻咽血管纤维瘤

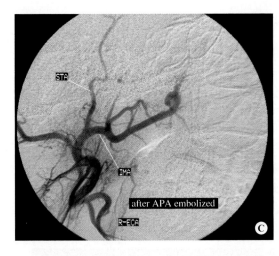

图 6-2-12 鼻咽血管纤维瘤(续)

右颈外动脉造影示右侧咽升动脉增粗,分支增多,肿瘤呈椭圆形 (A);实质期鼻咽部可见明显椭圆形肿瘤染色(B);在右侧咽升动 脉内注入明胶海绵颗粒至肿瘤血管大部分消失,染色变淡(C)。

tumor. 肿瘤;after APA embolized.APA 栓塞后

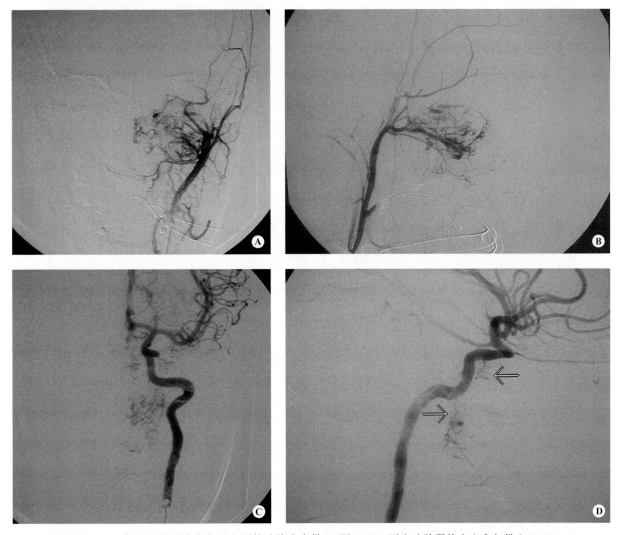

图 6-2-13 鼻咽血管纤维瘤主要由颈外动脉分支供血(图 A、B);颈内动脉翼管支亦参与供血(C、D)

均应选用超选择插管和栓塞术,减少对非瘤区血供的影响。

栓塞剂以用颗粒栓塞剂为宜,不宜采用液态栓塞剂,以免造成局部严重缺血所致的并发症。

栓塞过程中应与相关外科医生讨论栓塞程度和范围,一般主要供血动脉干血流停滞、肿瘤大部分染色消失即达目的。对于细小的侧支血供的栓塞应慎重,追求完全栓塞易出现并发症。

对于肿瘤合并颈内动脉和椎动脉供血需仔细分析栓塞技术成功率、面临的风险和收益,一般不宜冒险试图将其栓塞。即使单行颈外动脉栓塞亦应注意不要做阻控法栓塞,以免发生栓子顺行误栓。

## 病例评述

### 例 6-2-1(图 6-2-14)

男性,41 岁。阵发性头痛伴右眼活动受限。MRA 检查提示"斜坡脑膜瘤",大小约 4.5cm×3.7cm×4.7cm(A~C)。DSA 检查示斜坡区类圆形肿瘤染色,主要由右侧脑膜垂体干供血(D~F),左侧脑膜垂体干参与少量供血。超选择性插管至右侧脑膜垂体干分支(G、H),使用直径 45~150μm 的 PVA 颗粒栓塞。栓塞术后复查脑膜瘤供血减少了 80%(I~K)。

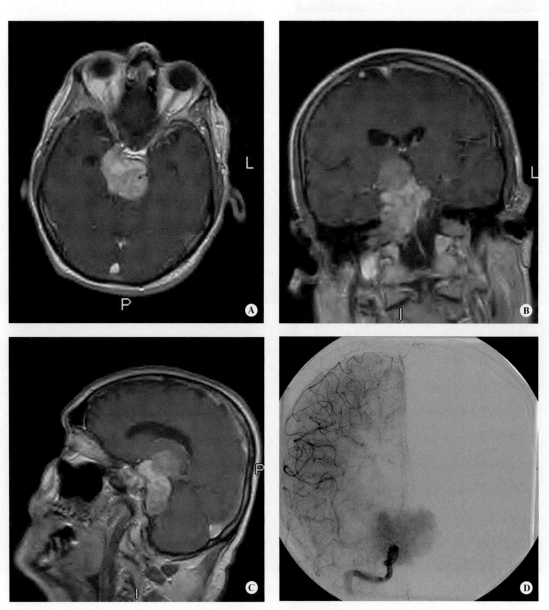

图 6-2-14　斜坡脑膜瘤术前栓塞

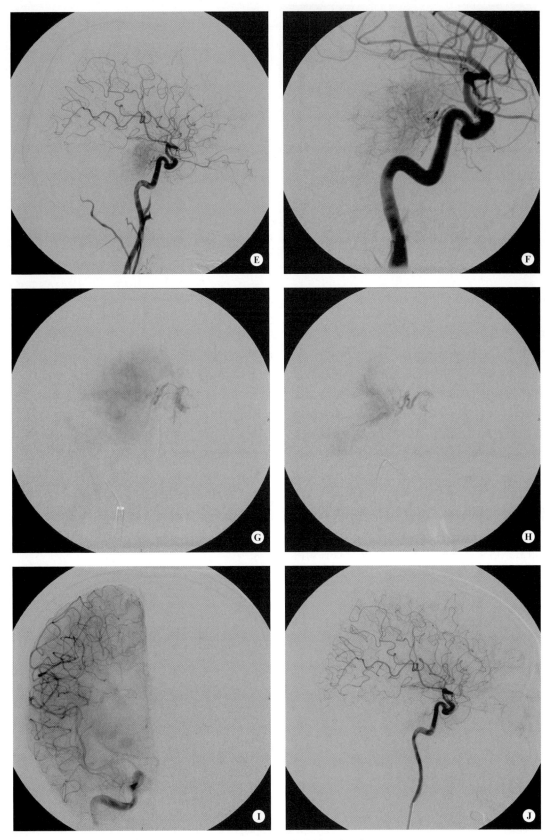

图 6-2-14 斜坡脑膜瘤术前栓塞(续)

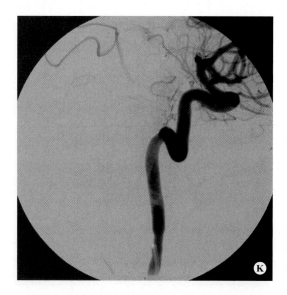

图 6-2-14 斜坡脑膜瘤术前栓塞（续）

【评述】 斜坡脑膜瘤位置深在，其后方即为中脑、脑桥，手术难度和风险均大。手术前血管造影可显示肿瘤供血动脉，为手术切除提供良好的径路。同时根据血管造影选择性对供血动脉进行栓塞，可减少术中出血，降低手术危险。对于不愿手术的患者，栓塞后行放射治疗可减少放射剂量，提高放疗疗效。但颅内动脉供血支栓塞风险相对较大，需仔细权衡栓塞的利弊。本例患者主要供血动脉为右侧脑膜垂体干，供血动脉较粗，且术者经验丰富，因此进行了栓塞治疗。

### 例 6-2-2（图 6-2-15）

男性，17 岁。反复鼻出血 2 年。纤维鼻咽镜检查示"鼻咽纤维血管瘤"。右颈外动脉造影示鼻咽部富血性肿块，主要由右颌内动脉供血。颌内动脉分支与右颈内动脉下外侧干吻合（A、B），右颈内动脉显影。动脉晚期颈内颈外动脉吻合支下外侧干显影更加明显（C、D）。采用直径 500～700μm 的 PVA 栓塞颌内动脉，复查肿瘤染色基本消失（E、F）。

【评述】 颌内动脉分支常常与颈内动脉海绵窦部、眼动脉发生吻合。栓塞前需仔细观察是否存在颅内外动脉间的吻合。然后，根据吻合的形式确定治疗方法。本例患者颅内外动脉吻合支管径较小，且吻合支仅仅作为颅内外沟通的通道，闭塞吻合支血流不会对患者造成任何影响。因此，选用较大颗粒的栓塞剂栓塞肿瘤，使栓塞剂不致从吻合支进入颅内即可。若颌内动脉分支与眼动脉沟通，而同侧颈内动脉造影眼动脉不显影，则栓塞颌内动脉需慎重，否则可能导致失明。

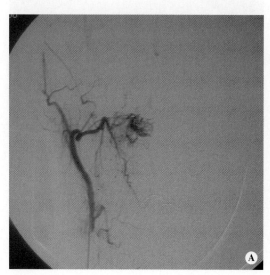

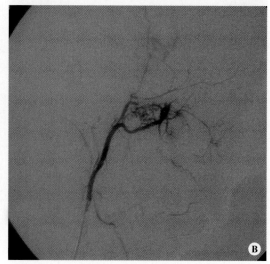

图 6-2-15 鼻咽纤维血管瘤术前栓塞

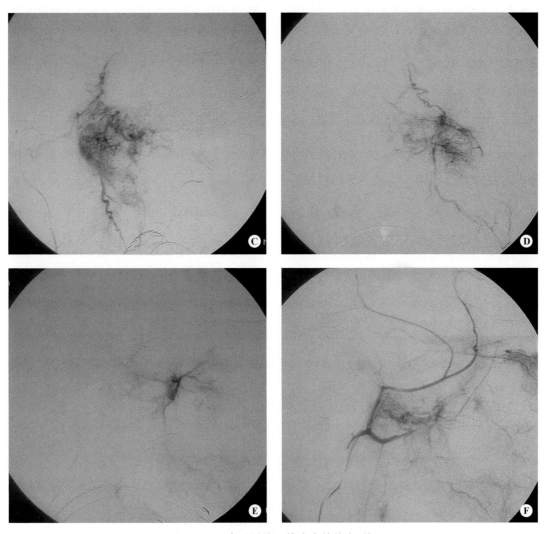

图 6-2-15　鼻咽纤维血管瘤术前栓塞(续)

（梅雀林　王伟中　何晓峰）

# 第三节　恶性肿瘤

## 鼻咽癌

　　鼻咽癌(nasopharyngeal carcinoma)是我国常见的恶性肿瘤之一,发病率占头颈部恶性肿瘤的首位,其好发部位在鼻咽顶后壁及咽隐窝。本病早期常无明显症状,中晚期多有涕血、鼻塞、耳鸣、听力减退、头痛、颈部淋巴结肿大和脑神经损害等症状。大多数患者就诊时已出现多个症状,少数仅有单一症状,极少数为无症状的隐匿性鼻咽癌[22]。部分患者以颈淋巴结转移为首发症状[23]。病理类型多为低分化鳞状癌[24]。

　　CT、MRI 检查可准确显示肿瘤范围。鼻咽癌 CT 表现鼻咽腔狭窄,鼻咽顶、后壁及侧壁软组织增厚,咽隐窝变浅或消失,颅底骨质破坏,海绵窦受侵和颈部淋巴结肿大。MRI 软组织分辨率高于 CT,因此能显示较小的病灶,对淋巴结转移及颅内侵犯的显示也高于 CT。但 MRI 显示颅底骨质破坏不如 CT。

　　血管造影征象:造影可见咽升、颌内动脉动脉增粗、迂曲,分支增多,鼻咽部有大量肿瘤血管,实质期有大量肿瘤染色,静脉引流明显。

　　放疗是首选的治疗方法,但复发和晚期鼻咽癌单纯放疗效果不满意,放疗结合化疗有助于提高疗效,含铂的优于不含铂的化疗[25]。介入化疗栓塞术不仅增加肿瘤局部化疗药物浓度,又延长了化疗药物与肿瘤的接触时间,在增强化疗药物抗癌效果的同时也减少了化疗药物的全身分布,减少化疗的全身副作用。

　　栓塞化疗术主要用于:

　　鼻咽癌放疗后局部复发或控制不佳不宜再放疗者。

晚期颈上型鼻咽癌放疗前的诱导化疗。

鼻咽癌大出血时的栓塞止血。

咽升、腭升、颌内动脉是鼻咽部的供血动脉。颌内动脉是颈外动脉的终末分支,位置恒定,管径较粗,且是鼻咽癌的主要供血动脉[26],它与咽升动脉存在广泛的吻合,可作为鼻咽癌插管化疗的首选动脉(图 6-3-1)。

## 舌癌

舌癌居口腔癌之首位,其预后较差,5 年生存率一般在 50％左右[27]。病理上舌癌大多数为分化好的鳞状上皮癌、腺癌、未分化癌。临床上舌癌多发生在舌侧缘,其次是舌尖、舌背、舌根部。早期无明显症状,可出现舌运动严重受限、固定、涎液外溢,进食、吞咽和语言困难。

CT、MRI 检查:对舌癌诊断的价值在于了解肿瘤在舌内的范围,有助于手术治疗时确定舌下肌群的切除边界,还能确定局部浸润情况和淋巴结转移的数目和部位。

舌动脉造影可见供血动脉增粗,肿瘤染色和肿瘤血管等征象(图 6-3-2)。

舌动脉为颈外动脉的第二分支,是舌的主要供血动脉,供应同侧舌及舌下腺。

顺铂是头颈部鳞癌化疗的首选药物之一[28]。晚期舌癌术前介入超选择舌动脉栓塞化疗作为一种有效的辅助手段,其创伤小,治疗效果理想,病灶切除过程中出血少及易于切除,是晚期舌癌综合治疗的一种安全有效的辅助性治疗方法[29]。

颌面部恶性肿瘤的治疗主要以手术切除和放射治疗为主,特别是早期患者。介入治疗适于中晚期患者的姑息性治疗,常与放射治疗结合。部分患者经过上述治疗后有二期手术切除的治疗机会。对于富血性肿瘤,术前辅助性栓塞可协助手术顺利进行。

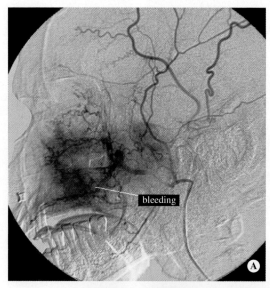

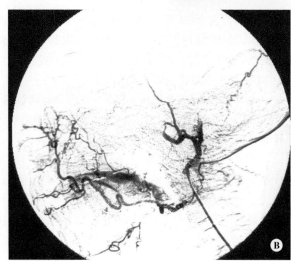

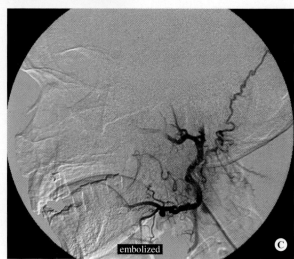

**图 6-3-1 鼻咽癌栓塞治疗**

左侧颈外动脉造影示左上颌动脉增粗、迂曲,鼻咽部有大量肿瘤血管,实质期见肿瘤染色(A);同侧面动脉亦参与供血(B);分别超选择至上颌动脉、面动脉后,注入明胶海绵颗粒至肿瘤血管消失,再加以 5mm 的钢圈一枚以巩固栓塞(C)。bleeding.出血;embolized.栓塞

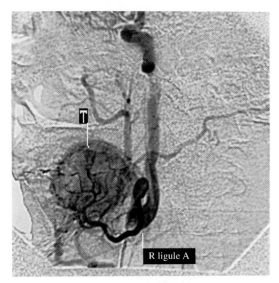

图 6-3-2　舌癌灌注化疗 1

右颈外动脉造影示右舌动脉增粗、迂曲,分支增多,舌顶
可见少量肿瘤血管。介入治疗:超选择至舌动脉后注入
MMC 20mg,DDP 200mg 灌注化疗。ligule. 舌

介入治疗的方法有动脉内化疗药物灌注术和动脉
栓塞术,后者适于富血性肿瘤的姑息性和术前治疗。

## 病例评述

### 例 6-3-1(图 6-3-3)

女性,50 岁。因右侧舌缘肿痛、溃烂 4 年入院。外
院病理活检证实为"右舌缘鳞状细胞癌,Ⅰ级"。DSA 检
查:右侧颈外动脉造影示舌动脉粗大,未见肿瘤血管,似
有少量肿瘤染色(A)。导管超选至右舌动脉后(B),注
入 MMC 20mg、CBP 200mg、5-Fu 200mg 及 ADM 20mg
以灌注化疗。

【评述】　舌癌在临床上并不少见。单纯手术仅适
合于早期病变,而中晚期病变宜选择包括化疗在内的综
合性治疗方案。术后患者舌肿大影响吞咽,3 天后好
转,手术切除顺利,病理汇报示肿瘤细胞大量坏死,边界
清楚。应注意介入术后注意保持呼吸道通畅,观察患者
是否出现声嘶、喉头水肿、肿瘤出血或栓塞坏死组织脱
落出血等情况,床边备气管切开包。

### 例 6-3-2(图 6-3-4)

女性,50 岁。因左颊部渗血 3 天入院。患者于 4 年
前即发现左颊部肿块,逐渐增大至张口困难。曾在外院
活检诊断"左颊部腺样囊性癌"并手术切除 4 次。入院
后经输血、输液及止血治疗效果不佳。DSA 检查:左颈
总动脉造影示左颈外动脉远端呈盲端(A),仅见舌动脉
及肿瘤血管(B)。在超选肿瘤血管时患者出现右侧偏瘫
及失语,左颈总动脉造影示左大脑中动脉额顶支显示不
良,考虑血栓脱落栓塞(C)。遂进行溶栓治疗,20 分钟
内从动脉内推入尿激酶 30 万 U,2 小时后患者病情好
转,肌力逐渐恢复。7 小时后再次超选肿瘤血管后(D),
注入 CBP 200mg、MMC 6mg 及少量明胶海绵颗粒至肿
瘤血管消失。术后患者无不适,局部出血停止,生命体
征平稳。

【评述】　本例患者已行多次手术治疗,并结扎了左
侧颈外动脉,且其盲端有小血栓形成,造影时未能明确
发现,导致插管过程中栓子脱落,脑内动脉分支栓塞。
因处理及时得当,未引起严重并发症。值得注意的是对
已结扎颈外动脉者,再行选择性插管应注意到局部有血
栓形成可能。本例在选择溶栓治疗时,亦注意到是否引
起颊部严重出血,考虑到万一出血尚可局部压迫,方采
用先溶栓后行栓塞的方法。

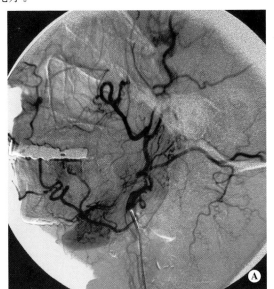
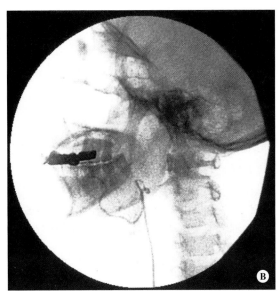

图 6-3-3　舌癌灌注化疗 2

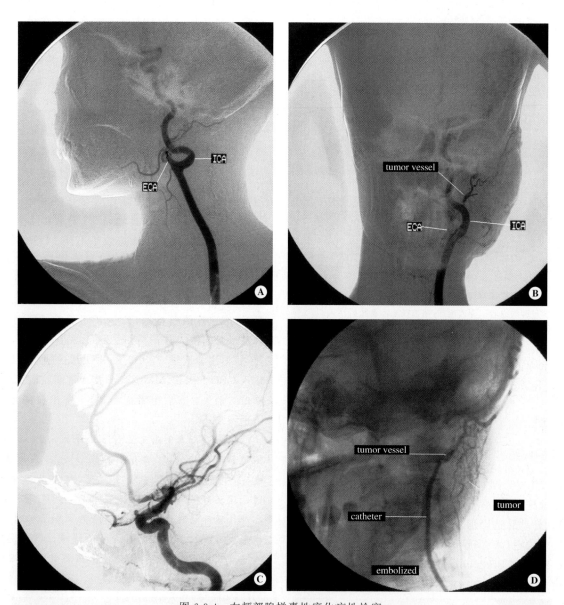

图 6-3-4　左颊部腺样囊性癌化疗性栓塞

tumor vessel. 肿瘤血管；catheter. 导管；embolized. 栓塞；tumor. 肿瘤

**例 6-3-3**（图 6-3-5）

女性，33 岁。头痛 1 个月。头颅 MRI 检查示左颞叶不规则肿块，呈显著不均匀强化，窄基底与硬膜相连（A～C）。脑血管造影示肿瘤血供丰富，由脑膜中动脉供血，瘤内见粗大的肿瘤血管（D～G）。超选择性插管至脑膜中动脉供血支（H、I），采用 PVA 栓塞。栓塞复查，肿瘤血管大部分消失（J、K）。术后病理证实：血管外皮细胞瘤。

**【评述】**　血管外皮细胞瘤起源于毛细血管的 Zimmerman 细胞。颅内血管外皮细胞瘤多发于脑膜毛细血管，具有侵袭性，易局部复发，并具有向颅外转移等特点。临床上，血管外皮细胞瘤与脑膜瘤相似，不易鉴别。CTA 或血管造影鉴别诊断价值较大，其特征为瘤内出现粗细不均的肿瘤血管（类似畸形血管）。此外，肿瘤形态不规则，分叶明显；肿瘤窄基底与硬膜相连；肿瘤呈侵袭性生长，出现颅内外转移也有助于颅内血管外皮瘤的诊断。

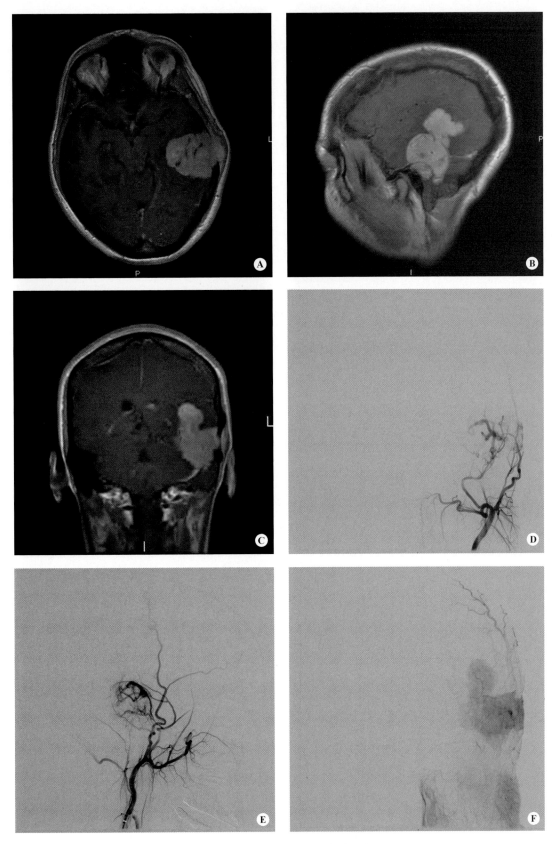

图 6-3-5 血管外皮细胞瘤术前栓塞

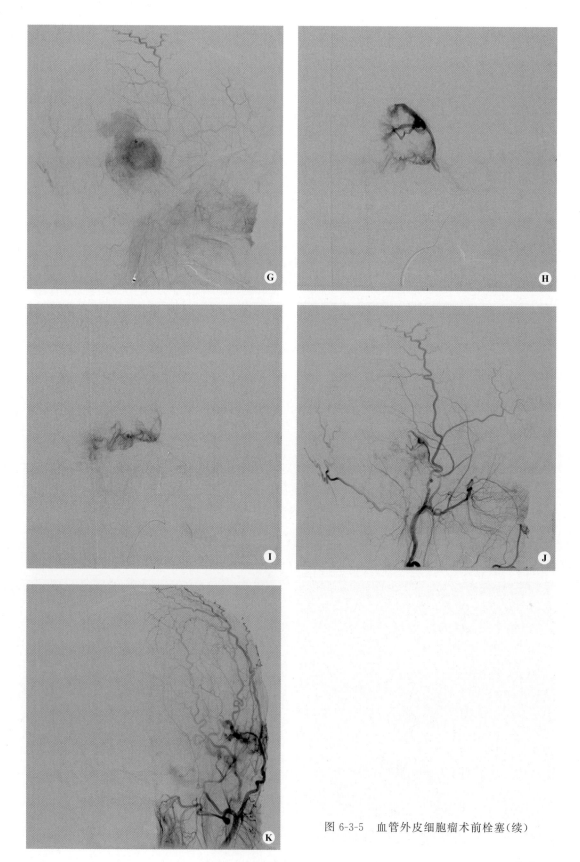

图 6-3-5　血管外皮细胞瘤术前栓塞(续)

（梅雀林　何晓峰）

## 第四节　头颈部血管病变

头颈部血管病变复杂多变,临床表现相似性高,由于分属不同的类型,其治疗方法和预后可能截然不同,临床治疗首先要面对的难题之一是正确的分型。目前较为公认的分型是将此类血管病变分为如下几类:血管瘤、静脉畸形、动静脉畸形、动-静脉瘘、淋巴管畸形以及难于单独分型的复杂混合型血管畸形或综合征[30]。本节重点讨论适合行介入治疗的静脉畸形、动静脉畸形和动-静脉瘘的治疗。其他仅作简要介绍,或参考相关章节如静脉畸形的泡沫硬化治疗。

### 儿童血管瘤

血管瘤(angioma)常见于婴儿。女性多见,是一种内皮细胞的良性血管肿瘤。临床最突出的特点是本病具有自限性的趋势[31]。据报道,即使不治疗,到 7 岁时约有 70% 的患者可以发生不同程度的退化[32]。但是仍有部分病例必须通过治疗来减少其对功能和容貌的影响,尤其是头颈部,如果任其发展,继续"等待观察",势必对颜面外观及功能造成破坏,给家长和患儿造成巨大的社会及心理压力,对该类血管瘤,早期采取干预治疗已成为临床医生的共识[33]。

血管瘤自然病程可分为增殖期和消退期[34]。起初表现为体表斑片状鲜亮的红色病灶,就是我们所指的"草莓胎记",触诊为实性和海绵状。在增生期病变可以迅速生长,表浅部位可导致病变部位出血和溃疡,当退化过程开始后颜色变暗淡、质地变软,病灶中心出现皱缩。血管造影表现为弥漫富血供肿块。

血管瘤增殖期:以血管内皮细胞大量增殖为特点,排列无序,形态肥大,占据整个血管腔隙,并附着于多层基膜上,核深染,分裂旺盛。病变本身有独立的动脉供血及静脉回流,但病变内部被纤维间隔所分割。

消退期:血管瘤内皮细胞活性降低,失去分裂增殖能力,在血管周围有纤维脂肪组织沉积,血管腔变窄或消失,剩余血管扩张,并存在于高密度的胶原网状结构中,内部充满脂肪组织[35,36]。

根据病史、年龄、性别及皮肤颜色改变,不难做出诊断。血管瘤有快速生长期是一个非常重要的鉴别指征,常在新生儿期出现,2~3 个月后即进入增殖期,瘤体迅速增大;在此期其生长速度大大超过患儿的生长比例,对骨骼没有影响[34]。对于小的表浅的病灶无须进一步检查,而对于大的、深部病灶则需要超声或磁共振检查评估。

超声声像图特征为:增生期为混合回声光团,其内丰富的血流信号;退化期病变区呈实性高回声或实性低回声团,常无血管形态显示,表现为闪烁的彩色斑点血流信号[37]。MRI 是血管瘤初诊无创检查的基本方法,表现为 $T_2$ 高信号,信号不均匀,$T_1$ 为中等信号,也可出现局限性高信号,该高信号是局部脂肪替代所致[38,39]。小儿 MR 检查需要镇静麻醉。

对于病变位于咽喉部、气道、心脏、眼周,影响消化、呼吸,循环功能和视力等感觉器官发育以及有毁容倾向影响儿童心理健康的病例,目前倾向于积极治疗。血管瘤的治疗有激光、类固醇激素、干扰素治疗、化学药物、放射、外科手术和介入治疗。

### 激光治疗

对于体表病灶临床随机试验表明[40],激光治疗后病灶表面红色色素沉着可明显减少,但是病灶大小未见明显变化。笔者认为激光治疗可作为其他治疗的后续辅助皮肤表面治疗,对深部的组织应用作用有限。

### 激素治疗

类固醇病灶内注射治疗的系统回顾研究表明[41]:71% 明显改善,23.4% 改善,2.96% 效果差,2% 无效。类固醇治疗效果尚可,但停药后可能复发,且激素治疗副作用大,可能出现免疫抑制、暂时性生长迟滞等不良反应[42],所以该方法适用于已有并发症或可能出现并发症及病变位于危险位置的患者,如位于气道内病灶,影响呼吸,介入治疗难以达到的部位。

### 化学药物治疗

目前报道的化疗药物有甲氨蝶呤、平阳霉素、博来霉素等。甲氨蝶呤(MTX)是叶酸拮抗药,属于代谢类抗肿瘤药,作用机制是抑制二氢叶酸还原酶,使其不能转变为四氢叶酸,从而干扰 DNA 合成,使肿瘤细胞不能增生,国内亦有少量临床应用的报道[43],但该方法的应用报道较少。平阳霉素及博来霉素在介入科的应用广泛,特别是平阳霉素已被广泛用于血管瘤治疗中,平阳霉素本是一种抗肿瘤药,也具有血管硬化作用,主要是破坏血管内皮细胞引起内皮细胞坏死,继而血栓形成达到破坏异常血窦的目的。其局部刺激性小,作用相对缓慢,安全性较好。

### 普萘洛尔

近些年被国外、国内报道用于血管瘤治疗的药物还有普萘洛尔[44~47],普萘洛尔是一种常见的降压药,近年法国医生 Leaute-Labreze 等发现普萘洛尔对婴儿血管瘤治疗有效,第 1 例采用普萘洛尔治疗的血管瘤患儿,是因为患有严重的鼻腔毛细血管瘤导致阻塞性肥厚型心肌病,所以使用降血压药 β 受体阻滞剂普萘洛尔进行治疗[2mg/(kg·d)],治疗过程中却发现血管瘤逐渐变小,在停用激素治疗后仍然继续好转,最后血管瘤接近完全消失。普萘洛尔对于发生于气道[44]、眼周[45]的血管瘤是良好的治疗药物。

### 放射治疗

血管瘤对放射治疗也敏感,例如放射性核素治疗,不过考虑远期可能的致癌作用还是要慎重使用。

### 外科治疗

仅有少部分病灶局限的可完全切除,有时外科切除可能导致毁容,尤其当病灶位于唇部、肌肉及上颌骨时,此外术中、术后可能导致大出血。因此,外科切除术不能作为该病单一的治疗手段。

### 介入治疗

介入栓塞术结合后续的外科切除术能治疗大部分头面部血管瘤[48],介入栓塞后血管瘤血流明显减少,病灶缩小、出血风险减少,为外科手术切除提供条件。介入栓塞可采用动脉栓塞及经皮穿刺栓塞的方法。目前动脉栓塞头颈部血管瘤已被广泛用于临床,其疗效已得到肯定和认可,甚至可以达到痊愈,可以选择的栓塞剂包括明胶海绵、弹簧圈[50,51]。对多数表浅部位的血管瘤,采取经皮穿刺血管瘤注射平阳霉素,可取得良好的效果[51~55]。笔者采用平阳霉素混合、碘油、明胶海绵颗粒也取得了良好的效果。也可采用动脉栓塞结合经皮穿刺注药的方法。

## 静脉畸形

静脉畸形(venous malformation)包括静脉结构畸形到局部海绵状病变,后者又称为海绵状血管瘤,是由胚胎发育早期血管错构所致,保持独特的间充质细胞(成血管细胞)特点,由扩张的静脉和异常的平滑肌组成。尽管静脉畸形在出生时已经存在,但可能不明显,当病灶因外伤、手术刺激、儿童期或青春期激素水平变化导致增大或病灶内血流淤滞、血栓形成,导致疼痛、感染等临床症状,才会被发现[54]。静脉畸形不像动静脉畸形那样有潜在威胁生命或肢体健全的风险,如果不能完全切除或消除,迟早病灶会复发,所以当静脉畸形的治疗收益大于风险时才需积极治疗,治疗时需外科和介入科合作,谨慎制订治疗方案[55]。

### 临床特点

该病约 90% 为散发,10% 为家族遗传或静脉球(8%)及黏膜静脉畸形(2%),头颈部多见,发生率 47%,几乎所有病灶都侵及皮肤、黏膜、皮下组织;50% 病灶影响深部组织,如肌肉、骨骼、关节、内脏[56,57]。位置表浅的病灶呈现蓝色或紫色,触之质软、囊状感,可被压缩[58],有时可触摸到静脉石。头颈部病灶在低头时病灶局部膨胀增大,恢复正常位置时,病灶缩小,称之为体位实验阳性。本病除可使患者面容异常外,尚可使附近的骨骼和软组织受压变形,导致局部肿痛和功能损害,如合并血栓形成可有明显的疼痛,位于表浅黏膜下部位,部分可引起出血、溃疡等。

该病的诊断 90% 是通过病史和物理检查诊断的。与散发静脉畸形不同,家族遗传静脉畸形病灶通常有病灶小、多发、病灶表浅、有家族病史的特征;而静脉球按压会诱发疼痛[59,60]。当诊断模棱两可时可借助超声或 MRI 检查。

超声和 MRI 是该病初诊的最基本无创诊断方法,MRI 可作为诊断该病的金标准,动脉及静脉造影可作为初诊备用的诊断方法[61]。海绵状血管瘤超声表现以无明确边界的混合回声,内部形态为多样的窦状扩张管样结构,管腔内见缓慢流动的较强回声光点,部分患者扩张管腔内见大小不等的强回声光团,其后伴声影,靠近骨表面者骨皮质表面不光滑,部分海绵状血管瘤在体位移动试验的超声检查中呈阳性表现,即在头低位时病变暗区扩大。此外,变换体位或挤压周围软组织后血流信号明显增加,并随周围软组织压力的改变色彩也相应发生改变[62]。

MRI 可全面显示病灶的范围,$T_1$ 加权病灶呈中等信号,$T_2$ 加权病灶呈高信号。静脉畸形的 MRI 信号特点与血管瘤类似,不能为该病与血管瘤鉴别诊断提供确定性的证据。但当 $T_1$ 加权出现局限性高信号有助于血管瘤的诊断,当出现静脉湖和静脉石 MRI 征象时有助于静脉畸形的诊断[38,39]。

静脉畸形是低流量病灶,动脉造影检查价值有限[63],除非是合并有高流量动静脉畸形的混合畸形需要栓塞者。动脉造影也用于肌肉内型静脉畸形与 AVM 的鉴别诊断:造影表现为出现于动脉晚期的小片状染色,随时间推移扩大、变淡、排空迟缓。直接病灶穿刺造影为常用的和简便的有创诊断方法。用细针直接穿刺入病灶,抽得回血后即注入造影剂,透视下观察血窦充盈和引流的情况。造影表现为畸形血管团呈圆形或不规则显影,其内可见间隔。引流静脉常不明显,或仅见细小的引流静脉,造影剂常在数分钟后排空(图 6-4-1)。

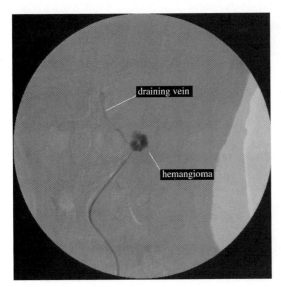

图 6-4-1 眼眶静脉畸形

眼眶下可压缩性小肿物。经皮穿刺有回血，注入造影剂显示为小圆形血窦，可见细小引流静脉。draining vein.引流静脉；hemangioma. 血管瘤

静脉畸形如果没有症状、长期稳定可以随访观察，不需要医学干预。对症状性、有进展者或影响面容甚至造成心理问题者则需要治疗。治疗的方式有手术切除和经皮局部治疗。如果不能完全切除，手术则需慎重，以免复发、进展并形成动-静脉瘘。常见的经皮治疗方法有泡沫硬化、乙醇、鱼肝油酸钠和平阳霉素碘油乳剂（PLE）局部硬化治疗（图 6-4-2）。泡沫硬化疗法相对于乙醇和鱼肝油酸钠来说刺激性小、相对安全，比 PLE 效率高，目前笔者偏爱使用。方法参见第四章第十八节，这里仅对 PLE 的使用方法做一简单介绍。

平阳霉素用量为 2～8mg，根据病灶大小而定，用造影剂 1～3ml 溶解，配以等量的碘油在容器内用注射器反复抽吸，使其混匀。在造影明确诊断后，透视下将 PLE 缓慢注入异常血窦使其充满。技术要点为：

注入前可采用体位或压迫近端静脉使静脉团膨胀。

注药期间连续透视观察，一旦发现引流静脉显影即停止注射。

对多个不相通的血管团，应分别注射，对较大的畸形需要分次注射硬化。

注射完毕后，嘱患者保持体位或继续压迫近端静脉，持续 10～20 分钟，以防药物过早流失。

与床边硬化剂局部注射比，本方法的优点为操作在 X 线透视监控下，使药物分布均匀，确保药物不经引流静脉流失。加用碘油可使局部在较长时间内保持有效浓度并减少了药物的用量（图 6-4-3）。盲目注射所造成的并发症可减少至最低程度而疗效明显提高。

治疗后局部可发生肿胀，多在 1 周内完全消退。畸形静脉在术后 1～3 个月内缓慢消退，如有残余病灶可行二次治疗。对头面部肌肉内弥漫性静脉畸形尚无良好的介入治疗方法，部分病灶相对集中或呈包块状亦可尝试行经皮注射硬化治疗。

## 动静脉畸形（arteriovenous malformation，AVM）

头面部 AVM 是一种先天性血管疾病，发病原因不清，常发生于头颈部，组织学上动静脉畸形是由大量紊乱的动-静脉瘘及没有自我调节功能的毛细血管床组成。血管的募集和侧支化可导致具有供血动脉和引流静脉的动静脉畸形不断增大[64,65]。后续的血管网可生成一个具有内在生长趋势的扩张血管集[66]。

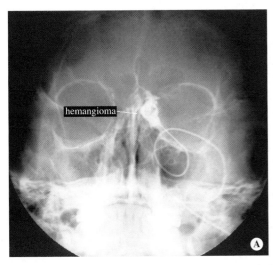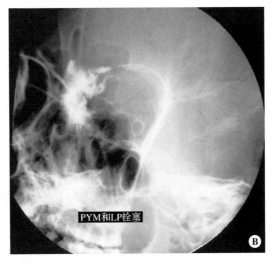

图 6-4-2 左眼眦区静脉畸形

以头皮针穿刺肿块造影，未见明显引流静脉（A）；以平阳霉素与碘油乳剂注入后（B）。hemangioma. 血管瘤

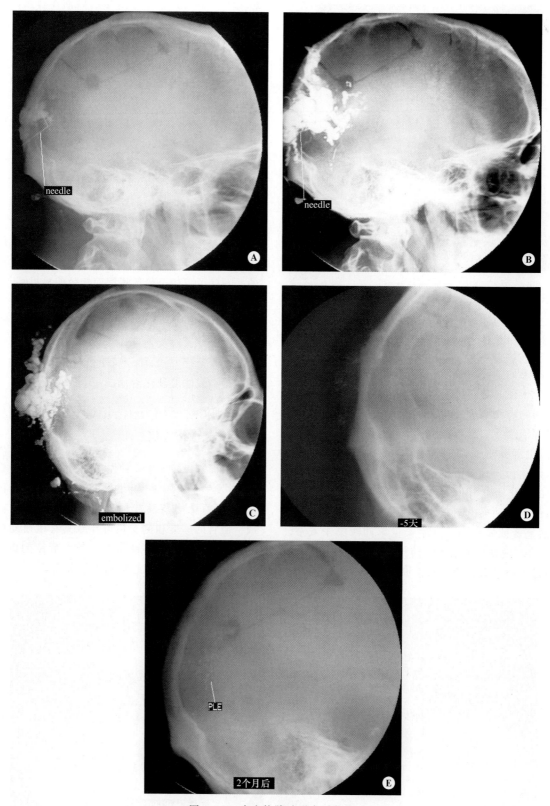

图 6-4-3  头皮静脉畸形术后复发

头皮针穿刺肿块造影(A);注射平阳霉素与碘油乳剂(B);斜位可见少量碘油自引流静脉逸走,指压项背部引流静脉径路可阻止之(C);注药后复查,病灶内仍有碘油沉积于局部(D);2个月后复查仍可见局部少量碘油存留(E)。needle. 针;

embolized. 栓塞

动静脉畸形在患儿出生时易误诊为血管瘤。因动静脉畸形不具备自然退化的特性,如果只是观察,会导致病灶持续增大,破坏正常组织结构,造成溃疡、出血、毁容和生活质量低下[64]。头颈部动静脉畸形的自然病程是进展、侵袭性和破坏性的。警惕观察、早期诊断和积极治疗是非常必要的[67]。

头颈部 AVM 临床诊断:结合其病史特点及临床表现诊断并不困难。临床病史特点为先天性、进展性和破坏性。物理检查特点为头颈部局部隆起肿块,局部可扪及明显动脉搏动,局部皮温增高,可闻及血管杂音,或可见同侧颈内静脉怒张,该临床表现与动-静脉瘘相似,但二者的病史特点不同,动-静脉瘘多有外伤、手术史,可用于临床鉴别诊断。本病以往常被称为头颈部蔓状血管瘤,常采用 Schobinger 分型(表 6-4-1)[64]:

表 6-4-1　AVM Schobinger 分型

| 分型 | 特点 |
| --- | --- |
| Ⅰ 非活动型 | 皮肤发红,皮温升高 |
| Ⅱ 膨胀型 | 血管杂音,可闻及的动脉搏动,膨大的病灶 |
| Ⅲ 破坏型 | 疼痛,皮肤溃疡、出血、感染 |
| Ⅳ 失代偿型 | 心功能衰竭 |

### 影像学诊断

头颈部 AVM 影像诊断的目的主要是了解其供血动脉、畸形血管巢、引流静脉及其血流动力学改变。CT、MRI 可确定动静脉畸形的部位和范围,特别是了解较深在的病灶与颅内和眼眶、鼻旁窦的关系。对于高流量的病灶需行 CTA 或 MRA 检查,用于显示病灶供血动脉及引流静脉,对复杂的畸形的治疗方案制订有帮助。但最重要的诊断手段为动脉造影。一般均需行双侧颈外动脉造影,必要时行颈内动脉和椎动脉造影,造影表现为:供血动脉明显增粗,有时呈瘤样扩张,常多条动脉供血,上下颌部 AVM 常由面动脉、舌动脉、上颌动脉供血,少数有甲状腺上动脉分支参与(图 6-4-4)。鼻眼周围者主要由上颌动脉、面动脉供血,少数可有咽升动脉甚至眼动脉参与(图 6-4-5)。耳郭及头皮者主要由枕动脉、颞浅动脉、脑膜中动脉和咽升动脉等供血(图 6-4-6)。由于产生盗血现象,正常动脉常较纤细。畸形血管团在动脉早期显影,表现为杂乱无章、粗细不均的扭曲血管团,界限常不甚清楚。血流速度增快,引流静脉明显增粗,常在注入造影剂后 1～3 秒内显影,并迅速引流入颈内静脉等较粗大的静脉。部分 AVM 可合并高流量 AVF,表现为动脉直接和静脉相通,并且往往为多支动脉与瘘口相通,形成粗大的扩张静脉或静脉瘤。对循环时间的确定对介入治疗有重要意义。所以要求造影的采集速度应达 6 帧/秒以上。最好用 DSA 技术,以消除骨骼对血管显影的影响。

### 介入治疗

只有少数局限性的 AVM 可以通过手术完全切除或术前动脉栓塞后切除治愈[64~66,68]。不完全切除伴随的往往是病灶的复发和快速生长,所以手术切除需非常谨慎。动脉栓塞治疗是主流的治疗手段,部分局限性病灶还可采用经皮穿刺局部硬化或栓塞治疗。由于本病

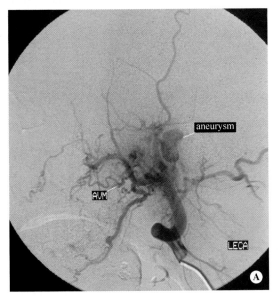
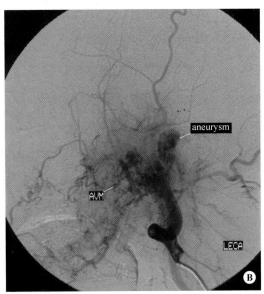

图 6-4-4　左面部 AVM 合并动脉瘤

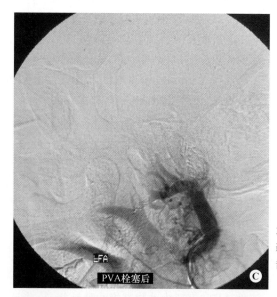

图 6-4-4　左面部 AVM 合并动脉瘤（续）

左颈外动脉造影示面动脉、颌动脉及颞浅动脉明显增粗，颞浅动脉可见一椭圆形囊腔，为动脉瘤（A）；显示 AVM 紊乱、扭曲的异常血管网，并可见引流静脉早显（B）；栓塞后（C）。

aneurysm. 动脉瘤

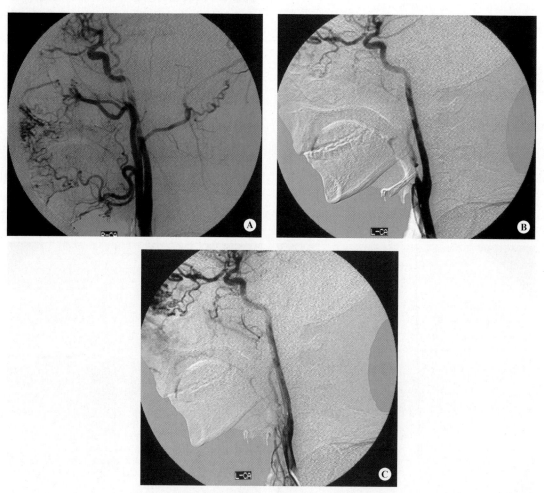

图 6-4-5　左面部偏中线 AVM

左面部偏中线 AVM 累及鼻及鼻上唇，并行左侧颈外动脉结扎术后 4 年。右侧颈外动脉造影显示面动脉及颌内动脉增粗，向畸形血管网供血（A）；左侧颈外动脉不通畅（B）；左侧颈内动脉造影显示左眼动脉增粗，参与供血（C）

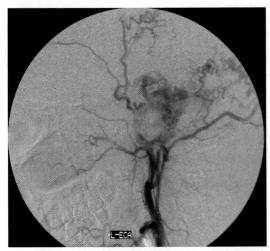

**图 6-4-6　左耳部 AVM**
左侧颈外动脉造影显示左侧颞浅动脉、耳后动脉及枕动脉均向畸形血管团供血

难以控制和具有高复发性,动脉栓塞治疗应该遵从不完全消除特性,以控制病灶发展,改善临床症状为主。对于 AVM 栓塞治疗的原则是:对畸形血管床做永久性毛细血管水平栓塞,合并局限高流量 AVF 者需要对瘘口行完全性栓塞。供血动脉主干或近端栓塞后其侧支循环可快速建立,不但起不到治疗作用,反而对后续栓塞治疗造成困难并有诱发病变快速增长或复发的可能,应视为禁忌(图 6-4-7)。由于 AVM 常需多次介入治疗和配合外科手术治疗,治疗周期长、费用高、有可能造成皮肤损害的并发症影响容貌、远期疗效可能不理想等,所以治疗往往还需要多学科的协作及和患者做良好的沟通。

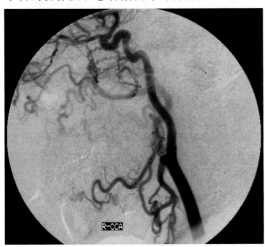

**图 6-4-7　右侧颌面部 AVM**
右侧颌面部 AVM,右侧颈外动脉结扎术后复发。右颈总动脉造影示右颈外动脉于面动脉近端闭塞,右甲状腺动脉与右面动脉近端交通,右颈外动脉通过细小侧支与颌内动脉交通共同向畸形血管团供血。由于缺乏导管通过的良好径路,给治疗造成很大困扰

理论上所有可造成永久性毛细血管水平栓塞的栓塞剂均适于 AVM 的栓塞。笔者曾使用过以下几种栓塞剂:鱼肝油酸钠、无水乙醇、组织胶如 TH 胶(图 6-4-8 和图 6-4-9)、NBCA 和 IBCA(图 6-4-10)、明胶海绵和钢圈等。前二者尽管可造成较理想的末梢性栓塞且无顺行性误栓之虑,但头颈部 AVM 的供血动脉亦向皮肤供血,用其二者栓塞后,局部皮肤的缺血坏死几乎难免,且难以愈合,同时由其引起的剧痛患者难以忍受,所以二者不太适于头面部 AVM 的栓塞。组织胶类可用于本病的栓塞治疗,用不同比例的碘油调节其凝聚时间,可用于不同循环速度的病变。但其聚合时间较难掌握,聚合时发热引起局部较剧烈疼痛,且较易引起局部皮肤严重缺血,应谨慎选择使用。

使用 PVA 微粒栓塞的优点为既可达到永久性毛细血管水平栓塞,又不引起即时的疼痛和皮肤严重缺血坏死,为增强其效果,笔者也用 8～16mg 平阳霉素与其混合以起到硬化性栓塞的作用。但其明显的缺点为在 X 线下不可视,以使术者在栓塞初期因血流并无明显减慢而难以判断微粒是否已停留于病变血管床,逆流或顺流性进入肺血管床。在此情况下,选择适当大小的 PVA 颗粒显得十分重要。根据笔者的经验,在颈外动脉注入造影剂后,引流静脉在 1～2 秒显影者宜用直径 700～1000μm 颗粒;2～3 秒显影,可用直径 500～700μm 颗粒;3 秒以上显影者可用直径 300～500μm 微粒;对此无经验和信心时可先采用大颗粒栓塞(图 6-4-11)。1 秒以内显影者需观察清楚是否合并局限性高流量 AVF,可改用组织胶类栓塞剂。粗颗粒明胶海绵和钢圈一般不宜采用,除非用于合并高流量 AVF 瘘口栓塞或 AVM 并出血的紧急情况下止血。(主编评论:在此编者未描述动脉-静脉显影时间小于 1 秒者如何栓塞,这也确实是难题。使用大型栓塞物显然疗效欠佳。但是上述颗粒性栓塞剂是否可能穿越畸形血管床造成肺栓塞令人担忧。或许可行的方法有先将血流减慢再用颗粒性栓塞剂栓塞,如明胶海绵条和微钢圈。采用阻塞球囊部分或者全部阻断血流再使用颗粒性或液态栓塞剂栓塞也是可行的。)

栓塞方法一般采用低压流控法在超选择性插入供血动脉后注入栓塞剂,对血流量极大者可考虑阻控法,即用球囊导管阻塞供血动脉后,释放栓塞剂。栓塞过程应在 X 线透视的严密监控下进行,并随时了解患者的神经系统和呼吸系统症状和体征,以早期发现可能出现的顺行性和反流性误栓。供血动脉应逐条造影栓塞,直至造影剂在局部明显滞留。不必强行栓塞残留的细小血管分支,否则因此造成并发症而得不偿失。对侧颈外动脉参与血供时可先行部分栓塞,完全的双侧栓塞可能造成严重的缺血性并发症。

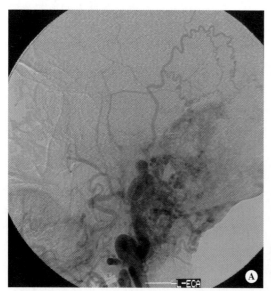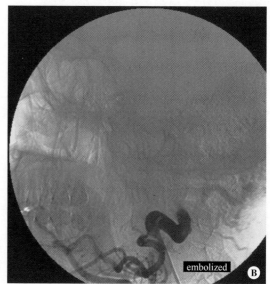

图 6-4-8　左侧耳、面部 AVM

左侧颈外动脉造影示异常血管团及供血动脉颞浅动脉分支和耳后动脉明显增粗、迂曲（A）。在面动脉及枕动脉远侧
注射 TH 胶（TH 胶：碘油＝2.5∶1），造影复查示左面动脉、枕动脉栓塞部位以远血管闭塞（B）。embolized. 栓塞

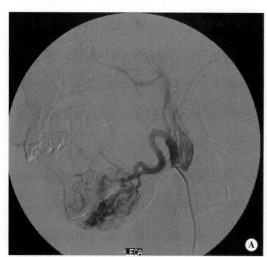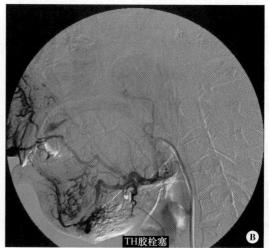

图 6-4-9　左颏部 AVM

左颈外动脉造影示左颏部畸形血管团，由增粗左面部动脉供血（A）；导管超选进入左面动脉后，注入 TH 胶（TH 胶：
碘油＝2∶1），仍可显示部分畸形血管（B）

已行颈外动脉结扎术或栓塞术者，颈外动脉常完全闭塞或高度狭窄。笔者对 2 例此类患者用 20G 千叶针行局部颈外动脉或异常血管床穿刺和用微导管插过狭窄部注入微粒获得成功，也是一种可借鉴的方法。

因 AVM 的复杂性，侧支供血多往往合并局限性高流量 AVF，一次栓塞难以完全消除病变血管。出于并发症控制考虑，一次做双侧供血动脉完全性栓塞也不值得提倡。建议术后 1 个月左右再次行造影及栓塞术。病变明显缩小后可完全切除者需尽早进行手术切除治疗。如果合并明显的局限性高流量 AVF，栓塞瘘口则成为主要矛盾，详见 AVF 栓塞。

## 病例评述

### 例 6-4-1（图 6-4-12）

男性，27 岁。自幼发现左耳背暗红色肿物，随年龄增大。耳郭增厚，有明显的搏动感。5 年前自发性出血。行左颈外动脉造影示左枕动脉、耳后动脉、颞浅动脉增粗向耳部畸形血管团供血（A. 正位，B. 侧位）。在 2 秒左右出现粗大、迂曲的引流静脉（C）。将导管分别超选插入各供血动脉（D），注入直径 500～700μm 的 PVA 微球。造影显示畸形血管团消失（E）。

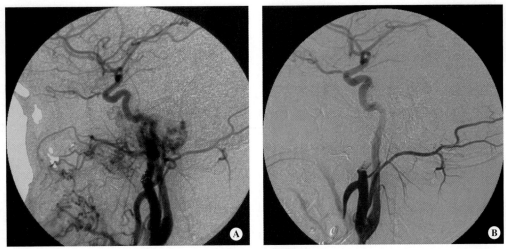

图 6-4-10 左耳、面部 AVM

左颈外动脉造影显示畸形血管团,增粗的左耳前、耳后动脉、颌下动脉及面动脉向其供血。左枕部以远动脉血管主干内、左面动脉主干内均可见前次介入治疗所放置的钢圈(A)。导管在左面动脉水平注入 NBCA。造影复查供血动脉及畸形血管团闭塞不显影,左枕动脉保持通畅(B)

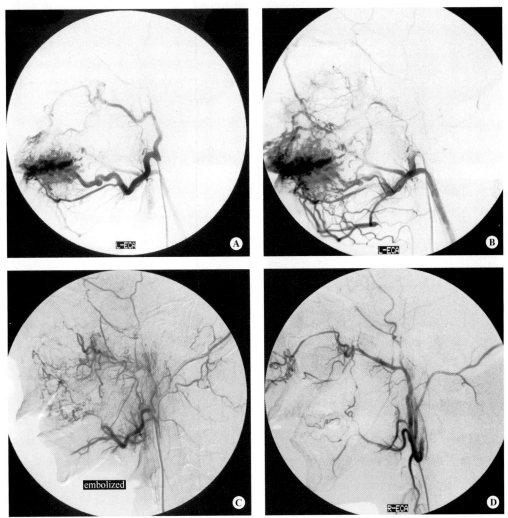

图 6-4-11 左颌面部 AVM

左颈外动脉造影左面动脉、左颌内动脉增粗,其供血区可见畸形血管团(A);畸形血管团由下颌部细小的浅静脉网引流(B);将导管分别超选择入以上两侧血管,注入直径 $300\sim500\mu m$ 的微粒后,复查畸形血管团消失(C);右侧仍有少量血供,未予处理(D)。embolized,栓塞

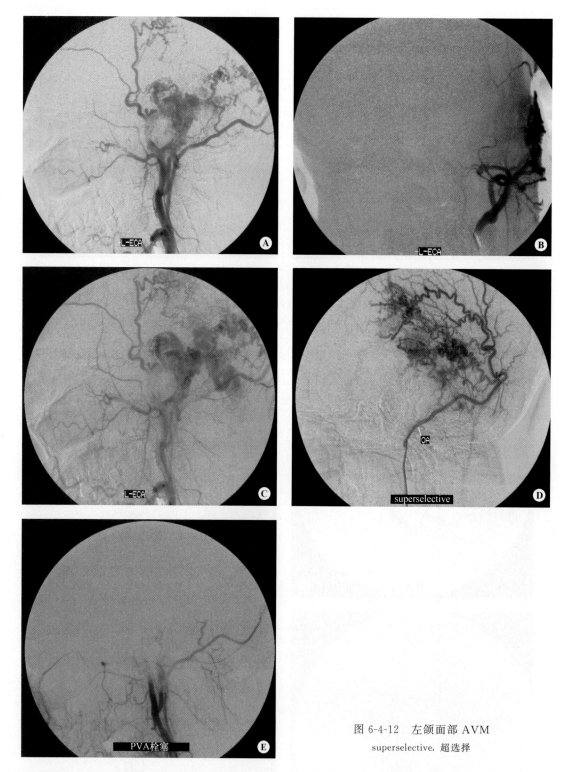

图 6-4-12　左颌面部 AVM

superselective. 超选择

【评述】　AVM 治疗原则是对畸形血管床做永久性毛细血管水平的栓塞,故以往多用液态栓塞剂如鱼肝油酸钠、无水乙醇、医用胶等。但对于头面部的 AVM 来说,其供血动脉常同时向皮肤供血,栓塞后常引起头面部剧烈疼痛、发热甚至皮肤坏死,造成严重的副作用。用 PVA 颗粒代替液态栓塞剂,既可达到毛细血管床水平的栓塞,又不引起严重的缺血。但 PVA 颗粒的大小应根据畸形血管团内血流循环的情况决定,太大或太小均达不到治疗目的,甚至引起并发症。本例患者造影后 2 秒左右即可显示引流静脉,说明动-静脉分流道较大,根据笔者经验,应选用较大颗粒的 PVA,故对该患者选用直径 500～700μm 的 PVA 颗粒。栓塞后患者无剧痛,血管搏动消失,追踪皮肤无坏死,治疗效果较佳。

例 6-4-2（图 6-4-13）

男性,31 岁。牙龈间歇性出血 25 年,6 年前右颌面部出现紫红色肿块,曾做右颈外动脉结扎术。术后 1 年复发,且肿块逐渐肿大,累及右侧大半面颊及上下唇,血管搏动明显,张口困难和间断唇部出血。近 1 周自发性大出血 2 次,需外科缝扎止血。行右颈外动脉造影示右颈外动脉于面动脉近端闭塞,右甲状腺上动脉通过与右面动脉交通供应畸形血管,颌内动脉通过一些细小的侧支浅淡显影,与增粗的右眼动脉共同参与供血(A)。左侧颈外动脉造影显示左侧面动脉及颌内动脉均明显增粗,亦参与供血(B)。使用微导管分别超选进入双侧面动脉及左侧颌内动脉内,注入直径 500～700μm 和 350～500μm 两种规格的 PVA 颗粒,显示左侧面动脉(C)和颌内动脉(D)、右侧面动脉(E)供血中止。右侧颌内动脉因无适当插管途径,在右颈外动脉造影辅助下,采用微损伤针从右下颌角后方穿刺颌内动脉成功(F),并自穿刺针向动脉内注入直径 350～500μm 的 PVA 颗

粒直至血流接近停滞,造影无畸形血管显影(G)。

【评述】　该患者 AVM 累及范围较广,如果用液态栓塞剂栓塞,造成皮肤坏死的机会很大,故选用 PVA 微粒。术后患者疼痛可以忍受,血管搏动消失,皮肤颜色消退呈淡红色,无坏死征象,张口困难和唇部出血亦明显改善。该患者曾行右侧颈外动脉结扎术,不仅没能达到治疗目的,还人为地破坏了选择性插管的通路,给介入治疗带来很大困扰。因此对于 AVM 来说,此类治疗手段应视为禁忌。右面动脉近端闭塞,其远端血供由右甲状腺上动脉的交通支而来,在此种情况下用微导管技术是适宜的选择,否则无法做到超选择而进入面动脉行栓塞。对于右颌内动脉,经血管内栓塞已无通道,此时勇于打破常规,采用经皮穿刺颌内动脉证明是行之有效的方法。穿刺前利用颈外动脉造影确定颌内动脉走行、穿刺点和穿刺方向,可减少穿刺的盲目性和不必要的损伤。尽管通过上述积极治疗,仍不能完全消除畸形血管,特别是由眼动脉供血的部分,对此类病变的治疗为姑息性治疗。

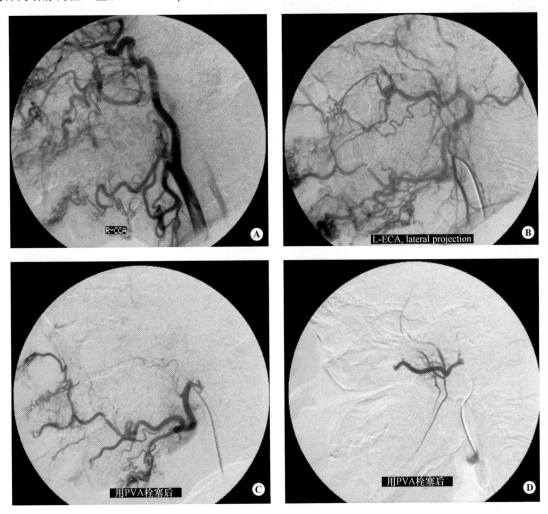

图 6-4-13　左颌面部 AVM 栓塞治疗 1

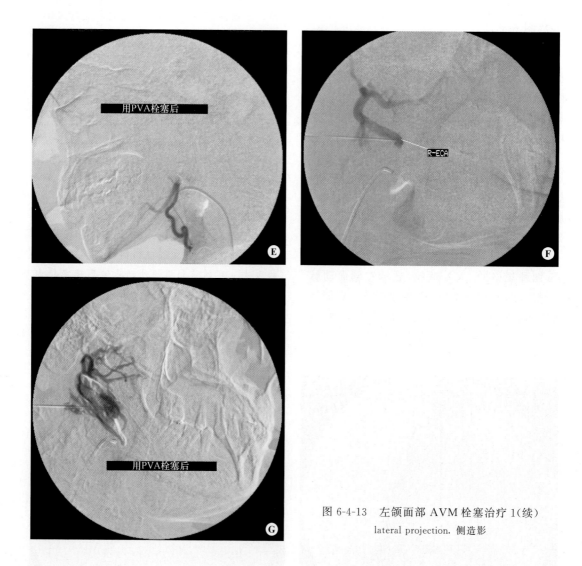

图 6-4-13　左颌面部 AVM 栓塞治疗 1(续)
lateral projection. 侧造影

**例 6-4-3**(图 6-4-14)

男性,32 岁。5 年前左颜面部出现黄豆大小的红色肿物,以后逐渐扩大,波及左眉弓上 0.5cm、左眼外眦、左侧口角、全部鼻及上唇,质软,无搏动感,诊断为"左面部蔓状血管瘤"。近 4 年来经常出现程度不等的鼻出血。先后经放射性核素、双侧颈外动脉结扎术、铜针治疗术治疗,效果均不佳。1999 年 6 月行介入治疗,左侧颈总动脉造影示左颈外动脉远端因手术结扎接近闭塞(A),但左眼动脉增粗并向畸形血管供血(B)。右侧颈外动脉造影则显示右面动脉及颌内动脉均参与供血(C)。将导管超选择入右面动脉和右颌内动脉,注入 TH 胶,复查栓塞成功(D、E)。术后病灶颜色变浅,范围略有缩小,出血减少。一年半后,病灶出血又复增多。

左颈总动脉显示颈外动脉狭窄处重新开放,左颌内动脉(F)向畸形血管供血,以微导管通过狭窄处超选择入左颌内动脉造影(G),之后以 PVA 颗粒栓塞,见颌内动脉供血明显减少(H)。同时左眼动脉供血量增大(I)。1 个月后复查左侧颌内动脉再通,同时有左颞动脉加入供血(J),以 PVA 颗粒栓塞(K)。

**【评述】**　此为一例难治型的头面部动静脉畸形。由于病变的广泛性,反复多次的介入治疗,每次都不能将畸形血管完全消除,下一次血管造影又会出现栓塞血管的再通和侧支供血的建立,遵从栓塞术的不完全消除特性。如果病变范围较小,在介入栓塞治疗后,尚可结合外科手术完全切除,否则只能是姑息性治疗。在此种情况下,应注意每次治疗的适度原则。如果盲目追求治疗的完全性,常常引起并发症而得不偿失。

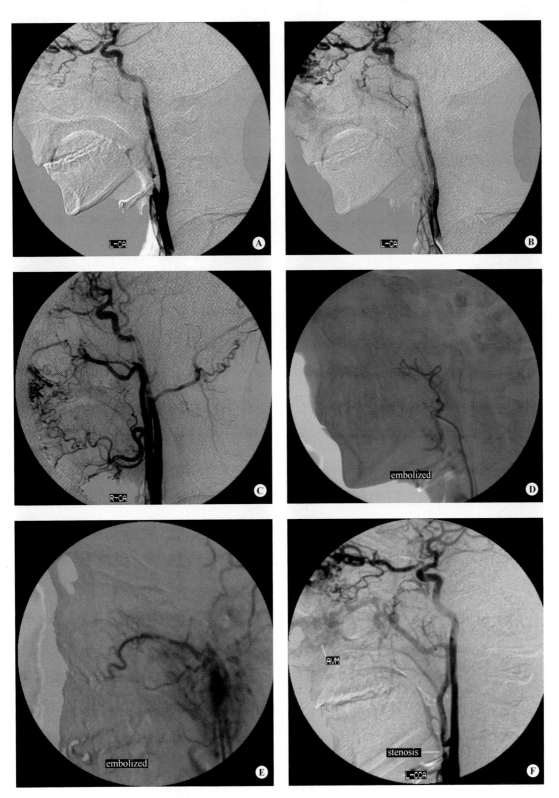

图 6-4-14 左颌面部 AVM 栓塞治疗 2

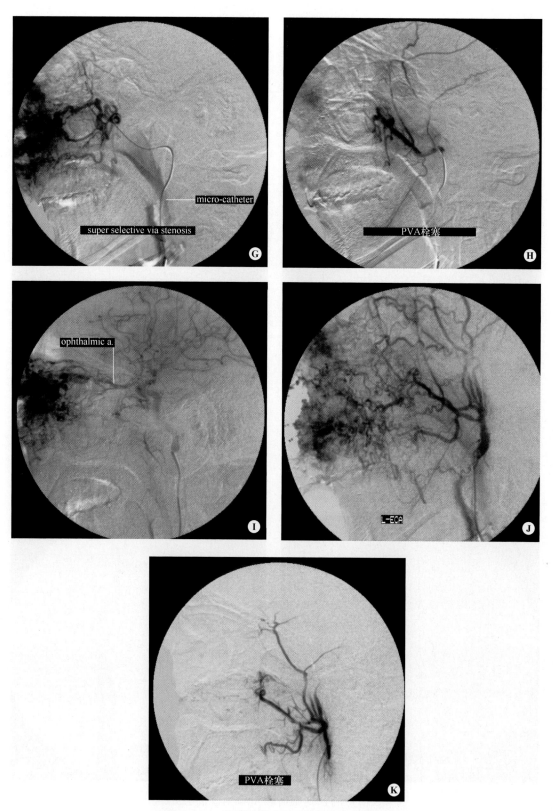

图 6-4-14　左颌面部 AVM 栓塞治疗 2（续）

embolized. 栓塞；stenosis. 狭窄；micro-catheter. 微导管；superselective via stenosis. 经狭窄超选择；ophthalmic. 眼

**例 6-4-4**（图 6-4-15）

男性，14 岁。因自幼发现在面部红斑，表面隆起，渐增大伴表面搏动感明显，确诊为左颌面部血管畸形及左侧颌面部骨纤维异常增殖症（A）。于 2002 年 7 月开始行经栓塞治疗，造影示左侧面、颌内、颞浅、眼动脉参与病灶供血（B、C），右侧颈、内外动脉无明显供血，行左颈外动脉分支栓塞术，栓塞材料为明胶海绵及 NBCA 胶（D）。2003 年 1 月行第二次左颈外动脉栓塞术，栓塞材料为 PVA 颗粒（直径 125～250μm）和明胶海绵，但此时造影已可见右侧颈外动脉参与供血（E）。经二次栓塞后病灶有所缩小，但半年后又明显增大。2004 年 6 月再次就诊，造影复查左颈外动脉分支供血丰富，左眼动脉供血比例较前明显增大（F），同时见左眼视网膜染色（G）。首先行左颈外动脉分支（左面、颌内、颞浅动脉）栓塞术，栓塞材为为 PVA（直径 500～700μm）+ PYM12mg。1 周后再行左眼动脉分支栓塞术，超选越过左眼动脉视网膜分支进入左眼动脉眶支进行栓塞（H），采用海藻酸钠微球及 PYM 8mg。术后患者左眼视力无明显损害。2004 年 8 月再行一次左眼动脉眶支栓塞术。术后患者病灶曾一度控制良好，红斑范围较前缩小，但 1 年后又增大，伴明显搏动感，于 2005 年 8 月再次入院，决定行外科手术切除，术前行血管造影示双侧眼动脉、左侧面、颌内动脉、右面动脉均参与供血，但病灶染色较前明显稀疏（I），以明胶海绵行术前栓塞左侧面及颌内动脉，左眼动脉供血未行处理（J）。3 周后行外科手术切除，行左侧眼睑、眶内、颌面部血管畸形切除＋左侧上颌骨颧骨部分切除＋带蒂皮瓣修复术，术后示左面部外观较前好

转（K）。术后 3 个月患者左眼球突出明显，触之搏动感明显，诊断为病灶复发，行血管造影显示病灶由左眼动脉供血为主，左颌内及面动脉少量分支供血（L），考虑到患者病灶若持续进展迟早导致视力丧失，经征得患者本人及家属同意后于 2005 年 12 月行左眼动脉及双侧面、颌内动脉栓塞术（M）。2006 年 1 月再次造影复查示病灶染色稀疏，由众多细小分支供血，未行栓塞治疗。1 个月后患者出现左眼胀痛明显，考虑为左侧继发性青光眼，行左侧眼睑、眶内血管瘤摘除＋眼睑成形＋眼球摘除＋带蒂皮瓣修复＋颌面部瘢痕松解术，术后拆线时见切缘周边仍有跳动感，少许伴有搏动性出血，予以按压止血并行二次局部穿刺注射平阳霉素。现仍处于随访中。

**【评述】**　本患者前后共行 6 次经动脉栓塞术，所用栓塞材料包括 PVA、明胶海绵、NBCA 胶、平阳霉素等，所栓塞的血管包括双侧颈外动脉多分支及左眼动脉分支，同时行二次整形外科手术切除，包括挖除左眼球。经过上述综合治疗后患者近期疗效满意，面部病灶控制尚可，这说明了治疗有效，但同时也显示了本类疾病治疗的复杂性及有限性。在本例中眼动脉造影可见明确血供，同时也可见视网膜染色，在征求患者家属同意后以微导管越过视网膜动脉后行眼动脉眶支的栓塞，术后患者视力无明显损伤，但笔者仍须强调眼动脉栓塞风险，不提倡轻易采用。患者目前面部病灶经治疗后受到控制，但在最近复查中病灶切缘仍有少量搏动，远期疗效有待观察，也许一段时日之后重新又开始一段"轮回"。另外患者最后一次左侧继发性青光眼的原因还不清楚，是否与左眼动脉栓塞有关还有待研究。

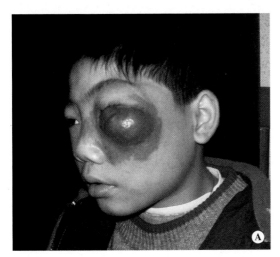
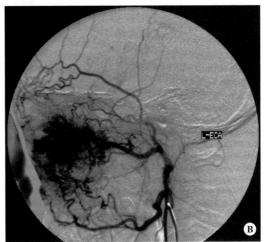

图 6-4-15　左颌面部 AVM 栓塞治疗 3

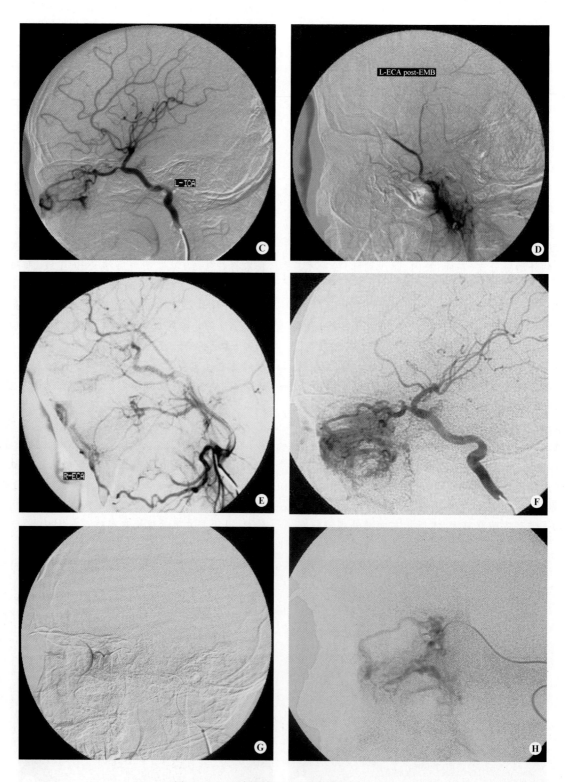

图 6-4-15　左颌面部 AVM 栓塞治疗 3（续）

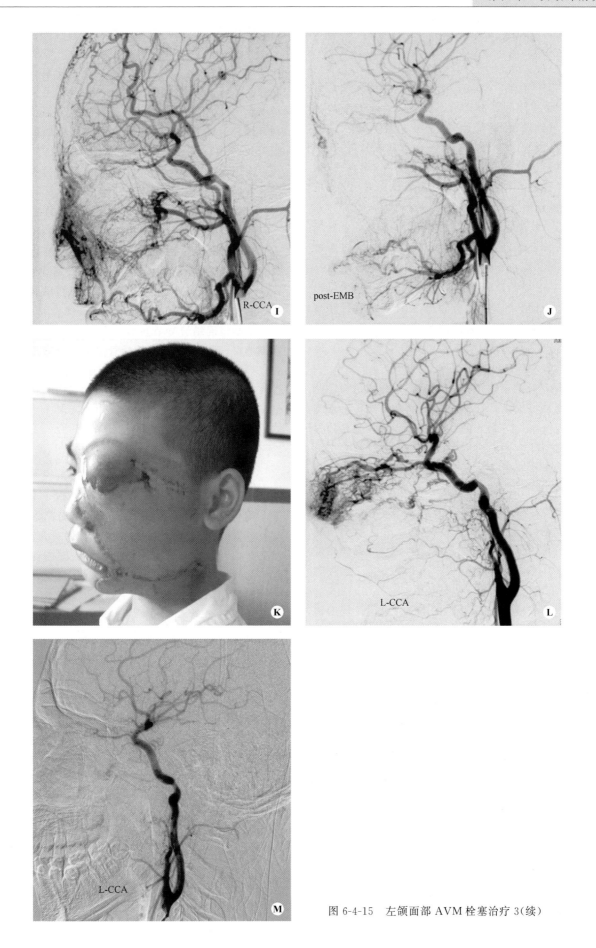

图 6-4-15　左颌面部 AVM 栓塞治疗 3（续）

## 动-静脉瘘

动-静脉瘘（arteriovenous fistula，AVF）多为外伤引起[69,70]，形成动脉和静脉的直接交通，外科手术及炎症、肿瘤等侵蚀动静脉，部分 AVM 也可伴有局限性高流量 AVF。和 AVM 不同，AVF 的治疗效果较好，正确的治疗往往可以达到良好的效果或治愈。（主编评论：除了病理学改变外，本症的血管造影表现也与 AVM 有所不同，但有时难以分辨。如果注入对比剂后动静脉几乎同时显影一般认为是存在动-静脉瘘，但本症往往时间＜0.5秒，而后者除了存在扩张迂曲的供血动脉外显影时间常＞0.5秒。在此情况下二者处理方法仍有差别。）

由于 AVF 是刺激侧支血管发育的最强因素，可形成大量的供血动脉和异常引流静脉，临床所见往往和高流量的 AVM 类似，而二者治疗策略和预后有较大区别，需要注意区分。治疗 AVF 需要充分了解其结构、血流动力学改变和伴随的病理生理改变。

AVF 的治疗的正确方法是闭塞瘘口、保留供血动脉通畅或行瘘口孤立术[71]。治疗方式主要有外科手术和介入血管内治疗，对于较小的 AVF 也有保守压迫治疗治愈的报道。外科手术以修补破裂的动脉和静脉为主。

血管内治疗是首选方法，动-静脉瘘血管内治疗成功的关键是，术者首先要理解动-静脉瘘的供血动脉常常不仅来自瘘口附近，也可能来自远处的侧支。所以在行血管内栓塞治疗前，不仅要行动-静脉瘘口周围动脉造影，还需行潜在的供血动脉造影。即需行同侧颈内外动脉、对侧颈内外动脉造影[72]。由于头颈部"危险吻合"的存在，双侧椎动脉造影也是必要的。

血管内治疗根据 AVF 类型的不同而采用不同的治疗方法，可分为洞口型、管状型、动脉瘤型[73]。大部分可行瘘口的栓塞治疗。对于洞口型直接沟通的 AVF，动脉直径较大的可以用覆膜支架进行瘘口隔绝治疗。如果瘘口栓塞困难或瘘口栓塞有引起压迫症状的，瘘口近端和远端供血动脉的孤立术也是可以接受的。需要避免的是仅做供血动脉的近端栓塞或结扎，否则将形成广泛的侧支供血，为治疗带来更大的困难[71]。

根据造影结果，可以采用多种方法或栓塞剂栓塞瘘口[74]。结合可脱球囊、弹簧圈栓塞减慢血流，然后以其他栓塞剂如 Onyx、NBCA、PVA 颗粒等栓塞。在使用 NBCA 胶时，由于 NBCA 凝固后呈较硬的铸型分布，注射部位如果皮肤较薄病灶隆起于表面，需要适当压迫使局部"塑形"以保持颜面外形，此外笔者采用局部压迫表浅引流静脉，也可减慢 AVF 的血流速度，同时也可减少 NBCA 胶的使用量，减少大量 NBCA 胶固化后在局部形成的硬结。

要达到完全的瘘口栓塞并不容易。如果不能完全栓塞瘘口，复发是必然的。常规的瘘口栓塞有经动脉和静脉途径。当常规途径难以完成治疗时，可采用经皮直接穿刺瘘口的方法。Kademani D 教授采用经皮直接穿刺下颌骨 AVM 合并 AVF 瘘口栓塞 1 例取得了良好的临床效果[75]，AVM 合并局限性高流量 AVF 病例的治疗可采用类似直接经皮穿刺的方法，并通过穿刺针引入微导管进行更加细致的栓塞，随访证明效果确实可靠（参见例 6-4-5）。所以该法是个值得尝试的技术。

由于瘘口常常较大并伴随引流静脉球状扩张，加上头面部有较好的骨性标志定位，使得直接穿刺瘘口治疗具有较大的优势。瘘口穿刺方法：根据术前 MRI 和（或）CT 图像初步设计模拟穿刺路径。行动脉造影显示病灶的供血动脉、AVF 的位置形态、瘘口和引流静脉。根据造影情况结合导管位置和骨性标志在透视下直接穿刺瘘口，必要时以同轴微导管尽量插至靠近瘘口的位置以得到更准确的穿刺定位。穿刺成功后经穿刺针或置入微导管造影确认 AVF 瘘口及瘘口周围扩张的静脉情况，选择合适的栓塞材料行瘘口栓塞术。

## 病例评述

**例 6-4-5**（图 6-4-16）

男性，15 岁。出生时发现右侧颌面部指甲大小淡红色色素沉着，无局部突起。随年龄增长，色素沉着范围逐渐扩大，1 年前色素沉着范围扩大至右侧鼻根部至右唇部，并且伴有局部隆起，触之质软，双侧面部外形不对称，右侧面部较左侧肥大。2009 年 7 月 3 日行右侧颈外动脉造影见右侧颌面部动静脉畸形（A）。以直径 $500\sim700\mu m$ PVA 颗粒混合平阳霉素 8mg 行动脉栓塞。2009 年 7 月 3 日、2009 年 8 月 5 日、2010 年 1 月 13 日经 3 次动脉栓塞后病灶供血动脉大部分栓塞但是动-静脉瘘及静脉瘤仍存在（B）。行 CT 检查显示上颌骨内静脉瘤存在且明显强化（C）。2010 年 1 月 30 日采用经皮经上颌骨穿刺至静脉瘤及动-静脉瘘口内造影显示静脉瘤形态及引流静脉（D）。经穿刺针送入塔形弹簧圈及普通带毛弹簧圈 24 枚填塞静脉瘤及静脉瘘口，可见少许静脉瘘残留（E）。再以直径 $500\sim700\mu m$ PVA 颗粒混合平阳霉素注入残留病灶内，术后 7 个月动脉造影复查显示动-静脉瘘及静脉瘤完全消失（F）。

**【评述】** 头面部 AVM 血供复杂，多合并多发微小 AVF。部分病例可合并局限性高流量 AVF，此类型 AVF 可见瘘口处及远端静脉明显扩张，大小不等数量众多的供血动脉对瘘口形成供血。只要瘘口存在，只对

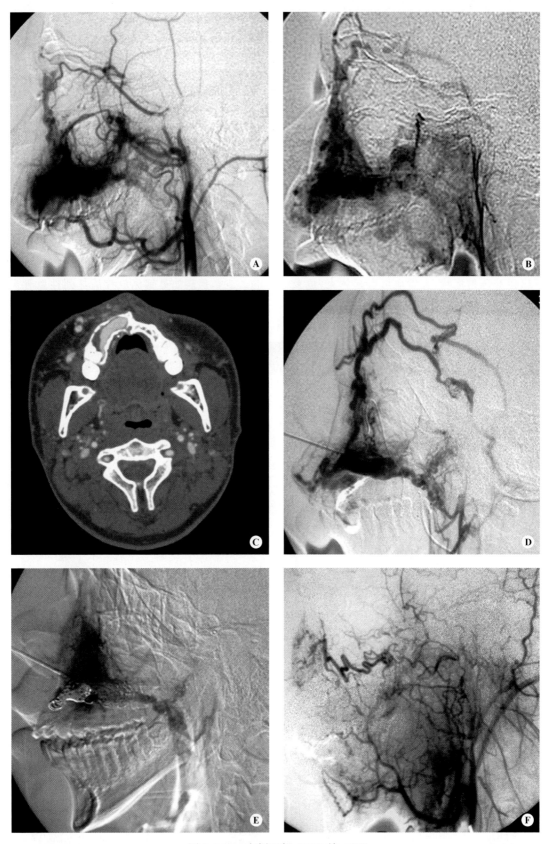

图 6-4-16 右颌面部 AVM 并 AVF

供血动脉的栓塞即使是相对完全的栓塞也不可避免复发。此例患者是典型的例子。3 次动脉栓塞后瘘口仍然存在,而通过动脉和静脉逆行插管途径均难以达到瘘口,经皮直接穿刺扩张的静脉对瘘口进行完全栓塞则可获得良好的治疗效果。

(赵　玮　王伟中)

## 第五节　颅外头颈部动脉出血

头颈部动脉出血的原因通常有三类:不存在血管的基础病变,如外伤、高血压、凝血功能障碍等引起的出血;在有血管病变的情况下发生,如肿瘤、血管畸形和放疗后坏死性血管炎等[76];医源性创伤,如头面部整形、动静脉穿刺和颈椎手术等引起的动脉损伤。临床上常表现为局部出血和压迫症状,大出血可引起休克,危及生命。一般均先做局部压迫等处理如外压包扎、鼻腔填塞等。通过上述治疗难以止血者或复发、大量出血造成

失血性休克者应尽快行介入止血治疗。尽量避免采用颈外动脉结扎术止血,因颈外动脉侧支循环十分丰富,结扎后出血部位可迅速得到侧支血供,引起再出血,此时再行动脉内介入治疗往往已无路可行。

### 影像学检查

MRI 和 CT 可发现部分引起出血病变的性质、所在部位和涉及的范围。对于医源性损伤特别是上颈段、颅底等部位,CT 和 CTA 对于诊断有重要的价值。

头颈部动脉出血动脉造影的直接征象表现为造影剂外溢(图 6-5-1 和图 6-5-2),但由于止血压迫发现活动性出血的概率并不高。造影的间接征象为血管异常、假性动脉瘤、肿瘤染色和肿瘤血管等。若造影未显示出血的直接征象,根据造影的间接征象也可确定出血的部位。少数疾病如鼻咽癌放疗后坏死性血管炎造影表现可能为阴性,出血部位主要根据患者病史、临床症状等来确定。

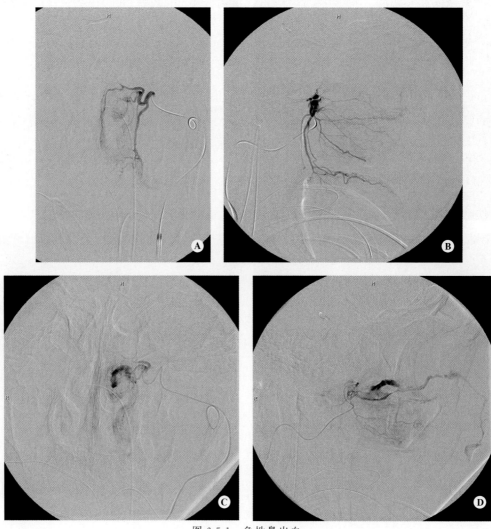

图 6-5-1　急性鼻出血

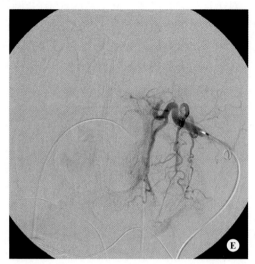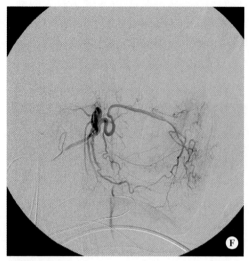

图 6-5-1 急性鼻出血(续)

左颌内动脉造影显示造影剂外溢(A、B);蝶腭动脉支造影见明显外溢的造影剂(C、D);蝶腭动脉栓塞后出血停止(E、F)

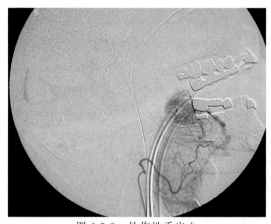

图 6-5-2 外伤性舌出血

舌动脉造影显示造影剂外溢

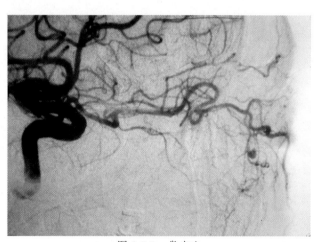

图 6-5-3 鼻出血

来源于眼动脉筛前支。颈内动脉造影示眼动脉筛
前支假性动脉瘤形成

## 介入治疗

介入治疗前,应行出血区供血动脉造影,以全面地了解出血部位的血供以及代偿情况,这对于治疗方案的制订非常重要。颌面部病变可能是双侧颈外动脉供血,有时即使病变位于一侧,也会有对侧颈外动脉的参与,应行双侧造影。鼻出血患者应行双侧颈内动脉造影[77,78]。颈内动脉造影的目的在于了解颈内动脉与颈外动脉之间的危险吻合;显示眼动脉的起源;显示筛前动脉对鼻腔的血供(图 6-5-3);了解有无颈内动脉的病变引起鼻出血,如颈内动脉海绵窦段假性动脉瘤造成严重鼻出血者。颈部病变需行双侧颈总动脉、椎动脉、甲状颈干、肋颈干造影。对于上颈段损伤出血病例,常常为椎动脉损伤,除了需要双侧椎动脉造影外,还需要进行双侧颈内动脉造影,了解清楚颅内前后循环的代偿情况,评估椎动脉闭塞治疗的安全性。

一般经股动脉入路插管。如果患者年龄大或其他原因导致股动脉入路插管不成功时,可采用肱动脉或桡动脉入路插管。

对于没有基础病变的出血,栓塞治疗是要通过降低出血血管内的压力以达到止血的目的,因此栓塞达小动脉水平即可,以免造成局部严重缺血。栓塞材料主要采用明胶海绵颗粒。导管选择性插入出血区的供血动脉,透视下将明胶海绵颗粒缓慢注入,直至其主干血流明显缓慢,再行造影复查了解栓塞结果。必要时可行双侧颈外动脉栓塞(图 6-5-4 和图 6-5-5)。

对于有基础病变存在的出血,栓塞的目的可兼顾止血和治疗原发病变,但应以止血优先。可根据情况选择PVA 颗粒(AVM)、碘油化疗乳剂加明胶海绵(恶性肿瘤)和钢圈(AVF)等[79]。

对于医源性的创伤动脉出血,往往表现为较大的动脉损伤如椎动脉损伤,造成假性动脉瘤、动-静脉瘘等。如血管迂曲明显不能放置覆膜支架、往往需要同时闭塞假性动脉瘤或瘘口的远端和近端才能达到止血目的。

对于这类需要闭塞一侧椎动脉或颈内动脉的病变,术前需要详细评估对侧血流代偿情况,选用的栓塞物质往往用大型的栓塞材料如可脱球囊、各种弹簧圈等。尽量避免颗粒和液体栓塞剂,以免栓塞物逃逸引起脑梗死。

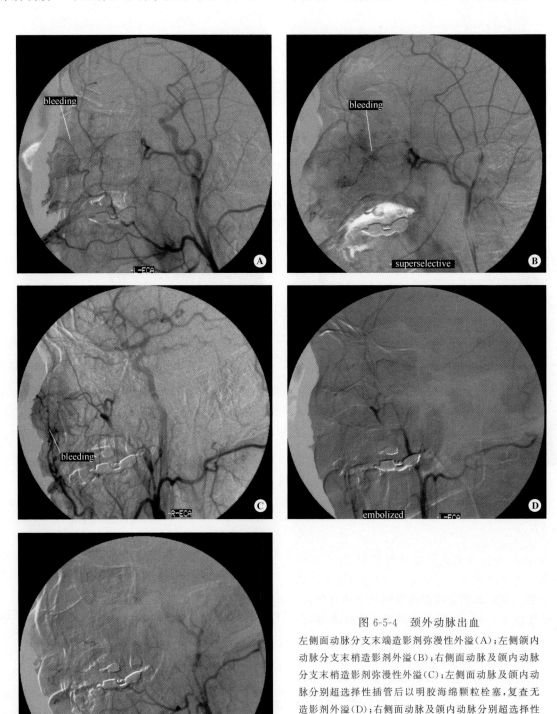

图 6-5-4 颈外动脉出血

左侧面动脉分支末端造影剂弥漫性外溢(A);左侧颌内动脉分支末梢造影剂外溢(B);右侧面动脉及颌内动脉分支末梢造影剂弥漫性外溢(C);左侧面动脉及颌内动脉分别超选择性插管后以明胶海绵颗粒栓塞,复查无造影剂外溢(D);右侧面动脉及颌内动脉分别超选择性插管后以明胶海绵颗粒栓塞,复查无造影剂外溢(E)。

bleeding. 出血;superselective. 超选择;embolized. 栓塞

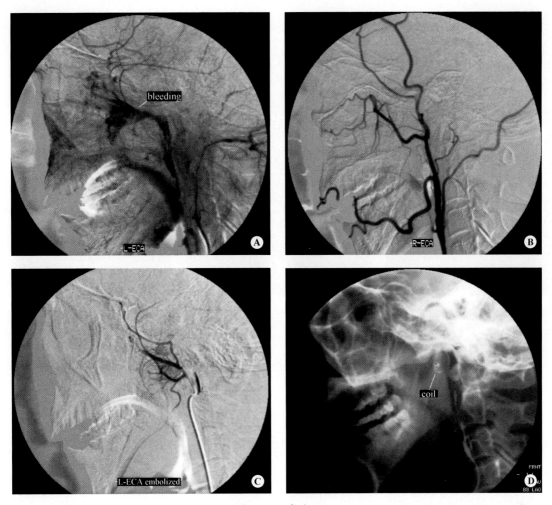

图 6-5-5　鼻出血

左侧颈外动脉造影见左侧颌内动脉远端造影剂外溢（A）；右侧颈外动脉造影其分支血管未见异常（B）；左侧颌内动脉主干内
注入明胶海绵颗粒后，显示无造影剂外溢征象（C）；左侧颌内动脉主干内放置一枚 5mm 钢圈以巩固栓塞（D）。bleeding. 出
血；embolized. 栓塞；coil. 钢圈

## 病例评述

**例 6-5-1**（图 6-5-6）

椎动脉外伤出血栓塞术。患者颈部刀砍伤后 9 天。右侧椎动脉刀刺伤后 MRI 显示椎动脉颈段及周围组织间隙内 $T_2$ 呈均匀高信号（亚急性期血肿信号）（A）。右侧椎动脉造影显示自 $C_6$ 水平以远未显示（B）。左侧椎动脉造影显示右侧椎动脉自 $C_3$ 水平以下未显示（C）。微导管超选择入右侧椎动脉 $C_6$ 水平以 2/5mm 塔形弹簧圈 3 个及 3mm×3mm 带毛弹簧圈栓塞，栓塞后造影显示右侧椎动脉近心段完全阻断（D）。微导管自左侧椎动脉，采用"跨越技术"进入右侧椎动脉损伤段以远，以 2/4mm 塔形弹簧圈 2 个栓塞（E）。栓塞后行左侧椎动脉

造影显示右侧椎动脉损伤段完全隔绝（F）。

**【评述】** 对于颈部外伤、医源性损伤的椎动脉和颈动脉出血，往往合并血肿形成假性动脉瘤。覆膜支架治疗可以恢复正常的动脉血供，隔绝出血，理论上是最好的治疗方法。如果伤情复杂（如血管断裂）、局部血肿较大、压迫填充物等影响加上覆膜支架较硬可能导致贴壁不良，技术上评估难以行覆膜支架术，使用出血动脉前后段的孤立术也是一个好办法。只是将弹簧圈置于假性动脉瘤或血肿内是不能达到治疗目的的。术前需充分评估动脉侧支和代偿情况，避免栓塞后脑缺血或栓塞物逃逸造成脑栓塞。此例患者患侧椎动脉已经切断，对侧椎动脉对椎基底供血充分，行孤立术非常安全。栓塞可以用可脱球囊和弹簧圈。我们使用了更便利可靠的弹簧圈栓塞。

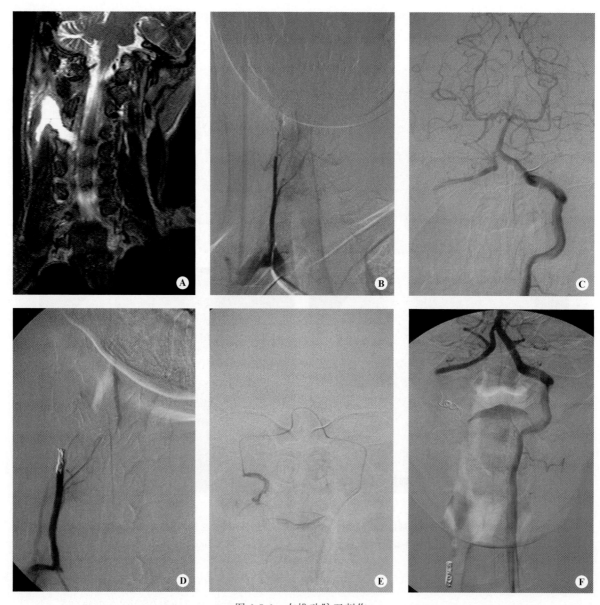

图 6-5-6　右椎动脉刀刺伤

（梅雀林　赵　玮　王伟中）

# 第六节　颅内动脉狭窄

　　颅内动脉狭窄（intracranial arterial stenosis）是指脑动脉经颅底颈动脉管或枕大孔入颅后出现的血管管腔狭窄，包括颈动脉岩骨段（C2 段）、椎动脉颅内段（V4 段）及其远端出现的血管狭窄。由于颅内动脉的结构和解剖学特点与颈部动脉明显不同，颅内动脉狭窄的介入治疗方法与颈部动脉狭窄也存在明显的差异，因此本书将二者分开叙述。

　　颅内动脉狭窄是缺血性脑卒中的主要原因。在我国，约有1/3的缺血性脑卒中患者是由颅内动脉狭窄所

致[81,82]，一半以上的短暂性脑缺血发作（transient ischemic attack，TIA）患者与颅内动脉狭窄有关[83]。引起颅内动脉狭窄的病因包括动脉粥样硬化、动脉炎、动脉夹层和肌纤维发育不良等，其中动脉粥样硬化占 90％ 以上。高血压、糖尿病是颅内动脉粥样硬化狭窄的独立危险因素，后者也是预测颅内动脉粥样硬化狭窄性脑卒中进展、复发和死亡的危险因素[84]。颅内动脉狭窄最常见于大脑中动脉，其次为椎动脉远端及基底动脉、大脑前动脉和大脑后动脉。颅内动脉狭窄若导致血流灌注不足、栓子脱落造成远端栓塞、狭窄处血栓形成、斑块部位穿支动脉闭塞即可出现脑缺血症状，临床上主要表现为视物不清、口角歪斜、单瘫、偏瘫、偏身感觉障碍、失

语、失读、失写等前循环缺血症状，或眩晕、复视、构音障碍、吞咽困难、步态不稳、昏呆和昏迷等后循环缺血症状。无症状的颅内动脉狭窄称为隐性狭窄。有症状的颅内动脉狭窄病变称为"责任"病变，相应的血管称为责任血管。

## 影像学诊断

　　影像学检查是目前唯一能够确诊颅内动脉狭窄的临床检查方法，包括经颅多普勒超声（transcranial Doppler ultrasound，TCD）、CT 血管造影（computed tomography angiography，CTA）、磁共振血管造影（magnetic resonance angiography，MRA）、数字减影血管造影（digital subtraction angiography，DSA）。合理地应用这些检查方法，不仅可以明确颅内动脉狭窄的诊断，而且有助于判断狭窄与缺血症状的关系，判断缺血程度和有无积极干预治疗的必要，预测缺血症状的复发，以及介入治疗的难易程度。

　　症状性颅内动脉狭窄常急性起病，突然出现的脑局灶性症状和体征易与脑出血相混淆。因此，快速、简洁的 CT 扫描常常是最早应用于颅内动脉狭窄患者的影像检查方法。平扫 CT 可以排除脑出血，并可能显示一些脑梗死病灶。CTA 可清楚显示 Willis 动脉环，以及大脑前、中、后动脉及其主要分支，对狭窄性血管病变提供重要的诊断依据（图 6-6-1）。CTA 已替代 DSA 成为颅内动脉狭窄成形术后随访的主要检查方法（图 6-6-2）。CT 灌注技术可用于评估狭窄对所属脑组织血流动力学和缺血程度的影响（图 6-6-3，见彩图 1）。MR 在判断是否为脑出血方面与 CT 具有同等的价值，缺点是费时、费用高以及一些患者存在检查的禁忌，但 MR 是目前评价脑缺血最敏感的方法。另外，高分辨率 MR 可定量测量斑块大小、性质，帮助选择恰当治疗方案[85]。MRA

可以检测枕骨大孔以上的全部血管，但是对远端血管检测则较近端困难（图 6-6-4）。MR 灌注技术可用于评估狭窄对所属脑组织血流动力学和缺血程度的影响。TCD 能显示颅内血管，根据血流速度及频谱特点诊断脑动脉狭窄，但单纯应用 TCD 诊断颅内动脉狭窄敏感性和特异性均较低。TCD 联合 CTA 等其他血管成像技术，用于监测狭窄处脑血流微栓子的变化，可预测复发性脑卒中的发生。DSA 目前仍是脑动脉狭窄诊断的金标准，它可清晰显示血管狭窄的部位、程度、范围、性质、侧支循环和血管径路等相关信息（图 6-6-5）。

## 治疗

　　颅内动脉狭窄的治疗包括药物、手术和介入治疗。

### 药物治疗

　　颅内动脉狭窄的药物治疗包括抗血小板、抗凝治疗和纠正危险因素。华法林-阿司匹林症状性颅内动脉病变（the warfarin-aspririn sympromatic intracranial disease，WASID）试验显示，阿司匹林预防颅内缺血性卒中的效果与华法林相同，但颅内出血的发生率明显低于华法林[86]。因此，目前临床上主要采用阿司匹林预防症状性颅内动脉狭窄缺血事件的复发。对阿司匹林过敏、合并上消化道溃疡或服用阿司匹林期间仍发生缺血性卒中的患者，改用其他抗血小板药物如氯吡格雷（波利维）。阿司匹林与氯吡格雷联用适用于颅内动脉狭窄介入治疗围手术期，并直至血管成形术或支架置入术后3～6个月。对不能耐受抗血小板药物的患者，可考虑使用华法林替代。危险因素的纠正包括降脂、降糖和适度降压等治疗。重度颅内动脉狭窄患者，术前降压治疗可能加重缺血症状，诱导缺血性卒中的发生。因此，颅内动脉狭窄患者的降压治疗需辩证地对待。

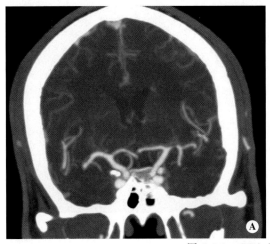
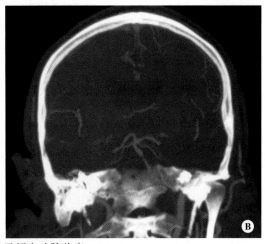

图 6-6-1　CTA 显示颅内动脉狭窄

左侧大脑中动脉 M1 段重度狭窄（A）；另一患者基底动脉中段狭窄（B）

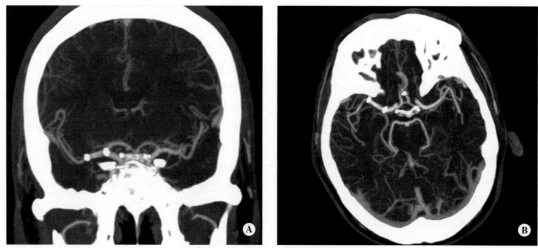

图 6-6-2　右大脑中动脉 M1 段狭窄

内支架置入术后 1 年,CTA 显示血管通畅。冠状位(A);横断位(B)

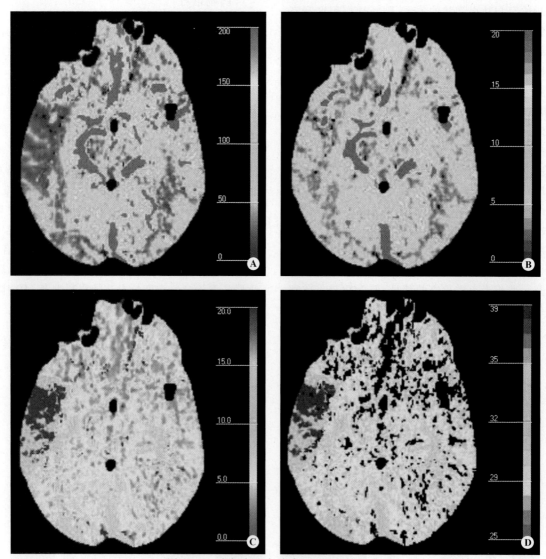

图 6-6-3　右侧大脑中动脉 M1 段急性闭塞

脑 CT 灌注成像示右侧颞顶叶脑血流量 CBF(A)明显下降,脑血容量 CBV(B)稍下降,平均通过时间 MTT(C)、峰值时间 TTP(D)延长。提示右侧缺血脑组织通过积极治疗恢复血供可使其功能逆转

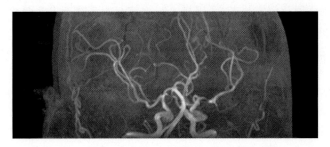

图 6-6-4　MRA 显示左侧大脑中动脉 M1 段狭窄

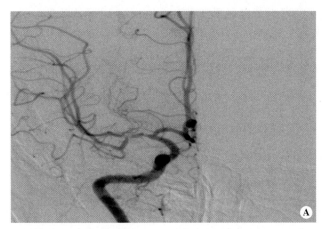

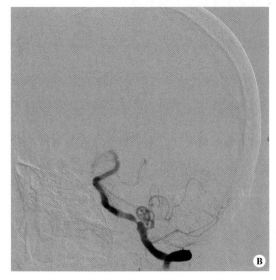

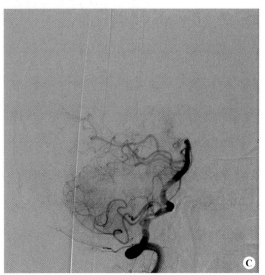

图 6-6-5　DSA 显示颅内动脉狭窄

右大脑中动脉 M1 段狭窄(A);另一患者左椎动脉 V4 段狭窄。正位(B);侧位(C)

WASID 研究结果也显示,在充分抗凝或抗血小板治疗下,大于或等于 70% 的动脉狭窄一年内缺血性卒中的再发率仍高达 19%[87]。Jiang 等[88]将重度颅内动脉狭窄(≥70%)支架治疗的结果与 WASID 的研究结果进行比较,结果主要终点事件率(30 天内任何卒中、死亡,以及同侧缺血性卒中)明显低于药物组(7.3% 与 19%)。表明狭窄程度 70% 以上的症状性颅内动脉狭窄患者选择血管成形术和(或)内支架治疗可能是一种更加可行、有效的治疗方法。目前已有许多病例报告支持这一观点,大规模的随机对照研究将有助于解决血管成形术及支架置入术能否成为颅内动脉狭窄一线治疗的问题。

### 手术治疗

颅外-颅内搭桥术可用于治疗颅内动脉狭窄,但多中心随机研究结果却令人失望,搭桥术与药物治疗相比并未能改善患者的预后[89]。然而,近年的研究显示,有血流动力学障碍的颅内动脉粥样硬化闭塞患者,采用搭桥术治疗疗效较好。因此,对于血流灌注不足、又不适合介入治疗的颅内动脉闭塞患者,搭桥术不失为一种较好的治疗选择。

## 介入治疗

颅内动脉狭窄的介入治疗包括血管成形术和支架置入术。临床上如何选择这些技术,尚无定论。在一项有关血管成形术和支架置入术治疗颅内动脉狭窄的Meta分析研究中,支架置入术1年复发卒中和死亡率、再狭窄率均低于血管成形术(分别为14.2%和11.1%、19.7%和14.2%)[90]。但由于缺乏随机对照研究的支持,两者治疗颅内动脉狭窄的价值尚需进一步评估。

### 狭窄程度的测量

动脉造影是狭窄测量的金标准。狭窄程度(%)=(1-狭窄段直径/正常血管直径)×100%。

狭窄段直径是指血管最狭窄处的直径,正常血管直径为狭窄附近正常血管直径。正常血管直径具体测量方法[91]:

大脑中动脉、椎动脉颅内段、基底动脉狭窄时,若狭窄不影响靶血管的起始段,狭窄近端平直、最宽处的正常血管作为测量直径;若狭窄位于靶血管起始部,狭窄远端平直、最宽部分的正常血管作为测量直径。

颈内动脉颅内段狭窄时,若狭窄不累及整个岩骨段,以岩骨段平直、最宽部分的正常血管作为测量直径;若狭窄累及岩骨全段,以颈内动脉颅外段最远端平直、最宽部分的正常血管作为测量直径。

### 颅内动脉狭窄分型

Mori等[92]根据颅内动脉狭窄的长度和几何形状将其分为3型:

A型,造影显示为同心性或轻度偏心性狭窄,长度为<5mm。

B型,偏心性狭窄,长度5~10mm,或闭塞,但时间<3个月。

C型,狭窄长度>10mm,且成角(>90°),近端血管明曲扭曲或闭塞,时间>3个月。

为了更好地预测支架成形术的成功率,国内学者姜卫剑等[93]在此基础上进一步细化,提出了包括病变部位(location)、病变本身形态(morphology)和治疗路径(access)的分型方法,即LMA分型。

### 适应证

适应证的选择需综合考虑患者的临床、病变特点及治疗时机。

临床评估:狭窄引起该动脉供血区域缺血或侧支血管供血区域缺血,出现上述区域的缺血或盗血症状,且狭窄供血区域无大面积的脑梗死,预计介入治疗后患者能获得收益。

病变评估:造影证实动脉狭窄程度>50%,病变形态学分型为A、B型病变。C型病变应当慎重。

治疗时机:给予最佳的心血管危险因素防治和充分的抗凝或抗血小板药物预防,患者仍出现狭窄区相对应的缺血性事件。在缺血性事件发生后7天至6周内进行介入干预。

### 禁忌证

血管炎活动期。

脑缺血症状由狭窄处穿支病变引起。

病变处严重钙化。

脑梗死后留有严重的神经系统功能障碍。

6周内出现过脑出血,有脑出血倾向的患者。

急性或超急性期脑卒中(1周内发生的脑卒中)。

无合适的血管入路。

### 技术要点

股动脉穿刺,置入6F导管鞘(如股动脉入路困难可选用肱动脉、桡动脉入路)。主动脉弓及全脑血管造影,测量狭窄程度并找出狭窄段的最佳投影。交换导引导管至病变动脉的颅外段。在路径图的引导下置入0.014in导丝越过狭窄段,然后引入适当的器材行血管成形术或支架置入术(图6-6-6)。(主编评论:颅内动脉狭窄的介入治疗,术者应具备良好的神经内科评估、影像资料分析、介入操作等方面能力,应要求自己是将才而非工匠!准确的术前评估是建立在详细的临床资料占有和全面影像资料分析基础上,切不可仅根据形态学的改变而做出。影像资料分析务必注意病变血管的钙化情况;病变血管造影尽可能放大摄影,以便观察穿支血管。对路径迂曲的情况应灵活运用各种介入技术,切不可用单一方法反复蛮试;对所选用器材要做到心中有数,如球囊压力、支架柔顺性、网眼大小、壁的厚薄等,尽量做到量体裁衣,雪中送炭!)

选择尺寸小于狭窄处正常血管直径的球囊导管。血管成形术时,缓慢施压、扩张,并力求压力适宜。球囊过大或快速扩张易导致血管破裂、血管急性闭塞、血管夹层、血管急性弹性回缩等并发症。血管成形术后造影复查,若出现有血流动力学意义的血管夹层、血管急性弹性回缩,后续的支架治疗是必要的。

选择尺寸约为靶血管直径80%的球囊导管进行预扩张。然后引入支架释放系统,释放支架。治疗颅内动脉狭窄的常用自膨式支架为Wingspan(Boston),其他的如LEO(Balt)、Neuroform(Boston)、Enterprise(Cordis),以上3个支架由于径向支撑力弱,多用于宽颈动脉瘤的辅助治疗,但也有在颅内动脉狭窄的应用[94]。

支架释放系统到位后,缓慢加压,使释放压力逐步上升至所选支架的命名压(nominal pressure)。如果支架释放后仍有残余狭窄,可以选择扩张球囊行支架内再扩张。目前应用于临床的颅内球囊扩张支架有Apollo支架(国产)和有些较短、通过性较好的心脏冠脉支架。

路径迂曲常规技术无法将支架送至病变处时,可将6F长鞘送至颈内动脉加强支撑,再将6F导引导管送至颈内动脉预定点,再输送支架释放系统。也可选用Neuron 6F等前端柔软导引导管,尖端可送至颈内动脉岩骨段,甚至海绵窦段。

微导丝通过狭窄段困难时,使用外周微导管技术超选择,造影证实微导管通过狭窄段后,用0.014in交换导丝(300cm)交换,然后再置入支架。

高度狭窄伴侧支循环差的患者,支架释放前将收缩压控制在120mmHg以下,支架术后24小时仍然维持低血压。但如果存在其他血管狭窄,注意血压不能过低,以免造成低灌注性脑梗死。

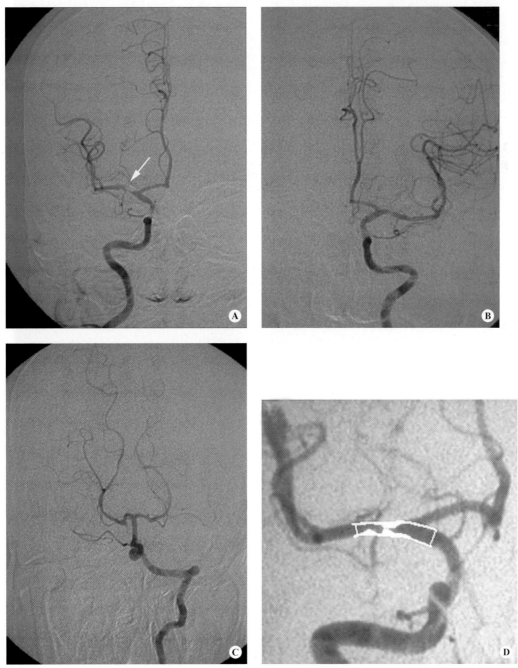

图 6-6-6　脑动脉支架手术过程

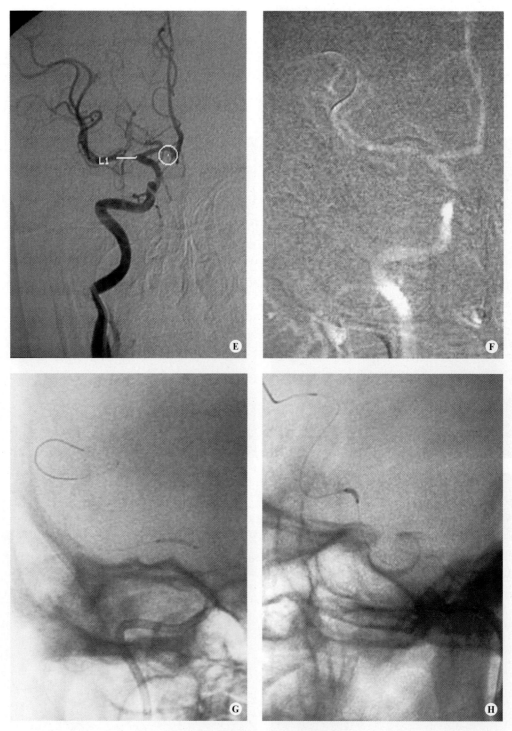

图 6-6-6　脑动脉支架手术过程(续)

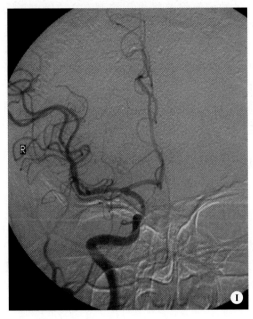

图 6-6-6 脑动脉支架手术过程(续)
全脑血管造影(A～C);对狭窄段测量(D～E);在路径图引导下
将导丝送至狭窄段远端(F);沿导丝置入支架至狭窄段(G);准
确定位后释放支架(H);术后造影观察疗效(I)

对于颅内动脉分叉部狭窄的处理原则是:首先确定缺血症状主要来自主干的狭窄或是分支狭窄,在保障重要分支通畅的前提下解除"责任"狭窄。技术上可在支架释放前或后对分支开口行球囊扩张成形术,并选择支架壁薄的合金支架,尽可能地避免"雪梨效应"[95](支架对斑块的切割)堵塞分支血管。

对于同一条血管颅内存在串联病变时,常规处理原则是先置入远端支架,再置入近端支架;颅内颅外同时存在串联病变时,应先处理颅外病变,以减少导引导管上行时可能造成的栓塞事件。

[主编评论:颅内动脉迂曲,动脉外无致密结缔组织包裹,操作难度大,易产生并发症。操作需细致,动作轻柔,密切注意操作过程中的每一个细节。推荐首先做主动脉弓造影,了解颈总动脉和椎动脉开口有无狭窄,同时根据血管开口角度选择合适的造影管,避免在不了解有无动脉开口狭窄的情况下反复在开口附近扭转插管,以免造成斑块脱落等引起栓塞事件;利用交换导丝放置导引管时导丝尾端应该放置在颈外动脉分支;可使用导引管和造影管一体的同轴系统(如 Microvention 的 Chaperon MP2 导管系统)进行插管,省略交换导丝步骤,减少大腔导引管对斑块的铲脱效应;不管是交换导引管、置入支架或球囊等都需要密切观察和拉紧导丝,避免送管时导丝前移造成血管损伤或引起严重的血管痉挛;注意消除动脉过于迂曲引起导管的弯曲导致导管尖端和近端操作不能同步运动的弯曲效应,方法是应用柔软的导引管尽量达到颈内动脉远端加强支撑作用,同时合理使用支撑较强的导丝,插管和定位过程中需要适当的后退动作减少导管弯曲蓄能效应,这对减少支架和球囊释放过程中的移位有重要的作用。]

## 并发症及其处理

### 栓塞事件

主要发生在介入器械输送的过程中,尤其是通过颅内动脉狭窄时。由于颅内动脉血管成形术无法使用脑栓塞保护装置,故需术者熟练并精细操作。一旦发生,处理同急性闭塞。

### 急性闭塞

多由于操作引起的血管夹层、严重的血管痉挛及急性血栓形成所致。术前充足的抗血小板治疗,术中肝素化及尼莫地平化,可有效预防后二者的发生。术中一旦发生血管急性闭塞,根据闭塞原因系血栓形成、血管夹层或血管痉挛,分别行溶栓、内支架贴合、抗痉挛等治疗。

### 血管破裂

与支架或球囊选择过大,球囊膨胀压力过大、过快有关。表现为造影剂渗出血管腔外。一旦发生,立即中和肝素,并按照脑内血肿或蛛网膜下腔出血的处理原则治疗。选用稍小于靶血管直径的支架或球囊,且缓慢释放,压力适可而止予以预防。(主编评论:颅内动脉外无致密结缔组织包裹,发生破裂后果严重,对破裂出血无包裹,弥散到整个蛛网膜下腔的大出血,患者颅内压急剧升高,甚至发生脑疝造成术中死亡。除了需要加强脱水降颅内压和药物止血等处理,权衡利弊,以抢救生命为首要原则,此时栓塞破裂动脉可能为唯一可做的介入干预治疗。所以支架释放或球囊扩张后需要保留微导丝造影,有了微导丝这一桥梁,发生意外时可以快速插入微导管释放微弹簧圈等行栓塞止血。术后根据病情必要时开颅减压。)

**穿支闭塞**

颅内动脉狭窄发生在穿支血管丰富的动脉,球扩支架释放时支架对斑块的切割、挤压以及支架的网状结构覆盖穿支动脉开口,或血管成形术时球囊将斑块推向穿支动脉开口,均可导致穿支动脉闭塞。有作者报道,使用 Wingspan stent 治疗时,选用大小低于靶血管直径 80% 的球囊预扩,很少出现穿支闭塞。

**过度灌注综合征**

过度灌注综合征是在术后几天内,由于治疗血管供血区域血流增多而引起的急性局灶神经功能障碍,可能伴有简单或复杂-局灶癫痫发作,可能造成脑水肿或脑出血,为防止此类潜在的致命并发症,应在狭窄解除后严格控制血压。

**血管痉挛**

应用尼莫地平预防,术中发生痉挛可加用硝酸甘油或罂粟碱。

**围手术期处理**

术前开始 NIHSS 评分,便于病变进展的评估和手术时并发症的观察、评价。

术前结合临床表现与影像学资料判断责任血管,预测技术成功率及预期的疗效。

术前 3 天开始应用双联抗血小板药物(氯吡格雷 + 阿司匹林),直至术后 3~6 个月。然后改为阿司匹林,建议终身服用。

术前将血糖控制在正常范围。

术前服用他汀类药物,条件许可者应终身服用。

术前 2 小时开始尼莫地平化。

术中全身肝素化,术后肝素自然中和。

狭窄解除前将血压控制在 120/80mmHg 以下,直至术后 24 小时。

术后常规应用低分子质量肝素抗凝 3 天。

围手术期应用扩血管药控制血压和扩张脑内非缺血区的血管,也可使用自由基清除剂予以预防。如一旦发生颅内出血,应立即停用并中和肝素,停用抗血小板药,使用止血药,并合理应用降颅内压药物。

## 病例评述

### 例 6-6-1(图 6-6-7)

男性,53 岁。短暂性脑缺血发作 6 小时入院,表现为右侧肢体无力,言语障碍。CTA 检查示左大脑中动脉 M1 段重度狭窄(A),左侧大脑灌注不足(B~E,见彩图 2)。DSA 检查示左大脑中动脉 M1 段重度狭窄(F)。采用 2mm×6mm 的球囊扩张狭窄段(G),PTA 术后复查狭窄程度从术前 80% 降至 40%(H)。术后 1 个半月,患者出现右侧肢体无力、右侧面瘫。CTA 提示 PTA 术后狭窄复发(I)。行左大脑中动脉内支架置入术狭窄纠正(J~L)。至今随访 3 年,无脑缺血症状发作,支架依然通畅(M)。

【评述】 本例患者大脑中动脉严重狭窄,CTA 提示相应区域脑组织灌注不足,并存在与之相对应的脑缺血症状,为介入治疗的良好适应证。至于选择何种介入治疗方法,目前尚无定论。由于 PTA 术存在血管夹层、血管弹性回缩等并发症,大部分学者首选内支架置入术。也有部分学者认为内支架置入术相对复杂,而且支架内再狭窄处理困难,应首选 PTA 术治疗。若在 PTA 术过程中出现血管夹层等并发症或 PTA 术后出现再狭窄再考虑内支架治疗。

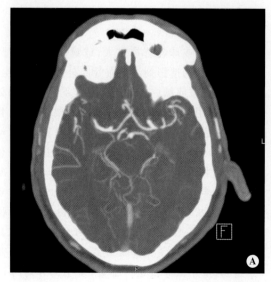
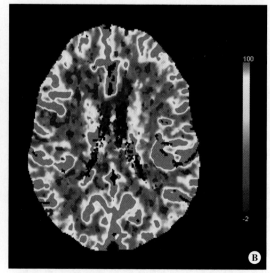

图 6-6-7　左大脑中动脉 M1 段重度狭窄

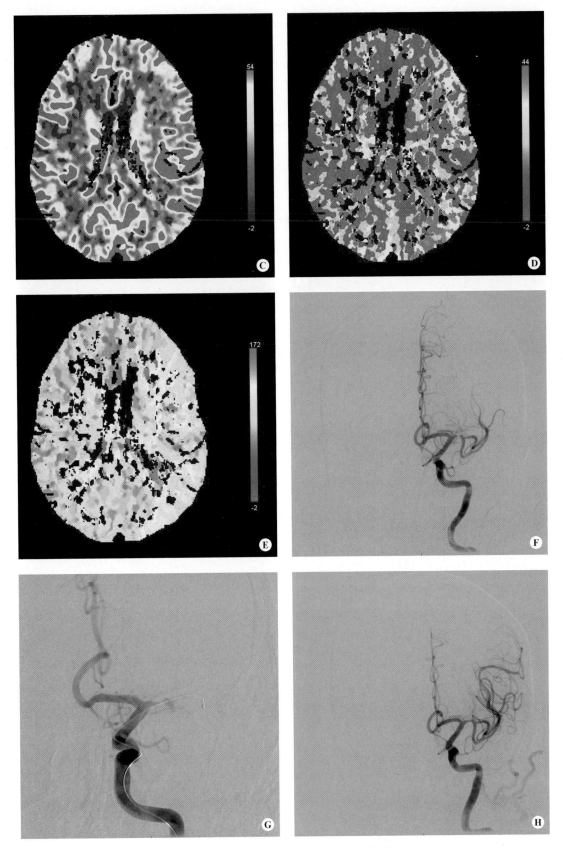

图 6-6-7 左大脑中动脉 M1 段重度狭窄(续)

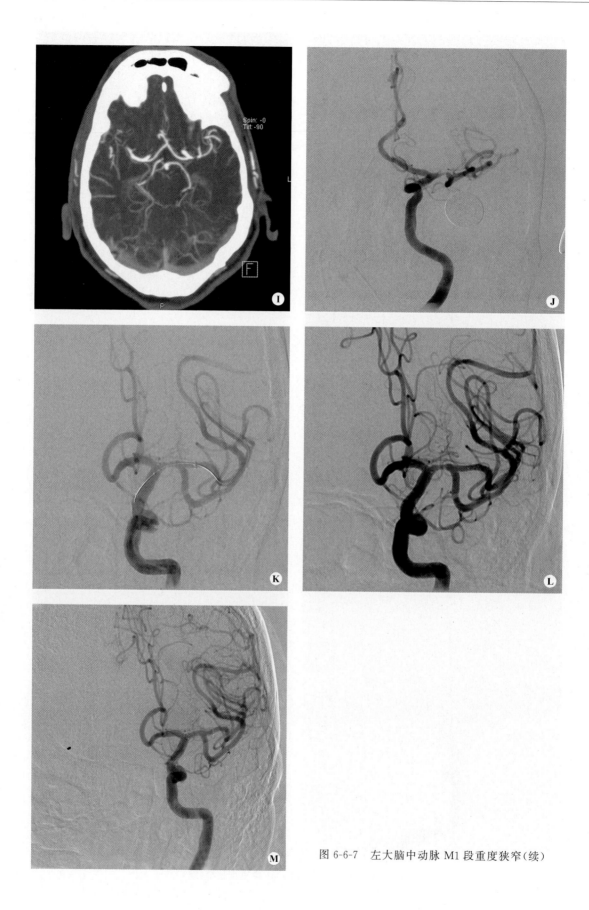

图 6-6-7　左大脑中动脉 M1 段重度狭窄(续)

例 6-6-2（图 6-6-8）

女性，64 岁。感觉性失语 2 天入院。MR 检查示左额叶脑白质、胼胝体膝部脑梗死（A、B）。CTA 检查示左侧颈内动脉眼段闭塞，左侧大脑半球由右侧代偿供血（C、D）。DSA 检查示左颈内动脉眼动脉分支上方闭塞，左大脑前、中动脉通过前交通代偿显影，右颈内动脉虹吸部轻度狭窄、右大脑前动脉 A1 段重度狭窄（E～H）。微导管通过狭窄段（I），然后用 2.5mm×15mm 球囊扩张，再置入 4mm×15mm 支架一枚。支架置入后造影，闭塞段开通，左侧大脑血流恢复正常（J、K）。

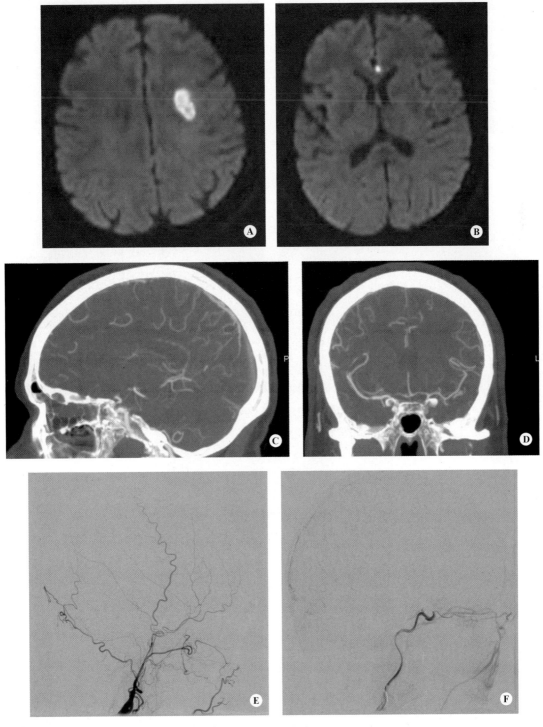

图 6-6-8　左侧颈内动脉眼段闭塞 1

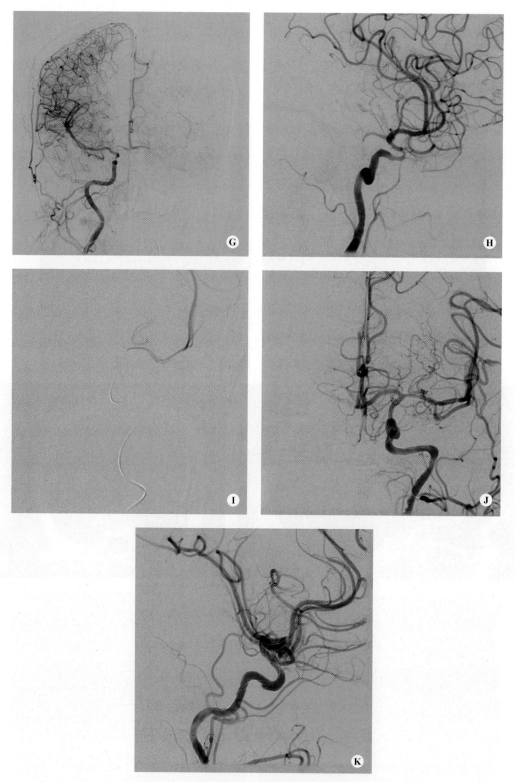

图 6-6-8　左侧颈内动脉眼段闭塞 1(续)

【评述】　本例患者左侧颈内动脉眼段闭塞,同时存在右颈内动脉虹吸部、右大脑前动脉 A1 段狭窄。左侧大脑血液循环代偿不佳,出现了脑梗死症状,有积极干预的必要,但如何干预也需仔细斟酌。患者右颈内动脉虹吸部狭窄程度较轻暂不用处理。右大脑前动脉 A1 段虽为重度狭窄,但 A1 段血管较细,介入治疗存在较大风险。因此,选择开通闭塞的左颈内动脉。

例 6-6-3（图 6-6-9）

女性，64 岁。构音障碍，吞咽困难，双下肢无力 4 小时入院。CTA 示基底动脉中段重度狭窄（A）。椎动脉造影示椎基底动脉呈粥样硬化改变，基底动脉中段重度狭窄（B、C）。送入 2mm×12mm 球囊扩张狭窄段（D）。PTA 术后造影复查狭窄解除，但并发小的血管夹层（E、F）。术后 1 天 CTA 复查，未见血管夹层征象（G）。

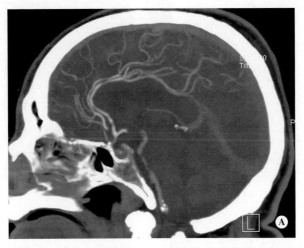

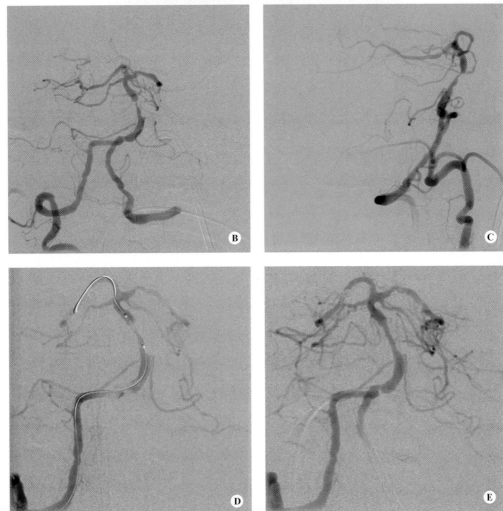

图 6-6-9　左侧颈内动脉眼段闭塞 2

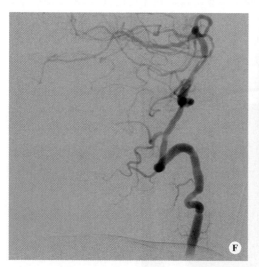
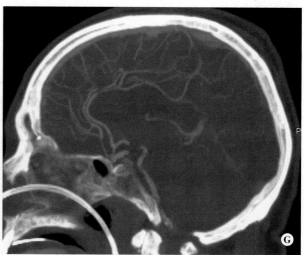

图 6-6-9　左侧颈内动脉眼段闭塞 2（续）

【评述】　血管夹层是 PTA 术的主要并发症，有血流动力学意义的夹层需置入支架加以贴覆。本例患者血管夹层较小，对血流无影响，未予支架治疗。术后给予抗凝、抗血小板治疗，同时密切观察夹层的变化。若夹层扩大，对血流造成影响，应置入支架加以纠正。

（梅雀林）

# 第七节　颈动脉狭窄

在美国，卒中是仅次于心脏疾病和肿瘤的第 3 位死亡原因。每年约有 100 万例卒中相关事件发生，包括 50 万例初发卒中，20 万例复发卒中和 24 万例短暂性脑缺血发作（TIA），死于卒中约 164 000 人。我国每年新发脑卒中约 200 万人，死于脑血管病约 150 万人，存活的脑卒中患者（包括已痊愈者）有 600 万～700 万[96,98]。

约 50％的卒中发生在颈动脉支配区，因此颈动脉狭窄是缺血性脑卒中重要的发病基础。颈动脉狭窄引起卒中的主要原因为栓塞事件，其次是由于血流动力学改变引起的脑梗死。颈内动脉狭窄在白种人的发生率远较东方人为高。但是近年的一些研究表明，东方人的颈内动脉狭窄发生率有明显增高的趋势。颈动脉狭窄的好发部位为颈内动脉的起始部，颈动脉狭窄致同侧脑梗死的发病率为 90％～95％，同时颈内动脉狭窄是进行性卒中的重要因素[99~102]。所以颈动脉狭窄的治疗成为缺血性脑血管病治疗及预防复发的重要措施。

目前颈动脉狭窄的治疗主要有以下 3 种方案：内科药物治疗、颈动脉内膜剥脱术（carotid endarterectomy，CEA）及颈动脉支架置入术（carotid angioplasty and stenting，CAS）。其中 CEA 是目前标准化的血管重建治疗措施，几项多中心随机对照研究表明[103~105]：应用 CEA 可使狭窄程度≥50％的症状性颈动脉狭窄患者明显受益；而狭窄程度≥60％的无症状性颈动脉狭窄患者，也可从中获益[106,107]。随着血管腔内介入治疗技术的发展，CAS 逐渐成熟，与传统的手术治疗相比，CAS 具有一定优势，如属微创性治疗；术后恢复时间短；避免了 CEA 治疗造成的颈动脉切开导致神经损伤、伤口感染和颈部血肿等并发症，可降低高危患者的死亡率。近些年一些大型的多中心随机对照试验如 CAVATAS、SAPPHIRE、SPACE、CREST、EVA-3S、CaRESS 等相继展开，就目前公布的结果显示，在术者经验大致相当的前提下，CAS 术后短期及中期的安全性及有效性并不逊于 CEA，两种手术方式对于预防卒中的发生均具有显著作用。CAS 作为微创且安全有效的治疗颈动脉狭窄的手术方式，有着广阔的前景[108]。

## 影像检查

颈动脉双功超声、磁共振血管造影（MRA）和 CT 血管造影（CTA）常被推荐作为大多数颈动脉疾病患者的初步检查，这些检查可提供对病变特征（如溃疡、斑块成分）和狭窄严重程度的评估。基于导管技术的主动脉弓和脑血管造影是评估颈动脉疾病的金标准，血管造影目的是确定主动脉弓类型、大血管形态、主动脉弓和大血管扭曲以及动脉粥样硬化疾病的存在，颅内循环情况，特别是关于颅内动脉狭窄、动脉瘤、动静脉畸形和双侧血流模式等方面信息，这些将影响术中器械的选用和介入治疗策略的选择。

# 颈动脉支架置入术

## 适应证[109~111]

外科入路困难的症状性严重颈动脉狭窄(≥70%)。

有症状性严重狭窄,但有手术高危因素(如年龄>80岁、充血性心功能衰竭、心功能Ⅲ~Ⅳ级、EF<30%、6周内需心外科手术、近期有急性心肌梗死、不稳定型心绞痛、严重的慢性阻塞性肺病、对侧颈动脉闭塞、对侧喉返神经瘫痪等)。

症状性严重狭窄合并下列情况:放射性颈动脉狭窄;有颈部淋巴结廓清手术史;CEA术后再狭窄;拒绝CEA;继发于夹层、肌纤维发育不良或多发性大动脉炎性狭窄。

一侧颈动脉严重狭窄合并对侧颈动脉闭塞,患者需在心脏手术之前进行治疗。急性脑卒中溶栓后,原闭塞的颈动脉再通后仍有严重狭窄。

假性动脉瘤。

≥90%的无症状性狭窄,并符合前述1~3条。

## 禁忌证

见表6-7-1。

**表6-7-1 颈内动脉支架置入术治疗颈动脉狭窄的禁忌证**

| 神经系统 | 解剖学因素 |
| --- | --- |
| 严重神经功能损伤 | 无安全的血管径路 |
| 显著认知功能障碍 | 主动脉弓严重扭曲 |
| 4周内大卒中 | CCA或ICA严重扭曲 |
| **临床方面** | 需要治疗的颅内动脉瘤或AVM |
| 预期寿命<5年 | 病变部位重度钙化 |
| 阿司匹林和噻氯吡啶类禁忌 | 病变部位可见活动性血栓 |
| 肾功能不全不能安全使用造 | 完全闭塞 |
| 影剂 | 长段次全闭塞(线样征) |

## 技术要点

**CAS的目的是修复血管壁,预防颈动脉粥样斑块脱落造成脑栓塞;消除或减轻颈动脉狭窄,恢复颈动脉血流,改善脑供血。**

患者术前应进行神经内科评估,并完成相应的血管影像学检查,包括彩色多普勒超声、血管造影等。数字减影血管造影是颈动脉支架植入前评价颈动脉病变的金标准。尽管血管超声、磁共振血管造影和CT血管造影能满意筛选外科动脉内膜切除的患者,但其并不是筛选颈动脉支架植入适应证的可靠方法。治疗前、后24小时均应用NIHSS量表(美国国立卫生研究院脑卒中评分)进行神经功能受损程度评分,

必要时行脑CT检查,重点观察颅内有无梗死灶。狭窄度的测量按照NASCET标准,狭窄度=(1-最窄处直径/狭窄远端颈内动脉直径)×100%。术前5天给予口服阿司匹林100mg/d,噻氯吡啶250mg/d或氯吡格雷75mg/d。

主要操作步骤:

局麻下Seldinger技术穿刺股动脉,置入鞘管。对不能选用股动脉入路时,可以选择肱动脉途径。穿刺成功后给予肝素5000U行全身肝素化,活化凝血时间(ACT)维持于250~300秒。0.035in超滑导丝引导造影导管行主动脉弓及全脑血管造影。了解颈动脉狭窄的部位、直径、长度、有无多发性狭窄,并测量狭窄远、近端正常血管的直径,据此选择脑保护装置和支架。然后0.035in超滑导丝引导造影导管至病变侧颈外动脉,更换0.035in超硬导丝至颈外动脉远端,撤出造影导管交换8F导引导管至病变近端。

远端脑保护装置(脑保护伞)[112~114]:狭窄段允许脑保护伞通过且远端路径理想,有适合脑保护伞张开、固定的区域,一般多选用脑保护伞。将脑保护伞送至颈动脉狭窄段远端颈内动脉岩段垂直段(按放置部位的颈内动脉直径选择伞的尺寸)。在脑保护伞操作的过程中一定要仔细、轻柔、迅速和准确,尽量减少对狭窄部位的刺激并避免保护伞在血管内上下移动,脑保护伞距狭窄段一定要有足够的距离,以确保其顺利回收(图6-7-1)。

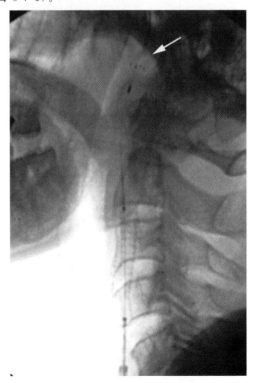

图6-7-1 脑保护伞位于支架远端颈内动脉(箭头示)

实用临床介入诊疗学图解

近端保护装置（MO. MA）：对于颈内动脉完全闭塞或路径迂曲，脑保护伞通过及固定困难，颈动脉狭窄处疑有新鲜血栓或高度不稳定斑块等情况，可选用近端血流阻断脑保护球囊。MO. MA 主要由两个球囊及相关通道组成，远端球囊用于阻断颈外动脉血流，近端球囊阻断颈总动脉血流，两个球囊之间有一 2.12mm 内径的工作通道用于输送支架（图 6-7-2）。MO. MA 的工作原理是阻断病变同侧颈总动脉及颈外动脉的血流，以预防脱落的斑块碎片被顺行血流冲至远端造成脑梗死。因此，使用 MO. MA 的前提是有完整的 Willis 环且对侧颈动脉不能闭塞。操作 MO. MA 过程中必须严格按照使用指引进行。须强调的是：扩张球囊至圆柱状外形即可，注入少量造影剂证实血流阻断。必须在置入支架前进行临床血流阻断耐受试验，如患者不能耐受，则先回抽血液至无斑块碎片，再回缩颈总动脉球囊，恢复颈动脉顺行血供。鉴于约 7.6% 的患者不能耐受血流阻断，因此该步至关重要。狭窄段预扩及支架置入的时间必须紧凑，尽量缩短血流阻断时间，最后必须确定回抽的血液中过滤不到碎片，才能回缩球囊撤出 MO. MA（表6-7-2）。

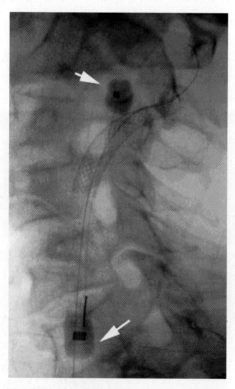

图 6-7-2　MO. MA 球囊位于支架近端颈外、
颈总动脉（箭头示）

如需预扩张，可沿超滑导丝（或保护伞自带导丝）将4～5mm 预扩球囊放置至狭窄病变处，加压至 8～10atm

扩张 10～20 秒。颈动脉窦压力感受器受扩张刺激可能出现心率减慢、血压下降，甚至心搏骤停，要注意监护，及时处理（可使用阿托品、间羟胺等药物），也可在扩张前注射阿托品 0.5mg 预防心率减慢。

**表 6-7-2　两种脑保护装置的比较**

| | 远端滤伞类装置 | 近端阻断球囊类装置 |
|---|---|---|
| 血流影响 | 无阻断 | 有阻断 |
| 栓子处理 | 滤网回收 | 逆向血流抽吸 |
| 优点 | 保护期间保持血流 | 在接触病变前完全阻断血流 |
| | 操作中可进行造影，更直观 | 可完全排除各种大小的栓子 |
| | 有些可选择独立导丝通过病变 | 可用于坚硬和扭曲的病变 |
| | 操作简单 | 可选用各种导丝 |
| 缺点 | 不适用于狭窄段过细、血管迂曲明显的病变 | 部分患者不能耐受短时血流中断 |
| | 通过狭窄处可能造成栓子脱落 | 导致颈总动脉和颈外动脉夹层瘤和痉挛的可能 |
| | 回收时特别是装满碎屑时容易造成栓子脱落 | 导入装置直径较大，操作较复杂 |
| | 滤网移动，术中需要保持位置稳定，否则若无法良好地贴合血管壁将导致栓子从滤网和血管壁之间漏过 | 输送过程无法造影观察 |
| | 栓子较多时会堵塞滤网造成血流中断 | |
| | 可能导致血管痉挛、内膜损伤，甚至滤网装置被支架卡住无法回收而需手术去除滤网装置 | |

将选择好的支架在超滑导丝或保护伞导丝引导下送至狭窄段，其两端应覆盖正常血管段，确定位置无误后释放支架。

如果病变残余狭窄较重时，再以合适的球囊对狭窄段血管进行后扩张。

收取脑保护装置。如果选择球囊闭塞技术，将吸引导管送至球囊近端吸出微栓子。如果选用远端脑保护装置，撤出前将保护伞回退到回收鞘管里然后再撤出；如果选择近端保护装置（MO. MA），必须确定回抽的血液中过滤不到碎片，才能回缩球囊撤出 MO. MA。

复查造影了解狭窄血管恢复程度，并对神经功能进行检查。

## 并发症及其处理

颈动脉支架置入术的可能并发症[1]发生率见表 6-7-3。

表 6-7-3　颈动脉支架置入术的并发症

| 心血管 | 全身性 |
|---|---|
| 血管迷走反应（5%～10%） | 穿刺部位损伤 5% |
| 血管减压反应（5%～10%） | 输血 2%～3% |
| 心肌梗死（1%） | 造影剂肾病 2%，造影剂反应 1% |
| **颈动脉** | **神经系统** |
| 夹层<1% | TIA（1%～2%） |
| 血栓形成<1% | 卒中 2%～3% |
| 穿孔<1% | 颅内出血<1% |
| 颈外动脉狭窄或闭塞 5%～10% | 过度灌注综合征<1% |
| 短暂性血管痉挛 10%～15% | 癫痫发作<1% |
| 再狭窄 3%～5% | 死亡 1% |

### 心律失常

常由于支架或球囊对迷走神经的刺激，术中可出现心率减慢，术前给予 0.5～1mg 阿托品可以避免窦性心动过缓的发生。

### 血压降低

有些患者在术中、术后可能会出现血压降低，术后可首先给予胶体液 500ml 观察 2 小时，如果比术前下降超过 40mmHg，可以静脉给予阿托品 0.5mg。持续血压不升高者可以静脉持续泵入多巴胺维持 24～72 小时。

### 急性脑缺血

对于一侧颈内动脉闭塞，另外一侧颈内动脉高度狭窄的患者，术中由于球囊扩张，暂时阻断颅内供血，导致颅内急性缺血，患者可以出现一过性黑矇、呼吸困难、胸闷等症状。要求球囊扩张时间要短，如果出现不适，可以嘱患者咳嗽或拍打患者心前区。有时也可采取全麻方法，但是全麻中不便观察患者的体征变化。

### 血管痉挛

术中导管导丝的操作可以导致血管痉挛。尤其是目前大多数病变都要求在操作中使用保护装置，更加容易造成狭窄远端血管的痉挛，一般不需要特殊处理，但如果患者出现明显的血管痉挛症状，可以在术中给予罂粟碱 30mg 加 50ml 生理盐水缓慢推注。

### 血栓形成、斑块脱落

支架植入术的目的在于防止斑块破裂，保持管腔通畅，减少内膜撕裂形成的活瓣，但支架术中由于导管导丝的操作，更主要的是支架膨胀和球囊扩张时诱发血栓或引起斑块脱落，造成远端栓塞。迟发的脑卒中往往是支架、破裂斑块或内膜损伤后血栓形成所致。脑栓塞是导致患者致残或死亡的重要原因，当脑梗死发生时，梗死周围的缺血区与软脑膜和豆状核纹状体血管有潜在的侧支很重要，该部位破坏会导致转化为出血，死亡率可达到 60%。如术中经颅多普勒（TCD）监测微栓子信号（MES）>50 个/小时，则有局灶性脑梗死的危险。术中全肝素化，血管造影证实颅内循环闭塞的小脑卒中或大脑卒中患者，可给予溶栓药物和血小板受体拮抗剂。保护装置的应用使颈动脉支架置入更加安全、有效，栓子脱落的风险从 5% 下降到 2% 左右[115]。

### 再灌注损伤

对于高度狭窄病变，远端侧支循环不良，扩张后皮层动脉血流量突然增加，可使长期处于低灌注的毛细血管破裂造成致命的脑出血。因此对于该类病变，在术中、术后都要很好地控制血压。

### 再狭窄

再狭窄是 CAS 的长期并发症，在再狭窄患者中，很少有症状，这可能表明再狭窄是平滑肌细胞迁移和增殖及内膜和基质增生所致，而不是动脉粥样硬化斑块再发。如确有症状发生，其机制多为血流动力学障碍引起的缺血，即对侧颈动脉闭塞而不是栓塞所致。为了减少再狭窄的发生，转基因治疗、血管内放疗、局部给药、植入放射性支架和被覆内皮细胞的支架等多种手段正处于试验阶段。一旦再狭窄问题得以解决，血管内治疗颈动脉狭窄将会有更广阔的前景。

## 病例评述

### 例 6-7-1（图 6-7-3）

男性，71 岁。1 周内 2 次发生 TIA，表现为右侧肢体无力，感觉障碍，有一过性黑矇。CDUS 检查提示双侧颈内动脉狭窄，斑块形成，左侧颈内动脉斑块不稳定。DSA 检查示双侧颈内动脉起始部狭窄（A、C），左侧狭窄段可见龛影（C）。双侧颈内动脉内支架置入术后，狭窄纠正（B、D）；术后予抗凝治疗，3 天后出院。至今 8 年无 TIA 发作。

【评述】　有 TIA 病史者应常规行颈部超声检查，如发现不稳定斑块，又和症状有对应关系，不必拘于狭窄率，应积极处理，以预防脑卒中的发生。本例因未使用脑保护装置，斑块性质不稳定，故未行球囊扩张，建议凡斑块不稳定者应尽量使用脑保护装置，避免栓塞事件。

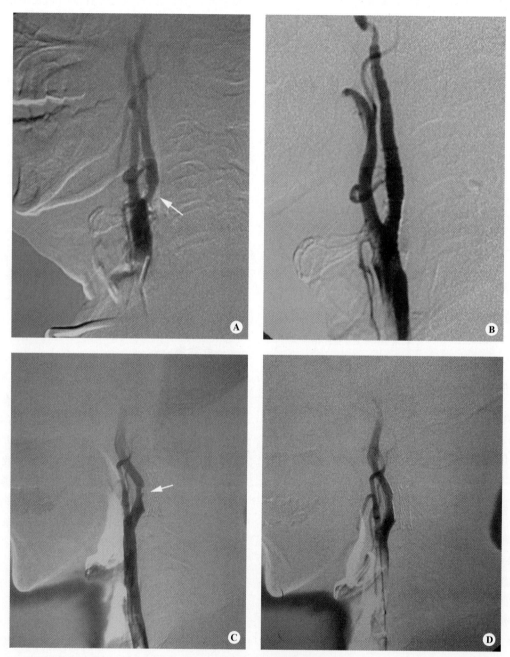

图 6-7-3　双侧颈内动脉狭窄 1

**例 6-7-2**（图 6-7-4）

男性,66 岁。半年内多次发生 TIA,表现双侧肢体无力伴失语,正规药物治疗 3 个月无改善。CDUS 检查提示双侧颈内动脉狭窄,斑块形成,均为不稳定性斑块,DSA 检查示双侧颈内动脉起始部狭窄(A、D)。双侧在脑保护下行内支架置入术,狭窄纠正(C、F)3 天后出院。至今 4 年未见复发。

**【评述】**　颈内动脉支架置入术时,造影导管及导引导管切不可进入颈内动脉,以免铲掉斑块发生栓塞事件。在脑保护下对狭窄段应先行预扩(B、E),防止后扩时支架对斑块的切割。

**例 6-7-3**（图 6-7-5）

男性,74 岁。1 年前因 TIA 发作并左侧基底柱区梗死,在境外医院检查发现左侧颈内动脉狭窄,拒绝 CEA,选择药物保守治疗。今次再发 TIA 入院,CDUS 检查提示左侧颈内动脉闭塞,DSA 检查示左侧颈内动脉起始段高度狭窄并斑块内溃疡(A),狭窄以远颈内动脉血流停滞,颅内段由左侧颈外动脉代偿供血(B)。在 MO.MA 保护下扩张狭窄段(C)并置入脑保护伞(D),在脑保护伞保护下下行左侧颈内动脉支架成形术(E),术后狭窄纠正,血流重建(F)。1周后出院,至今半年未复发。

【评述】 该例患者的特点是:左侧颈内动脉高度狭窄接近闭塞,长度约3cm,颅内段由左侧颈外动脉代偿供血。选用脑保护伞强行通过,则有可能造成斑块脱落、远端栓塞的风险,故选用 MO.MA 行脑保护。但临床血流阻断耐受试验,该患者仅能耐受90秒,无法完成全部手术操作。因此,决定先行 MO.MA 脑保护下的狭窄段扩张并置入脑保护伞,此部分操作90秒内完成,然后开放颈动脉血流,在脑保护伞保护下完成支架置入术,结果显示方法可行。

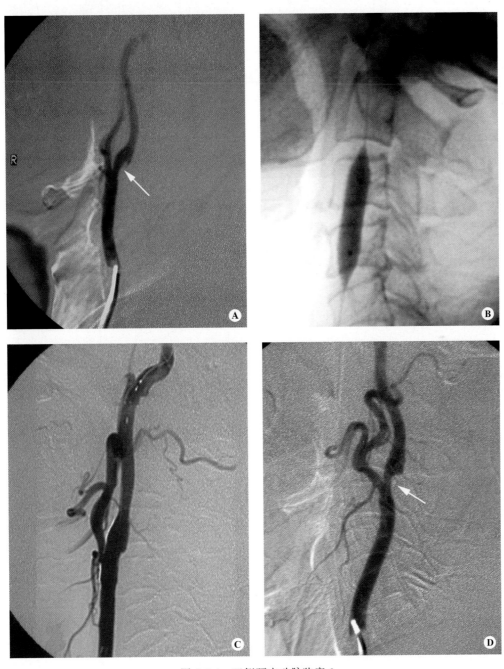

图 6-7-4 双侧颈内动脉狭窄 2

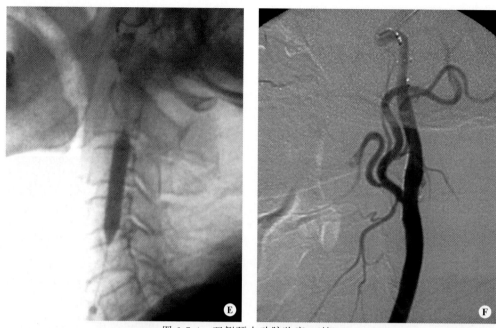

图 6-7-4　双侧颈内动脉狭窄 2(续)

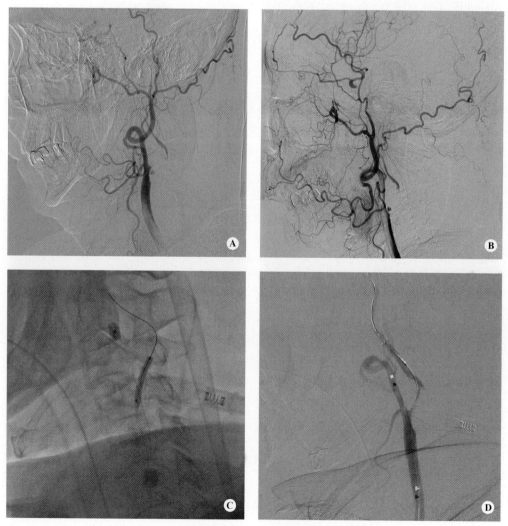

图 6-7-5　左颈内动脉狭窄

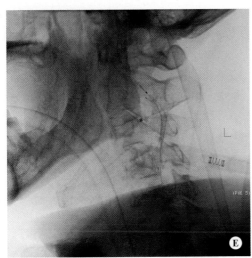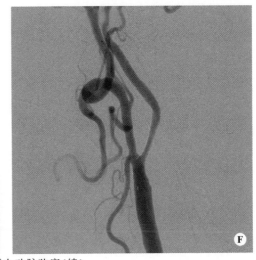

图 6-7-5　左颈内动脉狭窄(续)

(乔宏宇　郭元星　王伟中　王晓白)

# 第八节　颅内动脉瘤

颅内动脉瘤(intracranial aneurysm)是指颅内**动脉管腔的局部异常扩张**。根据其形态和病理表现,可分为3种类型:囊状动脉瘤、梭形动脉瘤和夹层动脉瘤。各型特点、来源、临床表现及危险性都不同。本节重点讨论最常见的囊状动脉瘤。

颅内动脉瘤的成因,大致有4种学说[116~118]:

先天性学说认为颅内动脉因先天存在中膜和内弹力层缺损而形成动脉瘤。

后天性学说认为高血压、动脉粥样硬化、外伤、真菌及细菌感染等原因造成颅内动脉壁局限性破坏,而形成动脉瘤。

流体动力学说认为动脉分叉部长期承受最大血流动力学应力,加之脉冲式的轴向血流造成动脉局部内膜损伤和内弹力层破坏,在此基础上形成动脉瘤。

胶原蛋白假说认为先天性Ⅲ型胶原蛋白基因异常,使血管壁的Ⅲ型胶原蛋白变性和(或)缺失,从而导致动脉瘤的发生。

动脉瘤理论上可以发生于颅内动脉的任何部位,但通常发生于 Willis 环或者颅内动脉的分叉部,约90%位于前部循环,只有10%发生于椎基底动脉系统。发生于前交通动脉者约占 1/3,1/3 位于后交通动脉与颈内动脉交界处。我国以后者更多见。

未破裂的颅内动脉瘤绝大多数无明显症状。或有持续性的局限性头痛。少数患者可因动脉瘤较大压迫相邻神经结构而出现相应的脑神经症状。

动脉瘤发生的临床症状多由动脉瘤破裂后的蛛网膜下腔出血(SAH)引起。头痛是蛛网膜下腔出血最常见的症状,出现于85%~95%的患者。除头痛外,还可出现意识障碍、脑膜刺激症状、失语、轻瘫、偏盲、癫痫和感觉障碍等。这些症状的出现与血液在蛛网膜下腔的分布有关,也与动脉瘤的发生位置有关。

对患者做体格检查时,不同部位的动脉瘤破裂可出现相应的定位体征,有助于诊断。

**后交通动脉瘤**:动眼神经麻痹、眼睑下垂、瞳孔散大、眼球外斜;如压迫该侧视神经可引起视力下降,甚至失明。

**前交通动脉瘤**:易破裂出血形成脑内血肿,产生额叶、丘脑下部及垂体功能受损的症状。有时视力障碍,小便失控。

**大脑中动脉动脉瘤**:癫痫、轻偏瘫等。

**椎基底动脉瘤**:不对称性的肢体瘫痪、锥体束征、吞咽困难、声音嘶哑等。

目前动脉瘤对蛛网膜下腔出血患者病情严重程度最常用评价方法是 Hunt 及 Hess 分级,这些作者提出的病情分级,对诊断、预后判断和治疗决策大有裨益。

**Hunt 与 Hess 分级(1968 年)**

Ⅰ级　无症状,或有轻度头痛和颈强直。

Ⅱ级　中度至重度头痛、颈强直,除脑神经功能障碍外,无其他神经症状。

Ⅲ级　意识模糊或嗜睡,有轻度局部神经功能障碍。

Ⅳ级　昏迷,中度或重度偏瘫,可有早期去大脑强直或自主神经功能紊乱。

Ⅴ级　深昏迷,去大脑强直,濒危状态。

**Hunt 与 Kosnik 分级(1974 年)**

0级　未破裂的动脉瘤。

Ⅰ级　无症状,或有轻度头痛及颈强直。

Ⅰa级　无急性脑膜刺激征,但有固定的神经功能障碍。

Ⅱ级　中度至重度头痛、颈强直,除脑神经功能障碍外,无其他神经功能障碍。

Ⅲ级　轻度意识障碍(嗜睡、朦胧)或有轻度脑功能障碍。

Ⅳ级　昏迷,中度或重度偏瘫,可有早期去大脑强直和自主神经功能紊乱。

Ⅴ级　深昏迷,去大脑强直,濒危状态。

## 动脉瘤破裂的合并症

### 脑血管痉挛

脑血管痉挛是最常见的合并症,也是动脉瘤破裂致死及劳动力丧失的第一位原因。30%～70%的患者在动脉瘤破裂出血后3～12天发现有脑血管痉挛,脑血管痉挛发生后4～6天或者出血后10～12天到达高峰,常由血管近端向远端发展,可持续3～4周。脑血管痉挛可引起原有临床症状加重及恶化,也常伴发半球症状如偏瘫、偏身感觉障碍、偏盲及失语,痉挛严重者可造成脑梗死,其中半数死亡、半数存活但遗留严重神经系统功能障碍。

### 颅内血肿及占位效应

小的血肿可无临床意义,较大血肿或发生于重要部位的血肿可以压迫相邻脑组织,引起相应神经症状。发展快速或者巨大的血肿,可以引起急性颅内高压和脑疝,使病情迅速恶化。

### 脑室内出血

脑室内鲜血凝成血块,可以阻塞脑脊液循环通路,造成急性脑积水。

### 脑卒中

动脉颅内血栓可向远侧移行,从而引起脑缺血及脑栓塞。

### 再出血

初次出血24小时内,破裂动脉瘤未经治疗再出血的可能性很大。未经治疗的动脉瘤至少有50%在6个月内再次出血,再出血死亡等严重并发症的发生率约增加30%。

## 影像学检查

常规的CT、MRI检查可分辨的颅内动脉瘤呈位于鞍区的类圆形(图6-8-1)、边界清晰的占位,增强扫描可明显强化。CT对蛛网膜下腔出血的检出率为60%～100%,对早期判断动脉瘤出血及动脉瘤可能部位有较大帮助。大脑纵裂池、侧脑室前角积血提示前交通动脉瘤破裂,脚尖池积血提示后交通动脉瘤破裂,侧裂池积血提示大脑中动脉瘤破裂(图6-8-2),第四脑室积血提示后颅凹动脉瘤破裂。CTA和MRA可以初步显示动脉瘤位置及动脉瘤与载瘤动脉关系,可以为随后的动脉造影提供帮助(图6-8-3)。但受时间限制,并不作为颅内动脉瘤破裂急诊介入治疗前的必要程序。

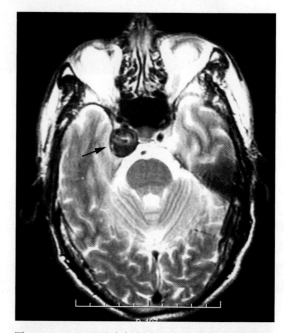

图6-8-1　MR显示右侧颅内颈内动脉瘤(海绵窦段)

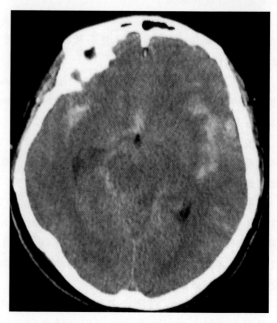

图6-8-2　左侧大脑中动脉动脉瘤
CT平扫见蛛网膜下腔出血,左侧侧裂池积血,提示动脉瘤位于左侧大脑中动脉

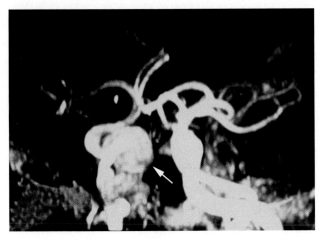

图 6-8-3　MRA 示右侧颅内颈内动脉瘤（海绵窦段）

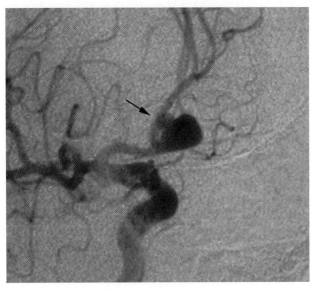

图 6-8-4　DSA 后交通段动脉瘤
可见假瘤形成，提示破裂出血

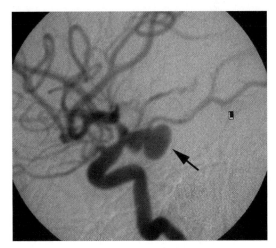

图 6-8-5　DSA 前交通段动脉瘤
可见假瘤形成，提示破裂出血

　　随着多层螺旋 CT 技术的不断改进和提升，头颈部 CT 血管造影术（CTA）以其无创性及诊断敏感性高等优点，已得到了临床肯定。3D-CTA 由于快速、费用低、微创等优点，已被广泛地应用于颅内动脉瘤的诊断[119]，逐渐成为急性蛛网膜下腔出血后的颅内动脉瘤的首选初筛方法，它不仅可以同时显示脑供血全貌并进行两侧血管对比，而且可以在手术前，通过仿真的三维图像立体地模拟手术进程，对手术路径过程中要遇到的重要神经、血管进行估计，对颅内动脉瘤的发生血管、朝向等进行分析，减少术中不必要的解剖和显露，从而有效地减少脑动脉瘤的术中破裂[120]。但是其缺点是不能动态观察脑血流动力学变化；对直径＜3mm 的尤其是颅底动脉瘤的检出率低[121~123]。

　　MRA 优点在于完全无创，无辐射危害，检查费用低，显像完全不受颅骨影响，可清晰显示有血栓形成的动脉瘤，而且可以测量血液流速。缺点是易受血肿、水肿及脑软化灶信号影响；立体形态显示不如 3D-CTA，空间分辨率不如 DSA。对血流速度慢或以湍流为主的颅内动脉瘤不敏感或不能准确显示；难以显示动脉瘤钙化[124]。

　　脑血管造影可以明确显示动脉瘤及其颈部，明确动脉瘤和载瘤动脉及邻近穿支之间的关系（图 6-8-4 和图 6-8-5），全面评价颅内循环及侧支循环状态，并能显示有无血管痉挛、血肿占位效应等。常规应进行双侧颈内动脉、双侧椎动脉的多角度造影，包括标准正、侧位和汤氏位（椎动脉）。根据需要必要时加摄多角度斜位、反汤氏位及压迫对侧颈内动脉的同侧动脉造影。若已决定血管内栓塞，还应了解动脉瘤内血流状态。

　　旋转或 3D-DSA 没有了普通 DSA 的血管成角重叠等因素的干扰，可以多角度观察，目前是颅内动脉瘤诊断的金标准。其优点是空间分辨率最高，能够准确显示直径在 2mm 以下的小动脉动脉瘤。可以动态观察血流动力学情况和血管狭窄程度，可显示动脉瘤瘤颈的最佳透照角度有利于制订治疗方案。使介入治疗的成功率大大提高，技术失败和并发症发生率明显下降[125]。而其 CT 功能也有重要的辅助作用。

　　颅内动脉瘤的动脉造影表现为位于动脉侧壁或者分叉部的囊状或类圆形突起，常伴有动脉瘤循环时间延长，邻近血管不显影或痉挛变细等。应注意，造影显示的动脉瘤实际上是动脉瘤的内腔，而且不包括瘤腔内的血栓，所以造影上的动脉瘤大小可能同其他检查存在一定差异。动脉瘤破裂的直接表现是造影剂外溢，但很少见到，一般通过动脉瘤体不规则、瘤体上有刺状或小泡状凸起、瘤体周围于瘤体大小不符的占位（血肿）、局部血管痉挛等征象来间接判断动脉瘤破裂出血。脑血管造影也存在一定假阴性，最主要的还是因为检查不全面，其他原因包括微小动脉瘤、脑血管痉挛导致动脉瘤无法充盈等，所以在脑血管痉挛期行造影要仔细观察，以期检出细微的异常表现。

## 动脉瘤的治疗

针对颅内动脉瘤的治疗方法有开颅手术和血管内手术。根据 2002 年《Lancet》发表的国际蛛网膜下腔出血动脉瘤实验（ISAT）结果显示，动脉瘤血管内弹簧圈栓塞手术和外科夹闭手术比较，其相对危险性和绝对危险性下降了 22.6% 和 6.9%。而治疗的有效性无显著性差异[126]。随着神经介入器械的发展，血管内治疗动脉瘤的微创、安全、有效优势将得到进一步的提高，有望成为首选的治疗方案。

### 颅内动脉瘤颈夹闭术

颅内动脉瘤颈夹闭术是治疗颅内动脉瘤的常规有效方法，需要开颅暴露动脉瘤颈，然后根据动脉瘤的朝向、与载瘤动脉和周围结构的位置关系以及动脉瘤颈的长短等因素选择合适的动脉瘤夹夹闭动脉瘤。动脉瘤包裹术主要适用于瘤颈过于宽大、梭形动脉瘤、瘤颈内有钙化斑块不宜上夹或结扎者，或者因载瘤动脉不能阻断时应用。也可以在其他处理动脉瘤方法不能奏效时应用。

### 血管内治疗技术

颅内动脉瘤血管内治疗技术主要包括载瘤动脉闭塞或孤立术、动脉瘤瘤腔栓塞术、动脉瘤覆膜支架或血管重建装置置入术等。

**载瘤动脉栓塞术** 即栓塞动脉瘤的载瘤动脉，常用的栓塞材料为弹簧圈和可脱球囊等。孤立术是指在动脉瘤瘤颈的近端和远端均栓塞，孤立阻断动脉瘤血供。适合于难以进行动脉瘤瘤腔栓塞或栓塞失败而经过评估栓塞载瘤动脉不至于起明显闭塞动脉供血区缺血的情况。

**动脉瘤瘤腔栓塞术** 是指通过微导管将栓塞物质填塞至动脉瘤腔内达到闭塞动脉瘤的目的。常用的栓塞材料为各种弹簧圈和液体栓塞剂 Onyx。宽颈动脉瘤、部分梭形动脉瘤往往使用球囊和支架辅助栓塞技术。随着神经介入放射学技术和栓塞器械的发展，这一治疗方式已经成为大多数医院的一线治疗手段。

**动脉瘤覆膜支架术** 是指将覆膜支架放置覆盖在动脉瘤部位，达到隔绝动脉瘤并保持动脉血流通畅的目的。目前尚无应用于颅内的覆膜支架。颅外段的应用包括 Aobbott 公司的 Jostent 和上海微创的 Willis 支架，已初步显示良好的效果。但目前覆膜支架的缺点也是明显的：输送系统外径大，柔顺性和通过性差，难以贴合迂曲血管，不适合分叉病变，容易造成穿支血管闭塞等。目前覆膜支架的应用范围有限，对于合适放置部位的巨大动脉瘤和梭形动脉有一定的优势。

**血管重建装置**（vessel reconstructive device）在颅内动脉瘤的应用近年来研究较多。其原理就是在动脉瘤部位放置密网支架，减少涡流对动脉瘤的冲击，最后使内皮爬满整个支架表面，达到恢复正常血流、治愈动脉瘤的目的。进入临床试验阶段的有 EV3 公司的 Pipeline 支架和 Balt 公司的 Silk 支架。这类支架的金属覆盖率达到 30% 左右，采用闭环设计，单个开孔相对小得多。如果支架能保持高柔韧性和通过性，这种方式应该具有技术相对简单和费用低的优势，同时可避免弹簧圈栓塞的占位效应，也没有液体栓塞剂 Onyx 栓塞时稀释剂对血管的毒性作用。

### 介入治疗适应证

理论上适合外科手术的动脉瘤也一样适合血管内治疗。

部分动脉瘤只适合血管内治疗，包括：颅内巨大动脉瘤、颈内动脉海绵窦段、岩段、基底动脉或椎动脉动脉瘤；后循环动脉瘤，手术不易达到者；手术夹闭失败者；全身情况不允许（如 Hunt-Hess 分级 Ⅳ～Ⅴ级）或患者拒绝开颅手术者；多次蛛网膜下腔出血，瘤周粘连明显，开颅手术风险较大者。

外科直接手术及血管内治疗两种治疗方法的选择，应考虑以下几点：

动脉瘤的情况，椎基底动脉系统和巨大动脉瘤更适合栓塞治疗。对于部分合并颅内血肿、脑室内血肿需要外科手术处理的动脉瘤；部分较小难以栓塞的前交通动脉瘤和大脑中动脉瘤，则需要仔细评估血管内治疗是否比外科手术有更多获益。

患者状态，出血急性期、反复出血及危重患者栓塞治疗更安全。

根据医院的设备条件及技术力量选择疗法。

患者及其家属的意愿。

### 围栓塞期处理

SAH 经 CT 或 MRI 考虑为脑动脉瘤，并经头颅 B 超除外脑血管痉挛，即开始使用钙离子拮抗剂预防脑血管痉挛；同时给予止痛药物及镇静剂。栓塞术应在全麻下进行；在术中控制血压并全身肝素化，术毕不中和肝素，带鞘回病房待其自然中和后拔鞘。栓塞后应常规应用低分子肝素抗凝 3～5 天，后改服肠溶阿司匹林。术前表现为大型或巨大型未破裂动脉瘤，术后可短期内给予糖皮质激素。术后继续抗血管痉挛，对 SAH 可酌情行脑脊液持续引流。

### 栓塞材料及使用方法

颅内动脉瘤的栓塞技术与所选用的栓塞材料有直接关系，主要分两大类：栓塞载瘤动脉和栓塞动脉瘤瘤体的栓塞物。另外还有特殊的球囊和支架作为栓塞的辅助器械。

栓塞动脉瘤瘤体的栓塞物又包括两大类：

可脱弹簧圈是颅内动脉瘤栓塞应用最普遍的材料。本节重点讨论的技术是利用可脱弹簧圈的颅内动脉瘤血管内栓塞术。可脱弹簧圈最大的优点是定位准确、可操控性好，使用时弹簧圈置入动脉瘤体，评价满意后才释放。如此反复，直到完全填塞满意。弹簧圈表面还可进行各种修饰，如涂抹水凝胶聚合物、Parylene C、可降解高分子材料 PGPLA 等，以提高弹簧圈的性能。各种可脱弹簧圈的基本操作大同小异，根据解脱方式可分为：电解脱弹簧圈（GDC）、机械解脱弹簧圈（MDS）及水压解脱弹簧圈（DCS）。

液体栓塞物质，如 Onyx 液体栓塞剂，它是乙烯-乙烯醇共聚物（EVAL）溶解于二甲基亚砜（DMSO）形成的简单混合体，其中加入钽粉，使之在 X 线下可视。它不是胶水，无粘连性。当 Onyx 与血液或任何水溶剂接触时，溶剂 DMSO 即可迅速挥发，EVOH 聚合物即结晶析出，像熔岩一样自内及外逐渐固化，最终成为一团包含有钽粉的海绵状固体物。由于 Onyx 具有较快的聚合性，无粘连性，栓塞治疗时可以在病灶处长时间地缓慢注射，因此在颅内动脉瘤的栓塞治疗中可取得独特的疗效，但需要特殊的与之相容的微导管和球囊等辅助装置，操作较为复杂，需仔细操作避免发生远端栓塞。栓塞剂中的 DMSO 对血管有一定的毒性作用，注射宜缓慢。

动脉瘤栓塞的辅助材料主要有各种辅助支架。主要适合于宽颈动脉瘤、部分梭形动脉瘤和夹层动脉瘤等复杂病变的栓塞治疗。支架覆盖动脉瘤颈口，通过支架的网孔在瘤腔释放弹簧圈，支架起到支撑和阻挡弹簧圈脱出的作用，大大拓宽了血管内治疗动脉瘤的范围。目前临床应用较多的有 Neuroform（Boston）、Enterprise（Cordis）、LEO（Balt）和 Solitaire（EV3）等。

### 栓塞治疗的时机

动脉瘤破裂出血后有可能在短期内再次出血，再次出血的死亡率和致残率明显提高。所以尽早消除其出血因素是动脉瘤治疗的主要目的。目前对于Ⅰ～Ⅲ级的患者应在 48 小时内进行血管内栓塞治疗已得到大多数学者的认可，但对于Ⅳ～Ⅴ级的患者仍无令人信服的

结论。如不能尽早治疗，应在 12 天后进行，以避开脑血管痉挛期。

### 栓塞技术流程

全脑血管造影了解脑循环情况，动脉瘤的存在、位置、大小、形态、瘤颈与载瘤动脉关系等。

导引导管置放，位置可不局限在 C₂ 水平，对于颈内动脉严重迂曲者可利用导丝尽量将尖端柔软的导引管跨过迂曲段，以便于微导管系统顺畅通过进入动脉瘤内。

根据所取动脉瘤的资料选择相应的微导管微导丝，并按所需进行塑形。

第一个微弹簧圈选择一般大于或相当于动脉瘤最大直径，沿动脉瘤壁盘旋绕成"篮筐"状，以便后续弹簧圈的盘旋及存留，最好选择 3D 盘旋性状的弹簧圈。后续弹簧圈选择应从大到小、从长到短，以利于致密填塞。

弹簧圈在路径监视下进入预定动脉瘤腔内后，手推少许对比剂证实载瘤动脉通畅，弹簧圈位于预定瘤腔内后才能进行解脱。

已破裂形成假腔的动脉瘤形态多呈葫芦状或瘤体上有小泡。小泡常常是动脉瘤的出血部位，属假性动脉瘤部分，由血肿包膜组织构成，缺乏肌层和纤维层而极薄弱，一般不主张对其进行致密填塞以防瘤体撑破。

宽颈动脉瘤的处理可采用"再塑形"技术或"支架"置入＋GDC/EDC 栓塞能更有效地治疗宽颈动脉瘤。

在进行栓塞治疗的过程中如瘤体发生改变，应高度怀疑动脉瘤破裂出血，此时应及时中和肝素并降低血压继续填塞动脉瘤至填实。如发生弹簧圈的断裂或移位时，可用 Lasso 导管（法国 Balt 公司），尽可能将其取出。

栓塞结束时经导管造影并与栓塞前对比。

### 常用栓塞技术

**篮筐技术**（basket technique）：将前 1、2 个弹簧圈沿动脉瘤壁盘旋形成一个包含整个动脉瘤腔的篮筐外壳，最好使用 3D 形态的弹簧圈，随后的弹簧圈紧密地填塞于筐内，达到致密栓塞。这是最常见的动脉瘤栓塞技术。

**支架结合弹簧圈栓塞技术**[127～129] 适用于宽颈、梭形或夹层动脉瘤。技术要点：在载瘤动脉内骑跨动脉瘤开口放置支架，通过干扰动脉瘤内的血流模式使瘤腔内血栓形成，或借助支架的支撑力量闭合动脉夹层。但对于大部分动脉瘤，单纯支架治疗无法获得理论上的闭塞效果，支架结合弹簧圈技术应运而生。结合方式分 3 种：

顺序式，即先骑跨动脉瘤开口放置支架，再使微导管穿过支架网眼进入动脉瘤腔，送入弹簧圈栓塞动脉瘤。

平行式，即先将微导管插入动脉瘤腔内，再骑跨动

脉瘤开口放置支架,继而送入弹簧圈栓塞动脉瘤。

分期式,即支架放置1个月后再行弹簧圈栓塞,此时支架因内膜化而相对固定。

**球囊重塑技术**(remodeling technique,RT)[130,131]:对于宽颈动脉瘤,可将一球囊导管放置于载瘤动脉内,球囊面对瘤颈,放置弹簧圈的微导管头端置于动脉瘤内,先将瘤颈处的球囊用对比剂充盈挡住瘤颈,然后经微导管在动脉瘤内放置弹簧圈,如此反复栓塞动脉瘤。再塑形技术能有效防止弹簧圈经瘤颈逸入载瘤动脉,且反复充盈球囊能使弹簧圈紧密挤压,提高动脉瘤的完全栓塞率。但此技术需要在一根载瘤动脉内同时操作两根微导管(球囊导管和用于输送弹簧圈的微导管),因而技术难度增加,缺血性并发症的发生率也相应增加,术中持续灌洗导管和系统肝素化是必要的。

**双微导管或连环技术**(double micro-catheter technique or hand in hand technique)[132]也常用于宽颈动脉瘤的栓塞。用两根微导管,经一根向动脉瘤内推送一个弹簧圈,先不解脱;经另一根推送另一个弹簧圈,两个弹簧圈相互缠绕使支撑更加稳定,此时解脱第一个弹簧圈;再放入第三个弹簧圈,然后解脱第二个弹簧圈,如此反复进行栓塞。由于在一根载瘤动脉内同时操作两根微导管,故技术难度增加,缺血性并发症的发生率也相应增加,术中必须注意持续灌洗导管和系统肝素化。

**蚕食技术**(piecemeal technique):对于不规则形的宽颈和长形动脉瘤,第一个弹簧圈应选其直径相当于动脉瘤的横径,当瘤顶填塞紧密后,利用弹簧圈的最后几个袢突向瘤颈再形成筐网,随后再紧密填塞,如此直到瘤颈。

# 并发症及其防治[133~135]

## 栓塞术中动脉瘤破裂

术中证实动脉瘤破裂后,操作者应保持镇静,控制血压,保持生命体征平稳。立即用鱼精蛋白中和肝素,启动凝血系统。尽量减少造影剂注射次数,以防其逸入蛛网膜下腔。若微弹簧圈大部分逸出动脉瘤外,不要勉强将弹簧圈拉回瘤内,而应继续迅速用MDS或GDC栓塞,动脉瘤闭塞后出血即可停止。术后立即行CT检查,了解出血的情况,若出血仅为少量蛛网膜下腔出血,反复腰穿置换血性脑脊液,多于1周内痊愈。

## 术中脑梗死

如血管闭塞在GDC栓塞术中发生,并发现及时,则迅速于动脉内注射尿激酶溶栓,均较快恢复血运。如栓塞术后发生脑动脉闭塞,一般预后较差。用GDC栓塞

时尤应注意血栓形成。文献报告脑血栓形成可达10%左右,因此肝素化在栓塞时至关重要。只要2小时内没有发生出血者,术中皆应予以正规的全身肝素化。

## 脑血管痉挛

在急性期治疗时尤易发生。在栓塞术中导管内注射罂粟碱或尼莫地平后可缓解血管痉挛,而术中操作轻柔,术前患者"尼莫地平化"是预防脑血管痉挛的重要手段。

## 弹簧圈末端逸出

主要是最后一个弹簧圈选择不合适,瘤内已致密填塞,弹簧圈无法进入动脉瘤所致。动脉瘤接近致密填塞时,应选用直径小、长度短、更柔软的弹簧圈,或可避免此种并发症。

## 弹簧圈脱出于动脉内

对瘤颈大小等评估不足、未使用支架辅助技术、球囊操作不当可引起弹簧圈脱落。需仔细评估动脉瘤和瘤颈情况,选择合适的栓塞方法,操作时务必动作轻柔,一般可避免弹簧圈脱落。大脑中动脉等重要血管被误脱的球囊或弹簧圈栓塞后,常会出现相应的神经功能缺失,术中可用Lasso导管等尝试取出脱落物。

## 其他部位的栓塞或血栓形成

多见于宽颈而且有部分瘤颈残留病例,与残颈继发血栓形成并向脑内脱落有关,一般都是小栓子,栓塞小动脉。手术时滴注不良导致同轴导管内血栓形成进入脑内动脉以及脑动脉硬化,粥样斑块脱落形成亦可形成栓塞。根据动脉瘤是否有破裂等情况可谨慎行动脉溶栓术。

# 病例评述

### 例6-8-1(图6-8-6)

男性,54岁。以突发头痛3小时入院。头颅CT平扫显示蛛网膜下腔出血。DSA脑血管造影,可见右侧前交通动脉瘤(A),测量瘤体大小约4.5mm×3.6mm(B)。经微导管于动脉瘤体内填塞GDC弹簧圈3枚,术后造影显示动脉瘤不显影,双侧大脑前动脉正常显影(C、D)。

### 例6-8-2(图6-8-7)

男性,43岁。突发头痛,意识障碍,伴右上肢无力,肌力3级。脑血管造影发现右侧前交通动脉瘤,瘤体形态不规则,提示破裂出血(A、B)。以EDC弹簧圈7枚栓塞动脉瘤体。术后造影,见瘤体栓塞满意(C、D)。右侧大脑前动脉显影良好。

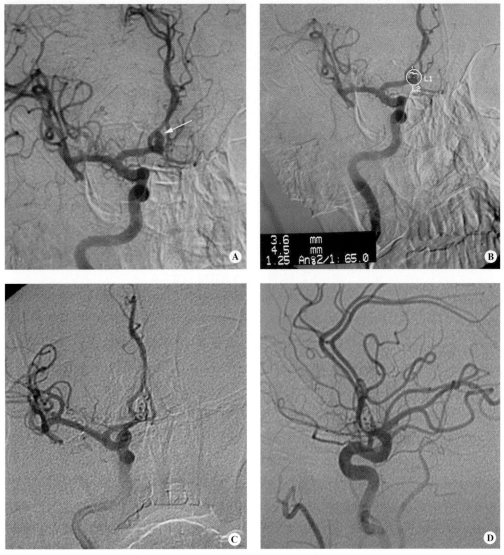

图 6-8-6　右侧前交通动脉瘤 1

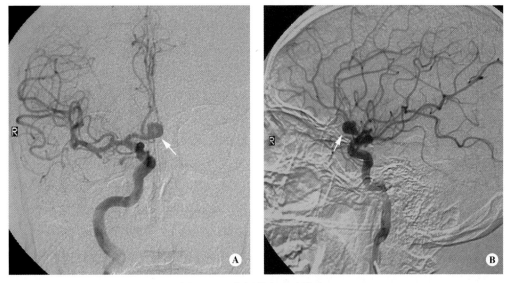

图 6-8-7　右侧前交通动脉瘤 2

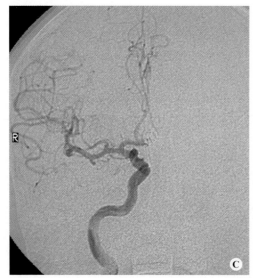
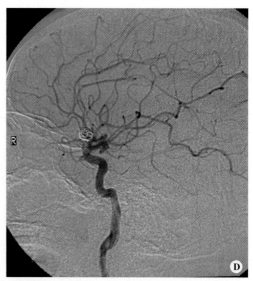

图 6-8-7　右侧前交通动脉瘤 2(续)

【评述】　前交通动脉瘤多数是小动脉瘤甚至微小动脉瘤。相对来说,瘤颈都较宽。因此栓塞时,第一个篮筐的选择要等于或略大于瘤体宽径,以保证弹簧圈的固定和随后弹簧圈的继续填塞。必要的时候,还需应用再塑形技术。

**例 6-8-3**(图 6-8-8)

女性,47 岁。反复头晕、突发头痛 6 小时入院。CT 显示蛛网膜下腔出血。血管造影可见右后交通段动脉瘤(A)。可见瘤体显影时间延迟现象(B)。以 EDC 弹簧圈 4 枚栓塞,造影显示瘤体消失,载瘤动脉通畅(C、D)。

**例 6-8-4**(图 6-8-9)

女性,69 岁。反复头晕头痛,左眼突出,左侧眼睑下垂,左眼外展受限,视物模糊。血管造影,可见左侧颈内动脉后交通段大型动脉瘤(8.3mm×12.6mm)(A、B)。选用 DCS 水解脱弹簧圈共 17 枚,完全填塞动脉瘤体。术后造影,见动脉瘤完全消失,左侧颈内动脉和大脑后动脉显影正常(C、D)。

**例 6-8-5**(图 6-8-10)

女性,39 岁。反复头晕、头痛,突发剧烈头痛,伴意识障碍。左眼活动受限,眼睑下垂、瞳孔散大,对光反射消失。脑血管造影,可见左侧颈内动脉后交通段大型动脉瘤(10.6mm×11.7mm),动脉瘤呈葫芦状,提示破裂出血(A、B)。以 GDC 弹簧圈 15 枚栓塞动脉瘤体。术后造影显示,动脉瘤完全填塞,左侧颈内动脉、左侧大脑后动脉显影正常(C、D)。

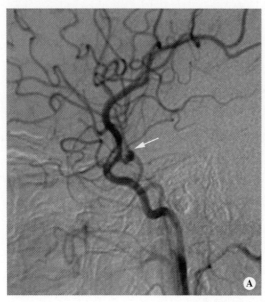
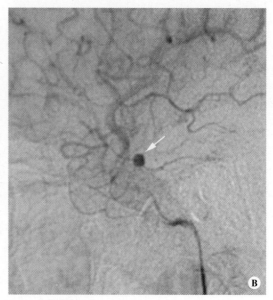

图 6-8-8　右侧后交通动脉瘤

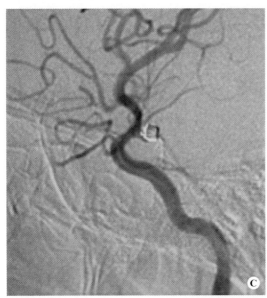
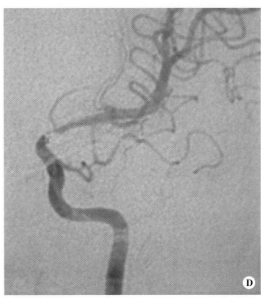

图 6-8-8 右侧后交通动脉瘤（续）

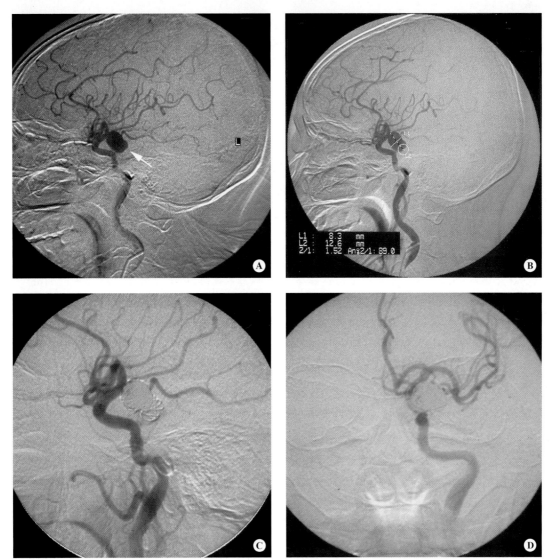

图 6-8-9 右侧后交通巨大动脉瘤

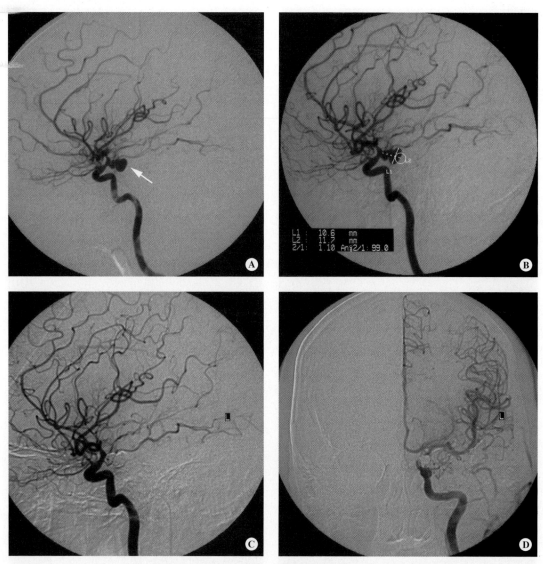

图 6-8-10　左侧后交通巨大动脉瘤

【评述】　后交通段动脉瘤以窄颈的中小动脉瘤多见，是血管内栓塞的绝对适应证。对于大型和巨大型脑动脉瘤，血管内栓塞并不一定是最佳选择。但上述两例，其中一例患者拒绝手术，选择栓塞治疗。另一例患者处于出血急性期，病情危重，全身情况不适宜手术，故而选择了血管内栓塞治疗。

### 例 6-8-6（图 6-8-11）

男性，43 岁。打麻将过程中突发头痛、呕吐、意识障碍伴昏迷 1 天。CT 显示蛛网膜下腔大量出血。急诊脑血管造影可见右侧大脑后动脉中型动脉瘤（8.1mm×6.7mm）（A、B）。选用水解脱弹簧圈 DCS 总计 13 枚，栓塞动脉瘤体。术后再次造影，显示右侧大脑后动脉通畅，动脉瘤消失（C、D）。

【评述】　该病例属于较大的后循环动脉瘤。瘤体

形态不规则，提示有破裂出血。属于 Hunt 分级的 Ⅳ～Ⅴ 级，是血管内栓塞的适应证。急诊造影和栓塞可以争取时间，防止病情恶化。根据具体情况，可以选择一次栓塞或者分期栓塞。该患者经一次性栓塞后，成功治愈，现已随访观察 1 年，无复发。

### 例 6-8-7（图 6-8-12）

男性，53 岁。因发作性头晕行 MR 检查，发现右侧颈内动脉瘤，瘤体内可见血栓形成。脑血管造影可见动脉瘤体积略小于磁共振所见。动脉瘤位于右颈内动脉海绵窦段，呈宽颈（A、B）。采用再塑形技术，先于颈内动脉海绵窦段置入金属支架，然后经支架网眼，将微导管置入动脉瘤体，以 GDC 弹簧圈 13 枚栓塞动脉瘤（C）。术后造影显示，动脉瘤消失，右侧颈内动脉通畅（D、E）。

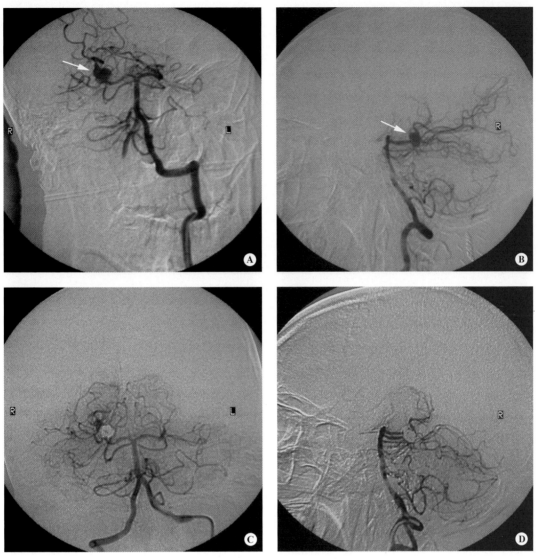

图 6-8-11　左侧后交通中型动脉瘤

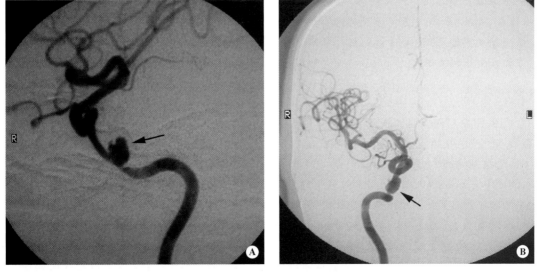

图 6-8-12　右颈内动脉宽颈动脉瘤

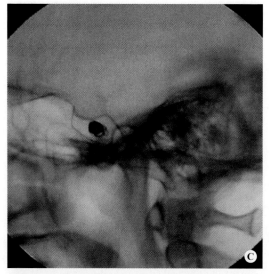

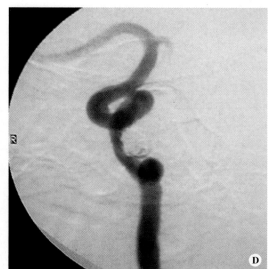

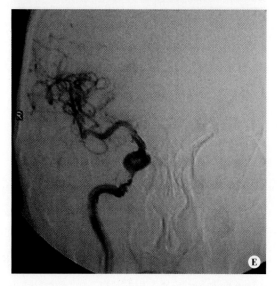

图 6-8-12　右颈内动脉宽颈动脉瘤(续)

【评述】　宽颈动脉瘤的栓塞是颅内动脉瘤血管内栓塞治疗的一个难点。如前文所述的各种特殊栓塞技术,都是以球囊、支架、导管、导丝等器械,对宽阔的动脉瘤颈进行限制性的再塑形,使宽颈变成相对窄颈,以提高栓塞治疗的安全性和准确性。

**例 6-8-8**(图 6-8-13)

女性,31 岁,发作性左侧颜面部剧痛半年。全脑血管造影见双侧后交通动脉瘤,左侧大小 4.0mm×5.0mm(A、B),宽颈,顶端有一 5.0mm×5.0mm 大小假性动脉瘤,右侧大小 4.0mm×4.0mm(C、D),宽颈。介入治疗决定采用顺序式支架辅助技术栓塞动脉瘤,先在左侧颈内动脉末端置入 SolitaierAB 4mm×20mm 支架 1 枚,缓慢释放至完全覆盖瘤颈,后将微导管(Echelon 10°~90°)通过支架网眼超选至动脉瘤腔内,先后填入机械解脱弹簧圈 6mm×20mm、4mm×10mm、5mm×

15mm、5mm×20mm 及 4mm×12mm 各 1 枚,3mm×82mm 枚,造影复查动脉瘤及假性动脉瘤栓塞完全、载瘤动脉无狭窄,左颈内及其分支通畅良好(E~G)。1 年后以同样方法栓塞右侧后交通动脉瘤,SolitaierAB 4mm×20mm 支架 1 枚,机械解脱弹簧圈 3mm×6mm 及 2mm×6mm 各 1 枚,动脉瘤栓塞完全、载瘤动脉无狭窄(H~J),复查左侧后交通动脉瘤及假性动脉瘤栓塞良好。

【评述】　支架或球囊辅助弹簧圈栓塞技术的应用大大拓宽了动脉瘤的治疗范围。球囊辅助技术需要两根微导管,操作复杂,对脑血流影响大,瘤颈较宽的动脉瘤还有弹簧圈移位的风险,所以使用相对较少。由于颅内辅助支架的发展,通过性大大提高,释放相对简单,现已成为治疗宽颈动脉瘤的主流方法。其疗效肯定,可有效降低弹簧圈迁移和突入载瘤动脉的风险,对动脉瘤内弹簧圈的支撑持久可靠。支架具有一定的支撑力,置入后是否能减轻载瘤动脉痉挛等需要更多的病例验证。本例患者患双侧后交通宽颈动脉瘤,而且左侧动脉瘤顶端有一假性动脉瘤,所以我们选择顺序式先栓塞左侧动脉瘤以防假性动脉瘤破裂引发 SAH 危及患者生命,择期栓塞右侧动脉瘤,主要是经济原因。分次治疗也是一种较为稳妥的方法。

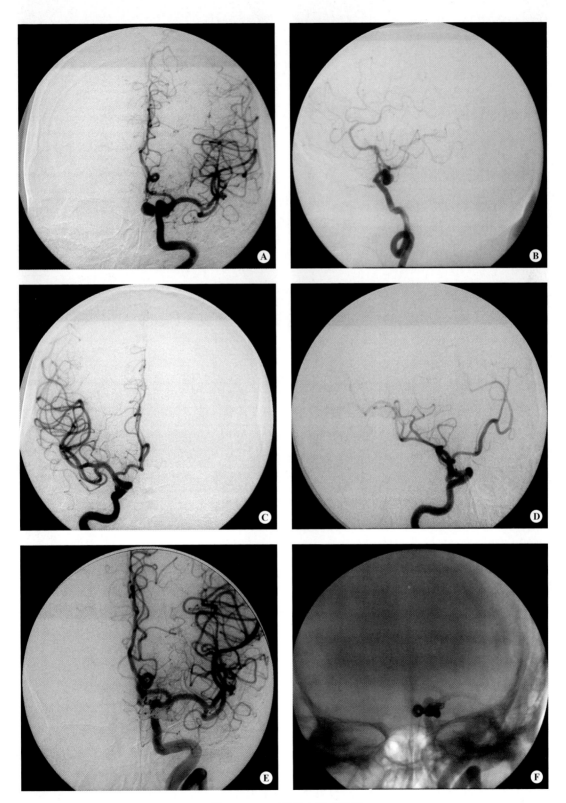

图 6-8-13　双侧后交通动脉瘤

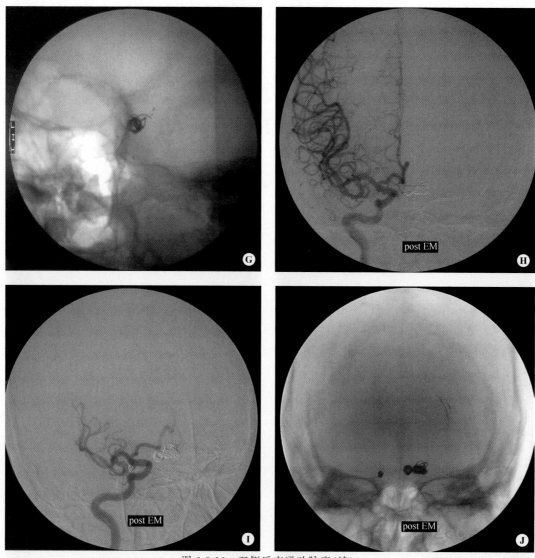

图 6-8-13　双侧后交通动脉瘤(续)

(郭元星　乔宏宇　王伟中)

## 第九节　创伤性颈动脉-海绵窦瘘

创伤性颈动脉-海绵窦瘘(traumatic carotid-cavernous fistula,TCCF)一般系指**由外伤造成颈内动脉海绵窦段本身或其分支破裂,与海绵窦之间形成的异常动静脉交通,并由此引发一系列的临床症状和体征**。其多数情况由颈内动脉本身破裂引起,极少数主要或完全由颈外动脉供血,特称创伤性颈外动脉-海绵窦瘘。本病多由头部外伤颅底骨折引起[136],发生率在头部外伤中占1%～2.5%[137～139]。近20年来,随着交通及工农业发展,工程及交通事故也增多,外伤患者增多,检出技术及设备改善,TCCF发病率有所上升,而随着介入神经放射技术的发展,可大大简化TCCF的治疗方法,治愈率明显提高,已至90%以上。介入治疗是TCCF的首选治疗方法,其操作简单,对患者的创伤甚小,操作得当往往可获得戏剧性的良好效果,是应予大力推广普及的疗法,也可以说TCCF在神经介入放射学治疗中是效果最满意的疾病之一[140～145]。

### 介入治疗简史

创伤性颈动脉-海绵窦瘘经历了一个从无法诊治到有效治疗的漫长过程。1809年Travers首先采用结扎颈总动脉,但效果不可靠,而且有造成脑缺血之虞。1930年Brooks用肌肉条栓塞治疗。1933年Hamby等采用的结扎颅内和颈部颈内动脉"孤立术",效果可靠,但患者遭受的痛苦较大。1968年Arutiunov用"放风筝"的方法,效果满意,但操作复杂,易出现并发症,另外动脉腔内永远保留一根线有导致血栓形成的可能。1971 年苏联 Serbinenko[146] 首创用同轴导管可脱球囊技术治疗 TCCF，并保留了颈内动脉。此后方法不断发展完善，导管制作及插管技术不断改进，1975 年 Debrun[147] 在此基础上对球囊解脱方法改进，使用了 Magic-BD 微导管，使解脱球囊技术更先进，微导管纤细柔顺，更容易到位，球囊解脱更加容易，而且解脱后仍保持膨胀状态，提高了效率及安全性。此方法简单，操作方便，创伤性小，无痛苦，效果可靠，并发症少，既能堵塞瘘口，保持颈内动脉通畅率也高。目前，在导管的制作、插管技术、脱离球囊的方法及填充球囊的物质均有较大的发展，除动脉途径外，还可经静脉途径或经皮直接穿刺瘘口的途径进行治疗，不需要开刀，在 X 线监视下，可以准确地将球囊放在瘘口处，患者痛苦小。介入治疗解决了一些开颅手术不能或极难解决的问题，其技术的特点为微创、可重复性强、定位准确、疗效高、见效快、并发症发生率低，多种技术联合应用，简便易行，是目前治疗 TCCF 最理想的方法[148~153]。

## 临床表现和分型

### 临床表现

包括搏动性突眼、颅内血管杂音、球结膜水肿和充血、进行性视力下降、眼球运动受限、神经系统功能障碍及 SAH、致命性鼻出血乃至颅内血肿。

### 搏动性突眼

颈内动脉或其分支破裂后，动脉血直接进入海绵窦，使窦内压升高，眼静脉回流受阻，该侧眼球明显突出，并可见与脉搏一致的眼球搏动。如果瘘口大，海绵间窦发达，通过海绵间窦，一侧 TCCF 的动脉血还可向对侧海绵窦→眼静脉引流，引起双侧搏动性突眼；如果 TCCF 的动脉血主要向对侧海绵窦→眼静脉引流，突眼则可仅发生在 TCCF 的对侧；不经眼静脉回流的 TCCF 则可能无搏动性突眼。

### 球结膜水肿和充血

由于眼静脉无瓣膜，高流量的动脉血进入海绵窦后，直接引起窦腔及眼静脉内压力增高，眼部血液回流障碍出现淤血与水肿，严重者可导致眼睑外翻。充血水肿的眼结膜可破溃出血。

### 眼外肌麻痹

支配眼外肌的第Ⅲ、Ⅳ、Ⅵ对脑神经受损，出现不同程度的眼球运动障碍，可有眼球固定，或出现复视。部分患者有三叉神经支配区的皮肤、鼻及结膜感觉在瘘侧受损及面神经周围支麻痹。

### 进行性视力下降

系眼静脉压增高及眼动脉供血不足所致。少数患者可出现眼压升高等。眼底表现为视网膜血管异常（视网膜中心静脉栓塞），视神经萎缩和视力与视野改变。

### 颅内血管杂音

主诉头部有与脉搏同步的轰鸣声，听诊在眼球、眶额部或外耳道处能听到血管明确的杂音，触诊眼球多有震颤。压迫病变侧颈总动脉可使杂音与震颤减弱或消失。

### 神经系统功能障碍及颅内出血

当 TCCF 向皮质静脉引流时，脑皮质局部静脉淤血，可产生精神症状、抽搐、偏瘫或失语等。尤其是向颅后窝引流时，可引起小脑、脑干充血、水肿，严重时可引起呼吸停止。皮质表面静脉高度怒张，周围缺乏保护性组织结构，也可发生硬脑膜下或蛛网膜下腔出血甚至出现颅内血肿。

### 致命性鼻出血

当 TCCF 同时伴有颅底骨折及假性动脉瘤时，可发生严重鼻出血。

### TCCF 分型

海绵窦段颈内动脉及其分支与 TCCF 的部位和治疗方法有直接关系。Parkinson(1976)将 TCCF 分为 2 型：

Ⅰ型 海绵窦段颈内动脉本身破裂，与海绵窦形成直接沟通。

Ⅱ型 海绵窦段颈内动脉的分支断裂形成的 TCCF。

Barrow[154] 按动脉血的解剖来源将颈动脉-海绵窦瘘即 CCF 分为 4 型：

A 型 颈内动脉与海绵窦之间直接交通。

B 型 颈内动脉的脑膜血管支与海绵窦之间直接交通。

C 型 颈外动脉脑膜血管支与海绵窦之间直接交通。

D 型 颈内、外动脉脑膜血管支共同参与海绵窦交通。

A 型多为 TCCF。该分型方法对于制订治疗方案十分有利。

根据作者的经验，依瘘口的多少尚可分为：单瘘口、双瘘口和多瘘口 TCCF。依瘘口侧别可分为：单侧瘘口和双侧瘘口 TCCF。依瘘口血供来源可分为：单支动脉供血和多支动脉供血的 TCCF。依瘘口性质可分为小瘘口、宽颈瘘口和复杂特殊类型 TCCF。在介入治疗时应仔细研究判读 DSA 图像，逐一栓塞瘘口，尽量保持颈内动脉通畅。依引流静脉也可分为：普通型和危险型 TCCF。后者引流静脉可不通过眼静脉，故眼部症状表现不充分，容易漏诊或引流向脑表静脉引流常可导致颅内出血或鼻出血。

### 影像学检查

#### CT 扫描

海绵窦显影并明显强化,鞍旁密度增高,增强时更明显;眼静脉增粗弯曲,直径可达 1.5cm;眼球突出;眶内肌群弥漫性增厚;眼球边缘模糊;眼睑肿胀。TCCF 则可见颅眶损伤、颅底骨折或脑组织挫裂伤。

随着 CT 技术的不断成熟和发展,利用 CT 的血管成像技术对 CCF 瘘口也能做出明确诊断。方法是扫描完毕后将数据传至工作站进行后处理并成像。CT 血管成像(CT angiography,CTA)重建技术主要包括:多平面重建(multiplanner reformation,MPR)、曲面重建(curvedplanner reformation,CPR)、表面遮盖显示(surface shaded display,SSD)、最大密度投影(maximum intensity projection,MIP)及容积再现(volume rendering,VR)。CTA 图像具有多种图像重组模式和三维立体显示功能,从各方位、多角度观察海绵窦及其邻近血管[155],特别是结合表面容积再现、曲面重组技术及高级血管分析软件等,部分病例能清晰显示瘘口大小、形态以及颈内动脉与同侧扩大海绵窦直接相通。另外,对于 DSA 下介入血管内栓塞治疗后复查栓塞疗效,随访时 CTA 亦为首选检查方法,特别是外伤性 CCF 的诊断及栓塞介入治疗后的随访复查具有其他影像学检查不可替代的重要价值[156,157]。其征象有:海绵窦扩大;属支静脉扩张,包括眼上静脉、内眦静脉及面静脉;眼球突出;颅底、眶壁骨折;其他,包括脑挫伤、出血等。

#### MRI 和 MRA

除有 CT 所显示的征象外,最有利于临床判断的 MRI 影像则是静脉引流至皮质时可能显示的脑组织水肿。MRA 可显示早期出现的增粗的引流静脉形态及与海绵窦的关系。

MRI 主要表现为:眼球突出;海绵窦扩大;眼上静脉扩张、迂曲,蝶顶窦和大脑中、浅静脉扩张,岩上窦和岩下窦扩张,眼下静脉和眼睑静脉扩张;眼外肌增粗;脑萎缩[158,159]。

#### 彩色多普勒超声[160,161]

同侧眼上静脉扩张伴反向动脉化血流,朝向探头,呈红色或红蓝相间,同侧颈内动脉高血流量,舒张期流速增加,平均流速增加,瘘口近端血管阻力减低,远端分支血管如大脑中动脉、大脑前动脉、眼动脉等流速减低;压迫患侧颈总动脉,显示患侧颈内动脉瘘口上段出现倒灌血流,同时血管杂音减弱或消失。与 CT、MRI 及 DSA 相比,彩色多普勒超声是一种快速、廉价、无创、无痛的提供二维结构和血流动力学的一种新方法,也可以术前、术后对比观察,评估手术疗效。

#### DSA

全脑血管造影是最具诊断价值的检查方法,也可以说是确诊 TCCF 的金标准[137~142]。除行患侧颈内动脉造影外,还要压迫患侧颈总动脉或球囊临时阻断患侧颈内动脉分别行对侧颈内动脉及椎动脉造影,必要时行双侧颈外动脉造影。主要注意了解:

瘘口的部位及大小:由于大量造影剂经患侧颈内动脉进入海绵窦,形成一大团浓集影,很难分辨出瘘口位置,故有时压迫患侧颈内动脉同时行椎动脉造影,通过后交通动脉逆行充盈颈内动脉,常可较好地显示瘘口位置。

脑血流交通充盈情况:在进行健侧颈动脉及椎动脉造影时,应压迫患侧颈动脉,以了解通过前、后交通动脉向患侧大脑半球供血情况。如前后交通充盈显示良好,侧枝供血代偿完全,一旦在球囊单纯阻塞瘘口不成功而需选择闭塞颈内动脉时,不致有大脑半球缺血之虞。

"盗血"情况:可见患侧大脑中、大脑前动脉充盈不良,有时可出现全"偷流"现象,患侧颈内动脉造影时,瘘口以远的颈内动脉及其分支完全不显示,血流全部经瘘口引流到静脉内。患者常无任何半球缺血症状,这是 Willis 环自然代偿良好的表现,遇到此情况不应误诊为颈内动脉闭塞。

颈外动脉供血情况:部分 TCCF 可有颈外动脉参与供血,主要来自脑膜中动脉、脑膜副动脉、咽升动脉等,这些动脉与海绵窦底部或海绵间窦相通。有些 TCCF 患者在球囊栓塞后症状不缓解,这与仍有部分颈外脉供血存在有关。

静脉引流方向:静脉引流分前、后、上、下和对侧 5 个方向,与临床症状有密切关系。

向前多经眼静脉引流,球结膜充血、水肿、突眼均较明显。

向后主要通过岩上窦或岩下窦,有时也往小脑表面引流,颅内杂音在耳后或枕后最明显。

向上则通过侧裂静脉向皮层表面或深部引流,易引起头痛、颅内压增高、蛛网膜下腔或硬膜下出血。

向下引流到翼丛,多与其他方向引流并存。

向对侧引流系通过海绵间窦到对侧海绵窦及相应方向的静脉,临床症状则两侧同时出现或以对侧更为显著。

有无血管性病变的并发症,如假性动脉瘤、动脉硬化和狭窄等。

发现其他可能影响治疗的脑底动脉环变异或异常,如存在原始三叉动脉或原始舌下动脉等。

## 血管内介入治疗

### 适应证、对应入路和技术

#### 经股动脉-颈内动脉途径可脱性球囊栓塞术[162]

适合所有 TCCF 的急、慢性治疗,A 型 TCCF 的治疗。

急诊 TCCF 的治疗:动脉性鼻出血;继发缺血性脑卒中;继发蛛网膜下腔出血;继发脑出血或颅内高压;进行性视力恶化有导致失明危险者。

**经股动脉-颈内动脉途径用弹簧圈栓塞术**[138,140,141]

瘘口较小,球囊不能通过瘘口,又不能闭塞患侧颈内动脉者。

年幼患者,股动脉较细,不易插入较粗的导管鞘。

患侧颈内动脉已被球囊闭塞,因前、后交通动脉经颈内动脉床突上段逆流供血,TCCF 仍然存在,可经前、后交通动脉插入微导管用微弹簧圈从瘘口上方栓塞。

**经静脉入路颈内动脉-海绵窦瘘栓塞术**[140,141,163]

小瘘口 TCCF,球囊无法进入瘘口或因股动脉-颈内动脉入路栓塞失败,将瘘口近心端颈内动脉闭塞,而瘘口远端颈内动脉未闭,颅内血液仍能逆流进入瘘口,常需经静脉入路栓塞治疗。以眼静脉为主要回流者,可采用经眼上静脉入路栓塞治疗。岩上(下)窦回流明显者,也可采用经股静脉入路,经岩上(下)窦达海绵窦后部行栓塞治疗。包括股静脉-颈内静脉-岩下窦途径用弹簧圈栓塞和经眼上静脉(SOV)途径用弹簧圈栓塞。

**颈外动脉供血支栓塞结合颈动脉压迫法**[140,141]

颈内动脉无瘘口或瘘口较小,予以颈外动脉供血支栓塞后,症状明显减轻,每天压迫颈动脉可渐渐治愈。

**经皮直接穿刺颈内动脉-海绵窦瘘栓塞术**

对部分颈内动脉和静脉途径治疗困难或失败的病例,或曾行颈内动脉闭塞复发病例,亦可行在导航下经皮直接穿刺瘘口予以栓塞[174]。

**经动脉途径采用血管内覆膜支架封堵术**[164~168]

(图 6-9-1)

血管内覆膜支架治疗脑血管病(如 TCCF)是在血管内置入一种带生物-物理屏障的支架,在保持颈内动脉等重要血管通畅的情况下使病变如海绵窦瘘内形成血栓,从而达到治愈病变的目的。这种技术用于外周血管的治疗已有许多报道,在颈内动脉动脉瘤、颈内动脉狭窄和创伤性颈动脉-海绵窦瘘的应用也有报道。

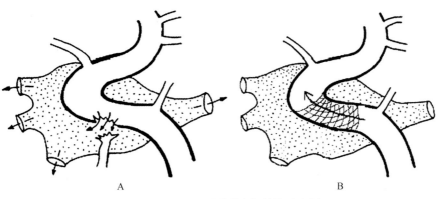

图 6-9-1　TCCF 用覆膜支架封堵示意图
封堵前(A);封堵后(B)

**适应证**:A 型 TCCF;A 型 TCCF 用球囊栓塞失败的病例;A 型 TCCF 用球囊栓塞后出现假性动脉瘤并发症的病例;瘘口位置最好在 $C_3$~$C_5$ 水平。

**支架类型**:用于颈部和颅段动脉的覆膜支架有两类,一类为球囊膨胀性覆膜支架,另一类为自膨胀式覆膜支架。目前,仍没有颅内动脉的专用覆膜支架。现阶段使用的覆膜支架大多数为 Jostent 冠状动脉球囊膨胀式覆膜支架,上海微创的 Willis 支架以其较小的外径(3.8F)、较好的柔韧性和通过性也应用于 CCF 治疗中。

**植入要点**:首先要通过标准的全脑血管造影,明确瘘口的部位、大小、数量,以及脑血流交通、充盈情况。

将支架作为一个整体系统配合导丝送入导引导管,小心推送至瘘口部位,当遇到明显阻力时勿强行推送,避免出现支架变形、扭曲,引起颈内动脉创伤。

在标准脑血管造影路图的指引下进行操作,确保支架放置于准确的位置。

在路径图监视下,加压膨胀球囊,但勿超越球囊的最大压力避免球囊破裂。

球囊达到标准直径膨胀状态数秒钟后迅速减压使球囊回缩;支架植入后应行全脑血管造影了解瘘口封堵情况,如封闭不理想,可在球囊爆破压力范围内,应用标准的血管成形技术使支架进一步扩张,增加贴壁性。

回撤球囊时,回抽使球囊完全缩小,在透视下缓慢撤出。

以上操作应在全麻并充分正规的全身肝素化下进行,术前 3~5 天应予口服抗血小板凝聚药物阿司匹林 100mg/d、氯吡格雷 75mg/d 等。

围术期 3 天抗血小板凝聚药物同术前,同时皮下给低分子肝素钠 2500 AXaIU,每天 2 次,3 天后维持术前抗血小板凝聚药物 3~6 个月,3 个月后酌情减量。

**选择支架注意事项:**

血管的走行、管径及迂曲程度。

支架的柔韧性、支撑力及 X 线透视下的可视性。

支架的长度:过长则到位困难,可能导致手术失败,或更换支架造成患者经济负担加重;过短则不能完全堵塞瘘口,难以达到治疗目的。

选择硬度高的支撑导丝,便于支架通过迂曲的血管。

### 并发症

颈内动脉创伤形成夹层、痉挛、狭窄甚至闭塞;重要分支或穿支被堵塞造成相应的神经功能缺失;支架移位,因此在标准脑血管造影路径图的指引下准确定位很重要;血栓形成;术前术后进行必要的抗凝治疗以避免支架内血栓形成。覆膜支架与血流接触面积增大,形成血栓的概率也相应增大。

### 遇到下列情况时可能闭塞颈内动脉[140,141]:

瘘口过小,球囊不能进入海绵窦内,又无别的栓塞材料或栓塞方法可用时。

瘘口太大,球囊充盈闭塞瘘口的同时也使颈内动脉狭窄或闭塞。

球囊早期泄漏致使症状性假性动脉瘤形成。

1 个球囊置入海绵窦后,无法再送入第 2 个球囊来闭塞瘘口时。

早脱球囊位于颈内动脉。

球囊解脱移位,瘘口尚存者。

海绵窦内碎骨片存留,球囊多次被刺破,当时又无别的栓塞材料可用时。

静脉入路不通或不能采用时。

### 禁忌证和相对禁忌证

出凝血功能障碍。

病情危急无法耐受手术的患者或严重的心、肝、肾功能不全。

蛛网膜下腔出血的急性期可先适当观察,待病情稳定后再行血管内栓塞治疗。

### 麻醉及肝素化

多数病例用局麻或神经安定镇痛麻醉,不能配合的病例实行全身麻醉。穿刺前可静脉推注 10mg 地塞米松。放置导管鞘后经静脉给予全身肝素化。一般成人首次用量 40～50mg(5000～6250U)并注意记录,1 小时后追加半量,以后每小时追加 10mg。

### 一般操作过程和栓塞材料选择[140,141,169]

一般多经股动脉-颈内动脉入路应用可脱性球囊栓塞瘘口。但若颈内动脉已被结扎或闭塞,后交通动脉发育良好,也可将微导管经椎动脉通过后交通动脉到海绵窦,用可脱性球囊或微弹簧圈栓塞。若后交通动脉发育不良,岩下窦或岩上窦显影较好,可经股静脉-颈内静脉入路,将微导管经颈内静脉-岩下窦或岩上窦到海绵窦,用微弹簧圈栓塞。若岩下窦或岩上窦显影不良,可经眼上静脉入路栓塞海绵窦及瘘口,但要求眼上静脉较粗大、平直,病程 3 个月以上,眼上静脉已动脉化者,才可经此入路。也可经前交通动脉到瘘口,但因路程较长,有时前交通动脉不够粗大,到位困难而少用。带膜支架则只能通过同侧颈内动脉途径进行。

### 关键技术[140]

关于血管内栓塞治疗创伤性颈动脉-海绵窦瘘,提高治愈率、颈内动脉(ICA)通畅率及减少并发症的关键技术:

术前尽早行正规的患侧颈动脉 Matas 颈动脉压迫试验。

进行正规的选择性全脑血管造影,了解瘘口的位置、数目、大小、引流方向,以及前、后交通动脉交通充盈代偿循环情况。

选择正确的栓塞途径及栓塞材料,导引导管、微导管及栓塞材料如球囊要严格配套。

可脱性球囊导管系统安装务必正确、牢靠,插管时动作轻柔,球囊稳步前进。一旦扩充,决不轻易后拉。导管不应形成硬折,球囊脱离前将之稍事扩大,造影证实 ICA 通畅,在 X 线监视下确保球囊不移动,缓力持续牵拉导管;以等渗造影剂充盈球囊。

球囊未进入海绵窦前尽量不要充盈,以防止过早脱落,有时到位困难时,可小心小充盈扩大球囊,以便借助血流"放风筝",使整个球囊进入瘘口。此时应格外小心球囊不可太大,只能前进。如需往后拉动时务必先回缩球囊。

小瘘口 TCCF 应选择微弹簧栓塞。用微弹簧栓塞时,尽量少用游离弹簧,小心其从瘘口逃逸至颈内动脉,闭塞大脑中或前动脉。为减轻患者经济负担,我们一般先用数个可控制微弹簧圈(如 GDC、EDC 等)在海绵窦内形成"篮筐",然后再选用游离弹簧圈或带纤毛弹簧圈填充,也可谨慎结合使用 NBCA、Onyx 等栓塞剂栓塞以达到治疗目的。

TCCF 大部分栓塞后,放置最后一个球囊不能保证颈内动脉通畅时,应改用微弹簧填充或暂停手术,观察及压迫患侧颈动脉,患者多能因血栓形成而治愈。闭塞颈内动脉务必要慎重。

老年患者应积极防治脑梗死,不能轻易闭塞颈内动脉。

尽量避免在瘘口未成功栓塞的情况下过早闭塞瘘

口近侧颈内动脉,因通过前、后交通动脉血流可逆向充盈海绵窦,为后续治疗增加了复杂性。

术后卧床休息 1 周,少数患者短期内复发,应尽快再次栓塞。

#### 多瘘口问题[170]

笔者在治疗中发现 3 种多瘘口情况:

双侧颈内动脉海绵窦瘘。

颈内动脉和颈外动脉均有瘘口。

单侧颈内动脉多个瘘口。

前两种情况在造影时即可发现,而单侧颈内动脉的多个瘘口往往在行栓塞治疗过程中才能被发现。在球囊进入海绵窦被充盈后,海绵窦瘘可能并不消失,此时除考虑球囊充盈不足未闭塞瘘口外,另一可能便是有多个瘘口,多见于锐器扎伤。当两个瘘口互相接近且瘘口较小时,球囊漂进瘘口困难,充盈球囊栓塞瘘口时见球囊有两个对称性凸起,呈鱼眼状,我们称之为"鱼眼征",是"双瘘口征"的一个征象。有些将球囊放在颈内动脉内充盈后,球囊有腹背两个突起,很清晰地显示出两个瘘口。

#### 术后处理

严密观察神经功能、生命体征及颅内杂音情况;术后卧床 48～72 小时,2 周内限制体力劳动,避免剧烈活动以防球囊移位;镇静、止痛,保持排便通畅;常规静脉用 3 天抗生素及皮质激素;行颈内动脉闭塞术者,应酌情抗凝、扩容治疗以防脑缺血;如为高血流瘘,闭塞后有可能发生脑血流过度灌注综合征(NPPB),可酌情给予控制性低血压。部分患者术后可有头痛,应对症处理。

#### TCCF 痊愈标准

搏动性突眼消失,球结膜充血、水肿逐渐消退;颅内血管杂音消失;眼球活动受限及视力障碍逐步恢复;脑血管造影示瘘口消失。

### 并发症及其处理

#### 脑神经瘫痪

Debrun 报告发生率为 30%,以展神经瘫痪多见。多因海绵窦内血栓形成或球囊直接压迫展神经所致。一般多在半年内恢复。

#### 假性动脉瘤

多见于用对比剂充盈球囊者,海绵窦的其他部位则已形成血栓,当球囊缩小时,在海绵窦内形成一个与球囊大小相同的空腔,与动脉相通而形成动脉瘤样影像。数月至半年多数可自行闭塞。

#### 球囊过早脱离逃逸造成脑栓塞

瘘口大,血流速度快者,如果在球囊到达海绵窦前发生脱落,可栓塞正常脑血管。凡遇此类患者,可适当压迫患侧颈总动脉,以减慢血流速度,加之操作规范及小心,微导管尽量不回拉,球囊不到位尽量不充盈,一般多能避免球囊误脱。

#### 患侧大脑半球过度灌注(NPPB)

多见于栓塞前较长时间处于"全偷流"现象的患者,当球囊栓塞瘘口,颈内动脉通畅时,患侧大脑半球骤然增加了血流量,可引起患者头痛、眼胀等症状,个别患者甚至可导致颅内出血。如患者出现早期症状立即用硝普钠降压,头痛多明显好转,24～48 小时后,患者可逐渐适应新的血流动力学改变。如已发生颅内出血,应急速行头颅 CT 检查,并行神经外科急诊处理。

### TCCF 的随访意义[171～174]

TCCF 随访的目的是观察视力障碍恢复情况,颅内杂音是否消失,突眼是否回缩、有无复发等。由于治疗方法的不同,有些症状一段时间才能消失,通过随访,才能了解病情恢复情况,确定是否彻底治愈。TCCF 患者,展神经及动眼神经受累明显,眼球活动受限,往往在栓塞后一段时间才能恢复,一般 2～6 个月,长的 1 年才可恢复,坚持随访,对指导临床治疗有重要意义。MRA 因其无创性而成为 TCCF 患者长期随访的最佳检测手段。

### 病例评述

#### 例 6-9-1(图 6-9-2)

男性,19 岁。工地施工中砸伤头部左侧。1 周后颅内出现机器样杂音伴左脸睑充血、水肿,后左眼突出,影响生活,随来住院治疗。全脑血管造影(DSA)示左侧 TCCF,右侧 ICA 造影示前交通代偿良好(A);压迫左侧 ICA 行 VA 造影示后交通也向瘘口供血,瘘口位于 C4 段(B);向眼上静脉、侧裂表皮静脉、岩下窦引流(C、D);第一次以 3 枚球囊栓塞海绵窦并闭塞左侧 ICA 后通过后交通仍有供血(E、F);经左后交通动脉再以 2 枚球囊栓塞后瘘口完全消失(G～I)。随访半年患者无复发。

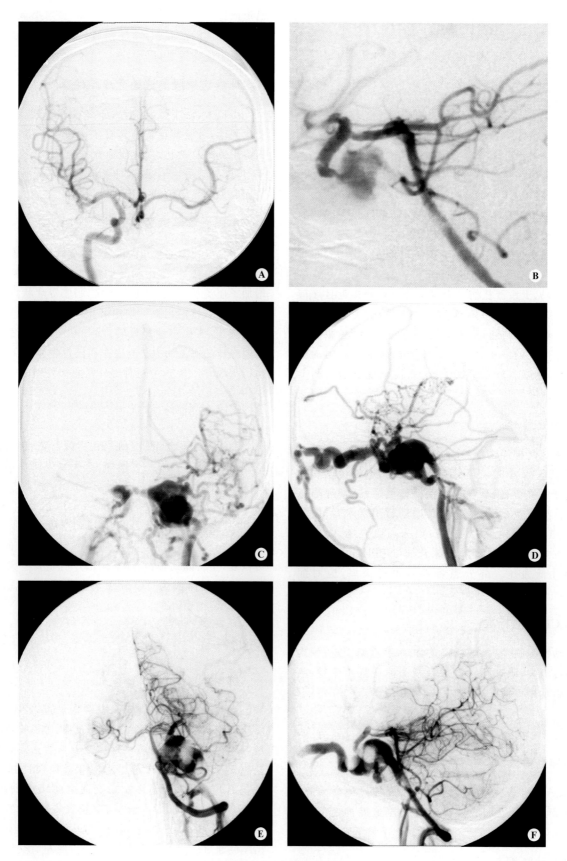

图 6-9-2　左侧 TCCF

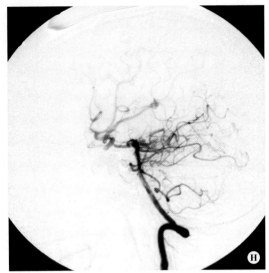

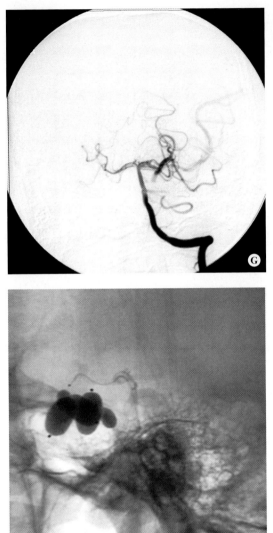

图 6-9-2 左侧 TCCF（续）

【评述】 本例患者有明显的外伤史，临床症状典型。因瘘口较大，常规经股动脉-颈内动脉途径用球囊栓塞时球囊意外栓塞瘘口近端而闭塞 ICA，瘘口又经椎-基底动脉供血，再通过基底动脉到后交通动脉用球囊才将瘘口完全栓塞而治愈。此例的成功治疗说明全脑血管造影在 TCCF 介入治疗中的重要性。只有施行正规全面的全脑血管造影，才能了解 TCCF 瘘口的供血情况，从而正确选择栓塞途径，彻底栓塞瘘口。

例 6-9-2（图 6-9-3）

男性，9 岁。伞尖刺伤左眼眶后 7 天颅内杂音。左颈内动脉造影于 C4 段小瘘口 TCCF，向眼上静脉引流（A、B），球囊栓塞无法进入瘘口，以弹簧圈成功栓塞之（C～F）。

【评述】 本例患儿左眼有伞尖刺伤史，全脑 DSA 示 ICA 有一小瘘口，并且只有一支引流静脉，故诊断小瘘口 TCCF。这类小瘘口 TCCF，特别是刺伤颈内动脉形成的瘘，瘘口更小，球囊不易进入瘘口，只能考虑用弹簧栓塞。以 6F 导引管于患侧颈内动脉，将微导管在微导丝导引下置于瘘口，将可控性或游离弹簧圈（如 GDC、EDC、DCS 等）逐个推入海绵窦，直至瘘口消失。

例 6-9-3（图 6-9-4）

女性，41 岁。乘摩托车摔伤后 1 个月逐渐出现右侧结膜充血、右眼球突出并逐渐加重。右颈内动脉造影正位片（A）、侧位片（B）、右颈外动脉造影正位片（C）、侧位片（D）显示右侧颈内、外均有供血，以眼上静脉引流为主；选择右眼上静脉入路（E 显示皮肤切口位置），以 12 枚 EDC＋2mlNBCA 胶栓塞右侧海绵窦（E～G）；术后即时右颈动脉造影侧位片，见瘘口完全栓塞（H、I）。

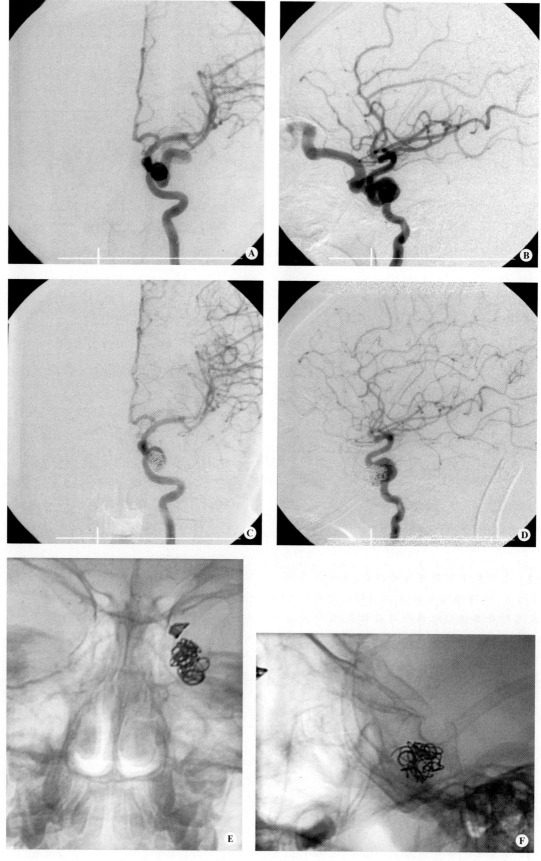

图 6-9-3　左侧 TCCF

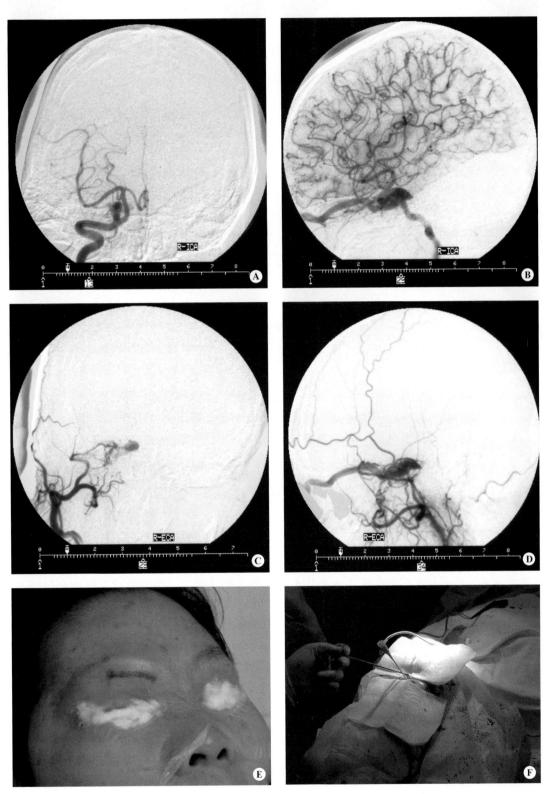

图 6-9-4 右侧 TCCF

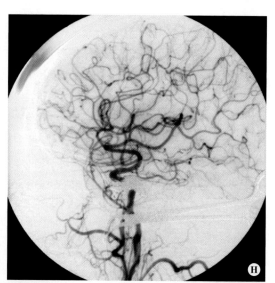

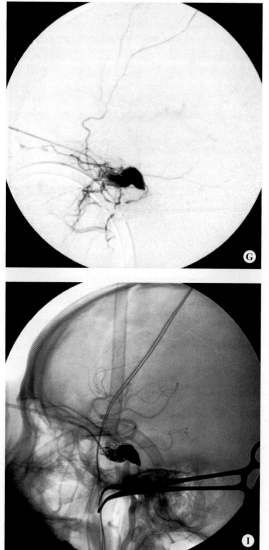

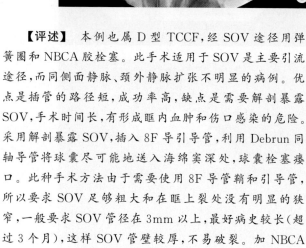

图 6-9-4  右侧 TCCF（续）

【评述】 双瘘口 TCCF 患者在造影时很难辨别瘘口多少，只有在栓塞治疗过程中才可体会和发现。多瘘口时有时导管无法进入较小的瘘口而不得不闭塞颈内动脉。但当两个瘘口相距较远呈独立瘘口时多可分别栓塞成功。

例 6-9-5（图 6-9-6）

男性，20 岁。车祸后 17 天出现颅内杂音。头颅 CT 示颅底骨折，右侧鼻腔内可见软组织块影，右侧海绵窦增大（A～C）。全脑 DSA 示右侧 TCCF，向眼上静脉、侧裂静脉及岩下窦引流，并可见一假性动脉瘤向鼻腔突出（D～F）。以 BALT 公司 2 号、3 号球囊栓塞后瘘口未完

【评述】 本例也属 D 型 TCCF，经 SOV 途径用弹簧圈和 NBCA 胶栓塞。此手术适用于 SOV 是主要引流途径，而同侧面静脉、颈外静脉扩张不明显的病例。优点是插管的路径短，成功率高，缺点是需要解剖暴露 SOV，手术时间长，有形成眶内血肿和伤口感染的危险。采用解剖暴露 SOV，插入 8F 导引导管，利用 Debrun 同轴导管将球囊尽可能地送入海绵窦深处，球囊栓塞瘘口。此种手术方法由于需要使用 8F 导管鞘和引导管，所以要求 SOV 足够粗大和在眶上裂处没有明显的狭窄，一般要求 SOV 管径在 3mm 以上，最好病史较长（超过 3 个月），这样 SOV 管壁较厚，不易破裂。加 NBCA 胶的作用是栓塞残留的小瘘口。

例 6-9-4（图 6-9-5）

男性，30 岁。车祸后 7 天出现颅内杂音和双眼突出、红肿。脑血管 DSA 示双侧 TCCF（A～D），A、B 为左侧颈内动脉造影，C、D 为右侧颈内动脉造影；右侧以 3 号球囊，左侧以 1 号球囊成功栓塞瘘口（E～I），E、F 为左侧颈内动脉造影，G、H 为右侧颈内动脉造影，I 为术后蒙片。

全栓塞(G、H)，但患者出现鼻血，紧急以1号球囊栓塞后瘘口完全栓塞(I)，鼻血停止，但ICA血流缓慢。5天后患者临床症状完全消失(J～L)。随访半年患者症状无复发。

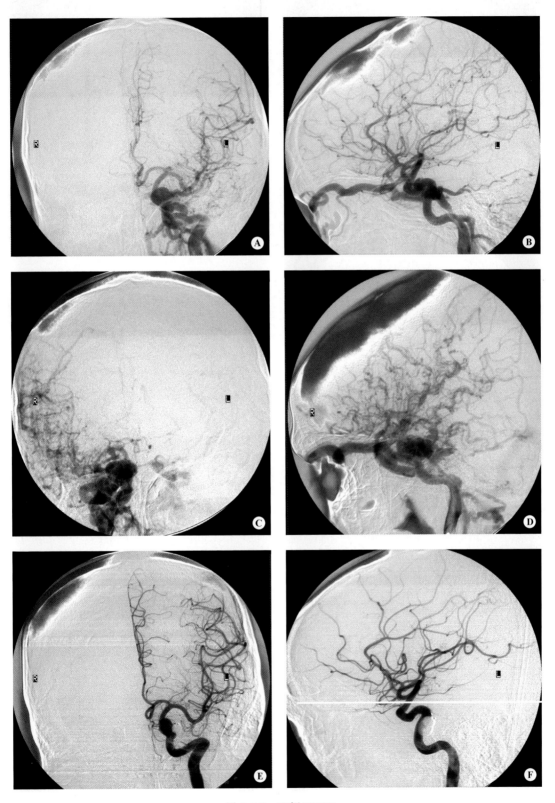

图 6-9-5　双侧 TCCF

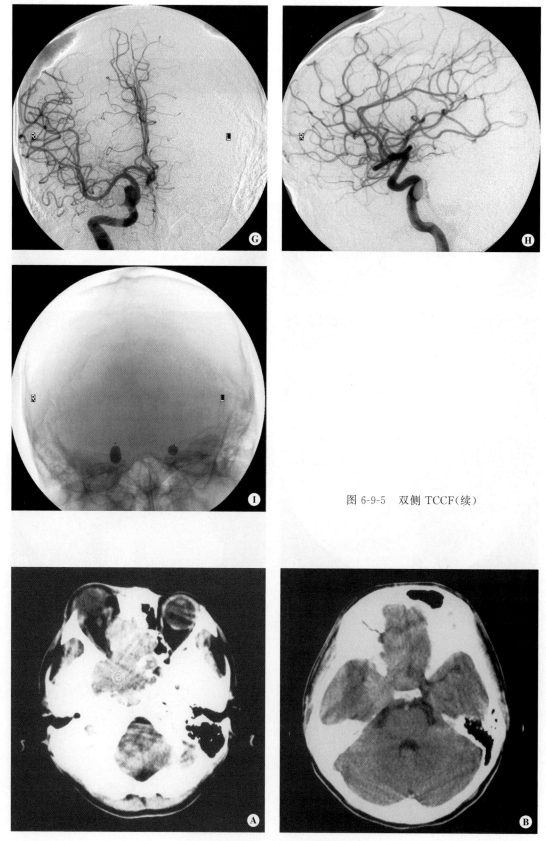

图 6-9-5　双侧 TCCF（续）

图 6-9-6　右侧 TCCF 并假性动脉瘤

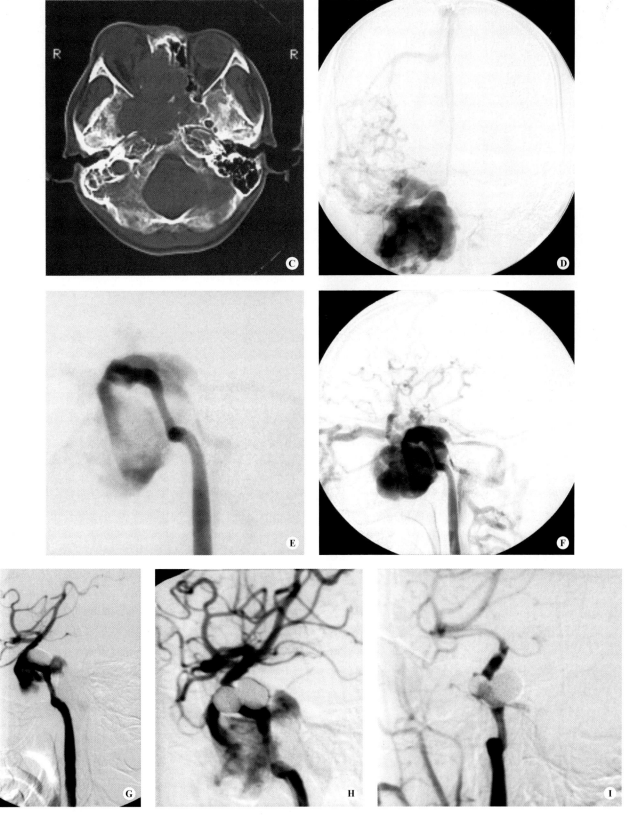

图 6-9-6 右侧 TCCF 并假性动脉瘤（续）

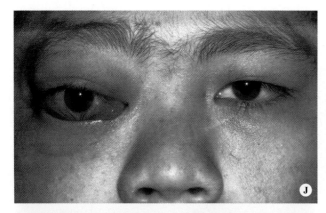

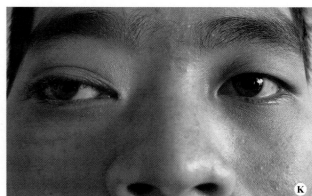

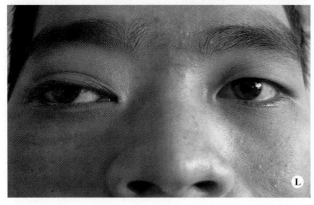

图 6-9-6　右侧 TCCF 并假性动脉瘤（续）

【评述】　假性动脉瘤为创伤性颈动脉-海绵窦瘘引起的并发症之一，如发生在鼻腔则会引起凶险的鼻出血，属创伤性颈动脉-海绵窦瘘急诊治疗范围之列。本例鼻腔假性动脉瘤是由于颅底骨折，同时损伤颈内动脉-海绵窦段及其分支和海绵窦前内侧壁，引起颈内动脉-海绵窦瘘，随后其周围纤维壁进行性搏动性扩大，向内、向下扩展进入蝶窦，最后进一步扩大发展进入鼻腔，形成鼻腔假性动脉瘤。此种动脉瘤壁薄且脆弱，容易破裂引起鼻腔大出血，且发病突然而凶险，早期诊断、急诊治疗非常重要，一旦确诊就应积极治疗，急诊行海绵窦瘘栓塞术，即使病史中尚未发生鼻出血者，也应如此，以防致死性鼻出血的发生。本例由于就诊及时，治疗方法得当，未引起严重出血，否则后果不堪设想。合并假性动脉瘤的病例闭塞颈内动脉可能是首选方案，而不合并假性动脉瘤的病例则应在闭塞瘘口时尽量保留颈内动脉。本病例采取可脱性球囊血管内栓塞颈内动脉海绵窦瘘的瘘口及鼻腔内假性动脉瘤，患者术后未再发生鼻腔大出血，痊愈出院。

（郭元星　王伟中）

# 第十节　急性缺血性脑卒中

急性缺血性脑卒中（脑梗死）是最常见的脑卒中类型，占全部脑卒中的 60%～80%。其急性期的时间划分尚不统一，一般指发病后 2 周内。

急性缺血性脑卒中的诊断可根据急性起病；局灶性神经功能缺损，少数为全面神经功能缺损；症状和体征持续数小时以上（溶栓可参照适应证选择患者）；脑 CT 或 MRI 排除脑出血和其他病变，以及脑 CT 或 MRI 有责任梗死病灶得以确诊。

## 缺血半暗区和治疗时间窗

脑缺血最严重区和正常灌注区之间的中间区为半暗带区，其血流已减少到神经元功能及相应的电活动中断，但尚能维持细胞膜泵和离子梯度水平，其特征为：

缺血性脑组织，位于严重缺血中心区周围的低灌注区。

可逆性及可变性，随着时间的推移，半暗带可转化为正常灌注区（时限性可逆），在不利条件下转化为梗死区（不可逆）。缺血中心区由于脑血流量严重不足或完全缺血导致脑细胞死亡，而缺血半暗影区内，由于侧支循环的存在，仍可获得部分血液供给，神经细胞功能虽受损但短期内尚存活，处于可逆状态，如在有效时间内及时恢复血液供应，则脑代谢障碍得以恢复，神经细胞可以存活并可恢复功能[175～177]。

关于超选择性动脉内溶栓的治疗时间窗，即能恢复神经功能又不至于或很少产生出血性并发症的时间带，意见尚不一致，一般认为发病后 2 小时内溶栓是最佳时机，大多数学者强调不超过 6 小时。但同时许多学者认为，脑梗死是一个动态的过程，并且与血管闭塞的部位、程度、侧支循环的开放、局部脑血流量、卒中的类型、患者的血压和年龄等密切相关。因此治疗时间窗并非刻板，在严格掌握好适应证的前提下，根据患者的具体情况可将时限适当延长[178~180]。

# 血管内介入治疗

急性缺血性脑卒中的处理应强调早期诊断、早期治疗、早期康复和早期预防再发。大多数脑梗死是动脉血管内血栓阻塞引起脑血液循环障碍，因而理想的方法是早期再通闭塞的血管，在缺血脑组织出现坏死之前恢复脑血液灌注水平。

血管内介入技术治疗超急性期缺血性脑卒中越来越受到人们的重视，这一技术可作为静脉溶栓治疗的辅助或替代治疗。

目前国内外已应用于急性缺血性脑卒中治疗的血管内介入技术包括两大类：

血管介入技术导引的动脉内药物性溶栓，包括应用 rt-PA、尿激酶、糖蛋白Ⅱb/Ⅲa 抑制剂等药物溶解血栓，恢复血流。

血管重建及血栓的机械性清除，如直接球囊血管成形术、血管内支架成形术、应用特殊器械的血栓抽吸、套取清除术。

本节讨论的是经导管动脉内溶栓疗法。即利用介入技术，将导管引入阻塞的脑动脉，置于血栓或者栓子附近，经导管注入溶栓药物，进行接触性溶栓，以达到溶解血栓，恢复血流的目的。该技术在所有血管内治疗技术中开展最为普遍，疗效正日益得到认可。《中国急性缺血性脑卒中诊治指南》2010 版推荐意见指出：

发病 6 小时内由大脑中动脉闭塞导致的严重脑卒中且不适合静脉溶栓的患者，经过严格选择后可在有条件的医院进行动脉溶栓（Ⅱ级推荐，B 级证据）。

发病 24 小时内由后循环动脉闭塞导致的严重脑卒中且不适合静脉溶栓的患者，经过严格选择后可在有条件的单位进行动脉溶栓（Ⅲ级推荐，C 级证据）[181]。

## 脑动脉溶栓治疗
### 适应证
年龄 18~80 岁。

脑功能损害体征持续超过 1 小时，且比较严重。

CT 排除脑出血，且无早期大面积脑梗死影像学改变。

发病在 6 小时（rt-PA 在发病 4.5 小时）之内，进展性卒中可延长至 12 小时。

高血压治疗前收缩压<180mmHg，舒张压<110mmHg。

患者和（或）家属同意。

### 禁忌证
既往史有颅内出血，包括可疑 SAH；近 3 个月有脑梗死或心肌梗死史，但陈旧小腔隙未遗留神经功能体征者除外；近 3 个月有头颅外伤史；近 3 周内有胃肠或泌尿系统出血；近 2 周内进行过大的外科手术；近 1 周内有不可压迫部位的动脉穿刺。

严重心、肾、肝功能不全或严重糖尿病者。

体检发现有活动性出血或外伤（如骨折）的证据。

凝血功能障碍，或已口服抗凝药，且 INR>1.5；48 小时内接受过肝素治疗（aPTT 超出正常范围）。

血小板计数 < $100 \times 10^9$/L，血糖 < 2.7mmol/L（50mg）。

血压：收缩压>180mmHg，或舒张压>100mmHg。

妊娠。

### 操作步骤
采用 Seldinger 技术经皮穿刺股动脉，行主动脉弓造影及全脑血管造影明确血栓闭塞部位，于动脉期观察各条动脉的形态是否完整，在毛细血管期观察脑实质的染色有无缺损。

交换置入导引导管，根据造影确定的闭塞血管，借助 DSA 路径图插入微导管，使其头端抵达血管闭塞部位。可选择以微导丝尝试通过闭塞段，将微导管部分插入血栓内，增大接触面积。

经微导管局部动脉内缓慢手推法注入溶栓药物。给药时间为 30 分钟至 2 小时，可持续缓慢推注，也可间隔小剂量团注。溶栓过程中间断冒烟查看血管的开通情况，并检查患者的神经症状及体征变化。

血管再通或药物总量达到一定限度（rt-PA50mg，尿激酶 100 万 U），即停止溶栓治疗。

### 并发症及其处理
溶栓治疗脑梗死有三大并发症，即出血（尤其是脑出血）、再灌注损伤和血管再闭塞。

#### 脑出血
针对溶栓治疗后颅内出血的危险因素采取相应的措施。病例选择要求年龄 < 80 岁。国外学者提出舒张压高于 100mmHg 是卒中溶栓引起出血并发症的危险因素。因此，在溶栓前，将血压控制在 180/110mmHg 以内，在治疗过程中，血压保持在 180/95mmHg 以内。在溶栓过程中密切监测出凝血时间（CT、PT）等，使其不超过对照值 1.5~2.5 倍。在溶栓药物选择方面，需具

体情况具体对待,根据年龄、临床症状、病史等具体调整,控制药物种类和使用总量[182]。

### 再灌注损伤

脑缺血后再灌注损伤而导致的脑水肿是溶栓过程中重要的并发症,并可能因此形成颅内高压而危及生命。脑缺血后和(或)血流再通后过氧化物脂质含量高,自由基生成过多,细胞外 $Ca^{2+}$ 快速内流,细胞内钙超载,加剧了脑组织损害。在防止脑缺血后再灌注损伤方面,术前术后应用脑保护液,防止脑损伤和脑水肿,可以防止急性脑梗死造成的半暗带区的神经细胞毒性物质对神经元的损伤,使脑组织损伤降至最低限度。

### 血管再闭塞

再闭塞的原因多是由于血栓被溶解后的血管内膜仍残留凹凸不平,易于继发血栓形成。溶栓前后的抗栓治疗成为解决再闭塞的主要措施。阿司匹林和低分子质量肝素仍然是抗栓治疗的一线药物,但应注意应用的时间

窗。溶栓后的抗凝一般应在停用溶栓药物 24 小时后进行。对溶栓术后,仍存留脑动脉器质性狭窄的病例,颅内动脉支架成形术可以重建畅通的血管,避免再闭塞。

## 病例评述

### 例 6-10-1(图 6-10-1)

女性,31 岁。突发左侧肢体无力、麻木 3 小时。查体:左侧上肢远端肌力 2 级,近端肌力 4 级,伸舌左偏,左侧肢体感觉减弱,左侧巴氏征(+)。CT 除外脑出血性卒中。急诊行脑血管造影可见右侧大脑中动脉闭塞(A、B)。置入微导管,将导管头端置于右侧大脑中动脉起始段,注入尿激酶 40 万 U,再次造影,见右侧大脑中动脉复通(C、D)。患者即时肢体感觉运动功能明显恢复,继续抗凝、神经营养治疗 1 周后,痊愈出院,无神经后遗症状。

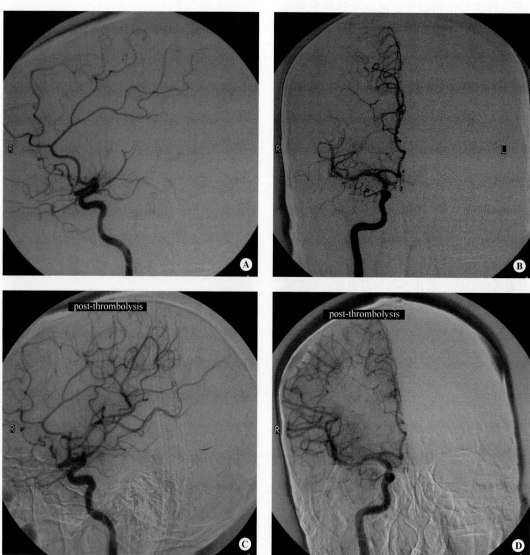

图 6-10-1　右侧大脑中动脉闭塞

post-thrombolysis. 溶栓后

**例 6-10-2**（图 6-10-2）

女性,71 岁。突发意识障碍伴失语 5 个半小时余入院;既往有风湿性心脏病史 20 余年,二尖瓣关闭不全伴狭窄,时有胸闷、气喘发作,否认高血压、糖尿病病史。查体:浅昏迷,定向力、计算力、记忆力及语言无法查;眼底视乳头边界清、淡红色,A∶V＝1∶3,瞳孔对称,对光反射存在,角膜反射(±),鼻唇沟对称,伸舌无法查。辅助检查:CT 平扫未见明显改变;MR 示左侧颞叶海马 TWI 高信号。全脑血管造影示基底动脉主干闭塞(A、B),将微导管置入左椎动脉远端缓慢持续注入尿激酶 30 万 U 后采集,见基底动脉复通,远端分支显影良好(C、D);术后患者神志转清,可按照指令活动,能上抬前臂,瞳孔等大等圆、对光反射灵敏,四肢

肌力约 3 级,双下肢巴氏征消失,可言语;次日可回答简单的问题,但少言语,1 周后基本恢复正常。

【评述】 治疗急性脑缺血性卒中,血管内介入技术在理论上是具有直接针对性的手段,与静脉全身溶栓相比,似乎是更积极有效的措施。尤其是经导管超选择性脑动脉溶栓术,随着近年来国内外越来越多的临床实践,治疗程序日趋完善、合理,在严格掌握适应证,有效的时间窗内,有效率可达 80％甚至更高。最新的临床指南也对该项技术重新进行了评级推荐。相信随着临床研究的继续深入,这项技术将得以继续完善和发展,成为急性缺血性脑卒中治疗的重要手段。与此同时,机械性血栓套取清除的器械研发和临床试验正在进行中,初步结果令人鼓舞。

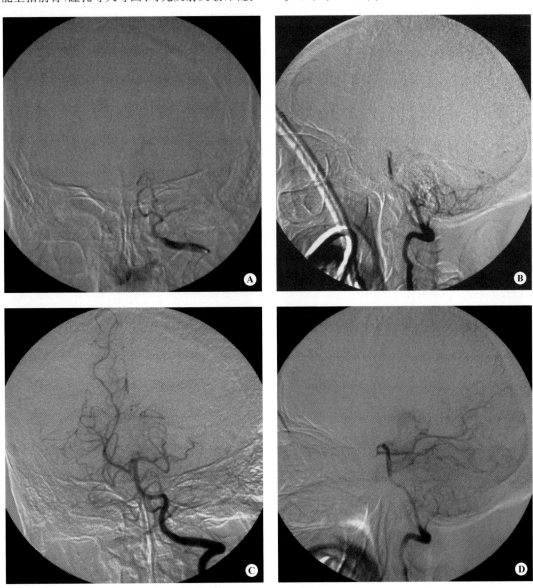

图 6-10-2 基底动脉主干闭塞

（乔宏宇 王晓白）

## 参 考 文 献

［1］饶明俐.《中国脑血管防治指南》摘要（三）. 中风与神经疾病杂志，2006，23（1）：4～8

［2］Geibprasert S，Pongpech S，Armstrong D，et al. Dangerous extracranial-intracranial anastomoses and supply to the cranial nerves：vessels the neurointerventionalist needs to know. Am J Neuroradiol，2009，30（8）：1459～1468

［3］柳登高，马绪臣，李保民. 颈外动脉危险吻合血管造影研究. 中华口腔医学杂志，2002，37（1）：24～27

［4］Gandhi D，Gemmete JJ，Ansari S，et al. Interventional neuroradiology of the head and neck. Am J Neuroradiol，2008，29（10）：1806～1815

［5］饶明俐.《中国脑血管防治指南》摘要（五）. 中风与神经疾病杂志，2006，23（3）：263

［6］Kim YK and Schulman S. Cervical artery dissection：pathology，epidemiology and management. Thrombosis Research，2009，23（6）：810～821

［7］Ohta H，Natarajan SK，Hauck EF，et al. Endovascular stent therapy for extracranial and intracranial carotid artery dissection：single-center experience. J Neurosur，2011，15（1）：91～100

［8］Maran AG，Amin M，Wilson HA. Radical neck dissection：a 19-year experience. J Laryngol Otol，1989，103（8）：760～764

［9］Powitzky R，Vasan N，Kremp G. Carotid blowout in patients with head and neck cancer. Ann Otol Rhinol Laryngol，2010，119（7）：476～484

［10］Saloner D，Uzelac A，Hetts S，et al. Modern meningioma imaging techniques. J Neurooncol，2010，99（3）：333～340

［11］汪求真，李铁林，段传志，等. 脑膜瘤血管造影和术前栓塞治疗. 第一军医大学学报，2005，25（8）：1028～1030

［12］Carli DFM，Sluzewski M，Beute GN，et al. Complications of particle embolization of meningiomas：frequency，risk factors，and outcome. AJNR Am J Neuroradiol，2010，31（1）：152～154

［13］Bendszus M，Monoranu CM，Schütz A，et al. Neurologic complications after particle embolization of intracranial meningiomas. AJNR Am J Neuroradiol，2005，26（6）：1413～1419

［14］Lesley WS and Rangaswamy. Balloon test occlusion and endosurgical parent artery sacrifice for the evaluation and management of complex intracranial aneurysmal disease. J NeuroIntervent Surg，2009，1（2）：112～120

［15］Abud DG，Spelle L，Piotin M，et al. Venous phase timing during balloon test occlusion as a criterion for permanent internal carotid artery sacrifice. AJNR Am J Neuroradiol，2005，26（10）：2602～2609

［16］Sanna M，Piazza P，Ditrapani G，et al. Management of the internal carotid artery in tumors of the lateral skull base：preoperative permanent balloon occlusion without reconstruction. Otol Neurotol，2003，25（6）：998～1005

［17］Mathis JM，Barr JD，Jungreis CA，et al. Temporary balloon test occlusion of the internal carotid artery：experience in 500 cases. Am J Neuroradiol，1995，16（4）：749～754

［18］Wanke I，Jackel MC，Goericke S，et al. Percutaneous embolization of carotid paragangliomas using solely onyx. AJNR Am J Neuroradiol，2009，30（8）：1594～1597

［19］Shah HM，Gemmete JJ，Chaudhary N，et al. Preliminary experience with the percutaneous embolization of paragangliomas at the carotid bifurcation using only ethylene vinyl alcohol copolymer（EVOH）Onyx. J NeuroIntervent Surg，2011，Published online

［20］Ozyer U，Harman A，Yildirim E，et al. Devascularization of head and neck paragangliomas by direct percutaneous embolization. Cardiovasc Intervent Radiol，2010，33（5）：967～975

［21］Gemmete JJ，Chaudhary N，Pandey AS，et al. Complete devascularization of a juvenile angiofibroma by direct percutaneous embolization with only ethylene vinyl alcohol copolymer（Onyx）through a single needle placement. J NeuroIntervent Surg，2011，3（2）：191～193

［22］Lee AWM，Foo W，Law SCK，et al. Nasopharyngeal carcinoma presenting symptoms and duration before diagnosis. HongKong Med J，1997，3（4）：355～361

［23］喻红之，阮盛祥，王沁，等.51例老年鼻咽癌临床分析. 老年医学与保健，2001，7（2）：120～122

［24］彭解人，李响. 老年鼻咽癌的流行病学及临床特点. 实用老年医学，2008，22（2）：93～95

［25］Sarrat AM，Pahak TF，Cooper JS，et al. Chemoradiotherapy in patients with locally advanced nasopharyngeal：A radiationtherapy oncology group study. J Chin Oncol，1990，8（8）：1342

［26］黄金华，黄晓明，张金明，等. 顺铂微球联合栓塞化疗治疗复发或晚期鼻咽癌. 中山医科大学学报，1996，17（2）：126～128

［27］邱蔚六. 口腔颌面外科学. 第5版. 北京：人民卫生出版社，2003：218～275

［28］Lowe SW. Cancer therapy and p53.Curr Opin Oncol，1995，7（6）：547～553

［29］汪跃平，游云华，梁军，等. 顺铂-碘化油混悬乳液经数字减影血管造影活动脉栓塞化疗对晚期舌癌的临床病理分析. 中华临床医师杂志（电子版），2010，4（9）：1658～1661

［30］徐克，腾皋军. Abrams 介入放射学. 第二版. 北京：人民卫生出版社，2010：1058

［31］McHoney M. Early human development：neonatal tumours：vascular tumours. Early-Hum-Dev，2010，86（10）：613～618

［32］Pratt AG. Birthmarks in infants. Arch Dermatol，1953，67（3）：302～305

［33］中华口腔医学会口腔颌面外科专业委员会脉管性疾病学组. 口腔颌面部血管瘤和脉管畸形治疗指南. 中华医学杂志，2008，88（44）：3102～3107

［34］Mulliken JB and Glowacki J. Hemangiomas and vascular malformations in infants and children：a classification bases on endothelialcharacteristics. Plast Reconstr Surg，1982，69（3）：412～422

［35］Waner M and Suen JY. Management of congenital vascular lesions of the head and neck. Oncology（Williston Park），1995，9（8）：989～994

［36］Vikkula M，Boon L，Carraway K，et al. Vascular dysmorphogenesis caused by an activating mutation in the receptor tyrosine kinasetie-2. Cell，1996，87（7）：1181～1190

［37］彭格红，俞松，曹永政，等. 小儿皮肤皮下血管瘤的超声诊断：增生期或退化期的判断. 中国医学影像技术，2007，23（11）：1703～1705

［38］Rak KM，Yakes WF，Ray RL，et al. MR imaging of symptomatic peripheral vascular malformations. Am J Roentgenal，1992，159(1)：107～112

［39］Baker LL，Dillon WP，Hieshima GB，et al. Hemangiomas and vascular malformations of the head and neck：MR characterization. Am J Neuroradiol，1993，14(2)：307～314

［40］Leonardi-Bee J，Batta K，O'Brien C，et al. Interventions for infantile haemangiomas（strawberry birthmarks）of the skin. Cochrane Database Syst Rev，2011，(5)：CD006545

［41］Prasetyono TO and Djoenaedi I. Efficacy of intralesional steroid injection in head and neck hemangioma：a systematic review. Ann Plast Surg，2011，66(1)：98～106

［42］Pope E，Krafchik BR，Macarthur C，et al. Oral versus high-dose pulse corticosteroids for problematic infantile hemangiomas：arandomized，controlled trial. Pediatrics，2007，119(6)：1239～1247

［43］彭小斌，张名高. 化疗药物局部注射治疗皮肤血管瘤36例. 皮肤病与性病，1999，21(3)：3

［44］Leboulanger N，Fayoux P，Teissier N，et al. Propranolol in the therapeutic strategy of infantile laryngotracheal hemangioma：A preliminary retrospective study of French expericence. Int J pediatr otorhinolaryngol，2010，74(11)：1254～1257

［45］Fabian ID，Ben Zion I，Samuel C，et al. Reduction in astigmatism using propranolol as first-line therapy for periocular capillary hemangioma. Am J ophthalmol，2011，151(1)：53～58

［46］Arneja J S. Management of complicated facial hemangiomas with beta-blocker（propranolol）therapy. Plast Reconstr Surg，2011，127(4)：1743

［47］Sans V，de-la-Roque ED，Berge J，et al. Propranolol for severe infantile hemangiomas：follow-up report. Pediatrics，2009，124(3)：423～431

［48］Onesti GM，Mazzocchi M，Mezzana P，et al. Different types of embolization before surgical excision of haemangiomas of face. Acta Chir Plast，2003，45(2)：55～60

［49］Valavanis A，Chrisroforidis G. Appllications of interventional neuroradiology in the head and neek. Semin Roentgenol，2000，35(1)：72～75

［50］刘帆，秦增辉，刘凤玲，等. 儿童皮肤、肌肉血管瘤的介入治疗. 临床放射性杂志，2004，23(11)：985～988

［51］贾玉林，张文峰，赵吉宏，等. 平阳霉素地塞米松联合治疗口腔颌面部脉管畸形. 现代口腔医学杂志，2005，19(2)：130～131

［52］赵福运. 先天性血管瘤及血管畸形的诊断和治疗. 中华口腔医学杂志，2007，40(3)：203～205

［53］李嘉朋，陈巨峰，李金，等. 小剂量平阳霉素在婴幼儿口腔颌面部血管瘤早期治疗中的应用. 中国口腔颌面外科杂志，2010，8(6)：513～517

［54］Young AE. Pathogenesis of vascular malformations. In：Mulliken JB，Young AE，editors. Vascular birth-marks：hemangiomas and malformations. Philadelphia：Saunders，1988：107～113

［55］Lee BB. Not all venous malformations needed therapy because they are not arteriovenous malformations. Dermatol Surg，2010，36(3)：347

［56］Boon LM，Mulliken JB，Enjolras O，et al. Glomuvenous malformation（glomangioma）and venous mal-formation：distinct clinicopathologic and geneticentities. Arch Dermatol，2004，140(8)：971～976

［57］Limaye N，Boon LM，Vikkula M. From germline towards so-

matic mutations in the pathophysiology of vascular anomalies. Hum Mol Genet，2009，18(R1)：65～75

［58］Greene AK，Alomari AI. Management of venous malformations. Clin Plastic Surg，2011，38(1)：83～93

［59］Mulliken JB，Glowacki J. Hemangiomas and vascular malformations in infants and children：a classification based on endothelial characteristics. Plast Reconstr Surg，1982，69(3)：412～422

［60］Finn MC，Glowacki J，Mulliken JB. Congenital vascular lesions：clinical application of a new classification. J Pediatr Surg，1983，18(6)：894～900

［61］Lee BB，Choe YH，Ahn JM，et al. The new role of magnetic resonance imaging in the contemporary diagnosis of venous malformation：can it replace angiography？J Am Coll Surg，2004，198(4)：549～558

［62］杨一林，段云友，曹铁生，等. 软组织海绵状血管瘤的超声特点. 中国医学影像技术，2004，20(1)：59～60

［63］Mandel L，Surattanont F. Clinical and imaging diagnoses of intramuscular hemangiomas：the Wattle sign and case reports. J Oral Maxillofac Surg，2004，62(6)：754～758

［64］Kohout MP，Hansen M，Pribaz JJ，et al. Arteriovenous malformations of the head and neck：natural history and management. Plast ReconstrSurg，1998，102(3)：643～654

［65］Jeong HS，Baek CH，Son YI，et al. Treatment for extracranial arteriovenous malformations of the head and neck. Acta Otolaryngol，2006，126(3)：295～300

［66］Kim JY，Kim DI，Do YS，et al. Surgical treatment for congenital arteriovenous malformation：10 years' experience. Eur J Vasc EndovascSurg，2006，32(1)：101～106

［67］Gresham TR，James YS，Rock L. Clinical course of arteriovenous malformations of the head and neck：A case series. Otolaryngol Head Neck Surg，2010，142(2)：184～190

［68］Erdmann MW，Jackson JE，Davies DM，et al. Multidisciplinary approach to the management of head and neck arteriovenous malformations. Ann R Coll Surg Engl，1995，77(1)：53～59

［69］Holt GR，Holt JE，Cortez EA，et al. Traumatic facial arteriovenous malformations. Laryngoscope，1980，90(12)：2011～2020

［70］Schwartz GF and Rankow RM. Traumatic arteriovenous fistula of the facial artery. Plast Reconstr Surg，1967，40(5)：453～456

［71］马廉亭，余泽，杨铭，等. 头颈部动静脉瘘治疗方法错误的分析. 中国临床神经外科杂志，2000，5(3)：131

［72］Saini A，Jackson JE. Arteriovenous fistulas of the facial artery after mandibular surgery：treatment by embolization. AJR Am J Roentgenol，2008，190(1)：35～40

［73］陈庄洪，蔡贤华，马廉亭，等. 外伤性动静脉瘘的诊断与治疗. 临床外科杂志，2004，12(3)：168～169

［74］李明华，顾斌贤，陈君彦，等. 复杂型动静脉瘘的血管内治疗. 介入放射学杂志，1999，8(4)：189～192

［75］Kademani D，Costello B J，Ditty D. An alternative approach to maxillofacial arteriovenous malformations with transosseous direct puncture embolization. Oral Surg Oral Med Oral Pathol Oral Radiol Endod，2004，97(6)：701～706

［76］Cheng KM，Chan CM，Cheung YL，et al. Endovascular treatment of radiation induced petrous internal carotid arteryaneurysm presenting with acute haemorrhage: A report of two cases. Acta Neurochir(Wien), 2001,143(4):351~356

[77] Willems PW, Farb RI, Agid R. Endovascular treatment of epistaxis. Am J Neuroradiol,2009,30(9): 1637~1645

[78] 庞志宏,马耀斌,张松林,等. 血管内栓塞治疗难治性鼻腔大出血. 中华放射学杂志, 1999,33(7):494

[79] 朱军,倪才方,刘一之. 鼻咽癌放疗后大出血的急诊栓塞治疗. 介入放射学杂志, 2009,18(1):26~28

[80] 潘力,马廉亭,薛德麟. 跨越技术治疗椎动脉假性动脉瘤与动静脉瘘. 中华神经外科杂志, 2005,21(2):95~96

[81] 王伊龙,王拥军,吴敌,等. 中国卒中防治研究现状. 中国卒中杂志, 2007,2(1):20~37

[82] Wong KS, Huang YN, Gao S, et al. Intracranial stenosis in Chinese patients with acute stroke. Neurolog, 1998,50(3):812~813

[83] Huang Y, Gao S, Li SW, et al. Vascular lesions in Chinese patients with transient ischemic attacks. Neurology, 1997,48(2):524~525

[84] Coutts SB, Hill MD, Eliasziw M, et al. Final 2 year results of the vascular imaging of acute Stroke for identifying predictors of clinical outcome and recurrent ischemic events (VISION) study. BMC Cardiovasc Disord, 2011,11: Published online

[85] 娄昕,姜卫剑,马林,等. 重度颅内动脉狭窄活体高分辨磁共振成像初探. 中华内科杂志, 2008,47(6):478~481

[86] Chimowitz MI, Lynn MJ, Howlett-Smith H, et al. Comparison of warfarin and aspirin for symptomatic intracranial arterial stenosis. N Engl J Med, 2005,352(13): 1305~1316

[87] Kasner SE, Chimowitz MI, Lynn MJ, et al. Predictors of ischemic stroke in the territory of a symptomatic intracranial arterial stenosis. Circulation, 2006,113(4): 555~563

[88] Jiang WJ, Wu Yu, Du B, et al. Outcome of patients with ≥70% symptomatic intracranial stenosis after wingspan stenting. Stroke, 2011,42(7): 1971~1975

[89] The ec/ic Bypass Study Group. Failure of extracranial-intracranial arterial bypass to reduce the risk of ischemic stroke. Results of an international randomized trial. N Engl J Med, 1985,313(19):1191~2000

[90] Siddiq R, Memon MZ, Vazquez G, et al. Comparison between primary angioplasty and stent placement for symptomatic intracranial atherosclerotic disease: Meta-analysis of case series. Neurosurgery, 2009,65(6):1024~1034

[91] Schumacher HC, Meyers PM, Higashida RT, et al. Reporting standards for angioplasty and stent-assisted angioplasty for intracranial atherosclerosis. Stroke, 2009,40(5):e348~365

[92] Mori T, Fukuoka M, Kazita K ,et al. Follow-up study after intracranial percutaneous transluminal cerebral balloon angioplasty. AJNR Am J Neuroradiol,1998,19(8): 1525~1533

[93] 姜卫剑,杜彬,王拥军,等. 症状性颅内动脉狭窄的造影分型与支架成形术. 中华内科杂志, 2003,42(8): 545~549

[94] 李宝民,王君,李生,等. 应用自膨式支架治疗颅内动脉狭窄. 中华神经外科杂志,2009,25(3):195~197

[95] Levy EI, Howington JU, Engh JA. Submaximal angioplasty and staged stenting for severe posterior circulation intracranial stenosis: a

technique in evolution. Neurocrit Care, 2005,2(2): 189~197

[96] American College of Cardiology Foundation, American Society of Interventional & Therapeutic Neuro- radiology, Society for Cardiovascular Angiography and Interventions, et al. ACCF/SCAI/ SVMB/ SIR/ ASITN 2007 clinical expert consensus document on carotid stenting: a report of the American College of cardiology foundation task force on clinical expert consensus documents ( ACCF/SCAI/SVMB/SIR/ASITN clinical expert consensus document committee on carotid stenting). Am Coll Cardiol, 2007,49(8):126~170

[97] 方向华. 中国卒中的流行现状及其影响因素. 中国脑血管病杂志, 2004,1(5): 233~237

[98] 《中国卫生年鉴》编辑委员会. 中国卫生年鉴. 北京:人民卫生出版社,2004:486~487

[99] Chen WH,Ho DSW,Ho SL,et al. Prevalence of extracranial carotid and vertebral artery disease in Chinese patients in coronary artery disease. Stroke, 1998,29(3):631~635

[100] European Carotid Surgery Trialists' Collaborative Group. MRC european carotid surgery trial: interim results for symptomatic patients with severe (70%~99%) or with mild (0~29%) carotid stenosis. Lancet,1991,337(8752):1235~1241

[101] North American Symptomatic Carotid Endarterectomy Trial Collaborators. Beneficial effects of carotid endarterectomy in symptomatic patients with high grade carotid stenosis. N Engl J Med,1991,325(7):445~453

[102] Hayashi K, Kitagawa N, Takahata H, et al. Endovascular treatment for cervical carotid artery stenosis presenting with progressing stroke: three case reports. Surg Neurol, 2002,58(2):148~154

[103] Randomised trial of endarterectomy for recently symptomatic carotis stenosis: final results of the MRC European Carotid Surgery Trial (ECST). Lancet, 1998, 351(9113):1379~1387

[104] Barnett HJM, Taylor DW, Eliasziw M, et al. Benefit of carotid endarterectomy in patients with symptomatic moderate or severe stenosis. North American Symptomatic Carotid Endarterectomy Trial Collaborators. N Engl J Med, 1998,339(20): 1415~1425

[105] Rothwell PM, Eliasziw M, Gutnikov SA, et al. Analysis of pooled data from the randomised controlled trials of endarterectomy for symptomatic carotid stenosis. Lancet, 2003, 361 (9352):107~116

[106] Executive Committee for the Asymptomatic Carotid Atherosclerosis Study. Endarterectomy for asymptomatic carotid artery stenosis. JAMA, 1995,273(18):1421~1428

[107] Halliday A, Mansfield A,Marro J, et al. Collaborative Group. Prevention of disabling and fatal strokes by successful carotid endarterectomy in patients without recent neurological symptoms: randomized controlled trial. Lancet, 2004,363(9420): 1491~1502

[108] 丛悦,邹英华. 颈动脉内膜剥脱术抑或颈动脉支架术:颈动脉狭窄手术治疗的金标准之争. 中国影像与介入治疗学, 2010, 7(3):332~335

[109] Zarins CK, White RA , Diet hrich EB , et al. Carotid revasculariza-

tion using endarterectomy or stenting systems (CaRESS): 42 year outcomes. J Endovasc Ther, 2009,16(4):397~409

[110] Ederle J, Featherstone RL, Brown MM. Randomized cont rolled trials comparing endarterectomy and endovascular treatment for carotid artery stenosis：a Cochrane systematic review. Stroke, 2009,40(4):1373~1380

[111] Liu Z, Shi Z, Wang Y, et al. Carotid artery stenting versus carotid endarterectomy：systematic review and meta analysis. World J Surg, 2009,33(3):586~596

[112] Gray WA, Hopkins LN, Yadav S, et al. Protected carotid stenting in high-surgical-risk patients：the ARCHeR results. J Vasc Surg, 2006,44(2):258~268

[113] Castellan L, Causin F, Danieli D, et al. Carotid stenting with filter protection：correlation of ACT values with angiographic and histopathologic findings. J Neuroradiol,2003,30(2):103~108

[114] Schonholz CJ, Uflacker R, Parodi JC, et al. Is there evidence that cerebral protection is beneficial? Clinical data. Cardiovasc Surg, 2006,47(2):137~141

[115] Yadav JS. Mark H, Wholey MH, et al. Protected carotid-artery stenting versus endarterectomy in high-risk patients. N Engl J Med, 2004,351(15): 1493~1501

[116] Kamonik C, Yen C, Grossman RG, et al. Intra-aneurysmal flow patterns and wall shear stresses calculated with computational flow dynamics in an anterior communicating atery aneurysm depend on knowledge of patient-specific inflow rates. Acta Neurochir(wien), 2009,151(5):479~485

[117] Shi C, Awad IA, Jafari N, et al. Genomics of human intracranial aneurysm wall. Stroke,2009,40(7): 1252~1261

[118] Rinkel GJ. Natural history, epidemiology and screening of unruptured intracranial aneurysm. Neuroradio,2008,35(2):199~203

[119] Siablis D. Intracranial aneurysms：reproduction of the surgical view using 3D-CT angiography. Eur J Radiol,2005,55(1):92~95

[120] 于宏伟，袁玉会，喻博，等．三维CT脑血管造影在脑动脉瘤诊断中注意点．中华神经外科,2007,23(6):414~417

[121] Sakamoto S. Subtracted 3D CT angiography for evaluation of internal carotid artery aneurysms：comparison with conventional digital subtraction angiography. AJNR Am J Neuroradiol,2006,27(6):1332~1337

[122] 郭元星，欧陕兴，曾小涛，等．双能量CT血管造影术在头颈部血管病变诊断中的应用．中华神经医学杂志,2010,9(9):940~943

[123] 郭元星，欧陕兴．双源CT在头颈部血管成像中的应用．华南国防医学杂志,2011,25(2):37~39

[124] 车东方，刘云会．颅内动脉瘤的诊断、治疗时机及方法．医学与哲学（临床决策论坛版）,2010, 31(7): 14~16

[125] Leffers AM, Wagner A. Neurologic complications of cerebral angiography. A retrospective study of complication rate and patient risk factors. Acta Radiol, 2000,41(3):204~210

[126] Molyneux AJ. International subarachnoid aneurysm trial (ISAT) of neurosurgical clipping versus endovascular coiling in 2143 patients with ruptured intracranial aneurysms：a randomised comparson of effects on survival, dependency, seizures, rebleeding, subgroups, and aneurysm occlusion. Lancet,2005,366(9488): 80~817

[127] Lylyk P, Cohen JE, Ceratto R,et al. Endovascular reconstruction of intraranial arteries by stent placement and combined techniques. J Nuerosurg, 2002,97(6):1306~1313

[128] Fiorela D, albuquerque FC, Han P, et al. Priliminary experience using the neurofom stent for the treatment of cerebral aneurysm. Nuerosurgery, 2004,54(1):6~16

[129] Sani S, Jobe KW, Lopes DK. Treayment of wide-nicked cerebral aneurysms with the Neurofom2 Treo stent, A prospective 6-month study. Nuerosurg Focus, 2005,18(18):4

[130] Moret J, Cognard C, Weill A, et al. Reconstruction technic in the treatment of wide-nick intracranial aneurysms, long-term angiograghic and clinical results,apropos of 56 cases. J Nueroradiol, 1997,24(1):30~44

[131] Aletich VA, Debrun GM, Mism M, et al. The remodeling technique of ballon-assisted Guglielm detachable coil plcement in wide-necked aneurysms experiens at the Univesity of Illonois at Chicago. J Nuerosurg, 2000,93(3):388~396

[132] Magoufis GL, Vrachliotis T, Stringaris KA. Covered stnets to treat partial recanalization of onyx-occluded diant intracavernous carotid aneurysm. J Endovasc Ther, 2004,11(6):742~746

[133] 赵继宗．微创神经外科学．第二版．北京：人民卫生出版社,2008:532~533

[134] 金锋，凌锋．颅内动脉瘤栓塞的并发症．中国实用医药,2010,5(5):231~233

[135] 贾秀华．颅内动脉瘤介入治疗并发症的护理进展．护士进修杂志,2009,24(11):975~976

[136] Liang W,Xiaofeng Y,Wusi Q,et al.Traumatic carotid cavernous fistula accompanying basilar skull fracture：a study on the incidence of traumatic carotid cavernous fistula in the patients with basilar skull fracture and the prognostic analysis about traumatic carotid cavernous fistula. J Trauma, 2007,63(5): 1014~1040

[137] Desal H, Leaute F, Auffray CE, et al. Direct Carotid-cavernous fistula. Clinical ,radiologic and therapeutic studies. J Neuroradiol,1997,24(2):141~148

[138] 凌锋，李铁林，刘树山．介入神经放射学．北京：人民卫生出版社,1991:84~99

[139] 凌峰，李铁林．介入神经放射影像学．北京：人民卫生出版社,2002:241~260

[140] 郭元星，李铁林．颈动脉海绵窦瘘血管内治疗的若干经验．广东医学, 2006,27(4):451~453

[141] 郭元星，李铁林，段传志，等．创伤性颈动脉海绵窦瘘血管内治疗．第一军医大学学报,2004,24(10):1177~1180

[142] Ringer AJ, Salud L,Tomsick TA. Carotid cavernous fistulas：anatomy, classification, and treatment. Neurosurg Clin N Am,2005,16(2):279~295

[143] Desal HA, Toulgoat F, Raoul S, et al. Ehlers-Danlos syndrome type IV and recurrent carotid-cavernous fistula：review of the literature, endovascular approach, technique and difficulties. Neuroradiology, 2005,47(4):300~304

[144] Kwon BJ, Han MH, Kang HS, et al. Endovascular occlusion of direct carotid cavernous fistula with detachable balloons：usefulness of

3D angiography. Neuroradiology, 2005, 47(4): 271～281

[145] Marden FA, Sinha-Roy S, Malisch TW. A novel approach to direct carotid cavernous fistula repair: hydrocoil-assisted revision after balloon reconstruction. Surg- Neurol, 2005, 64(2): 140～143

[146] Serbinenko FA. Balloon catheterization and occlusion of major cerebral vessel. J Neurosurg, 1974, 41(2): 125～145

[147] Debrun G, Lacour P, Vinuela F, et al. Treatment of 54 traumatic carotid-cavernous fistulas. J Neurosurg, 1981, 55(5): 678～692

[148] 范一木, 孙立军. 微创神经外科的进展和现状. 中国医师进修杂志, 2006, 29(5): 1～4

[149] 王武, 李明华, 李永东, 等. 经动脉途径血管内治疗51例外伤性直接性颈动脉海绵窦瘘. 介入放射学杂志, 2010, 19(4): 281～286

[150] 水少锋, 韩新巍, 王艳丽. 颈动脉海绵窦瘘的介入栓塞治疗. 中国现代药物应用, 2008, 2(10): 61～62

[151] 钱立峰, 李臻. 颈动脉海绵窦瘘的血管内介入治疗. 中国实用神经疾病杂志, 2009, 12(19): 23～25

[152] 姚瑞红, 赵卫, 易根发. 颈动脉海绵窦瘘血管内栓塞治疗的研究进展. 介入放射学杂志, 2009, 18(3): 237～240

[153] 曹明志, 黄永. 外伤性颈动脉海绵窦瘘的介入治疗. 当代医学, 2010, 16(29): 523～526

[154] Barrow DL, Spector RH, Braun IF, et al. Classification and treatment of spontaneous carotid-cavernous sinus fistula. J Neurosurg, 1985, 62(2): 248

[155] Ota H, Takase K, Igarashi K, et al. MDCT compared with digital subtraction angiography for assessment of lower extremity arterial occlusive disease: importance of reviewing cross sectional images. AJR Am J Roentgenol, 2004, 182(6): 201～209

[156] 陈锦, 曹代荣, 李银官, 等. MSCT双期血管成像对颈内动脉海绵窦瘘的临床诊断价值. 放射学实践, 2009, 24(11): 1195～1198

[157] 刘琼, 刘孟涛. 多层螺旋CT对外伤性颈动脉海绵窦瘘的价值探讨. 医学影像学杂志, 2010, 20(3): 325～327

[158] Yamada SM, Masahira N, Shimizu K. A migraine-like headache induced by carotid-cavernous fistula. Headache, 2007, 47(2): 289～293

[159] Vattoth S, Cherian J, Pandey T. Magnetic resonance angiographic demonstration of carotid-cavernous fistula using elliptical centic time resolved imaging of contrast kinetics (EC-TRICKS). Magn Reson Imaging, 2007, 5(8): 1227～1231

[160] 魏炜. 颈动脉海绵窦瘘眼眶彩色多普勒超声检查临床意义探讨. 国际眼科杂志, 2010, 10(7): 1435～1436

[161] 梁红. 彩色多普勒超声对颈动脉-海绵窦瘘的诊断价值. 实用医学影像杂志, 2007, 8(4): 256～258

[162] Koh JS, Kim GK, Kim EJ, et al. Serial angiographic evolutionand regression of traumatic aneurysm of the internal carotidartery associated with a carotid cavernous fistula. Trauma, 2008, 64(5): E76～80

[163] 孙树清, 吴中学, 张友平, 等. 弹簧圈栓塞介入治疗难治性颈动脉海绵窦瘘7例. 南通大学学报(医学版), 2005, 25(1): 63～64

[164] Archondakis E, Pero G, Valvassori L, et al. Angiographic follow up of traumatic carotid cavernous fistulas treated with endovas-

cular stent graft placement[J]. AJNR Am J Neuroradiol, 2007, 28(2): 342～347

[165] 张思迅, 李放, 袁越, 等. 覆膜支架治疗颈内动脉假性动脉瘤合并海绵窦瘘一例报告并文献复习. 中华神经外科杂志, 2010, 2(5): 416～448

[166] 宁志光, 吕明, 吴中学, 等. 带膜支架血管内治疗颅内动脉瘤和颈动脉海绵窦瘘(附15例报告). 中国神经精神疾病杂志, 2008, 34(2): 112～115

[167] 王永利, 程永德, 李明华. 覆膜支架治疗颅内动脉疾病. 介入放射学杂志, 2010, 19(4): 331～335

[168] 张小军, 王如密, 王守森. 覆膜支架治疗完全盗血型颈动脉海绵窦瘘. 中国临床神经外科杂志, 2010, 15(3): 129～131

[169] 李江涛, 王朝华, 谢晓东. 颈动脉海绵窦瘘的介入治疗及新进展. 华西医学, 2009, 24(6): 1601～1603

[170] 郭元星, 李铁林, 段传志, 等. 创伤性颈动脉海绵窦瘘的血管内治疗(附108例分析). 中国微侵袭神经外科杂志, 2006, 11(5): 231～232

[171] 郭元星, 李铁林, 段传志, 等. 创伤性颈动脉海绵窦瘘介入治疗的临床效果影响因素分析. 中国微侵袭神经外科杂志, 2005, 9(10): 436～439

[172] 郭元星, 李铁林, 欧陕兴, 等. 血管内栓塞外伤性颈动脉海绵窦瘘126例随访结果. 中华神经医学杂志, 2007, 6(10): 1022～1024

[173] 孙哲, 刘亮, 买买提力·艾沙. 36例创伤性颈动脉海绵窦瘘术后及随访结果分析. 新疆医科大学学报, 2010, 33(3): 267～270

[174] Jung JY, Kim SH, Kim DJ, et al. Navigation-assisted transsphenoidal deflation of a detachable balloon in the cavernous sinus after embolization jof a direct carotid-cavernous fistula. Acta Neurochir (Wien), 2007, 149(2): 207～212

[175] von Kummer R and Hacke W. Safety and efficacy of intravenous tissue plasminogen activator and heparin in acute middle cerebral artery stroke. Stroke, 1992, 23(5): 646～652

[176] Byrne JV. Interventional neuroradioligy: an emerging subspeciality. Clin Radiol, 1997, 152(12): 891～902

[177] Zeumer H, Freitag HJ, Zanella F, et al. Local intra-arterial fibrinolytic therapy in patients with stroke : urokinase versus rt-PA. Neuroradiology, 1993, 35(2): 159～162

[178] 毕敏, 马琪林, 童绥君, 等. 不同动脉供血区急性脑梗死患者不同时间窗动脉溶栓治疗的疗效观察. 临床神经病学杂志, 2007, 20(5): 343～345

[179] Higashida RT, Furlan AJ, Roberts H, et al. Trial design and reporting standards for intra-arterial cerebral thrombolysis for acute ischemic stroke. Stroke, 2003, 34(8): e109～137

[180] 胡文立, 徐霁华, 秦伟. 动脉内溶栓治疗急性脑梗塞的疗效观察. 临床神经病学杂志, 2008, 21(3): 224～226

[181] 中华医学会神经病学分会脑血管病学组急性缺血性脑卒中诊治指南撰写组. 中国急性缺血性脑卒中诊治指南2010. 中华神经科杂志, 2010, 43(2): 1～8

[182] Mattle HP, Arnold M, Georgiadis D, et al. Comparison of intraarterialand intravenous thrombolysis for ischemic stroke with hyperdensemiddle cerebral artery sign. Stroke, 2008, 39(2): 379～383

(本章责任主编 王伟中)

# 第七章　胸部疾病

## 第一节　咯　血

**咯血是指呼吸道出血(不包括鼻咽腔)被咳出的临床表现,**可见于多种呼吸系统和全身性疾病。大咯血由于严重失血、血氧不足和窒息,死亡率高达 50%～100%。其中由急性大出血引起窒息更是临床上的致命事件。而长期反复的中小量咯血则给患者带来较大的心理负担,不利于呼吸系统原发病变的控制,如使感染加重或迁延不愈等。早在 1974 年 Remy 首先采用支气管动脉栓塞治疗大咯血。三十多年来由于介入放射学技术的进展,微导管和新型材料的研制,动脉栓塞术已成为控制呼吸道出血的有效治疗方法。文献报道栓塞止血的成功率为 76.7%～96%。随着对咯血供血来源动脉复杂性的认识及 CT 动脉造影(computer tomographic angiography,CTA)介入术前的辅助检查,病变动脉的发现率与栓塞治疗的成功率提高,栓塞止血的近期与远期效果都得到提高。(主编评论:咯血,特别是大咯血,是临床治疗的难题,且致死率极高。常规内科止血治疗疗效差强人意,外科手术治疗往往无从下手,反而动脉栓塞止血成了"香饽饽"。业者为此不辞劳苦进行急诊治疗,救人于危难之中,功莫大焉。而术后咯血复发也常常困扰着患者和医生。本节编者在呼吸系统疾病研究中心工作,对此有深入研究和丰富经验,可以期盼他给我们更多的帮助。)

### 应用解剖

根据起源及进入肺内的路径不同,向支气管供血的体动脉包括以下三种:

正常起源的支气管动脉,其发自降主动脉,最常见于 $T_5$～$T_6$ 水平。

异位支气管动脉,起源超出 $T_5$～$T_6$ 水平(主气管水平),起自主动脉弓、胸廓内动脉、甲状颈干、头臂动脉、心包膈动脉、膈下动脉和腹主动脉。异位支气管动脉的分支走向与主支气管一致(图 7-1-1 和图 7-1-2)。

非支气管动脉性体动脉侧支(non-bronchial systemic artery,NBSA),为来自胸部体动脉向支气管和肺实质供血的侧支动脉,经粘连的胸膜或肺韧带进入肺

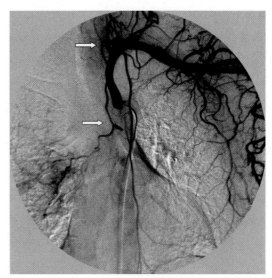

图 7-1-1　起源于左侧甲状颈干的异位右支气管动脉

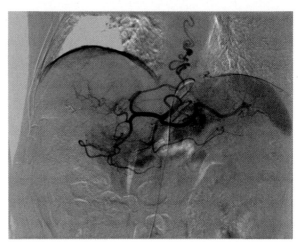

图 7-1-2　起源于左肝动脉的异位左支气管动脉

实质,走向与主支气管并不一致[1]。常见的 NBSA 起源为肋间动脉、胸廓内动脉、胸外侧动脉、肋颈动脉、甲状颈干、胸最上动脉、膈下动脉等,个别起源于肝动脉、肠系膜上动脉等(图 7-1-3)。

NBSA 可以是大咯血的最重要供血动脉,甚至是唯一的来源,尤其在慢性肺部病变伴有严重胸膜增厚的病例。下表为文献报道的 NBSA 检出率。不同的 NBSA 检出率与不同治疗组的原发病构成有关,与探查技术也有一定关系。如江森组病例以肺结核为主,符合胸膜增厚诱发 NBSA 生成的关系(表 7-1-1)。

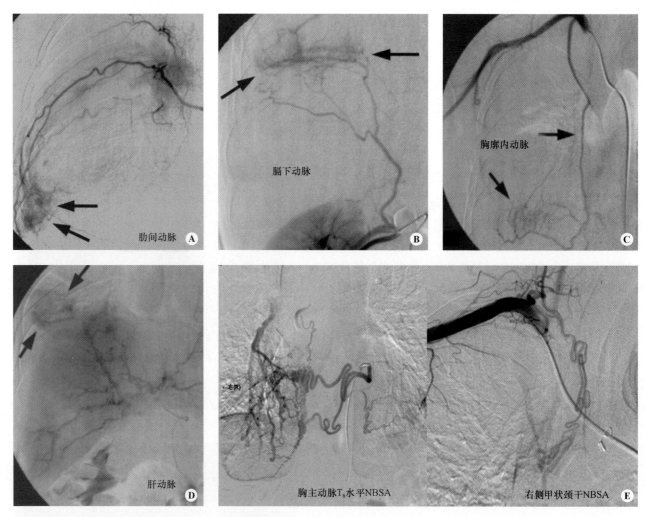

图 7-1-3 各种起源的 NBSA

**表 7-1-1 非支气管动脉性体动脉侧支出血来源检出率**

| 研究者 | 年份 | 年数 | 例数 | NBSA(%) |
|---|---|---|---|---|
| Goh PYT[2] | 1993～1999 | 6 | 103 | 33.0 |
| Chun JY[3] | 2002～2008 | 6 | 50 | 8.7 |
| Cheng LF[4] | 2000～2003 | 3 | 34 | 41.0 |
| 江森[5] | 2003～2008 | 5 | 139 | 52.5 |
| 于世平[6] | 1999～2006 | 7 | 146 | 8.2 |
| 伍筱梅[7] | 2007～2009 | 2+ | 103 | 41.4 |

## 病因

有超过 40 种疾病可以引起咯血,包括许多系统性疾病。咯血的病因多样,主要为支气管扩张症、肺结核、肺癌、肺脓肿、肺血管性疾病(肺动静脉畸形、动脉瘤)、肺急性传染病(流行性出血热、肺钩端螺旋体病)、先天性心脏病等。临床上以前三者最为常见。值得注意的是,肺深部真菌感染引起咯血的病例在临床上有增多的趋势。

## 大咯血的定义

大咯血的界定目前尚无统一的标准。国外文献报道的标准从 100ml/24h 至数天内 1000ml 不等,较广泛采用的标准为每天出血量 300～600ml。国内常用标准定为:24 小时咯出血量在 100ml(痰中带血)以内为少量咯血,24 小时咯出的血量在 100～500ml 为中等量咯血,24 小时咯出的血量达 500ml 以上,或一次咯血量超过 300ml 者为大咯血。

## 影像诊断

影像诊断的最重要目的是为判断出血来源提供更多的影像学信息。

### 胸部 X 线摄影

胸片是常规检查方法。可检出常见的原发病,如结核、支气管扩张症、肺脓肿、肺肿瘤等。X线片表现阴性的病例要注意仔细观察，以期发现血管畸形和其他微小病变。肺泡内积血可表现为两肺（主要为下肺叶）或某肺叶肺段内高密度的斑片状阴影，要注意与肺部感染鉴别。当患者把肺内积血咳出后，短期内可见明显的变化。

### CT 和 CTA

除可更好地显示原发病外，对肺泡内积血的观察较普通胸部摄影更清楚和明确。多层螺旋CT扫描可以重建病变的支气管动脉、异位支气管动脉和NBSA等可疑出血源动脉，对提供异常血管的解剖信息很重要[8,9]。术前对异常解剖来源的全面了解，减少了术中遗漏病变动脉栓塞的机会，对提高介入治疗效果有较大价值。Young Cheol[10]认为DSA显示的支气管动脉，有87%可在MSCTA中得到显示。与出血有关的病变支气管动脉和NBSA，MSCTA对其显示的比率是：前者为100%，后者为62%。而有些CTA确认的病变支气管动脉，在DSA上未能显示，则可能与部分介入术者的操作技术有关（图7-1-4和图7-1-5）。

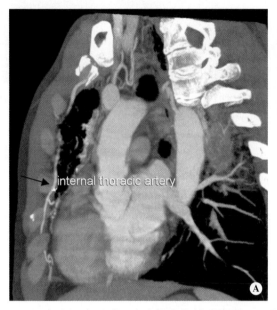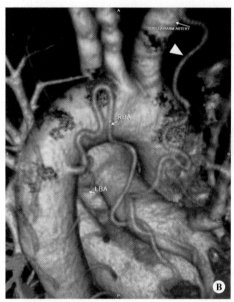

图 7-1-4　MPR 重建显示右侧胸廓内动脉增粗、迂曲，向肺内形成血管网（A，黑色箭头）。VR 重建显示右侧胸廓内动脉增粗、迂曲，向右肺行走（B，白色三角箭头）

internal thoracic artery. 胸廓内动脉；LBA. 左支气管动脉；RBA. 右支气管动脉

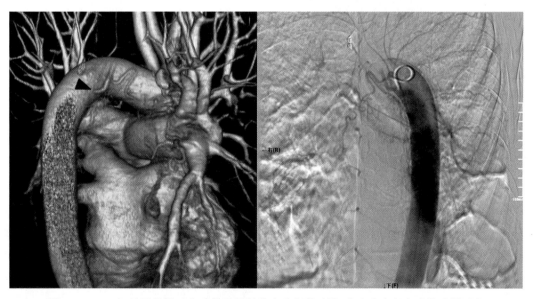

图 7-1-5　CTA 显示起源于主动脉弓的异位右支气管动脉，介入术中经主动脉造影证实

**DSA**

选择性动脉造影是确认咯血责任血管最直接和最重要的手段。常见的异常发现如下：

对比剂外溢，为活动性出血的直接征象。对比剂可外溢至血管周围间质而形成形态不规则的异常染色，甚至可显示部分支气管树。术中发现此种情况时，患者可同时发生呛咳及咯血(图7-1-6和图7-1-7)。

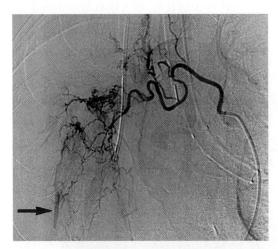

图 7-1-6　右支气管动脉造影示动脉分支增多、紊乱，可见造影剂外渗，右下肺支气管分支显影

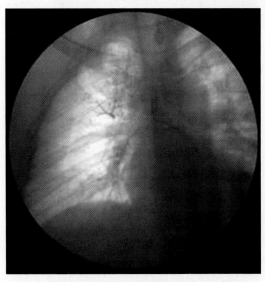

图 7-1-7　男性，49 岁。不明原因反复咯血 4 年。行右侧支气管-肋间动脉干造影，动脉晚期可见右上肺支气管显影，提示出血源自右侧肋间动脉增生的 NBSA 分支

供血动脉迂曲、扩张最为常见，扩张的支气管动脉管径可达正常者的数倍至十数倍(图7-1-8)。

丛状增生的异常小血管网，多见于肺部病变广泛并胸膜显著增厚粘连者或有肺手术史者。

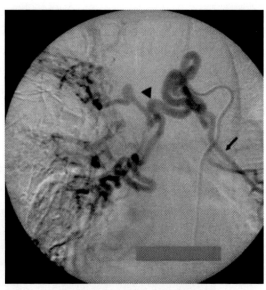

图 7-1-8　男性，25 岁。结核性支气管扩张。造影显示右侧支气管动脉高度扩张，直径数倍于左侧支气管动脉

**体肺循环分流**(bronchopulmonary shunt, BPS)是一个很重要的征象，对 BPS 征象的深入理解和认识，有助于判别和提高咯血的动脉栓塞术治疗效果，甚至预测咯血复发的可能性和复发间期。肺部病变广泛并胸膜显著增厚粘连者或有肺手术史者，发生复杂多发的 BPS 的概率更大。BPS 有三多的特点，即**多源性**，支气管动脉或多支NBSA 向同一瘘口分流；**多向性**，可从体动脉分支分流到肺动脉、肺静脉或同时分流到肺动静脉分支；**多点性**，BPS同时分布在不同肺野，或同一肺野出现多处分流。某处的分流可为多源供血[11](图7-1-9~图 7-1-11)。

供血动脉瘤样扩张。

Rasmussen 动脉瘤(图7-1-12)，是在结核空洞基础上发展而成的肺动脉末梢假性动脉瘤，也是一种出血来源，当支气管动脉和非支气管动脉体动脉侧支栓塞后仍控制不住出血，要注意肺动脉分支来源的出血病变。

如何提高 DSA 对病变血管，尤其是异位起源的病变分支的显示效率？笔者提出值得注意的几点：

**手推对比剂造影欠妥**。在支气管动脉探查性造影时，一些术者习惯性采用手工推注对比剂。根据笔者的经验，手推注射对比剂造影，容易遗漏 BPS，尤其是大分流量的 BPS。如患者的原发肺部病变广泛，胸膜增厚明显或有手术史者，应采用高压注射器造影。一般可用1~2ml/s，总量 5~10ml，以充分显示病变血管参与动静脉分流的情况，如与哪根血管发生分流，甚至可逆行充盈其他参与分流的侧支血管，为彻底栓塞治疗提供更多的线索(图7-1-13)。(主编评论：编者认为手推对比剂造影的速率和总量不够且达不到匀速，所以血管显影质量不高。还有两种理由，即术者因此而接触更大剂量的 X

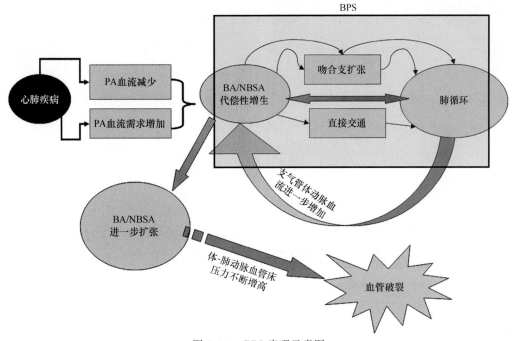

图 7-1-9　BPS 病理示意图

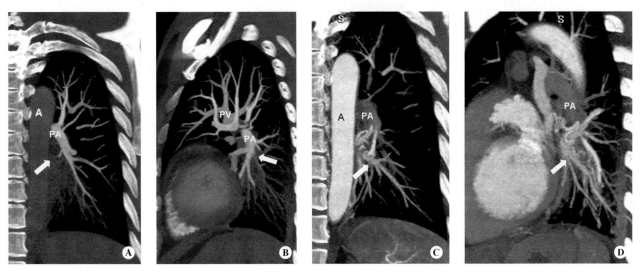

图 7-1-10　CTA 证实的 BPS：肺动脉期，右下肺动脉分支无对比剂充盈，类似 PE 改变（右下肺动脉分支接受来自体动脉的血流高压灌注所致）。主动脉期，右下肺动脉分支充盈，诊断为体动脉-肺动脉分流，排除肺栓塞
肺动脉期（冠状面）（A）；肺动脉期（矢状面）（B）；肺动脉期（冠状面）（C）；肺动脉期（矢状面）（D）。A. 主动脉；PA. 肺动脉；PV. 肺静脉

线和推注过快造成脊髓动脉损伤。但在紧急情况下和导管头端不稳时也需要手推造影，关键是要做到低速、匀速和够量。）（编者回应：呵呵，我的意思是造影采集，而不是"冒烟"。对体肺分流量大的，手推注采集常常难以达到全面显示分流细节的效果。）

**是否常规进行胸主动脉造影？** 有国外学者把胸主动脉造影作为检测咯血责任动脉的第一个常规步骤[12]。但从文献资料显示的图片以及笔者的经验判断，胸主动脉造影对起源于主动脉的细小的病变血管显示不尽如人意，对粗大病变血管的起始位置有一定的显示能力（此类血管，导管选择性探查一般都能找到），但对血管远端的病理状况通常难以表达，如 BPS 等。笔者更推荐术前 CTA 检查，其价值更大。建议在以下情况采取主动脉造影：CTA 已经明确异位支气管动脉或 NBSA 开口，但反复探查导管不能探及；或术前无 CTA 参考又经反复探查未能发现异常血管者。（主编评论：所见极是。常规行主动脉造影增加了对比剂用量且效率不高，必要时进行较合理。）

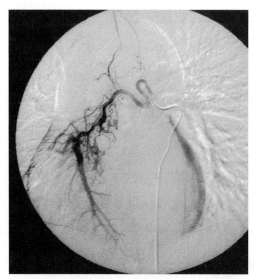

图 7-1-11　男性,21 岁。结核性支气管扩张。
选择性动脉造影显示右侧支气管动脉扩张、
迁曲,并与右下肺动脉分支发生分流

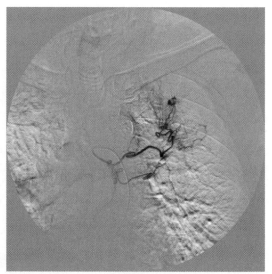

图 7-1-12　Rasmussen 动脉瘤

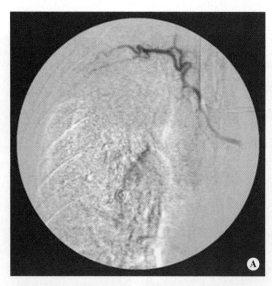

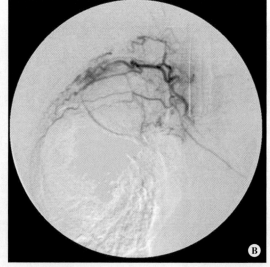

图 7-1-13　男性,64 岁。结核性支气管扩张大咯血。手工推注造影,显示右侧第一肋间动脉末梢分支未
充分显影(A)。高压注射器造影,1ml/s,总量 5ml。显示右第一肋间动脉发出网状病理血管分支,与右
上肺静脉形成多点动静脉短路(B)

**肱动脉-腋动脉体外阻断状态下锁骨下动脉造影**值
得提倡,因为异位支气管动脉与 NBSA 起源广泛,以锁
骨下动脉为始发点的肩颈部和胸壁血管是最常见的异
位支气管动脉与 NBSA 所在。

笔者报道的一组 103 例,起源于两侧锁骨下动脉区
的病变动脉占所有病变动脉的 21.5%,其中源自胸廓内
动脉的病变动脉分支又占全部异位支气管动脉和
NBSA 的 56.25%[7]。该区域动脉起源复杂,大部分患
者,尤其老年患者,两侧甲状颈干和胸廓内动脉插管路
径"崎岖",难度大而耗时长。能否迅速判明胸廓内动脉

等肩颈和胸壁起源动脉是否参与咯血供血,对是否进一
步实施该区域超选择插管却是常常困扰术者的问题。
大部分术者首次介入治疗时,只要发现主要供血动脉并
进行了栓塞,就不再进行该区域的血管造影,忽略其参
与病变供血的可能性,此乃约 1/5 咯血病例短期复发的
原因。肱-腋动脉体外阻断后迫使注入的对比剂随血流
倒流至锁骨下动脉近端的分支、锁骨下动脉起始部,甚
至部分反流至主动脉弓,从而可充分充盈锁骨下动脉全
程、胸廓内动脉、甲状颈干等分支血管的主干和末梢,甚
至显示 BPS,为快速排查前胸壁和颈肩部异常动脉提供

了一个卓有成效的手段（图 7-1-14 和图 7-1-15）。方法见后技术要点。

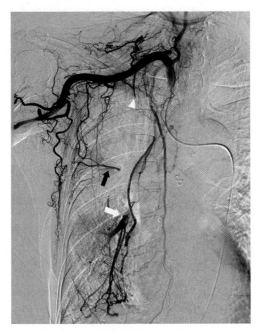

图 7-1-14　女性，75 岁。支气管扩张症并大咯血。肱动脉-腋动脉体外阻断状态下锁骨下动脉造影发现来源于多处的 NBSA：胸外侧动脉-肺静脉 BPS（黑箭头）；锁骨下动脉-肺静脉 BPS（三角白箭头）和胸廓内动脉-肺动脉 BPS（白箭头）

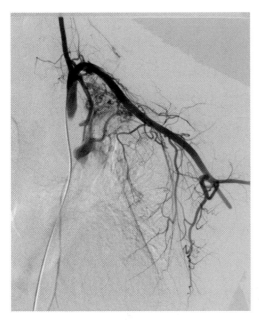

图 7-1-15　肱动脉-腋动脉体外阻断造影显示右侧锁骨下动脉大量异常动脉分支增生，并与右上肺动脉分支发生 BPS

### 纤维支气管镜

条件允许的情况下可进行气管和支气管内镜检查，

以观察出血部位及原因，能为介入治疗提供较有价值的意见。

## 介入治疗

向出血部位供血的支气管动脉和 NBSA（即责任血管）栓塞是治疗咯血的主要手段。

### 适应证

急性大咯血，内科治疗无效者。

反复大咯血，肺部病变广泛或肺功能差，无法做肺切除术；需手术治疗，但暂时不具备手术条件，必须先控制出血。

手术后咯血复发。

长期、反复中小量咯血药物治疗效果不好，对患者的生活质量及心理造成影响者。（主编评论：这在以往存在争论，可能被认为是非适应证。既然编者已经有这方面的良好经验，认为这是适应证也是理所当然。与时俱进嘛。）（编者回应：目前这部分患者占笔者所在医院接受咯血介入治疗者的比例有上升的趋势，患者多为寻求较药物治疗更有效的止血方法而主动要求接受动脉栓塞术，近期效果不错。是否应该成为适应证，大家可以讨论。）

### 禁忌证

肺淤血。

两肺弥漫性小动静脉畸形。（主编评论：编者列出以上禁忌证可能出于文献报道或者担心在这样的情况下栓塞治疗无效。临床上对于大出血一类情况想方设法止血是硬道理，否则患者就死路一条。面对致命的大咯血，只要认为动脉栓塞可能达到止血目的，禁忌证变得相对不重要了。）（编者回应：是的，本来好像没什么禁忌证，临床实际情况是，只要患者的血氧能维持，术中能平卧配合，就无所谓绝对禁忌。介入的适应证真是最宽限的了。笔者见过某医院患者因缺氧，做到一半就腾地坐了起来的。好可怕！创造条件让患者平稳平卧，当是大咯血介入治疗的首要和基本条件。）

### 围介入手术处理

栓塞治疗前，须向患者及家属详细解释治疗的目的、过程及判断可能发生的并发症。术前仔细分析咯血的可能病因，排除非呼吸系统出血，并做常规实验室和必要的影像学检查。

危重的大咯血患者，介入医生应与麻醉科或 ICU 医生紧密合作，以保障患者在救治过程中的安全。在介入手术准备和手术中,保持呼吸道通畅,防止患者再次突发大出血而窒息非常重要。对可自主呼吸的患者,脉搏氧饱和度能维持在 95% 以上者,可仅给予面罩呼吸,保障术中呼吸正常。对自主呼吸不能维持供氧的患者,必须进行辅助呼吸,使脉搏氧饱和度维持在 95% 以上。辅助呼吸根据患者术中是否有出血性反流导致窒息的危险选择不同的方式:反流危险小的可采用 Bipap(压力控制的无创通气),反流危险大的应首选呼吸机辅助呼吸。术中采取辅助呼吸的患者必须进行镇静和镇痛支持。镇痛常规使用静脉给药途径,给予阿片类镇痛药,常用的药物有芬太尼、舒芬太尼、瑞芬太尼。同时静脉给予镇静药物,常用的药物为咪达唑仑、丙泊酚。上呼吸机进行辅助呼吸的患者必要时加用中短效的非极化肌松药。并应该迅速建立输液通道,补充血容量,纠正休克;应用止血药;术中监测生命指征。

认识大咯血病变血管的多源性和供血方式的复杂性,术前争取 CTA 重建支气管动脉及 NBSA,对术中探查有重要意义。

**技术要点**

常规探查造影顺序:第一步,寻找胸主动脉起源的支气管动脉分支及 NBSA。确认后以 1.0～2ml/s、总量 5～10ml 向可疑病变血管注入对比剂造影。第二步,肱-腋动脉临时阻断后行左和(或)右锁骨下动脉造影(根据 CT

检查结果,两侧肺部弥漫病变者行双侧造影,一侧病变者行病变侧造影),对比剂流速为 6ml/s、总量 18～24ml。造影前,以血压计袖带于上肢根部对同侧肱-腋动脉段加压(压力 >300mmHg)以临时阻断腋动脉离心血流。同侧胸廓内动脉全程及终末分支充分显影,同时侧胸壁血管末梢分支充分显影为满意(图 7-1-16)。第三步,探查腹主动脉段起源的 NBSA,包括两侧膈下动脉、腹腔动脉、肾动脉等,对比剂剂量 1～3ml/s、总量 5～15ml 不等。

探查造影使用的导管:胸主动脉段起源的支气管动脉以 4F Cobra C2 导管为主,必要时采用 4F Yashiro 导管、4F RH 导管等;锁骨下动脉使用猎头导管,必要时用 Simmon 5F 导管。

造影明确病变血管后,采用微导管系统深入靶血管进行栓塞。临床应用于支气管动脉栓塞的栓塞剂有明胶海绵、弹簧钢圈、聚乙烯醇(PVA)、组织黏合剂等。明胶海绵是一种可吸收栓塞剂,单纯采用明胶海绵栓塞,病变血管极易在短期内重新开通,导致复发出血,尤其对有 BPS 形成和供血动脉高度扩张的病例。PVA 为一种不可吸收的长效栓塞剂,颗粒直径从 200～700μm,其中直径 350～500μm 的颗粒在临床上应用最为广泛,对防止咯血短期内复发具有明显的优势。实验研究证实支气管-肺动脉异常吻合的大小可达 325μm。如栓塞物直径小于 325μm 则可能经支气管-肺动脉短路导致肺梗死,或经支气管动脉-肺静脉引起体动脉分支的栓塞。

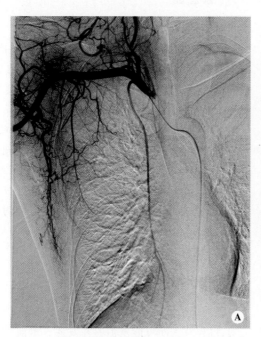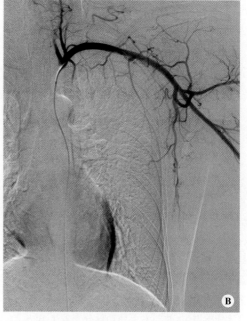

图 7-1-16 咯血患者,男性,26 岁。右锁骨下动脉造影(肱动脉-腋动脉阻断),右侧胸廓内动脉全程、甲状颈干及其他分支充分显影(A);左锁骨下动脉造影(肱动脉-腋动脉无阻断),左侧胸廓内动脉及甲状颈干显示不满意(B)。

为避免误栓并发症,推荐使用直径 $350\sim500\mu m$ 的 PVA 颗粒做支气管动脉栓塞。一般情况下可单独采用直径 $300\sim700\mu m$ 的聚乙烯醇颗粒栓塞。异常粗大的病变供血动脉则以明胶海绵($0.5mm\times10mm\sim1mm\times10mm$)行主干的巩固性栓塞。遇需要进行血流方向限定时采用弹簧钢圈进行截流(血流再分布),如胸廓内动脉中上段广泛的纤细病变胸膜支,微导管无法进入,则进行胸廓内动脉主干远段截流,按顺序先放置钢圈、再注入明胶海绵条,中断其向远端的血流。确定对比剂不再进入胸廓内动脉远端而反流入中上段的病变分支后,稍后撤导管再注入 PVA 实现病变分支的栓塞,同时也保障了胸廓内动脉末梢分支不发生末梢性栓塞。此外,要避免栓塞胸部重要脏器的供血末梢分支,如脊髓、食管和主动脉壁的营养动脉等,以防不可估计的严重并发症的发生。

根据编者的经验以及国外文献报道,合并 BPS 的责任动脉,以直径大于 $350\mu m$ 的 PVA 颗粒进行栓塞是安全的,临床上并未观察到诸如肺梗死或体动脉意外栓塞的并发症。PVA 尤其适用于供血动脉纤细、动静脉短路丰富而短路前有广泛的纤细血管网,需采用微导管技术的病例。(编者按:对极度纤细的病变血管网,编者也尝试采用 $100\sim200\mu m$ 的 PVA 进行栓塞,目的是为了让 PVA 颗粒更充分地填充病变血管腔。)

液体栓塞剂现已不推荐应用于支气管动脉栓塞,因其可引起组织坏死等严重并发症。

国内学者也有应用丝线和医用胶作为支气管动脉的栓塞物,但疗效未能确定。

肺癌合并大咯血者应同时行化疗灌注术以使肿瘤缩小,预防咯血复发。

据文献报道及笔者观察,咯血责任动脉栓塞术后,可出现 2 个复发咯血的高峰。第一个高峰出现在术后的 $1\sim2$ 个月,甚至更短的时间(原因后述);第二个高峰出现在术后 $1\sim2$ 年,这是由于肺部原发慢性疾病迁延不愈,甚至继续发展,新的病变血管长成,并获得新的 BPS 所致(图 7-1-17)。

咯血近期复发与多种因素有关。有些与病变动脉及 BPS 的异常血流动力学有关,有些则与介入术的操作因素有关。笔者试将其归纳如下:

**遗漏病变血管。** 由于对异位支气管动脉和 NBSA 起源的复杂性及 BPS 多源供血的特点认识不足,探查时未能全面查找参与供血的异位支气管动脉和 NBSA;又或者采取不恰当的动脉显影方法,如手工推注造影,致使未能观察到实际存在的 BPS,而认为被探查的血管为正常血管,导致栓塞病变血管的遗漏。

**栓塞剂选择欠合适。** 其一单独使用明胶海绵栓塞。术中单独采用明胶海绵条进行栓塞,对非 BPS 供血的病

变动脉分支确能起到闭塞作用,但对 BPS 的供血动脉,尤其供应大分流量 BPS 的动脉,效果多无保障。由于 BPS 分流模式如同蜂巢样,只有瘘巢内的腔隙被彻底闭塞,亦即彻底末梢栓塞才能保证供血动脉的闭塞。明胶海绵条停留于供血动脉干后,由于瘘巢血流的吸引,明胶海绵容易呈胶状向末梢移动进入瘘巢内,供血动脉便出现再通。另外,明胶海绵为短效栓塞剂,很快便被人体吸收。其二单独采用钢圈栓塞。临床上编者观察到单独采用钢圈(甚至是多个钢圈)栓塞病变支气管动脉主干,短期(有些甚至是长期栓塞后)复通并复发大咯血转来治疗的多个案例。这些病例都有一个共同特点:病变动脉是高分流量 BPS 的供血动脉。因此推测,由于供应 BPS 的其他 NBSA 未得到有效闭塞,BPS 瘘巢仍然具有高流量的分流,对停留在病变动脉主干内由钢圈堵塞激发的血栓产生吸引,使其移除;同时病变血管的高血流量灌注造成主干内血栓形成困难。因此,对伴有 BPS 的咯血责任动脉,末梢栓塞,最大限度地闭塞瘘巢是疗效的关键。

**不完全栓塞。** 对 BPS 供血动脉的栓塞,有一个类似栓塞 AVM 一样的夯实过程。需选择恰当大小的 PVA 颗粒,用足够的时间使栓塞颗粒能逐步嵌入到瘘巢内,使之尽可能完全闭塞。栓塞中的反复复查,甚至有时候"打一个回马枪"也是有必要的。

**BPS 分流模式使然。** BPS 的蜂巢样结构,以及多源供血特点,致使客观上瘘巢常常得不到彻底的闭塞,或有残留的供血动脉继续向瘘巢供血,凡此种种都是栓塞不彻底而导致短期复发的原因。在主要的粗大供血动脉被栓塞后,只要瘘巢仍有腔隙,一些纤细的供血动脉则可在短期内迅速开放成主要的供血动脉,使分流继续存在而引起咯血复发。术者可根据这点判断咯血复发的可能以及复发时间,并告知患者本次治疗的限度,做好复发咯血介入治疗的心理辅导和安全教育。

**假性栓塞。** 包括两种可能,一为动脉开口损伤后假性闭合,二为导管嵌入动脉致血流停滞。前者容易见于动脉粥样硬化或合并动脉内膜炎症的病例,导管导丝甚至微导丝对病变动脉开口的选择性操作引起开口部的内膜损伤形成动脉夹层,造成开口的闭合。通常间隔足够的时间,如 30 分钟以上,则可见血流重新灌注进入病变动脉分支。因此,动脉开口部损伤后,有必要进行随后的复查造影观察该血管是否复通。后者为导管嵌入较纤细的病变动脉后注射 PVA,由于没有血流进入动脉带动,已经进入动脉分支的 PVA 不容易深入末梢,产生血流已经停滞的假象。此时,只需要把导管撤出动脉分支,让血流进入血管,可观察到真实的栓塞情况。

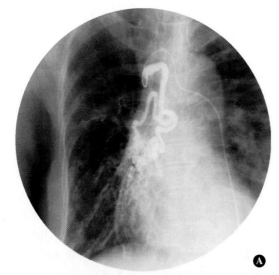

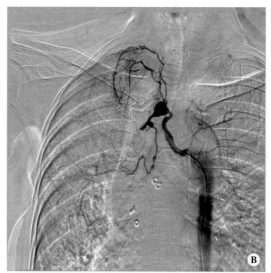

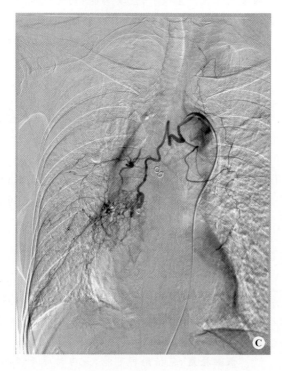

图 7-1-17　女性,73 岁。反复咯血 8 年。2006 年 6 月 DSA 显示右侧支气管动脉异常增粗,以 PVA 进行了彻底栓塞,并栓塞了多条 NBSA(A)。术后至 2010 年 2 月第一次复发小量咯血,患者要求再次介入。术中发现原被栓塞的右侧支气管动脉成不规则线状复通并供应 BPS(B);并发现一新的支气管动脉分支和一肋间动脉参与 BPS(C)

**当前无法栓塞。**由于病变动脉起始复杂而术者当时在技术上无法完成超选择性插管,或不能避开供应其他脏器的重要血管,如头颈部的甲状腺动脉、椎动脉、胸主动脉段的脊髓动脉等。微导管无法进入的纤细血管,或微导管进入后栓塞时必定发生栓塞剂反流的情况下,当前无法实现栓塞。遇到这种情况可告知患者复发咯血的可能性,并做好记录以提示复发咯血时重点探查。由于 BPS 的原因,这些血管会随肺内原发病的迁延和发展而增粗,可做二期栓塞。

**尚未知晓的原因。**

## 并发症

动脉内膜损伤,与动脉内膜粥样硬化及术者操作不当有关。动脉内膜损伤后,一可以导致动脉分支开口的闭合,二可以形成主动脉周围血肿。患者术中出现较明显的背痛。发生内膜损伤后,应立刻使导管导丝撤离受损的动脉分支,停止继续对其插管;控制患者的血压,以防止高血压下内膜破溃加深并继续撕裂的可能;适当使用镇静类药物,并严密观察患者的生命体征和背痛发展情况。脊髓损伤为严重并发症,术者应熟悉脊髓和神经根供血动脉的解剖和形态,小心鉴别避让;术中术后加强观察肢体的感觉和运动情况,可尽早发现脊髓损伤情况。其他严重并发症有肋间皮肤坏死和食管-气管瘘,为误栓导致,发生率极低。

## 术后反应

术后反应和并发症主要包括发热、胸闷、胸骨后烧灼感、肋间痛及吞咽困难等。对症处理,一般1周内缓解。

## 病例评述

### 例 7-1-1(图 7-1-18)

女性,56岁。因反复咳嗽、咳痰10余年,反复咯血半年余就诊。曾多次在外院住院,诊断为双上肺结核合并双肺支气管扩张。近半年反复出现咯鲜血,经内科治疗,症状仍反复出现。1天前出现大咯血(出血量>500ml/24h),内科治疗无效,急送笔者所在科室。支气管动脉造影显示:双侧支气管、肋间动脉增粗、迂曲,分支增多、紊乱,左膈动脉增粗、迂曲,发出许多分支供应左下肺组织。右支气管-肋间动脉干增粗、迂曲,分支增多、紊乱,交织成网状,可见小片状染色,给予明胶海绵加入平阳霉素16mg栓塞(A～C)。左膈动脉增粗、迂曲,发出许多分支供应左下肺组织,静脉快速引流至左肺静脉(D～E),给予钢圈栓塞膈动脉,保留脾动脉(F)。术后患者咯血停止。

【评述】 咯血的直接征象为造影剂外溢,甚至进入支气管腔内,勾画出支气管的形状,但绝大多数情况下不能显示直接征象,判断出血常是间接征象。本例双肺广泛异常血管网,不能准确判断哪条是出血的"罪犯"血管,故对可能出血的血管均给予栓塞,栓塞剂一般选择PVA。但也可使用明胶海绵颗粒,加入平阳霉素的目的是期望达到长期栓塞。但对于血管粗大、向肺静脉引流较快的供血动脉也可用不锈钢簧圈进行加强栓塞。

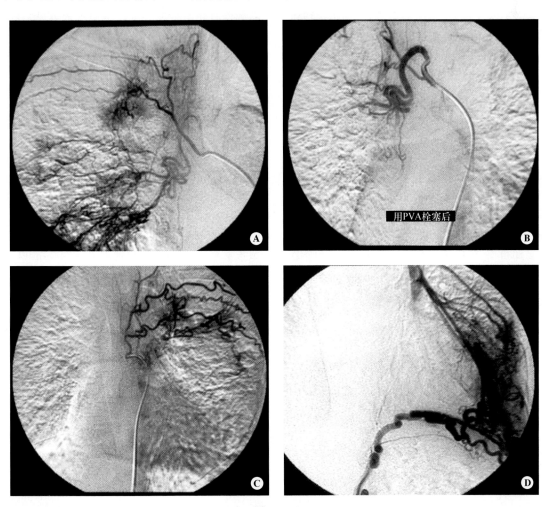

图 7-1-18

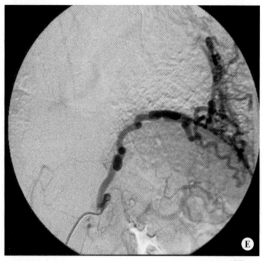
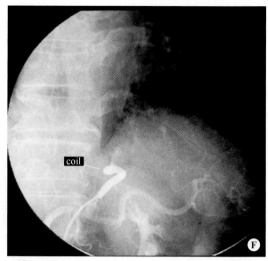

图 7-1-18(续)

coil. 钢圈

**例 7-1-2**(图 7-1-19)

男性,44 岁。反复咳嗽、咳痰 30 年,逐年加重。1989 年行右中下肺叶切除术,10 天前受凉后咳嗽加重,咳黄脓痰,气促,并咳出鲜红色泡沫状鲜血 500ml。2002 年 7 月 29 日首次接受支气管动脉探查造影和病变血管栓塞术。术中发现右侧支气管动脉明显迂曲、增粗,末梢形成大量紊乱分支,并形成支气管动脉-右上肺静脉瘘,第 6 肋间动脉迂曲、扩张,参与分流(A)。以明胶海绵栓塞后出血暂时停止。5 天后再次大出血,出血量达 1000ml/24h。再次行介入并扩大探查范围,术中发现右侧第 3～5、7～9 肋间动脉均增粗、迂曲,有大量的新生胸膜营养支,其中第 3～5、7 肋间动脉参与了右上肺静脉瘘的供血(B)。右胸外侧动脉明显增粗,与右上肺静脉形成瘘(C);右胸上动脉分支扩张,也与右上肺静脉形成瘘

(D)。右侧支气管动脉已经再通;上述动脉以直径 500μm 的 PVA 栓塞,主干异常粗大的右侧支气管动脉、右胸外右侧动脉进一步以钢圈巩固栓塞。经腋动脉路径行右胸廓内动脉造影提示该动脉增粗,并有粗大分支与右上肺静脉发生瘘(E),采用同侧腋动脉入路,用 PVA 和钢圈栓塞该动脉。患者术后出血停止,但 8 个月后死于呼吸衰竭,未再次发生咯血。

【评述】 大咯血的患者常见体-肺循环分流,体循环动脉可以是支气管动脉、肋间动脉、胸廓内动脉、腋动脉的分支等。但是动脉和静脉之间大多数并非直接沟通,而是通过广泛的毛细血管网连接的,这些病理性的毛细血管是导致出血的主要原因,因此采用 PVA 可以达到栓塞病理血管和止血的目的。为了避免出现较小 PVA 颗粒通过小动脉-小静脉之间的直接通道而发生心脑等重要器官的栓塞,宜选用直径 500μm 以上的颗粒。

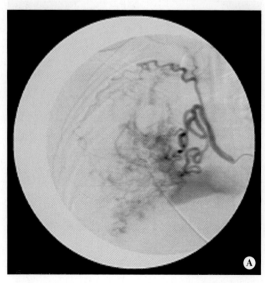
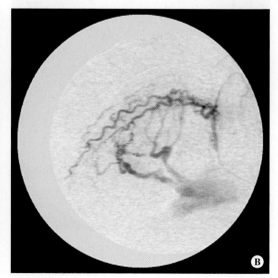

图 7-1-19

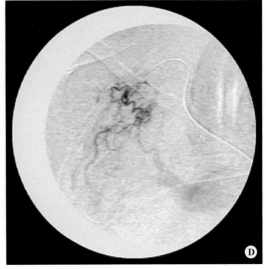

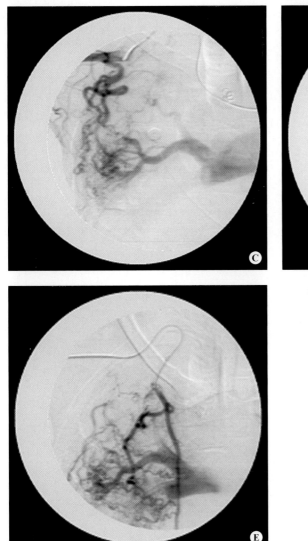

图 7-1-19(续)

**例 7-1-3**(图 7-1-20)

男性,52 岁。反复咳嗽、咯血 24 年,临床诊断为结核病并支气管扩张,已行正规的抗结核治疗,1982 年因反复大咯血而行左上肺切除,但术后仍反复少量咯血,咯血量多则每日约 200ml。2003 年 1 月患者因再次咯血入院,胸片及 CT 诊断为右上肺慢性纤维性肺结核,右侧胸膜增厚粘连。血管造影显示:右侧支气管动脉、右上胸壁肋间动脉、胸外侧动脉和胸最上动脉均明显增粗,分支增多、紊乱,交织成网状,右上肺病变组织及相邻胸膜染色丰富,右上肺静脉分支早显(A～D)。分别行超选择栓塞后,咯血停止。

**【评述】**　本例显示胸膜增厚的咯血病例,同一病变区域多条咯血相关血管,并与多条肺静脉发生短路,说明了胸膜增厚、咯血患者病变血管的复杂性,动静脉短路的多源性。

**例 7-1-4**(图 7-1-21)

女性,59 岁。因支气管扩张行右上肺部分切除及右中叶切除术,术后 3 个月起出现反复咯血,2～3 天 1 次,咯血量从 30～100ml 不等。右支气管动脉造影显示上支气管动脉增粗、迂曲,肺门区血管结构紊乱,右锁骨下动脉及胸廓内动脉未见异常(A、B)。行支气管动脉栓塞,患者出血停止。半年后再次间断性地咳少量血痰,保守治疗有效。两年后患者咯血量逐渐增多,达 150ml/次。CT 扫描显示右上肺支气管扩张并感染,可见明显的胸膜增厚(C、D)。再次造影示右上支气管动脉主干未复通,左右共干型支气管动脉一支,右支明显迂曲,稍扩张,远端分支与右肺肺动脉分支发生短路,左支向左下肺供血,可见左下肺数个散在异常实质染色(E);另发现独立的右下支气管动脉一支,明显迂曲、紊乱,同样与右肺肺动脉分支发生短路(F)。右侧第 3、4

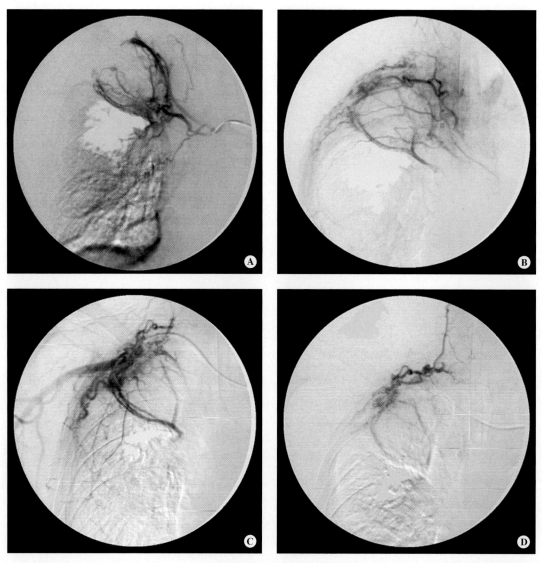

图 7-1-20

肋间动脉末梢分支增多,可见较多的胸膜分支,并与右上肺动脉分支形成短路(G、H)。右侧胸廓内动脉较前明显扩张、迂曲,并有大量的胸膜新生血管网,与右肺肺动脉形成明显的分流(I、J)。上述血管均用 PVA(直径 300μm)做彻底栓塞,胸廓内动脉并用直径 700μm PVA 栓塞至主干呈残根样。栓塞结束后于右侧锁骨下动脉行复查造影,显示仍有大量的胸膜新生供养血管于右上肺肺动脉分支发生分流,这些血管网无法栓塞(J)。术后追踪至今约 1 个月,患者仍偶有黄豆大小的血凝块咳出,诉右胸背时有酸痛。一般情况明显改善。

【评述】 本例为一长期追踪病例,随着咯血病史的延长,其病灶血供情况更为复杂。支气管扩张病变的迁延不愈可诱发新的病变支气管动脉和 NBSA 参与 BPS 供血。此例显示了动脉栓塞技术的局限性。

**例 7-1-5**(图 7-1-22)

男性,42 岁。咳嗽 1 个多月,咯血 3 天,30~50ml/d。CT 扫描肺部未发现病变。右侧支气管动脉下支与右肺动脉下叶分支短路(A)。右肺动脉下叶分支造影剂灌注后肺小叶染色(B)。

【评述】 胸部影像检查未发现病变的咯血患者,应考虑血管性病变,支气管动脉造影有助于病变的发现与治疗。对介入治疗的适应证应该重新考虑。

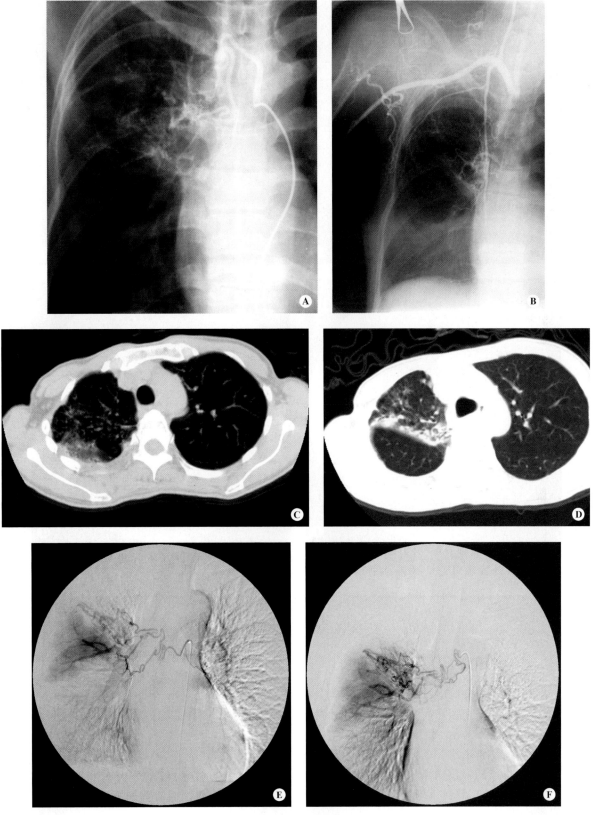

图 7-1-21

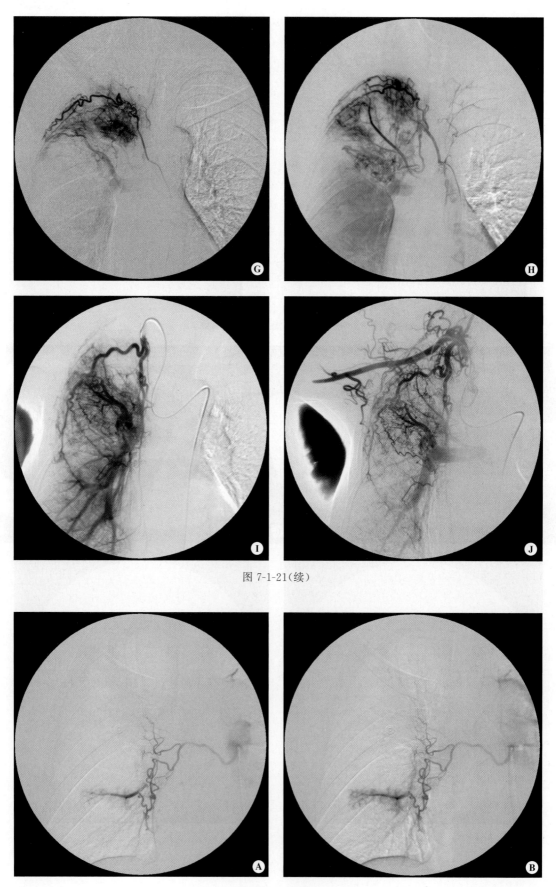

图 7-1-21(续)

图 7-1-22

**例 7-1-6**（图 7-1-23）

男性，39 岁。两肺广泛支气管扩张感染并反复大咯血 3 年。2010 年 5 月动脉探查发现咯血责任血管包括：右侧 ICBT 型支气管动脉（A），起源自左侧第 1 肋间动脉的异位右侧支气管动脉（B），起源腹腔干的异位左侧支气管动脉（C），起源食管动脉的异位左侧支气管动脉（D），起源于左胸廓内动脉的异位左侧支气管动脉（E），源自左、右侧甲状颈干，右侧胸廓内动脉等处的

NBSA 等病变血管 8 条（F、G），两中下肺内形成多处BPS。上述病变血管栓塞后，至今 1 年 7 个月未再复发出血。

【评述】 该病例是咯血供血动脉多源性及 BPS 多点性的典型例子。多发异位支气管动脉与 NBSA 是其特点。提示我们在探查咯血责任血管时必须考虑到供血动脉的复杂性，进行全面的探查，尤其对肺部病变广泛的病例，需超出胸主动脉范围，向肩颈和腹部扩大探查范围。

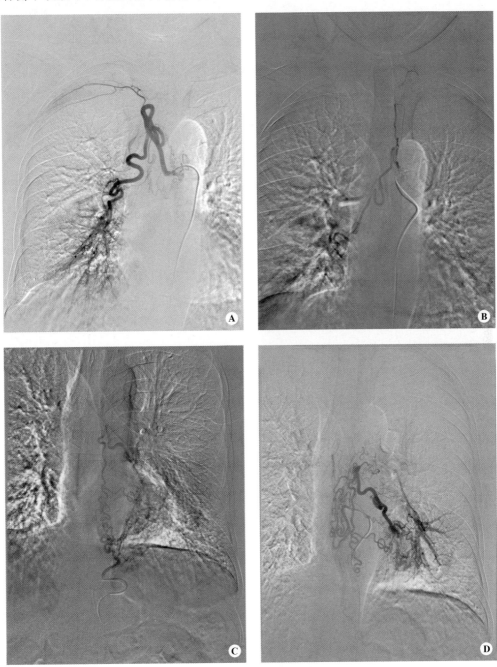

图 7-1-23

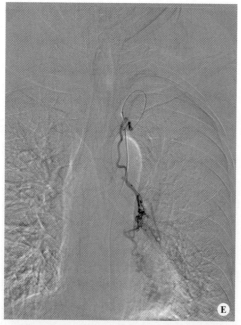

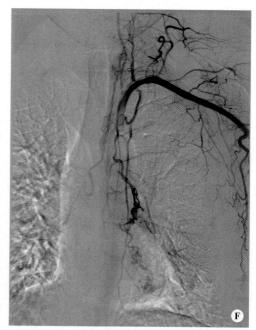

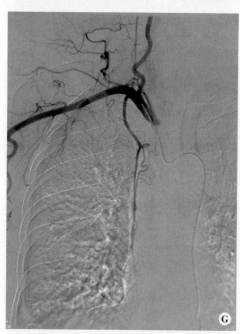

图 7-1-23(续)

（伍筱梅）

# 第二节 肺 大 疱

肺大疱（bullae）是直径大于 1cm 的病理性肺泡，底部有多处小支气管或肺实质开口[13]。肺大疱是由于肺泡高度膨胀，肺泡壁破裂后相互融合而成，多是由于小支气管的活瓣性阻塞引起，常继发于慢性支气管疾患如慢性支气管炎、晚期矽肺、支气管哮喘等。肺大疱较大或多发时常常导致或加重患者的呼吸困难，严重者可破裂，发生急性气胸或血气胸，危及患者生命[14]。肺大疱破裂是引起自发性气胸的主要原因，治疗不当可反复发作。据报道，肺大疱破裂致自发性气胸的径内科保守治疗 2 年内复发率约 25%，第 2 次发作后复发率高达 50%～80%，因此对自发性气胸的治疗，越来越多的作者主张早期开胸探查[15]。对于有临床症状的肺大疱传统的治疗方法是行外科开胸切除或结扎术，随着胸外科技术的发展出现了一些创伤相对较小的外科手术方法如电视胸腔镜下肺大疱切除或缝扎术、腋下小切口开胸治疗肺大疱术等，但是仍然存在创伤较大、费用高的问题，而且对于多发性肺大疱及双侧肺大疱患者外科有一定的局限性[16]。近年来采用经皮穿刺肺大疱固化术具有创伤小、安全、疗效好的优点,值得临床进一步推广应用。

## 病因

肺大疱为常见病,有先天性和后天性两种,先天性多见于小儿,因先天性支气管发育异常,黏膜皱襞呈瓣膜状,软骨发育不良,引起活瓣作用所致。后天性多见于成年人,常继发于慢性阻塞性肺病(COPD)、支气管哮喘、支气管扩张、晚期矽肺等慢性肺部疾患。肺大疱破裂是造成自发性气胸或自发性血气胸的主要原因。

## 临床表现

较小的肺大疱一般无临床症状。体积较大的肺大疱压迫肺组织,可以造成胸闷、气短、呼吸困难,影响患者的生活质量;重者尤其合并慢性阻塞性肺病时,可危及生命。

## 肺大疱的分类

根据病理形态将肺大疱分为3种类型:

Ⅰ型,狭颈肺大疱,突出于肺表面,并有一狭带与肺相连。

Ⅱ型,宽基底部表浅肺大疱。

Ⅲ型,宽基底部深位肺大疱[17]。

## 影像学诊断

X线平片诊断肺大疱具有方便、简单、有效的优点。其表现为透亮度增加,呈圆形、椭圆形,疱内不见纹理,肺泡壁常为纤细的头发丝样阴影,系被压缩的肺结缔组织间隔或胸膜所组成。可以单发或多发。肺尖部肺大疱表现为位于肺野边缘、细薄的透亮空腔,可为圆形、椭圆形或较扁的长方形,大小不一。较大的肺大疱中,有时可见到横贯的间隔。多个肺大疱靠拢在一起可呈多面状。一般不与较大支气管直接相通,无气-液平,支气管造影时对比剂难以进入。肺底部的肺大疱,在正位胸片上常常不易见到,有的可以完全位于膈顶水平之下,有的则仅有部分位于膈顶之上,肺大疱壁如不显示为连贯的环状线条影,很易被误认为幕顶状胸膜粘连。巨大肺大疱一般具有张力,在其周围可有一层压迫性肺不张,使疱壁显得较厚,贴近胸壁的可不清楚。附近的肺被推压而引起部分肺不张,肺纹理聚拢,透亮度减低。肺大疱可以相互融合而形成占位巨大的肺大疱,即肺消失综合征,形似局限性气胸[18]。

CT能较好地显示肺大疱的部位和数目,表现为胸膜下、近叶间隙的单个或多个圆形或椭圆形透亮区,CT值为空气密度,壁菲薄如线条状。

胸膜腔造影是重要的诊断手段。方法为经第2肋间隙与锁骨中线交界处穿刺进入胸膜腔内,如有胸腔积液应尽量抽尽液体,如有大量气体应在造影前将气体抽至中量(肺压缩30%±5%),然后将碘对比剂30～40ml和2%利多卡因溶液5ml混匀后注入。患者分别在头低脚高、头高脚低20°及水平卧位反转,使造影剂均匀涂布于脏层胸膜,在透视下观察和点片。主要为胸膜下肺大疱,表现为壁菲薄、内无肺纹理的透亮灶。已破裂的肺大疱对比剂也难以进入。所以脏层胸膜破口常不能直接显示,但透视下认真观察,特别是嘱患者做增加肺内压的动作,如用力咳嗽时,可见局部有成串的小气泡涌出,或对比剂随呼吸运动的"唧筒"作用入、出小支气管或大疱[19]。采用多角度透视可提高病变的显示率(图7-2-1)。

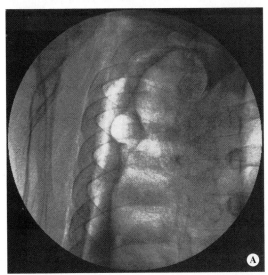 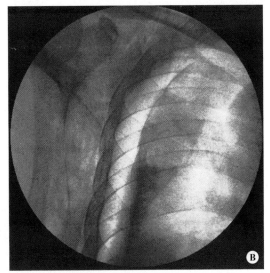

图 7-2-1 采用多角度透视提高病变显示率

斜位可清晰显示肺大疱突出于肺表面(A);正位则显示肺大疱与肺组织重叠(B),仅隐约可见

## 介入治疗

经影像学发现肺大疱并发气胸,经内科治疗后反复发作者或过大的肺大疱影响肺功能者和反复发生感染者,适于行肺大疱固化术治疗。

### 主要器材

20～22GChiba针,胸腔引流器材。

### 技术要点

行胸膜腔造影以明确肺大疱的位置、大小及有无气体漏出,然后优先对漏气者进行治疗。未发现漏气者,优先治疗较大的疱。

硬化剂可选用鱼肝油酸钠和无水乙醇等,前者应用较多。鱼肝油酸钠是一种硬化剂,主要用于静脉疾病的硬化治疗,其局部注射后具有较强的刺激作用,导致血管内皮损伤,成纤维化增生,而使血管闭塞,同样也会刺激、损伤肺大疱壁细胞,使其纤维化增生,从而产生纤维粘连,闭合肺大疱进气口[17]。

术前已经发生气胸或顽固性气胸者在硬化治疗前按常规方法置入胸腔引流管。

透视或CT引导下穿刺肺大疱。透视下注入对比剂行肺大疱造影或CT扫描确认穿刺针位于肺大疱内。注入含鱼肝油酸钠2～4 ml,对比剂1～2ml和2％利多卡因溶液1～2ml的混合液后撤针。

术前不存在气胸者立即透视或CT扫描观察有无并发气胸。小量气胸可继续观察,不必立刻处理。中大量气胸则需进行胸腔闭式引流。

术后即刻嘱患者在治疗床上缓慢改变体位以使鱼肝油酸钠与肺大疱壁充分接触。(主编评论:这很重要,硬化剂与病变接触不够充分是疗效欠佳和复发的原因之一。是否术后立即在治疗床上进行此动作应视情况而定。手术顺利、患者可耐受和时间充裕可立即进行。否则可回病房后待症状平稳后进行。其中膝胸位和膀胱截石位是常常被遗忘的重要体位。)术后予抗炎、止血等对症处理,3～4天后再按相同方法定位、消毒、铺巾、局麻后沿所定的穿刺路径将22 G套管穿刺针穿入肺大疱,固定针鞘,拔出针芯,将鞘接三通管,用 20 ml注射器分次抽出肺大疱内气体,术后回病房同样予抗炎、止血等对症处理,如无特殊不适术后2～3天复查胸部CT或平片未见复发即可出院。

对顽固性自发性气胸,在行胸膜腔造影未能发现责任肺大疱,也没有需要优先治疗的肺大疱者可行胸膜腔固化治疗。即将鱼肝油酸钠6～8ml和2％利多卡因溶液2ml注入胸膜腔。术后必须改变各种体位使药液与胸膜充分接触。术后持续行胸腔气体引流,直至漏口闭合(图7-2-2)。如术前存在胸腔积液需尽量抽出后再行固化术。

术后进行抗炎、止血等对症处理。如无特殊不适,术后2～3天复查胸部CT或平片未见复发即可出院。(主编评论:术后处理十分重要。除上述改变各种体位的处理外,还有对胸腔引流的处理。一般情况下,胸腔引流管可与水封瓶连接,待气胸和胸腔积液自行排出或吸收。肺完全复张和积液基本消失后可拔管。对顽固性气胸和行胸膜腔固化术者,则可采用持续负压吸引的方法,以使胸膜脏层和壁层有效接触,达到封闭破口的目的。参见病例评述例7-2-2。)

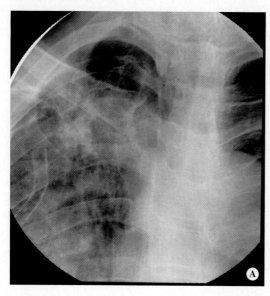
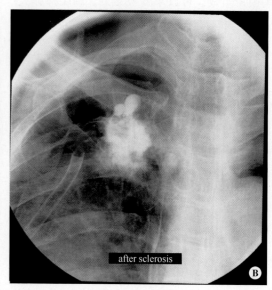

图 7-2-2　肺尖肺大疱

肺尖肺大疱置入引流管(A);硬化剂注入后持续负压吸引(B)。after sclerosis. 固化术后

## 不良反应

术后反应主要有胸闷、刺激性干咳、发热或鱼肝油酸钠漏入胸膜腔出现患侧剧烈胸痛及反应性胸腔积液，一般经对症治疗后可缓解[20]。

## 病例述评

### 例 7-2-1（图 7-2-3）

男性，22 岁。反复发作胸闷、呼吸困难 16 个月，多次住院诊断为自发性气胸。胸膜腔造影显示左上肺突出于肺表面的椭圆形透亮影，经皮穿刺肺大疱内行固化治疗（A、B）。术后虽气胸一度好转，但数日后又见气胸复发。再造影显示肺尖可见一大疱呈悬垂状（俯卧位），CT 发现大疱与胸膜顶部之间有粘连带相连，胸膜腔造影并可见气体漏出（C）。再次行肺大疱固化术，患者气胸逐渐减少，术后 6 天痊愈出院。

**【评述】**　本例大疱较小，且悬吊于肺尖，穿刺有一定的难度。应多角度透视，准确定位，必要时应用 CT 引导。选择适当的穿刺点穿刺，穿刺时嘱患者屏住呼吸，减少大疱的移动度。出现大量气胸时先抽出大部分气体，使肺复张，可提高穿刺成功率。本例由于肺大疱与胸膜间有粘连带，受粘连带牵拉，肺大疱破裂口不易闭合且容易复发。

### 例 7-2-2（图 7-2-4）

男性，80 岁。矽肺并肺结核反复发作自发性气胸，经胸腔引流管闭式引流 1 个月不愈。胸片示右上肺广泛纤维化（A），胸膜腔造影显示右上肺多个肺大疱形成，但不能明确破裂者（B）。经闭式引流管向胸腔内注入鱼肝油酸钠 6ml 和造影剂 6ml 行胸膜腔固化术。1 周后气胸消失，拔管。

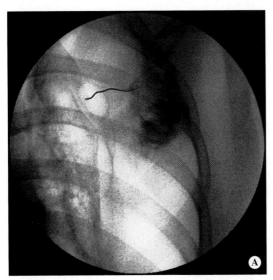

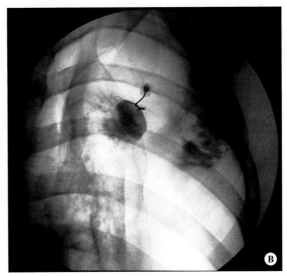

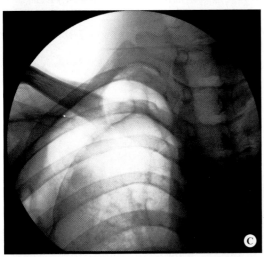

图 7-2-3　肺大疱固化治疗

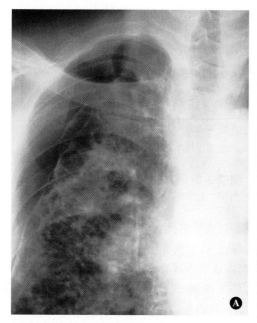
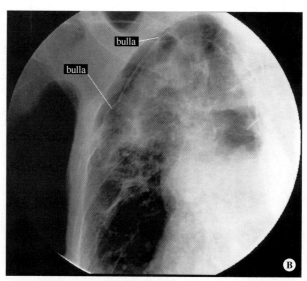

图 7-2-4　右上肺肺大疱

bulla. 肺大疱

【评述】　本例特点为多发肺大疱致自发性气胸。胸膜腔造影难以发现漏气部位,所以才选择胸膜固化术治疗。本术使脏层和壁层胸膜人工粘连,达到治愈和防止气胸复发的目的。与肺大疱固化术不同点在于:前者使胸膜腔闭塞;后者是使肺大疱固化、闭塞,主要针对病因治疗。对于多发肺大疱,较难完全彻底固化治疗且治疗后仍反复发作气胸者,或患者年龄较大,不能配合行逐个肺大疱固化术时,可以采用胸膜腔固化治疗。常用固化药物除鱼肝油酸钠外,还有四环素、滑石粉、支气管炎疫苗等。术后应嘱患者多变换体位,使药物与胸膜腔广泛接触,并持续胸腔闭式引流,方可达到胸膜粘连的目的。

例 7-2-3（图 7-2-5）

男性,23 岁。因反复气促、右胸痛 4 个月余入院。在当地医院诊断为右侧气胸,右肺压缩 60%。行胸腔闭式引流,7 天后复查示右肺压缩约 5%,但拔除引流管后症状又复发,胸片查示右肺压缩 70%,遂转入笔者所在医院。CT 示右侧大量气胸,少量胸腔积液(A、B),胸膜腔造影显示上肺野约平第 2 肋间有一肺大疱(C),由于大疱为右锁骨头遮盖,难以穿刺,遂再向胸腔内注入气体,使上肺下移,穿刺肺大疱成功后注入碘油-鱼肝油酸钠混合液固化治疗(D)。术后行胸腔闭式引流,复查 CT 示肺大疱内碘油沉积,右肺明显复张(E、F)。

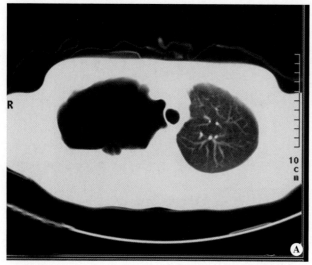
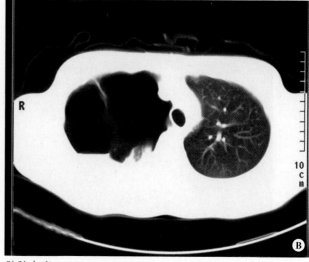

图 7-2-5　右肺肺大疱

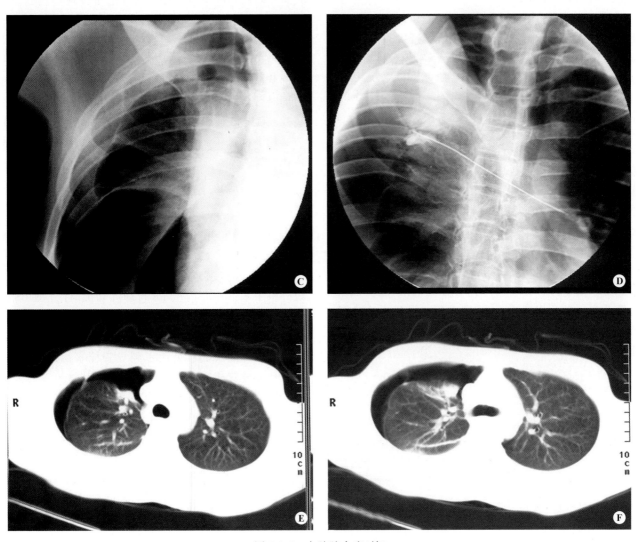

图 7-2-5 右肺肺大疱(续)

【评述】 肺大疱位于右上肺锁骨上、下区或上肺偏后时,多数情况下穿刺较为困难,在患者无明显呼吸困难或缺氧的情况下,向胸腔内注入空气,制造人为气胸使大疱位置下降,以便穿刺。对于交通性气胸的患者,固化术后行持续胸膜腔负压吸引,可有利于患侧肺复张及肺大疱的贴紧闭合。

(任医民 伍筱梅)

## 第三节 肺隔离症

肺隔离症(pulmonary sequestration,PS)是一种少见的先天性肺发育异常,占先天性肺畸形的 0.15%～6.4%[21]。其特点是一部分胚胎肺组织(肺叶或肺段)与正常的支气管不交通,并与正常的肺组织隔离开来。

其动脉血来自体循环的血管,静脉血常注入肺静脉,也可以注入体循环的静脉。

肺隔离症依据其有无独立的脏层胸膜及是否为单独肺叶而分为**叶内型**和**叶外型**两种。

叶外型(ELS)为单独的一个肺叶并有自己独立的胸膜包绕,常见于左肺下叶后基底段,即左肺下叶和横膈之间;也有 10%～15% 的 ELS 位于横膈之下。80%的供血动脉来自胸主动脉及腹主动脉,20%来自于锁骨下动脉、肋间动脉等;而静脉引流入下腔静脉、门静脉或奇静脉。超过 60% 的叶外型肺隔离症可同时并发膈疝及肺发育不全等先天性畸形。

叶内型(ILS)较叶外型更多见,该异常肺组织在正常肺叶内,多见于左肺下叶,有脏层胸膜包绕并与正常组织分隔。其供血动脉 73% 来自胸主动脉,20%来自腹主动脉,其余还包括腹腔干、脾动脉及肋间动脉等;通过肺静脉回流至左心房。

肺隔离症可合并某些先天畸形,而且以肺叶外型为多见,如膈肌缺损、肺萎缩、膈疝、右位心、房间隔缺损、动脉导管未闭[22]。该病发病率低,缺乏典型的临床表现,易造成误诊及漏诊。

## 临床表现

在临床上,本病多发生在青少年,肺叶内型男女发病率大致相同。少数患者可无症状,约占30％[23]。多数患者因隔离肺囊性变并发生感染,而出现肺部感染的一系列症状,如发热、咳嗽、咳痰等。少数患者类似支气管扩张,且可大咯血。因此,当临床上出现下肺反复感染的病例,尤其年轻者,应想到有本病的可能。肺叶外型男女发病比率约为4:1。临床很少有反复肺部感染。由于异常循环为左向右分流,所以主要表现为婴儿出生后几周呼吸困难、喂养困难及因左向右分流而发生的高输出型心力衰竭;但10％的患者可无临床症状。

## 影像学诊断

肺隔离症多数发生在下叶后基底段区域,而且左侧多于右侧,偶有发生在右上叶,左舌叶和两侧同时发生者。X线表现可分为两大类:实质型,见于隔离肺组织与支气管不相通者,表现为病变区域的团块状阴影,密度均匀,边缘可清楚或模糊,此型尚有恶变之可能;囊性型,多见于合并感染并与邻近正常支气管相通者。表现为病区的囊状透光区,可为单发或多发,多为薄壁,常有液平面,后者为感染所致[23]。

PS的肺内CT可表现为:含有气体、液体的囊肿或软组织肿块;围绕囊肿或肿块周围肺气肿;局限性肺多血管征[24]。普通CT不易显示异常血管,与肺囊肿、肺癌等鉴别较难,误诊率高。HRCT可显示下肺韧带增粗,有条索状阴影与胸、腹主动脉相连[25],提示PS的异常供血动脉。螺旋CT具有体积扫描特点,同时能显示病变形态、肺实质的改变、异常供血动脉,以及其多平面重建(MPR)、CTA等技术优势,可以对异常供血动脉的起源、走行和分支及其回流静脉的显示可提供更准确、直观的信息[26]。由于MRI具有血管流空效应及多平面多角度观察病变的优点,故可以更好地显示病变内部结构、供血动脉及引流静脉。经验表明,MRI可取代血管造影来显示异常血管,为手术治疗提供解剖信息。

PS:诊断**金标准**是主动脉造影及选择性异常供血动脉造影术[27],可显示异常供血动脉和引流静脉,在实质期可见隔离肺叶染色。在主动脉造影发现可疑血管的基础上行肺动脉造影,如病变中无肺动脉分布,则无论可疑异常血管是否回流至肺静脉或体静脉,PS诊断均成立[28]。血管造影优势是直接显示异常供血动脉,引流静脉显示率高,可除外两侧肺发生PS的可能性[29]和可同时行介入治疗。不足是对肺内病变评价较低,有侵袭性。随着各种影像技术成熟、进步,血管造影将逐渐被彩色多普勒、CTA和MRA等非侵袭性血管成像技术取代[30]。

## 介入治疗

由于PS可引起反复感染及致命性的大咯血,因此一般认为PS一旦确诊即应手术切除,并消除隔离肺叶中左向右分流,预防病变部位的远期感染和癌变。传统外科手术治疗叶内型PS行肺叶切除,叶外型PS做隔离肺叶单纯切除。近年随着介入放射学的发展,介入治疗已成为治疗PS的一种有效的新方法[31~34]。目前叶外型肺隔离症已证明了经导管栓塞治疗有效,而叶内型经导管栓塞治疗近年来也越来越被更多的人所接受。至少叶内型肺隔离症患者大咯血时,先经导管栓塞治疗,待病情相对稳定后,再行二次外科手术切除治疗是合适的治疗方法。Park[32]等认为栓塞治疗PS后,可以降低外科手术的死亡率,婴幼儿期由于左向右分流造成的血流动力学情况的恶化也会减轻。当供血动脉被阻塞后,隔离肺组织则缺血、变性、萎缩、机化,并逐渐消散、吸收。叶外型肺隔离症避免了左向右分流,而叶内型肺隔离症则消除了感染、咯血的病灶,从而达到治疗的目的。

### 技术要点

采用Seldinger技术经股动脉穿刺或经新生儿脐动脉插管。为明确PS诊断,首先用Pigtail导管行胸、腹主动脉造影,了解异常供血动脉位置、数量、走行方向等,以免遗漏。然后用超选择性插入靶血管,必要时可选用微导管[35]。

证实导管进入靶血管后,用栓塞物对异常供血动脉进行栓塞。

目前国外报道的肺隔离症的栓塞材料主要包括封堵器(Amplatzer vascular plug;AGA Medical Corp,Plymouth,MN)和钢圈[38-39]。供血动脉管径的大小,决定了介入动脉栓塞材料的选择。叶内型的供血动脉常较粗大,大部分供血血管直径在5mm以上,甚至有些达到20mm以上。而叶外型的相对较细。故目前ELS的栓塞以钢圈为主,且一般可以栓塞完全,长期随访的效果良好。叶内型供血动脉管径较小时,也可使用钢圈栓塞;但当管径大于 10mm,甚至达到 20mm 以上时,则用钢圈较难栓塞完全,宜采用直径较大的房间隔封堵器进行栓塞。我们也曾尝试先使用 GDC 构建血管栓塞框架,再用钢圈填塞血管,即使用手拉手技术,可达到栓塞完全,但手术费用大,且术后随访患者,发现存在供血动脉复通的情况。考虑还是与供血动脉管径较大,普通钢圈栓塞后,位置较难固定,在高速血流的冲击下,钢圈移位有关。目前根据国外报道,供血动脉粗大的 ILS 还是以封堵器治疗为主。另外,值得一提的是,我国徐克等发明的主动脉半周覆膜支架应该也是治疗肺隔离症的一种良好尝试[40]。

发现供血动脉后,测量其管径的粗细,根据管径的大小,进一步选择钢圈或封堵器进行治疗。若用钢圈治疗,选择插管至供血动脉主干的远端,从远端开始使用合适大小的钢圈栓塞,直至血流停滞。若选用封堵器治疗,则将硬导丝置于供血动脉远端,并将适宜的房间隔封堵器经输送鞘管送至供血动脉。待封堵器的左房侧盘张开后,回撤全套装置。逐步释放腰部。固定输送器,同时回撤输送鞘管使右房盘张开。封堵器固定不变时,可操纵旋转柄释放封堵器。

也有文献报道采用其他栓塞剂,如聚乙烯醇(PVA)颗粒、微钢圈、无水乙醇[37],主要用于病理血管细小的婴幼儿患者。Lee 等[35]认为采用明胶海绵碎块浸润抗生素后配合钢圈进行栓塞可降低栓塞剂反流导致组织误栓坏死的风险。但也有人认为,由于 PS 为先天性疾病,栓塞治疗后不会产生侧支循环,故一般不需要用 PVA 颗粒等末梢栓塞剂,使用钢圈方便、省时,疗效确切[36]。

### 并发症及处理

术中的并发症为异位栓塞,在采用大型栓塞物时少见。

术后常见并发症为发热、咳嗽及肺部感染,但均未见严重的术后并发症。术中、术后可考虑使用较强抗生素预防和治疗感染。婴儿经股动脉入路可能导致股动脉血栓形成,给予早期溶栓治疗即可。

### 随访

患者术后可每 3 个月至半年复查 CT 以了解肺内病变。目前国内外报道经导管栓塞治疗肺隔离症患者长期随访,效果良好,且未见明显不良的并发症。少数栓塞不完全者可血管再通,需要二次栓塞治疗。

## 病例述评

**例 7-3-1**(图 7-3-1)

男性,32 岁,反复发作大咯血 2 次,外院 CT 检查考虑肺隔离症。因患者有血管性血友病病史,而拒绝外科手术治疗。术前胸片提示左下肺野内侧带斑片状影(A)。行 DSA 动脉造影证实胸主动脉发出一支粗大的畸形血管参与隔离肺组织供血,静脉回流至肺静脉(B～D)。术中先用 8 个 GDC 构建框架(E)。再用用 44 个直径分别为 10mm、8mm、5mm 的毛钢圈栓塞畸形血管主干(F)。栓塞完毕后,复查造影提示血流中断(G)。患者 CT 复查栓塞材料位置良好;隔离肺组织增强时无强化,且部分已机化(H、I)。患者介入术后未再咯血,偶有咳血丝痰。4 个月后返院复查 CT(J)提示隔离肺组织复张,病情复发。遂再次入院行介入治疗。用 Cobra 导管超选择畸形血管造影提示存在数支血管分支复通(K、L)。再选用直径 3mm、4mm、5mm 的钢圈共 24 枚栓塞畸形血管主干,待血流明显减慢后,加用 3ml 的无水乙醇加强栓塞(M、N)。术后用直头多侧孔导管行胸主动脉造影提示畸形血管主干已完全堵塞,但可见数个细小肋间动脉可疑参与隔离肺组织供血,并见部分染色(O)。考虑这些血管分支细小,暂不予处理。嘱患者术后定期复查。

**【评述】** 本例为叶内型肺隔离症。经科内讨论认为外科手术切除和栓塞治疗均为可选择的治疗方案。但患者被诊断为血友病,外科医生和患者本人不愿意施行和接受手术,故选择了栓塞治疗。栓塞治疗虽然可行,问题是肺静脉的压力较低可形成"吸血鬼"现象,稍有栓塞不完全则可能复发。采用封堵器较易达到完全性栓塞,钢圈则常不易形成致密性栓塞。由于术者对封堵器不够熟悉才选择了钢圈栓塞。栓塞过程费时费力且费用较高。术后 CTA 复查提示无血流,而动脉造影则显示可疑的肋间动脉分支提供侧支循环。因过于细小,不宜进行进一步栓塞,还在随访观察中。笔者认为对于叶内型肺隔离症手术切除异常肺叶可能是根治的方法,如果选择栓塞治疗,达到完全性栓塞十分重要。

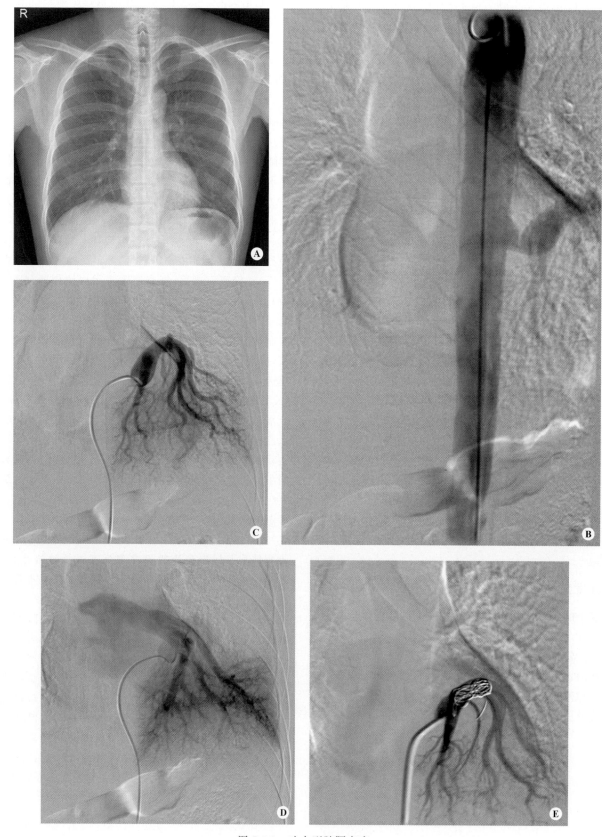

图 7-3-1　叶内型肺隔离症

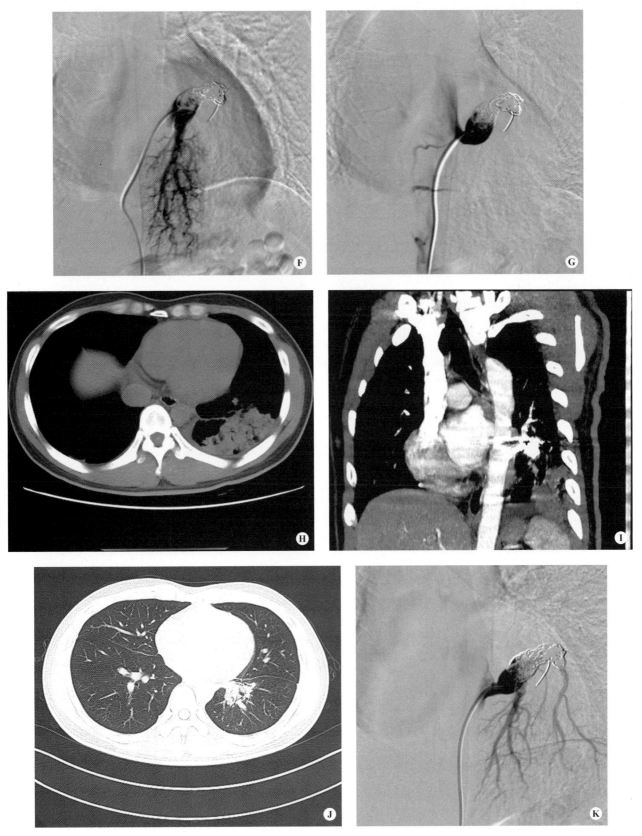

图 7-3-1　叶内型肺隔离症（续）

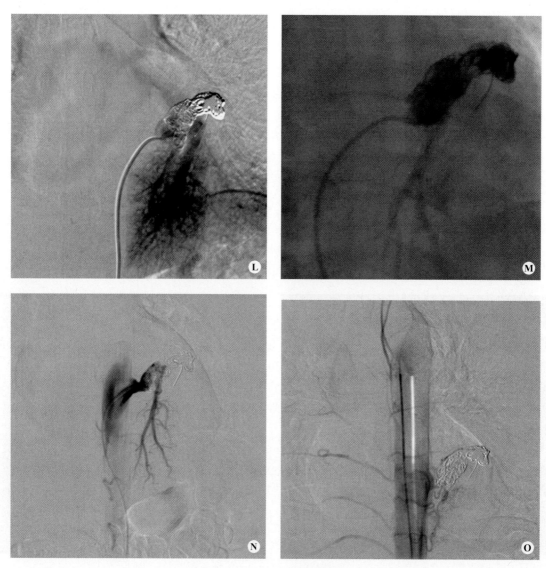

图 7-3-1 叶内型肺隔离症(续)

(庞桦进 任医民 伍筱梅)

# 第四节 原发性支气管肺癌

原发性支气管肺癌(primary bronchogenic carcinoma)简称肺癌,起源于支气管上皮、支气管黏膜腺体、细支气管及肺泡上皮等。100 年前肺癌还是一种罕见的疾病,随着工业化的发展,发病率迅速上升,自 1985 年以来已经成为世界上发病率和死亡率最高的恶性肿瘤[41]。随着我国社会的进步和工业现代化的进程,对环境造成的污染加重,以及吸烟人群的增加,我国肺癌的发病率和死亡率近年来也呈明显上升的趋势。20 世纪 70 年代我国肺癌调整死亡率为 7.17/10 万,其中男性为 9.94/10 万,女性为 4.59/10 万;而 2000 年我国肺癌的抽样调查结果显示,男性死亡率为 40.1/10 万,女性

为 13.48/10 万[42]。当前肺癌的 5 年生存率在美国为 15%,欧洲为 10%,在包括中国在内的广大发展中国家中不足 9%[41]。

临床上通常以肿瘤发生的部位大体分为中央型(发生于主和叶支气管)、周围型(段支气管及以下)和弥漫型三种类型。组织学上常分为鳞癌、腺癌、未分化癌(分成小细胞癌和大细胞癌)及细支气管肺泡癌。根据生物学行为分为小细胞肺癌(small cell lung cancer)和非小细胞肺癌(non small cell lung cancer)两种,前者由支气管黏膜底层的 Kulchistky 细胞恶变而来。后者包括除小细胞癌以外的其他上皮癌(占 75%~80%)。中央型肺癌最多见于鳞状细胞癌及小细胞癌。类癌、囊性腺样癌及黏液表皮样癌亦多见于大气道,但此类肿瘤较为罕见。周围型肺癌以腺癌为多见,其他可见于鳞癌、大细

胞癌、复合型癌及肉瘤、癌肉瘤等。

目前临床对肺癌的主导治疗方案是综合治疗。介入治疗作为微创手术，对肺癌的近期疗效肯定，术后反应轻，治疗间隔期间患者可得到充分休息，生活质量得以提高。可作为手术前局部治疗及无手术指征肺癌的有效治疗方法。（主编评论：在 20 世纪 90 年代我国肺癌的介入治疗，主要是支气管动脉灌注化疗，在已故的刘子江教授倡导下曾经盛行一时。其后少见大宗病例报道，似乎临床工作量也日趋下降。其原因可能为当年的治疗不够规范，如用药种类和剂量、给药方法等方面，以及脊髓损伤的发生率较高。外在的因素是近年来针对肺癌的靶向药物的出现等。文献和我们的临床经验证实，介入治疗对肺癌的总体疗效确实好于静脉化疗，加上动脉栓塞和物理消融治疗则更好。随着对脊髓损伤的认识和技术水平提高，严重并发症的发生率也明显下降。我们有理由相信介入治疗仍然是肺癌综合治疗方案中的"主力军"，特别是对不能手术切除和出现肺外转移者。）

## 应用解剖

肺癌的血供来源是动脉内介入治疗的理论基础。目前多数学者的共识是，肺癌的血供主要来自体循环，绝大多数由支气管动脉供血，也可得到瘤体邻近的肋间动脉、锁骨下动脉、胸廓内动脉、胸肩峰动脉、肩胛下动脉、膈动脉等血管的血供[43]。值得注意的是，约 5％的人脊髓动脉与肋间动脉、肋间-支气管动脉干或支气管动脉存在交通，甚至直接开口于肋间动脉。支气管动脉造影和灌注时，因其分支细小，不易发现，容易误入其内而引起严重并发症，是造成脊髓损伤发生的解剖学基础[44]。肺动脉是否向肺癌供血至今仍有争议[43]。（主编评论：实际情况是同侧肋间动脉均存在交通支，此现象通过在某一支嵌入性插管高压注入对比剂即可显示。它们也可能与脊髓动脉和根髓大动脉存在交通支，特别是在右侧。因此在任何一支肺癌供血动脉进行化疗药物灌注或者栓塞时切忌嵌入性插管和高压注射。至于肺动脉是否向肿瘤供血已经不重要了。一个简单的理由是肺动脉的血流是乏氧的，不足以提供肿瘤生长所需之氧。）

## 病因

肺癌的病因主要是环境因素，然而个体对致癌物的易感性可能存在很大差异性。目前肺癌的许多致癌物已被确认，并且很可能是由多种致癌物共同作用引起，而且部分致癌物间存在协同性。美国的研究表明导致

肺癌的危险因素中，主动吸烟为 90％，职业暴露的致癌物为 9％～15％，氡为 10％，大气空气污染为 1％～2％。由于吸烟与石棉和氡之间有协同作用，因而上述危险因素的总和大于 100％，至于营养因素当前尚难以确定。在性别方面，目前女性肺癌的发病率呈上升趋势；女性是否对烟草致癌物更敏感，雌激素、促胃泌素释放肽等在女性肺癌发生中有无作用尚无一致看法。另外，辐射、免疫状况、衣原体肺炎、肺结核等呼吸道疾病、体力活动等也可能和肺癌的发生有关[41]。

## 临床表现

主要表现为以下 4 个方面[41]：

由原发肿瘤引起的症状：包括咳嗽、咯血、胸闷气急、发热、消瘦等。

肺癌局部扩展引起的症状：包括胸痛、呼吸困难、声音嘶哑、吞咽困难、喘鸣、上腔静脉阻塞综合征（肿瘤侵犯纵隔，压迫上腔静脉时，上腔静脉回流受阻，产生头面部、颈部和上肢水肿，以及胸前部淤血和静脉曲张）、Horner 综合征（位于肺尖部的肺癌称肺上沟癌，可压迫颈部交感神经，引起病侧眼睑下垂、瞳孔缩小、眼球内陷，同侧额部与胸壁无汗或少汗）、胸腔积液、心包积液等。

肿瘤转移至脑、骨、肝、淋巴结及肾上腺等肺外器官所引起的相应症状。

副癌综合征：包括抗利尿激素分泌失调所致低钠血症、库欣综合征、肥大性肺性骨关节病、副肿瘤神经综合征、高钙血症、血液高凝等。

## 影像诊断

胸部 X 线平片、CT 和 MRI 是主要影像检查手段。后二者更利于病变分期与准确定位。最终诊断依赖于组织学或细胞学检查。应行支气管镜刷检或活检、痰细胞学检查，或行经皮穿刺活检获得标本。

肺癌动脉造影表现包括：

肿瘤血管及肿瘤染色：肿瘤供血血管明显增粗、迂曲，新生血管增多，呈网状、丝状或簇状增生，分布紊乱，粗细不均；实质期肿瘤区可见血管湖，肿瘤染色（图 7-4-1）。肿瘤染色的程度与血供多少密切相关，富血供肿瘤染色明显，乏血供肿瘤染色较淡（图 7-4-2）。

肿瘤血管的侵蚀破坏：可表现为肿瘤血管的狭窄、闭塞、僵直及肿瘤包绕征（图 7-4-3）。

纵隔和肺门淋巴结转移：可见淋巴结区域有丰富的动脉供血，呈网状或丛状，淋巴结明显染色（图 7-4-4）。

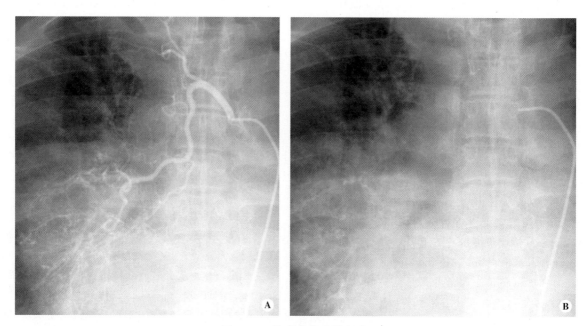

图 7-4-1　肺癌血管造影表现

支气管动脉增粗、迂曲,发出多支供应肿瘤,肿瘤新生血管增多、紊乱,呈网状、簇状改变,粗细不均(A);实质期肿瘤染色明显,可见多发、不规则、斑点状血管湖(B)

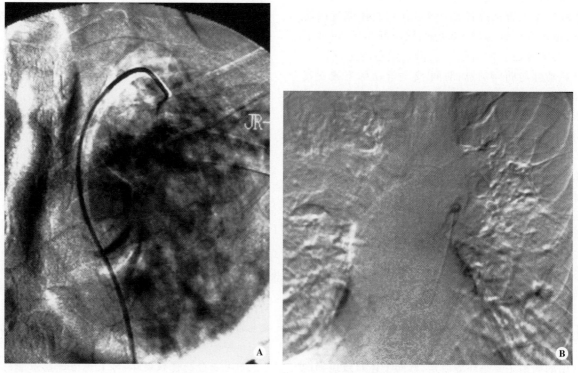

图 7-4-2　不同血供类型肺癌血管造影表现

富血供型肺癌肿瘤染色明显(A);乏血供型肺癌肿瘤染色较淡(B)

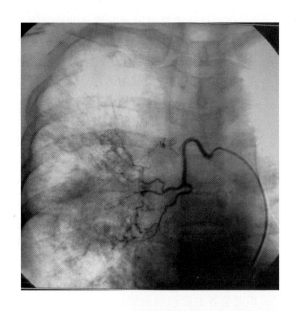

图 7-4-3 肿瘤血管受累造影表现

支气管动脉受侵蚀变细、僵硬,包绕肿瘤

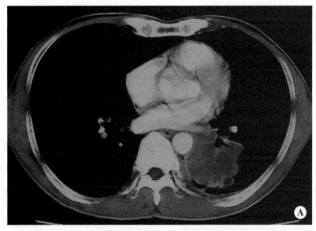

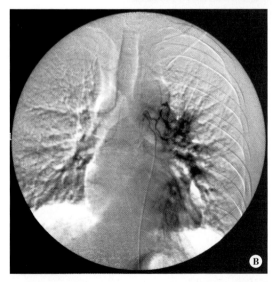

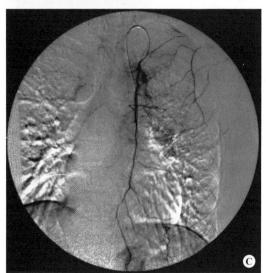

图 7-4-4 淋巴结转移血管造影表现

胸部 CT 显示左下肺癌(A);支气管动脉造影显示左下肺癌肿瘤染色,左肺门淋巴结转移病灶肿瘤血管丰富,染色明
显(B);左胸廓内动脉造影显示分支血管向左上纵隔淋巴结转移病灶供血,并与胸外侧动脉肿瘤供血分支吻合,纵隔
淋巴结染色明显(C)

体-肺循环分流：表现为肿瘤供血动脉向肺动脉或肺静脉分流,肺动脉或肺静脉显影(图7-4-5)。

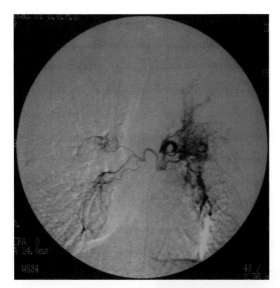

**图7-4-5 肺癌合并体-肺循环分流造影表现**

支气管动脉增粗、迂曲,向左肺癌供血,肿瘤新生血管明显增多、紊乱,肿瘤染色明显;肿瘤下方可见右下肺动脉显影,表明肿瘤内体-肺循环分流存在

## 介入治疗

肺癌的介入治疗方法很多,包括血管内介入治疗、肿瘤内局部注射治疗及肿瘤内局部消融治疗等。这里重点介绍血管内介入治疗。血管内介入治疗又包括经支气管动脉(或肿瘤供血非支气管动脉体动脉)灌注化疗、化疗栓塞术及经肺动脉灌注化疗术等[45],部分学者还尝试进行了支气管动脉和肺动脉双重灌注化疗的研究[46]。由于肺癌的肺动脉供血尚有争议且疗效不确定,笔者不主张进行肺动脉的介入治疗。经肿瘤供血动脉化疗栓塞术,理论上可减少或阻断肿瘤的血供,带有化疗药的栓塞剂可停滞在肿瘤内对肿瘤细胞起持续杀灭作用,但笔者认为肺癌的血供非常复杂,除支气管动脉外,很多非支气管动脉体动脉也经常参与肿瘤供血,阻断支气管动脉,肿瘤很快可以从其他非支气管动脉体动脉获得补偿(图7-4-6),同时也不利于患者的再次介入治疗。另外,肿瘤供血动脉灌注化疗,药物经肿瘤的首过效应后,未被吸收的化疗药物还可对全身进行二次化疗,有利于杀灭体内可能存在的转移肿瘤细胞,而这些转移细胞在原发肿瘤病灶缩小的过程中更容易形成新的转移病灶。因此笔者主张肺癌血管内介入治疗应单纯采用灌注化疗。(主编评论:编者的观点十分明确,但是也有人偏爱进行化疗性栓塞,认为其效率高。本人对二者均赞同,不同情况不同处理是"正道"。业内人士见到血供丰富的肿瘤忍不住要栓塞。而栓塞也有不同方法,如碘油化疗乳剂栓塞和颗粒栓塞。前者常用于肝癌,是否可以移植到肺癌有不同的观点。因为令人担心的是碘油是否会通过肺循环进入体循环造成误栓。我们的经验是只要动脉造影未显示肺动、静脉和异常粗大的引流静脉,可以在支气管动脉使用碘油化疗乳剂,其通常可以在肿瘤内沉积良好。而在其他体循环供血动脉则不宜使用,因其可造成皮肤、肌肉和脊髓等误栓,导致并发症。在此情况下适宜进行单纯化疗药物灌注。肿瘤血供不丰富者也是如此。)

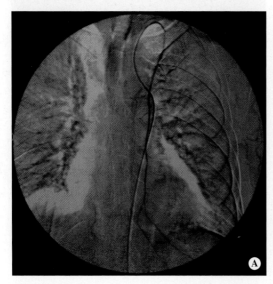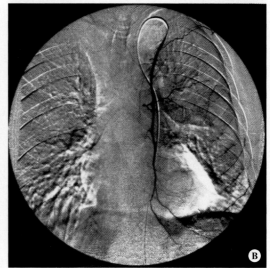

**图7-4-6 介入治疗后非支气管体动脉向肿瘤供血**

介入治疗前胸廓内动脉造影未见肿瘤分支及肿瘤染色(A);介入治疗后见胸廓内动脉多条新生肿瘤血管,肿瘤染色(B)

### 适应证

已失去手术机会的中晚期肺癌。

肿瘤虽可切除，但患者拒绝手术切除治疗。

病变较大、与周围结构粘连、估计手术切除有困难者，可先行介入治疗待病灶缩小后再行手术治疗。

外科手术切除后，局部有肿瘤残留病灶。

术后胸内肿瘤复发或转移者。

手术前局部化疗以提高疗效。

### 禁忌证

恶病质或心、肺、肝、肾功能衰竭。

高热、严重感染或外周血白细胞计数明显低于正常值（白细胞计数低于$3 \times 10^9$/L）。

严重出血倾向和碘过敏等血管造影禁忌。

### 技术要点

肿瘤血管的探查造影技术类似大咯血。探查时必须根据肿瘤的解剖部位扩大探查范围，努力找出瘤体的全部供血动脉，包括邻近的肋间动脉、胸廓内动脉、锁骨下动脉、无名动脉、甲状颈干、腹主动脉、膈动脉、肾动脉等体循环动脉，必要时可同大咯血一样做腋动脉袖带加压锁骨下动脉造影[47]（图7-4-7）。并要了解肿瘤供血动脉的走行、分布、肿瘤及淋巴结染色、有无血管分流等情况，特别注意观察有无脊髓前动脉分支存在，表现为沿脊柱中线走行的细小直动脉（图7-4-8）。由于肺癌供血动脉往往不会很粗，为避免导管管径与血管直径相似时影响远端的血流，推荐应用微导管进行超选择性插管。当支气管动脉与肋间动脉共干而后者未参与肿瘤供血时，应尽量避开或用明胶海绵将其栓塞。如果存在脊髓动脉分支，必须深入插管避开，否则放弃该供血动脉的灌注化疗。根据每条供血动脉向肿瘤供血比例分配化疗药物剂量[48]。个别病例找不到供血动脉时在主动脉弓头颈部动脉开口远端$2 \sim 3$cm处推注。化疗药至少用100ml生理盐水（卡铂用糖水）稀释，逐一用手推注或用注射泵缓慢匀速注入。手推一般在30分钟内注完，最好采用注射泵维持$2 \sim 3$小时灌注。灌注时，间歇透视确保管头位于靶血管内，与患者保持交流，一旦出现肢体运动及感觉异常应立即停止药物灌注。

（主编评论：关于支气管动脉和肋间动脉注入药物，包括化疗药物和对比剂，均必须强调所用药物应该刺激性小，尽可能加以稀释和注射速度慢，以预防发生并发症。如应该选用300mg碘的非离子型对比剂，最好是等渗，甚至加以稀释。化疗药物切忌采用局部刺激性大

的平阳霉素、紫杉醇、健择、依托泊苷、长春新碱和诺维本等。如必须采用，应在主动脉降部注射。如果采用人工手推药物，稀释液要达到一定量，否则术者难有耐心坚持足够时间。采用注射泵可以准确控制注射时间和速率，缺点是占用导管床时间过长，如果搬动患者过床则有可能导管脱位。）

肺癌经动脉灌注化疗，药物的选择、注射速率及剂量目前尚无共识，多数还是采用参考静脉化疗的模式。研究表明，铂类化疗药在肺癌化疗效果中起到至关重要的作用。且考虑到经动脉灌注化疗为冲击化疗，应尽量选用细胞周期非特异性化疗药。故我们主张化疗药应以铂类化疗药为主，联合应用$1 \sim 2$种其他的细胞周期非特异性化疗药。由于依托泊苷对小细胞肺癌效果显著，因此对小细胞肺癌亦可联合应用[49]。推荐的化疗药配伍及剂量为：

非小细胞肺癌：卡铂300mg/m² 或顺铂80mg/m² ＋多柔比星类药 50mg/m² ＋丝裂霉素10mg/m²。

小细胞肺癌：卡铂300mg/m² 或顺铂80mg/m² ＋多柔比星类药 50mg/m² ＋依托泊苷200mg/m²。

### 术后处理

术后当天起连续给予肌内注射异丙嗪、输液和应用抗生素3天，每天液体量应在1500ml以上，适当应用止吐药、利尿剂、升白细胞药等。观察$3 \sim 7$天后出院。间隔$3 \sim 4$周胸片或CT复查了解肿瘤缓解情况，并进行再次介入治疗。3次介入治疗后可根据肿瘤缓解情况适当延长治疗间隔[8]。

## 不良反应及并发症

与介入操作有关的并发症包括穿刺部位出血、血肿、血栓形成及血管损伤等，其处理及预防措施见相关章节。

与化疗药有关的常见不良反应包括食欲缺乏、恶心、呕吐、发热等，一般无须特别处理，严重者予对症治疗。免疫抑制及骨髓抑制等化疗毒副反应较全身化疗减轻，可术前积极予以提高免疫力辅助治疗可减少免疫抑制的发生。对于近期曾做过化疗或放疗，或有过白细胞下降病史的患者，慎重选择化疗药的种类并减少剂量，可有效减少骨髓抑制的发生。顺铂在大剂量时容易发生明显的肾脏毒性，引起局灶性肾小管坏死，大剂量给药后3天即可发生，应注意术前、后水化和避免同时应用肾毒性较大的其他化疗药及抗生素等制剂[50]。

与肺癌经动脉灌注化疗直接相关的不良反应或严重的并发症有：

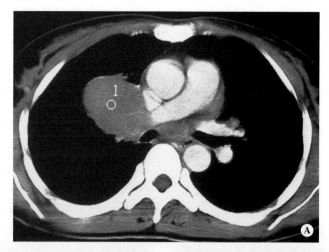

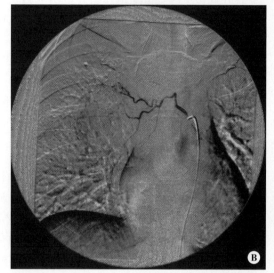

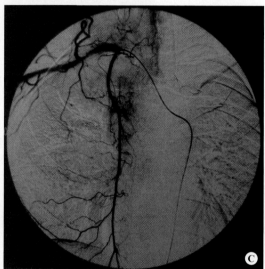

图 7-4-7　根据肿瘤的解剖部位扩大探查范围的必要性

胸部 CT 显示右上肺中央型肺癌(A),支气管动脉造影显示肿瘤新生血管较少,肿瘤染色不明显(B),右胸廓内动脉造影显示肿瘤新生血管明显增多、紊乱,肿瘤染色明显(C),表明根据肿瘤的解剖部位扩大探查范围十分必要

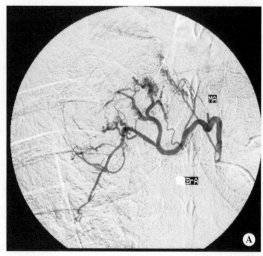

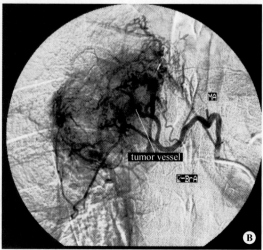

图 7-4-8　脊髓动脉造影表现

支气管动脉增粗、迂曲,肿瘤新生血管丰富(A),肿瘤染色明显(B),可见沿脊柱中线走行的脊髓动脉显影(MA)。

tumor vessel. 肿瘤血管

**胸背部皮肤损伤**。主要表现为局部疼痛、皮肤红斑，严重者出现皮肤溃烂。常见于胸廓内动脉和（或）肋间动脉灌注化疗。适当稀释化疗药的浓度和降低灌注速度有助于减轻该不良反应。

**支气管和食管黏膜溃疡**。由化疗药物对食管黏膜和支气管黏膜的刺激作用所致，特别是治疗前后行放疗者。预防和处理方法有：

造影时观察如有食管支显影时，应将药物稀释成较低浓度灌注，或超选择避开食管支更好。

如辅以放疗，可减少放射剂量，或延长两种治疗的间隔时间。

治疗前有明显血痰或中重度咯血者，可行支气管动脉栓塞治疗。

食管溃疡导致狭窄，可在急性期过后行球囊导管扩张，以减轻症状[50]。

**脊髓损伤**。为肺癌经动脉灌注化疗最严重的并发症。常发生于右支气管动脉与脊髓动脉共干时。由高浓度造影剂，尤其是高渗离子型造影剂，或化疗药物直接损伤所致。多发生在术后 24 小时内，表现为逐渐出现横断性截瘫症状，伴感觉障碍、尿潴留等，术后 2～3 天内进展显著。治疗后数日至 2 个月内完全或部分恢复。预防措施有：

禁止使用离子型造影剂，非离子型造影剂也需稀释。

支气管动脉造影发现"发夹征"时提倡使用微导管超选择插管，以避开支气管动脉。

切忌药液注射速度过快和压力过高，特别是在嵌入式插管的情况下。

一旦脊髓损伤诊断明确，应立即静脉滴注低分子质量右旋糖酐 500ml、地塞米松 10mg 和烟酰胺 100mg，并用血管扩张剂罂粟碱、烟酰胺、丹参和低分子右旋糖酐改善脊髓血液循环。必要时可腰穿以等渗盐水置换脑脊液，每隔 5 分钟置换 10ml，总量 200ml[44]。

## 疗效评价

肺癌经动脉灌注化疗的疗效与肿瘤的动脉供血情况、大体及组织学类型有关，因此疗效差异较大。一般认为中央型富血供的肺癌疗效较好，小细胞肺癌缓解率高于非小细胞肺癌。

肺癌经动脉灌注化疗的基本原理为大剂量冲击化疗，以高浓度的抗癌药物在短时间内杀伤大量的癌细胞。铂类化疗药物是肺癌的基础化疗药物[51]，在经静脉给药 2 小时后约 90%与血浆蛋白结合，经动脉给药可大大减少药物与血浆蛋白结合，使肿瘤局部及肺门淋巴

结有疗效的游离铂浓度更高[52]。同时，药物的首过效应使得药物浓度在肿瘤内明显提高而外周血浆及组织器官中的药物浓度大大减少，毒副反应明显减少。因此，理论上肺癌经动脉灌注化疗较静脉给药具有更好的局部控制效果和较少的毒副反应[53]。近期有效率（CR+PR）达 51.5%～86%[54,55]。Osaki 等采用 DDP-BAI 取代手术作为首选方法治疗 7 例早期鳞癌患者，结果所有早期病灶均消失，其中 6 例平均随访时间 19.8 个月（11～32 个月）无复发[56]。但钟文昭等通过对文献的回顾性研究并没有得出肺癌经动脉灌注化疗较经静脉化疗更有优势的结论。分析原因在于既往缺乏真正有价值的研究。钟文昭等研究的目的在于评价肺癌的介入治疗在临床中晚期 NSCLC 的反应率、生活质量、生存期的意义。在其检索出的 448 条文献中，仅有 4 条符合分析标准，且各文的临床评价指标不一，最终只能对反应率进行 Meta 分析。即便在符合入选标准的 4 篇文章中，也存在很多的问题，包括：缺乏肺癌治疗金标准的生存率、生存期和生活质量等终点观察指标；随机分组和盲法具体情况不明；样本量太少；各研究具体化疗方案不一致等[57]。因此，笔者认为肺癌经动脉灌注化疗的疗效有待设计更严谨、评价指标更科学、研究目的更明确的研究进一步进行评价。

## 病例评述

### 例 7-4-1（图 7-4-9）

男性，50 岁。右中央型肺癌（小细胞未分化癌）。支气管动脉造影显示右侧支气管动脉增粗，分支排列紊乱，右肺门区可见大量新生血管，染色较深，未见支气管动脉-肺动脉分流（A、B）。用微量注射泵注入 MMC 10mg＋EPI 30mg＋CBP 300mg。3 个月后再行支气管动脉造影见右肺门肿块明显缩小，原肺门角阴影基本消失，新生血管明显减少（C）。

**【评述】** 从组织学分析，虽然小细胞未分化癌恶性程度高，肿瘤细胞分化低，倍增时间较短，但对放化疗均比较敏感，尤其是局部灌注化疗往往可以取得较好疗效。本病例两次介入治疗间隔 3 个月，笔者认为时间太长，缩短治疗间隔至 3～4 周，效果可能更好。

### 例 7-4-2（图 7-4-10）

女性，60 岁。咳嗽、咯血 2 个月，诊断为肺泡癌。支气管动脉造影显示支气管动脉发出分支供应脊髓（A），用 3F 微导管避开脊髓动脉超选择至肿瘤供血动脉内，注入化疗药物与碘油的乳化剂（B）。术后患者咳嗽、咯血停止。1 个月后复查 CT 见肺门区肿瘤明显缩小。

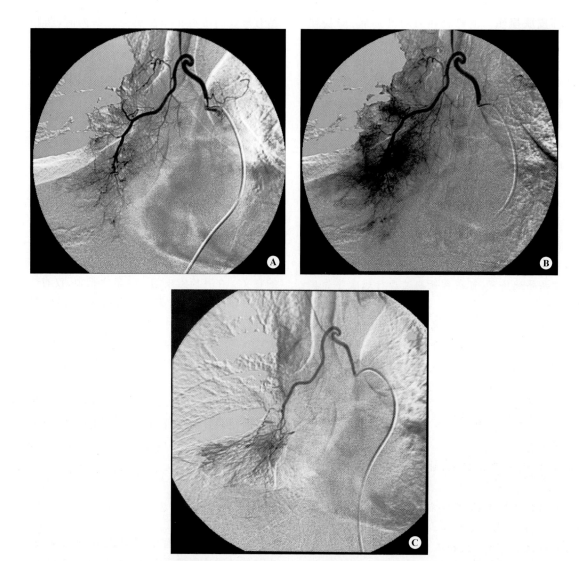

图 7-4-9 右中央型肺癌

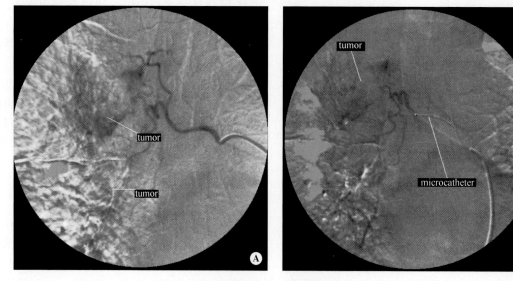

图 7-4-10 肺泡癌

tumor. 肿瘤；microcatheter. 微导管

【评述】　支气管动脉造影显示肋间动脉和(或)脊髓动脉显影时,应尽量将导管(必要时使用微导管)插入直至超过其开口部,方可行化疗灌注。超选择插管困难时,可在支气管动脉开口部灌注化疗药物,但应密切观察患者有无肢体感觉或运动异常,一旦出现症状要及时处理。支气管动脉化疗灌注的疗效与肿瘤大小、位置、血供丰富程度及灌注治疗次数有关。一般认为,中央型、多血供且由单支气管动脉供应、体积小、治疗次数多的疗效好,反之疗效差。对于血运丰富的肿瘤应用碘油化疗药物乳化剂栓塞,短期内可进一步提高疗效;由于肺癌很容易从邻近的体动脉形成新的侧支循环,且化疗栓塞术可能对以后的再次灌注化疗造成影响,也不利于化疗药到达全身进行二次化疗,故笔者不主张进行碘油化疗栓塞术,而提倡多次经动脉灌注化疗。

例 7-4-3(图 7-4-11)

男性,61 岁。消瘦 1 个月余,伴左侧肢体无力入院,胸片及 CT 检查示右肺癌并胸膜侵犯,穿刺活检证实为中分化鳞癌。右支气管动脉造影示,右支气管动脉明显增粗,向肿瘤供血,血管丰富,造影早期右上肺动脉显影(A),说明存在支气管动脉-肺动脉短路。右支气管动脉-肋间动脉干分出同侧细小的脊髓后动脉,造影中期可见明显的肺静脉引流(B、C)。用微导管越过肋间-支气管动脉干,注入 MMC 4mg ＋ ADR 20mg ＋ CBP 200mg 并用直径 350～500μm 的 PVA 微粒栓塞(D),造影示病理血管消失,肋间-支气管动脉干和脊髓后动脉显影良好(E、F)。手术顺利,未发生栓塞。

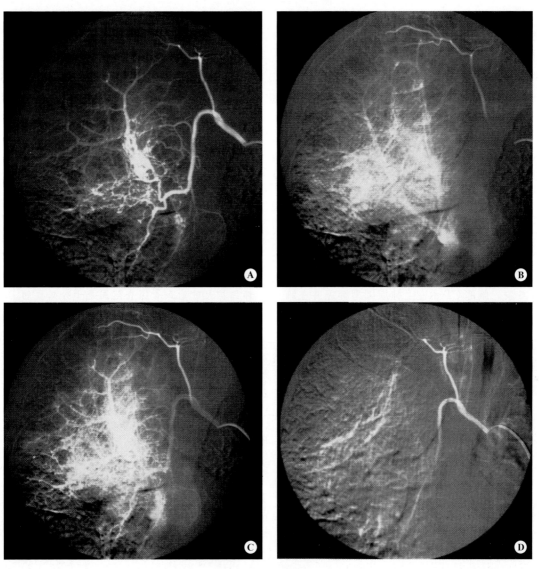

图 7-4-11　右肺鳞癌

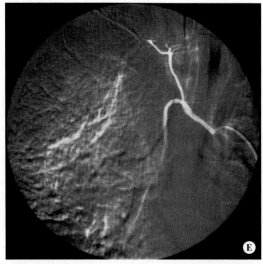

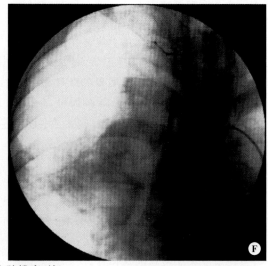

图 7-4-11  右肺鳞癌(续)

【评述】  本例患者有以下特点：支气管-肺动脉短路并肺静脉早显，以及肋间-支气管动脉干分出的脊髓内动脉显影。针对上述情况采用的治疗措施为：用微导管超选择越过肋间-支气管动脉干，以免因栓塞脊髓供血动脉而造成截瘫；用 PVA 微粒栓塞令人担心是否发生顺行性误栓，经验证明，在这种情况下选择大小合适的 PVA 微粒栓塞是安全的。首先支气管动脉-肺动脉短路是由细小的肿瘤血管形成的，中等大小的微粒可将其栓塞，假如部分微粒通过短路，还可在肺动脉末梢分支停留，而不至于进入肺静脉到达体循环，造成误栓。

**例 7-4-4**(图 7-4-12)

男性，46 岁。胸部 CT 示左上肺周围型肺癌并左肺门淋巴结转移(A)，穿刺活检证实为腺癌。左支气管动脉造影示左支气管动脉明显增粗，肿瘤新生血管明显增多呈簇状，向左上肺肿瘤及肺门淋巴结转移灶供血，肿瘤染色明显(B)；左胸廓内动脉造影亦可见肿瘤新生血管，向左肺门淋巴结转移灶供血，肿瘤染色明显(C)。经多次动脉灌注化疗后复查 CT 显示左上肺癌完全消失，左肺门淋巴结病灶明显缓解(D)。

【评述】  本病例左上肺癌病灶不大，但左肺门淋巴结转移病灶非常明显。支气管动脉造影显示肿瘤血管丰富，肺门淋巴结病灶明显染色。此时很容易忽略可能存在的非支气管动脉体动脉向肿瘤供血。扩大探查范围，发现左胸廓内动脉也是重要的肿瘤供血动脉。同时对它们行灌注化疗术，效果显著。表明根据肿瘤的解剖部位扩大肿瘤血管探查范围是十分必要的。

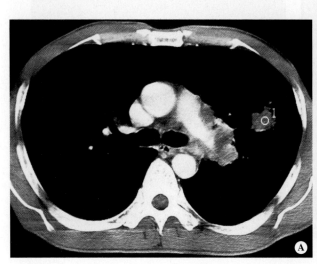

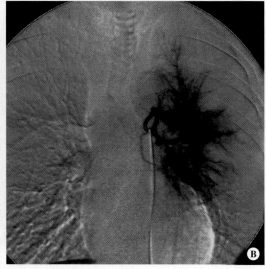

图 7-4-12  左上肺癌

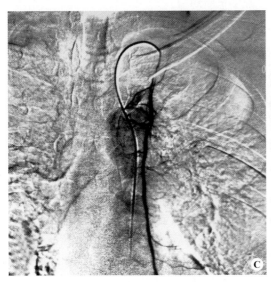

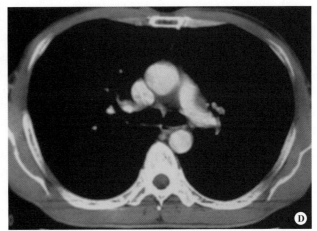

图 7-4-12 左上肺癌（续）

（钱元新 伍筱梅）

# 第五节 乳 腺 癌

乳腺癌（breast cancer）是女性常见的恶性肿瘤之一，国内近年来发病率呈普遍上升趋势，上海市已居女性恶性肿瘤的首位，天津市和北京市居第二位。据统计，上海市 1972 年为 17/10 万，1984 年为 21.1/10 万，1990 年上升到 37/10 万；天津市 1981 年为 17.78/10 万，1987 年为 23.08/10 万，1990 年上升到 25.85/10 万；北京市自 1978 年以来乳腺癌发病率已超过宫颈癌，目前较宫颈癌发病率高 1 倍[58]。

乳腺癌分类复杂。按生物学特性可分为原位癌和浸润癌两大类；按发生部位分为乳头、导管、小叶等型；按分化程度分为高分化和低分化两类；按组织学分类包括硬癌、髓样癌、炎性癌、胶样癌、导管癌、乳头状癌、湿疹样癌等，其中以硬癌最多见，占 2/3，其次为髓样癌。乳腺癌最多见于乳房的外上象限（45%～50%），其次是乳头、乳晕（15%～20%）和内上象限（12%～15%）。

早期乳腺癌治疗以手术切除辅以放疗、化疗、内分泌治疗为主，而晚期（Ⅲ期或Ⅳ期）乳腺癌则以化疗、放疗、内分泌等综合治疗为主，旨在使肿瘤降期，获得手术切除机会或者控制局部病灶，提高患者生活质量和延长生存期。乳腺癌是对化疗敏感的实体瘤之一，当肿瘤有明确的供血动脉，为血管丰富型，且肿瘤细胞对药物敏感时，动脉内给药可以提高局部药物浓度，同样的药物和剂量，动脉内灌注化疗与全身化疗相比，具有较高的应答率和较低的不良反应率。

## 应用解剖

乳腺主要由胸廓内动脉、腋动脉分支及上位肋间动脉分支供血。其中前二者供血占总血供的 98%。胸廓内动脉分出 4 条穿动脉，第 2 支最粗大，显示率为 58%，其次为第 1 支，显示率为 34%。腋动脉的分支主要供应乳房外侧区域，包括胸肩峰动脉、胸外侧动脉、直接乳房支、胸背动脉（图 7-5-1）。各动脉之间易形成交通。胸外侧动脉及其分支较粗，分布到乳腺的路程短，乳腺癌时易增粗、扭曲，尤其是腋窝淋巴结肿大者。

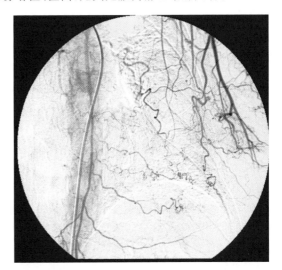

图 7-5-1 右侧锁骨下腋动脉造影显示胸廓内动脉、胸外侧动脉及胸背动脉参与乳腺供血

## 病因

乳腺癌的病因尚不十分清楚,发病机制比较复杂,影响乳腺癌发病的因素也很多。目前认为本病与雌激素水平、膳食习惯、遗传因素、病毒感染及乳腺良性病变恶变有关。乳腺癌患者中约15%有乳腺癌阳性家族史,因此认为乳腺癌与遗传有较大相关性。流行病学研究表明与非家族性乳腺癌有关的危险因素主要有雌激素的长期刺激,如初潮年龄早、绝经年龄晚,月经周期短,无哺乳史等。

## 临床表现

多发生于40~60岁、绝经前后的妇女。临床上表现为乳房肿块、皮肤橘皮样改变和乳头内陷、乳头溢液(多为血性或浆液性)、腋窝和锁骨上淋巴结肿大、远处(肺、肝、骨、脑)转移相应的表现等。

## 影像学诊断及穿刺活检

乳腺癌的影像学诊断方法很多,常用方法为钼靶摄片、CT和MRI。

### 钼靶摄片

钼靶摄片为诊断乳腺癌的首选方法,诊断准确率为80%~90%。直接征象有:肿块阴影;钙化影;局限性乳腺导管扩张或致密;导管造影示导管突然中断、狭窄、边缘不规则,或分支减少、排列紊乱或推压移位。间接征象有一侧血管增多增粗、皮肤局限性增厚及乳头回缩移位、乳腺结构改变等。

### CT和MRI

CT和MRI软组织分辨率高,可以清楚显示肿块的形态、边缘及乳腺内部结构改变,同时可以较好地显示侵犯范围。对早期发现病灶及术前分期有很大帮助。

### 动脉造影

表现为局部供血血管增粗、迂曲,在癌灶部位见到不规则的血管染色团,边缘模糊,呈不均匀改变,并延续至静脉期;病灶内及周边有血管走行紊乱,迂曲,并略增粗,血管粗细不均,终末细小动脉增多,呈网状;实质期内有团块状对比剂浓聚,中心呈低密度的不均匀改变,并延续至静脉期,有的可呈"血管湖"状,病灶边缘多与周围组织无明确边界;有时可见同侧腋下淋巴结的血管染色团,表现与原发灶相似,但边缘较清晰,染色密度比原发灶染色团均匀。

### 穿刺活检

乳腺摄影指导下穿刺活检简便易行,可用于深部、不易触摸或隐性病变的术前定位、活检。术前摄取乳腺轴位及侧位片,也可在透视下直接穿刺。

## 介入治疗

20世纪60年代,Byron等将腋动脉外科切开置管行晚期乳腺癌局部化疗,取得了一定疗效。这是乳腺癌的介入治疗雏形,然而这种方法不仅痛苦大,而且创伤大、并发症多。随后,外科出现了尺动脉插管法,主要是局麻下在患侧前臂远端做纵行切口,暴露尺动脉,切开并插入塑料软管至腋动脉,此过程中不断注入亚甲蓝溶液观察,当乳腺肿瘤及腋窝染色后固定并保留导管,用肝素冲导管保持通畅,然后注射化疗药物,结束后拔除导管,局部加压包扎。此方法虽然创伤较外科切开小,也取得了较好的局部控制效果,但存在患肢疼痛、手指麻木感、患肢前臂肌肉轻度萎缩、患肢功能障碍等较为严重的并发症。随着介入放射学技术应用的日趋成熟,临床开始采用经皮穿刺股动脉,插管至锁骨下动脉或肿瘤供血动脉,进行局部灌注化疗药物及栓塞,临床实践显示这种方法较尺动脉途径并发症显著降低,可重复操作性强,导管定位准确,临床效果好。

### 适应证

局部晚期乳腺癌治疗或术前辅助降期治疗。

局部复发的乳腺癌治疗。

不能承受大剂量全身静脉化疗或局部病灶放疗无效的患者。

### 禁忌证

严重凝血机制障碍。

对比剂过敏。

严重心、肾、肝等功能障碍,全身衰竭等。

### 技术要点

以Seldinger方法经皮穿刺股动脉或肱动脉,采用Cobra导管或猎人头导管插管至病变侧锁骨下动脉,先行锁骨下动脉造影,明确肿瘤供血动脉。怀疑有肋间动脉供血时,应在胸主动脉两侧仔细寻找。超选择插管至肿瘤供血动脉。

插管至肿瘤供血动脉造影确认后,将每种化疗药物稀释至100ml左右,分别缓慢推注,推注过程中注意和患者沟通，了解有无头痛、皮肤疼痛等不适。

对于肿瘤供血动脉超选择插管困难或者病变广泛的病例，可将导管超越椎动脉开口，置于锁骨下动脉，然后将加压袖带束于患侧上臂靠近肩关节处加压，压力以完全阻断肱动脉的血压为标准，这样暂时阻断肱动脉血流后灌注，可使化疗药物充分进入肿瘤供血动脉，增加肿瘤及腋窝局部药物浓度，提高疗效，又可减少化疗药物对远端肢体的刺激。

在确保不会异位栓塞的情况下，可以采用碘油、微粒、明胶海绵等栓塞剂对肿瘤供血动脉进行栓塞，提高疗效。

乳腺癌动脉灌注化疗可选用的化疗药物有蒽环类药物、紫杉类药物、长春碱类药物、铂类药物、烷化剂和抗代谢药物。目前动脉内用药剂量尚无相关的药代动力学及毒理学标准，用量主要参考全身静脉用量，一般相当于单个疗程全身静脉给药量的70%～80%。常用的药物有表柔比星、吡柔比星、丝裂霉素和顺铂等。

## 不良反应及其并发症

与介入操作有关的并发症包括穿刺部位出血、血肿、血栓形成及血管损伤等。其处理及预防措施见相关章节。

锁骨下动脉插管过程中反复刺激颈内动脉、椎动脉等血管，导致血管痉挛、斑块脱落等，从而引起神经系统症状。操作动作轻柔可避免。

患侧上肢、肩背部疼痛，以及皮肤损伤、发红、出现水疱，诱发溃疡、坏死等。疼痛为灌注化疗药物过程中，尤其是快速、大剂量、高浓度化疗药物灌注引起化学灼伤所致的炎性反应性疼痛。预防措施主要是避免导管误入正常皮肤血管，缓慢灌注化疗药物，灌注过程中与患者实时沟通，了解患者有无不适。

化疗药物不良反应。主要表现为骨髓抑制和对胃肠道的刺激作用而导致的血细胞减少和恶心、呕吐等不适，毒性反应多在Ⅱ度以内，可不予处理或对症处理即可。

疼痛、发热等栓塞综合征表现。一般不需要处理，必要时给予止痛、退热等对症治疗。

异位栓塞。栓塞过程中栓塞剂反流至正常血管，尤其是椎动脉、颈内动脉、上肢动脉远端可引起异位栓塞，甚至导致严重症状。预防措施为栓塞过程中不可用力推注栓塞剂，应密切监视，杜绝栓塞剂反流发生。

## 疗效评价

乳腺癌介入治疗主要用于晚期局部进展期乳腺癌的术前治疗，优点主要有：

减轻肿瘤负荷和组织反应性水肿，使肿瘤缩小；降低临床分期，提高手术切除率并降低复发率。

控制术前存在的局部微小癌及亚临床灶，抑制手术引发的肿瘤增殖刺激，并对微小病灶有一定的杀伤作用。

动脉用药容易使肿瘤局部达到有效药物浓度，控制医源性转移。对于无法手术、复发型乳腺癌则提供一种控制肿瘤、减轻临床症状的方法。

文献报道在晚期乳腺癌接受动脉灌注化疗后的1～4周内，可获得60%～100%的有效率。可观察到如肿块和腋窝淋巴结缩小、变软，活动度增大，皮肤色泽变淡等变化。临床症状缓解主要表现为疼痛缓解，止痛药停用或减量，皮肤表面溃疡修复，渗血停止，渗液明显减少，局部肿大淋巴结明显缩小或消失。日本一项随机对照试验评估了动脉灌注化疗和全身化疗治疗41例局部晚期乳腺癌患者的效果，结果显示动脉灌注化疗肿瘤反应率为63.2%，优于全身静脉化疗的40.9%，动脉灌注化疗治疗的患者白细胞减少及胃肠道反应发生率低。动脉灌注化疗还可联合栓塞剂（明胶海绵、碘油、微粒等）治疗乳腺癌，效果优于单纯灌注化疗。因此，晚期乳腺癌介入治疗局部肿瘤反应和控制率是显著的，对于不能手术切除的病例，动脉内灌注化疗可以很好地控制局部症状并可能会获得手术切除的机会，提高局部控制率和手术切除率。与同期未做介入治疗者相比，乳腺癌术前介入治疗可缩短手术时间和减少术中出血，介入治疗对伤口愈合没有明显影响，不增加手术并发症，不良反应比全身化疗轻，可明显减轻临床症状，改善生活质量，特别是对机体白细胞和血小板抑制的影响小，不影响后续手术和放疗、化疗等治疗。

晚期乳腺癌术前行动脉灌注化疗疗效明显提高，患者复发时间明显延长，长期生存效果优于未行动脉化疗者。文献报道对于年龄超过75岁无法手术的局部进展期乳腺癌患者，单纯接受多次动脉灌注化疗，结果显示临床毒性反应轻，观察到80%的应答率，治疗不影响患者日常生活，耐受性良好，平均生存期为33.5个月。

复发型的晚期局部乳腺癌指先前接受过手术、放疗、全身化疗治疗后局部复发的乳腺癌，此类患者再次手术、放疗或全身化疗效果较差或难度较大，对此类患者采取介入治疗的方法，亦可取得一定疗效。有研究显示，此类患者对动脉灌注化疗反应率为25%～77%，主要表现为不同程度的疼痛缓解，皮肤表面溃疡修复，渗血、渗液减少；合并上肢水肿者，肿胀消失，局部肿大淋巴结明显缩小或消失等。对于局部进展期乳腺癌患者，经过一两次动脉灌注化疗后可出现肿瘤缩小；而对于复发的局部进展期乳腺癌，则需更多次动脉灌注化疗才会有效果。因此，对于局部复发的乳腺癌患者，动脉灌注化疗是一种可供选择的有效、可耐受的治疗方法。

动脉灌注化疗栓塞通过局部高浓度给药、栓塞肿瘤供血动脉达到使肿瘤坏死的目的。介入治疗后的大体标本可见肿块与周围组织分界较清楚，切面呈灰白色，可见点状坏死。光镜下发现癌细胞有不同程度的坏死，并被大量的纤维结缔组织所代替，残存的癌细胞明显变性，间质有少量的淋巴细胞和浆细胞浸润，癌细胞有不同程度的细胞核固缩、碎裂、细胞质凝固、坏死，细胞间质轻中度水肿，轻中度纤维组织增生；所有癌灶均有炎性细胞浸润，且炎症反应呈中重度变化。血管内膜增厚与血管炎普遍存在，以轻中度变化为主，部分可见癌灶血栓形成。部分病理切片未找到癌细胞，仅见其细胞形态。术前未行介入治疗的肿瘤则无上述变化。术前区域性动脉灌注化疗能诱导肿瘤细胞凋亡，并可影响乳腺癌细胞凋亡相关基因的表达，术前动脉灌注化疗可能通过影响bcl-2、bax基因表达，促进细胞凋亡，抑制细胞增殖[59]。

（主编评论：近年来随着乳腺保健的普及，中晚期乳腺癌已经不多见。介入治疗在乳腺癌的综合治疗中的重要性也随之减弱。但不能忘记术前适当的介入治疗

可使保乳手术得以施行，也可以使中晚期患者获益。）

## 病例评述

**例 7-5-1**（图 7-5-2）

女性，46 岁。左乳房肿块 18 个月，诊断为乳腺癌Ⅳ期。左乳及左胸前区可见 20cm×30cm 巨大溃疡，有恶臭。腋动脉造影显示肿瘤由胸外侧动脉供血（A），超选择至胸外侧动脉注入 THP 60mg＋CBP 300mg＋MMC 10mg＋LP 6ml 之乳化剂（B、C）。2 周后左乳及左胸前区溃疡面及肿瘤浸润皮肤变硬，溃疡面缩小。

**【评述】** 乳腺癌可由多支动脉供血，一般可经股动脉途径分别超选择插管行灌注或栓塞。如果经股动脉途径插管困难可选择腋动脉入路。对于血供丰富又能超选择插管者行碘油化疗药物栓塞治疗可以提高疗效。一般经过有效的治疗，乳腺癌可坏死、缩小、疼痛缓解、溃疡缩小修复、出血停止，附近转移淋巴结可缩小，有助于手术切除。

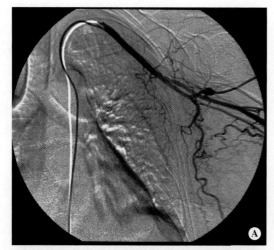
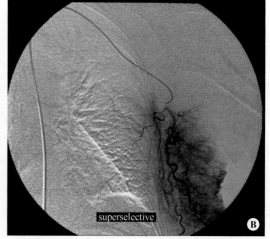
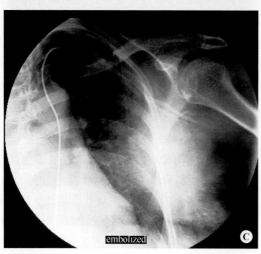

图 7-5-2 乳腺癌并巨大溃疡

superselective. 超选择；embolized. 栓塞

（钱元新　伍筱梅）

# 第六节　气管和主支气管狭窄

气管和主支气管狭窄(stenosis of trachea and main bronchia)分为腔内性、腔外性和腔内外性狭窄。腔内性狭窄主要是指器质性狭窄,其原因主要有良恶性肿瘤、结核、气管软化、手术后、放疗后及先天性狭窄等。外压性狭窄最常见的原因是淋巴结增大及肿瘤压迫。轻度狭窄者临床症状较轻,可有炎症和运动后气促等表现,可对症治疗或采用内镜下和手术治疗。重度狭窄者呼吸困难是重要的临床表现,甚至可以出现窒息而导致死亡,常需急行金属内支架的置入术治疗[60,61]。

## 影像诊断

X线透视、胸片、体层片、CT和MRI均可较好地显示狭窄的气管和主支气管、病灶与气道的关系,也可较好地显示气道狭窄所致的肺不张、肺气肿或阻塞性肺炎。CT和MRI可以明确病灶与纵隔组织的关系。

## 介入治疗

### 适应证

由气管狭窄或软化造成严重呼吸困难而不能接受或不宜手术治疗者。

气道狭窄虽然未导致严重呼吸困难,但预计局部放疗、灌注化疗后可能出现严重呼吸困难者可预先放置支架。

食管-气管瘘者。

[主编评论:关于适应证有不同的说法。首先气管支气管恶性病变引起呼吸困难是良好的适应证。支架置入术除急救性解除致死性呼吸困难外,患者的预期寿命往往为数月至一年,发生需要处理的再狭窄的机会很少。对于良性狭窄是否行支架置入术存在争议,原因是患者预期寿命长,再狭窄发生率高且处理困难。为了解除此类患者的呼吸困难采用可回收支架置入是合理的选择。关于食管-气管瘘者是否需要放置气管支架或者食管覆膜支架甚至双支架是临床上的难题。个人认为良性食管-气管瘘不宜放置支架,特别是双支架,因为支架只能起到临时封堵作用,无益于瘘口愈合。恶性病变则可在食管和(或)气管置入覆膜支架,以起到封堵瘘口的作用。]

### 禁忌证

气管黏膜严重炎症者被视为相对禁忌证。此时支架置入后可促使肉芽增生,引起再狭窄和不利于控制炎症。

婴幼儿的气管狭窄除为挽救患儿生命时而行可回收内支架治疗外,应首选其他方法。因为婴幼儿气管狭窄多由良性病变引起,气管可随年龄增长发育,永久性支架不可能与之适应。儿童呼吸困难急救行本术后,应在短期内行手术治疗解除气管狭窄并取出内支架。

近声门的气管狭窄,采用本术治疗时应十分慎重。

## 技术要点

气管支气管内支架置入术的操作技术与其他部位的支架置入无明显差别,但由于患者常处于严重呼吸困难状态,随时可发生窒息等严重情况,而且气管和咽喉部对插入器械的反应十分敏感,致使患者难以合作。使整个治疗过程变得十分紧张和风险增大。其技术要点为:

**充分的术前准备十分重要**。应常备氧气、面罩式吸氧器材、气管切开包、负压吸引器、生理监护仪(监测患者心率、血压、血氧饱和度)、抢救器材和药物,有条件者应备呼吸机。

去掉非固定性义齿,咬一牙垫。

一般可采用丁卡因液喷喉,充分麻醉咽喉部,也可使用环甲膜穿刺麻醉。对儿童和躁动者应行静脉麻醉。建议最好采用**全身麻醉并进行气管插管**。其明显的好处是通过气管插管送入支架释放系统十分方便、快捷,在患者安静的情况下,可以较从容地进行定位和准确释放支架,使手术时间明显缩短,安全性提高,并发症发生率下降。(主编评论:因患者体质极度衰弱且伴有多种合并症,不能耐受全身麻醉和气管插管者在清醒状态下进行操作是无奈之举。除要求术者技术娴熟外,也需要麻醉医师到场以备不时之需。)

将所有的介入器材均准备妥当,才开始进行操作。如患者可平卧则采取平卧位,如不能平卧,则采取半卧位甚至坐位。

应摄片或有条件者进行旋转DSA采集再次确认气道狭窄部位及长度。

先用超滑导丝插入5F Cobra导管或椎动脉导管经患者口腔将其插入咽喉部,嘱患者发"啊"声,透视下调整导管弯头,使之进入气管上段。清醒状态下手术者应拔出导丝经导管迅速注入丁卡因或2%利多卡因溶液5ml。稍休息片刻,待患者呛咳停止后,再送入超硬超滑导丝使其通过狭窄到远端。插管过程中需注意经导管注入少许对比剂涂抹气管壁显示狭窄段上下方及狭窄段以准确定位。插入导丝之后拔除导管。

本术多采用温度记忆合金网状支架和"Z"形自膨胀支架,为治疗食管-气管瘘可选择覆膜支架。其长度和直径根据术前 CT 所测得的狭窄段长度和相邻正常气管支气管直径选择。一般支架直径与相邻正常气管相等或稍大 1～2mm,长度以覆盖狭窄两端 1～1.5cm 为宜。而位于左右支气管主干的狭窄,近端支架需置放于主气管内,其露出长度以<5mm 为宜。气管上段狭窄时,支架近端以位于声门下 20mm 为宜。否则患者易有难以忍受的异物感。

将支架放送装置送入气管至狭窄段。此时患者呼吸困难可以加重,术者应鼓励患者尽量平静和保持不动。迅速准确定位后,把住支架放送装置,快而稳地将支架释放。支架放置过程中,如发现位置不理想,可在未完全释放前做适当的调整。

术中如发现患者分泌物阻塞气道,应及时吸痰。

从气管插管到支架释放应在 5 分钟左右完成,不得拖延,否则会造成严重并发症。因此要求术者操作熟练,经验丰富,并要求技术人员、护理人员以及内科和麻醉科医师充分合作,才可将本术顺利完成。

支架准确放置后,绝大多数患者随即感呼吸顺畅,缺氧得到明显改善。部分患者术后出现咳嗽、大量排痰,可调整患者体位,有利于痰液咳出,必要时给予吸痰。

### 主要并发症

本术的主要并发症为支架异位置放和术后移位、气管痉挛甚至窒息造成死亡、少量咯血、声嘶、咽部异物感、胸部疼痛和呼吸道感染等[62]。

可对上述并发症采取针对性预防措施:

技术熟练的术者在良好的麻醉和 X 线透视监视下操作,可明显降低支架异位置放和气管痉挛甚至窒息的发生率。

准确选择支架的大小可避免术后支架移位的发生。

轻柔和准确的操作减少术后咯血、声嘶、咽部异物感和疼痛等。

无菌操作、术中彻底吸痰和术后注意排痰可防止呼吸道感染。

## 病例评述

### 例 7-6-1(图 7-6-1)

女性,74 岁。颈部包块 5 年、呼吸困难 3 个月,诊断为甲状腺癌。平片可见气管受压变窄,向左侧移位(A)。经口腔插管通过狭窄段,放置 5cm 长的 NiTi 记忆合金支架后(B),患者呼吸困难明显好转。

【评述】 本例为外压性狭窄,气管受压向右后移位,透视下见狭窄段长度为 3cm,选用长 5cm 的金属支架,放置时使支架超过狭窄两端各 1cm。透视下释放支架,避免支架在释放过程中移位。

### 例 7-6-2(图 7-6-2)

男性,54 岁。肺癌术后 14 个月伴进食梗阻感 3 个月。诊断为肺癌纵隔淋巴结转移,已行食管内支架治疗,吞咽困难明显缓解,但呼吸困难加重。平片示气管隆突上方向心性狭窄(A)。在狭窄气管内放置一个"Z"形支架后(B、C),患者呼吸困难立即改善。

【评述】 该患者 CT 提示于食管前、气管后有一肿大淋巴结,始发症状为吞咽困难,钡餐示食管外压性狭窄,食管放置 NiTi 记忆合金支架后吞咽梗阻感消失。但立即出现呼吸困难,原因为淋巴结前移压迫气道。此时选择支撑力较强的"Z"形支架有利于气道的成形。

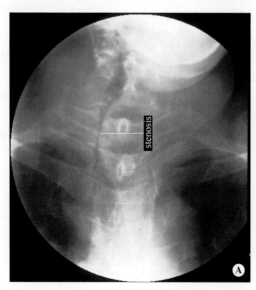
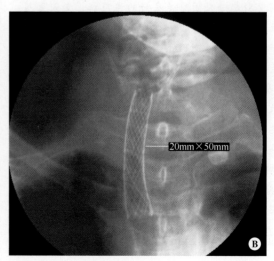

图 7-6-1　甲状腺癌致气管受压狭窄

stenosis. 狭窄

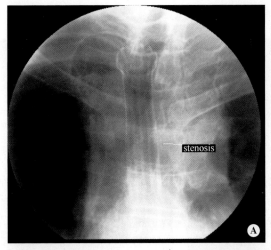

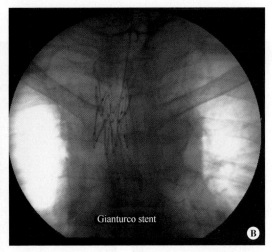

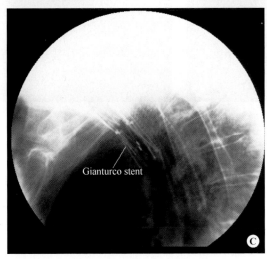

图 7-6-2　肺癌纵隔淋巴结转移致食管受压狭窄

stenosis. 狭窄；stent. 支架

**例 7-6-3**（图 7-6-3）

男性，30 岁。误服硫酸后引起腐蚀性食管炎、吸入性肺炎导致气管狭窄。伤后 3 个月出现活动后气促、呼吸困难，于笔者所在医院就诊，术前 CT 显示主气管狭窄，在全麻和 DSA 下行气管支架置入术。术前置入导丝导管时点片显示气管胸段入口处狭窄（A），置入支架后正、侧位摄片显示膨胀良好（B、C）。术后呼吸困难明显好转。术后 1 个月拟介入取出支架未成功。术后 2 个月于胸外科行支架取出及气管切开术。术后因声门下气管狭窄行气管插管内固定支撑，1 个月后纤维支气管镜仍显示气管烧伤后塌陷狭窄，给予金属套管置入，术后 1 年仍不能拔出。

【评述】　该患者气管属于良性狭窄，由吸入性肺炎后气管壁瘢痕增生引起，原放置气管支架的目的为扩大支撑气管壁使其重新塑形，但取出前气管镜显示增生瘢痕已覆盖支架。气管切开后支架如抽丝般取出后，气管壁再次塌陷，只能行气管金属套管置入。治疗过程显示

气管良性狭窄特别是多发性广泛狭窄时放置气管支架需慎重。支架的置入本身既是对气管壁的长期刺激，又是将来再次狭窄的诱发因素[63]。

**例 7-6-4**（图 7-6-4）

女性，70 岁。胸闷、呼吸困难 1 个月，诊断为气管癌。在院外行气管镜下气管支架置放术。放置两枚 Gianturco 支架均异位于狭窄段以下。转笔者所在医院时患者仍明显呼吸困难，在透视下放置 NiTi 合金支架成功，症状缓解。

【评述】　一般气管内支架置入技术难度并不大，关键是释放支架过程中准确定位。采用气管镜协助本术进行似无必要，原因是支气管镜多难通过狭窄及了解狭窄的长度。其主要作用是送入导丝，而透视下送入导丝技术简单，患者痛苦小。支架释放过程必须在 X 线透视监视下进行。本例患者气管狭窄位于声门下方 2cm，准确定位释放十分困难。支架位置过高可造成声音嘶哑及难以忍受的异物感，过低则难以解除狭窄。可能因技

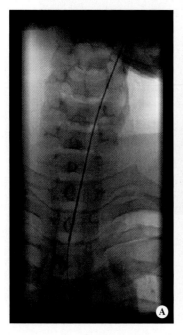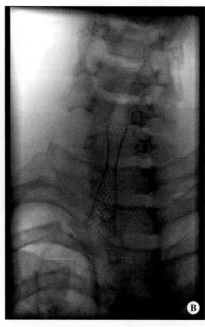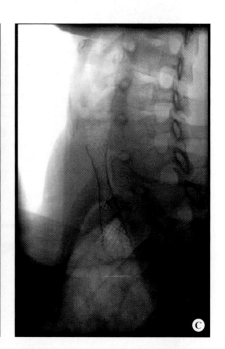

图 7-6-3　良性气管狭窄支架置入

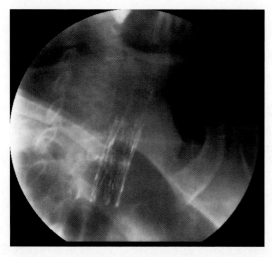

图 7-6-4　气管癌支架置入

术原因出现两枚支架均异位放置,未能解除气道狭窄。笔者采用斜位透视仔细观察狭窄段与声门的距离,并嘱患者密切配合,支架放置成功。支架上端距声门下仅1cm,但未造成异物感和声嘶等并发症。

## 例 7-6-5(图 7-6-5)

男性,67 岁。肺癌病史 17 个月,进行性气喘 2 周。入院后胸部 CT 检查显示纵隔肿瘤压迫并侵犯气管隆突、双侧主支气管并导致狭窄,决定置入一体式气管支架。旋转造影显示气管及双侧主支气管狭窄(A),即分别于双侧主支气管内放置不同颜色导丝各一条(B),将支架推送器尽量靠近隆突后释放双侧支撑腿并推至理想位置(C),再分别松开气管及双侧主支气管的捆绑线并释放支架(D)。3 天后复查显示气管及双侧主支气管支架位置良好,扩张完全(E)。

【评述】　位于隆突下或隆突周围的病变容易造成气管和双侧主支气管的共同狭窄,既往需要分别放置 3 枚支架,过程较为繁琐,耗时较长,相对并发症和危险性增大。而此例患者采用气管和双侧主支气管一体支架,操作相对简单,支架主体及分支连接紧密,便于置入后痰液的排出,减少感染机会,是比较良好的解决气管和双侧主支气管共同狭窄的方法[64,65]。

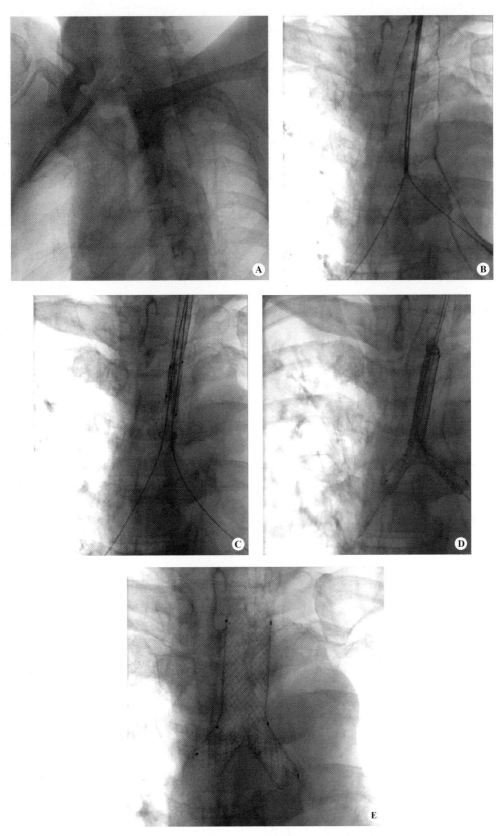

图 7-6-5　纵隔肿瘤患者气管和双侧主支气管一体支架置入

（曾庆乐　陈　勇　伍筱梅）

## 参 考 文 献

[1] Woong Y, Jae KK, Yun HK, et al. Bronchial and nonbronchial systemic artery embolization for life-threatening hemoptysis: a comprehensive Review. Radiographics, 2002, 22 (12): 1395~1409

[2] Goh PYT, Lin M, Teo N, et al. Embolization for hemoptysis: a six-year review. Cardiovasc Intervent Radiol, 2002, 25(1): 17~25

[3] Joo-Young Chun, Auna-Maria Belli. Immediate and long-term outcomes of bronchial and non-bronchial systemic artery embolisation for the management of haemoptysis. Eur Radiol, 2010, 20 (8): 558~565

[4] LF Cheng, EPY Fung, TYW Hon, et al. Bronchial artery embolisation for acute massive haemoptysis: Retrospective study. J HK Coll Radiol, 2005, 8(1): 15~19

[5] 江森, 朱晓华, 孙分文, 等. 非支气管性体动脉引起咯血的发病情况及介入栓塞疗效分析. 中华放射学杂志, 2009, 43(6): 629~633

[6] 于世平, 徐克, 张曦彤, 等. 肺外体循环动脉栓塞在治疗重症大咯血中的作用. 中华放射学杂志, 2008, 42(1): 89~92

[7] 伍筱梅, 梁荣光, 赖清, 等. 肱-腋动脉体外临时阻断后行锁骨下动脉造影对判断咯血来源血管的价值. 中华放射学杂志, 2011, 45(7): 670~673

[8] Bruzzi JF, Jardin MR, Delhaye D, et al. Multi-detector Row CT of Hemoptysis. RadioGraphics, 2006, 26 (1): 3~22

[9] Khalil A, Fartoukh M, Tassart M, et al. Role of MDCT in identification of the bleeding site and the vessels causing hemoptysis. AJR Am J Roentgenol, 2007, 188 (2): W117~W125

[10] Yoon YC, Lee KS, Jeong YJ, et al. Hemoptysis: bronchial and nonbronchial systemic arteries at 16-detector row CT. Radiology, 2005, 234 (3): 292~298

[11] 伍筱梅, 赖清, 陈永富, 等. 体-肺循环分流与大咯血(附62例报告). 中国现代医学杂志, 2008, 18(7): 939~943

[12] Chun JY, Morgan R, Belli AM. Radiological management of hemoptysis: a comprehensive review of diagnostic imaging and bronchial arterial embolization. Cardiovasc Intervent Radiol, 2010, 33 (4): 240~250

[13] 孙即昆, 赵豪伟, 翁品光. 肺外科学. 北京: 人民卫生出版社, 1987: 413

[14] 张彬, 李长远, 刘国津, 等. 老年肺大疱22例的外科手术治疗. 中国老年学杂志, 2007, 27 (3): 283

[15] 杨春杰. 肺大泡并自发性气胸22例外科治疗分析. 天津医药, 1994, 22(3): 163~164

[16] Fishman AP, Elias JA, Fishman JA, et al. Fishman's Pulmonary Diseases and Disorders. 4th ed. New York: McGraw-Hill Companies, 2008: 913~928

[17] 尚全良, 肖恩华, 罗建光. 肺大疱的介入微创治疗. 临床放射学杂志, 2008, 27(4): 511~513

[18] 沈中梅. 特发性肺大疱综合征的影像特征及其鉴别. 中国血液流变学杂志, 2008, 18(4): 608~609

[19] 刘红光, 卢明花, 杨兆红, 等. 胸膜腔造影在自发性气胸诊断与治疗中的应用. 青岛医药卫生, 2001, 33(3): 207~208

[20] 李骏, 陈艳. CT引导下注射硬化剂治疗肺大疱23例分析. 现代实用医学, 2009, 21(8): 886~899

[21] Reyndds M. Congenital lesions of the lung. In: Shields TW ed. General Thoracic Surgery. 4th ed. Philadelphia: Williams & Wilkins, 1994: 867~868, 905

[22] 佟丹, 李冬, 赵锋. 肺隔离症的CT诊断. 中国医学影像技术, 1998, 14(10): 766~767

[23] 赵锋. 肺隔离症的X线诊断. 白求恩医科大学学报, 1984, 10(1): 78~81

[24] Ikezoe J, Murayama S, Godwin JD, et al. Bronchopulmonary sequestration CT assessment. Radiology, 1990, 76(2): 375~379

[25] Do KH, Goo JM, ImJG, et al. Systemic arterial supply to the lungs in adults: spiral CT findings. Radiographics, 2001, 21(2): 387~402

[26] 刘进康, 夏宇, 杨迎, 等. 螺旋CT三维重建血管成像对肺隔离症的诊断价值. 临床放射学杂志, 2004, 23(2): 116~118

[27] Felker RE, Tonkin IL. Imaging of pulmonary sequestration. AJR Am J Roentgenol, 1990, 154 (2): 241~249

[28] 张效杰. 肺隔离症的影像诊断再认识. 中国误诊学杂志, 2003, 3 (1): 44

[29] Ko Sf, Ng SH, Lee TY, et al. Noninvasive imaging of bronchopulmonary sequestration. AJR Am J Roentgenol, 2000, 175(4): 1005~1012

[30] Kim TS, Lee KS, Im JG, et al. Systemic arterial supply to the normal basal segments of the left lower lobe: radiographic and CT findings in 11 patients. Journal of Thoracic Imaging, 2002, 17(1): 34~39

[31] Tokel K, Boyvat F, Varan B. Coil embolization of pulmonary sequestration in two infants: a safe alternative to surgery. AJR Am J Roentgenol, 2000, 175(4): 993~995

[32] Park ST, Yoon CH, Sung KB, et al. Pulmonary sequestration in a newborn infant: treatment with arterial embolization. J Vasc Interv Radiol, 1998, 9(9): 648~650

[33] Burch GH, McElhinney DB, Phillip M, et al. Coil embolization of intralobar pulmonary sequestration: immediate and mid term result. Pediatrics, 1998, 102(3): 676~678

[34] Bratu I, Flageole H, Chen MF, et al. The multiple facets of pulmonary sequestration. J Pediatr Surg, 2001, 36 (5): 784~790

[35] Lee KH, Sung KB, Yoon HK, et al. Transcatheter arterial embolization of pulmonary sequestration in neonates: long term follow up results. J Vasc Interv Radiol, 2003, 14(3): 363~367

[36] 李义, 田建明, 曾宪强, 等. 肺隔离症的影像诊断和介入治疗. 临床放射学杂志, 2004, 23(2): 122~124

[37] Curros F, Chigot V, Emond S, et al. Role of embolization in the treatment of bronchopulmonary sequestration. Pediatr Radiol, 2000, 30(3): 769~773

[38] Halkic N, Cuenoud PF, Corthesy ME, et al. Pulmonary sequestration: a review of 26 cases. European Journal of Cardio-thoracic Surgery, 1998, 14 (2): 127~133

[39] Ganeshan A, Freedman J. Transcatheter coil embolisation: a novel definitive treatment option for intralobar pulmonary sequestration. Clinical Spotlight, 2010, 10(3): 360~364

[40] 肖亮, 徐克. 主动脉半周覆膜支架生物相容性及封堵效果的实验研究. 介入放射学杂志, 2011, 19(3): 135~137

[41] 王长利. 肺癌. 北京: 科学技术文献出版社, 2009: 124~126

[42] 张进华，曹利娟，任迎春．肺癌．北京：军事医学科学出版社，
2007：15～20

[43] 樊树峰，叶强，顾伟中．肺癌规范化介入治疗中有待进一步探
讨的几个问题．介入放射学杂志，2002，11(3)：236～237

[44] 殷国生．介入放射学．北京：高等教育出版社，2005：56～60

[45] 黄军祯，王大健．支气管肺癌介入治疗的新近进展．微创医学，
2008，3(3)：228～229

[46] 梁秀芬，刘锦程，余国政，等．肺癌双重介入治疗临床疗效分
析．实用放射学杂志，2004，20(8)：722～723

[47] 伍筱梅，梁荣光，赖清，等．肱-腋动脉体外临时阻断后行锁骨
下动脉造影对判断咯血源血管的价值．中华放射学杂志，2011，
45(7)：670～673

[48] 肖湘生．支气管动脉灌注及栓塞术治疗肺癌的常规(讨论稿).
介入放射学杂志，2002，11(3)：235～236

[49] 徐叔云．中华临床药物学．北京：人民卫生出版社，2003：33～40

[50] 丁翠敏，金普乐．肺癌现代非手术治疗．北京：科学技术文献出
版社，2008：5～8

[51] Non-small Cell Lung Cancer Collaborative Group. Chemotherapy
in non-small cell lung cancer：meta-analysis using updated data
on individual patients from 52 randomized clinical trials. BMJ,
1995，311(9)：899～909

[52] Murakami M. Clinical studies of bronchial arterial infusion of
CDDP for the treatment of lung cancer--research on the platinum
concentration in the tumor and pulmonary parenchyma. Nippon
Igaku Hoshasen Gakkai Zasshi，1989，49(7)：880～891

[53] 顾仰葵，吴沛宏，赵明，等．DDP 在肺癌介入化疗和静脉化疗中
药动学和毒副反应的比较研究．影像诊断与介入放射学，2003，
12(1)：30～32

[54] 庞其清，李春龙，曾文，等．选择性支气管动脉插管药物灌注治疗
82 例晚期肺癌的疗效观察．中华肿瘤杂志，1989，11(1)：60～63

[55] Watanabe Y，Shimizu J，Murakami S，et al. Reappraisal of bron-
chial arterial infusion therapy for advanced lung cancer. Jpn J
Surg，1990，20(1)：27～35

[56] Osaki T，Hanagiri T，Nakanishi R，et al. Bronchial arterial infu-
sion is an effective therapeutic modality for centrally located
early-stage lung cancer. Chest，1999，115(12)：1424～1428

[57] 钟文昭，吴一龙，古力加，等．中晚期非小细胞肺癌支气管动脉
灌注化疗的 Mata 分析．循证医学，2002，2(2)：67～70

[58] 张静，张洪珍．乳腺癌．北京：军事医学科学出版社，2007：1～5

[59] 许立超，李文涛．乳腺癌介入治疗指南的建议．介入放射学杂
志，2010，19(6)：425～428

[60] 郑加贺，刘兆玉，卢再鸣，等．金属支架治疗气管恶性狭窄的临
床应用．中国临床医学影像杂志，2011，22(2)：86～88

[61] Casal RF. Update in airway stents. Curr Opin Pulm Med，2010，
16(4)：321～328

[62] Agrafiotis M，Siempos II，Falagas ME. Infections related to airway
stenting：a systematic review. Respiration，2009，78(1)：69～74

[63] Chan AL，Juarez MM，Allen RP，et al. Do airway metallic
stents for benign lesions confer too costly a benefit? BMC Pulm
Med，2008，18(1)：87

[64] 杨正强，施海斌，周卫忠，等．全身麻醉下 Y 形金属气管支架治
疗恶性气道狭窄．介入放射学杂志，2010，19(7)：577～579

[65] Nam HS，Um SW，Koh WJ，et al. Clinical application of the
natural Y stent in the management of benign carinal
stenosis. Ann Thorac Surg，2009，88(2)：432～439

（本章责任主编　伍筱梅）

# 第一节　原发性肝癌

原发性肝癌(primary liver cancer,PLC)是全球第五大常见肿瘤,占与肿瘤有关的死因的第2位。据统计,2008年一年新发病748 300例,死亡695 900例,其中约一半病例发生在中国。男性发病率为女性的2倍。世界范围内,东亚、东南亚、中非、西非等地区发病率较高,中南亚、西亚、北欧及西欧等地区发病率较低。肝细胞癌(hepatocellular carcinoma,HCC)是最常见的肝癌组织学类型,占肝癌总病例数的70%～85%。由于HBV的流行,导致亚洲及撒哈拉以南非洲部分地区HCC的高发病率。发展中国家的HCC患者约60%患有乙型肝炎,33%携带有丙型肝炎病毒(hepatitis C virus,HCV);发达国家则分别为23%、20%。美国及西方国家HCC的发病率较低,且主要在酒精性肝硬化与非酒精性脂肪肝基础上发展而来。可能由于肥胖患者及HCV感染患者的不断增加,包括美国及中欧的许多地区,HCC的发病率正在逐年攀升[1]。

据2008～2009年中国肝癌特征和治疗分析的调研结果显示,我国约80%的肝癌患者属于中晚期,且多合并乙型肝炎及肝炎后肝硬化(约78%)。由于能够手术切除者不足20%,且根治切除后复发率高(2年复发率为35%～50%,5年复发率为61.8%),目前我国应用介入治疗的患者比例占到总肝癌患者人数的61.9%,是中晚期肝癌患者最主要的治疗方式。介入治疗的良好疗效及其广泛的应用奠定了其在肝癌综合治疗中的重要地位。目前肝癌的治疗逐渐向个体化、规范化、综合系统化方向发展。(主编评论:因此HCC的介入治疗在临床上具有重要意义,是中晚期肝癌患者有效的"救命稻草"。尽管可恶的肝癌最终会夺去患者的生命,而这根"稻草"可以将生命之光延长,痛苦减少。介入从业者是"救命稻草"提供者,应该为患者提供有效的和价格合理的治疗方法。从国内情况看,约80%的肝癌患者需接受介入治疗,一些手术切除后的患者也是如此。据粗略了解,国内大型综合医院介入科的患者收容量和手术量中肝癌占40%～60%,令我们对本病的介入治疗怎么关注也不为过。)

肝癌一般起病隐匿,早期无明显症状,其临床表现缺乏特征性。肝区或上腹部疼痛最为常见,常为隐痛或夜间痛。突发剧痛提示肝癌破裂出血,可伴有休克。可有肿瘤的一般表现,如乏力、纳差、消瘦和低热等。常伴有肝硬化门静脉高压症状,如消化道出血、腹水、上腹部不适和腹泻等。有时以骨转移症状和癌旁综合征为首发表现。随着健康体检的普及,体检发现者日益增多。

## 诊断标准

中国抗癌协会肝癌专业委员会2001年修订的原发性肝癌的诊断标准如下[2]:

病理诊断:肝内或肝外病灶活检经病理学检查证实为原发性肝癌者。

临床诊断:

AFP≥400μg/L,能排除妊娠、活动性肝病、生殖腺胚胎源性肿瘤及转移性肝癌等,并能触及肿大、坚硬及有结节状的肝脏,或影像学检查有肝癌特征的占位性病变者。

AFP<400μg/L,能排除妊娠、活动性肝病、生殖腺胚胎源性肿瘤及转移性肝癌等,并有两种影像学检查有肝癌特征性占位病变;或有两种肝癌标志物(AFP异质体、异常凝血酶原、γ-GT同工酶Ⅱ、α-L-岩藻糖苷酶及CA19-9等)阳性及一种影像学检查具有肝癌特征性占位性病变者。

有肝癌的临床表现,并有肯定的肝外远处转移病灶(包括肉眼可见的血性腹水或在其中发现癌细胞),并能排除转移性肝癌者。

## 分型与分期

### 肝组织活检或细胞学检查

在实时超声或CT导引下活检或细针穿刺行组织学或细胞学检查,是目前获得2cm直径以下小肝癌确诊的有效方法。但近肝包膜的病灶穿刺易引起破裂出血,并有针道转移的危险。适用于经过各种检查仍不能确诊,但又高度怀疑或已不适合手术而需定性诊断以指导下一步治疗者。

## 肝癌的组织学分型

主要病理类型有三种：

肝细胞癌（HCC）：癌细胞起源于肝实质细胞。分化较好者，癌细胞类似肝细胞，分化差者，癌细胞异型性明显，呈多边形，胞浆丰富，呈颗粒状，明显嗜酸性染色，有时可见胆汁小滴，胞核大、深染，可见多核分裂，癌细胞排列成条索状或巢状，其间血窦丰富，无其他间质。此为最常见的病理类型，占肝癌病例总数的70%～85%。

胆管细胞癌：癌细胞起源于肝内胆管上皮。其组织结构多为腺癌或单纯癌。癌细胞较小，胞浆清晰透明，胞浆中无胆汁，形成大小不一的腺腔，间质多而血窦少。此型比较少见，病因尚不清楚，胆结石、华支睾吸虫感染、胆总管囊肿等这些因素都能增加胆管癌发病的危险，此型多发生在中国台湾及东亚的其他某些地区。

混合型肝癌：癌组织中既有肝细胞癌又有胆管细胞癌结构。此型最少见。

此外，近年来还发现一些少见类型肝癌，如透明细胞型、巨细胞型、硬化型、纤维板状层型。这些类型肝癌预后均较好。

## 肝癌的大体病理分型

大体标本上肝癌可呈块状，或为结节状分散于各叶，也可弥漫于肝组织内生长。巨块状癌与不伴肝硬化的肝癌多伴肝脏增大。巨块状癌多见，多数呈球形，切面灰白色，边界清楚但不规则。弥漫型病灶边界不清。生长迅速的肿瘤中央易坏死、出血。有的肿瘤周围有"卫星"结节。生长在肝脏周边近包膜的肿瘤结节一般不形成"脐凹"，这与继发性肝癌不同。我国当前对肝细胞癌基本上采用《中国常见恶性肿瘤诊治规范》中的分型：

弥漫型：癌结节小，呈弥漫性分布，与肝硬化易混淆。

块状型癌：肿块直径大于5cm，其中大于10cm者为巨块型。在此基础上再分为：单块型，单个癌块边界清楚或不规则，包膜完整或不完整；融合块型，相邻癌肿融合成块，周围肝组织中常有散在的卫星癌结节；多块型，由多个单块或融合块癌肿形成。

结节型：癌结节直径小于5cm。常见亚型有：单结节型，单个癌结节边界清楚，有包膜，周边常见小的卫星结节；多结节型，分散于肝脏各处，边界清楚或不规则。

小癌型：单个癌结节直径小于3cm，或相邻两个癌结节直径之和小于3cm，边界清楚，常有明显包膜。

胆管细胞癌原则上也分为弥漫型、块状型和结节型，以单块型为多见。肿瘤多无包膜，瘤体内纤维结缔组织丰富、质坚，周围肝组织多无硬化。

此外还有Eggel分型（1961年）：结节型（<10cm）；巨块型（>10cm）；弥散型。

日本分型（1987年）：浸润型（邻近肝组织有播散）；膨胀型（再分单结节、多结节型）；浸润膨胀混合型；弥散型；特殊型（主体向肝外凸）。

## 肝癌的临床分期

肝癌分期在肝癌治疗中占有重要的位置，它有助于对患者的预后进行预测、选择治疗方式、在不同单位之间进行资料交流和比较，它还能在前瞻性随机对照的临床试验中将患者分组来评估某种治疗方式的作用。因为肝癌发生发展的复杂性、患者的临床背景与肝癌疾病本身等多种因素交互影响着肝癌患者的预后，且不同地区和国家肝癌患者的具体情况不同，因此目前国际上尚无统一的临床分期。

一般常应用TNM、Okuda分期、CLIP sore、JIS等来指导判断预后；应用BCLC分期来指导治疗的选择。

巴塞罗那肝癌小组（the Barcelona-Clinic Liver Cancer Group）制定的BCLC分期治疗系统是具有高级别循证医学证据支持，且为目前应用较为广泛的分期治疗系统，也是目前唯一将肿瘤分期治疗方案和预期生存相结合的分期系统[3]（图8-1-1）。

（主编评论：查阅文献可以发现目前报道的肝癌临床分期存在至少8种以上不同的版本。以上列举仅为一部分。之所以如此，除了不同地域和年代的原因外，尚有参与定制分期的临床专业和参与资助的背景不同。应用这些分期需要应用者了解和分析其背景和基础，然后合理采用。）

# 影像学检查[4]

近年来超声、CT、MRI、DSA和PET等影像检查手段，使肝癌的定位和定性诊断率明显提高。综合影像诊断乃是发现病灶和进行定性的重要手段。

## 超声

超声是肝癌诊断中最常用的初诊和筛选方法。可确定肝内有无占位，精细检查能检出直径1cm的病灶。超声检查对直径<1cm的肝癌结节的检出率为33%～37%。彩色多普勒血流成像可分析测定进出肿瘤的血液流量，有助于鉴别病变的良、恶性质。肝癌在超声下常呈"失结构"占位，周围常有晕圈。小肝癌呈低回声区，大肝癌呈高回声或高低回声混合，常有中心液化坏死。此外，超声还可显示肝癌与周围血管的关系和肝静脉、门静脉有无癌栓。

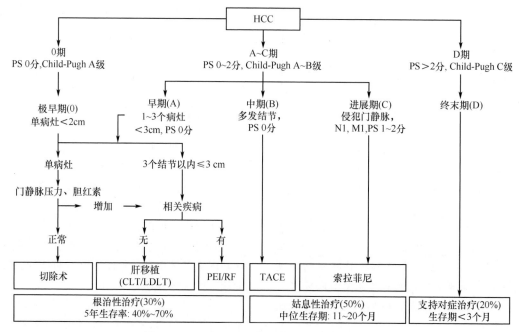

图 8-1-1　巴塞罗那临床肝癌分组方案（BCLC）

［图表引自 Llovet JM，Di Bisceglie AM，Bruix J，et al. Design and endpoints of clinical trials in hepatocellular carcinoma. J Natl Cancer Inst，2008，100：698～711.］

## CT

CT 已成为肝癌定位诊断的常规项目，分辨率高，能检出直径 1cm 左右的病灶，可明确病灶的位置、数目、大小及与重要血管的关系，对原发性肝癌的分期及临床治疗方案的制订和估计预后有重要价值。增强扫描有助于定性诊断和发现平扫时的隐匿病灶。可了解肝周围组织和器官是否有病灶。CT 表现：平扫多为低密度占位，边缘清晰或模糊。大肝癌常有中央坏死。增强 CT 动脉期病灶的密度高于周围肝组织，但随即快速下降，低于周围正常肝组织，并持续数分钟，呈"早出早归"表现。多排螺旋 CT（MSCT）采用容积式扫描，在一次屏气内即可完成，不受呼吸、运动的影响，对小肝癌的检出率高于常规 CT 扫描。增强扫描三维立体重建可清晰显示病灶的血供来源和肝静脉、门静脉及下腔静脉的情况，可为介入治疗提供更多的信息，特别是多次介入治疗后的患者，病灶血供来源复杂，侧支循环多（图 8-1-2）。

近年来，随着 CT 机器不断更新，CT 检查技术不断改进，尤其是血管造影与 CT 结合技术，如肝动脉内插管直接注射造影剂做 CT 增强的 CTA（CT-Angiography）、通过肠系膜上动脉或脾动脉注射造影剂于门静脉期行 CT 断层扫描（CTAP），以及血管造影时肝动脉内注入碘化油后间隔 2～3 周行 CT 平扫的 Lipiodol-CT（Lp-CT）等方法，对小肝癌特别是直径 1cm 以下的微小肝癌的检出率优于 CT 动态扫描。

## MRI

MRI 常用于鉴别诊断困难的病例。$T_1$ 加权像肝癌病灶呈低信号，亦有等信号，少数呈高信号。$T_2$ 加权像呈高信号。在显示肝癌的组织结构方面较 CT 有一定优势，不用注射造影剂即可显示门静脉肝静脉分支、血管的受压推移，还可显示肿块内脂肪变、囊变、坏死、出血、纤维间隔等变化。使用顺磁性对比剂 GD-DTPA 等，能缩短 $T_1$ 时间，增强 $T_1$ 对比度，增加病灶与肝实质之间的信号差异，有利于小病灶和平扫时隐匿病灶的发现和定性诊断。目前一些新型对比剂的开发、新型序列的应用进一步提高了 MRI 成像方面的优势。

## PET

PET 由于是通过组织代谢成像，目前是鉴别坏死组织与活的肿瘤成分最佳的影像学手段，特别是能显示病灶行碘油化疗栓塞术后周边是否有残留的病变。商建标等[5]对确诊为肝癌行 TACE 术后的 35 例患者，以平扫和增强 CT、$^{18}$F-FDG PET 检查，经动脉造影及部分病理检查结果为判断标准，并且临床随访 6 个月以上，研究发现，PET 显像诊断肝癌介入治疗后肿瘤残留病灶的灵敏度和准确性（分别为 90.3％、92.3％）明显高于 CT（分别为 61.3％、75.0％）。因此，PET 可弥补 CT 随访的不足。亦可检出其他影像学检查未发现的隐匿病灶。但对高分化的肝细胞癌有时易误诊。

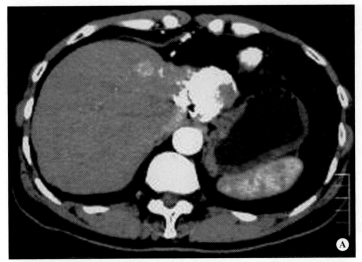

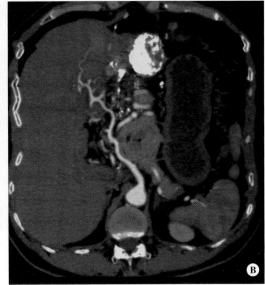

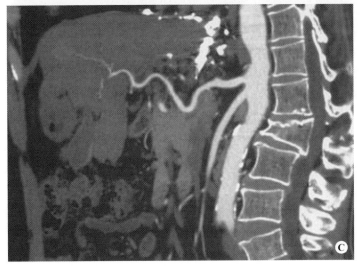

图 8-1-2 肝癌多次介入治疗后,增强 CT 发现一新病灶(A)。三维重建后在横断面(B)和矢状位(C)均可显示病灶的供血动脉,为介入治疗提供更多的信息

### 动脉造影(DSA)

动脉造影特别是 DSA 是诊断肝癌的重要手段,可进一步明确肝内病变的性质、部位、数目、血流动力学情况和有无癌栓形成等,为介入治疗的方法选择和操作提供依据。在行动脉造影前,必须了解患者的临床症状,实验室检查结果,CT、MRI 和超声等影像学检查的情况。造影应遵循全面观察和具体分析的原则。全面观察要求:应先行肝总动脉造影,如肝动脉显示不全,或病灶供血显示不全,应做肠系膜上动脉造影(病变在肝右叶)、胃左动脉(病变在肝左叶)或膈动脉造影(病变在膈顶)等,病变在右叶下极,有时可由胃十二指肠动脉供血。具体分析要求:明确病变的供血动脉,超选择插管入肿瘤供血动脉造影,明确病变的大小、范围、血供和血流动力学情况,有无动静脉分流。对肿瘤显示欠佳者,可行超选择插管染色法造影(图 8-1-3)或动脉造影 CT 检查,以明确病变性质。必要时行肠系膜上动脉或脾动脉-门静脉造影显示门静脉情况,行下腔静脉造影观察下腔静脉情况。(主编评论:肝左动脉造影亦可显示部分胃底的迂曲血管和胃底的染色,与肝癌的结节相似。应结合 CT 显示的左叶病灶及其吻合的解剖部位来确定。必要时可口服产气剂,扩张胃底后再次造影,如染色病灶已消失或影像特征明显变化,可排除左叶肝肿瘤结节。)

原发性肝癌动脉造影的常见表现有:动脉推移;肿瘤血管出现在动脉期或动脉后期,可见到肿瘤区大小不等、紊乱的新血管;供血动脉及分支增粗、扭曲和肿瘤染色;动静脉分流导致静脉早显;门静脉及肝静脉癌栓和肝实质充盈缺损等[6]。

### 肝癌动脉造影分型

**肝癌动脉造影分型的意义在于加强对肿瘤血供的认识,提高诊断水平,并对介入治疗方法的选择和评估预后有极大的帮助。**笔者所作的分型,除参照肝癌的大体病理学改变外,尚顾及血流动力学改变。

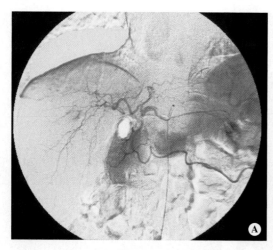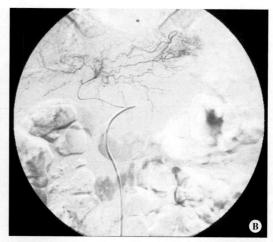

图 8-1-3　肝癌动脉造影 1

肝总动脉造影时未能显示明确病灶(A);超选择肝左动脉造影可见左外叶一结节状肿瘤染色灶(B)

**少血型**指与一般的肝癌相比,造影时无明确或仅见少量的新生血管,供血动脉稍增粗,可见血管包绕和侵蚀,肿瘤染色浅淡且不规则,非超选择插管注入碘油化疗乳剂后,肿瘤内碘油存积不良(图 8-1-4)。常规动脉造影显示此型较多,笔者统计约占 8%。值得注意的是,行超选择肿瘤供养动脉造影时,大部分此类肿瘤仍可显示较完整的肿瘤染色,而浓度和分布不如其他类型,往往要根据 AFP 升高或组织细胞学检查方与转移瘤或其他类型肝癌鉴别。本型组织学检查常为低分化癌或部分为胆管细胞癌与肝细胞癌并存(图 8-1-5)。

**临床小癌型**是指单个病灶或相邻两病灶直径之和小于 5cm,亦有将≤3cm 者称为小肝癌者。造影多显示

为肿瘤供血动脉增粗,肿瘤染色(图 8-1-6 和图 8-1-7)。

**多发结节型**是指分散分布的两个或两个以上病灶,各病灶直径均小于 5cm,部分呈融合状。造影多显示为肿瘤染色,如病灶位于一叶或段内,则显示该叶或段供血动脉增粗(图 8-1-8)。

**块状型**是指病灶直径大于 5cm,可为单个或多个及其融合(图 8-1-9)。病灶周边有时可见肝内转移灶呈结节状(图 8-1-10)。根据造影显示的边界是否清晰,可分为有假包膜和无假包膜(图 8-1-11)两亚型。造影表现有血管推移等明显的占位征象为其特点(图 8-1-12),除显示供血动脉增粗和肿瘤染色外,常见大量的新生血管、血窦或血湖、肿瘤静脉等征象(图 8-1-13)。

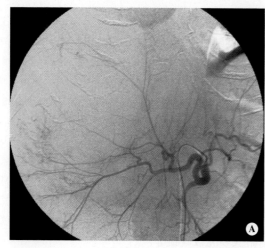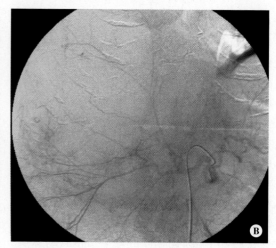

图 8-1-4　肝癌动脉造影 2

病理为肝右叶未分化型肝细胞癌患者,肝动脉造影主要表现为动脉推压移位、牵张拉直(A);动脉晚期亦未见明确的肿瘤血管(B)

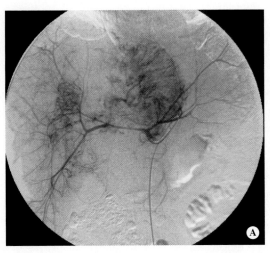

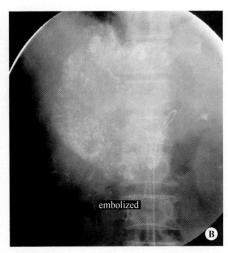

图 8-1-5　肝癌动脉造影 3

肝门区混合型肝癌(肝细胞癌和胆管细胞癌并存)患者,肝动脉造影显示肝右动脉包绕、侵蚀、变细,肿瘤中央
区无明确的肿瘤血管和染色(A);碘油化疗乳剂注入后,主要存积在肿瘤的周边,中央区仅见少许存积(B)。
embolized. 栓塞

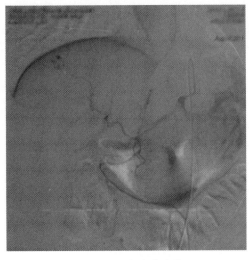

图 8-1-6　肝癌动脉造影 4

肝右叶近膈顶处小肝癌,动脉造影表现为肿瘤供养
动脉相对增粗,肿瘤染色

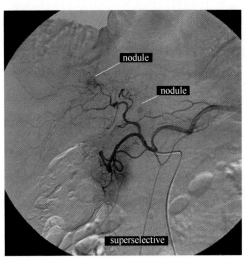

图 8-1-7　肝癌动脉造影 5

肝癌手术切除后 2 个月,肝动脉造影显示左、右叶 2 个
结节状染色灶。nodule. 结节;superselective. 超选择

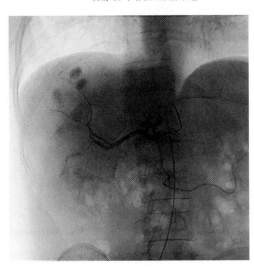

图 8-1-8　肝癌动脉造影 6

肝右叶多发结节型治疗后复查可见肝右动脉增粗,肝内多个
大小不等的结节状染色灶

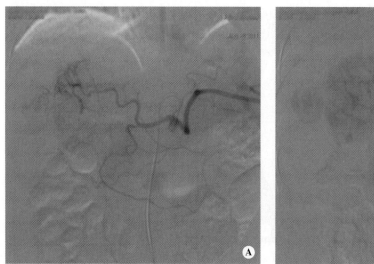
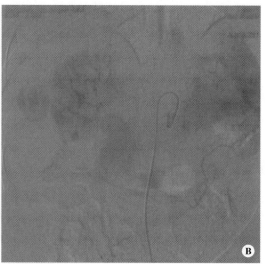

图 8-1-9　肝癌动脉造影 7

动脉造影可见肝右叶肿瘤供血动脉增粗,肿瘤血管(A);实质期可见肿瘤染色,边界尚清,结节呈分叶状(B)

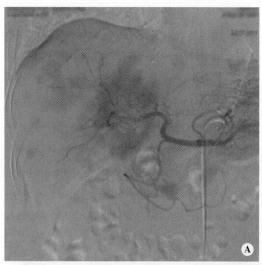
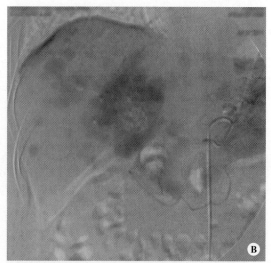

图 8-1-10　肝右叶巨块型肝癌

造影可见明显的异常肿瘤血管(A);实质期可见肿瘤周边部呈结节状肝内转移灶(B)

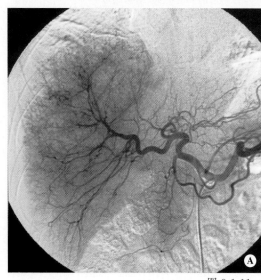
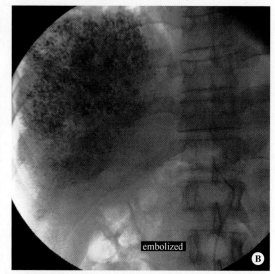

图 8-1-11　肝癌动脉造影

造影动脉期主要显示肝右叶肿瘤血管增粗和染色(A);碘油存积后可显示肿瘤的边界相对不清(B)。embolized. 栓塞

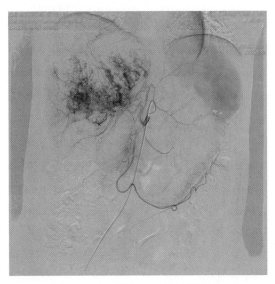

图 8-1-12　肝右叶巨块型肝癌 1

造影显示腹腔动脉受推压左移、迁曲，可造成肝动脉插管困难。在腹腔干开口处造影显示肿瘤内大量新生血管、血窦形成

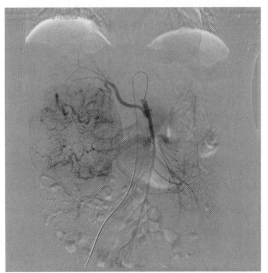

图 8-1-13　肝右叶巨块型肝癌 2

可见大量的肿瘤新生血管呈"发团样"，中央为坏死区

**弥漫型**是指由于病灶与正常组织互相间杂，造影显示无血管推移等占位征象，可见弥漫的新生血管和肿瘤染色，间杂有充盈缺损。可分为大肝弥漫型和小肝弥漫型两种亚型。大肝弥漫型则整个肝体积增大，巨大者下缘可入骨盆（图 8-1-14）。小肝弥漫型则肝体积缩小（图 8-1-15）。（主编评论：根据本人的工作经验，近年来弥漫型肝癌的发现率日趋减少。取而代之的是小肝癌和块状型肝癌增加。此观点虽然没有统计学证实，但被同行认可。估计其原因为现在的患者肝脏背景发生变化，如肝硬化程度较以前的轻、患者营养状态和免疫功能较以前的好和健康检查的普及等。）

**动静脉分流型**是指以动脉造影显示以动静脉分流为主要表现的肝癌，其原发病灶可以是弥漫型或巨块型，有些甚至难以显示原发病灶的具体形态。（主编评论：之所以将其单独列为一种类型是基于其造成特殊的血流动力学改变。此改变是门静脉高压和肺转移的重要原因，而且也影响介入治疗方式的选择。）

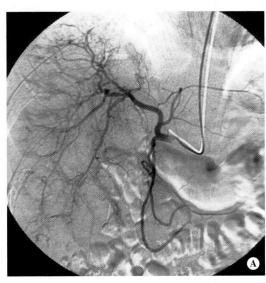

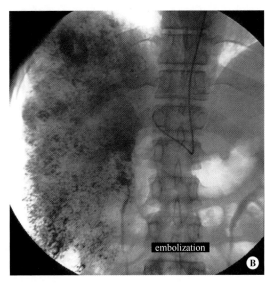

图 8-1-14　肝右叶弥漫型肝癌

动脉期示动脉未见明确的推压移位，可见弥漫的新生血管和肿瘤染色（A）；实质期显示病灶染色弥散，边界不清（B）。

embolization. 栓塞

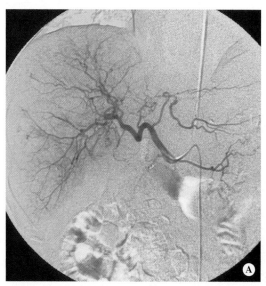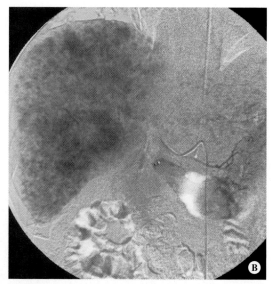

图 8-1-15　结节型肝癌
动脉造影动脉期可见肝右叶弥漫的小结节状染色,边界不清,肝体积无增大,左叶亦有病灶

肝动静脉分流（hepatic arteriovenous shunts, HAVS）是肝动脉与门静脉、肝动脉与肝静脉之间的器质性或功能性异常通路,在肝癌的发生率为 14% ～63.2%[7,8],分为肝动脉-门静脉分流（artery-portal venous Shunts ,APVS）和肝动脉-肝静脉分流（artery-hepatic vein shunts,AHVS）,前者更常见。以往根据分流的发生位置分为以下三种类型:中央型 HAVS 位于肝门部,肝动脉期门静脉主干和（或）1 级分支或肝静脉提前增强显影;周围型 HAVS 位于肝脏边缘,肝动脉期门静脉 2 级及以下分支提前显影;混合型为中央型加周围型的改变。中央型参与分流的血流多直接来自肝动脉主干。其病理基础多与门静脉主干内癌栓有关。周围型发生在肝动脉和门静脉分支之间,造影表现为动脉期可见动脉分支旁伴行的较粗和浅淡的门静脉同时显影,即"双轨征"（图 8-1-16）。其病理基础多与门静脉分支内癌栓有关。本型造影常显示门静脉、肝静脉或下腔静脉内癌栓。表现为供养癌栓的数条并行、细小动脉呈"条纹征"（图 8-1-17）,沿门静脉或肝静脉走行,或在静脉显影的基础上显示充盈缺损,瘤栓与静脉间线状造影剂显影（线样征）[9]。部分癌栓可伸入右心房造成充盈缺损（图 8-1-18）。考虑到此分型并不能反映其血流动力学改变的特点,对指导介入治疗的意义不大。目前编者更倾向于按血流速度分型:快速型,从动脉至引流静脉显影时间在 0.5～1.5 秒;中速型为 1.5～3 秒;慢速型大于 3 秒。本分型可以指导栓塞颗粒大小的选择。（主编评论:此种动脉造影表现也被描述为动-静脉瘘。但二者的病理基础是完全不同的,可导致选择错误的栓塞剂。分流的基础是原潜在

的毛细血管扩张,可以使用相应大小的颗粒进行有效栓塞,使用大型栓塞物栓塞极易形成侧支循环,从而导致栓塞无效。而动-静脉瘘是动静脉直接沟通,通常需要大型栓塞物才能有效栓塞。由于目前的 DSA 采集速度尚不足以显示分流道的直径,只有根据动静脉显影时间来判断,而且是经验性判断。笔者根据临床试验认为按分流速度分型选择不同大小的颗粒栓塞剂是可靠的。）

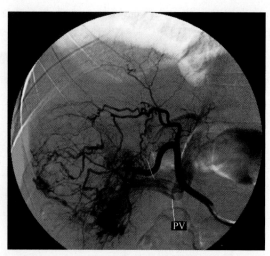

图 8-1-16　动静脉分流型肝癌 1
动脉期可见动脉分支旁伴行的较粗和浅淡的门静脉同时显影,即"双轨征"

## 肝癌的介入治疗

　　肝癌介入治疗就是在 X 线透视、CT 或 B 超引导

下,将特制的穿刺针、导管插入肝脏的肿瘤区进行诊断及治疗的一种方法,包括血管性介入与非血管性介入两大方式。前者包括 TAE、TAI、TACE、经药盒系统灌注等,后者包括经皮瘤内注药(化疗药物、p53 基因制剂和无水乙醇等)、消融治疗(射频消融术、微波固化治疗、激光凝固治疗和冷冻治疗等)。此外,还有肝癌门静脉、肝静脉侵犯及肝外器官转移的介入治疗,包括支架置入、$^{125}$I 粒子植入内照射等。

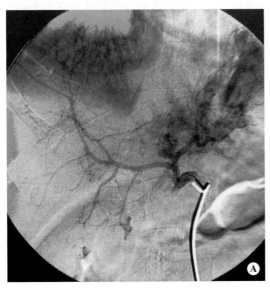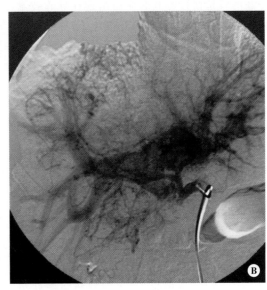

图 8-1-17　动静脉分流型肝癌 2

动脉造影时动脉期可见动脉分支旁伴行的较粗和浅淡的门静脉同时显影,即"双轨征"

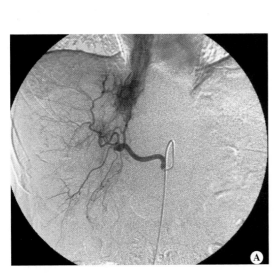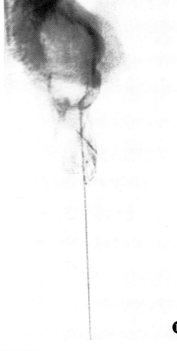

图 8-1-18　动静脉分流型肝癌 3

可见供养癌栓的数条并行细小动脉呈"条纹征"

关于肝癌的介入治疗,目前具有高级别循证医学证据支持的观点主要是采用 BLCL 分期和治疗方案[3]。局部消融对于不能手术切除或预行肝移植的肝癌患者是安全有效的治疗方式。TACE 为多发较大病灶、不能手术切除肝癌的首选治疗方式。应用超选择导管技术及采用药物洗脱微球化疗栓塞(DEB-TACE)亦可提高经肝动脉介入治疗的疗效并减少相关不良反应[10,11]。

## TACE 治疗

对于不能手术切除的肝细胞癌患者,肝动脉化疗栓塞术(transcatheter hepatic arterial chemoembolization,TACE)已成为首选的治疗手段。其理论基础在于正常肝脏的血供 25% 来源于肝动脉,其余由门静脉提供,而且二者均对肝脏有营养作用。所以,单纯肝动脉结扎不会引起肝脏坏死,仅仅是一过性肝功能损伤。对正常肝脏进行动脉栓塞的结果也类似。(主编评论:注意,这里指的是正常肝脏!而肝癌患者常常合并不同程度的肝硬化,在此情况下肝动脉缺血对肝功能的影响就不能同日而语,应尽可能保护"风雨飘摇"中的肝组织和肝功能。)在肿瘤早期,肿瘤的血管密度不高,由门静脉和肝动脉共同供给营养,随着肿瘤的生长(直径>2cm),血管密度也增高,营养几乎全部由肝动脉供给。栓塞剂不仅能够栓塞肿瘤的供养血管,同时具有承载化疗药物、缓慢释放的作用。肿瘤血管被栓塞后,不仅促进肿瘤细胞的缺氧坏死,并且提高局部的药物浓度,延长药物作用时间,同时降低全身的副作用。

Llovet 等[12]的临床实验奠定了 TACE 用于治疗不能手术切除中晚期 HCC 患者的基础。2002 年的一项荟萃分析的结果显示,TACE 较单纯支持治疗的对照组能明显降低肝癌患者的 2 年死亡率[13]。2003 年荟萃分析显示,TACE 治疗 HCC 总体生存获益[12]。肝动脉化疗栓塞术是 BCLC 分期 B 期患者的标准治疗方案。近年来研究表明,对于 C 期患者,在门静脉主干未完全阻塞且肝功能 Child-Pugh 分级为 A 级,接受TACE治疗的患者,明显生存获益。此外,肿瘤直径<5cm 的患者,TACE 也能获得一定疗效,特别是对于直径为 3～4cm 的病灶,TACE 相对于射频消融来说,能造成更多的肿瘤细胞坏死。然而,对于直径在 2cm 以下的病灶,肿瘤坏死率下降。同时,TACE 还适用于手术切除后复发及等待肝移植的患者。

### 常用化疗药物

根据介入治疗用药的特点,选择原则有 3 条:

首选常用的细胞周期特异性药物,也就是浓度依赖性药物,如多柔比星类药物,包括多柔比星(20～60mg)、表柔比星(20～60mg)、吡柔比星(20～60mg)等,丝裂霉素(2～20mg)和卡铂(200～300mg)等。(主编评论:以上 3 种是国内流行的常用于肝癌介入治疗的药物。多数联合采用 2～3 种药物。这里罗列的药物剂量差异较大,临床工作中提倡采用小剂量,特别是联合用药时。采用单药治疗时常用偏大剂量。肿瘤较大者可采用中间剂量。当然还要考虑肝功能和白细胞数量等诸多因素。)

次选药物仍以细胞毒性药物为主,如羟基喜树碱和平阳霉素等,也有人曾试用吉西他滨和紫杉醇等。(主编评论:次选者多在前述药物治疗效果欠佳时选用。后 3 种局部刺激性较大,使用时需超选择插管并减慢注速。)

不推荐在动脉化疗栓塞术中使用细胞周期非特异性杀伤药物,如氟尿嘧啶(5-FU,0.5～1.25g)、氟脲苷(200～500mg)等。(主编评论:基于这些是时间依赖性药物,在短时间使用不能起到应有的疗效而可能增加药物的毒副作用。如果需要使用,应保留导管进行长时间持续灌注。)

### 常用的栓塞剂

**碘油**(lipiodol,LP)为液态栓塞剂,具亲肿瘤性,属末梢性栓塞,为肝癌最常用的栓塞剂(主编评论:亦有作者认为单纯的碘油不是栓塞剂。)。常与化疗药,如丝裂霉素(MMC)、多柔比星(ADM)、表柔比星(EADM)和吡柔比星(THP)等,混合成乳剂使用。靠化疗药物对细胞的损伤和碘油较大的黏滞度,可选择性主要存积在富血性肝癌的肿瘤血管床,增加瘤体内药物浓度并延迟药物释放,产生栓塞和靶向治疗作用。常用剂量为 10～20ml。宜缓慢推注,以便碘油有足够的时间进入肿瘤组织,对肿瘤血管细小之病灶更应如此。目前常用的制剂有 40%碘化油(LP)及 48%乙碘油(多为超液化碘油,lipiodol ultra-fluide,LUF)。碘油可直接与多柔比星类的粉剂充分乳化,并可加入适量造影剂来调节黏稠度。加入适量的利多卡因可能会减少栓塞所引起的疼痛不适感。热碘油靠高热对细胞的损伤和碘油较大的黏滞度产生栓塞作用。其栓塞的强度较碘油化疗乳剂强。可用于栓塞肿瘤的血管床和不适于接受化疗药物者。

**明胶海绵**(gelfoam,geltin sponge)是中效栓塞剂,虽然 7～21 天可吸收,但当增大用量或与碘油联合使用时,由于形成继发血栓,血流停滞,有时可致血管永久性闭塞。多制成颗粒状或条状。颗粒状(直径 1～2mm)主要栓塞小动脉,条状可用于栓塞较大动脉或动静脉分流口,如当导管无法超选择至肝固有动脉时,临床上常用明胶海绵条(也可用钢圈)暂时栓塞胃十二指肠动脉,以免注射的碘油化疗药乳剂进入胃十二指肠动脉。

**PVA 微粒**是一种高分子化合物,其自身降解十分缓慢。因此,可以认为是一种永久性的栓塞剂,可造成血管的长期阻塞,基本不被机体吸收。PVA 的生物相容性好,不引起严重炎性反应或异物反应,用于病理血管床的末梢栓塞,可根据情况选择不同大小的微粒。

**无水乙醇**由于乙醇潜在的硬化作用和相对的良性代谢过程,使其可以作为一种有效的栓塞剂。因作用强烈,仅在超选择肿瘤供血动脉插管的情况下慎重使用。可破坏肿瘤的血管床和供血动脉,可达到靶血管持久性完全闭塞。偶用于肝动静脉分流的栓塞。操作中可混以少量碘油示踪,以防反流。

**钢圈**用于栓塞小动脉或动静脉分流。不能达到超选择性插管时,可用于行保护性栓塞,如上述胃十二指肠动脉的栓塞。虽然作为永久性栓塞剂,但有时仍会有一定的再通率,特别是应用单个钢圈时,多在一段时间后可再通。必要时可使用多个钢圈加强。

**化学药物微球**是将化疗药物和载体如白蛋白、明胶、淀粉、乙基纤维素、PVA 等混合在一起,经交联反应或热降解法等制作而成。微球呈颗粒或球形,直径一般在 50～500$\mu$m,可阻塞至毛细血管前动脉水平。因此,较其他类型栓塞剂更不易形成侧支循环。微球到达局部后,逐渐释出其携带的抗癌药物并向周围组织弥散,长时间保持肿瘤组织内药物呈高浓度状态。目前已应用于临床的有多柔比星类药物洗脱微球行肝动脉化疗栓塞[14]。

**放射性物质标记栓塞剂**采用栓塞剂标记放射性核素可达到栓塞和内放射治疗的双重目的。已使用的有$^{131}$I 或$^{125}$I 标记的碘油、核素$^{90}$Y 或$^{90}$P 标记的微球,后者较为理想。核素微球的基质材料有树脂、陶瓷和玻璃等,玻璃为生物非降解材料,放射性核素与之耦联后不易泄漏,从而避免了骨髓抑制、肺纤维化等严重并发症的发生。国内已制$^{90}$Y 玻璃微球,这是一种有前途的内放疗栓塞剂。$^{90}$Y 产生的是一种纯 $\beta$ 射线,对组织穿透力差(平均组织穿透力仅为 2.5mm),这就使得核素微球(放射源)周围的组织放射剂量随着距离的增加迅速下降,从而大幅度提高了正常肝脏组织对放射剂量的耐受性。实验证明,正常兔的肝脏能耐受经肝动脉注入的$^{90}$Y 玻璃微球,其吸收剂量可达 114～345Gy,能耐受经门静脉注入吸收剂量达 24～437Gy。患者肝脏可耐受平均吸收剂量 50～100Gy,癌/肝放射比可达(3～14):1,这些放射性微球能凝集在癌结节内引起明显坏死,仅在周边有少量癌细胞存留[15]。

**TACE 治疗肝癌的适应证与禁忌证**[4]

**适应证:**

由于各种原因无法手术切除或患者不接受手术治疗者。

术前治疗,目的在于使肝瘤缩小以进行二期手术,并减少术中出血及扩散,同时 DSA 造影、碘油 CT 可发现卫星灶,便于术中一并处理,以减少术后复发。

HCC 术后复发。

控制肿瘤出血、疼痛及较大的肝内动脉-门静脉短路。

HCC 占据肝脏的 70% 以下,门静脉主干未完全阻塞。

肝功能处于 Child A 或 B 级。

**禁忌证:**

严重肝细胞性黄疸。

大量腹水,尤其是伴少尿的患者。

肝硬化明显,肝功能严重受损。

肝瘤病变已超过整个肝脏的 4/5。

全身广泛转移(若用介入治疗以缓解有关症状,则属例外)。

终末期患者。

门静脉主干完全性瘤栓阻塞者不宜进行广泛性肝动脉栓塞。

(主编评论:关于原发性肝癌 TACE 治疗的适应证和禁忌证在不同的指南或规范有不同的描述。总体上,TACE 均可作为不同类型和分期肝癌的重要治疗手段,可以形容为一根重要和有效的"救命稻草"。所以,其相对于其他侵入性治疗手段适应证范围广,禁忌证相对较少,随着技术手段和认识的提高更是如此。比如,合并严重肝硬化的小肝癌,在超选择插管的前提下谨慎栓塞是可行的;左右叶均存在多发肿瘤病灶且肝功能欠佳的情况下,分次分侧栓塞可能取得较好疗效;还有安慰性治疗,即使用超小剂量化疗药物和栓塞剂,在不会促进患者死亡的情况下也可以加以考虑。以上情况从纯医学角度应该被列为禁忌证,但临床工作中往往不是如此。面对患者的强烈求生欲望和家属的强烈要求,医务工作者难以拒绝提供"救命稻草"。但前提是明确的知情同意,提供的治疗手段和烈度不至于促进患者死亡!在我们的临床工作中对此类病例的治疗也不乏获得意想不到的治疗效果者。笔者也坚决反对在此情况下进行过分的治疗并以可能取得良好疗效的承诺诱惑患者进行治疗。)

**超选择性插管**

超选择性插管,即导管送入肿瘤供血动脉内,避开了正常肝组织的供血动脉,可达到肝段或肝亚段动脉水平,**是提高治疗效果、减少肝功能损伤的基础**。肿瘤供血动脉较粗大时,采用常规导管(如 4F 或 5F 肝管、Cobra 和 Yashiro 管等),应用导丝引导插管技术,一般可完成。难以完成和肿瘤供血动脉较细小时,可应用同轴导管技术,采用微导管(<3F)[16](图 8-1-19)。如肿瘤有多支动脉供血,可逐支行超选择插管,难以完成时,可超选择插管入正常支,注入适量的明胶海绵颗粒行保护性栓塞后再注入化疗药物。

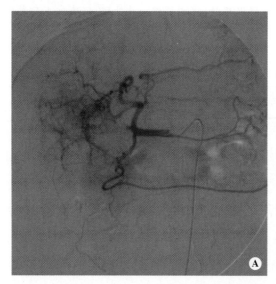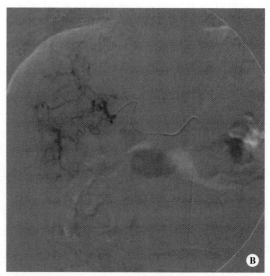

图 8-1-19　肝右叶巨块型肝癌

主要由肝右分支供血(A);使用同轴微导管行肝右动脉分支插管成功(B)

**常用的 TACE 介入治疗方法**

**水门汀疗法**是指超选择插管嵌入肿瘤或肝段动脉注入足量的碘油化疗乳剂,使肿瘤完全充填并逆行充填瘤周门静脉小分支(图 8-1-20)。在此基础上再注入细小颗粒性栓塞剂,如 PVA 微粒和明胶海绵颗粒,行细小动脉水平栓塞,使局部肝段坏死,可称为肝节段性化疗栓塞术或内科性肝段切除术。本方法为块状型和小癌型肝癌的主要治疗方法。其优点为能够有效杀伤肿瘤,对非瘤区肝组织影响小,可明显提高综合疗效。缺点为对亚临床病灶杀伤力弱,即对"正常"肝区可能潜在的病灶无预防和治疗作用。

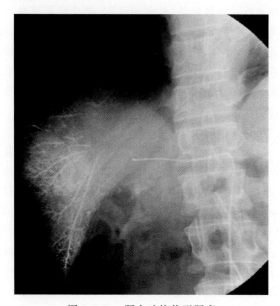

图 8-1-20　肝右叶块状型肝癌

超选择插管注入碘油乳剂使周围门静脉分支显示

**新三明治化疗性栓塞**用于克服在行超选择化疗性栓塞术时巨块型肝癌存在的肿瘤门残留现象,即指"完全性"栓塞后或难以将肿瘤血管门区的供血动脉完全栓塞导致近血管门区的肿瘤仍存活的现象。其原因主要是大量碘油化疗乳剂优先流向肿瘤的周围末梢血管床,近血管门区不易存积。笔者为克服此现象,采用新三明治化疗性栓塞,即先注入预计碘油化疗乳剂用量的 2/3 左右,然后注入 PVA 或明胶海绵颗粒,至血流明显减慢;再注入剩余的乳剂;最后再用栓塞剂栓塞至肿瘤供血动脉主干的血流停滞。5～20 分钟后再造影复查,仍有血流则追加栓塞(图 8-1-21)。采用本法可减少碘油化疗药物的用量,增加栓塞的作用,以期减少化疗的副作用[17]。

**选择性化疗栓塞**是指在选择性插管的基础上,以低压流控法注入碘油化疗乳剂或颗粒性栓塞剂,利用血流的虹吸作用使其主要进入富血的肿瘤区(图 8-1-22)。本方法为以往常规的治疗方法。其明显的缺点是由于未能超选择插管,不能对肿瘤区域给予足够的药物,对肿瘤的杀伤能力受到一定限制,且对正常肝组织有一定的损伤。现仅应用在不能完成超选择性插管或多发小结节型和弥漫型肝癌的病例(图 8-1-23)。

**不同情况下 TACE 操作策略**

肝癌在不同患者和不同分期有较为复杂的情况。TACE 的操作策略应根据肝功能情况、动脉造影分型、病灶部位、有无包膜、血流动力学状况和超选择插管水平等决定。

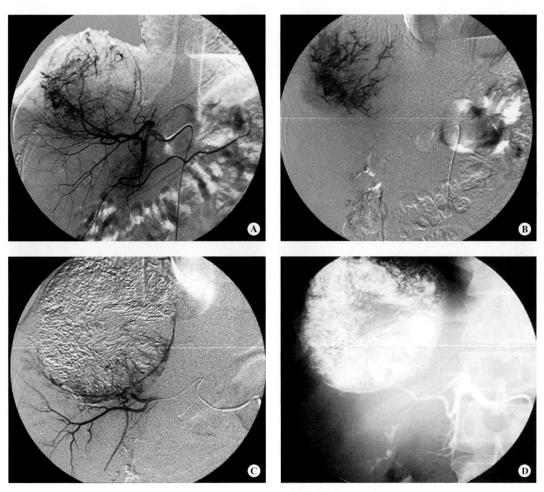

图 8-1-21　肝右叶巨块型肝癌 1

采用新三明治化疗性栓塞。肝动脉造影显示肝右叶巨块型肝癌并大量的肿瘤血管（A）；行超选择插管后（B）；注入 20ml 碘油化疗乳剂后，再注入 350～510μm PVA 颗粒，再次造影可见近肿瘤门区仍有肿瘤染色（C）；再注入 10ml 乳剂，然后注入 PVA 颗粒，将供养动脉完全栓塞，可见肿瘤内碘油存积良好（D）

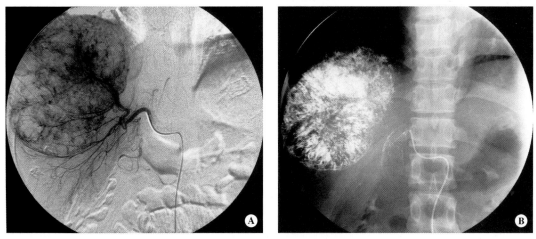

图 8-1-22　肝右叶巨块型肝癌 2

使用肝管行肝右动脉插管成功，但未超选择插入肿瘤供血动脉内（A）；碘油注入后，肿瘤内存积良好，但可见胆囊亦有碘油存积（B）

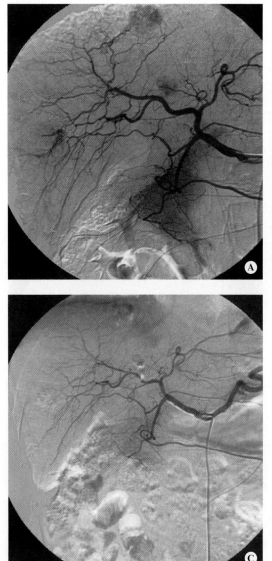

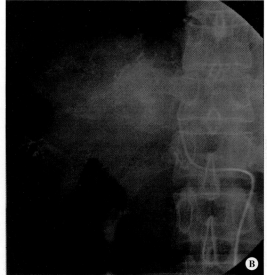

图 8-1-23 肝癌

肝动脉造影显示肝内多个结节状病灶(A);肝固有动脉
插管注入碘油化疗乳剂后,可见结节内存积尚可,但肝
实质内亦可见少许碘油存积(B);2 个月后复查,可见原
病灶碘油仍存积良好,未见新病灶(C)

**少血型**肝癌多采用经穿刺活检或根据 AFP 明显升高诊断,CT 增强扫描动脉期病灶无明显增强多可提示为本型。其在常规动脉造影时不能明确显示肿瘤染色和新生血管。但超选择肿瘤供血动脉插管造影时则可显示较浅淡的肿瘤染色。在此情况下仍可采用碘油化疗乳剂进行栓塞。[主编评论:根据笔者的经验,此时乳剂的配制应将化疗药物的溶剂(对比剂)比例提高,如碘油与溶剂的比例为 1:(1.5~2)。较稀的乳剂能够较好地沉积在肿瘤内。由于其血供并不丰富,一般不需要采用颗粒栓塞剂进行栓塞。与其他同行的私下交流中,亦有认为采用微小颗粒栓塞剂可取得较好疗效的经验。]根据情况采用其他介入治疗方法综合治疗也是可选择的对策。一般而言,此型对介入治疗的反应相对较差,预后欠佳。

**临床小癌型**应采用超选择性插管行节段性栓塞。

对有两支或三支肿瘤供血动脉者,均应分别超选择治疗。提倡使用微导管,以避免用普通导管超选择时引起供血动脉痉挛或损伤而影响治疗。超选择插管后应再次造影,进一步明确为肿瘤供血动脉后才行治疗。碘油的用量以能逆行显示肿瘤周边的门静脉分支为准,多为 2~10ml(图 8-1-24)。碘油化疗乳剂注入满意后,需经导管注入明胶海绵颗粒或微粒进一步栓塞供血动脉,完全阻断血供。

**多发结节型**两三个病灶散在分布者,应按治疗小肝癌的方法进行(图 8-1-25)。病灶多个难以分别超选择时,则采用低压流控法注入碘油化疗药物乳剂,直至所有病灶基本染色(图 8-1-26)。肝功能良好的患者,可用明胶海绵颗粒栓塞肝动脉。病灶散在分布于肝左右两叶并且肝功能为 Child B 时,可分次处理。先处理病灶较多的一叶,1 个月后再处理另一叶。

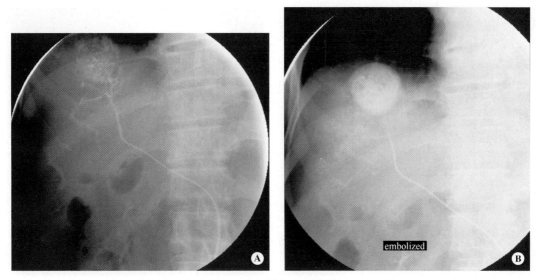

图 8-1-24　肝右叶小肝癌

用微导管超选择插管成功，并行造影证实（A）；注入碘油化疗乳剂后，可见瘤区存积满意，并可显示周围少许门静脉
分支（B）。embolized. 栓塞

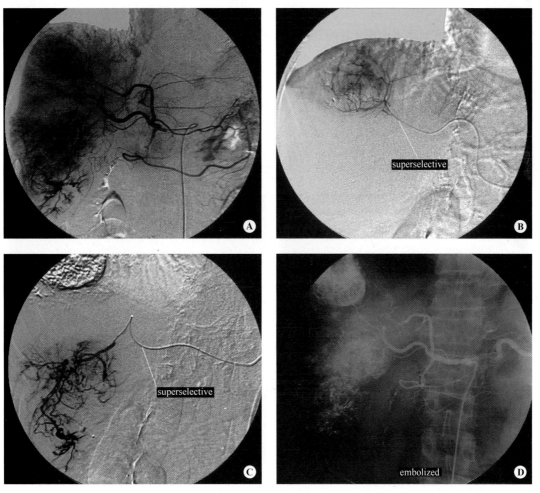

图 8-1-25　结节型肝癌 1

肝动脉造影显示肝内多个结节状病灶（A）；微导管超选择插管入膈顶区病灶，并注药（B）；微导管再超选择插入肝右下
主要病灶内注药（C）；栓塞后，造影复查可见主要病灶区药物存积良好（D）。superselective. 超选择；embolized. 栓塞

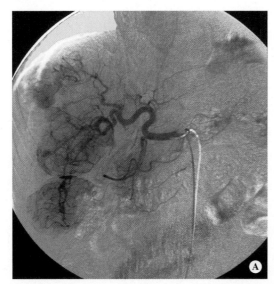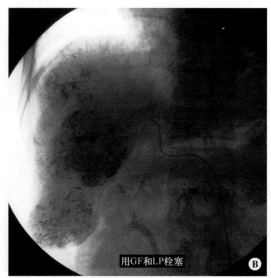

用GF和LP栓塞

图 8-1-26　结节型肝癌 2

肝动脉造影显示多个结节型肝癌(A);插管到肝右动脉后,注入碘油化疗乳剂可见结节内存积良好(B)

**块状型**有假包膜者多主张采取积极的治疗,尽可能将碘油化疗乳剂"完全填充"病灶(图 8-1-27)。要达此目的要求导管超选择到肿瘤供血动脉。肿瘤直径过大和血管丰富者,往往难以达到完全充填的要求,主要原因为碘油化疗乳剂常优先分布于周边区域,在肿瘤的供养血管进入区,即"血管门"区其难以存积,可称为血管门残留现象(图 8-1-28)。此情况下切忌盲目加大碘油用量,以期使肿瘤完全充填。笔者采用的碘油用量多不超过 20ml,个别在确保碘油化疗乳剂只在肿瘤血管床沉积的情况下最多也不超过 50 ml。可使用上述新三明治法治疗,在注入部分碘油乳剂后注入适量明胶海绵颗粒或 PVA 微粒,栓塞远端血管床,再注入碘油化疗乳剂(图 8-1-29)。一次难以完成时,可分次进行(图 8-1-30)。亦可待术后采用经皮穿刺瘤内注药术,在正、侧位透视下,将碘油化疗乳剂和无水乙醇或乙酸碘油乳剂经皮穿刺注入到碘油缺损区,以达到完全充填为佳。无假包膜者多采用规律性化疗性栓塞术,可视情况加用明胶海绵栓塞。肿瘤较大,累及肝左右两叶且肝功能欠佳者,亦可分次处理,先处理肝右(或左)的肿瘤供血动脉。

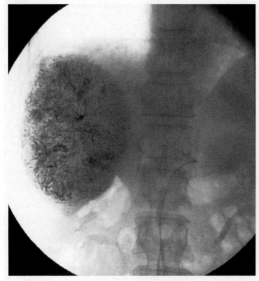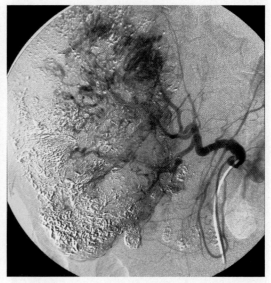

图 8-1-27　块状型肝癌

栓塞后病灶内碘油完全充填

图 8-1-28　肝右叶巨块型肝癌 1

注入碘油化疗乳剂 1 个月后,造影可见血管门区大量的
新生血管

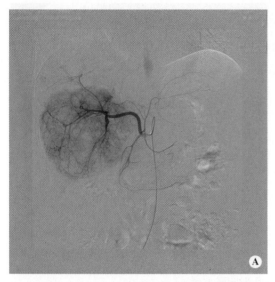

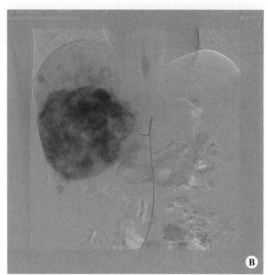

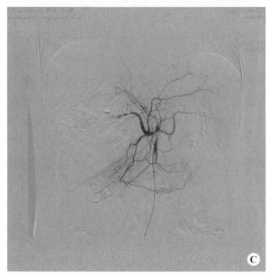

图 8-1-29　肝右叶巨块型肝癌 2

微导管超选择插管成功(A、B)。注入碘油化疗乳剂和
PVA 后,可见存积良好(C)

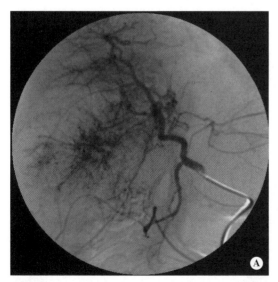

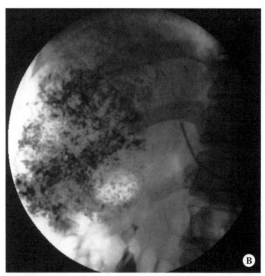

图 8-1-30　肝右叶巨块型肝癌 3

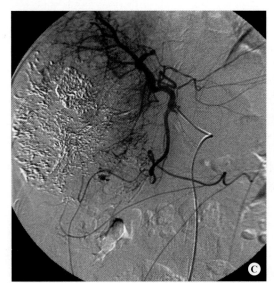
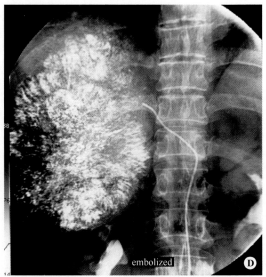

图 8-1-30　肝右叶巨块型肝癌 3（续）

肝动脉造影示肝右叶巨块型肝癌（A）；肝右动脉超选择插管成功注入碘油（20ml）乳剂后，血管门区存积欠佳（B）；1 个月后，造影可见血管门区大量的肿瘤血管（C）；超选择插管后，再次注入明胶海绵颗粒和碘油乳剂，可见瘤区完全充填（D）。embolized. 栓塞

**弥漫型**多数预后不良。由于病灶弥漫分布，一般不需要超选择插管，病灶分布在肝右或左叶者，可插管到肝右或左动脉即可，两叶均有分布者插管到肝固有动脉水平即可治疗，宜采用低压流控法注入碘油化疗乳剂行化疗性栓塞术。此型患者肝功能多欠佳，因此碘油的用量不宜过大，一般为 10～15ml（图 8-1-31）。必要时可分次先后处理肝左或右叶。行动脉内导管药盒系统置入术，留置管依病变部位可置入肝右、左动脉或肝固有动脉，术后经药盒规律性注入碘油化疗乳剂或单纯化疗药物灌注，是可选择的治疗方法（图 8-1-32）。

**动静脉分流型**肝癌常提示预后欠佳，威胁生命的主要因素除肿瘤外，主要是分流所造成的门静脉高压和肝内及远处转移。采用常规的方法经动脉内灌注碘油化疗乳剂治疗易导致药物进入门静脉或体循环，达不到预期的疗效。肝癌伴有动静脉分流的病理基础之一是静脉癌栓的形成，对癌栓有效地治疗是消灭动静脉分流的根本措施。因此，本型介入治疗的基本原则是：在尽可能完全栓堵动静脉分流的前提下，尽可能将药物注入肿瘤内或者癌栓内。

超选择插管入分流的供血动脉，是本技术的关键。分流快速时，往往难以判断参与分流的供血动脉，必须逐支造影，摄片在每秒 6～10 帧以上。但参与中央型分流的动脉多是细支，且直接起自动脉干，如肝固有动脉、肝右或肝左动脉干，完成超选择插管较困难。对周围型分流可用明胶海绵颗粒或 PVA 微粒栓塞。对中央型的分流，可分别行肝左、肝右和肝中动脉超选择插管，优先

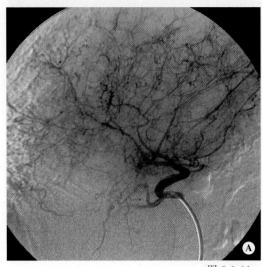
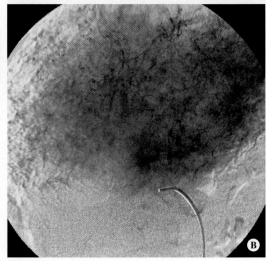

图 8-1-31　弥漫型肝癌 1

肝动脉造影显示肝右叶弥漫型肝癌（A）；注入碘油（15ml）乳剂后，可见存积尚可（B）

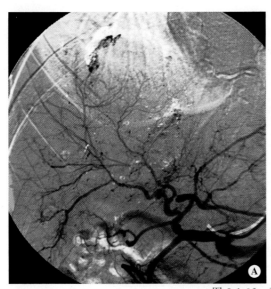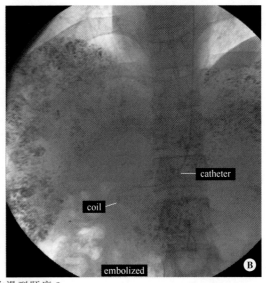

图 8-1-32 弥漫型肝癌 2

肝总动脉造影显示弥漫型肝癌(A);行经皮左锁骨下动脉导管药盒系统置入术,留置管头端置于肝总动脉,胃十二指
肠动脉用钢圈栓塞(B)。coil. 钢圈;catheter. 导管;embolized. 栓塞

考虑采用明胶海绵颗粒或 PVA 微粒行末梢性栓塞(图 8-1-33)。如分流量大和快速者,可采用明胶海绵条(图 8-1-34)、不锈钢圈或无水乙醇经动脉栓塞,亦可在透视引导下直接穿刺分流口注入无水乙醇闭塞分流口。实际工作中,可在分流量明显减少后,经动脉灌注 1～2ml 碘油化疗乳剂,透视下观察证实存积在瘤内,方可继续注药,碘油用量以 10ml 左右为宜。肝静脉分流者,使用碘油应更需慎重(图 8-1-35)。

栓塞程度以动脉造影不显示分流为佳,但往往难以把握。如伴有门静脉主干癌栓,栓堵分流口时,亦可分次栓堵,先栓塞主要分流的肝左或肝右动脉,1 个月后再栓堵另一支。

采用合适的栓塞剂行分流动脉末梢性栓塞是有效栓堵动静脉分流的基础。笔者多选择 PVA 微粒、明胶海绵颗粒,极少使用钢圈和无水乙醇。由于目前尚无有效的方法判断动静脉分流道的大小和血流动力学情况,笔者为选择大小合适的栓塞剂,根据分流速度,即在行肝动脉造影时,经动脉注入造影剂到门静脉或者肝静脉显示的时间多少,将 AVS 分为 3 型,以及相应选择 PVA 微粒和明胶海绵颗粒大小(表 8-1-1)。

(主编评论:以上是编者和国内一些同行的经验和操作方法。笔者虽对此的认识略有不同,但也不认为有错对之分。理论上对这些分流道要采用末梢性栓塞才能达到较好的疗效。而面对高流量的分流总是使人担心微小栓塞剂是否能够封堵分流道或者是否会造成顺行性误栓特别是肝动脉-肝静脉分流者。当一次又一次注入微小颗粒栓塞剂而看不到血流速度减慢时术者难免失去信心。根据表 8-1-1 的描述选择栓塞颗粒的大小仅仅是笔者根据分流的病理学基础在临床工作中摸索出来的经验,虽然屡试不爽,但被人接受还比较困难。

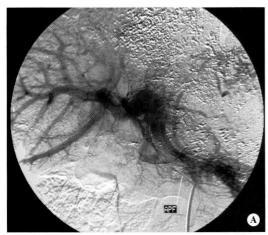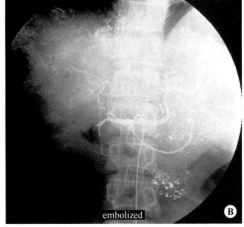

图 8-1-33 动静脉分流型肝癌 1

肝动脉造影显示肝动脉-门静脉分流(A);PVA 栓塞后,造影可见分流消失(B)

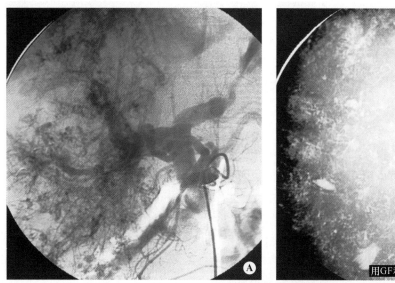
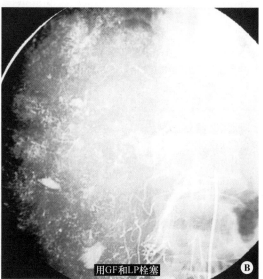

图 8-1-34　动静脉分流型肝癌 2

肝动脉造影显示明显的动静脉分流(A);明胶海绵条栓塞后,注入碘油化疗乳剂可见存积尚可(B)

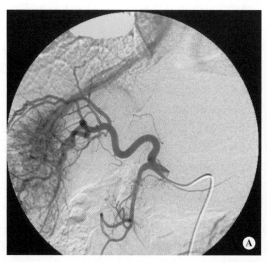
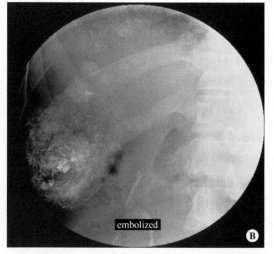

图 8-1-35　动静脉分流型肝癌 3

肝动脉造影显示肝右叶肝癌并肝动脉和肝静脉分流(A);明胶海绵颗粒栓塞后,注入碘油乳剂仍存积良好(B)

采用大型栓塞物虽然术后侧支循环容易建立而分流依旧,也不失为安全和快速栓塞的策略。另外需要说明:在高速型分流的情况下基本上不要使用碘油化疗乳剂进行栓塞,除非先把分流道栓塞至血流十分缓慢;中速型要慎用乳剂栓塞或将乳剂和颗粒栓塞剂混合一起注入,乳剂可以在肿瘤内沉积方可继续进行;对以上两种情况比较稳妥的栓塞方法是将化疗药物溶于对比剂中与颗粒一起注入;对于慢速型分流可采用黏稠度较大的乳剂试行栓塞,如果乳剂在肿瘤内沉积良好可继续进行,最后用颗粒栓塞剂,反之则可将二者混合一起注入。追求疗效和降低风险二者存在矛盾,权衡利弊是需要术者考虑的问题。)

表 8-1-1　AVS 的分型及 PVA 微粒大小的选择

| 静脉显影时间(s) | AVS 类型 | PVA 微粒(μm) |
| --- | --- | --- |
| >3 | 慢速型 | 250～350 |
| 1.5～3 | 中速型 | 350～510 |
| 0.5～1.5 | 快速型 | 750～1000 |

肝癌**合并静脉癌栓者**多预后欠佳。无论肝静脉、门静脉和下腔静脉癌栓,只要证实其血供均来源于肝动脉,如无明显的动静脉分流,均以经动脉注入碘油化疗乳剂为主要治疗措施(图 8-1-36)。如动脉血供不明显,即无明确的"条纹征",可对主要病灶行常规 TACE。门静脉主干瘤栓合并明显动静脉分流的处理较为棘手。

介入治疗的基本原则也是在超选择插管入癌栓的供养动脉后，先采用颗粒栓塞剂栓堵动静脉分流道，在血流明显缓慢的前提下，推注碘油化疗药物乳剂入癌栓内。这样才能使药物较长时间存留于癌栓内，以利于有效杀灭癌栓。部分患者癌栓缩小后门静脉得以开通（图8-1-37）。肝功能欠佳、分流严重者，可采用钢圈行分流肝动脉栓塞，其远端未被栓塞，侧支循环较易建立，不易因此造成肝脏的严重缺血和肝功能衰竭，可并用化疗药物一次性冲击灌注治疗。（主编评论：静脉癌栓的处理确实是棘手的问题。首先要辨认癌栓的死活和真假。有血供者为活癌栓，可见条纹征，栓塞治疗为良策。无明显血供者，癌栓生死不明，常表现为线样征。必要时PET-CT检查可以证实其有无活性。对此有不同的治疗方法，如放射性粒子置入、射频治疗和支架置入等，目的是使癌栓缩小、压迫癌栓防止脱落和开通门静脉。门静脉癌栓合并血栓或者仅仅是血栓的情况并不罕见，鉴别诊断存在困难。在这种情形下，为缓解致命的门静脉高压可以选择TIPS治疗。）

癌栓导致门静脉主干完全阻塞是TACE的相对禁忌证。除进行有限度肿瘤供血动脉栓塞外，也可先开通门静脉后再结合肝功能等情况决定是否进一步行TACE。常用的门静脉癌栓的介入治疗方法有：支架植入、$^{125}$I粒子植入、经皮门静脉穿刺药物灌注、经皮激光消融治疗等。

肝和下腔静脉癌栓可引起继发性布-加综合征及突发肺梗死，造成患者死亡。在有条件时，可经下腔静脉在局部瘤栓置入支架，起到开通下腔静脉和压迫固定瘤栓的作用（图8-1-38）。（主编评论：经影像学检查一旦证实此种情况，主管医生应在第一时间告知患者家属患者有发生猝死的可能，以防出现不知情引起的医疗纠纷。应嘱患者避免剧烈活动和采取措施避免发生胸腹压急剧上升的动作，如通便、止呕和止咳等。）

侧支血供的发现与处理十分重要。动脉造影和碘油化疗乳剂栓塞后病灶显影不全者，应寻找侧支血供（图8-1-39）。常见的侧支有：肠系膜上动脉分支供应肝右叶的病灶，膈动脉供应近膈顶的病灶，胃左动脉供应肝左叶的病灶。还有肾上腺动脉或肾动脉（图8-1-40）、内乳动脉和肋间动脉等可参与肿瘤的供血。胃十二指肠动脉的胃网膜右动脉分支可以供养肝右边缘的病灶，特别是发生过破裂出血的患者。发现侧支供血动脉应再次超选择性插管造影明确有无重要的正常分支，如脊髓动脉。对于侧支供血动脉，原则上应进行末梢性完全栓塞，因插管难度较大，如有难以避开的重要分支，则采用灌注碘油化疗乳剂或化疗药物。

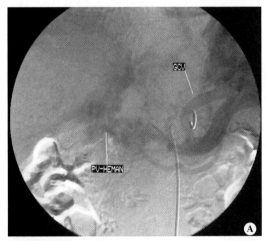

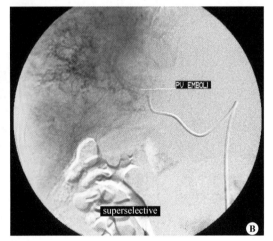

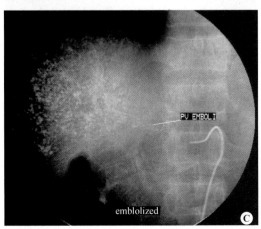

图 8-1-36　肝癌并癌栓 1

腹腔动脉造影静脉期，门静脉主干未显示，而呈海绵样变（A）；肝右动脉造影可见肝右叶肝癌，门静脉右支癌栓（条纹征）（B）；注入碘油乳剂后，门静脉右支癌栓内亦存积（C）。superselective. 超选择；emblolized. 栓塞

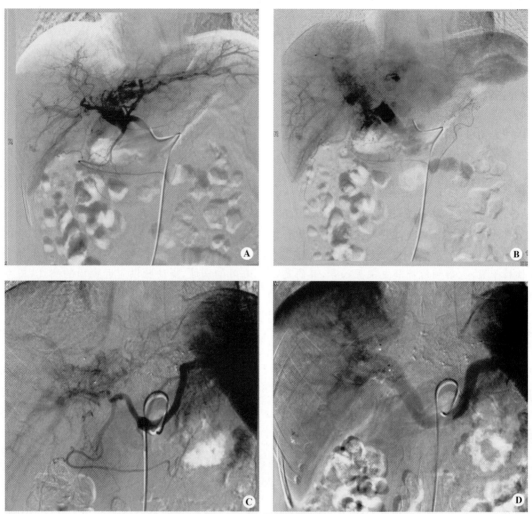

图 8-1-37　肝癌并癌栓 2

左叶肝癌并门静脉左、右支及主干癌栓患者。首次肝动脉造影可见肝左、中动脉明显增粗，条纹征和动门静脉分流，门静脉内血流为逆肝血流(A)；实质显示门静脉分支及门静脉主干栓塞(B)。行经动脉化疗栓塞术后 1 个月，再次造影复查，可见肝左及中动脉闭塞，未见条纹征(C)，静脉期脾静脉血回流入门静脉显示门静脉向肝血流，并见门静脉主干及右支通畅(D)

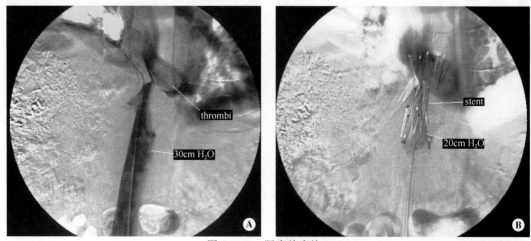

图 8-1-38　肝癌并癌栓 3

下腔静脉造影可见肝段下腔静脉和右心房内门静脉癌栓，其远心端静脉压为 $30cmH_2O$(A)；置入"Z"形支架后，造影可见通畅，静脉压降为 $20cmH_2O$(B)。stent. 支架

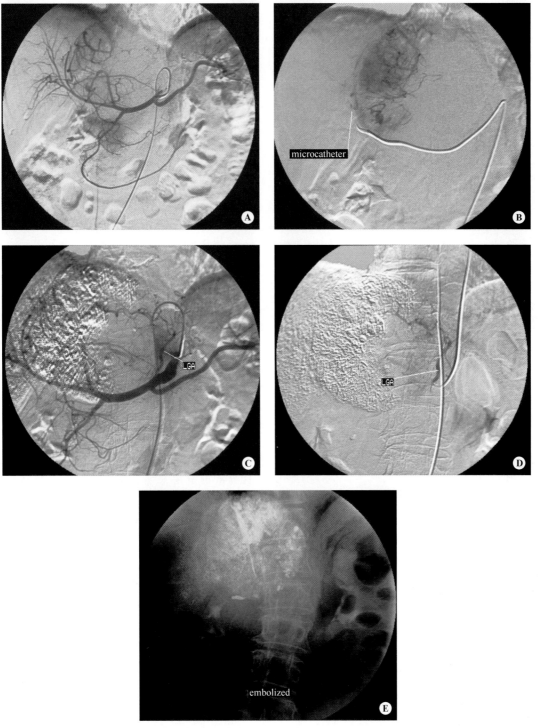

图 8-1-39　肝癌 1

肝动脉造影显示肝左叶肝癌(A)；超选择插管注入碘油化疗乳剂后，可见仅部分瘤区存积(B)；腹腔动脉造影可见胃左
动脉增粗，向瘤区供血(C)；超选择胃左动脉造影进一步明确(D)；经胃左动脉注入碘油化疗乳剂后，可见瘤区存积良
好(E)。microcatheter. 微导管；embolized. 栓塞

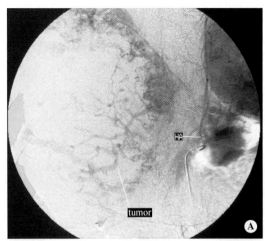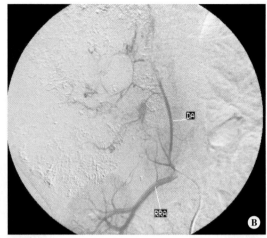

图 8-1-40　肝癌 2

肝总动脉造影示肝右叶巨块型肝癌(A);经肝右动脉注入碘油乳剂和明胶海绵颗粒,再行右肾上腺动脉造影可见其参与肿瘤供血(B)。tumor. 肿瘤

### 动脉内化疗药物灌注

经动脉注入化疗药物,可提高肝局部的药物浓度,但对血流动力学不造成影响。多应用于肝功能较差而不宜栓塞者,存在较严重的动静脉分流而碘油化疗乳剂难以在肿瘤区存积者和少血型者。本方法的疗效明显不如前二者,是不得已而为之的手段。经皮左锁骨下或经皮股动脉**植入式导管药盒系统的灌注化疗**,克服了常规灌注化疗术反复插管、治疗不规律和注药时间仓促等缺点,增加了动脉内灌注化疗的可控性。保证了中晚期肝癌患者的长期规律性治疗。

### 经皮局部药物注射治疗

本法是在 B 超或 CT 的引导下,将特殊的穿刺针经皮直接穿刺到肝内癌肿区或转移灶注射药物(图 8-1-41~图 8-1-43)。常用的药物主要包括无水乙醇、冰乙酸、化疗药物、p53 基因制剂、放射性核素$^{90}$Y 等。其中 BCLC 分期及治疗指南包括的治疗方法只有无水乙醇注射术(PEI),其疗效已得到目前循证医学证据的支持。

PEI 优点:可将对正常肝组织的破坏降至最低,而且可以重复施行、简单便宜、过程耗时短、副作用小。

PEI 适应证:主要针对直径 3cm 以下不适宜手术切除的肝癌治疗。此外,手术后复发的肝癌、不适宜手术或动脉化疗栓塞不完全的肝癌、合并严重肝硬化或肝功能异常的肝癌患者,都可以利用乙醇注射作为辅助治疗。

PEI 禁忌证:大量腹水、出血倾向、阻塞性黄疸、肝包膜下表浅肿瘤等。

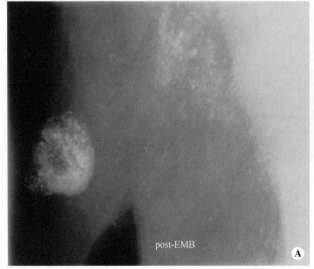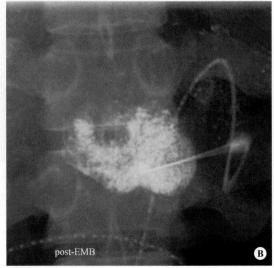

图 8-1-41　肝左叶肝癌

经动脉注入碘油化疗乳剂后,多角度透视,可见仍有碘油存积不满意区域(A);透视下采用经皮穿刺到该区域,行瘤内注入碘油化疗药乳剂(B)

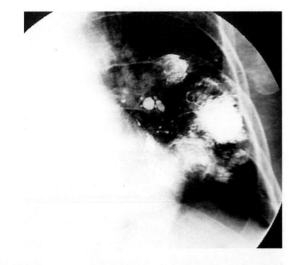

图 8-1-42　肝癌肺转移

在透视下注入乙醇和碘油的混合剂后,在病灶内存积良好

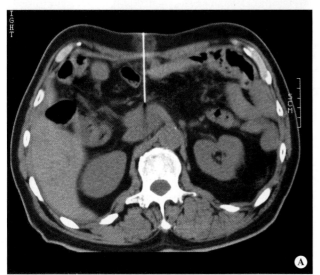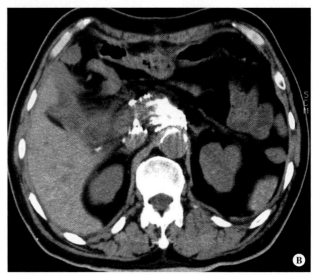

图 8-1-43　肝癌腹膜后淋巴结转移

在 CT 引导下穿刺到淋巴结部位(A),注入碘油化疗药物乳剂后,在转移淋巴结和周围存积(B)

基本操作技术:

根据 B 超或 CT 结果确定病灶位置及穿刺针进入肝脏的方向、角度、深度。一般穿刺肝左叶及部分右前叶内肿瘤,取仰卧位。穿刺肝右后叶及部分右前叶肿瘤,取右前斜位或左侧卧位。小肝癌和首次接受注射治疗的大肝癌穿刺点宜选择在肿瘤中央区,或每次按象限注射,可避免药物注射不均匀影响疗效。

消毒范围应包括整个肝脏体表投影区,便于对肿瘤做多点、多肋间穿刺注药。铺巾后,用利多卡因或 2% 普鲁卡因溶液对穿刺点下的皮下组织做浸润麻醉,深度应抵达肝脏包膜。局麻角度应与穿刺进针方向一致。

进针应选择肿瘤所在的相应肋间,肋间应充分展开,有利于进针和获得清晰的图像。针尖通过正常肝脏组织到达瘤内,应严格控制进针深度,尽量避开大血管,且让患者控制呼吸,这样可减少或避免并发症的发生。

当针尖抵达预定穿刺点后,拔出穿刺针针芯,接上注射器,在超声监测下开始注射乙醇。当小肝癌出现肿瘤内回声均匀增强或中大肝癌经多点、多方向、多平面穿刺各区域普遍出现注射乙醇后的斑点状强回声时,仍继续注射适量乙醇,直至穿刺注射区内部达到一定压力。注射量可按球体积公式计算 $V = 4/3\pi(r+0.5)^3$($V$ 为注射量,$r$ 为瘤灶半径),或按经验量 1:1 计算,即肿瘤直径 1cm 注入乙醇 1ml,根据乙醇的弥散情况及患者反应,每次可适当增减。注射完毕后,穿刺针留置 8 分钟。退针时可少量推注局麻药,退出一部分后观察,如无乙醇外溢,再逐步退针,以防乙醇逆针道流出。乙醇沿针道反流可引起腹膜刺激,致剧烈疼痛,应避免注射压力和剂量过大以防反流[18]。

经皮瘤内注药的注意事项:

对大肝癌应取不同角度和在不同平面上对肿瘤进

行穿刺注药。注射过程中,在体外不断缓慢旋转穿刺针,以改变针尖斜面方向来调节药物注入方向,使药物能均匀地浸润整个肿瘤。

注射速度不宜过快,使药物有充分的时间向注射点远处的肿瘤组织内弥散,从而降低肿瘤内注射点局部的压力,便于注入足量的药物。

注射过程中,在监视屏上发现乙醇或其他药物沿瘤

内组织间隙不断渗向肿瘤周围正常肝组织时,或患者有颜面部灼热感,腹部烧灼痛感明显,均不可继续注药,应立即适当调整针尖位置后再行注射。

对肿瘤边缘部位穿刺注药,应注意多方位、多切面仔细核查针尖位置。只有确认针尖位于瘤内后再予注药,尽量避免将药物注入患者的正常肝组织内(图 8-1-44)。

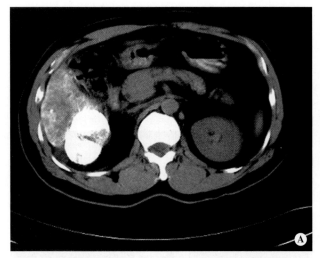 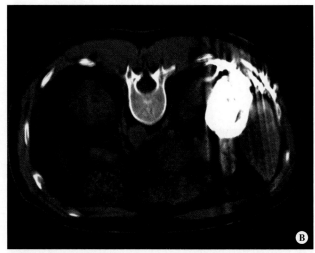

图 8-1-44　肝右叶外生型肝癌

经动脉注入碘油化疗乳剂后,CT 示显示仍有碘油存积不满意区域(A);经皮穿刺到该区域,行瘤内注入碘油化疗药乳剂,可见存积良好(B)

### 经皮穿刺肿瘤消融术

经皮穿刺消融术是采用经皮穿刺的方法,将治疗针送入肿瘤内,通过冷冻、微波、激光及射频等技术,使肿瘤组织灭活。目前在肝癌的介入治疗中,临床上应用较广泛的是射频消融术(radiofrequence ablation,RFA),也被认为是肝癌根治性治疗方法之一。RFA 是在 B 超或 CT 等影像学设备的引导下,将绝缘电极针经皮插入肿瘤,通过高频电流,产生离子震荡并摩擦生热达100℃左右,形成一定直径大小、可调控的球形热凝固灶,致肿瘤组织灭活。其技术要点主要是首先根据肿瘤的大小、形态和位置,确定消融灶数目和相应的定位模式、消融布针方法,然后在影像引导下实时监控进针的位置和消融的效果。在消融的过程中,组织的凝固性坏死,可在电极针周围形成包裹带,影响电热的弥散,限制了消融的范围,使肿瘤出现"蛋壳"样坏死,肿瘤周边仍存在活跃增生的肿瘤组织[19]。目前水冷式射频消融治疗系统的出现有效避免了上述情况的发生,显示了其良好的临床应用前景。

关于 RFA 的一些研究表明,对于 Child-Pugh A 级或 B 级的直径≤3 cm 的肝癌患者,RFA 与手术切除的近期与远期疗效无明显差异[20]。对于直径>3cm 的肝

癌 RFA 的疗效随着瘤体的增大而削弱[21],直径 3～5cm 的肝癌也可以达到完全消融的结果[22]。直径大于 5cm 的肝癌实现完全消融较为困难。RFA 对于靠近肝门区的肝癌行 RFA 容易造成较大胆管及血管损伤。由于血管血流的"散热"效应,RFA 的热治疗效应会减弱。所以,有学者认为,对于较大的富血性肝癌的治疗,RFA 可在经动脉化疗性栓塞术后,针对残存的肿瘤存活区进行,这样能起到良好的互补作用。对少血型的大肝癌,可直接采用多点消融的方法。

作为肝癌治愈性的重要手段之一,目前在实际的临床应用中,特别针对小肝癌,面临选择外科手术还是射频消融的问题。根据循证医学证据及临床经验,对于直径≤3cm 的肝癌,一般根据肝功能情况、合并症及患者的一般状况等综合考虑。优先选择 RFA 的情况有:不宜手术切除、手术切除风险大,或者是肝功能欠佳的小肝癌;多发性小肝癌,特别是分布在不同肝叶或段的病灶;术后复发性小肝癌[23]。

初诊肝癌选择 RFA 的适应证为:单个肿瘤,直径<5cm;癌灶最大肿瘤直径<3cm,且数目≤3 个。患者 KPS 0～2 分,肝功能 Child-Pugh 分级 A 或 B 级,不适宜行手术切除或肝移植。

对于直径>5cm 的肝癌单纯 RFA 效果不佳。RFA

术可联合以下其他技术,如 PEI、TACE 和外科手术等,从而提高的肝癌治疗效果[24,25]。

**RFA 禁忌证**:脓毒血症,严重的胆道疾病,严重的凝血功能障碍,严重的肝硬化(Child C 级),肝脏弥漫性占位性病变,急性感染者,妊娠妇女等。

经皮 RFA 一般步骤:

术前根据肿瘤的大小与形态明确消融的方式(多点或单点,单针或多针穿刺,同时或分次进行等)。选择适宜的射频消融针。在 B 超或 CT 等影像学设备的引导下(邻近膈下的或经肺穿刺入路的一般应用 CT 导向),定位穿刺点,经皮将射频电极针刺入选择的肿瘤部位。对于膨胀式多极消融针,可根据肿瘤灶的大小,选择针叶张开的直径。选择消融频率,设置消融时间(一般 5~10 分钟),消融时间越长,消融范围越大。为使疗效确切,消融的范围超过癌块边缘 0.5~1cm。拔针同时消融针道可减少术后出血及针道转移的发生率。

RFA 治疗后仍残存部分肿瘤的主要原因有:

消融范围不足。安全范围应达到肿瘤周围组织 5~10mm 以上。

中心点定位不准确,穿刺点不满意。或因肿瘤过硬开伞不充分时,应予重新布针。

肿瘤近大血管、胆囊旁由于温度受血流"散热"效应的影响,或布针位置较远等原因常易造成少许瘤细胞残存。

超声引导下伪像干扰致深部区域遗漏。消融过程中产生大量微气泡,致局部回声增强扩散或有声影,这种伪像常易造成错觉并影响射频针及深部组织的显示。故较大肿瘤多点消融时,应先从肿瘤深部开始。

膈下小肿瘤显示不良,易造成膈肌损伤或定位不准确。

由于 RFA 有较大的副作用。对于病灶位于膈顶、肝门区、胆囊和胃肠道及下腔静脉附近的癌灶,需谨慎选择消融术。或采用盐水注射推移附近的重要脏器等技术,提高安全性。

## 其他治疗方式

### $^{125}$I 粒子植入治疗[26,27]

肝细胞肝癌属于放射敏感性肿瘤。然而肝脏为放射敏感器官,全肝照射的耐受剂量仅 30~35Gy,而该剂量不足以杀死肿瘤细胞,并且肝硬化及乙肝病毒感染还会进一步降低肝脏放射耐受性。传统放疗最严重的不良反应是放射性肝炎,死亡率较高。肝恶性肿瘤的传统外放射治疗受到很大的限制。

$^{125}$I 粒子植入治疗是近年来新推出的一种先进的内照射放射治疗新技术,它将低能量$^{125}$I 放射性核素研制成微小粒子,采用三维计算系统和质量验证系统(TPS),在术中 B 超、CT 或内镜引导下将"粒子"植入肿瘤,通过电离辐射生物效应作用,最大程度上抑制、破坏并杀灭肿瘤细胞,具有创伤小、靶心准、低剂量持续 γ 放射线照射、无污染等优点。目前国内外临床实验都显示其对治疗不能手术切除的肝癌有较好的安全性与疗效[28,29]。

$^{125}$I 粒子是一种微型密封放射源。它是由一根银棒,吸附着放射性核素$^{125}$I 及钛合金外壳组成,外形总长 4.5mm,圆柱形,直径 0.8mm。$^{125}$I 粒子释放的能量为 27.4~31.4keV 的 X 射线及 35.5keV 的 γ 射线,有效放射半径为 1.7cm,半衰期为 60.1 天,全衰期为 400 天。

$^{125}$I 粒子植入治疗首先是将放射性粒子装进植入枪,在 CT 或 B 超引导下,将穿刺针穿入瘤体所需位置。然后将针芯取出,用推进器将粒子推进瘤体。重复上述过程,使植入到体内的放射性粒子均匀、立体地分布在肿瘤体内。

关于$^{125}$I 植入后的安全性:随着距离的增大,辐射剂量迅速减少,在距离患者体表 50cm 时,测得的剂量已接近室内天然本底辐射剂量。辐射剂量亦随着时间的推移而递减,在 6 个月后体表测得的剂量已基本接近室内天然本底剂量。所以,在$^{125}$I 放射性粒子植入术前后对辐射应积极采取隔离防护措施,并注意距离防护、时间防护。只要严格采取了必要的防护措施,$^{125}$I 放射性粒子植入治疗对于患者及周围人群是安全的。

### 肝癌的再次治疗

**再次治疗是进一步杀灭残余癌灶和复发、转移灶的必要手段**(图 8-1-45),**但要更加重视对肝功能的保护和选择适当的治疗时机**。一般说来,介入治疗的间隔应根据病情转归而定,不应规定具体的时间,要做到个体化治疗。一般在上次治疗后 1 个月左右,行 AFP、肝功能和影像学复查,根据复查显示的资料综合考虑是否和何时进行何种治疗。**选择再次治疗的基本条件是:**

前次治疗有效,肿块缩小,AFP 水平仍较高或升高。

影像学复查显示仍有残余病灶未充填碘油并证实其为具有活性的癌组织或发现肿块增大和新病灶者(图 8-1-46)。

肝功能正常或轻度异常,估计可接受再次治疗者。

前二者为必要条件,后者除非肝功能严重受损,出现黄疸、严重低蛋白血症和大量腹水,仍可根据情况选择对肝功能影响较小的方法进行适当治疗。**总的原则是在保持肿瘤受控、带瘤生存的情况下,尽量减少治疗次数,**以提高患者的生存质量和减轻经济负担。

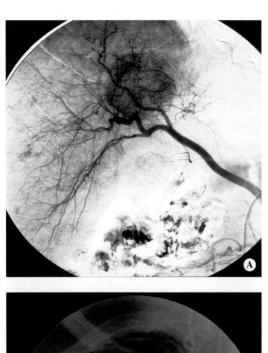

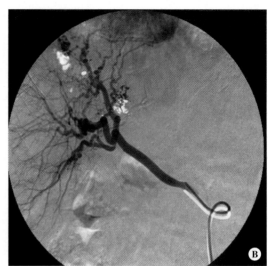

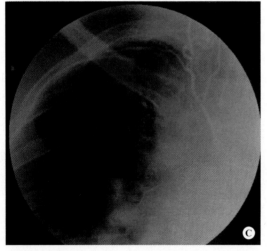

图 8-1-45  肝癌 1

肠系膜上动脉发出的肝右动脉造影显示病灶,并行首
次治疗(A);2 年后,再次造影显示原瘤区仍有碘油存
积(B);支气管动脉造影显示肺内转移瘤,并行动脉灌
注治疗(C)

再次介入治疗的方法应根据情况选择,一般常用
化疗性栓塞术。术中注意寻找已形成的侧支血供加
以栓塞(图 8-1-47)。如原供血动脉闭塞,且未发现新
的侧支供血动脉,则须选用经皮穿刺注药术或消融
术。肝功能不良者,经慎重考虑后可行一次性动脉内
化疗灌注或植入肝动脉内导管药盒系统,行规律性
化疗。

**术后处理**[30]

**术后主要监测患者的肝功能,加强护肝。** 对出现
的栓塞后综合征应对症处理。主要术后反应有一般性

发热,肝区疼痛,恶心、呕吐和一过性肝功能异常等。
严重的反应虽可恢复,但可造成患者对介入治疗的畏
惧,影响其依从性。术后可常规予以有效的镇痛和止
吐治疗。

术后规律地随访观察,有利于评价疗效,早期发现
复发或转移病灶和后续治疗方案的确定。随访的主要
内容为临床症状和生活质量的变化,定期 AFP、血象和
肝肾功能的检测,超声和 CT 等影像学检查。增强 CT
有利于鉴别活的肿瘤与坏死组织。对已行导管药盒系
统置入术的患者,可行经 PCS 动脉造影 CT。PET 检查
亦是早期发现转移或复发灶的最佳方法。

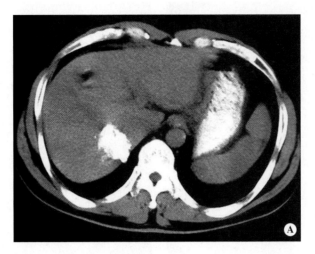

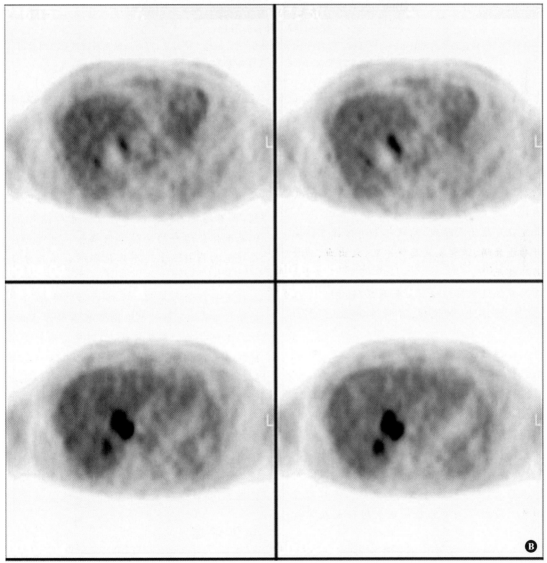

图 8-1-46　肝癌 2

CT 平扫显示肝内病灶碘油化疗乳剂存积良好（A）；PET 示肿瘤坏死区边缘的代谢活跃区，表示仍有活的肿瘤细胞（B）

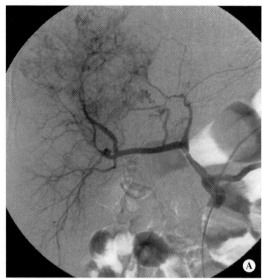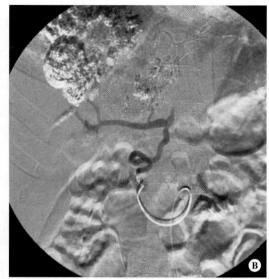

图 8-1-47　肝右叶肝癌

导管插入肝固有动脉造影显示肝右叶肝癌,可见肝固有动脉痉挛(A);治疗 1 个月后,再次造影显示肠系膜上动脉的
胰十二指肠下动脉主要参与供血,超选择插管成功后,行再次治疗(B)

## 并发症及其防治

肝癌介入治疗所引起的并发症主要与化疗药物和栓塞剂本身的毒副作用有关。与技术相关的有误栓、过度栓塞和栓塞剂选择不当。根据并发症的症状和后果不同可分为:

严重并发症可致死或致残,处理起来十分棘手。主要有急性肝功能衰竭、胆囊及胃肠道穿孔、大出血、瘤栓脱落导致的肺梗死[31]。

中度并发症经过积极处理可好转或痊愈,如中等度的肝功能损害、肝脓肿、胆汁瘤、胃肠道溃疡、少量出血等。

轻度并发症经一般处理可自行恢复,如呃逆、胸水、轻度肝功能损伤等。

上述并发症以对症处理为基本原则,通过保守治疗无效者,可寻求外科治疗或介入治疗作为补救措施。**并发症的预防应贯穿治疗的全过程,**主要注意以下方面:

盲目治疗是指术者(往往是新手)对病变的性质、类型、部位和血流动力学改变等认识不足或判断不准,而采用了不适当的治疗手段,最易导致并发症。盲目治疗必须加以避免。治疗应由有经验的医生进行或在其指导下进行。

在肝癌介入治疗中,既要较彻底消灭肿瘤,又要减少并发症的发生,是较难把握的平衡。一般术者多易重视肿瘤的杀灭,而忽视治疗引起的并发症,因而过度治疗的问题应引起重视。过度治疗主要表现在栓塞范围过大,使用碘油和化疗药物量过大,治疗过于频繁等。

注意到此类问题,则可通过相应的措施加以解决。

此外治疗患者的基础疾病,改善患者术前及术后的一般状况,也可在一定程度减少或预防并发症的发生[32]。

(主编评论:肝癌的介入治疗是业内人士聊不完的话题,但也常常没有新话题。可能我们已经到达瓶颈期,找不到突破点。各种治疗规范和指南会不断出台,但是个体化治疗的地位如何摆则不得而知。本人相信在规范的指引下实现个体化和综合治疗才是患者从中获益之道。接诊医生仅仅从自己的专业和专长出发对本症进行诊治是不够的。各种治疗方法都有其优点和局限性,一个或者一组医生掌握各种方法固然好,但往往是不可能的。即使可能,如何安排治疗的次序仍较难把握。本人相信,在近期肝癌的治疗难以取得突破性进展。癌症是值得敬畏的。我们帮助患者与肝癌进行艰苦的斗争,尽管可以取得局部胜利,比如延长了生存期和减轻了痛苦,甚至少数患者几乎达到痊愈,绝大多数情况是癌症最终夺去了宝贵的生命。肝癌的背景更为复杂,仅仅肝功能恶化就剥夺了治疗的机会甚至直接导致死亡。对此我们要做优质、价宜和合理的"救命稻草"提供者,使患者和家属不至于过分绝望。)

## 病例评述

### 例 8-1-1(图 8-1-48)

男性,57 岁。因"右上腹隐痛 15 日"入院。CT 示肝左叶巨大肿块,考虑为巨块型肝癌,门静脉左支破坏,并侵犯肝包膜。病理活检为肝细胞癌。肝功能 Child-

Pugh A 级。遂行 TACE 治疗,DSA 示肝左叶可见肿瘤染色及异常血管。其供血动脉为肝右动脉分支(A)。超选择进入肿瘤供血动脉(B)。注入吡柔比星(THP)50mg、奥沙利铂 200mg、LP 10ml,碘油沉积良好(C)。术后给予局部注射无水乙醇巩固治疗。1 个月后再次行 TACE 术。1 个月后 CT 复查仍见部分活病灶,经外科会诊后行肝叶切除术治疗。外科术后 2 个月再行 DSA 示肝右叶可见少许肿瘤染色及异常血管。考虑肝内转移灶,遂超选择肿瘤供血动脉,注入碘油 2ml＋5-氟尿嘧啶 50mg,碘油部分沉积。灌注吉西他滨 1200mg(D)。术后随访 6 个月,CT 未见明显肿瘤强化病灶。

【评述】 适宜手术切除的肝癌患者,手术切除仍是目前首选的治疗方式。但由于肝癌发病隐匿,患者首诊时往往已经处于晚期,并不适合手术治疗。TACE 作为

一种微创的局部治疗方式,有明确抗肿瘤的疗效。作为外科术前的辅助治疗时,可起到缩小肿瘤体积、降低肿瘤分期、便于手术切除、减少术后复发的目的。肝癌切除术后也可预防性应用肝动脉化疗栓塞术以起到杀灭残留微病灶的目的,可进一步提高疗效。切除术后复发者仍可再行介入治疗,但更应注意保护肝功能和有效地杀灭癌细胞[33]。本例在微导管超选择插管的基础上行节段性栓塞术,碘油少量且以灌注化疗为主。用药选择了吉西他滨,它是非小细胞肺癌、胰腺癌、乳腺癌的一线化疗用药,临床上单一或联合应用也显示出较好的抗肝癌疗效[34]。目前,外科切除术前、术后应用 TACE 治疗的次数与时机把握仍需进一步探讨。

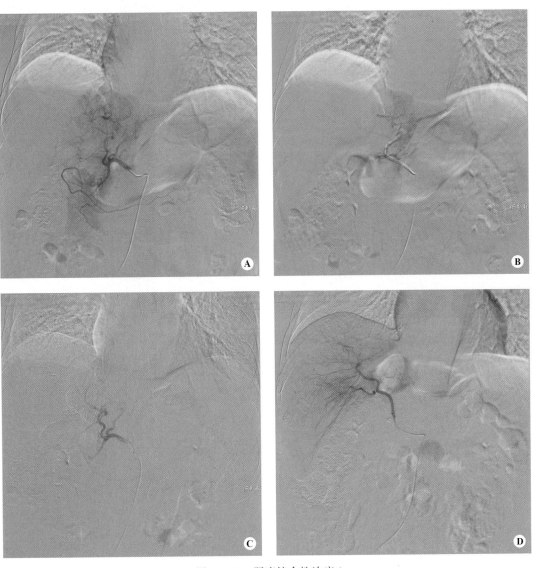

图 8-1-48　肝癌综合性治疗 1

**例 8-1-2**（图 8-1-49）

男性,38 岁。因体检发现肝占位 5 月余入住笔者所在科室。AFP:133.1ng/ml;上腹部 CT 示右叶巨块型肝癌,伴门脉癌栓;CT 引导下肝组织活检,病理回报示肝细胞癌。评价:BCLC 分期 C 期,肝功能 Child 评分 5 分、A 级、ECOG 评分 0 分。遂行 TACE 术治疗(A、B),术后 1 周始口服索拉非尼 400mg,每日 2 次治疗。1 个月后复查 AFP 降至 14.2ng/ml,复查 CT 见病灶局部控制良好(C~E)。术后根据随访 CT 复查情况,如见异常肿瘤样强化则进一步行 TACE 治疗,共 5 次。此患者的

生存期超过 2 年。

【评述】 目前肝癌的规范化综合治疗逐渐提上议程。肝癌的治疗终究目的是提高肿瘤的局部控制率及远期生存率。因肝癌的预后受诸多因素的影响,使得局部治疗的效果往往是有限的。由于治疗本身的局限性及术后缺氧反馈诱导 VEGF 等生长因子的增高,单纯 TACE 的远期疗效欠佳,而联合全身分子靶向治疗药物,可在抑制肿瘤生长因子的同时促进癌细胞凋亡,起到抑制与杀灭微病灶的目的,降低 TACE 术后的复发及转移率。目前 START 研究结果显示:经过 2 年 TACE 联合索拉非尼的治疗,约 50% 的患者到达了局部缓解(CR/PR),约 90%

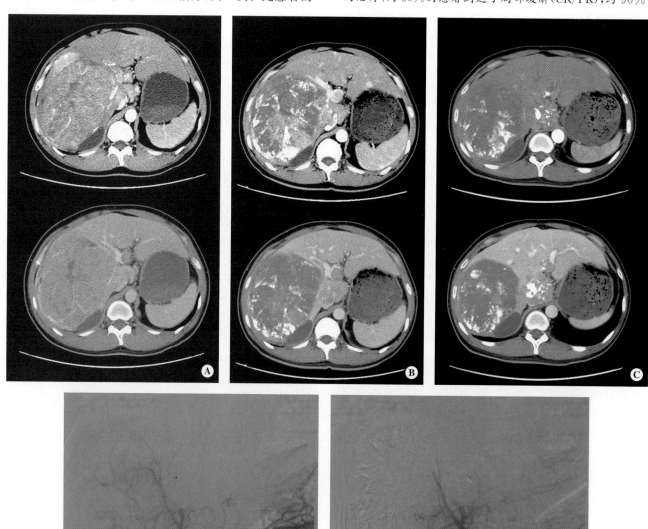

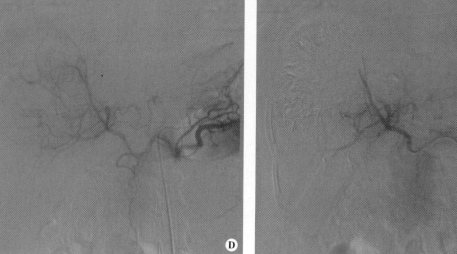

图 8-1-49　肝癌综合性治疗 2

的患者在第一治疗周期结束后未发生疾病进展,联合治疗使患者的中位疾病进展时间达到9.3个月,2年生存率大于90%,且联合治疗并未显示出更严重或特殊的不良反应。其初步表明了 TACE 联合索拉非尼的安全性及良好疗效,为局部联合全身治疗的思路奠定了临床实验基础。病例的选择一般为无 TACE 禁忌、肝功能代偿良好的肝癌患者,考虑在病灶较多、伴有血管侵犯的患者,联合治疗会更显其优势。应用 TACE 联合索拉非尼使本例肝癌中期患者的生存时间明显延长,但后期仍会不可避免地出现门脉侵犯及肺部转移等疾病进展情况,门脉癌栓及肺转移灶的介入治疗也是肝癌综合治疗的重要内容,本例后期进行了门脉支架植入术及支气管动脉灌注化疗术等,对延长患者生存可能起到一定的作用。疾病进展是否继续口服索拉非尼仍需进一步探讨。

**例 8-1-3**(图 8-1-50)

男性,61 岁。因腹部不适入院。B 超示肝内巨大占位性病变。CT 示肝内巨大占位伴多发结节,门静脉右支阻塞,考虑肝癌可能性大。AFP 3864.25ng/ml。行肝组织活检,病理示肝细胞癌。Child-Pugh 评分:A 级。BCLC 分期:C 级。ECOG 评分:1 分。肝功能代偿期。遂行 TACE 治疗,DSA 示动脉期肝右叶两处肿瘤血管异常增生、染色明显(A)。注入奥沙利铂 200mg+表柔比星 60mg+碘化油 10ml(B、C)。术后造影示肝右叶肿瘤异常血管染色明显减少,肝右动脉主干及部分侧支保留(D)。术后 1 周行 PEI 巩固治疗,注入"无水乙醇 12ml+碘油 4ml",乙醇在瘤内弥散良好(E)。1 个月后复查 AFP 2437.85ng/ml。CT 示肝内仍有强化病灶,且病灶散在。Child-Pugh 评分:A 级。BCLC 分期:C 级。ECOG 评分:1 分。肝功能代偿期。建议患者口服多吉美,但患者拒绝。再次行 TACE 治疗,DSA 示动脉期肝右叶肿瘤血管异常增生、染色明显,呈弥漫型结节(F)。灌注氟尿嘧啶 1g 及奥沙利铂 200mg 后,选择性栓塞肝右叶肿瘤一小支供血血管,注入表柔比星 30mg+碘化油 5ml,肿瘤处碘油沉积良好(G)。1 个月后复查 AFP 降至 1841.23ng/ml。

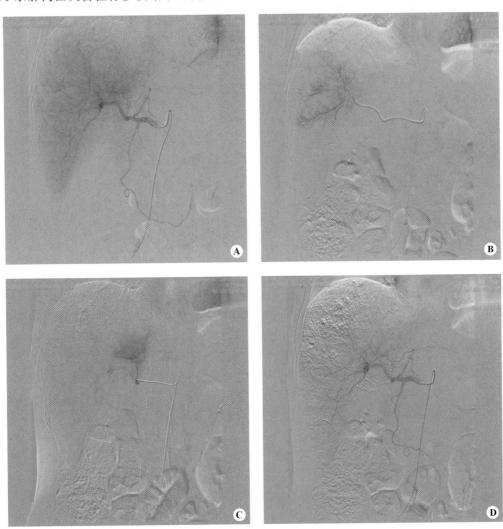

图 8-1-50 肝癌综合性治疗 3

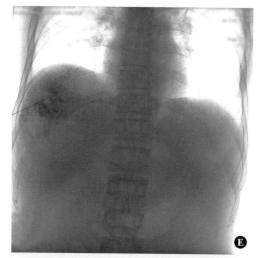

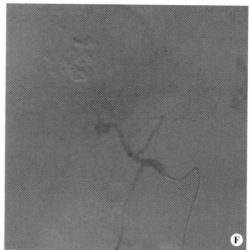

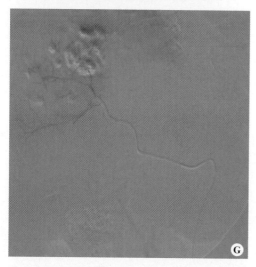

图 8-1-50　肝癌综合性治疗 3(续)

【评述】　晚期肝癌的预后较差,疗效往往取决于肝癌本身的特性与肝脏功能代偿情况等。对于巨块型肝癌,过度的 TACE 治疗往往恶化肝功能,得不偿失。而系统化疗已被临床实验证实不能延长患者的生存时间。联合全身分子靶向治疗药物,可在抑制肿瘤生长因子的同时促进癌细胞凋亡,起到抑制与杀灭微病灶的目的[35,36]。但本例患者拒绝。目前有研究表明,对于晚期肝癌采用经肝动脉灌注化疗的方式能起到一定的疗效。为了保留本例患者的肝脏功能,第 1 次 TACE 我们采用了较为温和的碘油栓塞剂量(不超过 10ml),应用较稳温和的 PEI 巩固动脉化疗栓塞疗效。第 2 次在以经肝动脉灌注化疗为主的基础上,选择性地栓塞了 2 处供血明显的动脉,共用碘油 5ml。对于巨块型的肝癌,经肝动脉灌注化疗、有限的栓塞治疗不失为控制肿瘤的一种方式[37]。目前常用的经肝动脉灌注化疗的药物有多柔比星类、铂类及氟尿嘧啶等,DDP 对氟尿嘧啶有调节作用,两者合用有协同效应[38]。近年有学者采用 DDP 结合氟尿嘧啶肝动脉内持续灌注的方法治疗复发性肝癌、

伴门静脉癌栓肝癌、经栓塞治疗无效的肝癌等,取得了一定的效果,值得做进一步的研究。

### 例 8-1-4(图 8-1-51)

男性,56 岁。上腹 CT 示肝右叶前段占位性病变,AFP191.90ng/ml。临床考虑原发性肝癌诊断。行肝动脉造影和活检明确诊断。DSA 示肝右叶局部血管抱球状推移,但动脉期未见明显不规则异常新生肿瘤血管,实质期疑局部浅染色区,其他部位均未见明确异常。造影后,透视下取右膈下腋中线经皮活检。16F 活检针经皮穿入病灶区范围内,切取少许组织送检。导管超选入局部供血动脉支内,注入 MMC 2mg+LP 2ml(A～C)。术后病理活检报告提示慢性肝炎,未见癌组织。考虑假阴性。2 周后复查 AFP 289.14ng/ml,CT 结果回报:肝内多发性占位,考虑肝细胞癌可能性大。再次行肝病灶组织活检,病理回报:肝细胞癌。再次行 TACE 治疗,左右前斜 DSA 示动脉期未见明显不规则异常新生肿瘤血管,实质期疑局部浅染色区。考虑患者肝硬化,肝功失

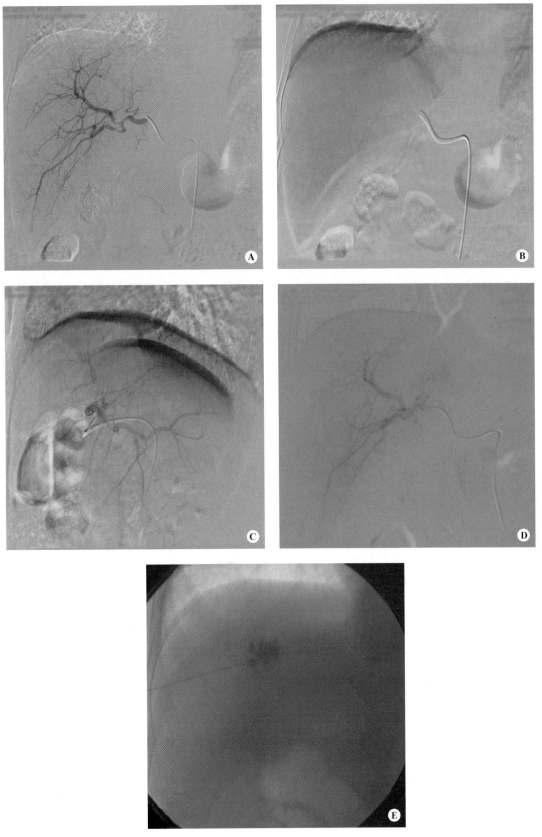

图 8-1-51　肝癌综合性治疗 4

代偿,肿瘤乏血型。导管超选择入局部供血动脉支内,灌注吉西他滨 1000mg＋吡柔比星(THP) 30mg(D)。2 个月后复查 AFP 51.9ng/ml。CT 结果回报:与旧片对比,肝 S8 段病灶略有缩小,其余病灶未见明显变化。遂在透视定位穿刺到肝脏肿瘤瘤体内注入无水乙醇＋碘油混悬液 4ml(E)。再过 2 个月后复查 AFP36.25ng/ml。CT 结果回报:与旧片对比,肝 S8 段病灶缩小,其余未见明显变化。再先后行 2 次 PEI 治疗。

【评述】 此例为乏血供肝细胞癌患者,注意诊断时需结合 CT、DSA 及血清 AFP 等检查,排除其他诊断。关于乏血供肝癌的治疗,前文已经述及,一般选择化疗灌注联合局部药物注射或射频消融的方式。对于有浅淡肿瘤染色者也可根据碘油沉积情况试行栓塞。本例乏血供型肝癌患者应用经肝动脉局部灌注化疗联合无水乙醇注射

术治疗近期效果尚可,复查 AFP 明显降低。

**例 8-1-5**(图 8-1-52)

男性,48 岁。因 B 超及 CT 发现肝占位,AFP 增高,临床诊断为原发性肝癌。常规给予 TACE 及局部消融治疗。7 个月后 CT 复查示局部复发并门静脉左支、下腔静脉近心段癌栓形成,双下肺转移。遂行下腔静脉支架植入及双侧支气管动脉灌注化疗术(A、B)。1 个月后再行 TACE 术,送入 RH 导管至腹腔动脉干造影显示肝左叶团状肿瘤染色,以肝左动脉供血。送入 3F SP 微导管反复超选择肝左动脉未果,遂用明胶海绵大颗粒栓塞肝右动脉近端,再将导管头置于肝左动脉开口处注入表柔比星 60mg＋羟基喜树碱 20mg＋丝裂霉素 10mg＋LP13ml。造影复查示肿瘤血管已基本栓塞(C、D)。1 个月后再行

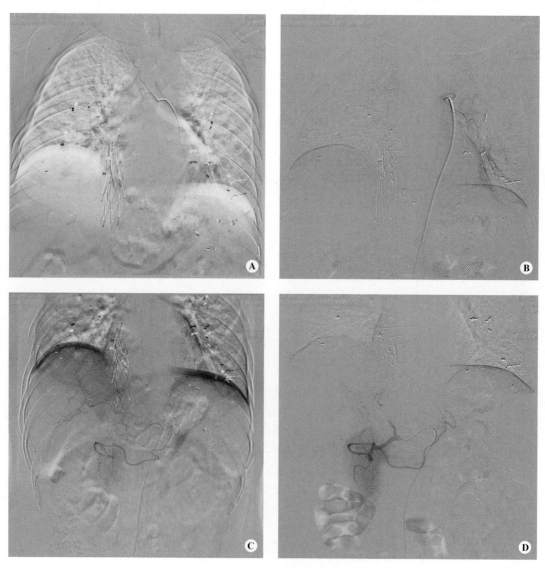

图 8-1-52 肝癌硬化栓塞术治疗

DSA,RH 导管插入肝动脉造影显示肝左动脉,可见少许肿瘤染色,并可见门静脉早显,提示为肝动脉-门静脉分流。推入 4 枚直径 3mm 的钢圈(COOK 公司)栓塞分流口,造影复查肿瘤染色及动-静脉瘘征象已消失。注入表柔比星 20mg+奥沙利铂 50mg+LP 3ml 行化疗栓塞。

【评述】　肝癌的血管合并症主要包括动-静脉分流、门静脉癌栓及下腔静脉梗阻,均对患者的总体生存有重要影响[39]。肿瘤压迫或癌栓均能造成下腔静脉梗阻,可引起类似于布加综合征的症状。如下腔静脉癌栓脱落,沿血流进入心脏,阻塞心脏的瓣膜,或由于严重的肺栓塞,会引起心衰和猝死。为改善患者症状,临床一般选择下腔静脉"Z"形自膨式裸支架植入术治疗[40]。动-静脉分流形成原因很多,常与癌肿侵蚀、门静脉癌栓形成等有关,是影响肝癌治疗预后的因素之一,TACE 往往需要在封堵动-静脉分流后方能有效施行,特别是对于中央型、快速型分流需要积极干预。对于有明确供血动脉的简单分流,应用钢圈一般能达到栓塞目的,是一种有效的方式[41]。

**例 8-1-6**(图 8-1-53)

男性,58 岁。体检发现肝占位 1 周余入院。MRI 示肝右叶 S5、S6 段占位性病变,单一病灶直径均小于 3cm(A、B)。病理穿刺活检回报:肝细胞癌(HCC)。遂行局部射频消融治疗,术后 6 个月复查 MR 示 S5、S6 癌灶呈现规则的低密度坏死区域(C、D)。

【评述】　射频消融局部治疗早期肝癌已经成为肝癌综合治疗的一个重要手段,具有微创、安全、可重复性、对肝功能损害小和并发症少等优点,取得了较为理想的疗效。目前射频电极单次热凝最大有效直径范围为 3～5cm,尤其适用于直径≤3cm 的小肝癌,单次热凝可使肿瘤完全覆盖坏死,达到根治肿瘤的治疗效果[42]。多项研究表明,RFA 可作为无法手术治疗患者的又一种选择,被认为是非手术治疗的首选方法之一,其疗效可与外科手术相媲美。

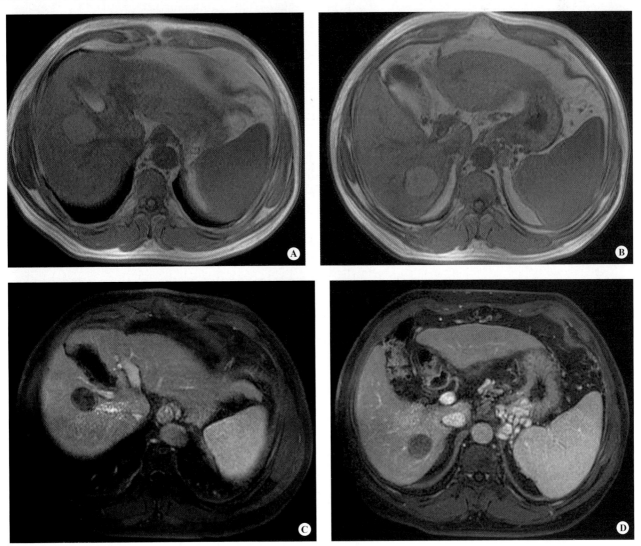

图 8-1-53　肝癌射频消融治疗

**例 8-1-7**（图 8-1-54）

男性,48 岁。因右上腹部隐痛不适 1 月余入院。CT 检查发现肝右叶 S5 一增强占位,考虑原发性肝癌可能性大。查 AFP 500μg/L,DSA 检查见肿瘤染色,供血动脉增粗,符合肝恶性肿瘤诊断,术中给予化疗药及碘化油乳剂栓塞处理,肿瘤局部碘油沉积欠佳（A、B）。为巩固疗效,于 3 日后行射频消融治疗。术后 6 周复查病灶稳定,射频消融区域呈现规则的低密度坏死（C、D）。

**【评述】** TACE 虽然阻断了肿瘤的肝动脉血供,杀灭了部分肿瘤,但有时仍难以完全充填整个肿瘤区域,是残留病灶和术后复发的根源之一。辅助 RFA 可以弥补其不足。而对于单独射频治疗,因 HCC 周围丰富的血流可带走部分热量,降低了射频针局部能量的蓄积,缩小了射频消融应达到的范围,降低了治疗的效果。因此,在 TACE 有效地减少肿瘤区血供的基础上再行 RFA 治疗,将增强射频消融的治疗效果,最大程度杀灭碘油沉积区或其周围残存的肿瘤细胞,同时射频产生的高热也可以提高化疗药物对恶性肿瘤细胞的杀伤毒性,两者相互弥补,使较大肿瘤完全坏死率明显提高,从而进一步提高了 HCC 的治疗效果。联合治疗可以取长补短,促使肿瘤完全坏死,缩短了治疗周期,减少肝功能的损害,延长了患者存活率,均较单一治疗效果显著[43]。联合治疗须注意多种治疗方法之间组合的方式与流程,一般主张在 TACE 治疗后序贯 RFA 治疗,而且期间需密切监测肝功能的变化。

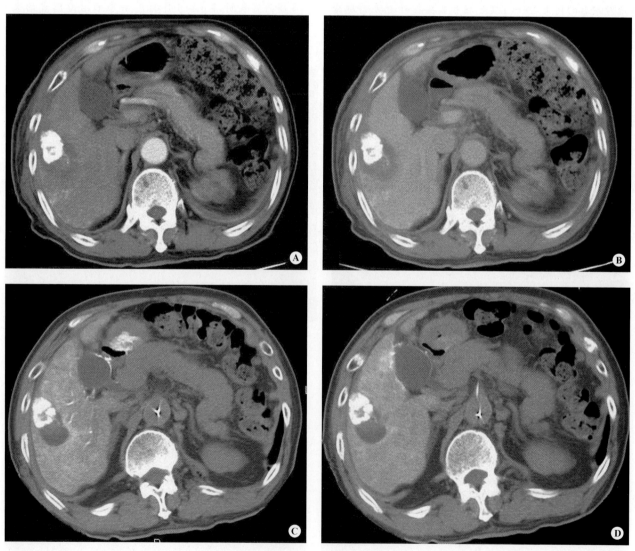

图 8-1-54 肝癌综合性治疗

**例 8-1-8**（图 8-1-55）

男性,68 岁。因上腹胀痛伴纳差 2 个月入院。B 超和 CT 发现肝内多发占位伴门静脉癌栓形成,AFP＞1000μg/L。造影示肝内多发病灶伴肝门静脉右支癌栓形成（A）。经动脉灌注 MMC 10mg＋CBP 400mg＋EPI 40mg＋LP 15ml 的乳剂,可见瘤内及癌栓内存积良好（B）。行导管药盒系统置入术,留置导管置入肝固有动脉内,将胃十二指肠动脉用 2 枚钢圈栓塞（C）。2 个月后经留置管行动脉造影 CT 检查,可见造影剂在肝内的分布情况,门静脉瘤栓内碘油存积良好（D）。经留置管注入上述乳剂。间隔 2 个月后,再次注入乳剂。复查 AFP＜20μg/L。6 个月后,经留置管行动脉化疗术,方案为首日紫杉醇 210mg,第 4～5 日持续灌注 FUDR 2.5g。随访 2 年,仍存活。

【评述】　肝癌伴静脉癌栓形成的患者,以往作为介入栓塞治疗的相对禁忌证。由于癌栓亦需动脉供血（动脉造影显示条纹征）,经动脉治疗为首选治疗方法。采用碘油化疗乳剂经动脉注入,可经癌栓的供养动脉存积在癌栓内,使癌栓缩小。其他的介入治疗方法,如经皮肝穿门静脉内置管灌注化疗或支架置入术开通门静脉均应作为二线的治疗方法。对未行超选择插管的化疗性栓塞术,应尽量减少次数。必要时,可行化疗性灌注术。

**例 8-1-9**（图 8-1-56）

男性,38 岁。因肝硬化 8 年,出现呕血 1 天急诊入院。诊断为上消化道大出血并休克。经保守治疗无效,要求行经颈静脉肝内门腔分流术。笔者所在科会诊建议急行 CT 检查,发现肝内占位性病变。行肝动脉造影,可见肝右动脉增粗,门静脉早显（A）,门静脉血流为逆肝血流,胃冠状静脉开放,食管胃底静脉迂曲、扩张（B）。诊断为肝癌,动脉-门静脉分流型。用微导管超选择插管入分流口处分支动脉,用直径 500～700μm 的 PVA 颗粒栓塞,血流变慢时注入少许碘油化疗乳剂（C）。造影复查,可见肝右另一分支亦参与供血,同法栓塞。造影复查可见肝左动脉有一小支供血,但门静脉已不能显示,分流口基本栓塞（D）。术后出血停止。

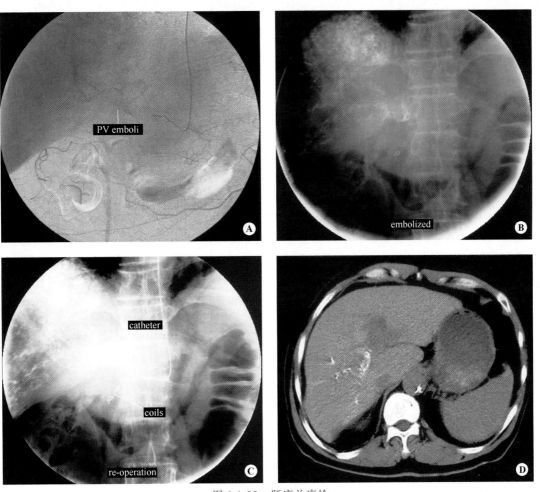

图 8-1-55　肝癌并癌栓

embolized. 栓塞；catheter. 导管；coils. 钢圈；re-operation. 再次栓塞

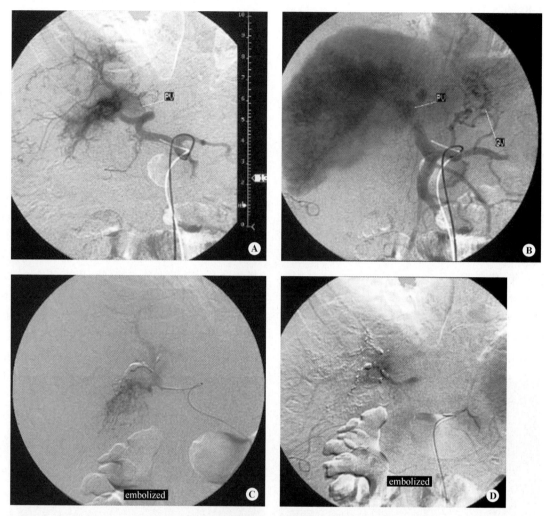

图 8-1-56　动脉-门静脉分流型肝癌栓塞治疗
embolized. 栓塞

【评述】　肝硬化患者,出现上消化道大出血,必须排除肝癌并动-静脉分流所致门静脉高压。对动-静脉分流型肝癌急诊治疗应以栓塞堵分流为主。以往多采用明胶海绵和钢圈栓塞,虽可取得较好的近期效果,但远期疗效较差。本例采用较大型号的PVA颗粒栓塞,以期提高远期疗效。

### 例 8-1-10(图 8-1-57)

男性,17岁。因发现右上腹部包块1个月入院。CT和MRI均诊断为肝右叶巨大恶性肿瘤。血管造影可见增粗的肝右动脉起自肠系膜上动脉,分支被推压移位呈抱球状(A)。动脉晚期可见少许异常血管、血窦和染色区(B)。右肾动脉造影显示肾上腺下动脉稍增粗,并可见异常的血管(C)。诊断为右肾上腺占位性病变。手术见巨大肿物,占整个右半肝,右肾上腺亦包在肿物中。病理为巨大肝母细胞瘤,混合型,间叶成分多于上皮成分。

【评述】　肝母细胞瘤的主要特点为:多发生在儿童,肿瘤巨大,生长速度快。动脉造影仅见少许肿瘤新生血管,主要为动脉的推压移位。本例造影误诊为肾上腺占位,主要因为右肾上腺动脉参与供血,且见明显的肿瘤血管。肿瘤巨大者,往往有多支动脉参与供血,不能仅凭肿瘤供养动脉的来源确定肿瘤的来源。

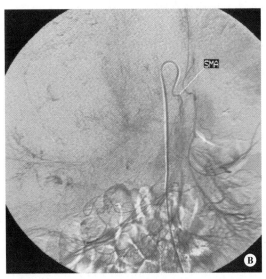

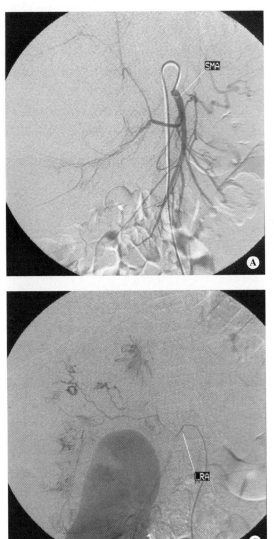

图 8-1-57　肝母细胞瘤

（陆骊工　胡宝山　梁恒毅）

# 第二节　肝脏转移性肿瘤

　　肝脏是恶性肿瘤转移最易受累的器官之一，常见的肝转移肿瘤多来自消化道、肺、胰腺、肾及乳腺等部位。以胃肠道恶性肿瘤最为突出，有统计显示约有 60% 的结肠癌患者发生肝转移，原因在于消化道血流主要汇入门静脉，肿瘤细胞可循门静脉入肝。肝窦处肝脏内皮细胞间有直径 $0.1\mu m$ 大小的无基底膜覆盖的缺损及肝脏的动脉、门静脉双重血供，为肝脏较易发生转移瘤的解剖学基础。在西方国家肝转移瘤发病率是原发性肝癌的 20 倍，在国内两者发病率相仿，随着乙型肝炎的有效预防，国人的肝转移瘤比例有可能增加。

　　肝脏转移性肿瘤的结节数目、大小、部位极不一致。多为弥漫多发性结节，可散布于肝的一叶或全肝，但亦有单个结节者。肝转移灶可位于肝脏深部，也可位于肝表面。结节的中央可坏死、出血。肝脏转移性肿瘤的病理组织形态与其原发肿瘤相似，呈原发肿瘤的组织特征。其血供亦与原发肿瘤相似，**即原发瘤富血者肝转移瘤多由肝动脉供血，血供较丰富，少血者肝动脉造影亦显示少血供的表现。**

　　肝脏转移性肿瘤早期无明显症状和体征。转移灶较大或较多者，可表现为肝区闷胀不适或疼痛、乏力、食欲缺乏、体重减轻、发热和上腹包块。晚期可出现黄疸、腹水及恶病质。肝转移 AFP 检测多为阴性，但少数来自胃、胰腺及卵巢的肝转移 AFP 可呈轻度升高，一般不超过 $100\mu g/L$。已有临床表现者常伴有碱性磷酸酶（ALP）、谷氨酰转肽酶及乳酸脱氢酶的升高，其中 ALP 升高对肝脏转移性肿瘤的诊断和预后的判断具有较大价值。起源于胃肠道恶性肿瘤的患者癌胚抗原（CEA）

可增高,可作为判断疗效和随访的指标。

## 影像学诊断[44]

　　肝脏转移瘤的影像学检查方法较多,包括超声、CT、MRI、血管造影等,其中前三者是主要的确诊手段。但对直径小于10mm的转移瘤检出率还很低。且各种影像学表现特异性不强,除根据其数量和分布等提出可

能的诊断外,确诊多有赖于原发癌的病史及病理学诊断。

　　动脉造影多在其他影像学明确诊断的基础上进行,目的是明确转移瘤的动脉血供情况,为介入治疗方法的选择提供依据。根据动脉造影可分为三类:

　　富血供者表现为供血动脉增粗和新生血管,病灶呈结节状染色,部分可见动静脉短路(图8-2-1)。

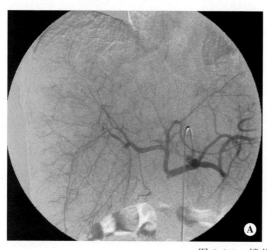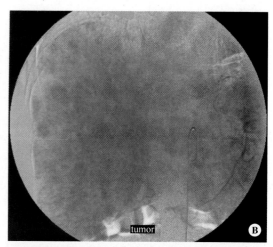

图 8-2-1　鳞状细胞癌肝转移

肝右动脉增粗,分支受牵张拉直(A);实质期可见多个结节状染色(B)。tumor. 肿瘤

　　中等血供者供血动脉稍增粗,表现为牵张、拉直、推压和移位等。可见浅淡的肿瘤染色,部分表现为肿瘤周边部染色,呈"靶环征"(图8-2-2和图8-2-3)。

大小(图8-2-4)。

　　与原发性肝癌相比,肝动脉造影时转移性肿瘤血供总体上不如前者丰富。肝转移瘤的动脉血供状况与原发灶相似。来源于平滑肌肉瘤(图8-2-5)、鼻咽癌、恶性胰岛细胞瘤、乳腺癌(图8-2-6)、肾癌、肺癌(图8-2-7)、前列腺癌(图8-2-8)和精原细胞瘤(图8-2-9)等,多为富血供型。而来源于胃肠道癌多为中等血供型(图8-2-10)。来源于胰腺癌和部分胃肠道癌等则多为少血供型。

## 介入治疗

　　肝转移瘤能手术切除者不到20%,而系统化疗的全身不良反应较大,经肝动脉介入途径可提高局部瘤内化疗药物的浓度,可一定程度提高疗效及减少不良反应。介入治疗已成为临床治疗肝转移瘤的主要手段。但肝、肾功能严重受损,重度黄疸者为介入治疗禁忌证。

　　除了经肝动脉途径,经皮穿刺瘤内注药或消融对肝脏实体瘤的治疗也有确切的疗效。介入治疗的方法及选择与肝癌相似,对富血供者及中等血供者以经肝动脉化疗栓塞术为主。对少血供型的患者,经肝动脉注药疗效欠佳,可行经皮穿刺瘤内注药术、射频消融术等治疗。多种介入方法联合应用可取得较好的效果。

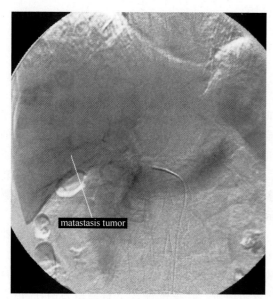

图 8-2-2　结肠癌肝转移

肝动脉造影实质期可见多个"靶环"。matastasis tumor. 转移瘤

　　少血供者除较大的肿瘤对局部动脉压迫外,动脉并不增粗,部分可出现动脉受包绕变细,无明确的肿瘤血管和染色,有时仅凭动脉造影难以明确转移灶的部位和

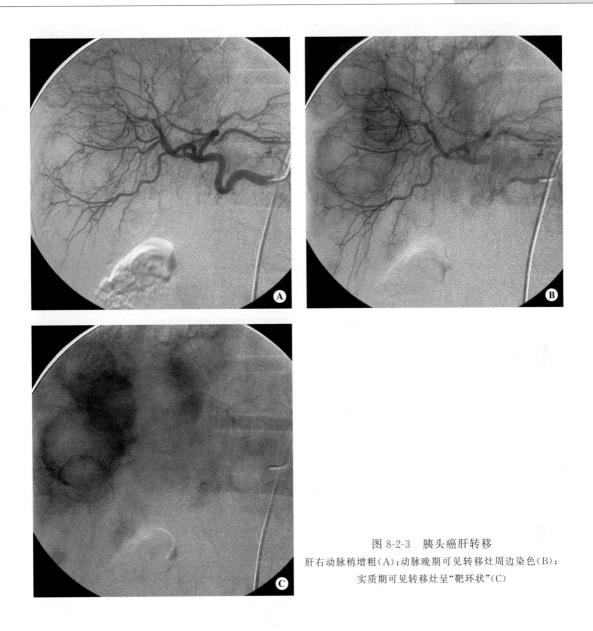

图 8-2-3　胰头癌肝转移

肝右动脉稍增粗（A）；动脉晚期可见转移灶周边染色（B）；

实质期可见转移灶呈"靶环状"（C）

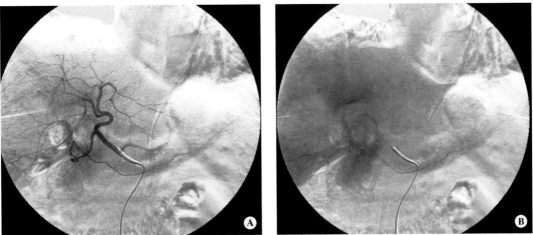

图 8-2-4　乙状结肠术后肝转移

可见动脉受压移位、包绕（A）；实质期未见明确染色灶（B）

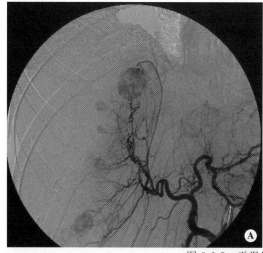
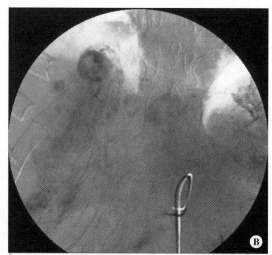

图 8-2-5　平滑肌肉瘤术后肝转移

动脉期可见转移灶呈结节状染色(A);实质期可见肝内多个大小不等的转移结节(B)

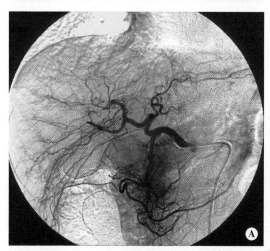
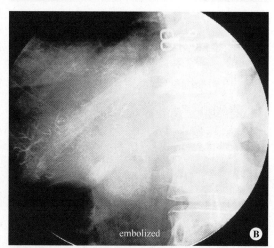

图 8-2-6　乳腺癌肝转移

动脉期可见少许新生血管(A);肝固有动脉注入碘油乳剂后,肝内存积尚可(B)。embolized. 栓塞

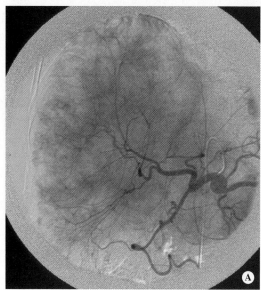
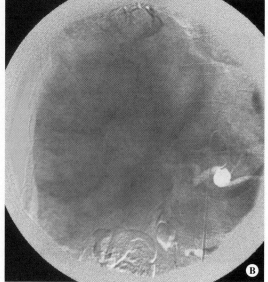

图 8-2-7　肺癌肝转移

动脉期可见新生血管(A);实质期可见多个靶环状染色(B)

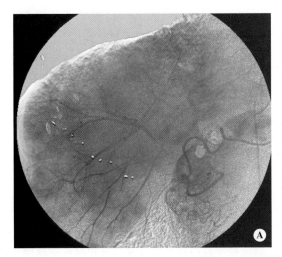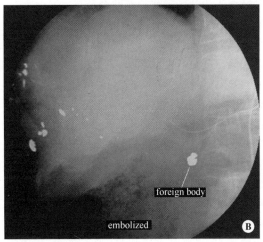

图 8-2-8　前列腺癌肝弥漫性转移

动脉晚期可见染色灶(A);实质期可见肝内多个染色灶(B)。foreign body. 异物;embolized. 栓塞

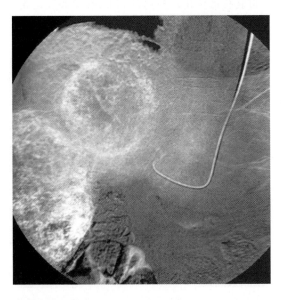

图 8-2-9　精原细胞瘤术后肝转移

动脉造影实质期可见多个团块状染色

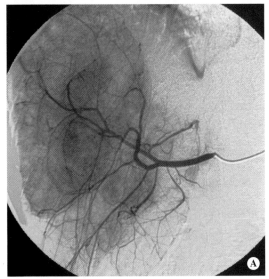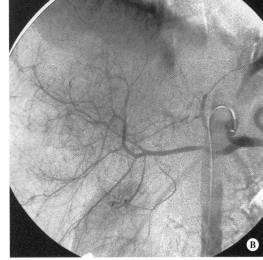

图 8-2-10　胃癌肝转移

肝动脉造影晚期可见转移灶呈结节状染色,局部动脉分支包绕(A);腹腔动脉造影可见肝总动脉受包绕、侵蚀和变细(B)

经肝动脉介入治疗肝转移瘤有两个特点：

大多数患者无肝硬化的基础，肝脏的储备功能较好。

大多数表现为肝内多发转移灶，或者可以考虑到其潜在的多发病灶。

因此，行肝动脉化疗栓塞术时，可不必追求肿瘤供血动脉超选择插管。肝功能欠佳时，可先插管到肝右或肝左动脉分两次处理。治疗方法的选择须根据动脉造影的表现来确定。

富血性或中等供血者应争取超选择插管，行供血动脉碘油化疗乳剂注入，加用明胶海绵颗粒或微球栓塞，特别是有动-静脉短路的患者（图8-2-11）。采用药物以细胞毒性药物为主，主要有多柔比星、丝裂霉素、铂类。如多发转移或难以完成超选择者，亦可采用低压流控法注入碘油化疗乳剂，使碘油大部分存积在瘤区。中等供血者碘油的用量应减少。对多发性少血供型肝转移瘤，应行选择性插管后行化疗药物灌注。由于对此型肝转移瘤的动脉内化疗是一个较长期的过程，建立一长期的动脉内给药途径是必要的，可常规行动脉内导管药盒系统（PCS）植入术（图8-2-12）。术后根据肿瘤的组织来源，选择不同的治疗方案。目前研究较多的是结肠癌肝转移的治疗，氟尿苷（FUDR）是治疗其最常用的肝动脉灌注（HAI）化疗药，常经置入的肝动脉导管持续低流量恒速泵入，通常持续2周，28天为1个疗程。有实验表明，经肝动脉灌注氟尿苷及地塞米松联合亚叶酸钙的疗法较传统的静脉化疗能延长结肠癌肝转移患者的生存期[45,46]，一些验证FUDR联合其他化疗药物（如铂类等）行HAI疗效的临床实验也在进行中。目前有研究表明氟尿嘧啶联合亚叶酸及奥沙利铂经肝动脉灌注给药可作为晚期胃癌肝转移有效的治疗方式[47]。关于其他癌症肝转移灌注化疗药物的研究，疗效尚缺乏足够证据的支持，临床上常根据其有效的全身化疗药物进行选择。

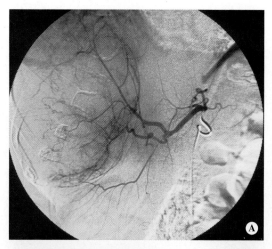
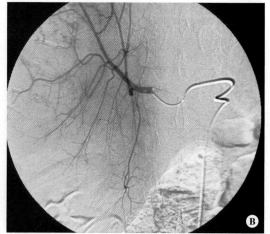
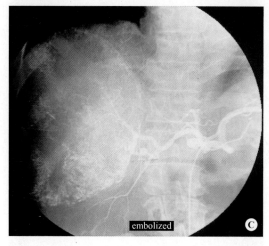

图8-2-11　结肠癌术后肝转移

肝动脉造影显示肝右叶巨块型单个转移灶呈富血性（A）；超选择插管入肿瘤供血动脉内（B）；行碘油化疗乳剂和明胶海绵栓塞后造影显示肿瘤供血基本阻断（C）。

embolized. 栓塞

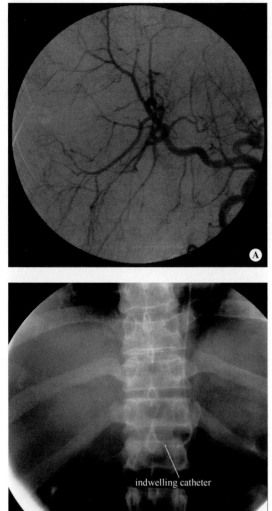

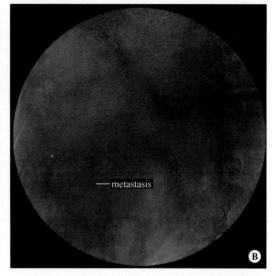

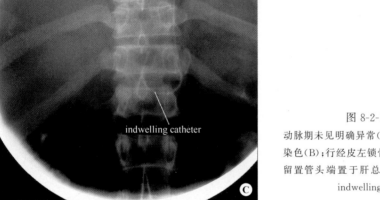

图 8-2-12　肠癌肝转移

动脉期末见明确异常（A）；实质期可见转移灶呈靶环状
染色（B）；行经皮左锁骨下动脉导管药盒系统置入术，
留置管头端置于肝总动脉内（C）。metastasis. 转移；
indwelling catheter. 内置导管

## 疗效评价

　　肝脏转移性肿瘤的经导管介入治疗是非手术治疗中有确切疗效的方法之一，其较全身静脉化疗有不良反应少、能一定程度保证患者生活质量等优点。而且创伤小、方便易行，患者易于接受。适当的介入治疗和配合辅助治疗肝转移瘤患者的平均生存时间可达到 18 个月，1 年、2 年、3 年生存率可达 60%、30% 和 15%。有多种因素可以影响肝脏转移性肿瘤的预后，按影响的强弱排列分别是原发灶的肿瘤特性、患者的全身情况、受累肝段数目、化疗药物选择、有无肝外转移和原发灶是否切除等。

　　（主编评论：对于肝转移瘤，介入治疗方法与原发性肝癌大同小异。由于其肝脏背景常常好于肝癌和对化疗药物敏感性较高，在用药方面可以采用较大剂量，即介于静脉化疗和肝癌用药剂量之间。对疗效而言，往往取决于病灶对化疗药物的敏感性，栓塞的作用次之。长期规律性给药是可取的。对乏血性肿瘤辅以各种消融术可以增强疗效和治疗效率。注意患者全身情况进行综合治疗有望进一步提高疗效。）

## 病例评述

　　**例 8-2-1**（图 8-2-13）

　　男性，45 岁，结肠癌切除术后 1 年半余，CT 复查提示肝转移。入院后查 AFP、CEA、CA125、CA199 均正常。行肝动脉造影及栓塞化疗术。DSA 示肝动脉增粗、迂曲。动脉期、实质期肝右叶及左叶可见多处蚕豆样大小的肿瘤染色影（A、B）。分别超选择 3 处分支肿瘤供血动脉灌注伊立替康 240mg＋氟脲苷 500mg＋碘化油 5ml（C～E）。术后开始口服卡培他滨 2000mg 每日 2 次，

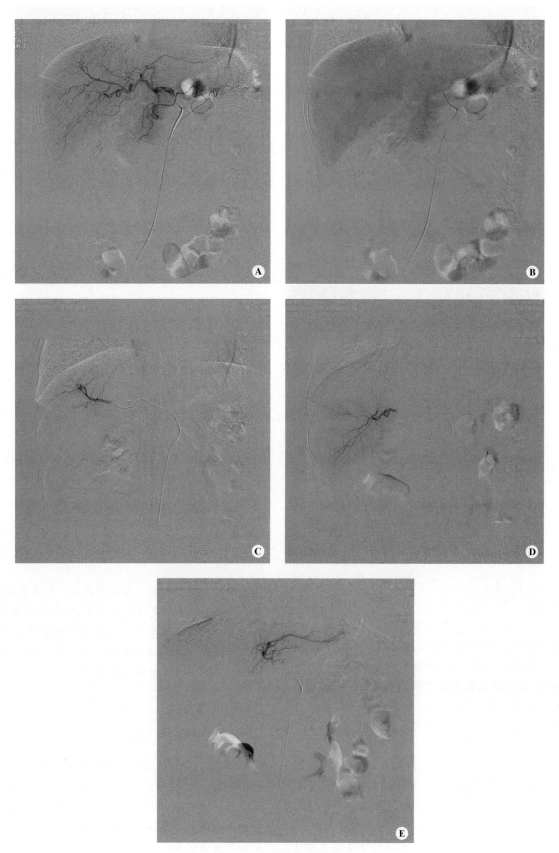

图 8-2-13　结肠癌肝转移

第 2～8 天。1 个月后 CT 复查仍见肿瘤强化。再行 DSA 造影仍可见多处肿瘤血管染色，将胃十二指肠动脉用钢圈栓塞后，行导管药盒系统置入术，留置管头端位于肝总动脉。经留置管首日注入奥沙利铂 200mg，氟尿嘧啶 4g 持续灌注 2～5 天。1 个月后复查 CT 未见肿瘤强化。随访至术后 9 个月，CT 未见明确的肿瘤强化。

【评述】　化疗在结肠癌的治疗中占有重要的地位。XELOX 方案（卡培他滨/奥沙利铂）和传统的 FOLFOX 方案（5FU/奥沙利铂/亚叶酸钙）已成为标准的一线或二线治疗方案。目前对于结肠癌肝转移治疗的研究基于上述全身化疗方案。经肝动脉化疗灌注是重要的治疗方式之一。既往的随机临床实验表明，经肝动脉灌注 FUDR 较全身化疗在肿瘤局部控制及延缓其进展方面具有明显的优势，但对于是否较全身化疗具有生存优势仍存在争议。2003 年的一项随机对照临床研究表明，经肝动脉灌注 FUDR 较静脉输注 FUDR 化疗，可明显延长结肠癌肝转移患者的生存期[45]。国内近期的一项研究也表明，应用 FOLFOX4 方案[奥沙利铂 130mg/m²，第 1 天；亚叶酸钙 200mg/(m²·d)]，静脉滴注，第 1～5 天；氟尿嘧啶 300mg/(m²·d)(≤500mg/d)，第 1～5 天]经肝动脉灌注化疗治疗结肠癌肝转移较传统经静脉全身化疗具有优势[48]。目前 FUDR 联合铂类及一些抗结肠癌化疗新药的应用正在研究阶段。本例为多发，DSA 造影可见肿瘤染色，经肝动脉化疗栓塞联合口服卡培他滨（目前唯一口服制剂能达到甚至超过静脉给药疗效的氟嘧啶类药物）效果不是非常理想，改用经肝动脉灌注化疗药氟尿嘧啶联合奥沙利铂取得了较好的疗效。

## 例 8-2-2（图 8-2-14）

女性，50 岁。曾在全麻下行腹式筋膜外全子宫＋双附件＋大网膜切除术，盆腔淋巴结清扫术，肠粘连松解术。术后 5 个月全腹 CT 显示卵巢癌术后肝包膜及肝内多发转移，右腹横肌转移，右内乳淋巴结转移。查 CA199 324.2U/ml。遂行肝动脉栓塞化疗。经右股动脉穿刺成功后插入 RH 管，在腹腔动脉处造影动脉期未见明显肿瘤染色，给予选择性肝固有动脉灌注 THP 60mg。术后 1 个月查 CA199 418.6U/ml。遂行肝病损微波消融术。CT 定位准确后，引入消融针到肝右叶肿瘤病灶内，设定功率为 50W，持续加温 10 分钟进行消融治疗。1 个月后查 CA199 379.9U/ml，有所下降。再次行肝微波消融术。在定位下于肝病灶内引入微波消融针，功率 70W，时间 10 分钟。1 个月后复查 CA199 降至 215.3U/ml。

【评述】　少血供的转移癌在灌注化疗后可辅以局部消融等治疗，特别是在灌注化疗无明显疗效、病灶局限的时候。局部的无水乙醇注射及射频或微波消融可使癌灶产生明确的坏死效应，从而一定程度上改善疗效。联合治疗的方式与方法应根据患者具体情况而定，做到个体化的治疗[49]。

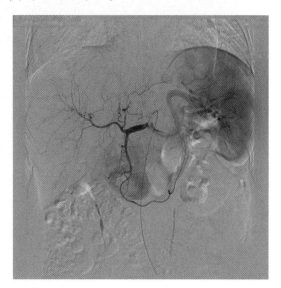

图 8-2-14　卵巢癌肝转移

## 例 8-2-3（图 8-2-15）

男性，72 岁。患者无明显诱因进行性消瘦 1 年余。自觉胃口差、厌食，夜间睡眠感右下腹部隐痛。1 个月前出现反复腹泻，无腹痛，自行服药效果不佳。入院肝胆胰脾 CT 示胰头癌并肝脏多发性转移。行腹腔干动脉灌注术＋肝动脉灌注术。导管头置于腹腔干处造影，DSA 示动脉期肝左、右动脉纤细，走行稍僵直，未见明显肿瘤供血血管，实质期肝 S2、3、6、7 段见淡染肿瘤病灶（A、B）。造影后选择性插管至肝固有动脉注入"吉西他滨 1600mg"。然后注入"氟脲苷 500mg＋碘油 5ml"，碘油沉积，颗粒均匀细腻，以肝右叶 S6 段病灶显著（C）。1 个月后复查 CT 示肝 S2 段病灶消失，其余病灶 PR 或 SD。

【评述】　对于病灶分布广泛及少动脉血供的肝转移癌以经肝动脉灌注化疗治疗为主，对于肿瘤异常血管染色浅淡的癌灶，可视碘油沉积情况行化疗栓塞术。本例病灶广泛，只进行肝固有动脉处的选择性栓塞化疗。本例患者为胰腺癌肝转移，吉西他滨为晚期胰腺癌的一线化疗药物，经肝动脉应用治疗胰腺癌肝转移灶在疗效及减少不良反应发生率上优于全身化疗[50]。

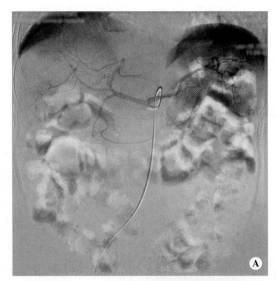
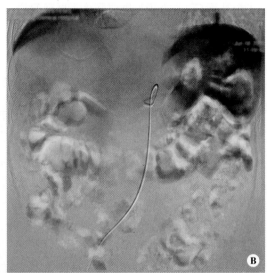

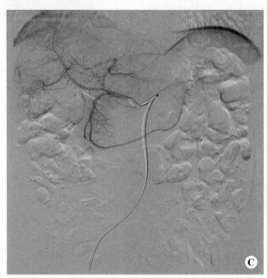

图 8-2-15　胰腺癌肝转移

**例 8-2-4**（图 8-2-16）

女性,54 岁,胆囊癌术后 2 年,出现肝转移。介入术前 CEA85.88ng/ml,行肝动脉造影及肝动脉化疗栓塞术。导管头置于肝总动脉处造影,DSA 示动脉期肝内血管普遍纤细,血管呈现术后改变,肝右叶 S4、S5 段处肿瘤血管异常增生、迂曲,实质期呈现结节状染色明显。超选择进入肝内肿瘤血管,注入吉西他滨 1600mg＋碘油 8ml,肿瘤处碘油沉积良好。再次造影见肝内肿瘤血管染色明显减少,再灌注奥沙利铂 200mg。1 个月后 CT 复查示病灶明显缩小。

**【评述】**　富血性肝多发转移瘤,应以化疗性栓塞术为主。尽量超选择肿瘤供血动脉,不能超选择者注意栓塞剂的用量及肝功能的保护。

**例 8-2-5**（图 8-2-17）

男性,42 岁。2002 年 6 月行十二指肠间质瘤根治术。2004 年 4 月全身 PET-CT 显示肝内 3 个转移灶,最大者直径 3cm(A),即予服用格列维治疗 1 年,其时患者无明显不适。2005 年 4 月患者有明显的下腔静脉及胃压迫症状,MRI 示肝转移病灶明显增大伴其内大片液化(B)。行 5 次经动脉化疗栓塞术,经过肝动脉、十二指肠动脉、腰动脉、膈动脉、肾上腺动脉和网膜动脉等进行治疗(C)。并在液化坏死区放置 3 条外引流管(D),每日可引出淡红色液体 200～500ml。经引流管不定期注入乙醇、乙酸等。2005 年 11 月发现腹腔内巨大转移灶,动脉造影未发现明确的供养动脉,即行 3 次经皮穿刺注射碘油化疗药物乳剂(E)。随访到 2006 年 6 月,患者一般情况好,除偶感腹胀外无明显不适,但复查 CT 仍显示病灶明显(F)。

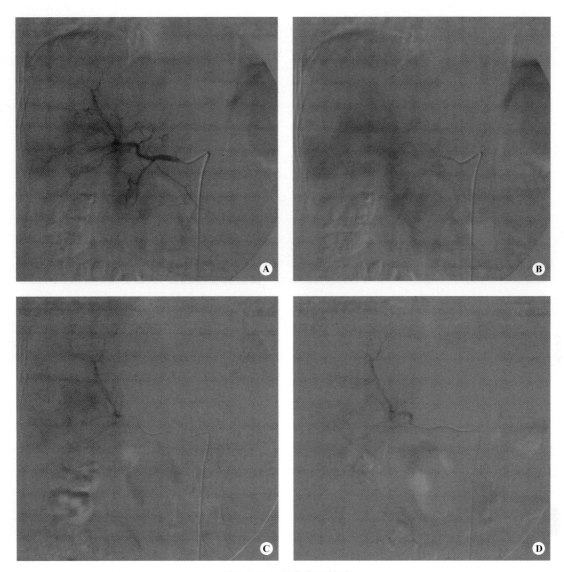

图 8-2-16　胆囊癌肝转移

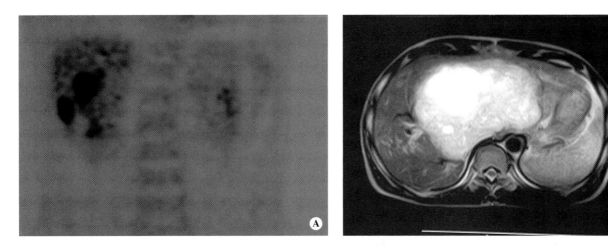

图 8-2-17　间质瘤肝转移

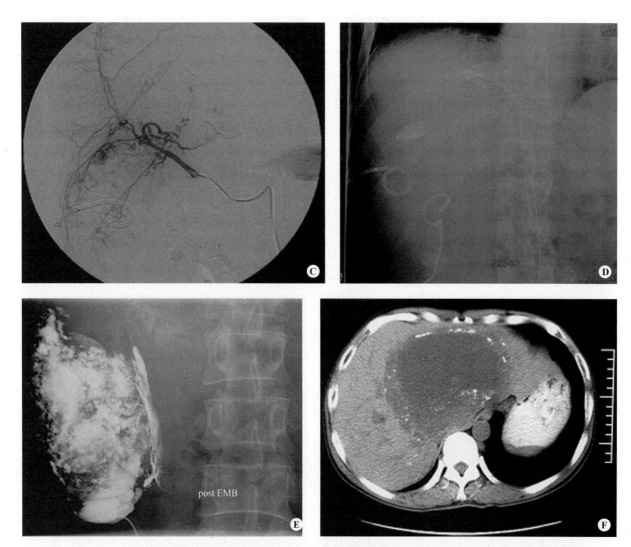

图 8-2-17　间质瘤肝转移(续)

**【评述】**　本例是胃肠道间质瘤肝内转移,且以液化坏死为主要表现,病情发展较快。采用经动脉注入碘油化疗乳剂,可有效控制肿瘤周边活跃的瘤组织,结合坏死区置管引流和经引流管注入乙醇、乙酸等硬化剂,以期缩小坏死区。对腹腔内转移灶,无明确的供养动脉,即采用经皮穿刺注药,亦取得了良好疗效。因此,对肝转移瘤的治疗,应灵活、科学地应用各种介入手段。

(陆骊工　胡宝山　梁恒毅)

## 第三节　肝脏良性占位性病变

　　肝脏的良性占位性病变主要包括肝海绵状血管瘤(肝内静脉畸形)、肝腺瘤、局灶性结节性增生和炎性假瘤等。其中较为常见的是肝海绵状血管瘤。巨大的海绵状血管瘤,往往需要治疗,介入治疗有创伤小且疗效

好的优点,在临床上得到推广应用。而后几种占位性病变在一般影像学检查难以定性时,需行动脉造影和穿刺活检等辅助诊断,治疗以外科手术切除为主[51],本节主要通过病例给以简单的描述。

### 肝海绵状血管瘤

　　肝海绵状血管瘤是最常见的肝血管瘤类型,其并非真性肿瘤,属肝内静脉畸形,没有恶变倾向。尸解发现率可达 $4\%\sim7\%$。常见于中年患者,一般为单发,多发生在肝右叶;约 $10\%$ 为多发,可分布在肝一叶或双侧;病变直径在数毫米至十余厘米不等,十分巨大者可占绝大部分肝叶。其生长缓慢,少部分可在几年内迅速生长。组织学上可见到大小不等的血管腔隙,腔内充满新鲜血液,间质中有中等量的结缔组织,有时出现间质黏液变。肿瘤周边血管较多,动静脉结构共存,以静脉结构为主,扩张的血窦与肝组织混杂存在。其中

央纤维化常见,有时可出现广泛纤维化。血管腔内偶可见钙化(图8-3-1)。

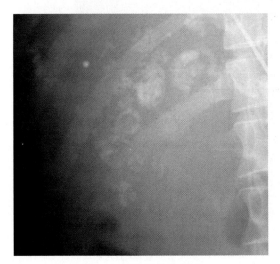

**图 8-3-1 肝海绵状血管瘤 1**
腹腔动脉造影示肝总动脉闭塞,血窦内钙化

50%～70%的患者临床无症状,特别是较小的血管瘤,仅在查体或其他原因行超声或CT等检查时发现。少数患者有临床主诉,主要包括右上腹痛、恶心、呕吐和消化不良等。体格检查大多数无阳性体征,偶可触及腹部包块。包块与肝脏相连,表面光滑,质地柔软,有囊性感及不同程度的压缩感。实验室检查多无异常发现。

B超、增强CT扫描和MRI对本症的诊断有较强的特异性,仅少数病例难以确诊需行动脉造影作鉴别诊断。笔者在此将针对肝海绵状血管瘤的动脉造影表现作一详述。

肝海绵状血管瘤动脉造影表现有明显的特征性,典型表现为:动脉早期即可见周边部多发血窦或较大的血管湖显影,形似大小不等的"小棉球"或"爆米花",瘤体巨大的则出现"树上挂果"征(图8-3-2)。随时间的延长,从周边向中心逐渐显示更多的血窦或血管湖,一直持续至静脉期直至静脉后期仍不排空,即所谓的"早出晚归"现象(图8-3-3)。血窦显影通常呈环形或"C"形(图8-3-2)。肿瘤较大者,可见供血动脉稍增粗和周围血管受压、移位,有时可见血管瘤周围门静脉分支异常显影(图8-3-4),行 $CO_2$-DSA 检查此现象的出现率约达 90%。肠系膜上动脉门静脉造影显示门静脉分支受推压移位(图8-3-5)。

但偶有病例不能显示上述动脉造影征象,而在行门静脉插管后造影可见畸形静脉血窦,周边的门静脉分支受推压移位。有学者根据血窦染色的范围、时相变化和供血方式进行动脉造影分型,分为富血型、乏血型、动-静脉分流型及门静脉供血型[52,53],单纯门静脉供血的肝血管瘤较罕见。

既往肝血管瘤的治疗手段较为单一,以肝切除术为主要选择,然而施行肝切除术后,患者恢复周期长,并发症发生率高,近年来介入治疗在血管瘤上的临床应用得到广泛接受,并表现出良好的疗效。总体来说,肝血管瘤的治疗主要取决于是否有临床症状及其生长速度、部位和大小。介入治疗的适应证主要有:

有与病变相关症状者。

血管瘤破裂出血者。

肿块直径大于 5cm,且有增大的趋势,或肿块位于肝包膜下有可能在外力作用下破裂者。

[主编评论:由于本症是一种发展较为缓慢的良性病变,往往不至于危及患者生命或影响生活质量。包括上述适应证,治疗(包括介入治疗和手术治疗)或观察往往是医患双方难以选择的问题。就本人的观点,在数年内观察病变是否进展是选择的指标。不断生长的病变可以选择积极治疗,基本稳定的病灶可以继续观察。但是临床工作中往往患者的心理负担较大,在此情况下选择进行治疗,既可以缩小或者去除病变,也可以消除心理负担,不失为正确的选择。]

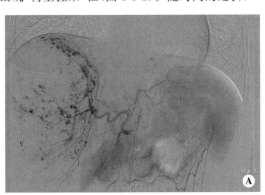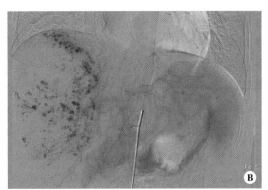

**图 8-3-2 肝海绵状血管瘤 2**
肝动脉造影示肝右叶分支末梢出现血窦,如"树上挂果"或"爆米花"征,血窦显影呈"C"形,肝右动脉稍增粗,受推压扭曲(A);实质期可见大量的血窦显示,如"果实"般(B)

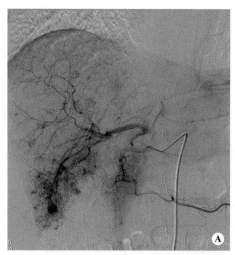
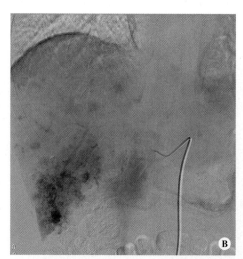

图 8-3-3　肝海绵状血管瘤 3

肝动脉造影早期即可见肝右下病灶许多血窦,供养病灶的动脉稍增粗(A);实质期可见从周边向病灶
的中心逐渐显示更多的血窦,未见排空(B)

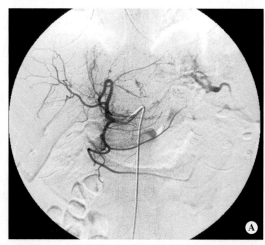
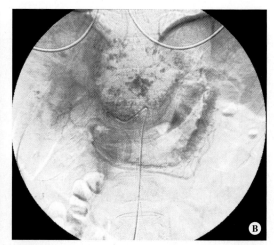

图 8-3-4　肝海绵状血管瘤 4

肝动脉造影示肝左动脉稍增粗,受推压扭曲(A);动脉晚期可见病灶周边的门静脉显影(B)

　　肝海绵状血管瘤介入治疗选择的主要方法包括肝血管瘤射频消融术、经皮穿刺瘤内注药及经肝动脉硬化性栓塞术等[54,55]。

　　对于不能行手术切除的肝海绵状血管瘤,肝动脉硬化性栓塞术是重要且有效的治疗方式。栓塞的水平要求达异常血窦。栓塞后使血窦的内皮细胞坏死和广泛血栓形成,继而发生萎缩和纤维化。如仅栓塞供血动脉可阻断血流进入病理血窦,但没有直接破坏病理血管床,易形成由门静脉或动脉供血的侧支循环,不能达到根治目的。如仅对瘤体栓塞,也较难控制肿瘤的发展,有研究表明,对肝血管瘤瘤体内行硬化剂灌注加供血动脉阻断效果明显优于单纯瘤体栓塞或仅供血动脉栓塞。如动脉造影未发现供血的动脉分支,应行间接门静脉造影观察是否有门静脉的血供,笔者遇到 2 例患者肝海绵状血管瘤是由门静脉供血。如经动脉途径给药失败,可直接经皮穿刺到血管瘤内注药。经皮穿刺给药途径,药物在瘤内弥散欠佳,往往需要多点注药,其疗效有限。

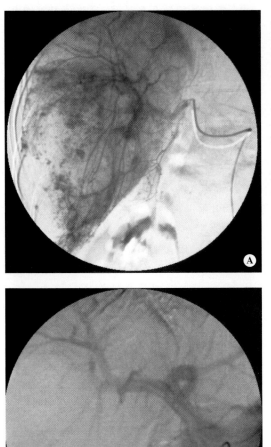

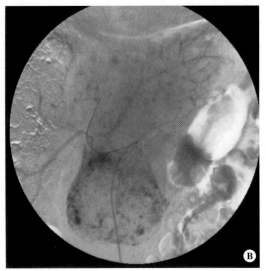

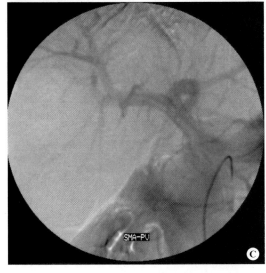

图 8-3-5 肝海绵状血管瘤 5
肝右动脉造影显示巨大血管瘤（A）；肝左动脉造影显
示巨大血管瘤（B）；肠系膜上动脉门静脉造影显示门
静脉分支被推压移位，未见明确门静脉供血（C）

常用的血管硬化剂主要有平阳霉素、鱼肝油酸钠等，栓塞剂主要有碘油、明胶海绵[56]。关于硬化性栓塞剂的选择，有研究表明，单纯 PLE 与 PLE＋明胶海绵方案术后瘤体缩小程度相似，但后者在栓塞后肝区疼痛更明显[57]；平阳霉素与鱼肝油酸钠对血管的硬化和肝血管瘤的治疗，疗效相当，但分别加入碘油后，平阳霉素＋碘油组患者术后反应轻，并发症少[58]。目前笔者采用较温和的平阳霉素与碘油乳剂（PLE）作为血管硬化性栓塞剂。其经动脉注入病理血管床后，可在局部滞留，破坏血管内皮细胞，形成血栓。由于此过程缓慢，术后的疼痛较轻。即使少量注入正常血管，由于血流快速冲刷，使其停留时间较短暂，一般不引起局部肝组织严重受损。但大量的平阳霉素碘油乳剂进入非靶组织内时其滞留时间可明显延长，亦可造成较重的肝组织损害，所以应尽量完成超选择插管后才注入乳剂（图 8-3-6）。而且应低压缓慢注射，使乳剂主要进入血管瘤的血窦内，切忌快速大量注射，使乳剂过多进入正常肝。平阳

霉素的用量为 8～16mg，溶于碘浓度为 60％的造影剂中，再混合超液化碘油制成乳剂。混合比例以 1∶1 为宜，超液化碘油的用量视血窦的大小而定，通常为 3～10ml，以注入后血窦基本由乳剂充填显影为满意[59]。

肝海绵状血管瘤经动脉介入治疗的特点有：

肿瘤供血动脉多稍增粗，又加上是二维图像，血管重叠交叉，有时给判断肿瘤供血动脉带来困难。文献报道的肝海绵状血管瘤经动脉介入治疗导致胆汁湖或肝组织坏死等并发症，可能均与此有关。行超选择插管时，建议使用微导管。

肝海绵状血管瘤供血动脉常仅轻至中度增粗，并不具备类似原发性肝癌样的虹吸作用，应注意控制注药量，避免过度栓塞。平阳霉素碘油乳剂硬化治疗结束的标准为：PLE 在异常血窦中沉积状态与肝动脉造影显示的异常血窦显影大体一致。不必强调即时完全充盈而造成过度栓塞损伤周围正常肝组织，造成并发症。由于肝海绵状血管瘤是良性病变，治疗原则上应以避免并发

症的发生为主,考虑疗效为辅。

当伴有 AVS 时,需视情况处理。对于出现在动脉晚期、实质期、分流血管为小分支且分流量对血流动力学影响较小的病例单纯提高 LP 与对比剂的比例即可。对于出现在动脉早期、分流血管为段或叶静脉、分流量大者,栓塞时注意实时透视观察,可使用颗粒栓塞剂阻断分流道[53]。

据笔者观察,采用本方法治疗肝海绵状血管瘤,术后 3~6 个月瘤体有明显缩小,小于 50% 者占 35%,大于 50% 者占 30%,完全消失者占 32%。术后可有低热、局部不适及恶心等反应,一般持续 2 天后恢复正常。

射频消融术也是治疗肝海绵状血管瘤的方法之一,其疗效确切,可在实时腹部超声的引导下进行。但 RFA 对较大瘤体则不太适宜,常与手术切除联合治疗[55]。一般过程为:

穿刺前以超声造影(CEUS)来定位血管瘤的主要供血血管。

肋间或肋下路径定位消融针穿刺点。为了达到保护邻近器官的目的,可以诱导产生人工腹水,方法为:在以超声确认穿刺点无血管结构后,于肝脏顶端下部以 16 号套管针在超声引导下穿刺,从套管针向腹膜腔注射生理盐水,直至获得满意的整个病灶的超声显影。

定位消融针至靶区域,通过消融主要供血血管,可以完全或大部分阻断进入血管瘤的血供。消融治疗需持续进行,直至消融区域被一过性的高回声所覆盖。

(主编评论:如前所述,本症不但治不治是个问题,如何治也是个存在争议的问题。传统上外科手术治疗是毋庸置疑的方法。然而在诸多微创疗法已趋成熟的当下,即使笔者患有本症也不会选择创伤较大的手术治疗,何况大多数患者。外科学界曾经对介入治疗多有质疑。问题出在早期肝动脉栓塞治疗存在过度治疗,造成部分病例出现严重并发症。随着业内人士对此认识的提高,目前并发症已明显下降。我们仍然需要清醒地认识到,这是一种良性病变,不必对它进行"恶狠狠"的根治性治疗。因此平阳霉素和碘油的用量必须控制在安全的范围内,前者以 8mg 为宜,巨大病变一般也不宜超过 16mg;碘油的用量控制在 10ml 之内。不宜采用烈性栓塞剂,如无水乙醇和鱼肝油酸钠等。超选择插管和缓慢注入 PLE 是基本操作原则。对疗效的判断也应该有新的认识,即完全祛除病变固然可喜,部分缩小甚至稍有缩小,只要不再继续生长也属于疗效满意。毕竟这不是要命的病变,如果因为过度治疗出现严重并发症而致残甚至致死,那才是可悲的和错误的。)

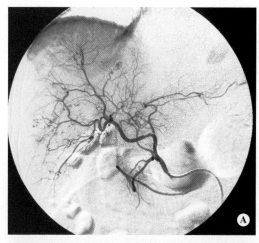

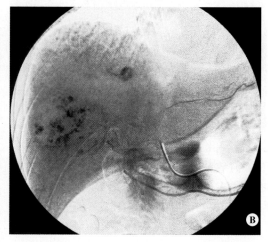

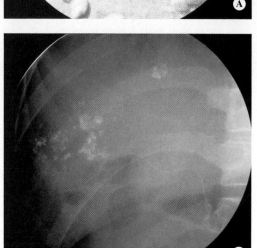

图 8-3-6　肝海绵状血管瘤栓塞治疗 1
肝动脉造影显示肝右叶内多个病灶,动脉期呈"树上挂果"征(A);实质期血窦排空延迟(B);经微导管分别插管入两病灶的供血动脉内注入碘油乳剂,可见沉积良好(C)。embolized. 栓塞

## 病例评述

### 例 8-3-1（图 8-3-7）

女性,56 岁,体检发现肝血管瘤 7 年,右上腹胀痛 2 个月,DSA 示动脉期肝右叶处肿瘤血管异常增生、迂曲(A),实质期呈现巨大爆米花样血管瘤染色明显(B),SP 超选择进入血管瘤供血动脉,注入平阳霉素 4mg＋碘油 5ml,造影复查显示血窦内碘油乳剂沉积满意(C)。术后 3 个月复查 CT 显示病灶较前缩小。

【评述】　手术切除以往是肝海绵状血管瘤的首选治疗方式,但对于巨大的或弥散分布的肝血管瘤,往往受到限制。此时经肝动脉硬化栓塞术治疗在一定程度上能使肝血管瘤缩小或消失,能一定程度地控制其进展。平阳霉素碘油乳剂具有祛血管作用,为一较缓和的血管硬化剂。动脉超选择插管后,注入血管瘤内,可缓慢破坏血管瘤床,使瘤体缩小、消失。

### 例 8-3-2（图 8-3-8）

女性,54 岁。因右上腹部不适,CT 检查发现肝右叶巨大血管瘤于 1995 年 11 月入院。血管造影检查示肝右动脉增粗,分支受牵张拉直,可见血窦(A),排空延迟(B)。首次经肝右动脉注入鱼肝油酸钠 8ml 和碘油 8ml,造影复查可见肝右动脉闭塞,瘤内少许碘油存积(C)。2 个月后症状有所改善。再次造影时可见原血管瘤有所缩小(D)。超选择肝右动脉后注入鱼肝油酸钠 4ml 和明胶海绵颗粒。再次"胃烟",发现仍有少量血供,再次追加鱼肝油酸钠 1ml。术后患者诉右上腹部疼痛,予以镇静、止痛,仍诉剑突下疼痛明显。术后 2 天出现血压下降,急查胸腹平片可见游离气体征象,而急行剖腹探查术。发现腹腔内大量气体和暗绿色液体,右肝前叶、左肝边缘坏死,胃小弯有 8cm 的坏死并有大量胃液

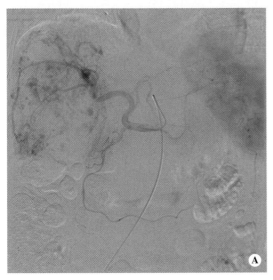
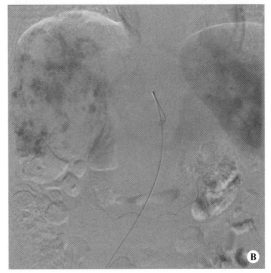
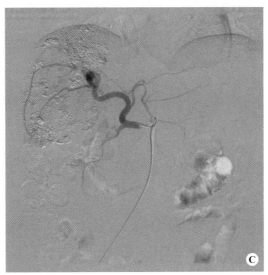

图 8-3-7　肝海绵状血管瘤栓塞治疗 2

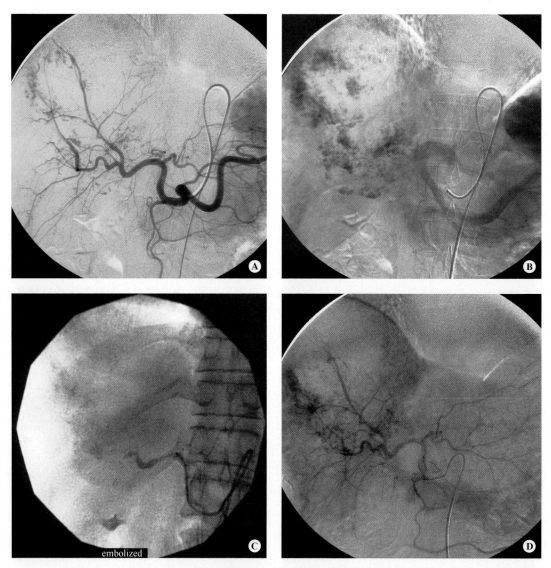

图 8-3-8　肝海绵状血管瘤栓塞治疗,并发症

流出,胆囊坏死,十二指肠坏死约 2cm×3cm。诊断为胃
十二指肠坏死穿孔、肝坏死、急性胰腺炎、胆囊坏死、急性
弥漫性腹膜炎和中毒性休克。行胆囊切除、胃十二指肠
坏死修剪缝合修补和十二指肠造瘘术。术后虽经积极的
治疗,但患者因并发多器官功能衰竭于 7 天后死亡。

　　【评述】　本例的教训是沉痛的,发生并发症的主要
原因为:

　　选择栓塞剂不当。鱼肝油酸钠和无水乙醇等均为
较剧烈的栓塞剂,经动脉注入可较快闭塞动脉主干,而
难以进入畸形的血窦内破坏血管床。首次治疗后,肝动
脉已闭塞,但术后 2 个月瘤体内碘油存积不佳。二次治
疗时,虽仅用 4ml 鱼肝油酸钠和明胶海绵颗粒,其肝动
脉主干已闭塞,因此,追加给药时可反流到胆囊动脉和
胃十二指肠动脉等,引起其坏死。

　　操作失误。用此类栓塞剂栓塞血管时,必须行超选

择插管。由于起栓塞作用需要一定的时间,不能根据注
入栓塞剂后立即"冒烟"的情况来判断。血流已减慢时,
可再等几分钟后再次"冒烟"观察。如已栓塞完全,应停
止栓塞。

　　术后对可能出现此类并发症认识不足,采用强力止
痛药掩盖病情,未能及时手术。

**例 8-3-3**(图 8-3-9)

　　女性,55 岁。B 超和 CT 均发现肝右叶海绵状血管
瘤。行动脉造影 CT 时,将导管置入肝动脉内未见明确
瘤灶强化(A),将导管置入脾动脉内,当脾静脉回流显
示门静脉时,可见瘤体明显造影剂充盈(B)。导管置入
肝动脉内,行 DSA 检查,未见明确异常(C)。经皮剑突
下穿刺肝内门静脉右支成功后,导管送入门静脉右支造
影可见异常血窦显示(D)。超选择插管后造影可见造影

剂直接进入异常血窦内(E),注入平阳霉素 8mg 和 LP 6ml 乳剂,分布在部分异常血窦内(F)。术后 CT 复查显示瘤体内碘油充填满意。

【评述】 据我们的资料分析,肝海绵状血管由肝动脉供血,门静脉为引流静脉,仅当肝动脉闭塞后方由门静脉供血。所以一般门静脉造影时难以显示血窦。本例为罕见病例,采用门静脉途径栓塞可使药物较完全充填于瘤体内。选择合适的入路穿刺门静脉分支是手术成功的关键之一。对左叶病变一般选用右腋中线入路穿刺门静脉右支,对右叶病变可选用剑突下入路穿刺门静脉左支,以利于完成超选择插管。药物选择和注药的方法与动脉内给药相似。

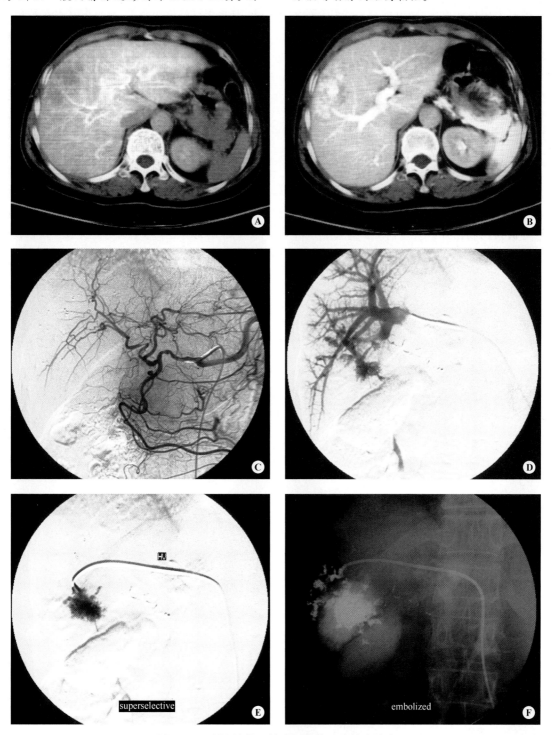

图 8-3-9　肝海绵状血管瘤门静脉入路栓塞治疗

superselective. 超选择;embolized. 栓塞

例 8-3-4（图 8-3-10）

女性，31 岁。B 超发现肝内巨大海绵状血管瘤 9 年。肝动脉造影示肝动脉分支受牵张拉直，未见明确的异常血窦（A）。脾静脉回流显示门静脉分支后，可见异常血窦显示（B）。行肠系膜上动脉门静脉造影可见肝内门静脉分支供血入病理性血窦，随时间延长，可见更多和广泛的血窦显示（C）。

【评述】 本例为罕见的特殊类型的门静脉畸形及合并口腔血管畸形，并无适合的介入治疗手段，拟行肝移植术。麻醉过程中口腔血管畸形大出血，颈外动脉造影显示两侧颈外动脉结扎，无入路，改行手术止血。术后患者因脑出血死亡。

例 8-3-5（图 8-3-11）

女性，40 岁。超声检查发现肝内多发占位 4 年余入院。患者 20 岁时确诊"血小板减少性紫癜"，之后一直口服泼尼松等激素药物治疗。入院前 CT 检查显示肝内多发巨大血管瘤（A）。入院后查血小板 $154 \times 10^9$/L。

肝动脉造影见肝左右叶典型血管瘤表现（B），分别以平阳霉素 12mg 加碘油 10ml 混合成乳剂进行硬化性栓塞术，病灶内见碘油沉积（C）。同时以 PVA 微粒进行部分性脾栓塞（D）。术后停用激素，但血小板术后 1 周复查降至 $58 \times 10^9$/L，继续服用激素至血小板升为 $80 \times 10^9$/L 后出院。术后第 4 年复查上腹部 CT 显示病变较前明显缩小，且患者已经停用激素，血小板复查在正常范围。

【评述】 小儿皮肤血管瘤并血小板减少较为常见，又称为 K-M 现象（Kasabach-Merritt phenomenon，KMP）。本例的发病原因可能与血小板减少性紫癜或与血管瘤血窦腔内血流缓慢、血小板破坏和消耗、血栓反复形成和溶解等有一定关系。但根据术后病程转归判断，应与肝海绵状血管瘤关系密切。如果血小板减少合并某个部位存在较大的静脉畸形，理论上应该首先治疗海绵状血管瘤。（主编评论：而本例同时进行了部分性脾动脉栓塞，二者谁起主要作用比较模糊。但是患者血小板水平的恢复与血管瘤缩小同步而与脾栓塞关系不大，且"血小板减少性紫癜"的治疗过程很长而疗效欠佳。所以，推测以前的诊断有误，血小板减少主要与血管瘤有关。）

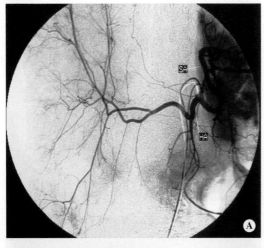

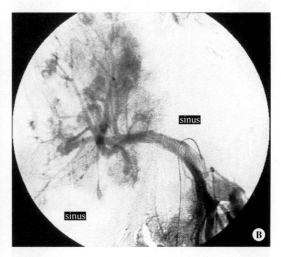

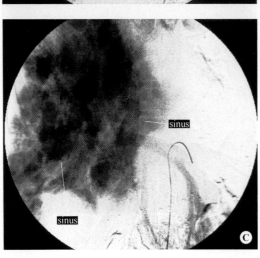

图 8-3-10 肝巨大海绵状血管瘤

sinus. 血窦

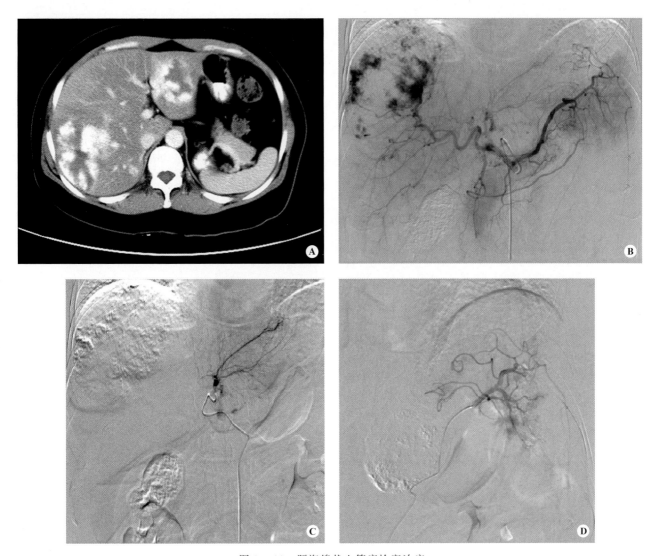

图 8-3-11　肝海绵状血管瘤栓塞治疗

# 肝脏炎性肿块

由炎症引起的肝内肿块或肉芽肿病变较多，与介入诊疗关系较密切的有化脓性肝脓肿和阿米巴性肝脓肿。

化脓性肝脓肿由细菌或其脓毒栓子，通过胆系、门静脉、肝动脉、淋巴道或邻近器官直接扩散所致。多位于右叶，尤以后段较多。感染后开始形成多发的小脓肿，以后相互融合，形成单一的大脓肿。随着肝内介入操作的增多，如肝动脉化疗栓塞术、消融术和活检术等，医源性肝脓肿亦不罕见。病灶周围有肉芽组织和纤维组织增生。向周围扩散可波及膈肌、胸膜和肺组织或导致肝周围炎。脓液培养可阴性或有大肠杆菌、葡萄球菌或链球菌生长。

临床上多见于老年、糖尿病、胆系结石和肿瘤患者。肝大、肝区痛、高热（弛张热）为典型表现。近年来其临床表现和体征多不典型。急性期多有白细胞升高，肝功能检查多有 ALP 上升。

典型的肝脓肿影像学诊断并不困难。超声、增强 CT 和 MRI 可显示中央均匀性液化坏死区，边缘有"双靶征"。不典型肝脓肿主要因为早期液化不完全或致病毒力较低使周边水肿带不明显，有时需行动脉造影与肝癌或肝转移瘤鉴别。动脉期可见血管受压、伸展和移位，脓腔中不显示血管，周围的肉芽组织表现为新生血管增生，密度增加，呈"假肿瘤"征。实质期脓腔呈透光区。静脉期门静脉也可有受压表现。

阿米巴性肝脓肿系阿米巴原虫穿过肠壁，经门静脉至肝，致肝内门静脉末梢支栓塞、缺血，同时产生溶组织酶导致细胞坏死而形成的肝脓肿。脓腔较大，多单发于右叶。脓腔内含咖啡色坏死液状物。诊断主要依据穿刺引流液的性状而确定，半数可有阿米巴痢疾病史，间接血红细胞凝集试验可为阳性。动脉造影的表现和肝脓肿相似，主要表现为"假肿瘤"征（图 8-3-12）。

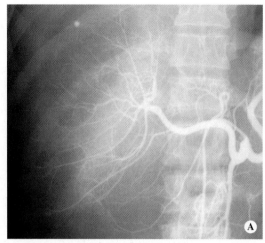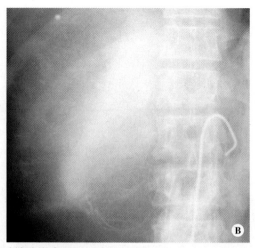

图 8-3-12　肝脓肿动脉造影表现

动脉期显示肝右动脉分支受推压移位呈抱球状,可见大量的新生毛细血管(A);实质期显示为边缘浓染,中间为"透光"区(B)

## 介入治疗

早期的肝脓肿尚未完全液化时,多采用内科有效的抗生素治疗。偶尔需行动脉造影鉴别诊断。一旦确诊为肝脓肿,可经动脉灌注有效的抗生素治疗,有可能提高疗效,缩短病程。已有液化坏死脓腔形成且直径大于5cm时,需要充分引流。较小者可行穿刺抽吸。较大者采用经皮穿刺引流术,较手术剖腹置管创伤少,并发症少而轻,是首选的方法。在超声引导下经皮穿刺引流和结合 CT 所见在透视下经皮穿刺引流均为可行的方法。具体方法与其他部位的脓肿介入引流术相似[60]。对多房性肝脓肿,应在透视下注入造影剂良好显示其范围和房隔情况,指导置管的位置,以利于充分引流。置入双管,经一管用抗生素如甲硝唑或抗阿米巴药物冲洗、另一管引流可提高疗效、缩短病程。阿米巴肝脓肿介入治疗的方法和适应证与化脓性肝脓肿相似。

## 病例评述

### 例 8-3-6(图 8-3-13)

男性,33 岁,口干、多饮、多尿伴消瘦 2 个月,发热、腹痛 6 天,入院诊断"糖尿病、酮症酸中毒、肝脓肿"。经急诊积极治疗基本纠正酮症酸中毒状态,行肝脓肿穿刺引流术。X 线透视下穿刺成功后,用 20ml 注射器抽吸见大量脓液,引入黑泥鳅导丝(A),并置入 7F 留置引流导管(B),手推注入对比剂后造影示肝 S7、S8 段有一脓腔形成(C)。用甲硝唑 200ml 冲洗,接引流袋。随后每日用甲硝唑冲洗脓腔,5 天后复查示肝左叶脓腔较前明显缩小,拔除引流管。

【评述】　经穿刺导出引流脓液,应用抗生素局部冲

洗脓腔对治疗肝脓肿有确切的疗效。具有微创、减少全身抗生素应用从而避免细菌耐药等优点。但在操作中要注意要点,原则是保证充分引流,由于术后脓腔的缩小、脓液性质的变化、引流管堵塞及引流管头端位置的变化等,可能会影响引流效果,此时需及时复查,可对引流管的位置进行调整,必要时重新穿刺更换引流管。

### 例 8-3-7(图 8-3-14)

女性,60 岁。右上腹胀痛 20 余天入院。B 超示肝肾区混合性包块。为除外肝癌行动脉造影。肝总动脉造影显示肝右叶巨大包块,肝右动脉分支呈抱球状,可见大量新生毛细血管(A),实质期为边缘浓染,中间染色缺损(B)。行经皮肝穿刺注入造影剂显示为一巨大脓腔(C)。行经皮引流术(D)。经反复冲洗和有效的抗生素治疗,肝脓腔逐渐消失。

【评述】　B 超和 CT 等均为诊断肝脓肿的良好影像学方法。在脓腔未完全液化、脓液较黏稠时,亦可造成误诊。动脉造影具有较特殊的表现,即肝动脉分支呈抱球状,感染期可见大量新生毛细血管,实质期为边缘浓染、中间染色缺损。经皮肝穿刺抽出脓液即可明确诊断。采用经皮穿刺引流术,具有创伤少、疗效确切等优点,可取代手术切开引流。

### 例 8-3-8(图 8-3-15)

女性,75 岁。因反复发热 2 个月入院。B 超和 CT 发现肝内多发占位,考虑肝癌。行穿刺活检诊断为肝脓肿。加强抗生素治疗后,仍反复发热。动脉内给予抗生素治疗。肝动脉造影检查示肝右动脉分支受推压移位(A),动脉晚期和实质期可见周边少许染色(B、C)。动脉内灌注抗生素头孢曲松后,体温逐渐恢复正常。

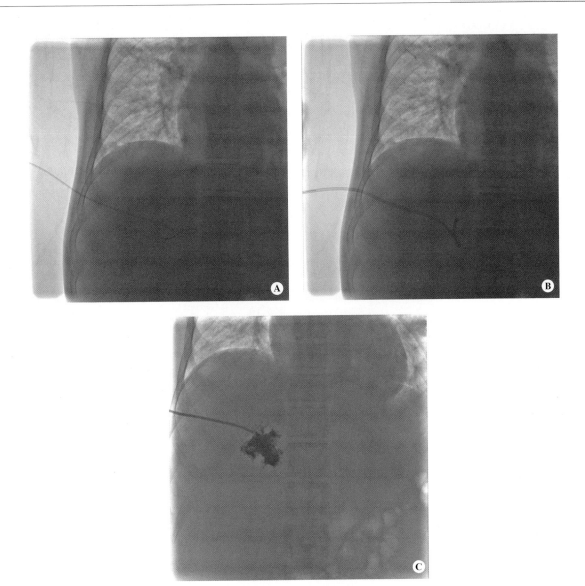

图 8-3-13 肝脓肿 1

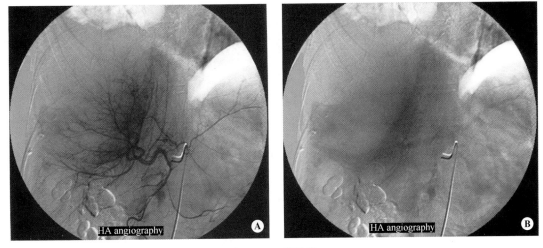

图 8-3-14 肝脓肿 2

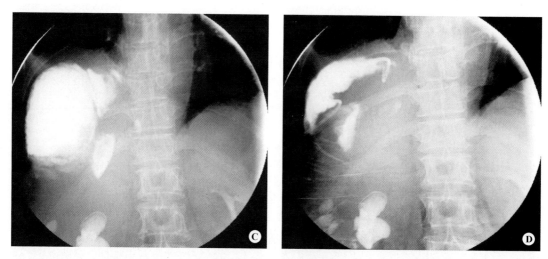

图 8-3-14　肝脓肿 2(续)

angiography. 血管造影

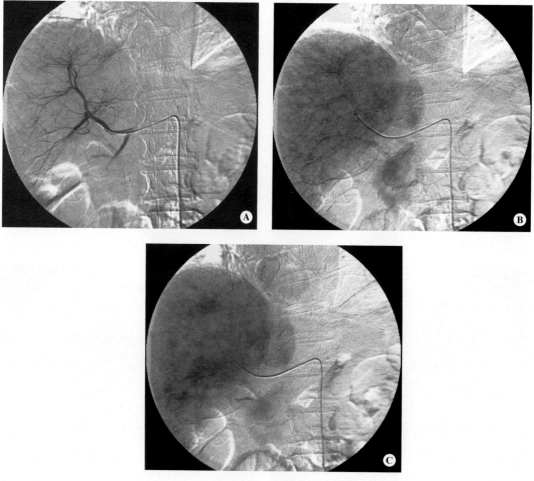

图 8-3-15　肝脓肿 3

【评述】 肝脓肿当静脉全身给药疗效欠佳时,采用经动脉内灌注抗生素是一种有效的方法,采用动脉内留置导管,持续规律给药可能取得更好的疗效。

### 例 8-3-9(图 8-3-16)

男性,48 岁。因发热、腹胀 3 个月入院。CT 检查发现肝门部占位。曾在外院两次活检诊断为肝结核。动脉造影见肝中动脉稍增粗、迂曲,肝门部可见大量的新生血管及少许血窦(A)。实质期可见染色均匀,边界清楚(B)。诊断为肝恶性肿瘤。手术见肝门部十二指肠韧带内肿块,病理检查为黄色肉芽肿并结核。

【评述】 本例为一罕见病例,易误诊。教训为某些炎症性病变在动脉造影时亦可表现为类似肿瘤,如黄色肉芽肿。但其新生血管多由粗渐细,染色均匀,无动-静脉瘘。由于缺乏特征性表现,容易误诊。

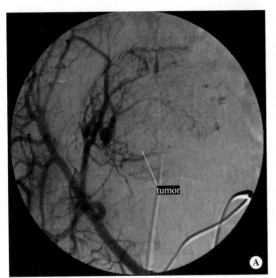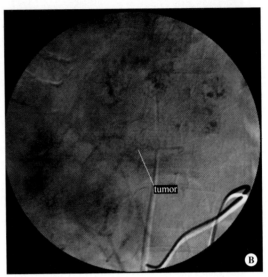

图 8-3-16　黄色肉芽肿并结核
tumor. 肿瘤

## 肝局灶性结节性增生

肝局灶性结节性增生(FNH)是一种少见的肝细胞来源的良性肿瘤,约占肝原发性肿瘤的 8%,在肝良性肿瘤中位于肝血管瘤之后,排第 2 位[61]。常位于肝包膜下,与周围肝组织分界清楚。瘤内存在胆管和星形瘢痕是本病的病理特点。临床上发生以 20~50 岁居多,女性多于男性。绝大多数患者无临床症状。治疗适应证与肝血管瘤等良性肝脏疾病相似,主要由大小、有无症状、生长速度及生长部位来决定。对于诊断明确而无症状或者轻微症状的患者无须处理,可定期随访。FNH 很少发生破裂出血等并发症,有部分病灶可自行消退。FNH 病灶中主要为正常的肝细胞。外科手术切除病灶的同时切除了大量正常的肝组织。对于较小的病灶射频消融可能会达到外科切除的效果。对于肝门附近、病灶巨大的患者,手术无法切除。关于经肝动脉栓塞治疗目前观点不一,有学者认为 FNH 主要为肝动脉供血,通过栓塞材料阻断病灶的血供,或者使用平阳霉素破坏病灶血管的内皮细胞,使畸形血管闭塞,可起到治疗效果,能避免外科手术引起的并发症。但有学者认为肝动脉栓塞治疗对 FNH 治疗效果欠佳[62]。笔者也观察到一例因栓塞不完全而复发的病例。

## 病例评述

### 例 8-3-10(图 8-3-17)

女性,32 岁。体检发现肝内占位性病变入院。肝动脉造影显示肝右动脉明显增粗,肝右下叶内大量分布较均匀的新生血管团,但基本上为由粗渐细(A)。无血管湖和早期引流静脉显示。实质期可见染色均匀,边界清楚,持续时间长(B)。行手术切除,病理检查为肝局灶性结节性增生。

### 例 8-3-11(图 8-3-18)

女性,23 岁。体检发现肝内占位。肝动脉造影显示肝右动脉明显增粗,瘤内大量的新生血管,分布均匀(A)。无新生的血窦和血管湖。实质期肿瘤染色均匀,边界清楚,排空明显延迟(B)。碘油注入后在瘤内沉积良好(C)。4 天后,复查腹部平片未见明确的碘油沉积(D)。

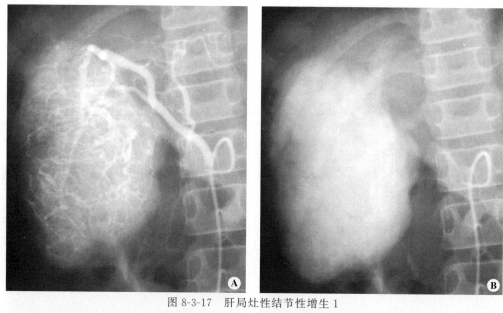

图 8-3-17　肝局灶性结节性增生 1

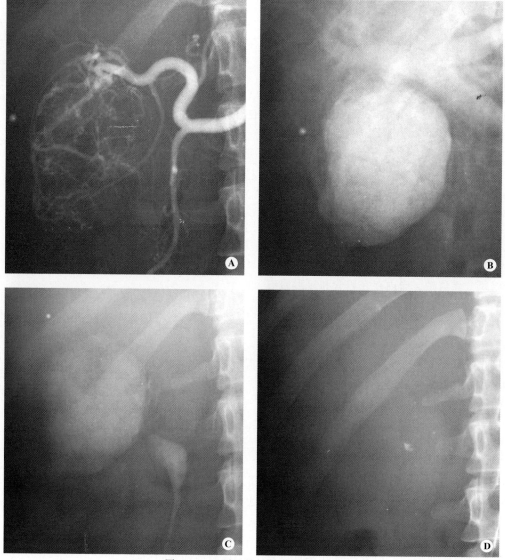

图 8-3-18　肝局灶性结节性增生 2

**【评述】**　FNH 诊断最有效的影像方法是能显示病灶内库普弗细胞的活性及中央星形瘢痕。CT 平扫显示为肝脏局部低密度或等密度包块，中心瘢痕相对密度更低。CT 动态扫描表现为"快进快出"。肝动脉期为高密度；门静脉期为与正常肝等密度。少数可显示中央纤维瘢痕，平扫或增强均表现为中央星形低密度影。MRI 表现为边界光滑、清楚的圆形肿块，$T_1$ 加权像呈稍低信号，$T_2$ 加权像呈稍高信号。核素扫描和 MR 网状内皮造影剂 SPIO 的应用可显示库普弗细胞的活性，提高诊断的特异性。动脉造影的目的主要是诊断。表现为边界清楚、光滑的多血供病灶。供血动脉稍增粗，新生血管扭曲成团。新生血管粗细，比例相对正常，无肿瘤血窦和静脉显示，多无动静脉短路。染色持续时间长。注入的碘油在病灶内多在 1～2 周排空。

**例 8-3-12**（图 8-3-19）

女性，34 岁。体检发现肝内占位。2004 年 10 月 CT 诊断为肝右叶局灶结节性增生（A、B）。11 月行肝动脉造影显示肝动脉略增粗、迂曲；实质期未见明确肿瘤血管染色，延迟门静脉显影良好（C），无癌栓形成；插管至肠系膜上动脉，造影见肿瘤染色，主要以肠系膜一分支—副肝右动脉分支明显增粗供血，瘤内大量的新生血管，分布均匀（D），同时可见引流静脉显影。遂超选择插管于肿瘤供血动脉，在透视下缓慢注入平阳霉素 8mg＋LP12 ml 与 1mm×1mm×1mm 海绵颗粒约 20 粒的混悬乳剂。造影复查见病灶内碘油沉积尚可（E）。结合 CT 和 DSA 影像在透视下行穿刺活检，病理证实为肝局

灶性结节性增生。4 个月后来院复查，CT 示原瘤灶区出现液化坏死（F）。即行经皮穿刺液化坏死区置管引流术，引流出坏死液约 200ml。3 天后未见引出液体，即拔出引流管。随访至 2006 年 5 月，CT 示肝内未见异常。

**【评述】**　本例患者不愿意行手术切除，笔者首次试行经肝动脉注入平阳霉素碘油乳剂治疗。4 个月后发现病灶较彻底地液化坏死，再通过经皮穿刺置管引流，疗效令人鼓舞。其治疗基本思想与块状型肝癌相似，但仅采用平阳霉素碘油乳剂。其治疗的病理过程和机制尚无研究，且由于病例数较少，推广尚待时日。

## 肝囊肿

本节所述为单纯性肝囊肿，是一种常见的良性疾病。由胆管生长和发育障碍所致，囊壁衬以分泌液体的上皮细胞，多数患者无临床症状，偶尔体检时经 CT、B 超发现。但大的囊肿可压迫邻近脏器产生相应症状，少数可因囊肿出血或破裂而出现急腹症等并发症。单纯性囊肿的囊液外观清亮，无色或淡黄，无黏性；若囊液为胆汁或混有胆汁，则液体呈白色或淡黄色、黄色、黏稠。鉴别困难时，可将囊液送尿常规做尿三胆检查，阳性者为有胆汁成分，避免注入无水乙醇损伤胆道。介入治疗主要采用经皮穿刺囊肿抽吸硬化术。经皮穿刺硬化治疗符合一般囊肿治疗的原则：尽量抽尽囊液，并彻底破坏囊壁可分泌的上皮细胞，以减少复发。其操作简便，效果确切，可以避免传统的开窗术、去顶术或囊肿切除术等创伤性大的外科手术。

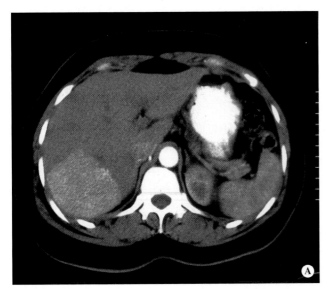
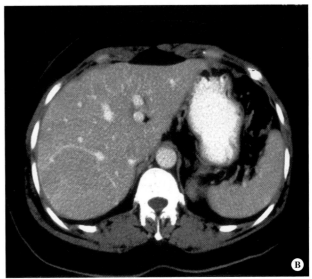

图 8-3-19　肝局灶性结节性增生，栓塞治疗

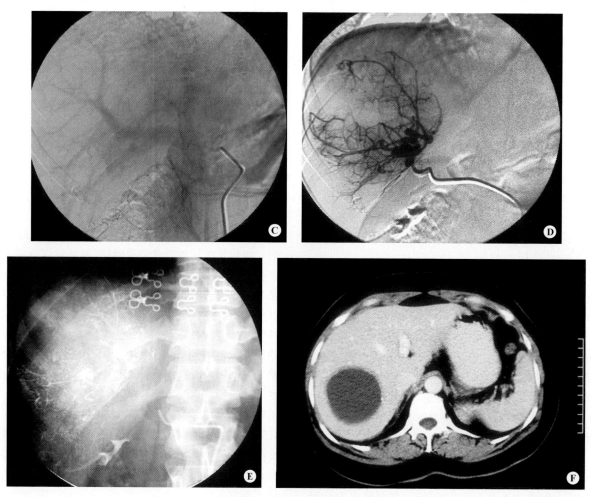

图 8-3-19　肝局灶性结节性增生,栓塞治疗(续)

## 病例评述

**例 8-3-13**(图 8-3-20)

男性,33 岁。因右上腹部不适入院。超声、CT 和 MRI 检查诊断不一致,疑为肝囊腺癌,要求行动脉造影检查。造影可见肝右叶一占位性病灶,周围血管受推压移位,中间为无血管区,边界清楚(A)。诊断为肝囊肿。经皮肝穿刺囊肿成功后,注入造影剂显示囊腔(B)。送入导丝后引入引流管,抽出较清亮的囊液。大部分流出

后,注入无水乙醇 5ml 保留在囊内。嘱患者多转动体位。4 小时后,再同法抽出囊内液体和注入无水乙醇。反复 3 次后,囊内流出液体仅 5ml 左右,拔管。1 个月后复查超声,囊腔消失。

**【评述】** 肝囊肿的超声、CT 和 MRI 检查多有特征性表现,诊断不难。极少数患者需行动脉造影明确。特征性表现为:周围正常血管受推压移位,中间为无血管区,边界清楚。治疗不仅要引流出囊液,更需要破坏囊腔壁的内皮细胞,以防止术后复发。

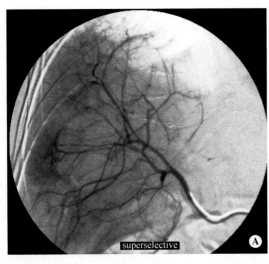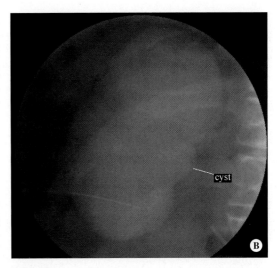

图 8-3-20 肝囊肿
superselective. 超选择；cyst. 囊肿

（曾庆乐 胡宝山 陆骊工 梁恒毅）

# 第四节 恶性胆道疾病

胆道疾病从治疗角度可分为外科胆道病和内科胆道病。前者主要包括化脓性炎症、部分慢性胆囊炎、结石、肿瘤、医源性损伤及先天性病变等，亦是介入治疗的主要对象，后者主要包括毛细胆管炎、硬化性胆管炎、部分结石病、急性炎症和寄生虫。介入治疗遵从传统的外科治疗原则，但是一些外科视为手术禁忌证和失去手术条件的患者仍可以行介入治疗。从此意义上讲，对于胆道疾病，介入治疗是外科治疗的部分替代疗法、辅助疗法和延伸。所以**胆道疾病的介入治疗与外科治疗具有良好的配合性和同等的重要性，二者不可相互取代。**

恶性胆道梗阻常见病因有胆管癌、胰头癌和壶腹癌、肝门部转移癌和原发性肝癌侵及胆管等。临床上多为梗阻性黄疸的表现，主诉有明显的上腹部不适、厌食、体重减轻，以及进行性加深的巩膜、皮肤及尿液发黄等。可伴有腹痛、全身瘙痒。

影像学检查大体分为无创性检查及有创性检查，前者主要包括 B 超、CT、MRI、PET-CT，后者有 PTCD 及 ERCP。其对定位、定性及介入术前评估及再评估均具有重要的意义。

磁共振胰胆管成像（MRCP）（图 8-4-1）技术最早由 Wallner 等[64]于 1991 年提出，它是目前诊断胰胆管疾病最重要的非侵入性诊断工具。MRCP 主要利用水成像的原理对胆道进行三维重建，无论在清晰度，还是在准确度方面，其重建后的图像都可以与胆道造影图像相"媲美"，但 MRCP 具有无创等优势。另外，MRCP 能够解决有些 PTCD 或 ERCP 不能全程显示胆道问题。因此，MRCP 不仅可用于定位，而且在恶性胆管癌的分型和介入治疗路径的选择方面都具有很大的优势[65]。因此，笔者建议，若条件允许，在恶性胆道梗阻患者行胆道内外引流术之前常规行 MRCP 检查。国内有学者提出，对于恶性胆道疾病，采用 MRCP"一站式扫描"，即常规 MRCP＋MRI＋MR 血管成像（MRA），前二者结合主要用于评价胆道内外及肝实质情况，MRA 检查可明确血管走行及解剖，为介入治疗路径的选择提供参考。

经皮胆道造影（PTC）和经内镜逆行胆道造影（ERCP）是恶性胆道梗阻较为传统的诊断方法。PTC 适用于高位胆道梗阻，ERCP 则更适用于中低位梗阻，二者联用则使诊断准确性大大增加。二者可从梗阻近侧和远侧端显示梗阻段平面和上下方胆管系统的情况，梗阻远端胆管多呈"软藤状"（图 8-4-2）。梗阻平面可呈边缘不规则、较僵硬的鼠尾状或鸟嘴状改变，或为杯口状、菜花状充盈缺损，弥漫浸润型胆管癌可表现为广泛性胆管变细、僵硬，造影剂线样通过[66]。PTC 和 ERCP 结合定性诊断率可达 90％以上。

## 介入治疗

原则上除弥漫型胆管癌外，局限性恶性胆道梗阻均适合介入治疗。可作为手术前辅助治疗，主要行 PTCD 或姑息性内外引流治疗以解除黄疸，提高患者生活质量和延长患者生存期。主要技术包括经皮肝穿胆道造影

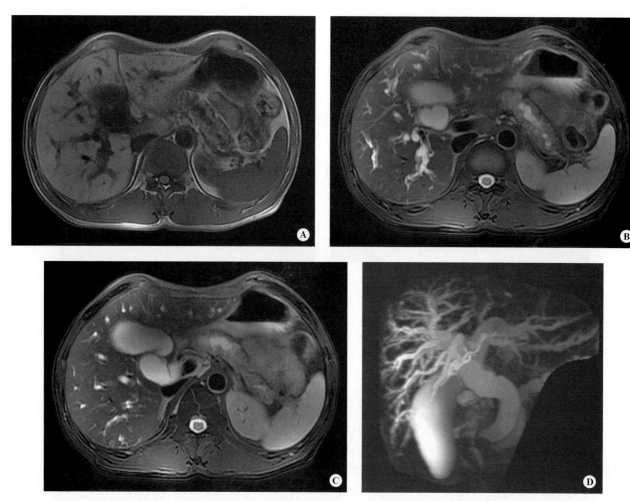

图 8-4-1　胆道梗阻

T₁WI 扫描（A）、T₂WI 加脂肪抑制扫描（B、C）示肝实质信号均匀，肝内外胆管明显扩张，扩张的胆总管至壶腹部突然中断，胆囊增大，壁均匀增厚。MRCP 成像（D）示胰胆管十二指肠连接区（壶腹部）狭窄，并见占位征象，其上方肝内外胆管扩张，胆囊体积增多，胰管明显扩张

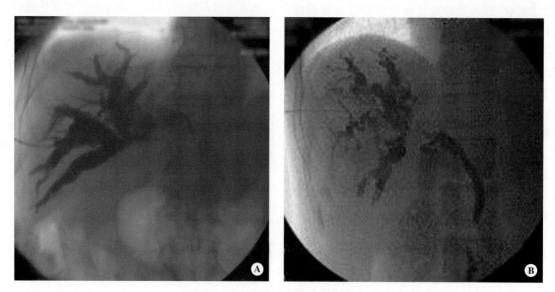

图 8-4-2　胆管癌伴胆总管狭窄

A. 胆管癌术后复发患者，行 PTC 示胆总管上段狭窄，周围胆管扩张，呈"软藤"样改变；B. 肝门部胆管癌患者，PTC 示胆总管上段狭窄，周围胆管明显扩张

术、PTCD、导管内外引流、胆道内涵管及内支架置入术等[68,69]。术后可辅以经导管动脉内化疗药物灌注、经引流管化疗药物灌注、经引流管粒子植入、射频消融导管射频、后装治疗和立体定向适形放疗等[70~72]。

### 经皮肝穿刺胆管造影术

即 PTC（percutaneous transhepatic cholangiography），使用带塑料管外鞘的穿刺针或 Chiba 细穿刺针，自右腋中线或前侧径路，在 X 线电视或 B 型超声仪监视引导下，穿刺入肝内胆管，再注入造影剂即可清晰显示肝内外胆管，可了解胆管内病变部位、程度和范围[73]。主要用于梗阻性黄疸患者，以了解胆道梗阻部位、范围和原因。

### 经皮肝穿刺胆道引流术（详见第四章第五节）

### 胆道内支架植入术

依据梗阻平面不同，可于胆总管下段、中段（图 8-4-3）及肝门部置入支架。常用胆道专用自膨式支架，直径

8mm 或 10mm，选择的长度应较狭窄长度长 2cm 以上。其技术要点分述如下：

首先应建立一良好的工作通道。具体要求是：经皮进针点与胆总管长轴的夹角不宜过小，一般 90° 以上为宜。过小的角度造成支架输送装置推送困难。应选择三级及以上的胆管作为入路，使后进的导管和导丝有一定的操作空间，使其便于通过梗阻段。穿刺成功后可插入一导管鞘，以利于更换导管导丝和术中注入造影剂观察胆道情况。

导丝导管通过梗阻段为技术成功的关键。先用 Cobra 导管或直头导管接近梗阻端，再用超滑导丝软头试行通过，困难时可试用导丝硬头在不出导管端的前提下试行通过。导丝或导管对准原胆道的缝隙十分重要，必要时采用多体位观察、了解胆管阻塞处的走行方向，再试行通过。对于阻塞近端明显扩张者，常不易对准胆道残余的缝隙，不必硬行通过，可先行引流术，待胆管回缩后再试行通过多可成功。导管通过梗阻后送入远端，此时必须注入造影剂观察是否进入胆道或十二指肠，证实入路正确后方可送入支架。

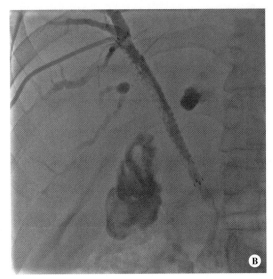

图 8-4-3　肝门部胆管癌伴胆总管中下段狭窄

行支架植入术（A），术后造影示造影剂通过流畅（B）。该患者胆红素由术前 674μmol/L 降至术后 134μmol/L

笔者主张在定位准确后可直接释放支架，但支架释放时一定要保持一只手不动，必要时"顶住"支架，以防止支架移位，失去理想的释放位置。支架释放后部分患者位于病变区的支架并不能完全张开，待术后 2～7 天复查时，绝大部分可自行张开。不采用球囊预扩张的好处是局部损伤小，不易引起胆道出血，患者无严重的术中疼痛。但个别情况下球囊扩张是必要的，如支架输送器难以通过阻塞段；阻塞段长度不能通过常规方法确定，经球囊扩张显示其压迹即可断定；术后复查显示支架仍膨胀不良则可行球囊扩张治疗。

支架成功置入后必须保留胆道引流管在支架内或远端，应间断开放引流 1～2 天，造影复查显示胆道通畅方可拔除引流管。

以往胆道内支架多是血管支架，随着这几年技术的进步，专门用于胆道的支架相继出现，相比较于以往的支架，胆道支架具有以下优势：

不透射线标记，透视下具有很好的显影性。

出色的径向支撑力，提供支架良好的贴壁性。

无头端导管设计，即内导管前端没有导管头，外导管头端设计为流线型，支架释放时，后撤外导管。支架

释放完毕,内导管没有导管头,避免了支架释放后输送器从体内取出时有可能造成的导管头牵拉支架而导致支架移位。

支架两端喇叭口设计,保证支架的迅速贴壁。

StnentLoc支架锁设计,保证支架的精确释放。

高顺应性和直径较小的输送释放系统可顺利通过弯曲和狭窄处。

肝胆管支架置放术的常见并发症为胆道出血、阻塞、胆汁渗漏、腹水渗漏、支架移位、引流管脱落和胆管炎发作。远期并发症有胆道再阻塞,反复发作的胆管炎等[74]。为减少术后各种并发症的发生,术中操作和术后护理应注意以下几点:

术中定位准确,保持患者平稳呼吸,避免反复穿刺,以减少肝脏划伤、血管-胆道瘘和肝血管出血。

少量的胆道出血,多为操作过程中损伤胆管壁血管所致,应用止血药物后多能止血。

胆道梗阻常合并胆道感染。穿刺进入胆道后应放出一定量的胆汁减压,再注入造影剂,可以减少因高压逆流引起的菌血症。

术后定期通过外引流管冲洗胆道,也可有效减少胆管炎的发生。

反复穿刺过多,或注入造影剂过多可致胆道内压力增高,出现胆漏,表现为右上腹局限性腹膜炎。留置外引流导管,保持引流通畅,积极抗炎治疗后症状多可消失。如胆汁渗漏量大,腹膜炎症状重,可在B超引导下腹腔穿刺引流,必要时手术引流。

腹水是相对禁忌证,故术前尽量通过内科治疗减少腹水量,以减少术后腹水沿引流管窦道渗漏。

有学者主张:支架植入术后,配合局部放射治疗和动脉灌注栓塞化疗,在一定程度上能抑制局部肿瘤的生长,延长支架通畅时间。支架植入术后的腔内放射治疗是近距离放射治疗的一种,多经PTCD途径置入放射源[192]Ir,它与外照射相比具有以下优势:

放射源体积小,容易接近肿瘤,治疗距离短,对正常组织影响较小。

射线的强度与距离的平方成反比,它可以使局部瘤灶消退较快,症状缓解,对全身状况影响较小。

[192]Ir具有足够的软组织穿透力、质地软可加工成微型源、源强度足够高、半衰期较短、防护容易等优点。

### 复杂胆道狭窄的处理

在胆道狭窄的处理中,临床上还有更为棘手的情况,主要是造成恶性梗阻的原因的复杂性和梗阻部位的复杂性。如原发性肝癌侵入胆管造成胆管的癌栓或坏死脱落物质填塞在胆管内造成的胆管梗阻。PTC时可见胆管扩张和充盈缺损,而不是胆道的狭窄。解除黄疸应以较粗大(10F或12F)的胆道引流管置入为主,及时结合对肿瘤有效的治疗。如梗阻部位在肝门部,因为恶性肿瘤都具有沿胆管向肝内浸润生长的趋势,可造成左右肝管及肝内胆管分支互不交通,故引流范围可能直接影响临床的疗效。参照肝门部胆管癌的Bismuth-Corlette分型,肝门部胆道梗阻亦可分为4型(图8-4-4)。Ⅰ型:梗阻层面位于左右肝管汇合2cm以内,左右肝管仍然相通。Ⅱ型:肿瘤堵塞左右肝管汇合部,左右肝管互不交通。Ⅲ型:梗阻段向上延伸至一侧肝内胆管二级以上分支,各叶、段胆管间互不交通,肿瘤向右侧生长为Ⅲa型,左侧为Ⅲb型。Ⅳ型:梗阻段向上延伸至双侧肝内胆管二级以上分支,双侧各叶、段胆管互不交通。

对于Ⅰ型的治疗和肝外胆管梗阻相似,开通梗阻后可取得良好的引流效果。对于Ⅱ～Ⅳ型,是否需要行双支甚至多支引流仍存在争议。笔者认为,如果单支引流正常肝实质范围足够,即可满足祛除黄疸的目的。所以,对于复杂梗阻或病情危重者可不必追求完全胆道引流,可先对相互交通范围最广的一簇或两簇胆管进行引流(图8-4-5)。但未行引流的胆管簇,有可能是造成胆道感染的原因,此时应及时行引流治疗。

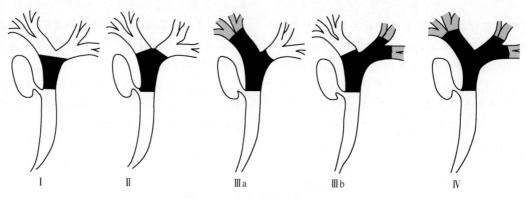

图8-4-4　肝门部胆道梗阻分型

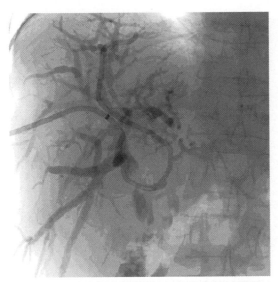

图 8-4-5　Bismuth-Corlette Ⅳ 型肝门部胆管癌
将内外引流管跨越右侧肝内胆管梗阻段行外引流

## 病例评述

### 例 8-4-1（图 8-4-6）

男性,40 岁。因确诊肝癌 2 年,皮肤、巩膜黄染半个月入院。患者于 2009 年 6 月体检时 CT 发现肝癌,肝门区、腹主动脉旁小淋巴结。AFP:133.1ng/ml。肝穿病理示肝细胞癌。经 TACE 等综合治疗后肿瘤评价为稳定(SD)。2011 年 6 月发现皮肤、巩膜黄染,进行性加重,血总胆红素 237μmol/L,肝功能 Child-Pugh 评分 C 级。考虑肿瘤进展所致梗阻性黄疸。后行胆道支架植

入术,CT 显示支架置放在肝门部(A、B)。术后胆红素进行性下降,2011 年 8 月总胆红素为 28μmol/L。患者于支架置入术后又行两次肝动脉栓塞术,目前肿瘤控制良好,肿瘤评价为稳定(SD)。

【评述】　此患者首次入院时诊断为肝细胞癌(中期)。两年来行多次多种介入治疗,体现了原发性肝癌综合治疗的理念,但肿瘤仍进展,突出表现在胆红素进行性上升,肝功能进行性下降,肝功能 Child-Pugh 评分 C 级,经保肝降黄治疗未有明显疗效。但行胆道支架内引流术后肝红素下降明显,肝功能评分为 B 级,重新获得介入治疗机会,使其"起死回生"。在肝癌的自然病程中,疾病进展无可避免,而对于肝门部肝癌,梗阻性黄疸是最严重的合并症。对于此类患者,笔者主张早期行胆道引流术,必要时支架置入,以改善肝功能,提高生活质量,争取进一步治疗的机会。

### 例 8-4-2（图 8-4-7）

男性,56 岁。因胆管癌切除术后 2 年余,腹胀 20 天入院。入院时 CT 示肝内胆管扩张明显,考虑胆管癌复发。入院查总胆红素 198μmol/L。后行经皮肝穿胆道引流术＋支架置入术(A、B)。术后留置引流管(C、D),每日引流量 300～500ml。术后第 3 天总胆红素 233μmol/L,提示支架置入术后胆红素进行性上升。之后一直保留引流管引流,胆红素波动在 129～201μmol/L。术后第 9 天经科室讨论后拔除外引流管,拔出后胆红素反而进行性下降,9 月 13 日降至 84μmol/L。后行肝动脉栓塞术,术后胆红素一过性升高至 277μmol/L,经保肝降黄后好转,出院时胆红素 76μmol/L。

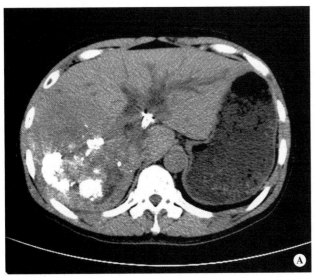

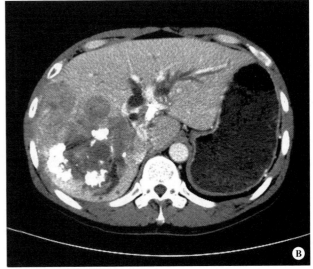

图 8-4-6　胆道梗阻 1

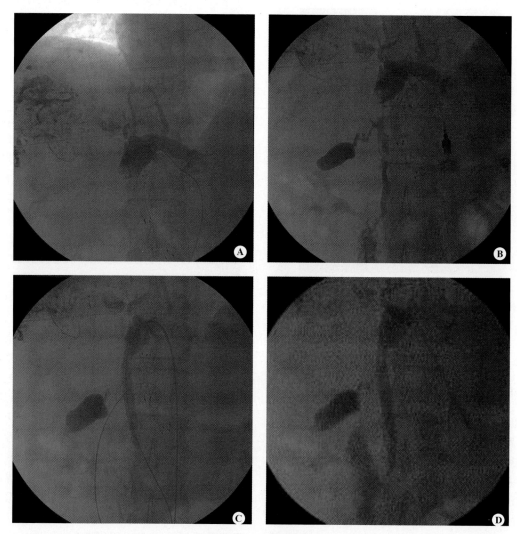

图 8-4-7　胆道梗阻 2

【评述】　胆道内外引流术是治疗梗阻性黄疸最重要的方法。传统的胆道内涵管置入术具有易堵塞等缺点，已逐渐被胆道支架置入术所取代。但临床经验告诉我们，在胆道支架置入术后胆红素并未按照我们所设想的那样下降，有时甚至进行性上升。其中一个重要原因就是支架置入术后仍保留较长时间的外引流管引流，胆汁大多通过外引流管流出，支架并未起到内引流效果。因此，笔者认为在支架形态良好，造影时支架内通畅时，术后应尽早拔去外引流管，"迫使"胆汁从支架内流入胃十二指肠，可能会起到意想不到的效果。（主编评论：这可能是笔者的一些观点，值得商榷。胆道留置管置入且引流通畅，应该不是胆红素升高的原因。无论是内引流还是外引流，都是降黄的手段。本例可能是置放了外引流管，未能管理好，导致胆道逆行感染，影响了降黄效果。）

**例 8-4-3**（图 8-4-8）

男性，62 岁。诊断为原发性肝细胞癌并梗阻性黄疸。PTC 造影显示胆管内充盈缺损，即行胆管引流术，置放内外引流管（8.5F），总胆红素从 $270\mu mol/L$ 下降到 $97\mu mol/L$ 后，即行经肝动脉超选择肿瘤供养动脉化疗栓塞术（A）。术后可见肿瘤内碘油化疗药物存积欠理想，仍有部分稀疏区。再行经皮穿刺到瘤区内给予碘油化疗药物（B）。1 个月后总胆红素水平下降到正常范围，造影显示胆道已通畅，即拔出引流管（C）。3 个月后复查，又可见碘油存积的稀疏区。再次行经肝动脉化疗栓塞术，结合经皮穿刺瘤内药物注射术（D）。1 年后再次重复上述治疗。到目前已随访 4 年，患者肿瘤已灭活，亦未再出现梗阻性黄疸的症状。

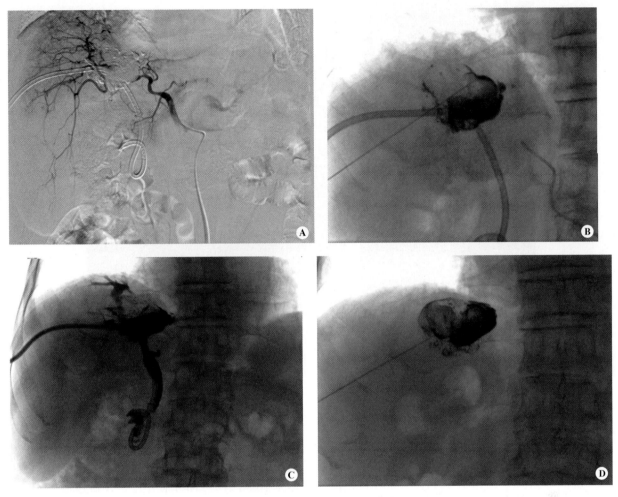

图 8-4-8　胆道梗阻综合介入治疗

【评述】　本例为肝细胞癌的患者,出现梗阻性黄疸的原因主要是肿瘤侵及肝内胆管,且伴肿瘤坏死物阻塞胆管所造成。为有效治疗肝癌,必须先引流胆汁,减轻黄疸。引流胆汁的方法以选择内外引流管置放术为佳,可经引流管引流坏死物和冲洗胆管。如放置支架,有可能较快再次出现阻塞。由于此时的黄疸,主要是梗阻造成,而非肝细胞损伤的原因,一旦引流有效,即可行对肿瘤的早期治疗,一般总胆红素<100μmol/L即可。有效和积极地治疗肿瘤是防治黄疸的根本。本例即采用经肝动脉化疗栓塞和经皮瘤内注药结合的方法,取得了良好的效果。

**例 8-4-4**(图 8-4-9)

男性,34 岁。临床诊断为原发性肝细胞癌并梗阻性黄疸。行 PTC 示胆总管内径增大,可见较大的充盈缺损(A)。未行支架置放术,而行胆道内外引流管置放术(10.2F)(B)。1 个月后总胆红素从 345μmol/L 降到 76μmol/L。但患者未能进行有效的抗肿瘤治疗。3 个月后总胆红素再次升高到 237μmol/L。经引流管造影显示胆管内瘤栓已累及肝内二级胆管,患者放弃治疗,2 个月后死亡。

【评述】　本例患者为原发性肝细胞癌侵及胆道并在肝总管内形成肿瘤栓子,造成胆管内径的扩大和充盈缺损。其治疗亦以采用较粗大的内外引流管置入为佳,可及时冲洗胆管内因肿瘤造成的少量出血和坏死物。支架植入术则有可能因肿瘤的生长或出血、坏死物阻塞,造成支架在较短的时间内再次阻塞。本例由于未能抓住有利的治疗时机,导致患者较短的生存时间。

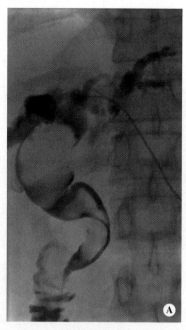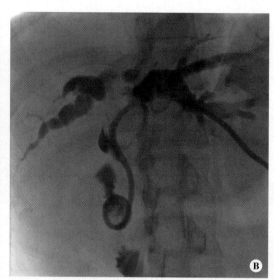

图 8-4-9　胆道梗阻引流术治疗

（陆骊工　陈　勇）

# 第五节　良性胆道疾病

## 急性化脓性胆管炎

急性化脓性胆管炎存在一定的病理基础，如胆石症、寄生虫、胆肠吻合术后、奥狄括约肌功能不全或胆-肠瘘等。病理表现是胆管壁充血水肿、增厚、黏膜破坏，随即胆管扩张，腔内充满脓性胆汁。如为产气菌感染，胆管内可有气体积存。此时肝脏充血，肝细胞肿胀，肝窦扩张，严重者可有肝细胞坏死，肝脓肿形成。主要临床表现是阵发性右上腹痛、高热、寒战、黄疸进行性加重等，重者可出现中毒性休克。

对于本病的影像学诊断，B超及CT占有重要的地位，其中B超以其快速简捷、准确性高的优点成为首选的检查。一般在B超切面上可见到肝内胆管明显扩张、管壁增厚、边缘模糊，管腔内可见有斑点状或絮状沉积物回声，有时可见并发肝脓肿。CT扫描有时还可以见到胆管内积气，并可以发现导致胆道梗阻的原因，如结石、肝门部或胆管下段肿块等。

本病发病急，病情凶险，临床一经诊断为急性化脓性胆管炎，应急诊行PTCD术以引流减压，常可收到"立竿见影"的效果。对此类患者PTCD术的技术要点为：因病例多病情危重，急诊手术时，不可忽视术前准备，包括建立输液通道，实时生命体征监测和急救用品

的准备等。术中尽量减少胆管的造影剂注入量，以防加重脓毒血症的发生。因胆汁较黏稠，有时难以经穿刺针自然流出，对不能确定是否刺中胆管时，可用少量造影剂证实。放入引流管后，应立即抽出感染的胆汁，尽量抽吸干净，将部分胆汁送检及做细菌培养和药敏试验。术后记录每日引流量及引流液性状，并以甲硝唑、庆大霉素或其他适用的抗生素及糜蛋白酶冲洗引流管。引流期间一般仅冲管即可，而不用回抽或负压吸引，以防胆道内的碎渣阻塞引流管。如合并器质性胆道梗阻，不应在感染期直接行金属内支架或内涵管甚至内外引流治疗，原因是考虑急性化脓性胆管炎患者一般基础情况较差，难以承受复杂的手术操作，更主要的是由于感染性的胆汁较为黏稠，容易造成内涵管或内支架堵塞。

## 病例评述

### 例 8-5-1（图 8-5-1）

男性，58岁。曾有20年的肝内胆管结石病史，并于9年前行过一次肝内胆管取石术。本次则由于畏寒、发热、全身皮肤及巩膜黄染12小时急诊入院。B超示肝内外胆管扩张，右肝管及胆总管下段多发结石。查总胆红素为 587.7μmol/L，体温最高达 40.2℃，临床诊断为肝内外胆管结石，急性化脓性胆管炎。遂急诊行PTCD术，术中造影示肝内外胆管扩张，呈"枯枝"样，并可见结

石显影。于胆总管上段置入 8F 引流管。手术过程顺利，术后第一天体温即降至正常。引流胆汁的性状由黑色泥沙样渐变为深黄色，直至淡黄色透明胆汁，日均胆汁引流量为 500ml。引流后第 3 天复查总胆红素为 377.0μmol/L，第 8 天为 68μmol/L。

【评述】 对于急性化脓性胆管炎的介入处理，首先考虑的是快速完成引流。在术中尤其应注意避免胆道穿刺次数和注入造影剂过多，因为这样很可能促使感染的胆汁入血，甚至在手术台上患者即表现出寒战、高热等脓毒血症的症状，从而导致 PTCD 无法继续。与常规 PTCD 技术相比，此类患者的胆汁较为黏稠，在穿刺过程中常难以自行流出，必要时可边退针边注入造影剂，以证实进入胆道。

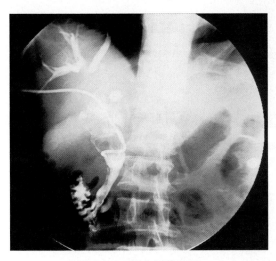

图 8-5-1 肝内胆管结石

## 良性阻塞性黄疸

良性胆道梗阻常见原因包括胆道结石合并胆管炎、术后狭窄和手术胆道创伤等。梗阻性黄疸常具有间歇性发作的特点，即在梗阻发展到一定程度后，由于胆道压力增大，常可使其下段梗阻开放，从而黄疸有所减轻。临床上多表现为反复发作的黄疸、腹痛、发热、瘙痒等。

依据引起梗阻的病因不同而影像学表现不同。一般均可见到有不同程度的胆管扩张，扩张范围取决于梗阻的部位。扩张胆管呈现"枯枝"样表现，一般被认为是与恶性胆道梗阻鉴别诊断的要点。另外，可直接显示结石、蛔虫的特殊影像表现。

总体而言，良性胆道梗阻应以外科和内镜治疗为主，介入治疗仅在上述处理困难时作为替代疗法使用[75]。胆石症和胆道蛔虫合并急性胆道感染难以控制时可行 PTCD 治疗。术后胆肠吻合口狭窄因外科和内镜均较难处理[76]，可先行 PTCD，然后与外科医生探讨进一步处理的方法。在此情况下可试行球囊扩张术。因吻合口狭窄易弹性回缩，应在术后留置引流管。半年

内多次复查，再狭窄出现则行再扩张。内支架或内涵管置入是无适当处理方法时的选择。原因是患者的生存期长，置入物长期对胆道刺激，必引起再狭窄，再行手术治疗取出支架十分困难，可对手术造成影响。而内涵管长期置入可能失效，并成为感染的基础。因此，在术前应与外科医生和患者探讨再狭窄发生时的应对措施。

## 病例评述

### 例 8-5-2（图 8-5-2）

女性，42 岁。腹腔镜胆囊切除术后出现黄疸，行 PTC 示肝总管阻塞（A），考虑为手术损伤所致。行肝总管-空肠吻合术，术后黄疸解除。但从术后 1 个月起反复出现畏寒、发热等症状，无明显黄疸，内科治疗效果不明显。且症状发作频率逐渐升高，考虑为胆肠吻合口不完全性狭窄，经行 PTC 证实（B）。行经皮肝胆肠吻合口支架植入术（C）。术后 1 天复查示支架张开良好（D）。经观察并夹闭外引流管十余天后，畏寒、发热症状消失，遂拔除外引流管出院。随访中患者术后 1 年无有关胆道阻塞及感染的症状和体征，同时恢复正常工作。但以后 3 年有间断上腹部不适和发热，用抗生素治疗有效。5 年后某日患者在进食煎鱼后再次出现畏寒、高热、轻中度黄疸等胆道梗阻并感染症状，抗生素治疗效果欠佳。超声提示肝内胆管扩张，考虑吻合口支架阻塞。行 PTC 示肝内胆管明显扩张，原吻合口支架阻塞（E）。行右肝管-原吻合口支架内外引流，左肝管无法通过阻塞段，行外引流（F），并每日以甲硝唑 100ml＋庆大霉素 16 万 U 及医用臭氧 30ml 经引流管冲洗胆管。1 周后以导管通过阻塞段，建立左肝管通道（G）。于左肝管边置入第二枚支架，可见明显"腰征"（H）。以 6mm 球囊扩张新置入支架至"腰征"消失。用球囊导管扩张原支架（I），撤除球囊时可见表面有多条长条形蔬菜的粗纤维附着。3 天后拔除双侧引流管，患者临床症状消失，随访至今仍偶有发热和上腹部不适。

【评述】 本例患者涉及的是胆道良性狭窄的介入治疗问题。对于胆道的良性狭窄，最好的解决办法是外科手术。但由于此例患者已行二次手术治疗，再行手术治疗恐肝管难以暴露和术后局部粘连使手术成功机会减少。与患者及外科医生讨论后选择介入治疗。虽然本例患者直接行支架治疗取得了较好疗效，但在此类患者的介入治疗术式选择的问题上仍应慎重，因其再狭窄的发生率较高，且增加再次手术处理的难度。而选用内涵管对再次手术治疗影响不大，但本例狭窄的表现以反复感染为主，内涵管可能成为感染病菌的温床，故放置金属支架是不得已而为之。当时即对患者详细说明了

远期发生再狭窄的可能,并嘱患者饮食上勿进难消化食物。患者相对平稳地度过 5 年,此时胆肠吻合口支架的瘢痕增生已较明显,支架再狭窄已现端倪,同时因患者本人放松警惕,进食难消化的菜干和煎鱼等导致胆肠吻合口支架阻塞情况"雪上加霜",故出现胆道梗阻伴感染。此时治疗上只能于原支架旁边再次置入支架。在

此基础上再以球囊扩张原支架,撤出时由于抽瘪的球囊夹出陈旧性的蔬菜粗纤维,证实露出肠管的支架可绊住食物内的粗纤维,引起继发性感染。另外在本例中,结合笔者所在科室的临床经验,在常规使用甲硝唑＋庆大霉素冲洗引流管之外,加用了医用臭氧,利用其良好的弥散性及抗炎作用,从而加速了症状的改善。

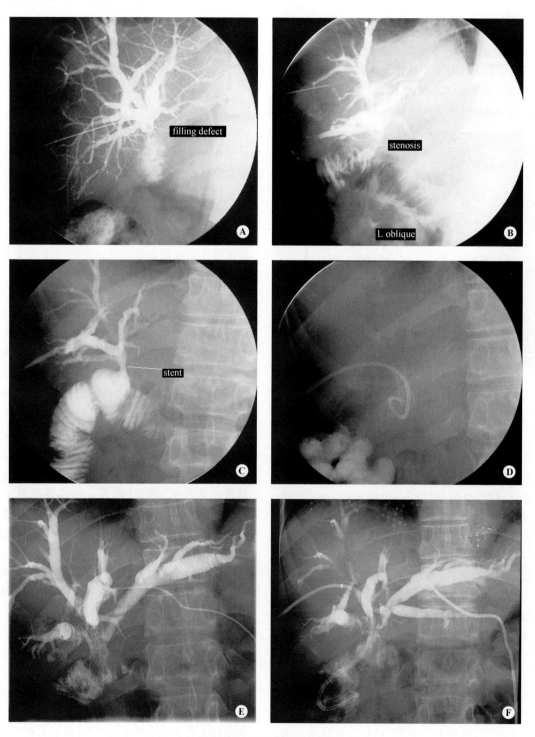

图 8-5-2　手术后胆道梗阻

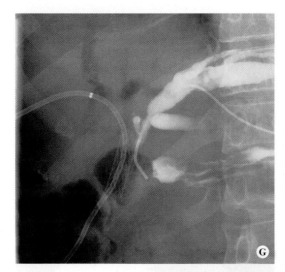
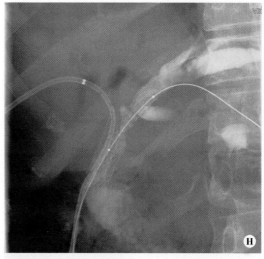

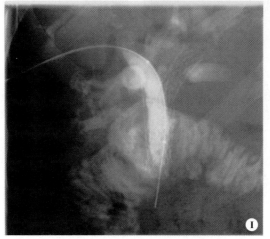

图 8-5-2　手术后胆道梗阻(续)

filling defect. 充盈缺损；stenosis. 狭窄；stent. 支架

### 例 8-5-3（图 8-5-3）

男性,71 岁。因右上腹胀 2 周,发热伴黄疸 20 天入院,CT 示胆总管下段占位,PTC 示胆总管扩张明显,十二指肠乳头区一圆形占位,边界光滑,相应胆总管壁内段呈"鸟嘴样"狭窄(A)。于胆总管下段置入支架(B)。5 天后复查示支架膨胀可,但造影剂通过困难(C),遂于支架内置入内涵管(D)。术后患者黄疸消退仍不满意,于 1 个月后手术。病理诊断为十二指肠绒毛状腺瘤。

【评述】　这是一适应证掌握不当的病例。因术前临床坚持诊断为恶性梗阻,并未经病理检查而产生误诊。其原发病灶位于十二指肠乳头附近,质地较软,置入支架深入十二指肠内不足而产生引流不畅。内涵管置入后本可改善引流,但因患者胆道感染病史已久,引流效率不高。故对于此类患者应在术前明确诊断,行外引流改善患者体质后,再采取外科手术切除。

### 胆汁瘤

胆汁瘤(biloma)又称胆汁湖,多为医源性胆道损伤所致。其原因主要为小胆管及周围组织在治疗过程中受损感染或缺血坏死,其远端毛细胆管流出的胆汁不能顺利流入胆道系统,在局部淤积而成[77]。可由外科手术引起(图 8-5-4),亦可见于末梢性肝动脉栓塞术。一般小的胆汁湖多无症状,其诊断意义在于与肝癌复发等相鉴别。但大的胆汁湖则会引起黄疸、腹胀等症状,需进一步治疗。近年来,随着上述手术开展增多,有关胆汁瘤的报道亦增多[78]。

胆汁瘤可于 CT 上见到肝脏内一局限性低密度影,其 CT 值常较液体略高,无强化,B 超上则为一液性或低回声区域,但均非特异性表现。其确诊多靠 PTC,于 CT 或 B 超定位后,以细针穿刺入胆汁瘤内,可抽出混浊的胆汁状液体,注入造影剂显示为一囊腔,有时于其周边可见到小胆道分支的显影,注射压力较高时偶可见流入胆道。

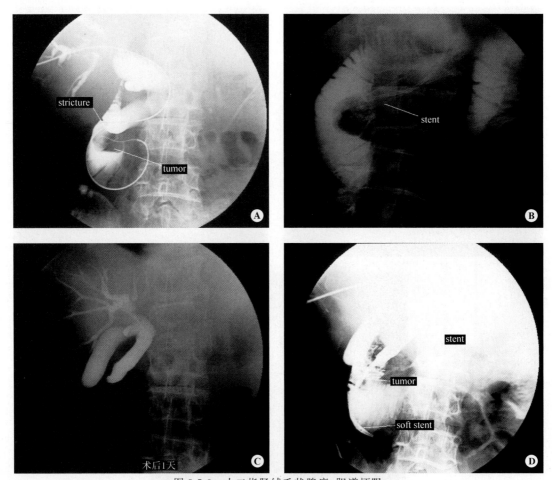

图 8-5-3 十二指肠绒毛状腺瘤,胆道梗阻

stricture. 狭窄;tumor. 肿瘤;stent. 支架;soft. 软

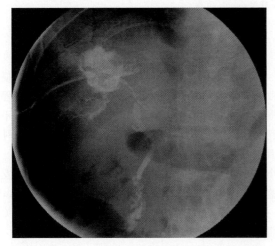

图 8-5-4 胆汁瘤

外科手术损伤肝内胆道系统,胆汁瘤形成

胆汁瘤出现临床症状的患者可以考虑行外引流置管收集引流液做病理检查、生化检查和细菌培养,如发现合并感染可用抗生素冲洗囊腔,待其缩小后可拔管。经上述治疗难以控制者可手术切除。

## 病例评述

### 例 8-5-4(图 8-5-5)

男性,54 岁。临床确诊为原发性肝癌。行 TACE 术,术中以微导管行超选择性化疗栓塞术(A)。术后 1 个月出现皮肤及巩膜明显黄染。B 超示胆总管内癌栓。PTC 示碘油沉积(肿瘤)旁胆汁瘤形成(B),并可见肝总管中段梗阻(C)。遂植入金属支架 1 枚,后发现位置过低,再于其上追加 1 枚支架(D)。

【评述】 此患者在超选择性 TACE 术后于病灶处形成胆汁瘤,同时肝癌又侵犯胆总管从而导致梗阻性黄疸。为解除梗阻而行支架植入术。由于术中选择的胆道入路太靠近胆管狭窄段,从而使第 1 枚支架释放过低,未能覆盖狭窄上端,故不得已而追加第 2 枚支架。本例提示:对于局灶性边缘区域的肝癌病灶,使用微导管化疗栓塞具有效果好、肝功损害小等诸多优点,但可能会增加局部胆管损伤而形成胆汁瘤。另外,在行胆道内支架植入术时,应尽量穿刺外周胆道系统。这样的好处在于加大了操作余地,有助于准确释放支架。

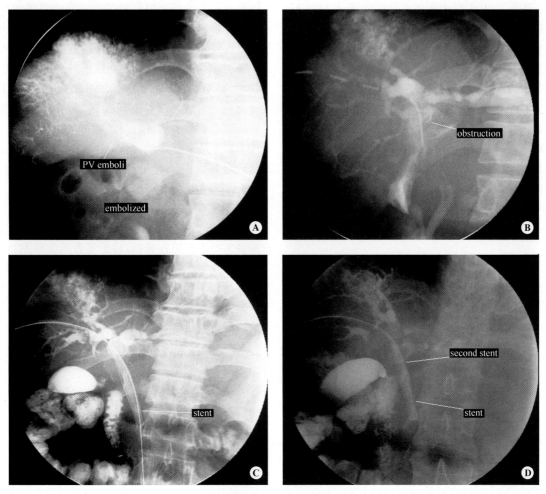

图 8-5-5　肝癌并胆汁瘤

embolized. 栓塞；obstruction. 阻塞；stent. 支架

## 肝移植术后胆道狭窄

自美国 Starzl 1963 年施行第 1 例原位肝脏移植以来，肝脏移植手术不断进展，现已经成为常规手术。肝移植术后胆道并发症在成人全肝移植受体中的发生率为 5.8%～50%，是导致慢性移植物失能与受体死亡的主要原因之一。在美国匹兹堡肝移植中心 774 例再移植原因中，胆道并发症居第 6 位。术后胆道狭窄是一种并发症，可能由多种因素共同作用而形成，如排斥反应、胆道重建技术、胆道重建后胆泥淤积和胆道结石形成、肝动脉血栓后导致胆管营养障碍，还可因感染、免疫性损伤、供肝缺血时间过长导致上皮细胞变性坏死等原因有关[79,80]。在这些众多的因素中，大多数文献多把缺血性损伤视为最重要、最常见的因素。有研究表明，17%的胆漏和 10.7%的胆道狭窄与肝动脉血栓有关[81,82]。

在临床上，肝移植术后胆道梗阻常表现为发热、寒战、黄疸进行性加重等，严重的可出现肝功能衰竭。但这些表现并非胆道并发症所特有，肝动脉血栓及慢性排斥反应等亦可有类似的表现。所以，使用有效的检查方法发现或鉴别胆道并发症是影响进一步治疗的关键。目前虽然有肝胆管闪烁扫描（HBS）、B 超、CT、ERCP、MR 等，但是使用经皮胆道造影术仍是最直接、最可靠的方法。

对于术后胆道狭窄，介入方法是优先考虑的非手术治疗之一[83~86]。其方法包括经皮肝穿或经 T 管胆管引流、球囊扩张、内涵管或支架成形等。虽然介入术不一定能长期彻底地解决胆道梗阻的问题，但对于那些无法承受再次手术或因为必须再次肝移植而需要时间等待供肝的患者，它的意义是不可否认的。（主编评论：作者简单描述了对本症的介入治疗手段。这些是曾经尝试过的方法。笔者根据有限的经验认为，目前临床上最可靠的处理方法是经皮肝穿刺胆道内外引流术。与一般 PTCD 的不同之处在于要逐步更换引流管，从最初的 8.5F，更换至 10F，至 12F，至 14F，每 30～45 天更换一次。这样做法的基本原理是逐步进行胆管扩张并支撑，待胆管自行修复。并且在此情况下胆管常存在胆泥和脱落的碎屑并合并感染,粗大的引流管易于将其排出。置入的内外引流管不必开放外引流,外引流道仅用于冲洗和更换引流管。一般引流管放置至少要达到半年。拔除引流管的指征:近几个月没有发生胆道感染;胆道造影复查显示外周胆管无明显扩张,胆管壁较为平滑,胆管内胆泥明显减少;胆红素明显下降至正常或接近正常。拔管后如再次发生梗阻性黄疸可再次进行 PTCD 治疗。而其他方法则是"一锤子买卖",一旦发生胆道再狭窄则缺乏后续治疗手段。)

## 病例评述

**例 8-5-5**(图 8-5-6)

男性,44 岁。2000 年行肝左外叶肝癌切除术。2 年后因肿瘤肝内多发性转移行同种异体肝移植术。术后次日即出现移植肝无功能,于次日急诊行第二次同种异

体肝移植。术后 3 周夹闭 T 管时出现腹壁切口裂开,并有胆汁渗出,考虑为胆瘘形成,患者黄疸进行性加重达 197.7μmol/L。至笔者所在科室行 PTC 未见肝内胆管扩张(A)。经腹壁瘘口分别置入外引流管于右、右肝管(B)。经引流半月后总胆红素下降为 50μmol/L,患者带管出院。后患者反复出现发热、寒战等胆道感染症状。经胆管造影检查示肝门处胆管多处狭窄,放置支架失败(C),2 个月后行胆瘘切除,胆池管空肠吻合术,术后切口愈合好。但患者仍反复出现寒战、发热等症状,于 1 年后开始出现黄疸进行性加重,造影示肝内胆管多处不规则狭窄伴扩张。行双侧胆管内外引流术后相关症状消失,其后定期更换引流管及冲洗。但于 2005 年起患者又出现梗阻性黄疸,后于笔者所在科室行胆肠吻合口支架置放术,并于右肝管-左肝管置入引流管,其后再继续冲管及定期更换引流管(D)。后于 2006 年初患者引流管自行脱出,经密切观察患者无黄染及胆道感染症状,目前仍在继续随访当中。

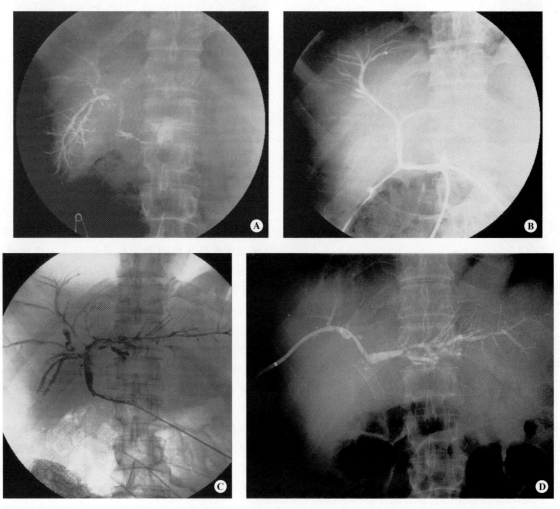

图 8-5-6　肝移植后胆道梗阻 1

【评述】 该患者为原发性肝癌切除术后复发,再行二次同种异体肝移植,术后并发胆道狭窄及胆瘘,经外科手术切除胆瘘,并以反复介入外引流维持胆道系统,期间行胆管空肠吻合口支架,外引流时间长达4年后引流管自行脱落,经3个月的随访患者无明显不适。本例说明及时有效的介入治疗对于肝移植术后的胆道狭窄具有积极意义,能明显减轻胆管梗阻,解除胆道感染发生率,延长移植物存活期,推迟甚至避免再次肝移植,故对于肝移植术后的胆道狭窄,介入技术应作为一线治疗选择,在供肝匮缺的现状下尤其值得推荐。

**例 8-5-6**(图 8-5-7)

男性,31岁,2003年10月因重度乙肝、肝性脑病Ⅳ级行首次同种异体肝移植术,失败后行第二次肝移植成功。于2004年7月拔除T管后反复出现畏寒、发热等胆道感染症状,但总胆红素升高不明显(波动于50mmol/L)。经长期内科治疗效果不佳,并出现眼球感染予以摘除。后至笔者所在科室行PTCD术。术中穿刺外周胆道造影示肝内胆管轻度扩张,肝门部胆管狭窄并结构紊乱,对比剂尚可进入十二指肠(A)。经DSA行CT样图像采集(Dyna-CT)及多角度透视后(B),将导丝通过肝门部直达十二指肠,置入10F胆道内外引流管(C)。随后经引流管多次冲洗,可见引流管内泥沙样胆栓流出。加以双导丝技术。予以10F大鞘抽吸肝内胆道内的泥沙样胆栓(D),同时辅以臭氧注射(E)。患者畏寒、发热等胆道感染症状明显好转,但仍有间断发作。3个月后更换12F引流管。定期更换引流管和规律随访。9个月后复查时病情改善良好,给予拔除引流管。至今患者恢复正常工作和生活。

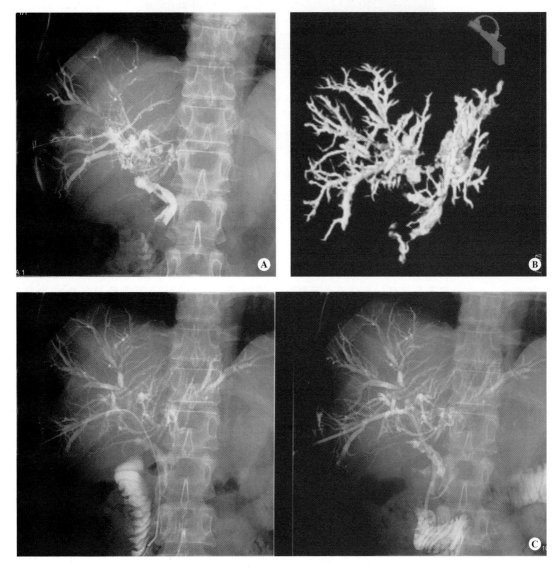

图 8-5-7 肝移植后胆道梗阻 2

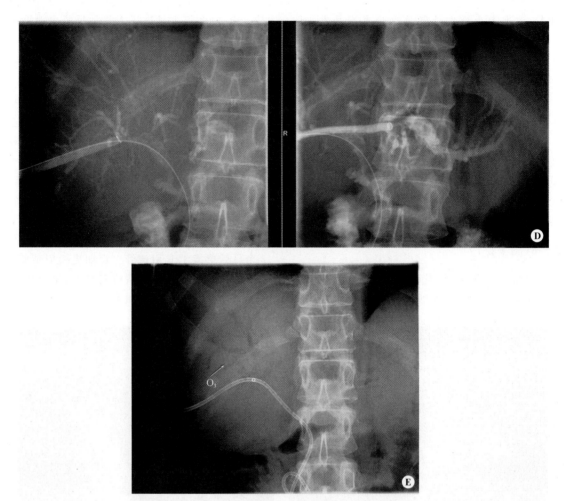

图 8-5-7　肝移植后胆道梗阻(续)

**【评述】**　本例为肝移植后胆管部分坏死、狭窄,并胆管内泥沙样胆栓堵塞及顽固性胆道感染。这种情况被内科误判而且抗生素处理效果欠佳。当进行 PTCD 发现胆道狭窄后如何进行下一步处理是个问题。先前笔者遇到一例同样的病例,采用了胆道支架置入术。结果半年后出现再狭窄,只得再次进行外引流术,终生不能拔管。鉴于此,对本例仅仅采用大孔径引流管进行持续性内引流并择机处理胆泥。引流 9 个月后给予拔管。拔管前征求外科医生意见,他们不同意拔管,认为应该终生引流。不过笔者认为可以拔管,前提是我们在必要时可以再行置入。以后笔者按此处理几例同样的患者均获得成功。

## 胆石症和术后残余结石

胆道残余结石是指胆道系统施行手术治疗时因各种原因未能取净的结石,是胆道结石术后常见的并发症,统计资料中有 $10\%\sim15\%$ 的胆石症术后复发或残余结石。近年来,随着影像学及介入治疗(包括内镜介入)技术的发展,非外科手术方法治疗胆道残余结石的成功率越来越高[87,88]。在这些非外科手术方法中,如以治疗路径来说,可分为经 T 管或 T 管窦道途径、经皮经肝穿刺途径及经内镜途径等;如以取石方法来说则可分为网篮、取石钳、球囊、大鞘抽吸、胆道镜、液电碎石、药物溶石等。具体根据不同情况加以选择及综合利用。一般说来,对于如有 T 管或现存 T 管窦道的患者,常规首先经 T 管采用网篮、球囊、取石钳、胆道镜等取石,结合使用内镜介入(包括乳头肌切开)。如无,则采用经皮肝穿刺途径,视情结合内镜介入。总之,在胆道结石的介入处理中强调多种介入技术综合运用的意义。(主编评论:在介入放射学发展的早期,胆石症的处理是当红技术,Dotter 医生曾做了大量的工作。当时本症对于外科医生是棘手的问题。而目前由于胆道镜和 ERCP 技术的应用已少有患者被介绍给介入医生进行治疗。但我们仍然保留这项技术以应不时之需。它也确实能够帮助解决一些难题。)

## 病例评述

### 例 8-5-7（图 8-5-8）

女性,59 岁。因肝胆管结石于 1992 年行胆总管切开取石、胆囊切除、胆肠吻术。半年后症状复发行第二次胆管取石术。术后患者仍反复出现腹痛、畏寒、发热、黄疸等症状,经抗炎等对症处理可缓解。行 B 超及 CT 检查证实为肝内胆管结石复发。于 2005 年 12 月至笔者所在科室,行经皮肝胆道造影示右肝下叶胆管内多发充盈缺损,对应 CT 相应部位显示多发结石,方叶及肝左叶内胆管不显影,CT 显示其内均为结石。胆肠吻合口稍见狭窄,但通过顺畅(A)。首先行经皮肝穿刺内外引流术引流感染胆汁并建立取石通道(B),其间辅以医用臭氧经引流管注入以加强胆道抗炎。5 天后患者胆

道感染症状明显缓解,遂经 PTCD 途径以球囊碾碎右肝下叶胆管结石并推送越过胆肠吻合口(C)。复查示其内充盈缺损已消失(D),但左肝管及方叶胆管内仍存在胆石,随后将球囊导管送入左肝管进行碎石后推入空肠(E)。因球囊导管进入方叶胆管困难,故重新穿刺方叶胆管,以双导丝技术抽吸加用球囊碎石处理方叶胆石(F),最后复查示结石几乎完全清除(G)。患者临床症状完全消失后痊愈出院。

【评述】 本例为外科术后多年,T 管窦道早已闭合,且行胆肠吻合术后,故只能采用经皮肝穿刺途径。在结石处理方法上采用球囊碎石及推送技术处理较大结石,而对于较小的泥沙样结石则采用双导丝技术抽吸及球囊推送。效果较好,患者痊愈出院。有文献报道对于直径大于 1.5cm 的大结石,球囊导管无法通过,可采用液电碎石后再加以处理。笔者在此方面无甚经验。

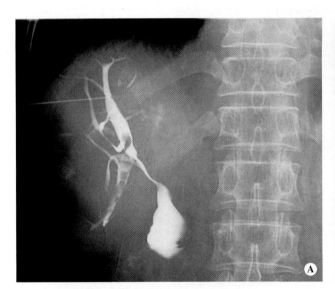
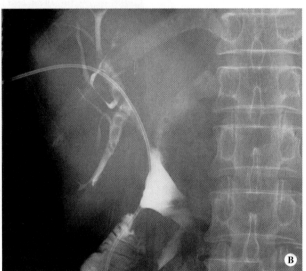
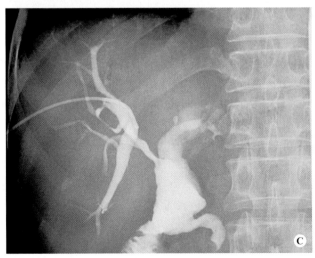
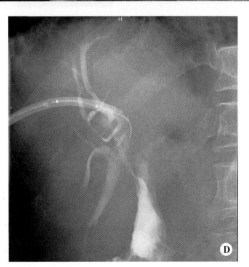

图 8-5-8 胆石症

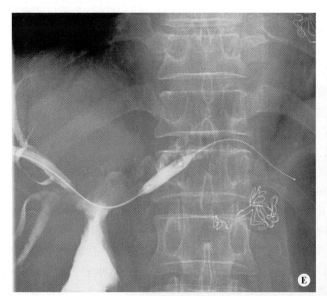

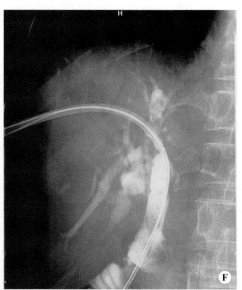

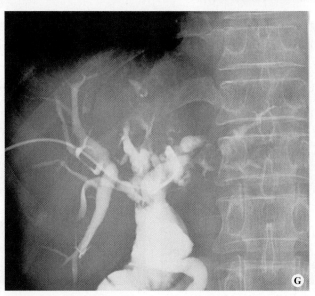

图 8-5-8　胆石症(续)

最后说明的是,"耐心"不仅对术者至关重要,对于患者也是如此,如本例中取石次数达 6 次,而时间跨度也长达 2 个月。

（胡宝山　赵剑波　陆骊工　陈　勇）

## 第六节　胰　腺　癌

　　胰腺癌是消化道最常见的恶性肿瘤之一,多发生于胰头部。腹痛及无痛性黄疸为胰头癌的常见症状。糖尿病患者、长期大量吸烟、高脂肪高动物蛋白饮食者,本病发生率相对增高。本病多发于中老年人,男性患者远较绝经前的妇女多,绝经后妇女发病率与男性相仿。从广州多家医院的收治情况看,近年来胰腺癌患者数量较 10 年前有明显的增加,而且恶性度更高,预后更差。根据世界卫生组织公布的流行病学统计资料,全球每年胰腺癌新发病例占全部恶性肿瘤新发病例的 2.1%,居第 13 位,死亡人数占全部恶性肿瘤死亡人数的 3.4%,位居恶性肿瘤死亡的第 8 位。胰腺癌的发病率随着年龄的增长而增加,70～80 岁为发病高峰,男性稍多于女性,男:女比值接近 1.0[89]。胰腺癌的发病同多数恶性肿瘤一样,是环境因素与遗传因素共同作用的结果,目前已知的胰腺癌的危险因素有吸烟、慢性胰腺炎、糖尿病病史、家族聚集性、饮食因素。胰腺癌的首发症状以腹痛及黄疸最常见,其余分别为上腹不适、食欲缺乏、乏力、消瘦、腰背痛、腹胀、腹部包块、腹泻、皮肤瘙痒等。

临床对胰腺癌的诊断很大程度上依赖于影像学检查,特别是 CT 和 MRI。血管造影有助于确定胰腺肿块的性质,并判明肿瘤对周围血管的浸润程度。

## 影像诊断

临床上,80%～90%的胰腺癌为浸润胰腺癌,通过超声和 CT 检查即可明确诊断[90]。其 CT 表现为胰腺局限性增大和轮廓失常。平扫癌肿常为等密度,伴坏死时可出现低密度灶。由于癌肿血供不丰富,增强扫描时其密度低于正常胰腺组织。当肿瘤侵及或压迫胆总管和胰管时,其上方的管腔扩张。此外,胰腺癌尚可表现为局部血管浸润、区域淋巴结和肝转移等征象。早期或小的胰腺癌,需选择成像速度快的螺旋 CT,使增强后的动脉相显示清晰,以利于肿瘤的检出。

血管造影适用于超声、CT 检查难以定性的胰腺包块的定性诊断[91]。胰腺血管造影可全面直观地观察胰腺动脉的走行、形态改变,实质染色的形态及周围动脉、静脉的侵蚀改变等。由于胰头主要由胰十二指肠上、下动脉供血,胰体及尾部主要由起源于脾动脉的胰背及胰大动脉供血,所以动脉造影应根据胰腺癌的发病部位分别选择相应的动脉进行:胃十二指肠动脉及肠系膜上动脉(胰头);脾动脉或腹腔干(胰体或胰尾)。

动脉造影诊断胰腺癌的主要证据:胰腺癌的浸润可使胰腺动脉、脾动脉、肝总动脉近端、肠系膜上动脉局限性管腔狭窄,管壁僵硬(图 8-6-1 和图 8-6-2)。脾静脉、门静脉、肠系膜上静脉则更易受侵犯而狭窄或中断,并出现迂曲的侧支静脉。超选择插管行胰腺内小动脉造影可清楚显示细小动脉的异常改变,可使胰腺内小病灶的检出率大大提高。这也是血管造影技术不能被其他影像检查手段所代替的优点。血管造影对于直径小于 2cm 的胰腺癌的诊断正确率为 88%。实质期大部分不出现肿瘤染色,血供较丰富者可见不规则的浅淡染色。发生肝脾转移时,可在相应部位出现转移灶。胰腺癌主要应与慢性胰腺炎鉴别,两者均可引起胰腺内及邻近动静脉的变形和狭窄,但后者之动脉狭窄边缘光滑,狭窄段与正常或扩张的动脉交替出现,呈串珠状改变,为鉴别要点。

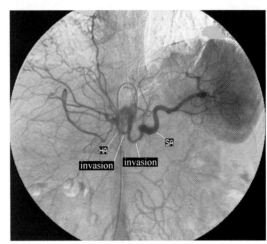

图 8-6-1　胰腺癌
脾动脉、肝总动脉及胃十二指肠动脉起始部血管侵蚀、包饶。invasion. 侵犯

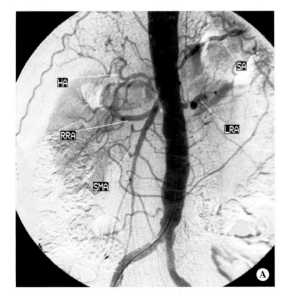
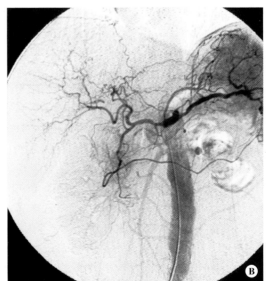

图 8-6-2　胰腺癌并肝脏、腹腔广泛转移
腹主动脉、左肾动脉近端、脾动脉及肝总动脉起始部血管受侵蚀、包绕(A、B)

此外,许多新的影像学检查手段已开始逐渐应用于胰腺癌的早期诊断,如经口胰管镜、胰管内超声、正电子发射断层扫描(PET)等。经口胰管镜适用于主胰管病变,不仅可以定性,还可通过活检确诊。胰管内超声可以检出高于胰管内膜上皮 0.6mm 的病变及胰实质内 4～5mm 的肿块。PET 也属无创性检查方法,理论上可以发现形态学尚未出现明显变化的最早期肿瘤,但检查费用高昂,短期内难以在临床推广。

## 适应证

已明显累及周围血管、组织、器官的中晚期胰腺癌为介入治疗的主要适应证。

## 介入治疗方法

近年来发展的微创性介入治疗,具有微创、高效等优点,目前有些方式已广泛应用于胰腺癌的治疗[92,93]。它包括血管性介入与非血管性介入治疗。前者主要指经动脉灌注化疗;后者主要包括放射性粒子植入、射频消融等。

关于射频消融:正常胰腺组织血供较丰富,但胰腺肿瘤则属于少血管肿瘤,这种差别使得消融时肿瘤组织较正常组织更容易固化坏死,原理上与肝脏肿瘤相比它更适合于用射频消融。然而胰腺区域的解剖结构复杂,此处应用射频消融有别于肝脏等传统的消融,一般在开腹手术后,在术中超声的监测下施行,消融范围要求不能超过肿瘤的边缘,是治疗不能手术切除仅限于胰腺局部的晚期胰腺癌的有效方式[94,95]。

关于[125]I 粒子植入术:放疗是胰腺癌的主要治疗方式之一,但胰腺癌放射治疗的瘤死量偏高,而胰腺周围如胃、小肠、肝、肾、脊髓等的放射耐受性偏低。传统的外照射是射线经由人体正常组织到达肿瘤,使得放疗期间易引起恶心、呕吐或肝功异常等不良反应。若要达到肿瘤根治剂量,易造成胃肠出血、穿孔或狭窄。而[125]I 粒子治疗则是放射源在肿瘤内直接对肿瘤进行照射,是种近距内放射治疗,避免了对周围正常组织造成的放射性损伤。在早期,Peretz 等[96]就报道了 98 例无法手术切除的胰腺癌[125]I 粒子植入治疗效果,反应率 45%,疼痛缓解率为 65%,持续 5～47 个月,中位生存期为 7 个月,1 例患者生存 5 年。近几年国内学者也有相关研究报道,均经皮 CT 引导下,按照放射性粒子 TPS 组织间植入[125]I 粒子治疗胰腺癌,是安全、可靠、有效、可重复的方式,能较好地改善肿瘤引起的相关症状,近期疗效肯定,不良反应少,是目前对进展期胰腺癌一种较好的微创治疗方法[97]。在进行治疗时应注意:

穿刺时尽量避开空腔脏器,可压迫腹部使肠袢离开拟穿刺针道,如无法避开可在穿刺针进入腹腔后用钝头顶针缓慢先行、套管针跟进的办法,这样肠管因接触到针头而蠕动避开,从而提供安全的穿刺通道。直接穿透小肠和胃通常安全,倘若可选择,经胃穿刺比经小肠穿刺安全,原则上不经过结肠。

为确保进针方向和深度的准确性,应反复行 CT 扫描和逐步进针,植入时注意避开血管、胰管和周围重要器官。

下面重点介绍经动脉灌注化疗。

绝大部分胰腺癌为乏血性肿瘤,适于采用动脉内化疗药物灌注术治疗而不宜行化疗栓塞术。经动脉导管灌注化疗药物可提高肿瘤局部区域的药物浓度,达到治疗作用[98]。对不能根治切除的胰腺癌患者经左锁骨下动脉化疗药盒(drug delivery system,DDS)植入,将 DDS 导管置于肝总动脉或腹腔干,经药盒行定期规律性局部灌注化疗,是一种合理和积极的方法。根据给药方式分为一次冲击性化疗药物灌注术和长期间歇性化疗药物灌注术。采用一次性冲击性化疗药物灌注术时,宜把大部分化疗药物灌注至主要肿瘤供血动脉,如胰头癌选择胃十二指肠动脉,胰体、胰尾癌选择脾动脉,然后将导管分别退至腹腔动脉和送至肠系膜上动脉把剩余药物灌完。当胰腺癌已向肝转移时,应同时治疗肝转移灶。

采用长期间歇性化疗药物灌注术时,留置管头端的位置应根据肿瘤的部位和范围确定。胰头癌可将导管头端置于肝总动脉,胰体尾癌把导管头端置于脾动脉,胰腺癌已有广泛的腹腔转移时,则将导管置于胸主动脉下段。考虑到胰腺血供的复杂性,特别是难以照顾到胰十二指肠下动脉,目前笔者更主张不论何种情况均将导管置于胸主动脉下段,$T_9$～$T_{10}$ 水平,以便使药物较均匀地分布到胰腺的各条供血动脉。

以往胰腺癌动脉化疗常选用的药物为 5-FU、MMC、DDP、ADM 中两种或三种联合灌注[99]。近些年来,由于吉西他滨对于本病有良好的临床疗效[100],而被作为首选药物之一。

笔者对本病常用的化疗方案和用法简述如下,以供参考:

采用一次性冲击性化疗药物灌注术时,选用吉西他滨,按每平方米体表面积 1200mg 计算总量,取其 2/3 为实际用量,30 分钟内匀速注入;奥沙利铂 100mg 用 50ml 5% 葡萄糖水溶解后,1 小时内匀速注入;再用 MMC 10mg 或者 ADM 20mg 溶解后 30 分钟注完。如果合并肝转移,将后者用 5～10ml 造影剂溶解并与 3～5ml 超液化碘油乳化后直接注入肝总动脉,其他药物用法同前。

采用长期间歇性化疗药物灌注术时,首日按前述使用吉西他滨,随即用 5-FU 2.5g 用生理盐水按要求稀释后注入微量化疗泵 5 天内注完,并配合每天四氢叶酸钙 0.2g 静脉注射,第 5 天拔针前按前述剂量和方法注入奥沙利铂。

无论何种化疗灌注方式,选择下次治疗间隔时间也十分重要。笔者采用的规律性治疗方法为间隔 1 个月,复查无禁忌证者即行再次治疗。可持续进行 6 个疗程。李槐教授采用的间隔时间判断方法亦有参考价值,即嘱患者在治疗后再发疼痛时前往原治疗单位复查,无禁忌证者即行再次治疗。

据文献报道尽管上述治疗方法有着比静脉化疗好的临床症状缓解率,但尚无确切的证据说明其是否能明显地延长患者的生存期。因此,只作为一种姑息性治疗方式,治疗有效的证据为后背痛明显减轻或消失,肿块缩小或者稳定。

胰腺癌术前、术后也可通过动脉内化疗药物灌注术减少癌细胞扩散,或消灭残留的癌细胞,以降低术后复发或转移的概率。胰腺癌合并梗阻性黄疸可选用经皮内外引流术及支架置入术解除黄疸,然后再行动脉内化疗灌注。有条件的患者尚可配合进行适当剂量的立体适形放疗(stereotactic body radiation therapy,SBRT)。

分子靶向药物治疗胰腺癌也是目前研究的热点。胰腺癌的综合治疗正在日益受到关注。Cantore 等[101]最近报道了联合应用 RFA+经肝动脉灌注化疗+口服分子靶向药物+适形放疗(triple-modality)治疗晚期胰腺癌的临床研究,中位生存时间达到了 34 个月,显示了

良好的生存受益。关于胰腺癌的综合治疗尚无统一的规范,仍缺乏大规模的临床实验来提供足够的循证医学证据支持。

## 病例评述

### 例 8-6-1(图 8-6-3)

男性,69 岁。上腹疼痛 3 个月。CT 示胰尾癌伴肝转移。血管造影示肿瘤位于胰尾部,染色浅淡,脾动、静脉远端血管受侵蚀、包绕(A、B),肝右叶见转移灶(C、D)。用 4mm 钢圈闭塞脾动脉远端后,于脾动脉注入 THP 20mg、CBP 200mg、MMC 6mg、LP 10ml 之碘油乳剂 1/3 量,剩余乳剂注入肝固有动脉(E)。将留置管头端置于脾动脉,植入药盒导管留置系统。

【评述】 本例为胰尾癌并肝转移。原发癌及转移灶均见肿瘤染色,故选择化疗栓塞术。若为乏血性肿瘤则应采用动脉灌注化疗。本例患者化疗栓塞后,为建立长期的给药途径,植入了药盒导管留置系统,但留置管头端于脾动脉不太恰当。将导管留置于胸主动脉下段,使胰腺癌和肝转移灶均可接受化疗药物灌注较佳。

### 例 8-6-2(图 8-6-4)

女性,47 岁。上腹包块伴黄疸 1 年。钡餐造影示胃窦受压上移,十二指肠圈扩大,内缘黏膜完整(A)。血管造影示肿瘤血供丰富,其中央及周边区域分别由胃十二指肠动脉、肠系膜上动脉供血(B),肿瘤染色不均(C),邻近血管未见侵蚀破坏,但肝内见多发转移灶(D)。诊断为胰腺囊腺癌并肝转移。

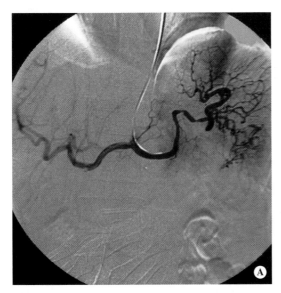
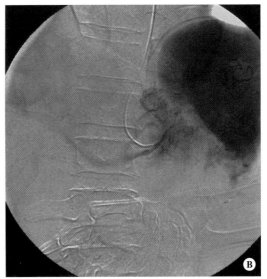

图 8-6-3 胰腺癌

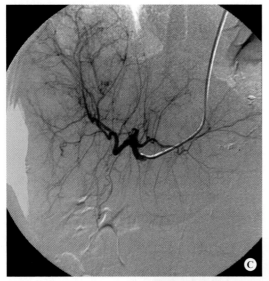
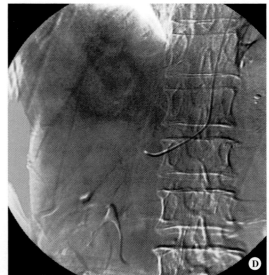

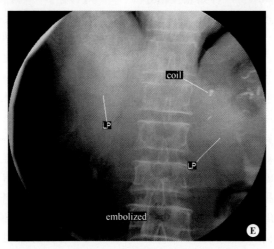

图 8-6-3 胰腺癌(续)

coil. 钢圈;embolized. 栓塞

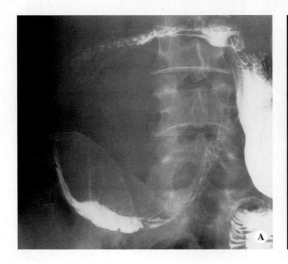
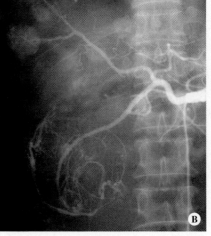

图 8-6-4 胰腺癌并肝转移

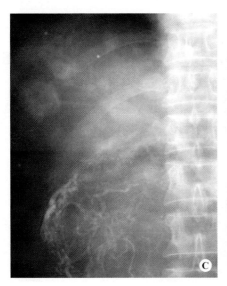
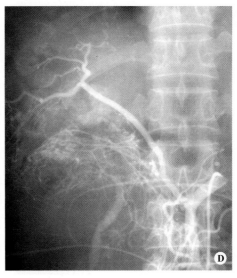

图 8-6-4 胰腺癌并肝转移(续)

【评述】 胰腺囊腺癌为一种少见的胰腺恶性肿瘤。好发于胰腺体尾部,恶性程度低,周围侵犯少,常在出现腹部包块时就诊。典型的血管造影表现为肿瘤血供丰富,染色不均,邻近血管甚少累及,发生转移时,常经血行途径转移至肝脏。介入治疗方法与胰腺癌类似,如果可能,加用碘油行碘油化疗乳剂栓塞。本例患者血管造影表现典型,与胰腺假性囊肿、胰腺囊腺瘤易于鉴别。

例 8-6-3(图 8-6-5)

女性,52 岁。因左上腹持续性疼痛,渐加重 4 个月入院。行 PET 及 MRI 检查诊断为胰腺癌并肝、腹腔淋巴结转移。CA199 > 1000U/ml。行左锁骨下动脉药盒置入术,术中造影示腹腔干、双肾动脉、肠系膜上动脉共干发出(A),腹主动脉主干及脾动脉近端可见血管粗

细不均的受侵蚀现象(B),将导管超选择入腹腔干(C),注入吉西他滨 1.2g。将药盒留置管头位于胸主动脉下段(D)。术后经药盒以顺铂 50mg(2 小时)+5-Fu 2.5g(5 天)动脉化疗。患者复查 CA199 无下降,但诉腹痛明显减轻。2 周后再经药盒行第二次动脉化疗,方案为吉西他滨 1.0g(24 小时)+草酸铂 100mg(4 小时),复查 CA199 由 5301U/ml 下降为 4144U/ml,但患者诉腹痛减轻不明显。1 个月后因腹痛加重再次入院行药盒动脉化疗,方案为吉西他滨 1.0g(第 1 天)+卡铂 200mg(第 1 天)+吉西他滨 1.0g(第 8 天)+吉西他滨 1.0g(第 16 天),期间辅以腹腔神经节阻滞及局部适形放疗,患者腹痛有所减轻,复查 CA199 最低降至 1868U/ml。在动脉化疗期间,患者多次出现不同程度的血象抑制,经对症处理后均较好恢复。本例患者随访半年后失访。

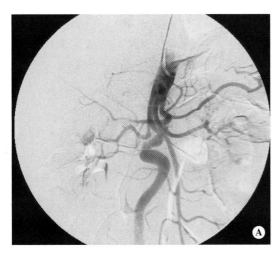
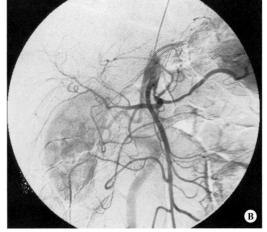

图 8-6-5 胰腺癌

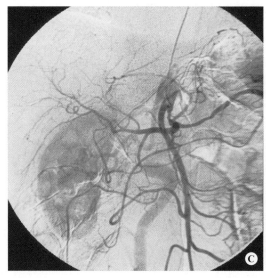
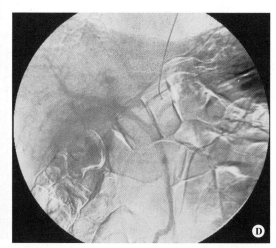

图 8-6-5　胰腺癌(续)

**【评述】**　胰腺癌晚期患者,其主要不适即为腹痛,故治疗的重要目的即为减轻腹痛,其方法包括动脉化疗灌注(包括一次性及经药盒长期)、腹腔神经节阻滞及局部适形放疗、局部放射粒子植入等。在本例患者综合采用上述方法,在半年的病程中较为满意地控制了患者的疼痛症状。在胰腺癌的化疗中,吉西他滨已成为一线化疗药物,但采用静脉全身给药对肿瘤缓解率提高有限,生存期仅提高 6 周(1 年生存率 18%),而采用动脉给药则有明显的镇痛效果(48%),使其生存质量提高。2000年,德国 ULM 大学通过临床前实验研究证实吉西他滨适用于经肝动脉注射治疗胰腺癌。虽然采用吉西他滨经动脉行区域灌注的文献较少,但普遍认为与静脉全身给药相比,动脉区域灌注在延长患者生存时间的前提下,其镇痛效果更为明显,显示出较好的临床受益率。

(陆骊工　胡宝山　梁恒毅)

## 第七节　脾功能亢进及相关性疾病

脾功能亢进是指脾肿大伴红细胞、白细胞及血小板一种或多种减少,骨髓呈增生状态,脾切除后可能恢复的一组综合征。常由肝硬化门静脉高压、慢性溶血性贫血性疾病(如地中海贫血、自体免疫性溶血性贫血、遗传性球形红细胞增多症等)、霍奇金病、慢性白血病等发展而来。脾功能亢进的诊断主要依赖于实验室检查,B 超和 CT 可明确脾肿大及其程度。脾功能亢进的治疗传统的方法是行外科脾切除手术。虽然外科手术是改善脾功能亢进的主要方法,但脾切除后,脾脏的免疫功能丧失,使血液循环 IgM 减少、备解素和调理素水平下降、

脾滤过功能消失、T 淋巴系统失调、外周血淋巴细胞百分比及淋巴系统转化率明显下降、中性粒细胞和巨噬细胞对细菌的吞噬能力降低,导致感染发生率高。尤其是凶险性感染发生的机会增加。文献报道,脾切除者比未切脾者感染率高 58 倍,死亡率高 20 倍。逐渐兴起的介入技术用于治疗脾功能亢进时,可部分保留脾脏的功能,是比较理想的方法。目前,临床上常用的方法为:部分性脾栓塞术法(PSE)、经皮穿刺注药部分性脾栓塞、射频消融术[102,103]。笔者就部分性脾栓塞术法、射频消融术进行介绍。

### 部分性脾栓塞术

此方法原理是,人为地栓塞脾脏部分动脉,使被栓塞动脉的供血区域坏死,达到类似外科部分脾切除的效果,从而削弱亢进的脾功能,并部分保留脾脏正常生理功能[104]。既保留了脾脏必要的生理功能,又避免了脾切除术后的凶险性感染。

### 适应证

肝硬化门静脉高压并脾功能亢进、α-地中海贫血、遗传性球形红细胞增多症、遗传性椭圆形红细胞增多症、特发性血小板减少性紫癜(ITP)患者,因其血细胞主要在脾脏破坏,为脾栓塞治疗的主要适应证。自身免疫性溶血性贫血、$\beta^+/\beta^+$-地中海贫血、霍奇金病、慢性白血病、戈谢病患者,血细胞既可在脾脏又可在其他脏器破坏,可试用脾栓塞治疗。$\beta_0/\beta_0$-地中海贫血或经放射性核素检查证明血细胞主要在脾外破坏的一些疾病,则不宜采用脾栓塞治疗。

## 治疗方法

部分性脾栓塞术选择的栓塞剂主要为明胶海绵。操作技术难点在于控制脾栓塞程度。一般认为脾栓塞范围应控制在40%～70%，但应视患者的疾病、全身情况及耐受程度考虑。栓塞范围过小，临床症状改善效果不明显，且脾功能亢进易复发；范围过大，则易引起严重的并发症。临床常根据栓塞术中脾动脉主干血流速度的变化判定栓塞程度，此方法易受多种因素的影响，如术者的经验、血管痉挛等，准确性较低。笔者[105]以大宗脾栓塞病例为基础，提出了预见性控制脾栓塞程度的方法。具体方法为，检塞前根据脾大或脾功能亢进的病因确定预期栓塞程度。肝癌患者合并脾功能亢进栓塞范围以30%～40%为宜，尽量不超过50%，门静脉高压引起的脾功能亢进示栓塞范围控制在60%～70%，地中海贫血一般以70%～75%为宜，特发性血小板减少性紫癜（ITP）为60%～80%，遗传性球形红细胞增多症（HS）认为栓塞范围宜控制在70%～80%，巨脾患者一次栓塞范围应＜50%，以少量、多次栓塞术为宜。体质较差、病情较重、肝功能属 Child C 级的患者，栓塞范围应较同类患者偏小。

选择性脾动脉造影，观察脾动脉主干走行、分支及脾脏大小，计数直径 1mm 左右的脾内动脉分支数目[106]。根据控制脾栓塞程度的经验公式：$G = (E - 11.5)A/50.5$，计算达到预期栓塞程度所需的明胶海绵颗粒数。式中 $A$ 表示直径 1mm 左右的脾内动脉分支数，$E$ 表示预期栓塞程度×100，$G$ 表示新鲜的大小约 2mm×2mm×2mm 或经高压消毒后为 1mm×1 mm×1mm 的明胶海绵颗粒数（估算简表见表 8-7-1）。

透视下缓慢注入明胶海绵颗粒。造影复查评估栓塞程度，临床上常根据脾栓塞前后的脾实质像（脾面积）的变化来实时评估栓塞范围的大小，术后疗效的评价主要通过血象的变化和脾脏体积的变化。对于肝脏疾病并发的脾功能亢进还可以观察到肝功能的变化。

**表 8-7-1　不同动脉分支数（$A$ 值）和栓塞程度所需明胶海绵颗粒数（$G$ 值）估算简表**

| $A$ 值 | $G$ 值 | | | | | | | | |
| --- | --- | --- | --- | --- | --- | --- | --- | --- | --- |
| | 栓塞范围 | | | | | | | | |
| | 40% | 45% | 50% | 55% | 60% | 65% | 70% | 75% | 80% |
| 10 | 6 | 7 | 8 | 9 | 10 | 11 | 12 | 13 | 14 |
| 15 | 8 | 10 | 11 | 13 | 14 | 16 | 17 | 19 | 20 |
| 20 | 11 | 13 | 15 | 17 | 19 | 21 | 23 | 25 | 27 |
| 25 | 14 | 17 | 19 | 22 | 24 | 27 | 29 | 32 | 34 |
| 30 | 17 | 20 | 23 | 26 | 29 | 32 | 35 | 38 | 41 |
| 35 | 20 | 23 | 27 | 30 | 34 | 37 | 41 | 44 | 48 |

应用预见性脾栓塞法的基础为准确计数 1mm 脾内动脉分支数，由于 DSA 图像与实际物体差距较大，可根据导管作为参照物计数。为更加准确地控制栓塞程度，估算出栓塞预计程度的明胶海绵颗粒数后，首次取 2/3 或 3/4 量注入，然后造影复查评估栓塞程度，必要时再注入余量或稍追加用量。作者采用预见性脾栓塞法对 38 例脾功能亢进患者行 PSE 术，结果实际栓塞程度与预期栓塞程度偏差＜6%的为 35 例（图 8-7-1），＜10%的为 1 例，＞10%的为 2 例，2 例偏差过大的患者均因术者计数的 1mm 脾内动脉分支数不准确所致。根据作者经验应用上述方法控制脾栓塞程度，具有预见性，不至于造成过度或不足栓塞，其操作简便，易于掌握。

最近几年以来，笔者采用 PVA 微粒行部分性脾栓塞（图 8-7-2）。较明胶海绵栓塞其优点为：栓塞水平可达脾窦前小动脉，栓塞区域分布较均匀，术后反应似较轻。一般选用中等大小的 PVA 颗粒（直径 500～700μm）。由于颗粒较小，应选择性插管至脾门动脉再行栓塞，以免误栓胰腺及胃短动脉。用其栓塞时栓塞程度不如前述明胶海绵栓塞那样易于控制，需靠术者的经验和每次少量注入、多次复查判定。同时需注意 PVA 颗粒的比重较低，注入缓慢时易产生层流现象，使病脾的上极和腹侧部分栓塞较多，造成不均匀梗死灶。

部分性脾栓塞术的主要不良反应和并发症为脾栓塞后综合征、脾液化坏死[107]。前者主要包括脾区疼痛和发热，其程度与脾坏死量明显相关。如一个脾的重量为 1kg，50%的栓塞约造成 0.5kg 坏死；而 2kg 的脾脏，同样的栓塞程度，坏死量约为前者的一倍。因此，对巨脾患者，栓塞程度应偏小，必要时可于 1 个月后行二次栓塞治疗，以减轻术后反应的程度。脾液化坏死多由脾栓塞程度过大或脾静脉回流不畅所致，通常较小，临床亦无特殊症状，常在术后 2～3 周行 B 超检查时发现。直径＜4cm 的液化坏死无须特殊处理，经保守治疗多可吸收，较大和合并感染形成脓肿者应在 B 超或透视定位下穿刺引流（图 8-7-3）。穿刺引流的技术要点为：患者仰卧位。常规消毒、铺巾后，在透视下沿第 9～10 肋间隙进针。嘱患者屏气，将穿刺针快速刺入液化腔。

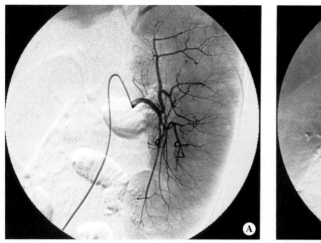
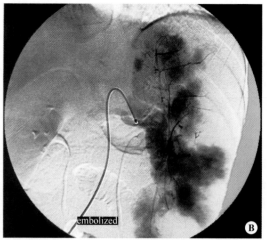

图 8-7-1  α-地中海贫血

预期栓塞程度为 75%，1mm 脾内动脉分支数为 20 支，所需明胶海绵颗粒 25 粒（A）；注入 25 粒明胶海绵颗粒后复查，
脾栓塞程度约 75%（B）。embolized. 栓塞

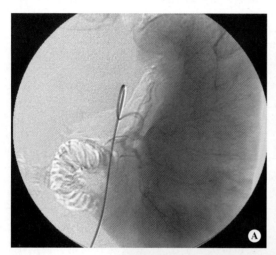
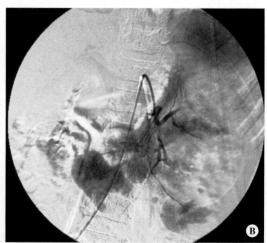
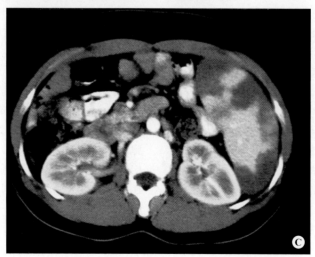

图 8-7-2  α-地中海贫血 PVA 栓塞治疗

栓塞前脾动脉造影（A）；注入 PVA 微粒后复查，脾栓塞程度约为 75%（B）；6 天后 CT 扫描示脾脏周边组织梗死（C）

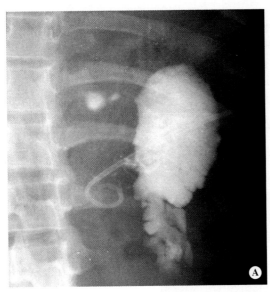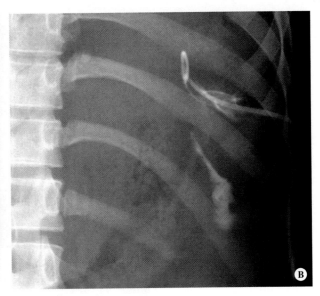

图 8-7-3　脾功能亢进

脾栓塞术程度约为 80%。术后 20 天,脾区见巨大坏死腔,即置管引流(A)。引流 7 天后,造影见死腔明显缩小,拔管后痊愈出院(B)

有巧克力色液体流出后,送入导丝,置入引流管,接负压引流瓶抽吸坏死液。2 天后复查,坏死腔明显缩小时,拔除引流管。合并感染者,可经引流管注入庆大霉素和甲硝唑液冲洗,待体温、白细胞计数正常和坏死腔明显缩小时,方可拔管。

## 射频消融术(RFA)

脾脏是一实质脏器,热毁损可使局部组织凝固坏死。射频热能在脾内局部播散,使局部血管和脾窦内皮细胞变性坏死,血栓形成,血管和脾窦闭塞,达到扩大毁损病灶的功效。脾脏穿刺安全,且射频的热能有止血功效。脾脏坏死后的局部炎性反应、新生毛细血管形成可以建立广泛的门-腔静脉间侧支循环,以及毁损后脾脏血液回流减少,可以降低门静脉压力[108]。

RFA 治疗脾脏功能亢进应用于临床的关键技术是防止出血。临床实践证明,在脾动脉结扎后插入射频针时穿刺针道几乎没有出血。不结扎脾动脉时,早期穿刺针道可有极少量出血,但随着温度升高出血很快停止。除了脾脏纤维化使得脾组织相对致密外,主要是射频热能本身具有电凝止血的功能,另外温度升高后,直径 3mm 以内的脾脏血管可在短时间内形成血栓,引起血管闭塞,从而减少针道周围的出血。所以,RFA 治疗脾脏功能亢进有较好的安全性。

### 操作步骤

定位:在彩超引导下进行,射频针在脾脏实质中打开,距离脾脏包膜要有 8cm,防止术后出现疼痛。

按计划布针,一般情况下选择 8 个毁损部位,可采用单针或多针同时进行操作。毁损部位之间相距 3~5cm。穿刺部位选择从脾脏脏面进针,应避开脾门周围大血管。穿刺最大深度远离脾门 2~3cm。

开始烧灼:开始时以 50W 为起始功率,每隔 2 分钟将预置功率上调 10W,功率上升到 90W 后维持。此过程中要保持电极针的固定,防止晃动,这样可减少针道出血的可能性。开腹操作可在脾脏周围用盐水纱布将脾脏与周围脏器隔离,防止副损伤。一般单个部位毁损需要 8~10 分钟。若操作前将脾动脉预先阻断,毁损时间减少到 5~6 分钟。然后将电极针向外拔 2cm 左右,再次重复上述操作。毁损过程要沿同一针道进行,这样可减少脾内出血的可能性。

创面处理:毁损后针道处理是防止术后出血的重要步骤。射频消融仪的针道烧灼功能是防止术后穿刺针道出血的前提。将钩形爪回缩后,把预置功率设置为 90W 后,沿原针道缓慢退针,尤其在脾包膜处,烧灼时间要稍长,防止包膜下出血。

## 病例评述

### 例 8-7-1(图 8-7-4)

女性,7 岁。面色苍白 4 年。血红蛋白电泳检查诊为 α-地中海贫血。脾动脉造影示脾脏中度增大(A)。采用预见性脾栓塞法治疗,预期栓塞程度为 75%~80%,直径 1mm 脾内动脉分支数为 13 支,所需明胶海绵颗粒为 16~18 粒。注入 12 粒明胶海绵颗粒后复查,脾栓塞程度约 55%(B),追加 5 粒后脾栓塞程度达 80%(C)。

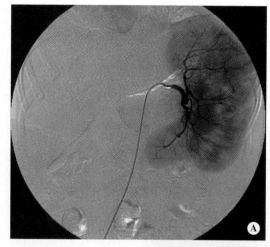
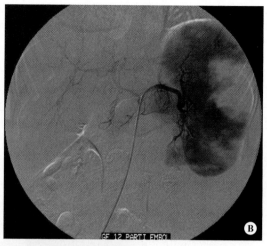
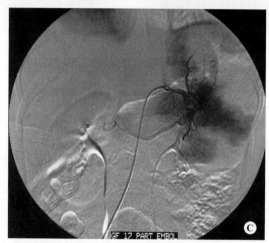

图 8-7-4　α-地中海贫血预见性脾栓塞疗法

【评述】　应用预见性脾栓塞法控制脾栓塞程度时,为了更加准确地控制脾栓塞程度,可把估算出的明胶海绵颗粒数分两次注入。首次注入总量的 3/4,然后根据造影复查评估的栓塞程度,注入余量或稍追加用量。

(梅雀林　胡宝山)

## 第八节　脾 动 脉 瘤

脾动脉瘤发病率低,尸检检出率约为 0.1%,腹主动脉造影显示率为 0.8%。按其形态分为囊状或梭形动脉瘤。常见的致病因素有动脉硬化、先天性血管壁薄弱、感染和创伤等。好发部位为脾动脉主干,少数可见于脾门及脾内动脉分叉处。患者常无明显的临床症状,多在超声检查或动脉造影时偶然发现,为预防其进一步扩大和破裂出血,可采用介入治疗。当动脉瘤破裂时可出现腹痛、休克和腹腔内出血等急性征象。由于情况紧急,难以在术前明确诊断,多由外科急诊剖腹探查处理。

脾动脉造影显示脾动脉主干呈局限性囊状、梭形扩张,需与极度迂曲、重叠的脾动脉鉴别,采用斜位或多角度造影,使脾动脉完全展开,有助于二者的鉴别。

由于脾动脉主干栓塞后侧支循环易于形成,多不造成严重脾坏死。因此,脾动脉瘤以闭塞瘤体近端和(或)远端脾动脉主干使动脉瘤段血管呈隔离或少血流状态,其内压力下降,不易发生破裂为目的。

选择性脾动脉造影,观察动脉瘤的部位、大小、形态和数量。诊断明确后,再确定栓塞部位。一般瘤体近端脾动脉干直径<7mm 时,先用直径 8mm 钢圈一枚试栓塞,如能成功停留于近端主干,再加一或二枚完全栓塞主干。如钢圈不能停留而入瘤腔或其远端,可用 3～5mm 钢圈数枚,栓塞脾门动脉。如可行瘤体近、远端栓塞则更理想。选择血管封堵器亦是较好的方法。

### 病例评述

**例 8-8-1**(图 8-8-1)

女性,54 岁。CT 提示脾门血管瘤。脾动脉造影示脾门处有一椭圆形动脉瘤,大小约 1cm×2cm,瘤壁壳样钙化(A、B)。置管于瘤腔内,送入 8mm 钢圈 2 枚,造影复查瘤腔缩小,血流缓慢,脾动脉及其分支通畅(C、D)。

【评述】　本例为脾门分叉处囊状动脉瘤,瘤体较大,瘤颈宽窄适中,最适宜的介入治疗方法为闭塞瘤体,保持载瘤动脉通畅。于瘤腔内注入 2 枚直径 8mm 的钢圈后,瘤体明显缩小,但未完全闭塞,提示仍需向瘤腔内填塞钢圈。但由于我们选用的栓塞材料为普通钢圈,很难使瘤体闭塞达到满意程度。若选用可脱性钢圈栓塞,可使瘤腔完全闭塞,但太昂贵。本例亦可通过闭塞脾动脉主干使动脉瘤与血液隔离达到治疗目的。

**例 8-8-2**(图 8-8-2)

女性,52 岁。确诊为肝硬化、肝右前叶结节型肝癌入院。入院第 3 天无明显诱因突然出现呕大量鲜红色血,伴出血性休克,胃镜提示胃底渗血明显。行急诊血管造影示近脾门处脾动脉瘤(A),其内造影剂滞留(B),进一步超选择造影结合动态观察示脾动脉瘤周边见造影剂外渗,但无明显弥散(C)。考虑由其发出的胃短动脉破裂出血,以明胶海绵及 2 枚钢圈栓塞脾动脉后造影示动脉瘤仍在,其周边可见斑片状造影剂染色(D),再加以多枚钢圈行脾动脉主干栓塞(E),术后出血停止。

【评述】　本例患者为脾动脉分支——胃短动脉瘤样变后发生破裂,从而出现胃底部位大出血。本例在腹腔干主干造影仅能显示动脉瘤及瘤内造影剂残存,超选择造影后可见瘤周造影剂外渗,但可能由于患者当时出血速度并不快,并未能明确显示造影剂弥散,结合病情,仍考虑为出血血管。本例以 GDC 栓塞比较适宜,但当时急诊条件不允许,故予明胶海绵及多枚钢圈直至栓塞脾动脉主干,术后效果良好。

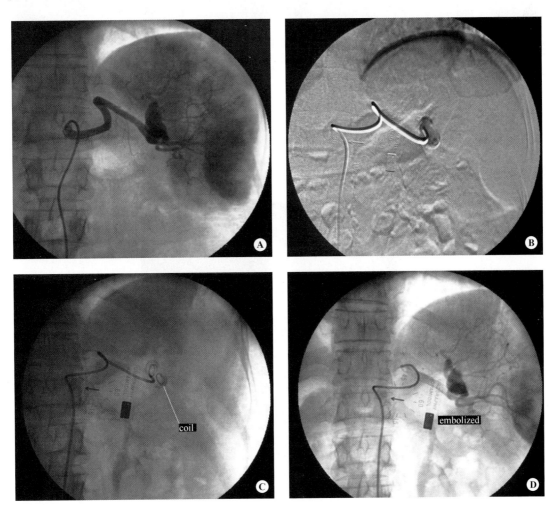

图 8-8-1　脾动脉瘤

coil. 钢圈;embolized. 栓塞

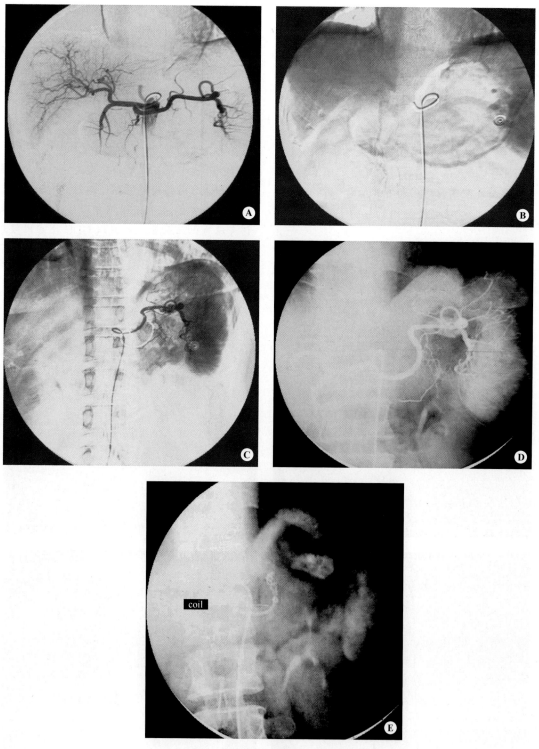

图 8-8-2 肝癌并脾动脉瘤

coil. 钢圈

（陆骊工　胡宝山　梁恒毅）

# 第九节　脾　破　裂

脾脏血流丰富,较脆,是严重腹部创伤较易受累的器官之一。根据损伤的范围,脾破裂分为中央型破裂、被膜下破裂和真性破裂。前两者因被膜完整,脾出血量小,临床症状相对较轻。后者出血量大,患者往往在短期内发生休克。脾破裂多由外科手术处理,但在患者生命体征十分不稳定、复合伤如合并骨盆骨折和诊断不明等情况下,介入技术具有重要价值[109]。脾动脉造影可以显示出血的部位、范围及类型,脾动脉栓塞术则能够迅速止血,挽救患者的生命,并可保留部分脾组织,使其发挥正常功能。

## 血管造影

脾破裂的血管造影表现为脾脏内、包膜下或包膜外造影剂外溢,脾内动脉分支中断。脾内血肿表现为一边缘清楚的密度减低区,周围血管分支移位。包膜下血肿则在相应区域脾实质出现一半圆形的充盈缺损。

## 治疗方法

脾破裂一般采用栓塞止血,所用的栓塞剂为明胶海绵或不锈钢圈[110]。栓塞前先行选择性脾动脉造影,详细了解脾破裂的部位、范围。然后根据脾出血的部位选择脾动脉主干或脾段动脉栓塞。脾门附近或脾实质内广泛出血,以栓塞脾动脉主干为宜,通常选用直径6～8mm的弹簧圈。脾脏局部出血,则以脾段动脉栓塞为佳,栓塞剂为明胶海绵颗粒、条或PVA颗粒(图8-9-1)。由于脾破裂常合并其他腹部脏器损伤,因此在必要的情况下,尚需对其他脏器行造影检查,并酌情栓塞止血。

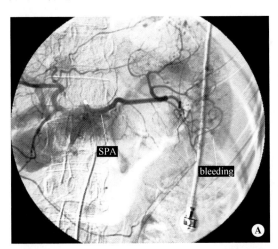
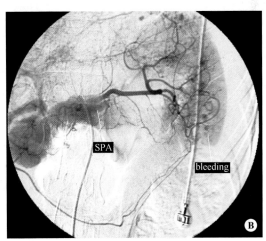
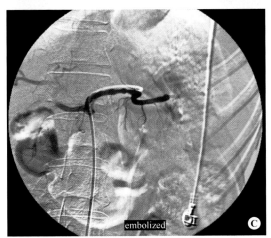

图 8-9-1　外伤性脾破裂

脾实质弥漫性出血,动脉晚期,外溢的造影剂增多,脾轮廓完整(A、B)。采用直径500μm的PVA微粒栓塞后,脾动脉血流趋于停滞(C)。embolized. 栓塞;bleeding. 出血

(陆骊工　胡宝山　梅雀林　梁恒毅)

## 参 考 文 献

[1] Jemal A, Bray F, Center MM, et al. Global cancer statistics. CA Cancer J Clin, 2011, 61(2):69～90

[2] 中华医学会. 临床诊疗指南·肿瘤分册. 北京. 人民卫生出版社, 2005:322～323

[3] Bruix J, Sherman M. Management of hepatocellular carcinoma: an update. Hepatology, 2011, 53(3):1020～1022

[4] 杨秉辉, 丛文铭, 周晓军, 等. 原发性肝癌规范化诊治专家共识. 临床肿瘤学杂志, 2009, 14(3):259～269

[5] 商健彪, 李彦豪, 刘方颖, 等.(18)F-FDG PET 显像在肝细胞癌介入治疗后残留病灶检出中的应用. 中华核医学杂志, 2004, 24(6):325～327

[6] 王执民, 吴智群. 中晚期原发性肝癌 DSA 表现的分型及其临床意义. 实用放射学杂志, 1998, 14(5):268～269

[7] Okuda K, Musha H, Yamasaki T, et al. Angiographic demonstration of intrahepatic arterio- portal anastomoses in hepatocellular carcinoma. Radiology, 1977, 122(1):53～58

[8] Li YY, Duan YY, Yan GZ, et al. Application of ultrasonography in the diagnosis and treatment tracing of hepatocellular carcinoma-associated arteriovenous fistulas. Liver Int, 2007, 27(6):869～875

[9] 申鹏, 陈勇, 李彦豪, 等. 原发性肝癌合并下腔静脉癌栓的 DSA 表现及临床意义. 第一军医大学学报, 2002, 22(9):811～813

[10] Raoul JL, Sangro B, Forner A, et al. Evolving strategies for the management of intermediate-stage hepatocellular carcinoma: available evidence and expert opinion on the use of transarterial chemoembolization. Cancer Treat Rev, 2011, 37(3):212～220

[11] Germani G, Pleguezuelo M, Gurusamy K, et al. Clinical outcomes of radiofrequency ablation, percutaneous alcohol and acetic acid injection for hepatocelullar carcinoma: a meta-analysis. J Hepatol, 2010, 52(3):380～388

[12] Camma C, Schepis F, Orlando A, et al. Transarterial chemoembolization for unresectable hepatocellular carcinoma: meta-analysis of randomized controlled trials. Radiology, 2002, 224(1):47～54

[13] Llovet JM, Burroughs A, Bruix J. Hepatocellular carcinoma. Lancet, 2003, 362(9399):1907～1917

[14] Lammer J, Malagari K, Vogl T, et al. Prospective randomized study of doxorubicin-eluting-bead embolization in the treatment of hepatocellular carcinoma: results of the PRECISION V study. Cardiovasc Intervent Radiol, 2010, 33(1):41～52

[15] Salem R, Thurston KG. Radioembolization with $^{90}$Yttrium microspheres: a state-of-the-art brachytherapy treatment for primary and secondary liver malignancies. Part 1: technical and methodologic considerations. J Vasc Interv Radiol, 2006, 17(8):1251～1278

[16] 曾庆乐, 李彦豪, 陈勇, 等. 微导管超选择插管在肝癌介入治疗中的应用. 中国医学影像技术, 2002, 18(2):113～115

[17] 曾庆乐, 李彦豪, 陈勇, 等. 块状型肝癌动脉化疗栓塞后肿瘤门残留现象的观察和对策. 中国介入影像与治疗学, 2001, 1(2):92～94

[18] 林礼务, 叶真, 薛恩生, 等. 超声介入注射无水酒精治疗肝癌的量化研究. 中国超声医学杂志, 2000, 16(7):514～516

[19] 陈敏山, 陈敏华. 肝癌射频消融治疗规范的专家共识. 临床肝胆病杂志, 2011, 27(3):236～238

[20] Crucitti A, Danza FM, Antinori A, et al. Radiofrequency thermal ablation (RFA) of liver tumors: percutaneous and open surgical approaches. J Exp Clin Cancer Res, 2003, 22(4 Suppl):191～195

[21] Ferrari FS, Megliola A, Scorzelli A, et al. Treatment of small HCC through radiofrequency ablation and laser ablation: comparison of techniques and long-term results. Radiol Med (Torino), 2007, 112(3):377～393

[22] Chen MS, Li JQ, Zheng Y, et al. A prospective randomizedtrial comparing percutaneous local ablative therapy and partial hepatectomy for small hepatocellular carcinoma. Ann Surg, 2006, 243(3):321～328

[23] Gervais DA, Goldberg SN, Brown DB, et al. Society of Interventional Radiology position statement on percutaneous radiofrequency ablation for the treatment of liver tumors. J Vasc Interv Radiol, 2009, 20(Suppl 7):S342～347

[24] Liao GS, Yu CY, Shih ML, et al. Radiofrequency ablation after transarterial embolization as therapy for patients with unresectable hepatocellular carcinoma. Eur J Surg Oncol, 2008, 34(1):61～66

[25] Livraghi T, Goldberg SN, Lazzaroni S, et al. Hepatocellular carcinoma: radio-frequency ablation of medium and large lesions. Radiology, 2000, 214(3):761～768

[26] 张雪哲, 吴沛宏, 张福君. 开展放射性粒子组织间植入治疗恶性肿瘤. 中华放射学杂志, 2004, 38(9):901～902

[27] 王忠敏, 黄钢, 陈克敏, 等. 放射性粒子组织间植入治疗技术指南的建议. 介入放射学杂志, 2009, 18(9):641～644

[28] 刘健, 张福君, 吴沛宏, 等. CT 导向下$^{125}$I 粒子植入治疗肝门区肝癌. 介入放射学杂志, 2005, 14(6):606～609

[29] Nag S, DeHaan M, Seruggs G, et al. Long-term follow-up of patients of intrahepatic malignaneies treated with iodine-125 braehytherapy. Int J Radiat Oncol Biol Phys, 2006, 64(3):736～744

[30] Sun Z, Li G, Ai X, et al. Hepatic and biliary damage after transarterial chemoembolization for malignant hepatic tumors: incidence, diagnosis, treatment, outcome and mechanism. Crit Rev Oncol Hematol, 2011, 79(2):164～174

[31] Xia J, Ren Z, Ye S, et al. Study of severe and rare complications of transarterial chemoembolization (TACE) for liver cancer. Eur J Radiol, 2006, 59(3):407～412

[32] Poggi G, Pozzi E, Riccardi A, et al. Complications of image-guided transcatheter hepatic chemoembolization of primary and secondary tumours of the liver. Anticancer Res, 2010, 30(12):5159～5164

[33] Choi JW, Park JY, Ahn SH, et al. Efficacy and safety of transarterial chemoembolization in recurrent hepatocellular carcinoma after curative surgical resection. Am J Clin Oncol, 2009, 32(6):564～569

[34] 陆骊工, 胡宝山, 李勇, 等. 吉西他滨经肝动脉栓塞化疗治疗 47 例晚期肝癌分析. 肿瘤学杂志, 2008, 14(8):663～665

[35] 黄建文, 陆骊工. TACE 联合分子靶向药物治疗肝细胞癌的新进展. 当代医学, 2010, 16(17):285～289

[36] Peck-Radosavljevic M, Greten TF, Lammer J, et al. Consensus on the current use of sorafenib for the treatment of hepatocellular carcinoma. Eur J Gastroenterol Hepatol, 2010, 22(4):391～398

[37] Ganeshan A, Upponi S, Hon LQ, et al. Hepatic arterial infusion of chemotherapy: the role of diagnostic and interventional radiol-

ogy. Ann Oncol,2008,19(5):847～851

[38] Kim BK,Park JY,Choi HJ,et al. Long-term clinical outcomes of hepatic arterial infusion chemotherapy with cisplatin with or without 5-fluorouracil in locally advanced hepatocellular carcinoma. J Cancer Res Clin Oncol,2011,137(4):659～667

[39] 陆骊工,胡宝山,李勇,等. 中晚期原发性肝癌合并症的介入治疗研究. 介入放射学杂志, 2008,17(7):514～517

[40] 吴育民,周汝明,梁惠民,等. 支架置入术治疗原发性肝癌并下腔静脉阻塞的近期疗效观察. 医学影像学杂志,2011,21(1):72～75

[41] Chan WS,Poon WL,Cho DH, et al. Transcatheter embolisation of intrahepatic arteriovenous shunts in patients with hepatocellular carcinoma. Hong Kong Med J,2010,16(1): 8～55

[42] Peng ZW,Zhang YJ,Chen MS,et al. Radiofrequency ablation as first-line treatment for small solitary hepatocellular carcinoma: long-term results. Eur J Surg Oncol,2010,36(11):1054～1060

[43] Peng ZW,Chen MS,Liang HH,et al. A case-control study comparing percutaneous radiofrequency ablation alone or combined with transcatheter arterial chemoembolization for hepatocellular carcinoma. Eur J Surg Oncol,2010,36(3):257～263

[44] 李彦豪,何晓峰,黄信华,等. 肝转移瘤的动脉造影表现及介入性化疗效果评价. 实用放射学杂志,1992,8(2):74～78

[45] Kemeny NE,Neidzwiecki D,Hollis DR,et al. Final analysis of hepatic arterial infusion (HAI) versus systemic therapy for hepatic metastases from colorectal cancer: a CALGB randomized trial of efficacy, quality of life (QOL), cost effectiveness, and molecular markers. Presented at the American Society of Clinical Oncology Gastrointestinal Cancers Symposium: January 27～29: 2005,Hollywood,Fla. Abstract 183

[46] Samaras P,Breitenstein S,Haile SR,et al. Selective intra-arterial chemotherapy with floxuridine as second- or third-line approach in patients with unresectable colorectal liver metastases. Ann Surg Oncol, 2011,18(7):1924～1931

[47] Flörcken A,Schaefer C,Bichev D,et al. Hepatic arterial infusion chemotherapy for liver metastases from gastric cancer: an analysis in Western patients. Tumori,2011,97(1):19～24

[48] 解刚强,孙君军,金建光,等. 结肠癌肝转移肝动脉置管化疗疗效分析. 中国实用医药, 2011,6(11):128～129

[49] 罗鹏飞,陆骊工,陈晓明,等. 经肝动脉栓塞化疗结合局部消融治疗大肠癌肝转移. 介入放射学杂志,2003,12(5):340～344

[50] 刘凌晓,姬巍,王建华,等. 胰腺癌肝转移患者综合性介入栓塞治疗生存情况的回顾性分析. 复旦学报(医学版),2011,38(2):101～106

[51] Gibbs JF,Litwin AM, Kahlenberg MS. Contemporary management of benign liver tumors. Surg Clin North Am,2004,84(2):463～480

[52] 曾庆乐,陈勇,赵剑波,等. 肝海绵状血管瘤的动脉造影分型. 临床放射学杂志,2009,28(5):688～691

[53] 曾庆乐,陈勇,赵剑波,等. 肝海绵状血管瘤的动脉造影分型及介入治疗. 中国医学影像学杂志,2009,17(5):379～380

[54] 谢攀,夏锋,海军,等. 肝脏血管瘤的治疗研究进展——基于循证医学的系统评价. 实用临床医药杂志,2009,13(2):16～20

[55] Park SY,Tak WY,Jung MK,et al. Symptomatic-enlarging hepatic hemangiomas are effectively treated by percutaneous ultrasonography-guided radiofrequency ablation. J Hepatol, 2011,

54(3): 559～565

[56] 马占龙,汤继军,杨海明. 肝血管瘤介入治疗中不同栓塞方法的疗效分析. 医师进修杂志(内科版),2004,27(3): 27

[57] 李海平,曹觉,雷光武. 平阳霉素碘油乳剂加明胶海绵治疗肝海绵状血管瘤. 中国普通外科杂志,2002,11(1):61

[58] 冯华. 平阳霉素与鱼肝油酸钠治疗肝血管瘤临床观察. 河北北方学院学报,2006,23(1): 44

[59] 刘彪,曾庆乐,陈勇,等. 肝海绵状血管瘤的局部硬化治疗. 中华肝胆外科杂志, 2004,10(6):380～382

[60] Wallace MJ,Chin KW,Fletcher TB,et al. Quality improvement guidelines for percutaneous drainage/aspiration of abscess and fluid collections. J Vasc Interv Radiol,2010,21(4):431～435

[61] Mergo PJ,Ros PR. Benign lesions of the liver. Radiol Clin North Am,1998,36(2): 319～331

[62] 吴立然,黄锡明. 肝脏局灶性结节性增生的诊断与治疗. 医学信息(中旬刊),2010,5(5):1029～1030

[63] Braneatilli G,Federle MP,Graziolil,et al. Focal nodular hyper plasia CT finding with emphasis on multiphasic helical CT in 78 patients. Radiology,2001,219(1):61～68

[64] Wallner BK,Schumacher KA,Weidenmaier W, et al. Dilated biliary tract: evaluation with MR cholangiography with a $T_2$-weighted contrast-enhanced fast sequence. Radiology,1991,181(3):805～808

[65] 秦孝军,贾广志,尹华. PTC 与 MRCP 对恶性梗阻性黄疸的诊断及指导治疗价值的对比研究. 内蒙古医学院学报,2009,31(3): 214～217

[66] 韩新巍,李臻. 胆管癌并阻塞性黄疸的影像学诊断及介入治疗现状与进展. 世界华人消化杂志,2008,16(29):3249～3254

[67] 万建国,晓红,窦松涛,等. 恶性梗阻性黄疸的胆道金属内支架介入治疗. 中国实用医药,2008,3(8): 39～40

[68] 何晓峰,单鸿,陈勇,等. 经皮胆道内支架置放术治疗胆道狭窄. 中华放射学杂志,1997,31 (11):737～740

[69] 郭元星,李彦豪,陈勇,等. 金属支架、内涵管治疗恶性胆管梗阻的临床疗效比较. 临床放射学杂志,2003,22(9):783～785

[70] 游洋,常钢,孟凡喆. 胆道支架置入联合碘-125 粒子腔内照射治疗恶性梗阻性黄疸的临床应用. 西安交通大学学报(医学版),2005,28(2):233～234

[71] Guo YX,Li YH,Chen Y,et al. Percutaneous transhepatic metal versus plastic biliary stent in treating malignant biliary obstruction: a multiple center investigation. Hepatobiliary Pancreat Dis Int,2003,2(4):594～597

[72] 朱芳来,凌安生. 胆道内支架置入治疗恶性梗阻性黄疸疗效观察. 实用临床医学,2008,9(1): 48～50

[73] 高小平,张宝洲,郭乐艳,等. 超声引导下改良法 PTCD 治疗阻塞性黄疸. 甘肃科技,2008,24(14):161～162

[74] 李伟,周政,朱晓黎,等. 恶性梗阻性黄疸介入治疗并发症的分析及处理. 当代医学,2011,28(2): 81～83

[75] 汤礼军,田伏洲,蔡忠红,等. 经皮永久性胆管通路胆镜取石术. 中华消化内镜杂志,2002,19(4):235

[76] 孙登群,曾永庆,王敬民,等. 经 T 管窦道胆道镜取石困难原因及对策. 肝胆胰外科杂志,2004,16(4):292～293

[77] 路建宽,袁广胜,杜世珠,等. 胆汁瘤的形成原因及介入治疗. 当代医学,2009,15(11): 212～214

［78］罗鹏飞,符力,陈晓明,等.肝癌介入治疗后胆汁瘤的形成与临床意义.中华放射学杂志,2000,34(11):11

［79］Patkowski W,Nyckowski P,Zieniewicz K,et al. Biliary tract complications following liver transplantation. Transplat Proc, 2003,35(6):2316~2317

［80］盛勤松,陈大志.原位肝移植术后胆道狭窄的病因与防治.实用医学杂志,2008,24(24):4310~4312

［81］汪国营,汪根树,李华,等.肝移植术后肝动脉狭窄的介入治疗和再移植时机.中国普通外科杂志,2010,19(1):1~4

［82］郑树森,徐骁,梁廷波,等.肝移植术后早期肝动脉供血不良与胆道并发症.中华医学杂志,2005,85(24):1665~1669

［83］Sutcliffe R,Maguire D,Mroz A,et al. Bile duct stricture after adult liver transplantation. A role for biliary reconstructive surgery. Liver Transplant,2004,10 (7):928~934

［84］Pascher A,Neuhaus P. Bile duct complications after liver transplantation. Transpl Int,2005,18(6):627~642

［85］Qin YS,Li ZS ,Sun ZX,et al. Endoscopic management of biliary complications after orthotopic liver transplantation. Hepatobiliary Pancreat Dis Int,2006,5 (1):39~42

［86］Moser MAJ, Wall WJ. Management of biliary problems after liver transplantation. Liver Transplant ,2001,7(11 Suppl 1):S46~52

［87］单鸿,Kumpe DA. 嵌顿性胆总管或胆囊管结石的介入性综合治疗.中华放射学杂志,1999,33(6):417~420

［88］Marks JM, Ponsky JL. Management of common bile duct stones. Gastroenterologist,1996,4(3):155~162

［89］李兆申.胰腺癌流行病学研究进展.医学研究杂志,2007,36 (2):3~4

［90］King AD,Ko GT,Ycung VT,et al. Dual phase spiral CT in the detection of small insulinomas of the pancreas. Br J Radiol,1998, 71(841):20~23

［91］邱怀明,曾晓华,闫小纺,等.选择性血管造影在胰腺癌诊断中的价值.华南国防医学杂志,2008,22(5):43~45

［92］任大力,陈启龙.胰腺癌介入治疗展望.现代肿瘤医学,2009, 17(9):1820~1822

［93］陈立军.胰腺癌介入治疗现状及进展.肿瘤,2008,28(2): 173~176

［94］Date RS,Siriwadena A. Radiofrequency ablation of the pancreas Ⅱ:intraoperative ablation of non resectable pancreatic cancer. A description

of technique and initial outcome. JOP,2005,6(6):588~592.

［95］Girelli R,Frigerio I,Salvia R,et al. Feasibility and safety of radiofrequency ablation for locally advanced pancreatic cancer. Br J Surg,2010,97(2):220~225

［96］Peretz T,Nori D,Hilaris B,et al. Treatment of primary unresectable carcinoma of the pancreas with I-125 implantation. Int J Radiat Oncol Biol Phys,1989,17(5):931~935

［97］朱永强,陈俊英,郭剑峰.CT 引导下$^{125}$I 粒子植入治疗晚期胰腺癌的临床疗效分析.介入放射学杂志,2011,20(4):283~286

［98］Kommann M,Butzef U,Blattcr, et al. Pre-clinical evaluation of the activity of gemcitabinc as a basis for regional chemotherapy of pancreatic and colorectal cancer. Eur J Surg Oncol,2000,26(6):583~587.

［99］Klcin B,Sadikov E,Mishacli M,et al. Comparison of 5-Fu and Lcucovorin to gemcitabinc in the treatment of pancreatic cancer. Oncol Rep,2000,7(4):875~877

［100］刘德忠,李槐,曾辉英,等.经动脉灌注健择治疗中晚期胰腺癌临床疗并行初步观察.中国医学影像技术,2000,16(11):928~930

［101］Cantore M,Girelli R,Mambrini A,et al. A triple approach strategy for patients with locally advanced pancreatic adenocarcinoma. J Clin Oncol,2011,29(Suppl):e14607

［102］冯凯,马宽生.继发性脾功能亢进症的治疗现状及展望.国外医学·外科学分册,2005,32(3):183~187

［103］郭栋,肖恩华.脾功能亢进介入治疗的进展.实用放射学杂志, 2007,23(5):693~696

［104］李红伟.部分性脾栓塞术不同栓塞方法的临床应用.当代医学,2010,16(5):85~87

［105］梅雀林,李彦豪,陈勇,等.部分性脾栓塞术的质量控制.中华放射学杂志,1998,32(11):776~779

［106］梅雀林,李彦豪,鲁恩洁.部分性脾栓塞术相关的血管造影解剖.临床放射学杂志,2000,19(4):211~213

［107］陈勇,李彦豪.部分性脾栓塞术治疗儿童遗传性贫血的术后反应、并发症及其处理.中华放射学杂志,1995,29(8):534~537

［108］吴乔.射频消融治疗脾脏功能亢进症的临床应用研究[学位论文].重庆:第三军医大学,2004:4~26

［109］李卫峰.创伤性脾破裂治疗方法选择的临床探讨.中国医药导报,2008,5(33):120~121

［110］周爱国,李小兰,欧阳军.介入性治疗在外伤性脾破裂治疗中的临床应用.当代医学,2008,15(34):11~12

（本章责任主编　陆骊工　陈　勇）

# 第九章 胃肠道病变

胃肠道疾病的介入治疗主要涉及胃肠道恶性肿瘤、胃肠道血管性病变及其造成的胃肠道并发症如胃肠道狭窄、梗阻和消化道出血的治疗。其中以胃肠道疾病并发症的介入治疗较常见且重要。本章将对上述病变介入治疗的适应证、治疗原则及特殊病例的处理方法分别加以叙述。

## 第一节 胃肠道良性狭窄

**胃肠道狭窄是指器质性胃肠道管腔缩小,且伴有胃肠道完全性或不全性梗阻。**根据造成狭窄病变的良、恶性,分别称为胃肠道良、恶性狭窄。

胃肠道良性狭窄可发生于消化道的各个部位,但以食管及贲门为常见。主要病因为化学性灼伤,术后吻合口狭窄,放疗、外伤、异物引起的损伤,括约肌痉挛、肥厚(贲门失弛缓症),先天性病变。其他尚有炎性病变和特发性病变,如胃肠道溃疡、肠结核、克罗恩病、硬皮病等。患者的临床表现主要为吞咽困难和胃肠道梗阻症状。

### 适应证和禁忌证

对于胃肠道良性狭窄的介入治疗及方法的选择,应严格掌握适s应证。就病变部位而言,食管良性狭窄主要有化学性灼伤、吻合口狭窄和贲门失弛缓症,是球囊导管成形术的良好适应证;而十二指肠、小肠和结肠的良性狭窄适于外科手术治疗。就病变范围而论,局限性狭窄适于介入治疗,长段广泛性狭窄以外科治疗为佳,但无手术适应证者行经皮胃造瘘术不失为良好的补救措施。病变性质为纤维瘢痕挛缩和肌肉肥厚为**球囊导管成形术和可回收支架置入术**的适应证。**急性炎性水肿和新生肉芽组织增生导致的狭窄一般不宜行球囊导管成形术和支架置入术,必要时可通过胃肠道置管维持胃肠道营养或减压。**因此,对于术后吻合口狭窄和灼伤性食管局限性狭窄,必须在瘢痕内纤维组织较成熟时方可行介入治疗,通常在损伤后1～6个月实施。**外压性狭窄一般不宜选用球囊导管成形术和支架置入术。**

### 介入治疗方法

#### 球囊导管成形术

球囊导管成形术是胃肠道良性狭窄的**首选**治疗方法。通过球囊对局部纤维组织和肌肉组织的扩张、撕裂,使狭窄管径得以扩大。而且,局部组织修复后,一般不会回复至原有狭窄程度。因此,患者的症状可得到明显缓解或消失。若狭窄复发,可再行球囊扩张或手术治疗。

用于胃肠道球囊成形术的球囊导管较特殊,亦有专用产品。一般要求球囊直径在20mm左右。贲门失弛缓症扩张专用球囊直径应达35～40mm,球囊耐压在10atm(1atm＝$1.01 \times 10^5$ Pa)以上[1]。由于此类球囊导管的直径常达10F以上,对于严重的狭窄,难以通过时,可先用8～10mm的球囊导管进行预扩张。

食管球囊导管成形术的技术要点:

术前禁食4小时,以免术中呕吐、误吸,如食管内有食物潴留,嘱患者在术前呕出或用吸引器吸出。除去活动性义齿。充分麻醉口咽部。

用5F单弯导管及超滑导丝经口腔引入食管。(主编评论:此方法对咽喉部有一定的刺激性,造成部分患者插管困难。有一种方法值得采用:将一条能够通过导丝的软塑料管嘱患者自行吞下,然后再引入导丝交换治疗导管。)因导管常可误入气管,可在斜位透视下,直接将导管头转向气管的后方,配合使用导丝,将导管送入食管内。造影观察狭窄的范围、部位、程度,并选择恰当的骨性定位标志。应在狭窄上方造影,明确狭窄的长度。再将导丝、导管送入胃腔。抽出导丝经导管注入对比剂显示胃黏膜证实导管位于胃内后,送入硬导丝或超硬导丝,撤出导管。

送入球囊导管,使球囊的中心位于狭窄段中点,注入少量对比剂显示狭窄对球囊的压迹(腰征)。继续缓慢加压注射,使腰征完全消失,并维持压力15～30秒(图9-1-1)。扩张过程中,需固定球囊导管的输送导管,以免在扩张的过程中上下滑动。若患者出现难以忍受的剧痛,应立即停止扩张,抽除球囊内的对比剂,退至狭窄上方造影,观察有无食管撕裂、穿孔。除食管蹼、环状狭窄、贲门失弛缓症可选用与预扩张食管管径相匹配的球囊一次扩张成功外,其他狭窄如化学性灼伤、放疗所致者因狭窄较长、纤维瘢痕较多,采用较大球囊一次扩张易导致食管破裂,故应先选用直径较小的球囊扩张,1周后再用较大的球囊扩张,直至达满意效果[2]。

扩张后需造影复查以明确疗效及有无食管撕裂、穿孔等并发症。若有食管撕裂、穿孔,应禁食水、抗炎治疗1周,食管损伤多可自愈。

撤出球囊导管后,正常情况下球囊表面可粘有少量血迹,但若出血量较多者,可予巴曲酶1000U肌内注射和饮冰盐水100ml。

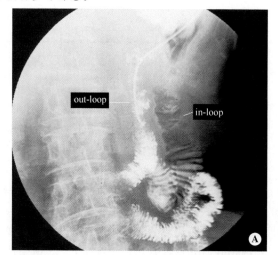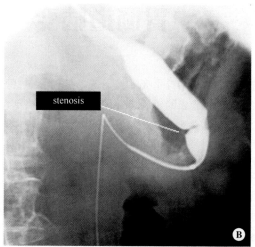
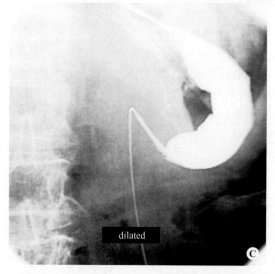

图 9-1-1　胃空肠吻合口狭窄球囊扩张成形术

选择性插管至输出袢(A)。扩张前,吻合口狭窄部显示"腰征"(B),扩张后,"腰征"消失(C)。out-loop.输出袢;in-loop.输入袢;stenosis.狭窄;dilated.扩张

术后口服庆大霉素8万U+地塞米松10mg+利多卡因2.5mg+生理盐水100ml配制液,2次/日,连用2~3天,以预防感染,减轻黏膜水肿,抑制瘢痕形成,缓解疼痛。患者可先进流质,逐步适应后方可正常进食。

### 内支架置入术

**原则上胃肠道良性狭窄不宜采用永久性金属内支架置入术治疗,而可回收的临时性支架置入是可选择的治疗方法。** 理由为良性狭窄患者存活期长,支架置入后尽管可以暂时解除狭窄,但其长期刺激消化道黏膜可造成局部增生,形成再狭窄。支架对消化道的长期压迫可造成管壁肌层退行性变、缺血坏死,引起消化道穿孔。

上述并发症需手术治疗时,被覆黏膜的支架难以取出。而且支架对局部组织的长期影响未知。对于狭窄段较长和球囊扩张疗效欠佳且不宜手术治疗者,采用**临时支架置入**,一定时间后再取出或许是可行的方法[3]。至于取出的时间,目前尚无定论,与支架的品质和病变的情况有关。对于长段的瘢痕性狭窄,应置放临时支架,并且应放置较长时间,以利于狭窄段良好塑形。

首次球囊成形术对于食管局限性瘢痕性狭窄和贲门失迟缓症疗效满意者可达90%以上。根据Mellow和Pinkas对吞咽困难的分级标准,治疗后多数患者可改善到0或1级。部分改善至2级者,可在首次治疗后1个月左右行二次治疗。

### 经皮胃造瘘术

对于长段广泛性狭窄但无手术适应证者，病变累及口咽部出现不同程度的吞咽功能紊乱者，或在炎性狭窄急性期可通过胃造瘘术建立胃肠道营养通道改善患者的营养状况，为进一步治疗打下基础。操作技术参见第四章第十二节。

## 并发症及其处理

食管球囊成形术的主要并发症包括：疼痛，出血，胃液反流，食管穿孔、破裂，再狭窄。

### 疼痛

患者术中均有程度不同的撕裂样痛，为瘢痕组织撕裂所致，大多在术后 2～3 天消失，少数患者可持续 7 天。疼痛难以忍受者，可服用镇痛药物。

### 出血

发生在球囊成形术中，为病变组织撕裂所致。表现为球囊导管沾有血迹，或术后大便潜血实验＋～＋＋。口服云南白药粉 10g＋去甲肾上腺素 8mg＋冰盐水 100ml 2～3 次，出血多可停止。无效者，可肌内注射或静脉注射止血药。

### 胃液反流

食管胃吻合口狭窄或贲门失迟缓症患者球囊成形术后，由于失去了阻止胃液反流的屏障，部分患者术后可出现胃液反流。表现为持续性胸骨后烧灼样痛，卧位时明显。此类患者术后需常规服用制酸药（奥美拉唑 20mg，1 次/日）、促胃肠动力药（西沙比利 10mg，3 次/日）1 个月，以减轻患者的症状，降低再狭窄形成。

### 食管穿孔、破裂

此为插管过程中导丝偏离食管腔或狭窄段被过度扩张、撕裂所致。口服碘剂造影表现为对比剂进入食管腔以外的间隙，如纵隔等。穿孔很小，症状较轻者，采用保守治疗多可痊愈。出现纵隔气肿、气胸、呼吸功能不全者，需手术治疗。

### 再狭窄

术后 1 年的再狭窄率为 10％～30％。其发生与病变的性质、长度相关，局限性狭窄，复发率较低；广泛性、化学性狭窄，复发率较高。瘢痕组织回缩、术后瘢痕再形成为再狭窄发生的主要原因。糖皮质激素具有减轻组织损伤、阻止炎性细胞聚集、抑制成纤维细胞活性、从而减少或延缓瘢痕形成的作用，术后口服泼尼松 7～10 天（10mg/d），可降低狭窄复发。有胃液反流基础的患者，术后采用抗反流治疗，也可降低再狭窄形成。

## 病例评述

### 例 9-1-1（图 9-1-2）

男性，52 岁。食管癌术后 1 月余再次出现吞咽困难。钡餐造影示颈段食管与胃吻合，吻合口呈环形狭窄，直径约 4mm，边缘光滑，上方食管钡剂潴留（A）。采用 20mm 球囊连续扩张 2 次，每次维持 30 秒（B、C）。术后复查示钡剂通过顺利，吻合口狭窄消失。

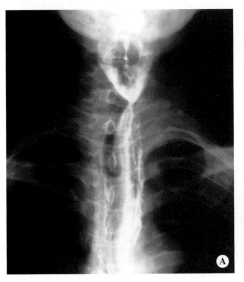
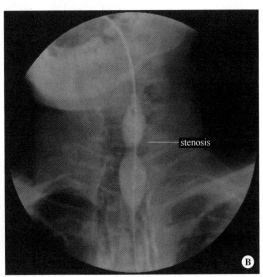

图 9-1-2 食管吻合口狭窄

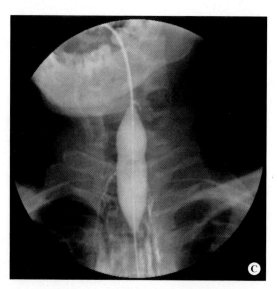

图 9-1-2　食管吻合口狭窄（续）

stenosis.狭窄

【评述】　本例狭窄系食管胃吻合术后纤维组织增生、挛缩所致，为球囊成形术的良好适应证。需注意的是术后 1 周内出现的狭窄，多为吻合口水肿所致，通过保守治疗多可痊愈。术后 2～3 周出现的狭窄则与肉芽组织增生有关，采用球囊成形术易引起食管破裂。

### 例 9-1-2（图 9-1-3）

女性，33 岁。吞咽困难 10 年，症状时轻时重。钡餐造影示食管下段呈鸟嘴样狭窄，边缘光滑，上方食管明显扩张（A）。用直径 35mm 的球囊扩张狭窄段 3 次，每次维持 1～2 分钟（B）。术后患者吞咽功能由 3 级改善至 1 级，随访 2 年并无复发表现。

【评述】　本例为贲门失迟缓症所致的食管良性狭窄，以选用直径 35～40mm 的球囊扩张较佳。采用直径 20mm 的球囊扩张，局部肌肉组织扩张、撕裂有限，术后肌肉组织弹性回缩易致狭窄复发。扩张前造影证实导管位于胃肠道管腔内以免形成假道，为球囊成形术的基本原则。

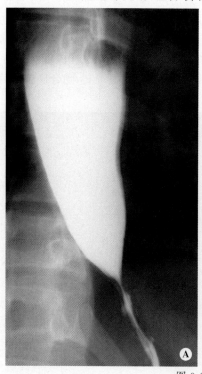
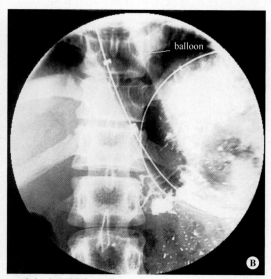

图 9-1-3　贲门失迟缓症

balloon.球囊

例 9-1-3（图 9-1-4）

男性，38 岁。胃癌术后 1 年余，胃镜复查示吻合口复发，行残胃、吻合口切除。术后 10 天，患者出现腹胀、腹痛、肛门停止排气、无大便。肛门指诊：直肠狭窄，仅容 1 指通过。腹部透视提示"结肠梗阻，梗阻平面在直肠"。急症结肠镜检查：距肛门 10cm 以上可见环形肿物，肠腔狭窄，肿物表面无溃疡。经肛门插入 Cobra 导管至降结肠造影：直肠上段见一 5cm 长的狭窄段，以上肠管扩张（A、B）。于狭窄段置入 2.5cm×8.0cm 大小的蘑菇口支架（C、D）后，患者立即解出大量粪便。随访 4 个月，未见梗阻复发。病理检查为直肠慢性炎症。

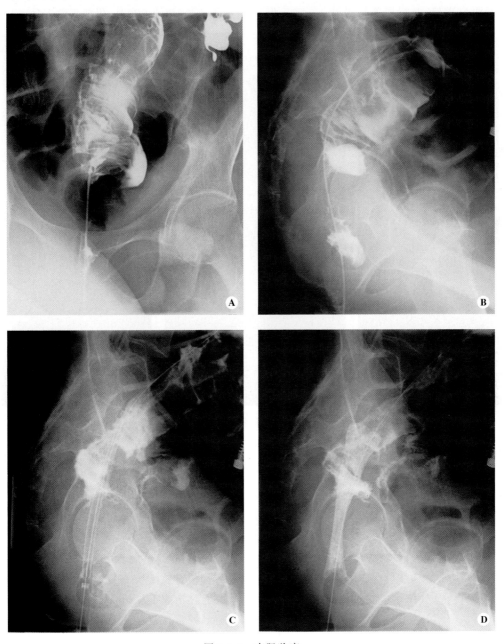

图 9-1-4　直肠狭窄

【评述】　结肠内支架置入技术因其具有微创、安全、见效快、重复性强的特点，在结肠狭窄性病变治疗中的应用越来越广泛，恶性肿瘤直接侵犯或外在压迫、结肠或直肠外科手术后吻合口狭窄引起的排便障碍，均可采用内支架置入术加以解除。除有出血倾向、重度感染、主要脏器功能严重衰竭外一般无绝对禁忌证。本例虽为慢性炎症所致的直肠良性狭窄患者，但是存在胃癌术后复发，且狭窄程度较重，已引起了急性的直肠梗阻症状，故选用内支架治疗。

**例 9-1-4**(图 9-1-5)

男性,36 岁。误服强碱后进行性吞咽困难 1 月余,加重 3 日入笔者所在医院消化科。食管吞钡示食管中段($T_8$)狭窄。在内镜下行食管支架(产品型号不详)植入术。1 个月后再发吞咽困难,造影证实支架脱落入胃腔,即在内镜下取出支架,并行探条扩张到 11mm。但

患者需要反复扩张,1 次/月。4 个月后再发吞咽困难,又在消化科行支架植入术。2 周后再次发生支架脱落入胃腔,内镜取出后,转介入科治疗。造影证实食管中下段明显狭窄(A),即行可回收食管支架植入术,支架外固定在右耳郭上。2 周和 1 个月后证实支架位置正常(B)。3 个月后顺利取出支架。造影证实食管形态基本正常(C)。随访 6 个月,仍能正常进食。

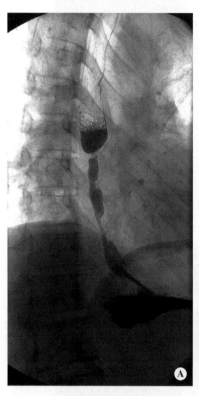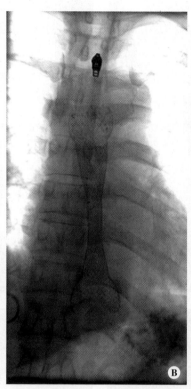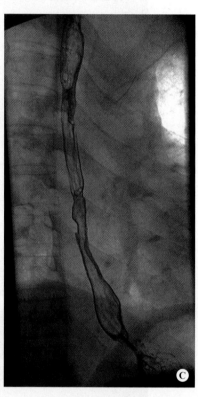

图 9-1-5 食管良性狭窄

【评述】 本例患者采用可回收支架治疗后,支架的外固定装置可减少其脱落入胃腔的可能。但需要在日常的生活中注意外固定装置的稳定和固定线保持一定的张力。对化学烧伤后或其他原因造成的良性食管狭窄,采用支架置放并维持 3～6 个月以上,有利于狭窄段成形,减少再狭窄的可能。采用可回收食管支架治疗的成功,为临床良性食管阻塞的治疗提供了又一选择,笔者建议可作为首选的方法。但其远期疗效,仍需临床进一步证实。

(陈 勇 何 凡)

## 第二节 胃肠道恶性狭窄

胃肠道恶性狭窄常由食管癌、胃癌、小肠癌和结肠癌向腔内生长或管壁浸润所致。胃肠道周围器官或淋巴结的恶性病变浸润,亦可导致恶性狭窄,如胰腺癌侵犯导致十二指肠的梗阻。患者常因不同部位的消化道

梗阻症状就诊。消化道钡餐或其他对比剂造影和纤维内镜可以明确病变的部位、范围及性质。CT 和 MRI 则有利于了解病变的浸润程度及转移情况,为肿瘤的临床分期和手术治疗提供依据。手术为解除胃肠道恶性狭窄的首选方法,但不少患者就诊时已处于癌症的中晚期,手术治疗难度大、并发症多、死亡率高。**采用放疗或化疗即使有效,**缓解梗阻症状亦需要一定的时间。而作为姑息性治疗手段的介入治疗则能迅速解除患者的梗阻症状并重建胃肠道营养通道,为后续的综合治疗作准备。

## 适应证

不宜或失去手术治疗机会的晚期食管、贲门、十二指肠和结肠恶性狭窄,且引起胃肠道梗阻和内瘘者为介入治疗的适应证。空、回肠恶性狭窄目前尚难以完成通道重建,必要时可置管减压,提高患者的生活质量。

# 治疗方法

介入治疗胃肠道恶性狭窄的首要目的是**重建胃肠通道，其次是造瘘改道或置管减压**。主要治疗方法有内支架置入术、胃造瘘术和动脉内化疗药物灌注术，本节主要介绍前两者。

**解除恶性胃肠道狭窄通常采用内支架置入术，**球囊成形术并不适用。所使用的支架主要有"Z"形和网状自膨胀支架，多有倒刺或喇叭口防止支架滑脱。Z形支架支撑力较强，网状自膨胀支架顺应性较佳，可根据情况选用。由于食管、胃肠道解剖部位的特殊性和病变的多样性，支架的设计亦多种多样，选择支架应遵循个体化的原则。必要时可根据患者的具体情况，设计和定做合适的支架。**覆膜**支架多用于合并消化道瘘者，如食管-气管瘘、食管-胸腔瘘等。防反流支架用于贲门部狭窄的治疗，可防止胃液及食物的反流。目前可选用的有袖式防反流装置和瓣式防反流装置。通常支架的直径需在 20mm 以上。而对于颈段食管狭窄，应选用直径 18～20mm 的支架。

内支架置入术的一般操作方法参见有关章节，以下仅讨论消化道支架置入的技术要点和特殊情况。

以往支架释放前常用球囊导管将狭窄段进行预扩张。根据作者的经验，多数情况下，预扩张是不必要的。因支架释放后可立即膨胀到原有直径者约占 60%，另 40% 的患者在支架释放后虽存在较明显的压迹，但梗阻症状明显改善，而且术后 1 周内复查，绝大多数支架可膨胀至原有直径。不采用球囊扩张术的优点：术中患者无明显的疼痛感；过度球囊扩张造成的出血、管腔破裂和感染的机会减少；没有彻底改善的管腔狭窄减少了术后支架移位的概率。但在支架释放装置难以通过狭窄段时和术后 1 周内复查仍有明显压迹并梗阻症状改善不理想者，仍需行球囊扩张术，以利于支架释放装置的通过或梗阻症状的明显改善。

狭窄的准确定位和狭窄段的长度测量对指导支架置入术的作用不言而喻。除通过术前造影评估和术中以解剖标志定位外，对于不能准确定位者，先行球囊扩张，以狭窄段对球囊形成的压迹确定其位置和长度亦是较好的方法。

颈段食管解剖结构和功能较复杂，且黏膜神经丰富、敏感，所以对颈段食管恶性狭窄行支架置入术应慎重。不适当的介入技术和器材可导致术后患者明显异物感甚至疼痛难忍，支架距离食管入口太近或覆盖食管入口括约肌，可导致吞咽功能紊乱、误吸。据 Macdonald 等[4] 报道，选用直径 18～20mm 的支架，其上端于颈 5 椎体下

缘，82% 的患者无明显异物感，吞咽功能得以明显改善。

贲门恶性狭窄支架置入后的移位率相对较高，并可发生症状较严重的反流性食管炎，可考虑选用带有固定装置和有防反流装置的支架预防上述情况发生。置入防反流支架后，患者需少食多餐，餐后、睡前站立活动半小时以促进胃排空，睡时取右侧卧位，同时给予制酸、胃肠动力药。若患者出现恶心、呕吐、剧烈咳嗽等致腹腔压力增高的因素，喝温开水一杯，以恢复防反流装置的功能。

食管-纵隔瘘患者合并脓肿时，应禁食，脓腔内置管，给予庆大霉素 16 万 U＋生理盐水 250ml 冲洗，2 次/日，并全身给予敏感抗生素抗感染治疗，待冲洗液清亮、体温降为正常时，再置入覆膜支架。

放疗后形成的**食管-纵隔、气管瘘**患者，因气管对辐射的敏感性高于食管，易出现气管软骨软化，置入覆膜支架后，食管支架对周围气管的压迫可导致其塌陷，引起急性气道阻塞。因此，在置入覆膜支架前，须仔细评估气管壁的支撑功能。同样，当肿瘤同时累及食管和气管时，亦须评估气道的情况，做好置入气管支架的准备。食管-气管、支气管瘘患者，若置入食管覆膜支架后瘘管仍然存在，可置入气管支架封闭瘘口，气管支架对食管的压迫有利于食管覆膜支架对瘘口的封闭。

狭窄上方食管明显扩张者在食管支架置入术后，支架与食管壁间不能完全贴覆而出现空隙，以致食物残渣长期滞留其间导致局部感染，引起疼痛，嗳气时可嗅到明显腐败食物的味道，笔者称之为**贴覆不良综合征**。主要见于覆膜支架，少数裸支架贴覆不良时亦可将长纤维和大块食物滞留，参见例 9-2-5。笔者的临床研究显示其发生率为 7% 左右。发生贴覆不良综合征的原因主要有：有放疗病史，患者年老并瘦弱，病程较长，狭窄以上的食管明显扩张，支架置入术后扩张的食管无力回缩；或者术后未待食管回缩与支架完全贴覆，就开始进食有渣食物。预防的措施主要是要预见到可能发生本并发症的情况，采用直径较大（20～24mm）的支架；术后严格禁食，待碘水食管造影复查显示**支架与食管壁完全贴覆后方可进食**。一旦本并发症已经发生，尽快取出支架是合理的处理措施。不能取出时，应禁食，并给予静脉输液或鼻饲等营养支持治疗[5,6]。

除食管外，胃、十二指肠、直肠和结肠的支架置入术，有时难以获得成功。其原因主要是胃肠道在腹部的移动度较大、管径较大和正常段具有收缩和舒张两种状态，这些因素均可影响对狭窄部位的判断、导丝通过狭窄段和经导丝引入支架等技术过程。选择合适硬度和形态的器材、体外给予一定的力量辅助固定和采用气体和液体对比剂等措施，可减少上述因素的影响。结合内镜的帮助亦是可选择的方法。食管恶性狭窄行支架置

入术时,内镜的帮助作用不大,而行十二指肠和结肠内支架术时,由于其活动性和管腔直径较大,导丝导管和支架释放系统常因无良好的支撑点而打圈,难以越过狭窄段,此时内镜的协助是必要的[7]。

内支架置入术治疗胃肠道恶性狭窄疗效甚佳,绝大部分患者的梗阻症状得以明显缓解或解除,患者营养状况好转、体重增加。内支架成形术后,由于黏膜和纤维组织增生,肿瘤组织浸润生长,可出现管腔再狭窄(图 9-2-1)。术后配合放疗和化疗等综合治疗,可延缓再狭窄的发生时间,并延长患者的生存期。若再狭窄业已发生,可根据情况再次置入内支架解除梗阻。

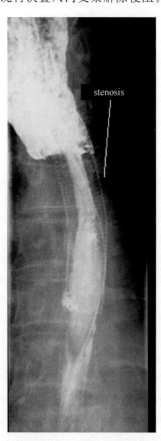

**图 9-2-1 食管中段癌**
网状支架置入术后 6 个月,支架内管腔狭窄,支架远端出现充盈缺损。stenosis.狭窄

口咽癌、喉癌或颈段食管癌累及口咽部患者除表现吞咽困难的症状外,尚可出现不同程度的吞咽功能紊乱。此类患者并不适于内支架治疗术,而是**胃造瘘术**的良好适应证。少数不愿采用内支架置入术的食管癌患者,亦可通过胃造瘘术建立胃肠道营养通道改善患者的营养状况,为进一步治疗打下基础。十二指肠及空肠起始段恶性狭窄,在通过经口途径置放失败的情况下,亦可先行胃造瘘术,建立经胃途径,以缩短支架输送的距离,减少成角、胃下垂和胃壁的舒张等因素导致的经导

丝引入支架的困难。操作技术参见第四章第十二节。

## 并发症及其处理

胃肠道内支架置入术的主要并发症为:疼痛及异物感、出血、胃液反流、支架移位、再狭窄、贴覆不良综合征等。

### 疼痛及异物感

支架膨胀过程中压迫食管黏膜、牵拉食管壁及支架置入后食管蠕动增强所致,其程度与支架大小、支撑力及病变部位有关。支架直径越大,支撑力越强,胸痛及异物感越明显。食管上段病变较食管下段病变反应加重。经对症处理后大多数患者的症状在 3~7 天后消失,少数患者持续时间较长,需长期服用镇静剂和止痛药。

### 出血

可分为术中出血和术后迟发性出血。前者参见胃肠道良性狭窄的并发症。后者与食管癌生长过程中肿瘤破溃、肿瘤血管破裂及突入胃腔的支架与胃黏膜摩擦有关。可给予止血剂对症处理。

### 胃液反流

其成因、处理方法参见胃肠道良性狭窄的并发症。

### 支架移位

多发生在食管下段病变,进食后食管蠕动是支架移位的主要原因。支架置入前不使用球囊预扩张、使用带有倒刺的支架或喇叭口状支架、增加支架的支撑力能有效防止支架移位。支架移位后,可使用腔镜将之取出。

### 再狭窄

局部黏膜、纤维组织增生及肿瘤组织浸润所致,术后若不配合放疗和化疗等综合治疗,半年内出现管腔再狭窄者约占 90% 以上。

### 贴覆不良综合征

参见技术要点。

## 病例评述

### 例 9-2-1(图 9-2-2)

男性,55 岁。食管癌术后 3 年,进行性吞咽困难半年余。钡餐造影示颈胸段食管交界处有一 4cm 长的不规则狭窄,黏膜破坏,管壁僵硬(A),诊断为食管癌术后复发。置入网状金属支架后,食管梗阻症状明显缓解(B)。

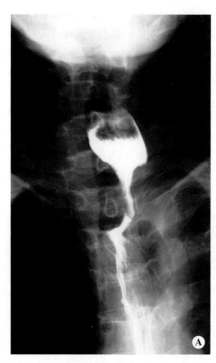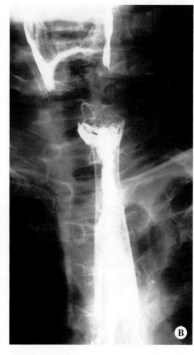

图 9-2-2 食管癌术后复发并狭窄 1

**【评述】** 颈段食管癌支架置入术后,以支架不覆盖食管入口(约相当于 $C_5$ 下缘至 $C_6$ 上缘水平)为原则。本例患者肿瘤上缘位于 $T_1$ 上缘,与食管入口之间尚有 5cm 的间距,适于置入金属支架。若肿瘤上缘与食管入口间距 <2cm,应改由手术解除梗阻或通过胃造瘘建立营养通道。

**例 9-2-2**(图 9-2-3)

男性,83 岁。经胃镜确诊为食管癌 2 年,其间多次

行放疗和生物导向治疗,近 1 个月再次出现吞咽困难。钡餐造影示食管下段至贲门部有一 8cm 长的不规则狭窄段,黏膜破坏(A)。采用 20mm×100mm 镍钛合金瓣式防反流支架置入病变区(B)。术后钡餐造影复查钡剂通过顺利,食管梗阻症状消失,但卧位时仍可见钡液反流入食管下段(C)。

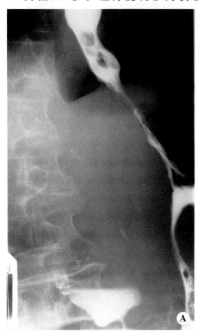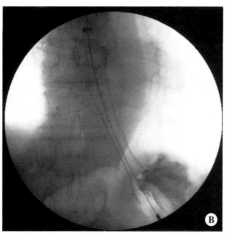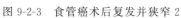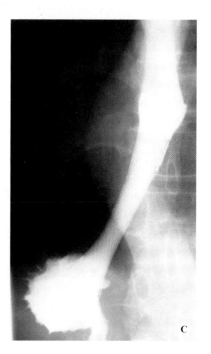

图 9-2-3 食管癌术后复发并狭窄 2

【评述】 普通支架置于食管贲门部后的主要并发症为支架滑脱入胃和胃内容物反流造成反流性食管炎等。应采用有固定和防反流装置的支架预防其发生。本例所采用的防反瓣式支架虽可防止食物反流,但胃液仍可反流,并引起有关症状。嘱患者少量多餐,进食后保持立位或半卧位1～2小时,口服制酸药物后好转。

例 9-2-3(图 9-2-4)

男性,43岁。食管胃底贲门癌术后2年余,吻合口复发伴狭窄6个月。出现吞咽困难1个月,渐进性加

重。口服碘剂造影示食管下段有一5cm长的不规则形狭窄,狭窄上方食管扩张(A)。于狭窄段置入25mm×80mm瓣式防反流支架一枚(B,C)。术后钡餐造影复查钡剂通过顺利,狭窄解除。患者进食状况明显改善。

【评述】 本例为采用瓣式防反流支架治疗胃底贲门癌术后吻合口复发、狭窄的患者。支架置入后,患者进食状况明显改善,未出现胃液反流的症状。随访3个月,患者进食正常。(主编评论:此类支架现已不多用了。其原因可能是材料难以耐受胃酸的腐蚀,不能持久。)

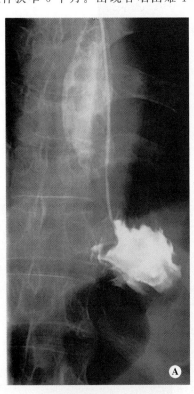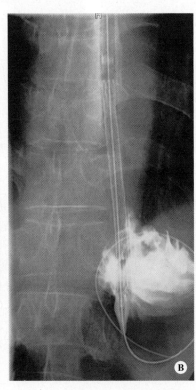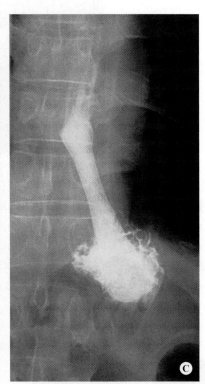

图 9-2-4 食管癌术后复发并狭窄 3

例 9-2-4(图 9-2-5)

男性,48岁。进行性吞咽困难5月余,近1个月进食后出现呛咳。口服泛影葡胺造影示食管中段不规则性狭窄,黏膜破坏,管壁右后缘有一瘘管与右下支气管相通(A)。置入20mm×150mm的带膜支架后,瘘口封闭,对比通过顺利(B)。

【评述】 采用覆膜支架封闭食管瘘口,使瘘管自行闭合,是治疗各种原因引起的食管-支气管瘘的主要方法。本例患者支架置入后,支架紧贴食管壁,支架上端与食管壁不留缝隙,达到了封闭瘘口、解除食管梗阻的双重目的。

例 9-2-5(图 9-2-6)

男性,50岁。左上肺癌伴纵隔淋巴结转移术后3年余,出现吞咽困难7个月。CT、食管钡餐提示纵隔淋巴结转移瘤复发并食管侵犯,采用放射治疗。放疗后5个月,患者出现进食和吞咽时呛咳,并进行性消瘦。碘剂造影示食管中段狭窄,管壁左侧缘与左主支气管相通(A)。置入16mm×120mm的双喇叭口自膨胀覆膜食管支架后,复查见少量对比剂进入支架与食管壁间隙(B)。禁食10天后复查仍见少量对比剂进入支架与食管壁间隙(C)。采用球囊调整支架后,覆膜支架与食管壁仍未贴覆(D)。最后只好置入鼻饲管,以解决进食问题,并继续随访观察,以期营养状况改善后可自行贴覆。

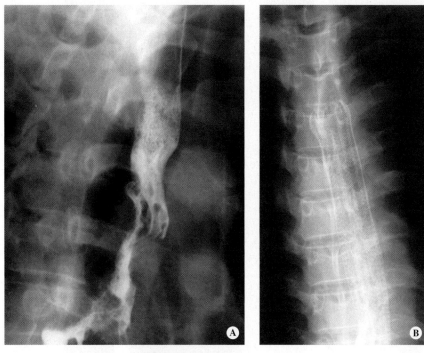

图 9-2-5　食管癌并支气管瘘

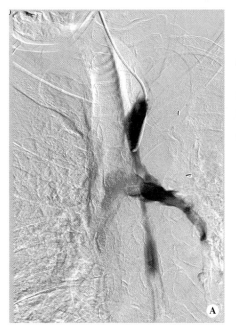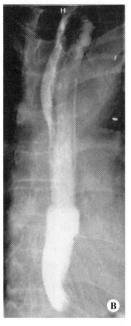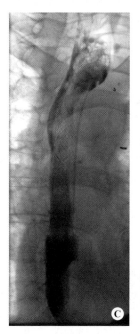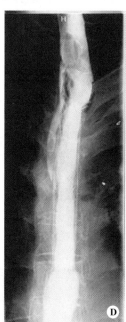

图 9-2-6　放疗后食管-支气管瘘

【评述】　本例为较典型的贴覆不良综合征。患者采用覆膜支架治疗后,因被膜与食管壁间存在间隙,未能有效地封闭瘘口,虽然患者进食呛咳的情况较前有所改善,但为预防食物残渣进入间隙仍仅能进全流食。其原因除患者消瘦和病程较长外,尚可能为病变区食管受放疗后纤维化的影响,食管壁收缩功能不良和选用的支架直径可能偏小。此种情况发生后,应完全禁食,否则食物残渣滞留于间隙内,易发生难以控制的食管感染。

**例 9-2-6**(图 9-2-7)

女性,36 岁。右上臂恶性神经鞘瘤术后复发,并肺部、纵隔转移。近 2 个月患者出现进行性吞咽困难。钡餐造影示食管中下段螺旋状狭窄,黏膜尚光整(A)。置入 20mm×120mm 国产金属支架一枚后复查,支架位置欠佳(B)。将其取出后重新置入 20mm×120mm Ultraflex 支架(Boston Scientific Co.)一枚。支架位置准确,食管梗阻解除(C)。

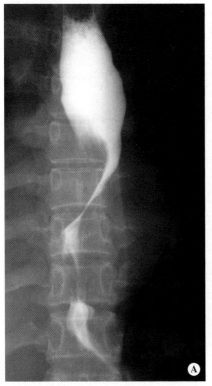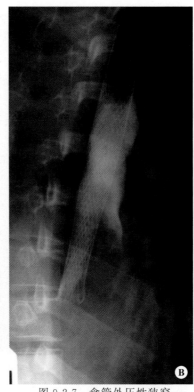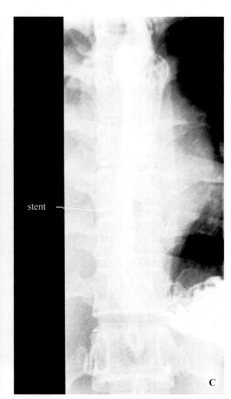

stent

图 9-2-7　食管外压性狭窄

stent.支架

【评述】　食管外压性狭窄多由淋巴瘤、转移瘤、食管囊肿等压迫所致。由于压迫持续存在,采用球囊成形术多不能解除梗阻,应以手术或内支架置入术为主。本例患者肿瘤术后复发、转移,已失去手术治疗机会,故选用内支架置入术。首枚支架置入后,因其支撑力较差,且两端喇叭口不够大而发生滑动。取出后更换较合适的支架,则取得了较好的疗效。本例提示对于外在性狭窄,因食管黏膜本身尚属正常,支架易滑动,应选择支撑力较大,防滑性能较好的支架。(主编评论:对于外压性食管狭窄不建议行支架置入治疗,因为其黏膜完好并食管收缩力强,支架易脱位。)

例 9-2-7(图 9-2-8)

女性,30 岁。经胃镜检查确诊为胃窦癌 6 月余,因周围组织器官广泛浸润、转移无法手术切除,给予局部动脉灌注化疗。近半月出现阵发性呕吐,4 次/天,量为 200～300ml。钡餐造影示胃体中部至幽门前区胃壁僵硬,胃腔缩小(A)。先用直径 8mm 的球囊预扩张胃窦狭窄部,随后置入 20mm×200mm 网状支架一枚,最后用直径 20mm 的球囊对胃窦狭窄段再次扩张(B,C)。术后复查示对比剂通过顺利(D),幽门梗阻症状消失。

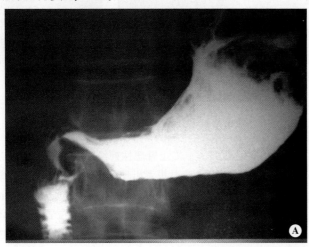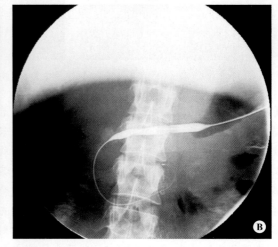

图 9-2-8　胃窦癌并狭窄

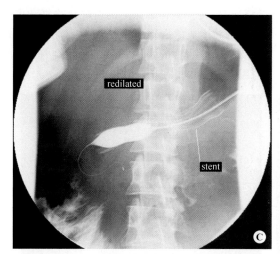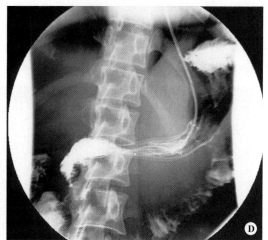

图 9-2-8　胃窦癌并狭窄(续)

redilated.再扩张；stent.支架

【评述】　本例的技术难点为推送导丝导管及支架释放系统越过狭窄段。由于胃肠道的移动度和舒缩性较大，应选用支撑力较强的超硬导丝试行通过狭窄部，以便导管跟进。然后交换珠点导丝，使球囊导管及支架释放系统顺利引至狭窄段。若超硬导丝难以越过狭窄段，可在内镜引导下释放支架。

(陈　勇　何　凡)

# 第三节　消化道出血

消化道出血是临床常见的症状之一，通常以十二指肠悬韧带为界，将其分为上消化道和下消化道出血。消化道出血大多是由消化道本身疾病引起的，如消化道溃疡、肿瘤、憩室、息肉、克罗恩病、炎症、创伤，特别是医源性创伤、食管贲门黏膜撕裂综合征、门静脉高压症，如食管胃底静脉曲张出血、血管性病变，如动静脉畸形、胃黏膜下恒径动脉破裂(又称 Dieulafoy 病)等。少数是由于全身性疾病导致的消化道局部出血，如某些血液病、再生障碍性贫血、血友病、慢性肾病尿毒症期、应激性溃疡等。某些药物也能引起消化道出血，如非甾体类镇痛抗炎药和水杨酸类药、肾上腺皮质激素类药等。消化道出血的临床表现主要与出血部位、出血量及出血速度有关，常表现为呕血、便血和失血性休克等症状。消化道出血的临床诊断要点包括：出血部位、出血量和原因。一般可根据患者的病史和临床表现，如呕血抑或便血为主及柏油样大便以及出血量等作出初步判断。血红蛋白下降 10g/L，大约失血 400ml。如短时间内失血量超过 1000ml，可出现周围循环衰竭表现。对于原因不明的消化道出血，消化道钡餐和内镜检查是必要的，必要

时行核素扫描，特别是上消化道和结肠出血患者。近年来，由于 CT 技术的进步，如多排采集和多维重建，CTA 已被认为是急性消化道出血的首选检查方法之一，特别是对下消化道出血的患者[9]。行 CT 检查时，应做平扫、动脉和静脉三期扫描，常规按 4ml/s 静脉注射 150ml 非离子碘对比剂。平扫可发现高密度的出血和钙化或其他假象。快速扫描帮助获得动脉和静脉期，通过造影剂外溢来确认出血，精确定位病灶(图 9-3-1)，以及确定对治疗有影响的病因和并发症的诊断。CTA 在动物模型上可以看到流率低至 0.3ml/min 的出血，在临床上和 DSA 一样敏感，定位的准确性接近 100%。CTA 还可以通过显示如肿瘤等病灶而确定出血部位。由于消化道出血的间断性，CTA 亦有 20% 的假阴性。由于 CTA 是无创和较快速的检查方法，已在临床上推广应用。

## 影像学诊断

### 动脉造影

动脉造影在消化道出血的诊断和治疗中具有重要价值，尤其是大出血和小肠出血患者。其主要价值在于直接显示出血部位(30%～60%)和明确出血原因(20%～50%)，同时经导管迅速行介入治疗，控制活动性出血[10]。门静脉高压所致食管静脉曲张出血治疗方法较特殊，在第九章第一节专门讨论。

在出血部位较为明确的情况下应优先进行可疑部位的供血动脉造影。不明原因的消化道出血应依次行腹腔干、肠系膜上和肠系膜下动脉造影检查。如直肠出血，除进行肠系膜下动脉造影外，还需进行双侧髂内动脉造影。造影时图像采集应直至回流静脉显影为止。如造影发现动脉出血，则尽量超选择插管至出血分支，

进一步造影明确诊断。如造影表现为阴性,则根据临床上考虑的可能出血部位及造影过程中可疑出血血管进行超选择插管造影,以明确诊断。实验表明,当出血速度达 0.5ml/min 以上时,选择性动脉造影阳性率达 50％～70％[11]。但临床上的情况往往复杂多变,休克和插管刺激造成的血管痉挛、肠道气体和肠蠕动产生的伪影及超选择插管的水平常可干扰出血征象的显示。部分因素可采用下列措施加以改善:

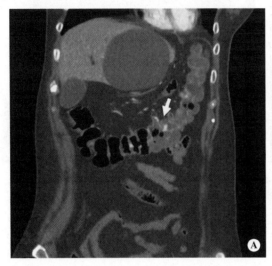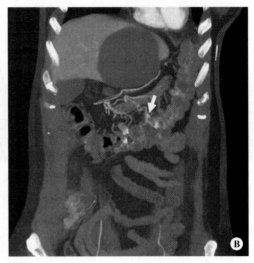

图 9-3-1 横结肠憩室出血

CTA 动脉期冠状位见横结肠憩室内出血(A);同一层面采用最大强度投影能更清晰地显示出血动脉(B)(图像来自参考文献 1)

插管成功后即经导管注入山莨菪碱 15mg、2％利多卡因溶液 10ml 或罂粟碱 30mg,以抑制肠蠕动和血管痉挛。

采取有效措施升高血压。

尽可能行超选择插管。

此外,由于气体穿过小孔的能力明显强于液体,并且在动脉内气体被压缩,一旦进入空腔脏器内迅速解压膨胀,微小的血管裂口也可导致大量气体外溢(图 9-3-2)。使用碘对比剂检查阴性时,试用 $CO_2$-DSA 造影,可能显示消化道出血的直接征象[12]。

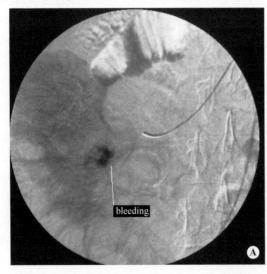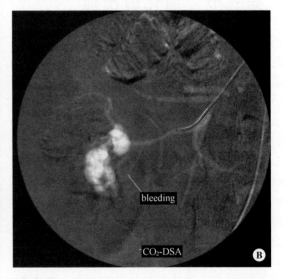

图 9-3-2 回肠出血

实质期见小片状对比剂外溢(A);$CO_2$ 造影见大量气体外溢至回肠(B)。bleeding.出血

消化道出血造影表现包括出血的直接征象及间接征象。直接征象为对比剂外溢于空腔脏器内,并经久不散(图 9-3-3)。其显示率与单位时间出血量有关。量大者,可见明显的对比剂外溢,且随着造影时间的延长,外溢的对比剂逐渐增多,并向周围肠腔、胆管弥散,甚至勾画出部分胃肠道(图 9-3-4)、胆管的轮廓(图 9-3-5)。量小者,对比剂外溢显示为浅淡的小点状影,需仔细对比观察方可发现,并需超选择插管造影方可证实。消化道

出血的间接征象为原发病的血管造影表现，如局部血管密集、粗细不均；小静脉及毛细血管迂曲、扩张；肿瘤血管及肿瘤染色（图 9-3-6 和图 9-3-7）；畸形血管团及动脉瘤[13]（图 9-3-8～图 9-3-10）等。肿瘤、血管性病变引起的出血，大部分表现为出血的间接征象，通过血管造影即可明确出血部位及原因。

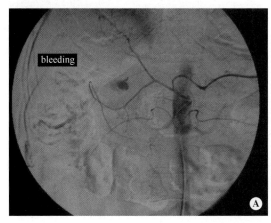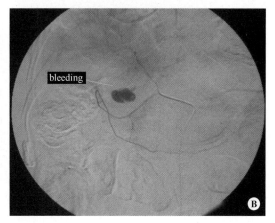

图 9-3-3　胃溃疡出血

胃右动脉远端对比剂外溢于胃腔内（A）；外溢的造影剂在胃腔内经久不散（B）。bleeding.出血

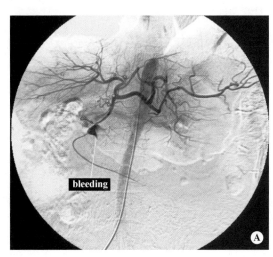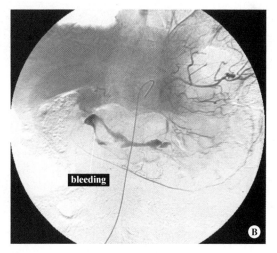

图 9-3-4　十二指肠球部溃疡出血

胃十二指肠动脉对比剂外溢（A）；并向胃窦部弥散（B）。bleeding.出血

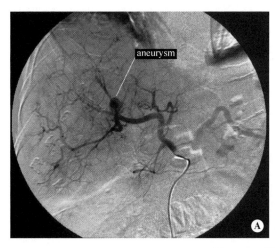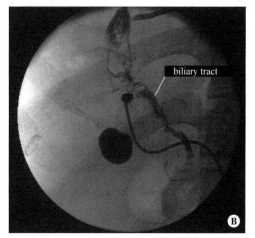

图 9-3-5　胆管内出血

由肝右前动脉分支动脉瘤破裂所致（A）；弥散的对比剂勾画出右肝管轮廓（B）。aneurysm.动脉瘤；biliary tract.胆道

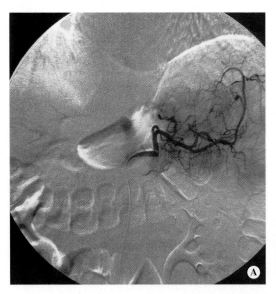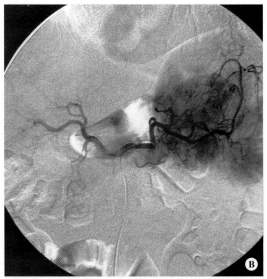

图 9-3-6　胃底平滑肌肉瘤并出血

胃左动脉造影示肿瘤血管、肿瘤染色丰富,但未见对比剂外溢(A、B)

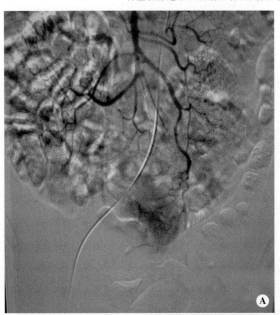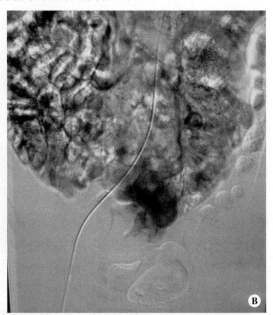

图 9-3-7　空肠平滑肌肉瘤出血

肠系膜下动脉造影见空肠肿瘤血管及肿瘤染色(A、B)

### CTA

利用 CT 空间分辨率高的特性,对可疑部位在造影后行 CT 检查,有助于显示外溢至肠腔内的少量对比剂,从而明确出血的诊断。行 CT 检查应首选空间分辨率高的 CT,不方便时,亦可选用平板 DSA 旋转扫描采集 CT 样图像(如 DynaCT)。

## 介入治疗

### 适应证

无论何种原因所致的消化道出血,经内科保守治疗无效,而又不具备急诊手术条件者,均为介入诊断和治疗的适应证。(主编评论:此处过于简单化并存在问题。实际上上述条件为动脉造影诊断的适应证,特别是出血部位不明者。而动脉栓塞治疗的适应证较难界定。基本条件是动脉造影发现活动性出血部位,否则栓塞哪里都不清楚。即使发现出血部位也不一定需要进行栓塞,特别是可以或者必须外科手术切除才能治愈和彻底止血的病变,如肿瘤、憩室和息肉等。在与外科手术医生和患者家属讨论并取得一致意见的情况下,为了止血以赢得二期手术治疗的机会和为协助手术医生在术中明确出血肠管的部位即手术中所见肠管缺血改变处,冒着

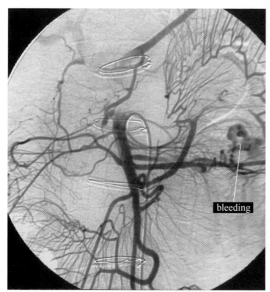

图 9-3-8　空肠动静脉畸形并出血

肠系膜上动脉—空肠支见畸形血管团。bleeding.出血

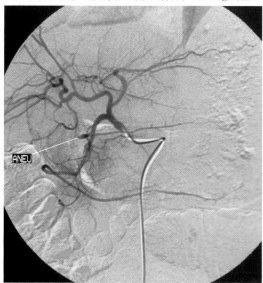

图 9-3-9　十二指肠动脉分支动脉瘤破裂并出血

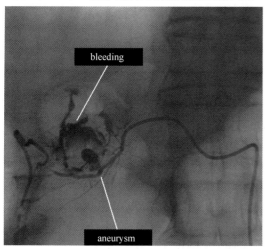

图 9-3-10　十二指肠癌并十二指肠动脉瘤破裂

bleeding.出血；aneurysm.动脉瘤

栓塞术后肠管坏死的可能进行栓塞治疗也是值得的。试验性栓塞治疗的前提是经纤维内镜检查确认是胃十二指肠出血，但在动脉造影时未发现出血点，在与主管医生和患者家属讨论并取得一致意见的情况下方可进行。栓塞治疗的禁忌证也较难以界定，因为在大出血的情况下止血救命是最重要的。）

### 治疗方法

常用的介入治疗方法为血管内栓塞和加压素灌注止血两种。后者现已多不采用，在此仅作简要介绍。

**血管内栓塞止血**为消化道出血的主要介入治疗方法。其机制在于栓塞出血动脉，使之远端血管压力降低，血流减慢，从而促进血小板在破裂口局部聚集成堆，进而启动内、外凝血机制形成血栓封闭裂口。因栓塞的目的仅在于止血，并不期望栓塞后靶器官坏死，所以忌行毛细血管水平栓塞和栓塞范围过大，并应选用可吸收的颗粒性栓塞剂，以期靶血管术后可再通，恢复正常血供。永久性栓塞剂仅用于侧支血供丰富的区域。

最常用的栓塞剂为明胶海绵，可用于消化道各个部位的止血，并可根据预栓血管的直径剪成不同大小的明胶海绵颗粒（1～2mm³）或明胶海绵条（长 5～10mm，直径 1～2mm）。不锈钢圈主要用于胃十二指肠动脉、肝脏动脉等侧支丰富和较粗血管的栓塞。对于假性动脉瘤或小动脉的破裂出血，如破裂口较大，单用明胶海绵颗粒栓塞，有可能导致明胶海绵颗粒通过破裂口外溢至血管外，从而止血失败或复发。因此，可先用钢圈或明胶海绵栓塞后再用钢圈加强栓塞。（主编评论：以往在前一种情况使用钢圈主要是术者担心血管快速再通造成出血复发。但是使用钢圈的潜在不利之处在于会影响患者将来可能需要进行的 MR 检查。所以本人主张除非必要，如后一种情况，尽量不要使用钢圈栓塞。除食管静脉曲张出血外，液态栓塞剂禁用于消化道出血的治疗。）

栓塞止血的基本方法为：

术前充分了解患者的症状、体征及相关检查情况，据此初步确定出血的部位，从而有针对性地造影、栓塞，达到及时、准确止血的目的。

动脉造影检查如发现消化道出血的征象，应仔细分析出血动脉的部位、直径、出血速度及靶器官的侧支循环情况，以确定栓塞水平及栓塞剂种类和大小。

空回肠和结肠侧支循环少，为避免栓塞造成肠坏死，栓塞水平应严格控制在出血动脉近端，即肠系膜末级动脉弓和直动脉近端（图 9-3-11），而且栓塞范围不宜过大，应控制在栓塞 4～5 支直动脉的范围内[14,15]。

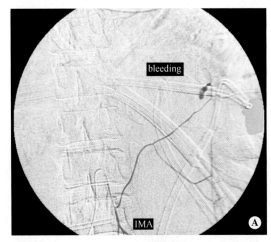
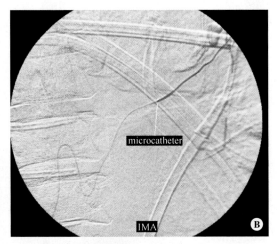
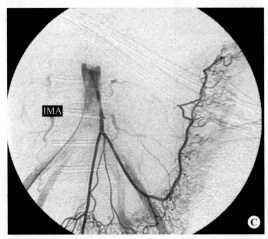

图 9-3-11　下消化道出血

肠系膜下动脉结肠脾曲分支对比剂外溢(A);将微导管送入该动脉后,在动脉弓水平注入明胶海绵微粒将其栓塞(B);栓塞后复查,
出血停止(C)。IMA. 肠系膜下动脉;bleeding. 出血;microcatheter. 微导管

胃、十二指肠及直肠侧支循环丰富,栓塞水平应在出血部位的远、近两端,以减少侧支参与导致复发出血的可能,且行出血动脉栓塞后,尚需行相关的侧支供血动脉造影,了解是否参与出血区的供血,必要时行栓塞治疗[16](图 9-3-12)。

胆道出血多与医源性创伤有关,可根据具体出血部位行相应的肝内动脉分支栓塞,如为假性动脉瘤引起的出血需顺序栓塞出血动脉的远端及近端,以采用不锈钢簧圈栓塞为宜。

对于易于手术切除的病变,当时并无威胁生命的大出血,可不必行栓塞治疗。明确出血部位及病变性质后,转由外科手术治疗。

胃、十二指肠球部出血经胃镜检查确诊而血管造影阴性时,可采用明胶海绵颗粒和不锈钢圈栓塞胃左或胃十二指肠动脉行试验性栓塞(图 9-3-13)。但空回肠和结肠未见出血的直接或间接征象时不宜预防性栓塞[17]。

血管栓塞治疗消化道出血的疗效受栓塞水平、患者凝血机制等因素的影响。只要患者凝血系统正常,栓塞水平及栓塞剂选择恰当,出血动脉及病理血管被有效栓塞,术后多可立即止血。临床上,对造影阳性者,选择血管栓塞治疗动脉性出血的即刻止血率达80%～100%[18]。

动脉栓塞术后仍存在再出血风险。栓塞术后再出血多发生在栓塞术后24小时内[19]。其原因主要为栓塞术后吻合支开放。因此,行栓塞术时,对非终末动脉病变,应阻断其吻合支的血供,栓塞后应即刻行有可能的吻合支血管造影,发现有吻合支,应行栓塞治疗。动脉栓塞术后再出血的程度往往较术前减轻[20]。(主编评论:基于出血复发的可能性,建议术后不必立即拔出导管鞘,以备出血复发时立即进行动脉造影复查和后续治疗。)

**栓塞止血的严重并发症为过度栓塞造成的肠坏死**[21],需行手术治疗。

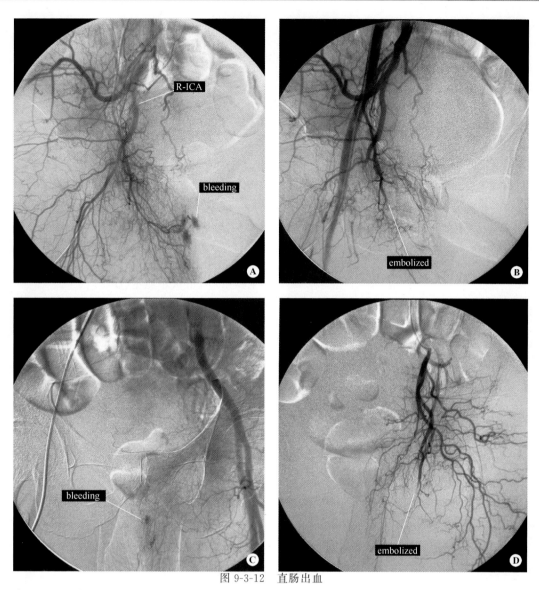

图 9-3-12 直肠出血

右髂内动脉造影显示右直肠下动脉多发性对比剂外溢（A）；于该动脉注入明胶海绵颗粒栓塞后出血停止（B）；同一病例，左髂内动脉造影
显示左直肠下动脉亦有对比剂外溢（C）；栓塞后，出血停止（D）。bleeding.出血；embolized.栓塞

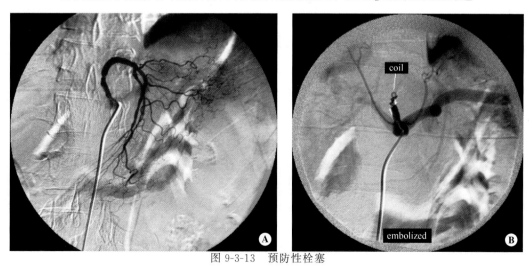

图 9-3-13 预防性栓塞

急诊胃镜确诊为胃体小弯侧 Dieulatoy 溃疡，胃左动脉造影阴性（A）；用明胶海绵颗粒和 3mm 钢圈栓塞该动脉，术后血压回升，痊愈出院（B）。
coil.钢圈；embolized.栓塞

**血管加压素灌注止血**适用于弥漫性肠胃出血、门静脉高压食管胃底静脉出血和血管造影检查无明显异常征象的消化道出血患者。其主要作用机制为通过加压素对胃肠道和血管平滑肌的收缩作用,使小动脉收缩、血流量减少、门静脉压降低,从而使出血停止。通过血管造影检查能够明确出血部位的患者,近年来多采用血管内栓塞止血。

主要技术要点为:

选择性插管至肠系膜上、下动脉,以 0.2U/min 的速率灌注血管加压素,20 分钟后若出血未能控制,剂量增大至 0.4U/min。出血停止后,逐步减量,并维持灌注 24~48 小时。

疗效不满意者,可加用巴曲酶局部灌注,或改行手术或栓塞治疗。

特别值得注意的是,栓塞治疗必须在停止加压素灌注后 2~3 小时方可进行。否则,二者作用相加可导致肠坏死。

## 病例评述

**例 9-3-1**(图 9-3-14)

男性,26 岁。黑便 6 天,在外院行胃部分切除治疗,效果欠佳入院。动脉造影于十二指肠降段系膜侧见一 1.5cm 大小的囊袋影,新生血管丰富,由胰十二指肠上、下动脉供血(A、B),诊断为十二指肠憩室。用明胶海绵颗粒和 3mm 钢圈分别栓塞胰十二指肠上、下动脉(C),术后出血停止。10 天后钡餐造影示十二指肠降段 1.5cm×2cm 大小憩室(D)。

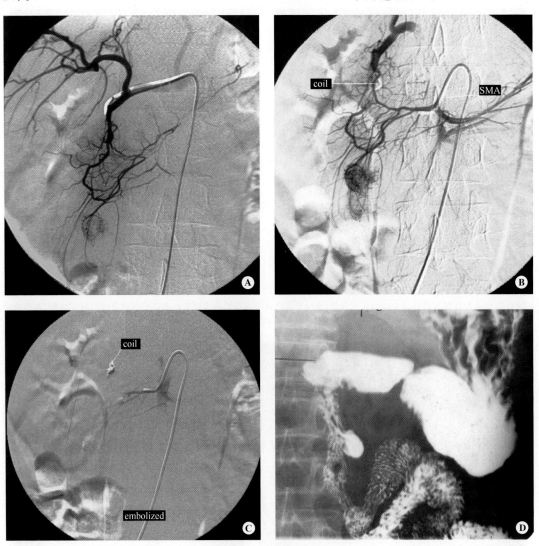

图 9-3-14　十二指肠憩室并出血

coil.钢圈;embolized.栓塞

例 **9-3-2**(图 9-3-15)

男性,50 岁。间歇性上腹痛、排黑便 5 年。钡餐造影示空肠多发性憩室。肠系膜上动脉造影示第 2 组小

肠系膜侧新生血管增生,实质期中等染色(A),诊断为空肠憩室并出血。手术标本造影,显示多发憩室(图B),最大者发生出血。

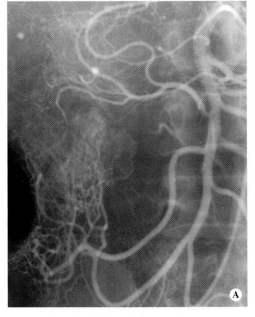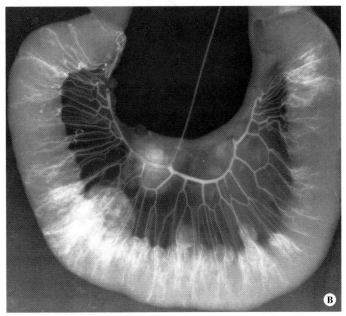

图 9-3-15 空肠憩室并出血

【评述】 消化道憩室好发于食管、十二指肠及末段回肠,合并炎症、溃疡时易导致消化道出血。憩室大多呈囊袋状位于肠系膜侧,病变区新生血管密集,粗细不均。当有活动性出血时,可见对比剂外溢,并向憩室内及邻近肠腔弥散。治疗以手术切除为主,栓塞仅适用于并发急性消化道出血,且不适于急症手术的患者。

例 **9-3-3**(图 9-3-16)

男性,32 岁。呕血、黑便 15 天。胃镜示十二指肠降段出血,原因不明。行十二指肠切开逢扎止血术,效果

欠佳。肝总动脉造影示胃十二指肠动脉十二指肠支增粗,末端呈螺旋状(A),诊断为十二指肠动静脉畸形。遂以微导管超选择性插入供血动脉,注入直径 250～350μm 的 PVA 微粒进行栓塞(B)。栓塞后复查,病理血管消失(C)。

【评述】 本例为胃十二指肠动静脉畸形并上消化道出血。临床诊断棘手,常需通过血管造影明确诊断。消化道动静脉畸形以手术根治为主。本例患者笔者采用 PVA 微粒栓塞同样达到了根治的目的,术后患者也未出现肠缺血或坏死的症状。但采用 PVA 微粒栓塞时必须避开正常动脉分支,否则可造成严重并发症。

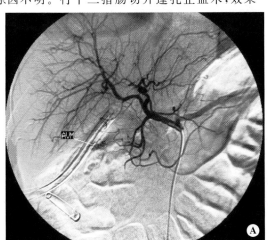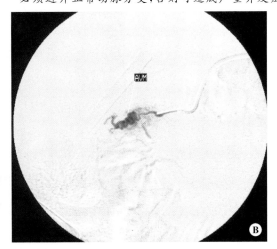

图 9-3-16 十二指肠动静脉畸形并出血

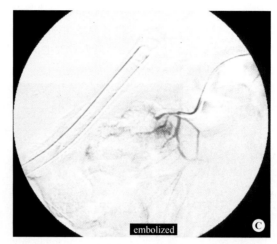

图 9-3-16　十二指肠动静脉畸形并出血(续)

embolized.栓塞

**例 9-3-4**(图 9-3-17)

男性,37 岁。腹痛、黑便 4 天。动脉造影示胃十二指肠动脉Ⅱ级分支弥漫性小囊状扩张,大小为 1～2mm,部分区域对比剂外溢(A、B),诊断为胃十二指肠动脉分支多发性动脉瘤并出血。采用明胶海绵颗粒及 3mm 和 5mm 钢圈栓塞胃十二指肠动脉(C)。

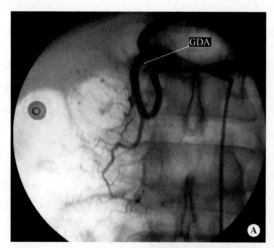

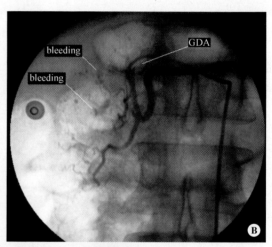

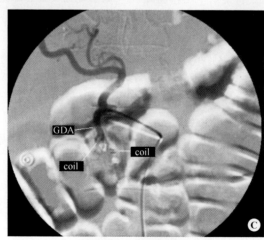

图 9-3-17　十二指肠动脉瘤并出血

GDA. 胃十二指肠动脉;coil. 钢圈;bleeding. 出血

【评述】 本例为胃十二指肠动脉分支多发性动脉瘤,病因不明,可能与先天发育或十二指肠慢性炎症有关。血管内栓塞治疗仅适于并发消化道出血的患者,止血效果确切,但不能持久,侧支血供形成后动脉瘤有再次破裂出血的可能。栓塞止血后,应采用手术根治。

## 例 9-3-5(图 9-3-18)

男性,47 岁。间歇性黑便 4 年。出血间歇期钡餐造影示右下腹一 10cm 长的管状影,近端与末段回肠相通,远端为盲端(A),但未能明确诊断。急性出血期血管造影示回结肠动脉旁有一细长的动脉不入动脉弓,单独走行于右下腹部,并见对比剂外溢(B、C),诊断为回肠重复畸形。术后经病理证实。

【评述】 小肠重复畸形为一种少见的畸形。按其形态分为囊肿型、管状型和憩室型。发病年龄以婴幼儿为主。消化道造影检查在本病的诊断中具有一定的价值。本例为回肠末端憩室型重复畸形,钡餐造影与梅克尔憩室鉴别困难,但血管造影具有特征性,即供血动脉单独发出,不与其他肠系膜动脉分支吻合,并直接延伸至正常肠道影之外,借此可与憩室加以鉴别。

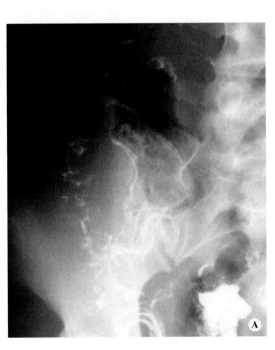

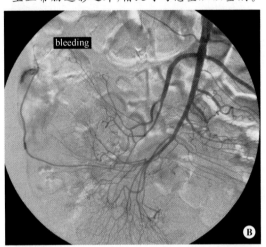

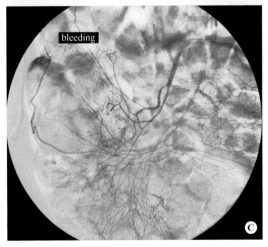

图 9-3-18 回肠重复畸形并出血

bleeding.出血

## 例 9-3-6 (图 9-3-19)

男性,53 岁。因胆管癌至恶性梗阻性黄疸 1 个月入院。在笔者所在医院行 PTCD 术(A、B)。术后引流出血性胆汁。1 周后胆汁内血液增多,外科即行胆总管切开行"T"管引流。经"T"管仍可见胆道出血。1 个月后行肝动脉造影,未见明显造影剂外溢,未行栓塞治疗(C、D)。1 周后再次行肝动脉造影,可见与行 PTCD 穿刺部

位相应处一小动脉瘤(E)。采用微导管超选择插管造影,进一步明确(F)。越过载瘤动脉远近端,放置微钢圈。成功后造影复查,可见载瘤动脉闭塞,但可见另一小吻合支血流逆行至动脉瘤处(G、H)。即再次超选择插管,放置微钢圈栓塞这一侧支。成功后,再次造影,未见动脉瘤显示(I)。术后胆道出血停止。随访 3 个月,无复发。

【评述】 本例为典型的 PTCD 术并发胆道出血的

患者:有 PTCD 术史,胆道反复发作性出血,动脉造影显示与穿刺部位相应的小的假性动脉瘤。第 1 次行肝动脉造影,虽也有多角度的造影,但仍未清楚显示动脉瘤。其原因可能为:动脉瘤较小(本例约为 2mm),动脉瘤内造影剂充盈欠佳(未能行超选择插管造影)。但回顾性分析,仍可见其"蛛丝马迹":与 PTCD 穿刺部位相应的动脉痉挛变细,其连续性中断;放大观察仍可见动脉瘤浅淡显示的轮廓。本例特殊之处还有:载瘤动脉成功栓塞后,造影复查还可见另一侧支逆行供养动脉瘤,亦必须行有效的栓塞。

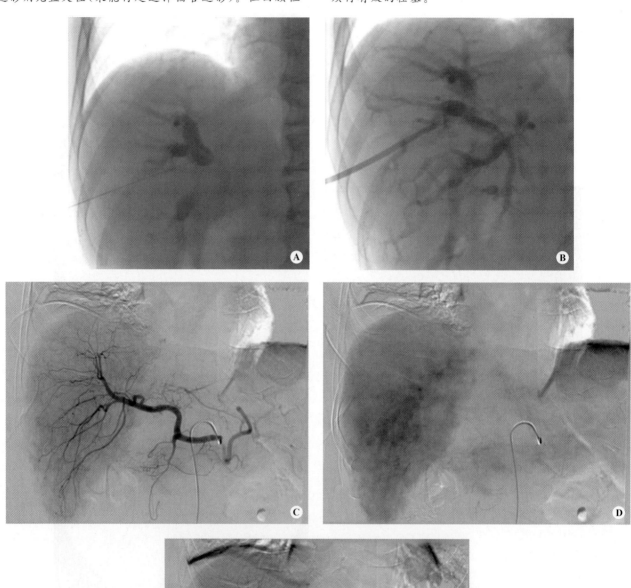

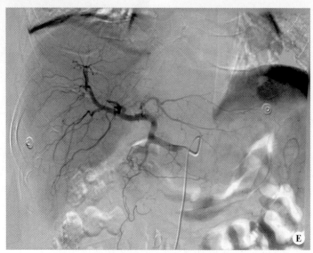

图 9-3-19　医源性胆道出血

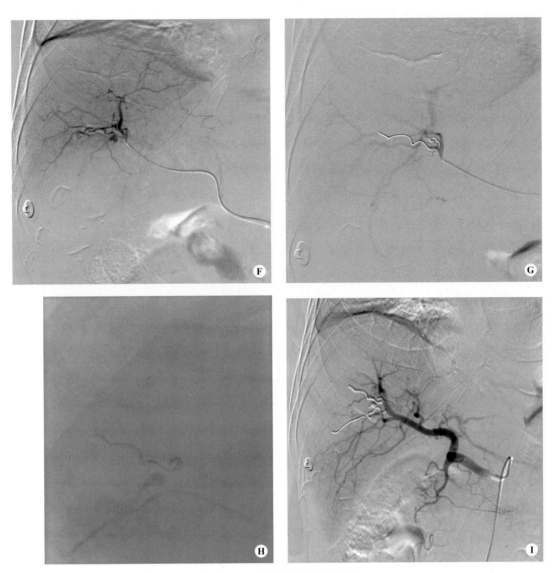

图 9-3-19　医源性胆道出血（续）

**例 9-3-7**（图 9-3-20）

女性，11 岁。反复发热、皮疹、四肢关节酸痛 6 年入院，入院经系统检查诊为 Still 病，给予大剂量激素冲击治疗，治疗过程中，患者出现大量暗红色血便。肠系膜上动脉造影示升结肠中段血管稍增多，染色稍浓，但未见明确的对比剂外溢（A、B）。肠系膜上动脉造影＋Dyna-CT 腹部扫描显示升结肠肠壁对比剂浓染（C～E），考虑结肠出血。造影后结肠镜检查，升结肠见广泛性的黏膜糜烂、出血点。

**【评述】** 胃肠道黏膜炎症、糜烂所致的出血，虽然出血量大，但出血速率较小，行 DSA 血管造影时，受前后软组织重叠的影响，常常不能发现出血灶。Dyna-CT 是利用 C 臂快速旋转的采集技术，得到有立体效果的旋转图像，其空间分辨率明显提高。而且 Dyna-CT 的密度分辨率达到 10Hu，可以分辨软组织、出血灶。根据 Dyna-CT 的上述特性，对血管造影可疑患者行 Dyna-CT 检查，将有助于提高出血的血管造影检出率。

**例 9-3-8**（图 9-3-21）

男性，7 岁。反复间隙性血便 5 年余，大便干燥时出血量多，软便时出血量少。结肠镜检查示直肠下段黏膜充血、糜烂，并见弥漫性曲张血管。右髂内动脉、右直肠下动脉造影右直肠下动脉增粗，直肠下段可见粗细不均的畸形血管，实质期可见异常浓染的血窦影（A～C）。超选择插管至畸形血管供血支，注入平阳霉素 2.5mg＋碘油 1ml 之乳剂。术后 1 周，患者大便出血转阴，肠镜复查示黏膜内曲张血管基本消失。

**【评述】** 肛管血管畸形临床上治疗较为棘手，手术虽可清除病变血管，但也将使患者的排便功能丧失，术后需从人造肛门排便,影响患者的生存质量。采用血管内硬化栓塞治疗,可使畸形血管退化、萎缩,达到减轻患者症状或治愈的目的,而且不影响患者的生存治疗。因此,介入治疗不失为此类病变较为理想的治疗方法。需

注意的是,注入栓塞剂时必须避开正常血管支,否则将可能导致严重的并发症。如本例阴茎动脉起自直肠下动脉,正位造影未能发现,斜位造影清晰显示阴茎动脉支,若注药时不避开阴茎动脉,有可能导致阴茎坏死。

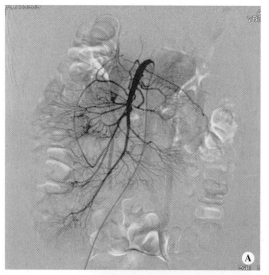
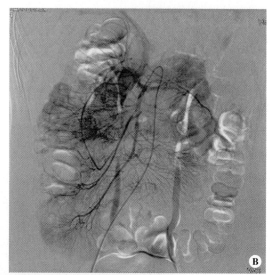
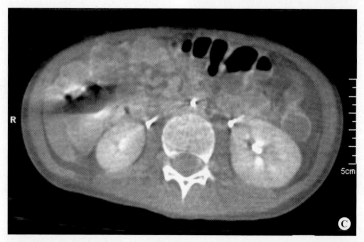
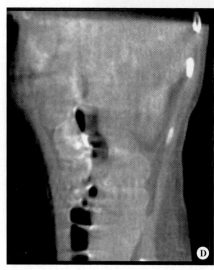
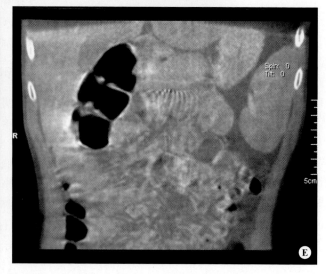

图 9-3-20　Still 病

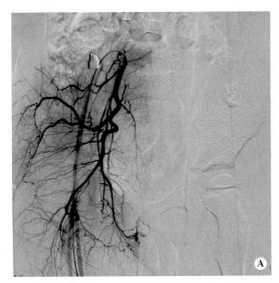
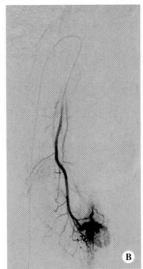
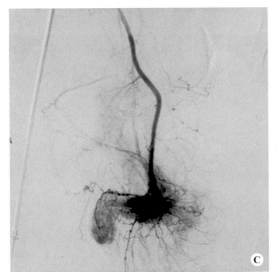
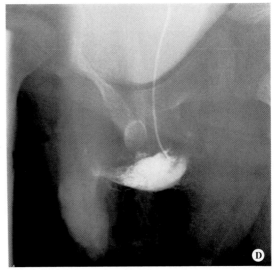

图 9-3-21　肛管血管畸形并出血

（陈　勇　毛军杰）

## 第四节　胃肠道肿瘤

胃肠道肿瘤的发病率高,约占全身肿瘤的 1/3。临床表现与肿瘤的部位及病理类型有关,症状主要有腹痛、腹部包块、出血及肠梗阻等。**胃肠道肿瘤**的诊断依赖于消化道钡餐造影、CT、MR、PET-CT 等多种影像学手段和纤维内镜以及肿瘤标志物检查。血管造影主要用于上述检查方法难以发现的肿瘤,尤其是小肠肿瘤的诊断,鉴别肿瘤的良、恶性和了解肿瘤的血供特点,为选择治疗方法提供依据。

### 血管造影

大部分胃肠道肿瘤通过胃肠造影、内镜和超声内镜检查即可明确肿瘤的部位、范围及性质。少数肿瘤如小肠的小肿瘤、向管壁外生长的肿瘤、肠系膜肿瘤需行血管造影明确诊断。胃肠道肿瘤的血管造影诊断一般通过下列步骤进行:

确定肿瘤部位。通常肿瘤部位的确定主要依赖于对肿瘤供血动脉来源的判断。如肿瘤由胃左动脉供血时,肿瘤应位于胃体部小弯侧(图 9-4-1)。未显示明显肿瘤血供时,则根据肿瘤对血管的侵蚀、包绕等征象来确定。

明确肿瘤的血供类型。通常平滑肌源性肿瘤、腺瘤、部分大肠癌和胃癌肿瘤血供较丰富(图 9-4-2)。小肠腺癌、胃肠道淋巴瘤和部分大肠癌新生血管稀少,无明显肿瘤染色或染色浅淡。

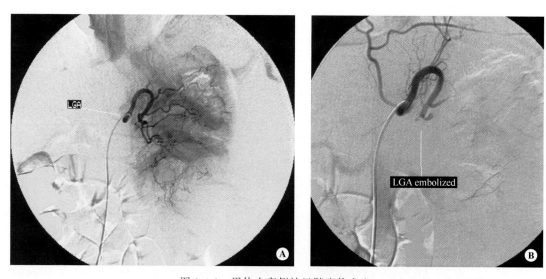

图 9-4-1　胃体小弯侧神经鞘瘤伴出血

肿瘤由胃左动脉供血,血供丰富,染色不均(A);采用明胶海绵颗粒栓塞胃左动脉(B)。LGA.胃左动脉;LGA embolized.胃左动脉栓塞

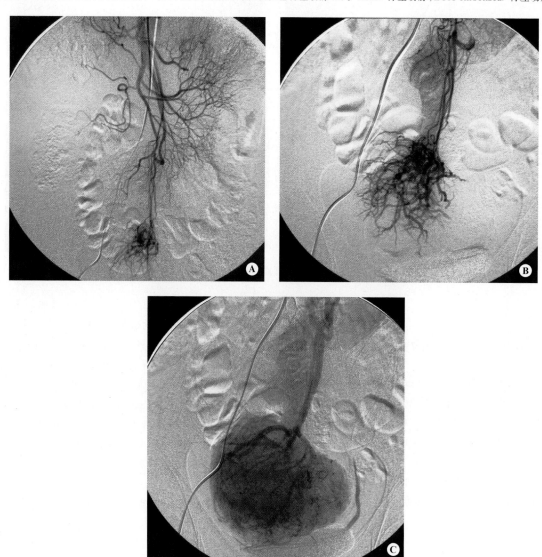

图 9-4-2　回肠远端平滑肌肉瘤

肿瘤血管增多、增粗、紊乱(A);肿瘤染色丰富并见粗大的肿瘤静脉(B、C)

确定肿瘤的良、恶性。肿瘤血管和肿瘤染色为消化道肿瘤的共同造影表现。但消化道良性肿瘤的肿瘤血管相对成熟，肿瘤血管粗细均匀，肿瘤染色均匀一致，肿块边缘清晰锐利、无明显分叶。消化道恶性肿瘤的血管则粗细不均，肿瘤染色多不均匀，常出现明显的分叶。此外，消化道恶性肿瘤尚可出现一些恶性肿瘤的征象，如血管包绕征，动、静脉受侵蚀而变狭窄闭塞，动静脉异常交通等。当消化道恶性肿瘤穿过管壁向外延伸时，管壁边缘动脉如直动脉常扭曲成角，瘤周动脉分支受侵蚀。

消化道并发症及转移的诊断。消化道肿瘤并发消化道活动性出血时，可见对比剂外溢。发生肝转移时，肝动脉造影可见肝内多发转移灶。

介入治疗在消化道肿瘤的综合治疗中占有重要地位，根据治疗目的不同将其分为：

肿瘤并发症的治疗，如解除消化道梗阻、控制消化道出血等。

手术辅助治疗。术前化疗可以抑制和杀伤大量敏感的肿瘤细胞，减少术中、术后有增殖活力的癌细胞发生医源性播散，并且有助于缩小原发病灶，增加手术机会。对富血性肿瘤术前栓塞有助于减少术中出血。术后规律化疗有助于减少肿瘤的复发和转移。

姑息性治疗，适用于缺少手术指征的恶性消化道肿瘤患者，相对静脉化疗，经动脉化疗局部药物浓度高，全身毒副作用小，有助于延长患者生存时间和提高生活质量。

消化道肿瘤的并发症治疗见本章第二、三节，本节主要介绍消化道肿瘤的手术前辅助和姑息性治疗方法。

## 介入治疗

消化道肿瘤的姑息性治疗和手术辅助治疗通常采用化疗栓塞术和动脉内化疗药物灌注术。

化疗栓塞术主要用于胃十二指肠及直肠的富血性肿瘤的治疗，小肠和结肠由于对缺血耐受性较差，并发症更加危重，故本方法不适用。栓塞剂为碘油化疗药物乳剂和颗粒栓塞剂。通过栓塞肿瘤血管及碘油对化疗药物的缓释作用，可抑制肿瘤生长，促使肿瘤细胞坏死，肿瘤组织缩小。（主编评论：在动脉造影发现肿瘤血供较为丰富并明显染色的情况下，多数术者忍不住采用碘油化疗乳剂进行化疗性栓塞治疗。须知加上碘油后局部作用明显增强，对于肿瘤和正常组织均如此。如果积极地采用碘油化疗乳剂，应该将其比例降低，使乳剂在局部存留的时间减少以防发生严重并发症。但由于胃十二指肠和直肠是空腔脏器，且肿瘤供养动脉复杂，难

以超选择插管入仅供养肿瘤的动脉分支，行化疗栓塞术时，不能参照治疗肝恶性肿瘤的方法，而应减量应用。）

化疗栓塞术的技术要点：

术前肌内注射止吐药，以减轻化疗药物对胃肠道刺激所致的恶心、呕吐反应。

选择性动脉造影以明确肿瘤供血动脉的直径、数目，肿瘤的大小、染色程度，以及靶器官的血供特点和血流动力学变化。

由于胃肠道动脉分支迂曲、冗长，且肿瘤供血动脉相对较细，为避开正常的胃肠道动脉分支常需采用微导管行超选择性插管。

根据术前诊断选择 $2 \sim 3$ 种敏感化疗药物联合使用，用药剂量减少至常规剂量的 $1/3 \sim 1/2$。根据肿瘤的大小、染色程度确定碘油的用量，通常胃肠道肿瘤的碘油用量以 $2 \sim 5ml$ 为宜（图 9-4-3），碘油和药液的比例调至 $1：（2 \sim 4）$ 为宜。调小碘油与药液比例和减少化疗药物用量的原因为胃肠道为空腔脏器，其细胞尤其黏膜细胞对化疗药物较敏感，**用量过大可造成难治性巨大溃疡形成甚至穿孔**等严重并发症。

栓塞时，为了防止反流，应在透视监视下缓慢注入栓塞剂，并根据血流速度及时调整注射速度。

胃十二指肠恶性肿瘤化疗栓塞后亦可加用明胶海绵栓塞肿瘤供血动脉，但仍需谨慎。如为明确的肿瘤供养动脉，亦在血流变慢后即停止，不应栓塞至血流停滞。

**消化道黏膜糜烂**是化疗栓塞术后的主要并发症，可引起严重腹泻、腹痛和黏液血便等症状，经保守治疗多可痊愈。但严重者可发展为胃肠道**溃疡、穿孔**，需外科手术治疗。采用超选择性栓塞技术、严格控制栓塞范围和减少化疗药物用量可降低其发生率和严重程度。（主编评论：对于已有局部放疗和手术治疗后不足3个月者，化疗性栓塞治疗需要特别慎重。脆弱的管壁在其作用下极易发生穿孔和瘘道。一般应采用化疗灌注治疗。如血供较为丰富需化疗栓塞时，也应减少药物和碘油用量，并不要采用颗粒栓塞剂进行栓塞。）

动脉内化疗药物灌注术适用于消化道乏血性和小肠、结肠恶性肿瘤的治疗。根据灌注化疗药物的方式分为：一次性冲击化疗药物灌注术和长期规律序贯化疗药物灌注术。前者把化疗药物一次性注入靶动脉后即将导管拔除；后者则通过植入导管药盒系统实施长期、规律性的化疗。相对而言，后者更利于根据肿瘤的生物特性和化疗药物的特性给药。

动脉内化疗药物灌注术的基本原则为：

**一次性**动脉内化疗灌注时尽可能使导管头端接近肿瘤供血区域，以避免过多的化疗药物进入正常的胃肠道、并提高肿瘤区域的化疗药物浓度。当肿瘤由多支动

脉供血或合并腹腔广泛转移时,应采用**长期规律序贯**动脉内化疗灌注治疗,可将导管置于病变近端的胸主动脉下段或腹主动脉上段。这样的灌注区域,其选择性相对较差。之所以如此是考虑到:以往笔者强调的保护性栓塞和血流改道技术并不能理想地"利于化疗药物集中于

肿瘤主要供血动脉内灌注",仍然可能造成药物分布不均匀和局部并发症发生率增加;较长时间的置管,且经导管给予的化疗药物,可能导致动脉的损伤,而导致导管药盒系统丧失功能。

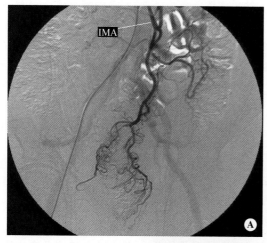
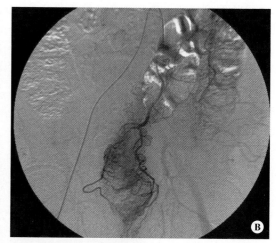
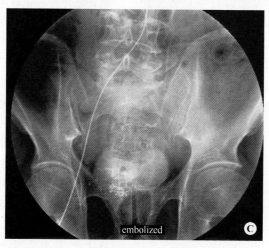

图 9-4-3　直肠癌化疗栓塞术

肿瘤由直肠下动脉供血,肿瘤血供丰富,染色不均(A、B);采用 CBP200mg、ADM30mg、MMC10mg、LP5ml 之乳剂栓塞(C)。embolized.栓塞

根据化疗药物的抗肿瘤特性调节灌注时间。采用细胞周期非特异性药物,应在 2 小时内匀速注入,以保持较高浓度的药物持续灌注。采用细胞周期特异性药物,如5-Fu灌注时,应以低浓度药物持续注入为宜。5-Fu的注药时间可长达 3~5 天。

无论采用一次性冲击或长期间歇性化疗药物灌注,均应在间隔 3~4 周后再次治疗,连续进行 3~6 个疗程。

## 病例评述

### 例 9-4-1(图 9-4-4)

女性,13 岁。反复腹痛、黑便 2 年。内镜检查阴性。

血管造影示回肠动脉增粗,瘤内动脉分支受牵张拉直,瘤周动脉移位,肿瘤中等程度染色,分叶明显,似多结节融合状(A、B),拟诊回肠末段平滑肌肉瘤。术后病理证实为回肠末段非霍奇金淋巴瘤。

【评述】　本例患者肿瘤血供丰富,并可见明显的肿瘤染色,术前诊断为平滑肌肉瘤。回顾性分析血管造影片发现,该肿瘤似由多个结节融合而成,肿瘤血管稀少,与平滑肌肉瘤的血管造影表现不符,但与淋巴瘤的典型血管造影表现差异更大,而且该患者缺乏其他系统的症状和体征,术前单凭血管造影很难做出正确诊断。

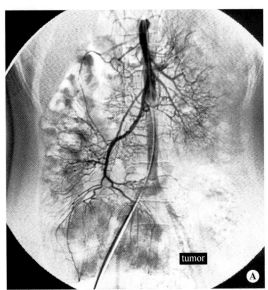
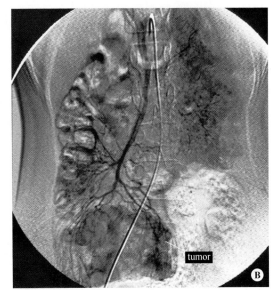

图 9-4-4　回肠末段非霍奇金淋巴瘤

tumor.肿瘤

**例 9-4-2**（图 9-4-5）

男性,52 岁。上腹部不适、乏力、消瘦 2 月余。胃镜检查:胃体小弯侧溃疡并出血。查体:上腹部 10cm 大小的巨大肿块。腹腔动脉造影:胃底体部巨大占位,由胃左动脉、胃网膜左动脉、胃短动脉供血,肿瘤染色丰富(A、B)。手术病理证实为胃间质瘤。

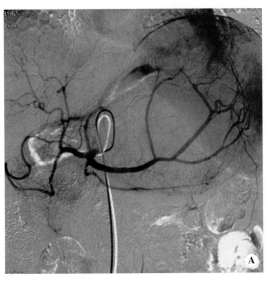
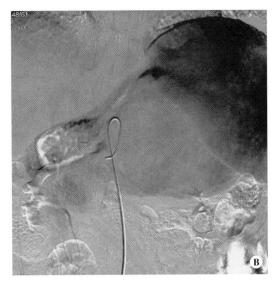

图 9-4-5　胃间质瘤

**【评述】** 胃肠道间质瘤(gastro-intestinalstromal tumor,GIST)是消化系统一种间叶源性肿瘤,具有非定向分化的特征(向平滑肌或神经不完全分化或完全未分化的)。肿瘤位于胃肠壁肌层内,多呈膨胀性生长,包膜完整,血管丰富。大体观呈境界清楚的孤立性圆形或椭圆形肿块,偶尔呈分叶状、多发性。根据 GIST 的组织病理学特征可将其分为四型。Ⅰ型:向平滑肌分化;Ⅱ型:向神经分化;Ⅲ型:向平滑肌和神经两种成分分化;

Ⅳ型:缺乏平滑肌和神经分化。患者多无明显的临床症状,可有腹痛、腹胀、贫血等表现。确诊有赖于免疫组化检查。肿瘤浸润邻近器官或出现远处转移为 GIST 恶化的特征,胃间质瘤直径>5.5cm、肠间质瘤直径>4cm 发生恶变的概率较大。外科手术切除仍是目前治疗 GIST 的主要手段,放疗、化疗对于无法切除或转移性 GIST 疗效不佳,近年研究表明,格列卫(STI-571)对于 50%以上的浸润性或转移性 GIST 患者有效。

**例 9-4-3**（图 9-4-6）

男性,65 岁。反复上腹部不适 2 年。查体时在右上腹扪及 5cm×6cm 大小包块。钡餐示胃窦癌。胃十二指肠动脉造影示胃网膜右动脉粗细不均,分支增多、增粗,肿瘤染色不均(A、B)。于胃网膜右动脉灌注 THP20mg、CBP150mg、MMC6mg,随后用明胶海绵栓塞胃十二指肠动脉(C)。退至腹腔干,灌注同剂量的上述化疗药物。

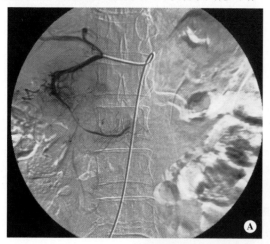
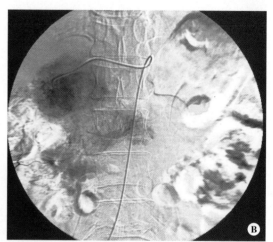
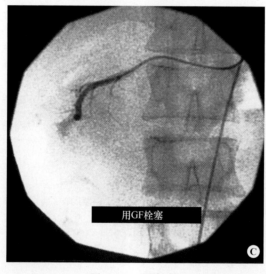

图 9-4-6 胃窦癌

【评述】 本例患者虽见肿瘤染色,但肿瘤供血动脉弥散、细小,若行化疗栓塞术,碘油乳剂难以进入瘤区。因此,选择 TAI 治疗,灌注后加用明胶海绵栓塞。于胃网膜右动脉、腹腔动脉干分别灌注化疗药物,系由于本例患者为晚期胃癌,已向周围组织浸润、转移,根据原发瘤和转移瘤并重的原则实施。

**例 9-4-4**（图 9-4-7）

女性,31 岁。大便带血 1 年余。肛诊距肛门 7cm 处触及肿块,肠镜活检为直肠癌。肠系膜下动脉造影示直肠上动脉增粗,并见增粗迂曲的肿瘤血管,肿瘤染色丰富,边缘光滑(A)。用 MMC10mg、LP5ml 之乳剂注入直肠上动脉,碘油沉积良好(B)。并于双侧髂内动脉分别灌注 THP20mg、CBP200mg。术后病理示肿瘤大部分坏死。

【评述】 本例患者肿瘤血供丰富,而且采用微导管插管易于超选至直肠上动脉,适宜化疗栓塞治疗。但由于未置于肿瘤供血动脉灌注,化疗栓塞后,直肠其他区域亦见碘油沉积。虽然碘油用量偏小,未引起严重的术后反应,但行化疗栓塞术时,最大限度地减少对正常组织的伤害是必须遵循的原则。

**例 9-4-5**（图 9-4-8）

男性,68 岁。贲门癌术后 2 年余。胃镜检查示吻合口癌复发。腹腔动脉造影示胸腹交界处有一 2.5cm 大小的肿块,由胃网膜右动脉供血(A、B)。超选择至该动脉后灌注 CBP200mg、ADM30mg、5-Ful.0g、LP5ml 之　　乳剂,栓塞后碘油沉积丰富(C)。

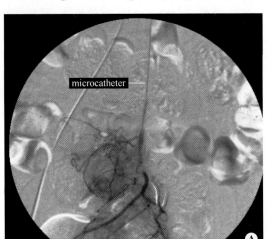
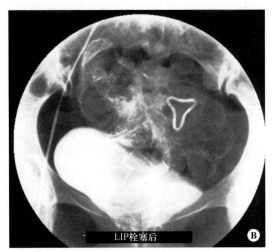

图 9-4-7　直肠癌

microcatheter.微导管

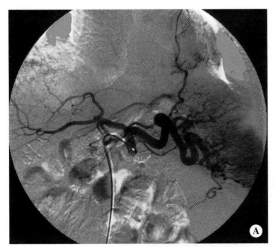
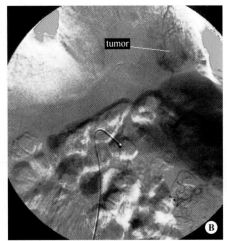

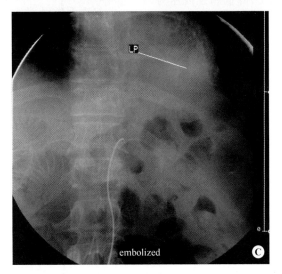

图 9-4-8　贲门癌

tumor.肿瘤;embolized.栓塞

**【评述】** 本例为贲门癌术后复发,介入治疗原则与贲门癌相同。当复发瘤为富血性肿瘤时多选用化疗栓塞术,乏血性肿瘤则采用动脉灌注化疗。

(陈 勇 毛军杰)

# 第五节 急性肠梗阻的介入治疗

**肠内容物不能正常、顺利通过肠道,称为肠梗阻。** 急性肠梗阻是常见的外科急腹症之一,不但引起肠管本身解剖和功能上的改变,而且可导致全身性的生理功能紊乱,死亡率较高,为 5%～10%,胃肠减压是主要的姑息性治疗手段。传统的胃肠减压是治疗肠梗阻的主要措施之一,普通导管因其长度限制,仅能吸引胃肠道内一部分积存的液体及气体,减压效果不理想;手术治疗一直都是最有效的治疗方法,但创伤较大、术后可因粘连造成肠梗阻再发,一直是困扰外科医生的难题[22]。介入治疗的目的是进行有效的胃肠减压,为外科行根治性治疗赢得时间和打下基础。结肠支架置入术可恢复结肠的通畅,解除梗阻,但高位的结肠梗阻行支架植入术的成功率较低,亦未有小肠支架置入术的报道,对小肠和高位结肠梗阻,采用肠梗阻导管可取得有效的胃肠减压。

日本最先研制出肠梗阻导管,并于 20 世纪 80 年代在临床广泛使用,国内一些医院于 2004 年底开始使用[23]。肠梗阻分为小肠梗阻和大肠梗阻,肠梗阻导管也分为经鼻插入型和经肛门插入型两种。其作用原理为把导管一直送到梗阻部位,将肠内容物引出,减少梗阻以上肠管内液体和气体的积聚,降低肠管内压力,改善局部血液循环,减轻肠管水肿,最终解除肠梗阻,为改善患者全身状况赢得时间。由此可见,肠梗阻导管较传统减压术有明显优势,患者当天即可获得有效减压,成功率高达 90% 以上,现今在许多国家已成为急性肠梗阻非手术治疗的主要方法[24]。(主编评论:肠梗阻在临床上为常见病。历史上经典的肠套叠钡灌肠或空气灌肠应该属于介入放射学范畴,尽管一般不这样说。我理解编者之所以要编写这一节是基于专用于治疗急性肠梗阻的新器材和新技术的出现,并且他们已经有一定的经验,属有感而发。与他们讨论过此技术是否适用于亚急性和慢性肠梗阻,答案是可能的。这里强调急性是考虑其实用性吧。)

## 急性小肠梗阻

对急性小肠梗阻可用经鼻插入型肠梗阻导管在 X 线透视下进行介入治疗。导管经鼻孔插至梗阻部位的上方,直接进行吸引减压,疗效快速、明显。即使是将要接受手术治疗的患者,也可进行术前减压及术后对吻合部的减压吸引,有利于吻合部的愈合。保留此导管则有类似肠腔内置管、可达到支撑肠管排列的作用,有效地减少术后肠梗阻的再发生。还可用于小肠造影,以明确梗阻的部位和性质。因此,肠梗阻导管具有诊断和治疗的双重功效。

### 适应证[25]

单纯性粘连性肠梗阻(约 80% 是腹部手术后所致,特别是术后早期的肠梗阻)。

### 绝对禁忌证[26]

绞窄性肠梗阻和肠系膜血栓形成等有血运障碍者。

### 相对禁忌证[26]

食管狭窄、幽门狭窄。
广泛性肠粘连并有多处小肠梗阻。
活动性消化道出血期。
严重的出血倾向或凝血功能障碍。
严重的心、肺功能衰竭。

### 器材

经鼻插入型肠梗阻导管套装(CLINY,日本 Create Medic 株式会社)包括导管 1 根(长 300cm、外径 18F 的硅橡胶导管)和超滑导丝 1 根(长 350cm、直径 0.049in)。导管的最前部有一个导向头,称为前导子,它由 6 个小钢珠连接而成,不透 X 线,便于观察、操作,起重垂作用,在重力的作用下能使导管顺利通过幽门和肠管弯曲。前导子的后方有 1 个侧孔,可对肠内容物进行抽吸。其后方有 2 个球囊(前囊、后囊)。导管可通过前囊内液体的重力及肠蠕动作用在肠道中不断前行,接近或达到梗阻的近端。前、后囊之间有 6 个吸引侧孔,也可不断对肠内容物进行抽吸,缓解肠梗阻。后囊为顺行性造影而设,其后方无侧孔,后囊注入气体后扩张,可防止对比剂反流,使对比剂只向前运动,有利于显示远端肠管的情况。导管尾部有 4 个管口分别与前部相应结构相连,从前向后依次排列为:①前囊管口,可注蒸馏水;②补气口,带有防止肠内容物逆流的单向阀,其与导管前部的 7 个侧孔相连通,通过注入气体,可防止侧孔吸附肠管引起坏死,并可提高吸引效率;③后囊管口,可注气;④引流管口,外接负压引流器,还可注入润肠油剂进一步缓解肠梗阻(图 9-5-1)。

## 置管方法

鼻腔至咽喉部进行局麻后，在 X 线引导下，应先用普通胃管或肠梗阻导管尽量吸出胃内容物，以免引起误吸性肺炎。

经鼻插入肠梗阻导管至食管下段，向导管内插入配套的超滑导丝，一起进入胃腔内。由导管向胃腔内注入空气约 100ml，充分显示胃型。患者转向右侧位，使导管前端朝向幽门。导丝比导管前端先行，确认导丝通过

幽门后，继续送入导管。导管前端通过幽门后，将导丝从导管中回抽 5cm 左右，然后将导管向前送入 5cm。反复此过程，将导管尽可能插入空肠 20cm 以上，然后拔出导丝。

导管进入空肠后，向前囊内注入灭菌蒸馏水 5～15ml，注意不能让球囊完全梗阻肠管，可注入对比剂观察，此时可开始进行减压和抽吸肠内容物。小肠蠕动可以带动前囊和导管向肠管远端继续推进，导管末端接负压吸引。

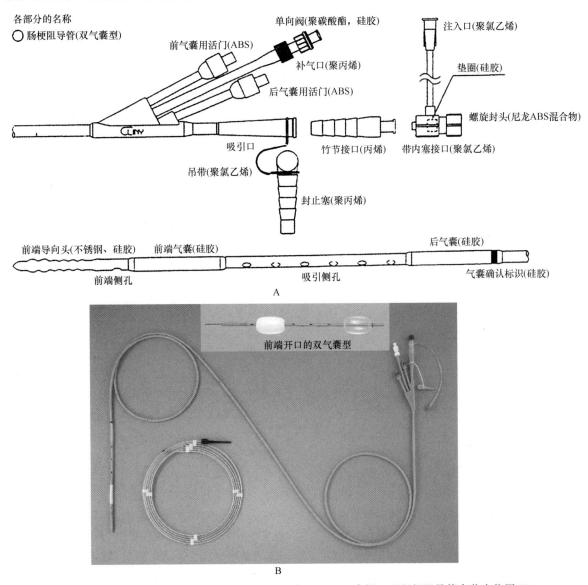

图 9-5-1　经鼻插入型肠梗阻导管套装结构线条图（A）；经鼻插入型肠梗阻导管套装实物图（B）

## 导管留置过程中的管理

导管由于肠蠕动被带往梗阻部位期间，可使用吸引器或手动进行间歇性吸引或持续低压吸引。低压持续吸引时选择的吸引力为：－980～－2450Pa（－10～

－25cmH$_2$O）。

导管在小肠内前行过程中，可每隔 30 分钟将导管经鼻向胃内推进 10cm，使导管在胃内处于松弛状态以减少运行阻力。

间断透视观察确认导管的前行状态。

导管达到梗阻部位后,可进行造影检查,了解梗阻部位和性质。

### 后囊的使用方法

导管停止前行时,可做小肠造影。

在收缩前囊前,要先向后囊注入 30~40ml(最大注入量为 60ml)的空气,使其扩张,将导管固定于肠管内,这样可防止对比剂的逆流和导管的后返。

吸出前囊的灭菌蒸馏水,使其排空。

由吸引口注入对比剂,注入时要安装好补气口附属的单向阀,防止对比剂流入补气口。

对比剂进入到一定程度时,可注入抗胆碱剂或胰高血糖素等药物来抑制肠蠕动,以利于显示小肠病变。

由补气口注入空气进行双对比造影。

### 注意事项

不要使导丝的前端从导管的侧孔中伸出,否则有可能造成胃壁及肠壁的损伤或穿孔。因此,务必在透视下操作。

要采用间断负压吸引方法,以防肠穿孔和肠坏死。

在置管减压后,应注意调整负压的强度以控制减压速度,并要注意调整补液的量和速度,以免引起水、电解质紊乱。

扩张前囊要使用灭菌蒸馏水。如果使用生理盐水、对比剂及其他有结晶化可能的药液,则可由于其成分的凝固造成前囊腔堵塞而无法收缩球囊。

扩张后囊请使用空气作为对比剂。

补气口处也不能使用生理盐水、对比剂及其他有结晶化可能的药液,因其可形成堵塞,造成减压、抽吸效率降低。

治疗过程中,应密切观察病情变化,及时判断是否有肠绞窄的发生,否则应考虑停止保守治疗。

每周 1~2 次定量更换前囊内的灭菌蒸馏水。更换时,将前囊内的灭菌蒸馏水全部抽出,按指定量再次注入,以扩张前囊,且在留置过程中要注意前囊的状态。

### 并发症

与普通的胃管置入类似,一般很少出现。

在插管过程中,导丝前端有可能造成食管、十二指肠的损伤和穿孔,以及由于穿孔造成的腹腔内感染。因此必须在透视下边确认边操作。

减压时由于吸引压力的作用,肠管有可能被吸入导管的侧孔,造成肠管坏死,因此必须慎重操作,并必须不断从补气口注入气体。

其他:如鼻咽部因插管过程引起的损伤,误吸性肺炎,水、电解质紊乱,导管阻塞,气囊破裂等。

### 观察指标[27]

症状:如腹痛、腹胀、恶心等的缓解情况。

腹围缩小程度:测量脐水平的腹部周径,以置管减压前腹围为 100% 计算,置管后腹围与之对比。

立位腹部 X 线片:观察导管位置、气液平面数、肠管扩张程度等变化情况,每 1~2 天复查 1 次,直至梗阻完全解除。

### 拔除导管的标准[28]

肠梗阻症状缓解,腹部立位片显示气液平面消失后,不要急于拔管。导管的拔除时机或留置时间,应参照以下标准:

夹闭导管,停止负压吸引后,无腹胀、腹痛、恶心等肠梗阻症状复发。

肠梗阻症状和体征已消失,带管进食半流质 2~3 天后无不适。

经导管造影证实,导管前方肠腔不存在梗阻或狭窄。

对于反复发作的粘连性肠梗阻,导管至少应放置 10 天以上,这样可以起到类似肠腔内置管、支撑小肠排列的作用,以减少肠梗阻的再发生。

### 中止引流、转手术处理的判断[29]

小肠梗阻患者病情变化快,须密切观察病情的变化,导管引流疗效欠佳时,如出现以下情况应考虑中止引流,转手术治疗;否则会延误外科手术时机,有可能导致肠坏死甚至造成患者死亡。

考虑有绞窄性肠梗阻的可能,应急诊手术。

经治疗后,虽症状缓解,但经小肠造影显示肠管完全闭塞,应择期手术。

经治疗后,虽症状有所缓解,但仍存在不完全性梗阻时,只要无剧烈腹痛、无腹膜刺激征,腹部立位片无巨大扩张肠袢,可以继续保守治疗,以期待梗阻缓解。如观察至 1 周后仍不缓解应手术治疗[30]。但需要注意的是,老年患者由于症状不典型,感觉迟钝,多伴有其他脏器疾病,耐受性差等,当症状不缓解时应尽快手术。国内多数学者主张单纯性肠梗阻保守治疗 12~24 小时,无缓解时应尽快手术治疗[31]。

## 病例评述

### 例 9-5-1(图 9-5-2)

男性,50 岁。反复恶心、呕吐伴腹胀、腹痛 5 天,已做传统胃肠减压 2 天,无效。半年前曾因小肠憩室出血做外科切除手术,临床诊断为粘连性肠梗阻。立位腹平片显示小肠扩张、胀气,多个气液平面形成,呈低位性小肠梗阻(A)。急诊行经鼻插入型肠梗阻导管置入术,抽出较多肠内容物,患者症状明显好转。继续接负压吸引,10 小时后复查,可见导管已经运动至盆腔段小肠,肠梗阻的 X 线征象已消失(B)。置管后第 3 天经导管行小肠造影显示通畅,未发现明显病变。置管后第 5 天拔

管。随访 16 个月未见复发。

【评述】　传统胃肠减压当天无效时,应立即行经鼻插入型肠梗阻导管置入术,以取得迅速、积极、有效的减压效果。术前要熟悉该型导管的使用方法和注意事项。拔管前要把经导管注入对比剂行全段小肠造影作为常规,寻找肠梗阻的原因及部位,为进一步治疗提供依据。

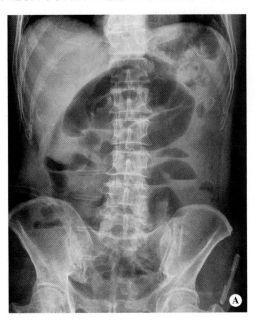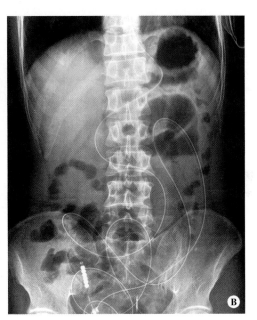

图 9-5-2　粘连性肠梗阻

# 急性大肠梗阻的介入治疗

急性大肠梗阻大多数是由大肠癌引起的,尤其是位于脾曲以下(直肠、乙状结肠和降结肠)肿瘤造成的急性机械性梗阻发病率较高。传统的减压方法是近端结肠造瘘,创伤较大,且需要二次手术关闭造瘘口[32]。结肠支架置入术有时难以成功。2003 年,日本昭和大学横滨绿丘医院的石田康男教授发明了大肠梗阻减压导管,他通过内镜技术,将减压导管置入梗阻近段,起到了冲洗、引流的作用[33]。我国则于 2004 年开展此项技术[34],该技术能有效地引流出粪便及肠腔积气,缓解患者梗阻症状明显,避免进行急诊外科手术及结肠造瘘,减少二次手术创伤。外科医师也能够获得充分的时间,使分期手术转换成有良好全身准备和肠道准备的一期手术,明显改善了患者的生存质量[35]。

## 适应证[34]

大肠癌等病变并肠梗阻。

## 绝对禁忌证[34]

多发性狭窄及腹膜炎。

## 相对禁忌证[34]

重度内痔或肛周静脉曲张出血期。
溃疡性结肠炎出血期。
严重的出血倾向或凝血功能障碍。
严重的心、肺功能衰竭。

## 器材

经肛门插入型肠梗阻导管套装(CLINY,日本 Create Medic 株式会社)包括导管 1 根(长 120cm、外径 22F 的硅橡胶导管),超滑导丝 1 根(长 300cm、直径 0.052in),狭窄部扩张管 1 根(长 100cm、外径 26F,呈长锥形状)。导管前部,从前向后依次排列为:端孔 1 个、补气孔 1 个、吸引侧孔 3 个(用于减压)、气囊 1 个(起固定导管作用);导管尾部有 3 个管口分别与前部相应结构相连,从前向后依次排列为:气囊阀口、补气阀口、吸

引口(外接Y形二腔接头做负压吸引)(图9-5-3)。其作用原理与经鼻插入型肠梗阻导管相同。

各部位名称
● 经肛门减压导管

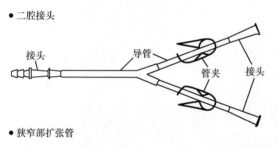

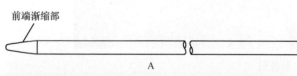

● 二腔接头

● 狭窄部扩张管

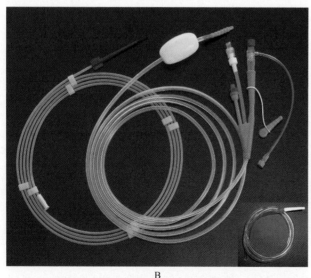

图 9-5-3　经肛门插入型肠梗阻导管套装结构线条图(A)；
经肛门插入型肠梗阻导管套装实物图(B)

## 置管方法

插入导管前,先行立位腹平片和钡或碘对比剂灌肠

造影检查,以明确梗阻部位的情况。

患者取截石位,将7~8F的血管导管鞘先插入肛门,建立操作通道,再用7~8F单弯导管在0.035in超滑导丝引导下通过狭窄部。

交换导丝。退出0.035in超滑导丝,送入套装内的超滑导丝(300cm、0.052in);退出单弯导管,再送入狭窄部扩张管(最好用灭菌液状石蜡润滑之)扩张狭窄部位。

退出狭窄部扩张管,送入肠梗阻导管,直至气囊部分越过狭窄部位。

向气囊内注入灭菌蒸馏水30ml,气囊扩张后,要确认气囊确实越过了狭窄部,且导管无法拔出后,才拔出导丝。

冲洗和抽吸肠内容物。接上Y形二腔接头,一腔接头注入生理盐水并停留10~20分钟,共用2000~3000ml生理盐水反复冲洗,另一腔接头则连接负压吸引,做间断负压吸引。

### 导管留置过程中的管理

导管留置第2天起,每天冲洗1~2次,每次用2000~3000ml生理盐水对肠管进行充分洗净,直至肠梗阻情况改善,改善后也要进行每天1次的冲洗。

### 注意事项

导管前端不要与肠壁接触,以免引起肠壁损伤、坏死。

气囊不要处于狭窄部位,以免导管脱落。

气囊扩张要使用灭菌蒸馏水,不要使用生理盐水、对比剂及有结晶化可能的药液扩张气囊,因其可造成气囊膨胀不良和堵塞。

气囊注入蒸馏水时要慢慢地进行,急速注入会由于其压力过大而造成导管的移位甚至脱落。

不要向气囊内注入规定量以上的灭菌蒸馏水,否则可能会导致气囊的破裂。

### 并发症及观察指标

与急性小肠梗阻的大致相同。急性大肠梗阻大多数是由于大肠癌引起的,所以当肠梗阻急性症状缓解后,可做外科手术或大肠支架植入术等进一步治疗。

## 病例评述

**例 9-5-2**(图 9-5-4)

男性,57 岁。反复腹胀、腹痛 7 天,加重 1 天伴肛

门停止排气。2年前曾行肠镜确诊乙状结肠癌,未做外科手术,已在某医院做10次化疗。临床诊断为乙状结肠癌并完全性肠梗阻。立位腹平片显示大小肠肠管扩张、胀气,多个气液平面形成,盆腔积液较多,呈大肠梗阻表现(A)。急诊钡灌肠造影显示乙状结肠下段呈典型的癌性向心性狭窄(B)。经肛门插入肠梗阻导管,抽出大量粪水和气体,再用2000ml生理盐水反复冲洗,当时患者症状明显好转。继续接负压吸引,第2天复查见肠梗阻的X线征象已消失(图C)。第6天经留置导管碘水造影见乙状结肠下段(原梗阻点上方)有一长5cm的局限性狭窄段(D)。第7天顺利植入1个结肠支架,支架扩张良好、位置恰当(E)。随访8个月,未见梗阻复发。

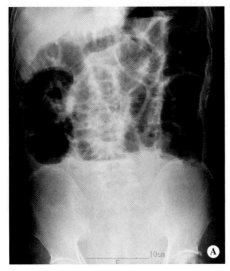
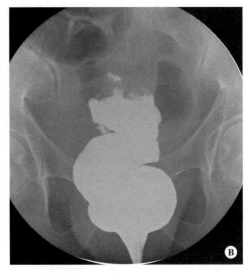
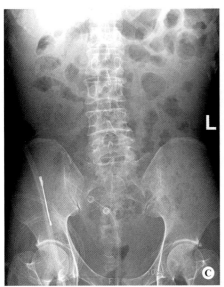
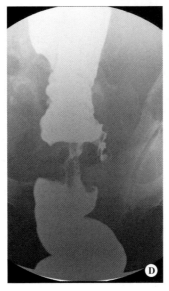
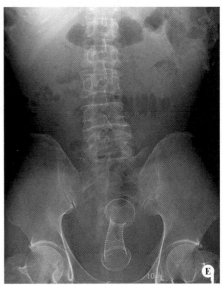

图 9-5-4 乙状结肠癌并完全性肠梗阻

【评述】 确诊为乙状结肠癌较早期的患者,应尽早做外科切除手术、再做辅助化疗,以免贻误病情。而到了癌症终末期时,则只能做姑息治疗。患者取截石位,用7F以上的血管导管鞘先插入肛门建立操作通道,有利于手术顺利进行。而用灭菌液状石蜡使扩张管较容易通过狭窄部位。冲洗大肠宜用生理盐水,以免引起水中毒。植入大肠支架前要清洁肠道,支架远端不能离肛缘太近,以3~4cm及其以上为宜,否则会引起肛门疼痛等不适。

(何明基 陈德基)

**参 考 文 献**

[1] 韩新巍,吴刚,邢古生,等.大球囊扩张成形治疗贲门失弛缓症.医学影像学杂志,2004,14(3):226~228
[2] 胡鸿涛,郭晨阳,黎海亮,等.透视下球囊扩张治疗良性放射性食管

狭窄.当代医学,2009,15(29):584~586

[3] 谢震雄,郭继中.可回收食管支架治疗食管良性狭窄的临床研究.河北医学,2011,17(11):1519~1521

[4] Macdonald S,Edwards RD,Moss JG.Patient tolerance of cervical esophageal metallic stents. J Vasc Interv Radiol, 2000, 11(7):891~898

[5] 赵剑波,曾庆乐,陈勇,等.食管支架术后支架贴壁不良综合征的初步探讨.介入放射学杂志,2010,19(2):141~145

[6] 赵剑波,陈勇,何晓峰,等.食管支架贴覆不良现象的危险因素.中国介入影像与治疗学,2010,7(2):147~149

[7] 茅爱武,杨仁杰,刘寺义,等.经口放置金属支架治疗胃、十二指肠及空肠恶性狭窄67例.介入放射学杂志,2001,10(1):42~44

[8] Gutzeit A,Binkert CA,Schoch E,et al.Malignant gastroduodenal obstruction:treatment with self-expanding uncovered wallstent. Cardiovasc Intervent Radiol,2009,2(1):97~105

[9] S F Kerr,S Puppala,et al.Acute gastrointestinal haemorrhage:the role of the radiology.Postgrad Med J,2011,87(1):362~368

[10] Gordon PL,Ahl KI,Kerlan RK,et al.Selective embolization for control of lowetr gastrointestinal bleeding. AM J Surg,1997,174:24

[11] Walsh RM,Anain P,Geisinger M,et al.Role of angiography and embolization for massive gastroduodenal hemorrhage.J Gastrointest Surg,1999,3(1):61~66

[12] 卢伟,李彦豪,陈勇,等.$CO_2$-DSA 的临床应用研究.中国医学影像学杂志,1997,5(4):228~231

[13] 毛军杰,陈勇,李彦豪,等.梅克尔憩室出血的血管造影分析.临床放射学杂志,2009,28(7):985~987

[14] Neuman HB, Zarzaur BL, Meyer AA. Superselective catheterization and embolization as first-line therapy for lower gastrointestinal bleeding.Am Surg,2005,71:539

[15] Kuo WT.Transcatheter treatment for lower gastrointestinal hemorrhage.Tech Vasc Interv Radiol,2004,7:143

[16] Holme JB,Nielsen DT,Funch-Jensen P,et al.Transcatheter arterial embolization in patients with bleeding duodenal ulcer:an alternative to surgery.Acta Radiol,2006,47:244

[17] 曾庆乐,李彦豪,陈勇,等.动脉造影阴性的消化道大出血的试验性栓塞治疗指征和疗效.临床放射学杂志,2002,21:643

[18] Charbonnet P,Toman J,Buhler L,et al.Treatment of gastrointestinal hemorrhage.Abdom Imaging,2005,30:719

[19] Keeling WB,Armstrong PA,Stone PA,et al.Risk factors for recurrent hemorrhage after successful mesenteric arterial emboli-

zation.Am Surg,2006,72(9):802~807

[20] 何凡,陈勇,李彦豪,等.消化道出血经动脉栓塞术后围手术期再出血原因分析.南方医科大学学报 2009,29(5):1040~1042

[21] Lang EK.Transcatheter embolization in management of hemorrhage from duodenal ulcer:long-term results and complications. Radiology,1992,182(3):703~707

[22] 姚宏伟,傅卫,袁炯,等.肠内全程导管减压法用于术后早期炎性肠梗阻治疗的研究.中国实用外科杂志,2006,26(12):949~951

[23] 马越正通.肠梗阻导管插入进行肠管内减压:消化器官外科的必要急救措施.日医大杂志,1978,36:316~334

[24] 金殿植,金虎.肠梗阻导管使用中的若干问题.医学信息,2010,23(11):95~96

[25] Gowen GF. Long tube decompression is successful in 90% of patients with adhesive small bowel obstruction.Am J Surg,2003,185(6):512~515

[26] Gowen GF.Rapid resolution of small-bowel obstruction with the long tube,endoscopically advanced into the jejunum.Am J Surg,2007,193(2):184~189

[27] 梁国刚,毕伟,张盛林,等.肠梗阻导管治疗肠梗阻——附36例报告.中国中西医结合外科杂志,2006,12(3):191~193

[28] 汪志明,李宁.肠梗阻的减压治疗.中国实用外科杂志,2008;28(9):700~702

[29] 金殿植,孙立波,宋彬.肠梗阻导管对粘连性肠梗阻的治疗作用.中华胃肠外科杂志,2009,12(6):580

[30] 邵海波,苏洪英,徐克等.DSA引导下经鼻肠梗阻减压导管置入术治疗粘连性小肠梗阻.中国医学影像技术,2009,25(11):2114~2117

[31] 王革非,李幼生.粘连性肠梗阻病情的判断及手术时机的选择.实用临床医药杂志,2005,9(9):31~32

[32] 闫保功.84例肠梗阻导管治疗肠梗阻疗效观察.中国医药指南,2009,7(6):63~65

[33] 石田康男,幡谷洁,樱井修,等.肠梗阻导管经肛门引流新疗法.腹部急救诊疗的进步,1999,19:35~37

[34] 许剑民,钟芸诗,徐美东,等.经肛型肠梗阻减压导管在急性低位结直肠梗阻中的应用.中华胃肠外科杂志,2006,9(4):308~310

[35] 姚宏伟,傅卫,袁炯,等.经肛肠梗阻导管治疗急性左半结肠恶性梗阻性疾病的临床研究.中国微创外科杂志,2006,6(12):941~943

（本章责任主编　陈　勇）

# 第十章　门静脉高压症

门静脉(portal vein)是指将血流引入除心脏以外脏器的静脉。在人体至少有引流入肝和脑垂体的两个门静脉系统,而习惯上门静脉专指肝脏门静脉系统。**门静脉高压症是指各种原因引起的门静脉包括其主要分支的压力增高,引起的一系列临床症候群。**正常门静脉压力为 $1.27 \sim 2.35kPa$($13 \sim 24cmH_2O$),平均值为 $1.76kPa$($18cmH_2O$)。根据不同的发病原因,笔者将门静脉高压分为以下类型:

**门静脉型是指门静脉本身的狭窄闭塞,造成其远端回流静脉压力增高。**其原因主要有门静脉内血栓形成,肝脏恶性肿瘤侵袭门静脉形成门静脉癌栓和其他原因造成的闭塞,如手术损伤、先天性门静脉分流(Abernethy 畸形)和门静脉海绵样变等,此型又称为**肝前型门静脉高压**。

**肝窦型是指肝硬化引起的肝窦压力增高,造成门静脉血回流障碍,压力升高。**常见的病因为肝炎后肝硬化和酒精性肝硬化,前者是我国门静脉高压的主要病因。另外还可见于少数罕见病例,如先天性胆道发育不良和其他原因导致胆汁淤积性肝硬化、朗汉斯细胞增多症时,肝窦内大量朗汉斯细胞增生堵塞肝血窦导致门静脉高压。

**肝静脉型是指由于肝静脉狭窄、闭塞或回流障碍,继而使门静脉压力升高。**主要原因为肝静脉和肝段下腔静脉狭窄或闭塞,血栓或瘤栓造成的阻塞,此型又称为 **Budd-Chiari 综合征(布-加综合征)或肝后型门静脉高压**。

**动静脉型是指动脉与门静脉系统发生瘘或分流,大量高压的动脉血流入门静脉,造成门静脉高压。**主要发生于肝、脾和肠系膜血管系统,主要原因为肿瘤、AVM、腹部外科术后和外伤,部分原因不明。另外,较罕见的情况还包括肺隔离症异位引流入门静脉系统导致门静脉高压。

**区域性门静脉高压症**(regional portal hypertension, RPH),也称为左侧门静脉高压症,临床较少见,属于肝外型门静脉高压症的特殊类型,多由脾静脉栓塞所致。

(主编评论:以上分类前三种基本上沿用传统的分法,而后两种则往往被忽略。近年来随着对其认识提高逐渐受到重视,因此发现率也有所提高。另外一种易被误诊为门静脉高压症的情况是缩窄性心包炎。其临床表现可以为肝大和腹水为主。影像学表现也易被误诊为布-加综合征。与门静脉高压症不同之处可以通过肝静脉造影和下腔静脉-右心房序贯测压鉴别,不再赘述。肝大、脾不大也

是有趣的鉴别点,也提示并非门静脉高压症。)

门静脉高压在初期,即压力较低时常无症状,随着其压力继续上升及其他多种因素的相互作用可出现下列主要并发症:

消化道出血:主要是上消化道出血,胃冠状静脉和食管静脉作为代偿性侧支循环,可变得迂曲扩张,易破裂出血。

腹水:其产生原因很复杂,但门静脉高压起重要的作用,有效降低门静脉高压可使腹水减少或消失是其重要的证明。

门静脉高压性胃肠病:主要是门静脉高压时胃肠道淤血引起,可造成食欲下降、腹胀、腹泻等症状。胃肠镜下可见胃肠黏膜水肿、糜烂,严重者可有黏膜出血。

脾大和脾功能亢进:脾大后血供增加可进一步升高门静脉压,脾功能亢进则可造成血小板、白细胞和红细胞数量减少,引起相应的临床症状。

尚有肝性脑病、肝肾综合征和较少见的肝肺综合征等。

在临床上拟诊门静脉高压者有多种影像学及其他检查方法,合理选择应用可使诊断效率提高。

对疑为门静脉高压症的患者,首先应判断肝脏大小的改变,对本症的诊断和鉴别诊断起重要作用。

肝脏缩小,常见于肝炎后肝硬化合并门静脉高压。较罕见的先天性门静脉分流症因门静脉血供减少亦可出现肝萎缩。

肝脏大小正常者可见于门静脉血栓形成、门静脉海绵样变和动-门静脉分流所致的门静脉高压。

肝脏增大,常提示肝静脉型门静脉高压症,如 Budd-Chiari 综合征引起淤血性肝大。另一种可能则是肝癌合并门静脉高压。酒精性肝硬化亦可有轻至中度肝脏增大。

## 第一节　门静脉型门静脉高压症

本节描述门静脉系统血栓形成和门静脉海绵样变两种病变,先天性门静脉分流(Abernethy 畸形)较为罕见,而门静脉癌栓引起门静脉高压症的 TIPS 治疗,在临床上并不作为常规手术,故二者仅在病例评述中加以介绍。

**门静脉系统血栓形成**与高凝状态、血流淤滞、手术

或介入创伤和局部炎症有关,部分原因不明。发病部位可见于门静脉主干、脾静脉和肠系膜上静脉。临床表现主要为上消化道出血和大量腹水[2,3]。

**门静脉海绵样变**原指婴儿期肝门部门静脉闭塞(多由胎粪性腹膜炎所致)造成门静脉区广泛海绵状侧支循环形成,现泛指各种原因造成的门静脉主干闭塞及侧支循环形成。临床表现以消化道出血为主[4,5]。

**一般二者均不引起肝脏形态和大小的改变。**

## 影像诊断

二者影像检查多显示肝脏大小正常,可有不同程度

脾大。检查要点是显示门静脉系统,通常以超声、CTA、MRA 和血管造影显示为佳。

门静脉系统血栓主要表现为门静脉内的不规则充盈缺损,可局限或广泛分布,其近肝端门静脉直径正常或细小,阻塞远端静脉扩张,由扩张的侧支静脉回流,多可见胃冠状静脉曲张[6~8](图 10-1-1)。

门静脉海绵样变则表现为门静脉主干不能显示,而由门静脉主干紊乱的侧支静脉取代,通过侧支可显示部分肝门门静脉支,同时可见胃冠状静脉曲张等异常引流。门静脉血栓形成的慢性期表现与之类似,二者不易区分[9-11](图 10-1-2 和图 10-1-3)。

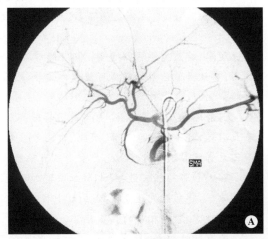
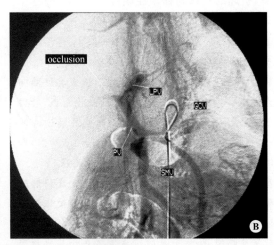
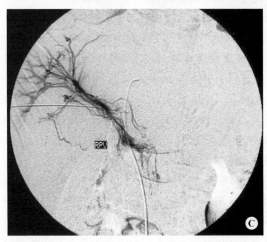

图 10-1-1　门静脉海绵样变造影表现 1

肝动脉造影未显示肿瘤及其他异常(A)。SMA-PV 造影显示门静脉右支闭塞,胃冠状静脉曲张(B)。经皮肝穿刺门静脉造影显示门静脉右支内充盈缺损,末梢充盈亦可,主干周围可见侧支循环(C)。SMA.肠系膜上动脉;PV.门静脉;GW.胃冠状静脉;SMV.肠系膜上静脉;LPV.门静脉左支;
RPV.门静脉右支;occlusion.阻塞

## 介入治疗

门静脉系统血栓形成急性期是经导管局部溶栓药物灌注的适应证。慢性期局限性不全性闭塞可考虑行内支架置入术。对于慢性完全性长段血栓闭塞和门静

脉海绵样变者上述方法均不适用。(主编评论:近来也有少量文献和同行交流认为可以通过特别手段和技术治疗门静脉海绵样变,如通过 TIPS 和经皮肝穿刺门静脉穿越闭塞处完成支架置入术。但问题的关键是如何确保通过业已闭塞的门静脉主干达到其远端。由于在

肝门区存在众多迂曲扩张的侧支循环小静脉各种方法都难以避开或者说极易误入,即使导丝能够越过也不能确保进入门静脉主干。其中的风险可想而知。只有在发明一种可靠和安全的方法后方可推广应用。仅凭碰运气不靠谱。)对并发明显脾大和脾功能亢进者可采用部分性脾栓塞治疗。极个别的患者近门静脉分叉部残留部分主干,可以尝试 TIPS 治疗[12~14]。

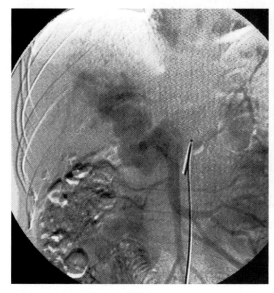

图 10-1-2　门静脉海绵样变造影表现 2
经 SMA-PV 造影显示门静脉主干及分支不显影,肝门区团状静脉影。SMA.肠系膜上动脉;PV.门静脉

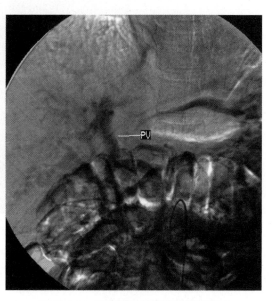

图 10-1-3　门静脉海绵样变造影表现 3
经 SMA-PV 造影显示门静脉于左、右分叉处不连续。左右支不显影,由侧支循环使门静脉分支充盈,但结构紊乱。SMA.肠系膜上动脉;PV.门静脉

## 病例评述

### 例 10-1-1(图 10-1-4)

男性,45 岁。原为肝硬化门静脉高压,食管静脉曲张出血,于 3 个月前行 TIPS 术,1 周前再次呕血,B 超复查示支架内阻塞并门静脉血压形成。经颈静脉插管至门静脉造影,显示门静脉主干偏侧性缺损,支架内无血流通过,胃冠状静脉明显迂曲扩张(A)。先将胃冠状静脉栓塞,并用尿激酶 50 万 U 30 分钟内灌注。复查显示血栓变小,支架内血流部分流通(B)。保留导管持续 24 小时灌注尿激酶 75 万 U 后复查,显示血栓完全消失,门静脉血回流通畅(C)。

【评述】　此例门静脉血栓为 TIPS 术后,在支架阻塞的情况下形成,并造成上消化道出血。治疗步骤应先行胃冠状静脉栓塞,否则直接溶栓可能导致大出血,溶栓药物先冲击性给予一定剂量,然后持续灌注,可取得较好疗效。

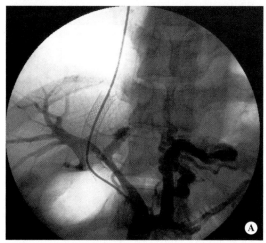

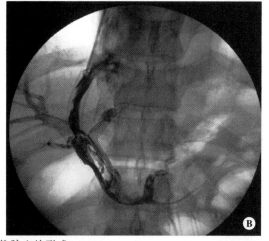

图 10-1-4　门静脉血栓形成

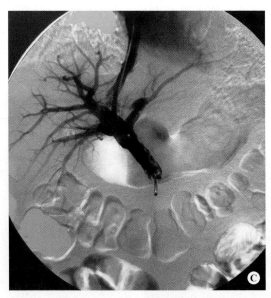

图 10-1-4　门静脉血栓形成（续）

**例 10-1-2**（图 10-1-5）

女性,25 岁。皮肤黏膜可见出血点及牙龈出血 1 年余,查血小板 $40 \times 10^9/L$,白细胞 $0.5 \times 10^9/L$。B 超示门静脉海绵样变、脾大。SMA-PV 造影显示肝门区团状不规则静脉显影,门静脉主干不显影,脾静脉扩张并向肾静脉逆流（A）。脾动脉造影显示脾巨大（B）,用 $500 \sim 700 \mu m$ 的 PVA 微粒栓塞,造影复查示栓塞范围约达 85%（C）。1 周至半年复查血象,血小板水平升至 $(80 \sim 100) \times 10^9/L$,白细胞 $(4 \sim 6) \times 10^9/L$。

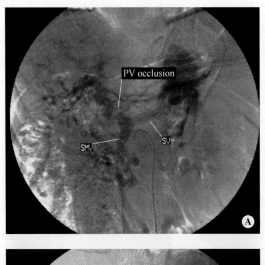

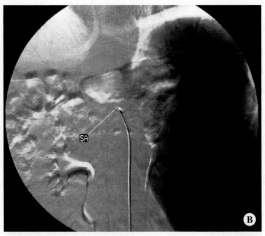

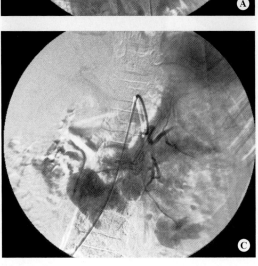

图 10-1-5　门静脉海绵样变,脾栓塞

SA.脾动脉；SV.脾静脉；SMV.肠系膜上静脉；

PV.门静脉；occlusion.阻塞

**【评述】** 本例为门静脉海绵样变并脾功能亢进,由于建立了良好的脾-肾分流道,临床上仅有脾功能亢进的表现,尚未出现消化道出血等,治疗可针对脾亢进行。

### 例 10-1-3(图 10-1-6)

男性,9 岁。1 岁时发现肝、脾增大,无明显临床主诉,未行特殊治疗。近 2 年出现渐进性眼黄、尿黄,双下肢轻度水肿,经多次、多家医院内科按肝炎、肝硬化保守治疗无效。拟诊为布-加综合征住入笔者所在科。

查体:皮肤、巩膜中度黄染,可见肝掌,胸腹壁有数个蜘蛛痣,肝肋下未触及,脾肋下可触及 2cm。实验室检查:乙肝五项检查示乙肝表面抗体(HBsAb)阳性,其余均阴性;总胆红素为 204μmol/L(正常 3.4~17.7μmol/L),直接胆红素为 110μmol/L(正常 0~6.8μmol/L),间接胆红素为 94μmol/L(正常 1.7~10.2μmol/L),总胆汁酸 127.7μmol/L(正常 2.5~6.8μmol/L),谷丙转氨酶 142U/L(正常<40U/L),谷草转氨酶 283U/L(正常<40U/L),白蛋白 32.5g/L(正常 40~55g/L),凝血酶

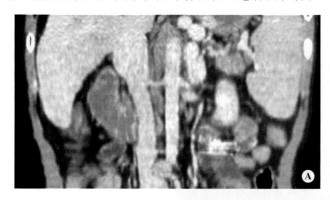
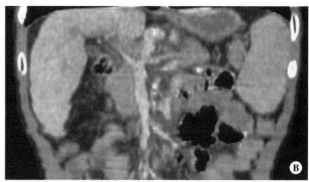
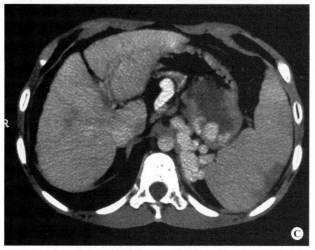
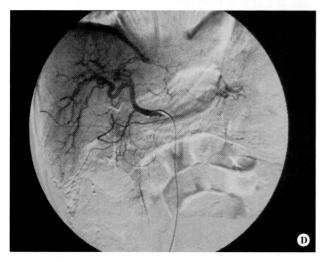
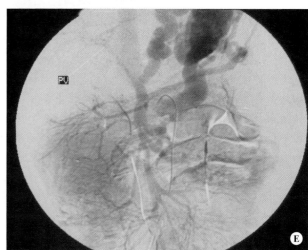

图 10-1-6 Abernethy 畸形

原时间延长为 26 秒(正常 11～13.7 秒);白细胞总数 4.41×10⁹/L[正常(4～10)×10⁹/L],血小板 88.1× 10⁹/L[正常(100～300)×10⁹/L],血红蛋白 81.8g/L (正常 110～140g/L);血清铜、尿铜正常。

胸片示心影稍大。上消化道造影和头颅 CT 未见异常。超声多普勒示肝稍小,门静脉主干及分支正常结构消失,代之以细管状(宽度 3～4mm)结构,内为静脉血流,诊断为门静脉海绵样变。CT 增强扫描及三维血管成像示肝下段下腔静脉增宽(A),门静脉干及分支变细(B),胃和脾周可见迂曲扩张的血管(C)。下腔静脉造影见肝段明显扩张,压力正常,左肾静脉扩张。肝静脉造影未见异常。肝动脉造影显示肝动脉分支迂曲聚集,肝脏影较小,呈肝硬化表现(D)。经肠系膜上动脉间接门静脉造影可见门静脉干及分支明显变细,肠道静脉血少部分回流入门静脉,大部分经一迂曲扩张的分流道入左肾静脉(E);脾动脉造影示脾静脉血主要经分流道入左肾静脉。内科保守治疗好转出院。诊断:先天性肝外门、腔静脉分流。

**【评述】** 本例为 Abernethy 畸形[15,16],即门静脉畸形和肝外门、腔静脉分流。其血流动力学变化均为门静脉血通过一肝外异常分流道入腔静脉,肝门静脉血灌注不足。Morgan 等将其分为 2 型。Ⅰ型:门静脉干血完全向腔静脉分流而不回流到肝脏。多发生于女性,例如门静脉先天性缺失。Ⅱ型:门静脉干血部分回流到肝脏。常发生于男性。本例属Ⅱ型。

Abernethy 畸形的临床表现主要有肝门静脉血灌注不足导致肝功能受损和门、腔静脉分流导致的肝性脑病。肝功能受损可能与门静脉内肝细胞营养因子入肝减少、肝细胞内肝糖原减少有关。临床上多见于青少年和儿童。早期主要表现黄疸,晚期为肝硬化。实验室检查血 TBA 和 T-BIL 增高,转氨酶轻度升高。晚期可有 ALB 下降和 PT 延长。门、腔静脉分流导致的肝性脑病。

影像学检查包括多普勒超声、增强 CT 和 MRI 及其三维血管成像,均可显示门静脉主干及其分支闭塞、变细,下腔静脉在分流道汇合处及近心段增宽,胃和脾周可见迂曲扩张的血管团。本病的诊断以间接或直接门静脉造影为金标准。血管造影首选经肠系膜上和脾动脉的间接门静脉造影,可观察门静脉干及其分支、门-腔静脉分流道、门静脉血流动力学改变。直接门静脉插管造影,还可测量门静脉压力。其特征性表现为:门静脉畸形,如门静脉干及其分支闭塞或变细,并可见一迂曲扩张的肝外门-腔静脉分流道。

本病的治疗应根据畸形不同类型及患者情况决定。主要有:内科保守治疗,主要是保护肝功能和治疗肝性脑病的方法;阻断分流道,可减少门、腔静脉分流,增加肝门静脉血灌注,但可使门静脉压增高,适合于Ⅱ型患者;肝移植,适合于Ⅰ型患者。

### 例 10-1-4(图 10-1-7)

男性,48 岁。原为肝硬化、门静脉高压、食管静脉曲张出血并慢性肝功能衰竭。于 6 个月前行异体肝移植术,2 周前再发呕血 2 次。MRI 检查提示门静脉主干狭窄和肝动静脉畸形。动脉造影显示胃十二指肠动脉多发扩张的小动脉并快速分流至门静脉(A、B)。经皮肝穿刺门静脉造影显示其主干高度狭窄(C)。在门静脉内置入覆膜支架一枚(8mm×60mm,Bard 公司),造影复查显示狭窄消失(D)。动脉造影显示原分流量减少、速度减慢(E)。术后随访 6 个月,门静脉通畅,无消化道出血复发。尚未复查动静脉分流情况。

**【评述】** 本例在肝移植术后再发门静脉高压并出血,其原因主要为门静脉狭窄。但胃十二指肠动脉发的动-门静脉分流与门静脉狭窄有关。推测后者并非先天性动静脉畸形(假如是,外科医生应在肝移植手术时发现),而类似于硬脑膜动-静脉瘘的发生机制。之所以选择在门静脉狭窄处置入覆膜支架,其目的除纠正狭窄外,尚可起到与发生分流的小血管隔绝的作用。术后动脉造影复查显示分流量减少可能是上述推测的佐证,但尚需进一步随访观察。

### 例 10-1-5(图 10-1-8)

男性,63 岁。因渐进性腹胀 6 月余入院。超声提示门静脉海绵样变,大量腹水,否认有既往肝炎病史。经内科保守治疗,腹水消退不明显,遂决定行 TIPS 治疗。首先以 21G 的 Chiba 针经右季肋区穿刺,行门静脉造影示肝内门静脉分支尚可,但门静脉主干及左右支显影差(A、B),可见残留的门静脉主干随后慢慢显影,以此为引导经肝静脉穿刺门静脉残存主干(C),成功后置入 Fluency 覆膜支架(8mm×80mm),术后造影示分流道顺畅(D)。随访至今症状无复发。

**【评述】** 本例为门静脉血栓伴海绵样变。一般来说,此类患者门静脉虽然被血栓堵塞,但由于是一个缓慢发病的过程,周边多有侧支循环建立,即门静脉海绵样变形成,故此类患者的门静脉高压症状多不严重。但本例患者则表现为顽固性腹水,所以还是施行了 TIPS 术。本例的难点在于术前要准确地判断有无残存的门静脉主干,强烈建议在手术中采取实时的引导技术,如本例术中即采取经皮细针穿刺,在注入造影剂显示门静脉残存主干的同时进行穿刺。

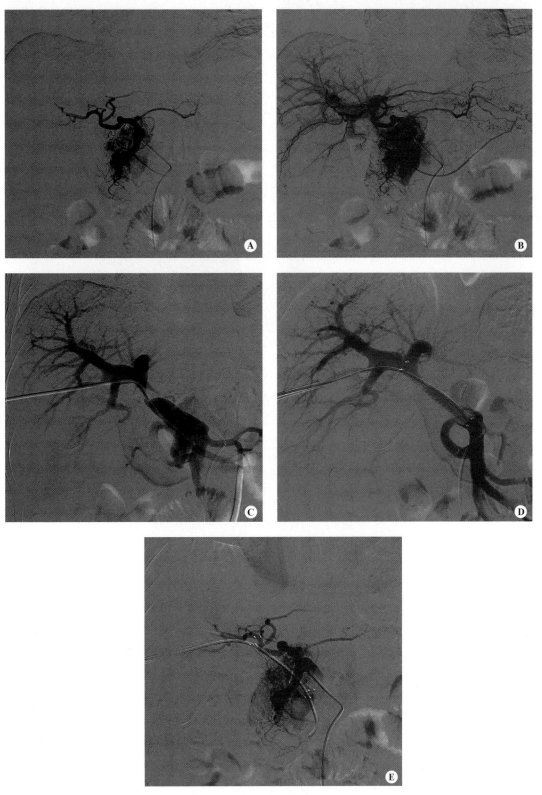

图 10-1-7　门静脉狭窄

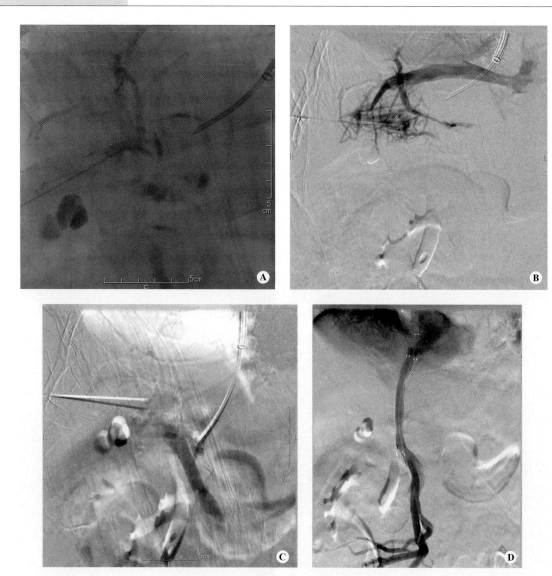

图 10-1-8　门静脉海绵样变，TIPS 治疗

**例 10-1-6**（图 10-1-9）

男性，41 岁。确诊为原发性肝癌 8 个月，门静脉主干癌栓，慢性乙肝后肝硬化（失代偿期）。曾行 3 次 TACE 治疗，肝内病灶控制尚可。本次因反复上消化道出血 5 天入院，行胃镜检查证实为重度食管胃底静脉曲张。经向患者及家属充分交代病情并签署手术知情同意书后，决定行覆膜支架 TIPS 治疗。首先行 CT 增强扫描，选取拟穿刺通道上无明显肿瘤病灶（A）；再行肝动脉造影，排除存在明显的肝动脉-门静脉早期分流（B、C）。以无芯 TIPS 穿刺针经肝右静脉穿刺门静脉，经穿刺针注入少量造影剂，见呈管状缓慢流动，且不消散，初步判断为门静脉显影（D）。经穿刺针引入导丝，反复试探通过门静脉癌栓直达肠系膜上静脉，跟进导管后采用右前斜位 30°造影，再次造影确认（E）。置入 2 枚 8mm×80mm 覆膜支架（Fluency 覆膜支架），术后造影示分流道通畅（F）。术后患者出血停止，但于 2 个月后死于远处器官转移。

【评述】　晚期肝癌引起门静脉癌栓的概率非常高，据统计在早期直径 2～3cm 的小肝癌中其发生率为20％～30％，直径 5cm 的肝癌可达 50％～75％，晚期肝癌并发食管、胃底静脉曲张出血者，86％合并门静脉癌栓形成。对于此类癌栓，目前尚无有效的治疗方法，主要是以对症治疗为主。既往曾有裸支架 TIPS 治疗本类疾病的尝试，但肿瘤通过支架网眼阻塞支架或癌细胞脱落造成肺转移等令人担心的问题严重影响了本术的开展。采用覆膜支架从理论上来说可以解决以上问题，但肝内门静脉穿刺则为其最大难点。笔者在多年开展覆膜支架 TIPS 基础上，初步摸索出门静脉癌栓 TIPS 穿刺的方法改进，进行了本方面的少量病例尝试，取得了较好的近期止血疗效。

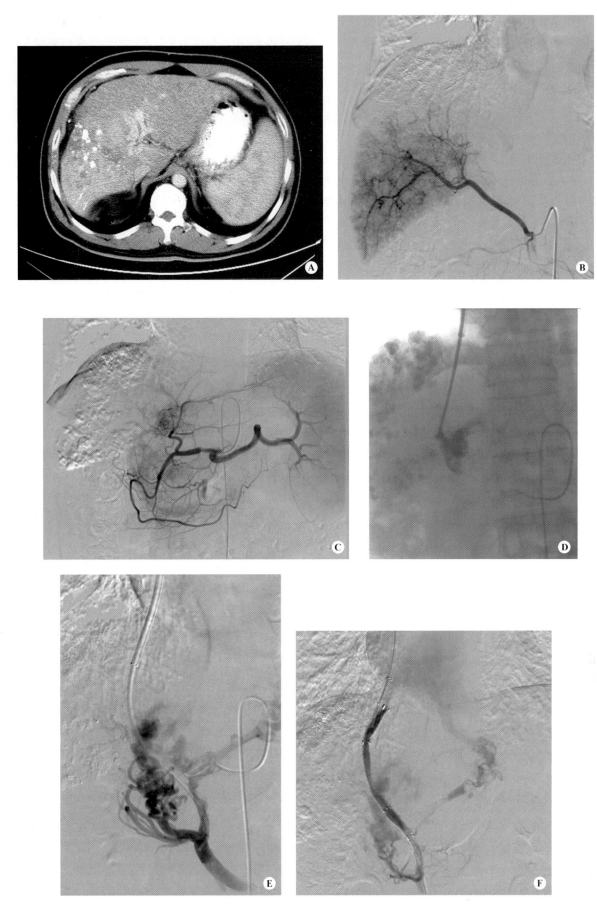

图 10-1-9 继发性门静脉海绵样变

门静脉癌栓 TIPS 术中采用直接穿刺门静脉癌栓的方法。笔者的经验表明在门静脉存在癌栓的情况下成功穿刺并不困难。但要注意如下几点：

术前一定要行肝脏的 CT 增强扫描，并要求行相应血管重建。因为此类患者的门静脉被癌栓充满，行肝内门静脉穿刺的难度较常规患者要大，因此术前一定要有充分的门静脉及肝静脉的空间构象和立体印象。

此类患者即使在穿中门静脉后，也不会有明显的血液回抽，可采取边退针边注入造影剂的方法，一旦见有造影剂成管状缓慢流动，且不消散，同时可见充盈缺损呈膨胀性生长，有时还可见门静脉属支显影，即可初步判断为门静脉。由于癌栓均为缓慢形成，其间隙较为疏松，引入泥鳅导丝一般均可顺利进入到癌栓远端的门静脉，随后再引入导管造影证实。

建议最好直接穿刺门静脉分叉处，因为门静脉分叉处相对较宽，并且由于门静脉内癌栓膨胀性生长使门静脉直径加大，更易于穿刺。

在放置覆膜支架时，门静脉端要求癌栓覆盖完全，肝静脉端则要求覆盖至下腔静脉开口处，确认无"盖帽"现象。

另外，本类患者要求术前行 CT 和肝动脉造影检查排除早期明显肝动脉-门静脉分流。对于此类患者，其降低门静脉高压的首选方法为肝动脉-门静脉分流的栓塞术，而不是行 TIPS 术。而且，此类患者处于肝癌晚期，可预期寿命有限，覆膜支架 TIPS 只能作为一种姑息性治疗的手段，因此必须明确告知相关的风险及益处，征得书面同意，同时还要求患者具有较强的求生欲望和经济支撑能力。

（赵剑波　李彦豪）

# 第二节　肝窦型门静脉高压症

本节主要讨论肝炎后肝硬化和酒精性肝硬化所致的肝窦型门静脉高压症。二者多可追问到相关的病史，但最终多以其并发症就诊，即上消化道出血、腹水、脾亢引起感染、出血和消化道症状等。根据病史、影像学检查和实验室检查，二者的临床诊断多无困难。评价患者的肝功能十分重要，可指导介入治疗手段的选择，常用的方法为肝功 Child-Pugh 分级和近来采用的 MELD 评分及 APACHE Ⅱ 评分[17~20]。

## 影像诊断

超声、CT、MRI、血管造影和食管钡餐均为本症的重要检查手段。超声、CT 和 MRI 均可显示**肝脏体积缩小**（尤其在肝炎后肝硬化者）、肝脏各叶比例失调、脾大、腹水、门静脉直径＞12mm、脾静脉增粗等影像学异常。近年来，用多排螺旋 CT 进行动态增强扫描和 MRA 以及相应的三维重建后处理技术，使门静脉和肝静脉解剖形态和彼此之间的空间关系得以清楚显示，对介入治疗，特别是 TIPS，有很好的指导作用。食管钡餐显示食管胃底静脉曲张。肝动脉造影显示肝体积缩小，肝动脉分支呈螺旋状扭曲，此为肝炎后肝硬化的特点。肠系膜上动脉-门静脉造影除可显示上述门静脉和胃底食管静脉曲张，并可显示逆肝血流、自发性脾肾分流等[21~24]。

## 介入治疗

目前除行肝移植外，尚无法针对病因（肝硬化）进行治疗而从根本上恢复正常门静脉压，仅是姑息性降低门静脉压或针对业已出现的并发症进行治疗。下列介入治疗方法可根据设定的治疗目的选用。在此简要介绍其适用范围和技术要点。

### 部分性脾栓塞术（PSE）

PSE 主要用于治疗并发的**脾功能亢进**和**难以控制的食管胃底静脉曲张出血的辅助治疗**。PSE 后，血小板和白细胞水平升高，同时脾血流量相对减少，可部分降低门静脉压。但此作用不能持久，大部分患者 6 个月左右血小板和白细胞水平较术后下降，甚至可恢复术前的水平，门静脉压可回升。对于本症控制脾栓塞的程度相当重要，一般以栓塞 50%～70% 为宜。脾脏越大、肝功能较差者栓塞程度应越小，但栓塞程度低于 40% 时疗效较差。栓塞程度大于 70% 时可造成严重并发症并可造成肝功能的进一步损害。为减少严重的术后反应和并发症发生，可选择分次栓塞治疗[25~27]。

### 食管胃冠状静脉栓塞术

食管胃冠状静脉栓塞术主要用于临床保守治疗或内镜下治疗无效的食管胃冠状静脉曲出血，治疗主要在出血期进行，对于恐惧出血复发的患者亦可择期进行，对无出血史的患者一般不作为预防性治疗[28~30]。技术要点：

通常采用右腋中线第 8 和第 9 肋间用细针水平穿刺肝脏。针尖刺向 $T_{10}$ 和 $T_{11}$ 之间至椎旁 2cm 处，然后边退针边注射造影剂直至门静脉分支显影。

用细导丝引入门静脉主干，退针并用 5F 扩张器扩张通道。撤出微导丝，送入超滑导丝，随后用 5F 眼镜蛇导管选择性插入脾静脉，行造影显示曲张静脉的数量及血流方向，再行超选择插管（图 10-2-1A）。

栓塞多采用无水乙醇、鱼肝油酸钠和组织胶，必要时可加用明胶海绵条和不锈钢圈（图 10-2-1B）。

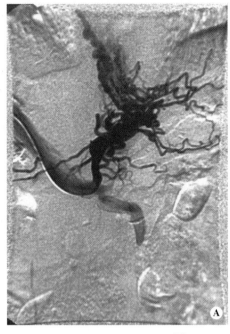
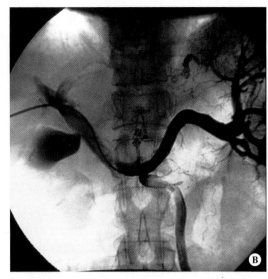

图 10-2-1 胃冠状静脉栓塞术 1

经皮肝穿门静脉造影显示胃冠状静脉明显迂曲扩张(A);超选择性插管后注入鱼肝油酸钠 10ml 及 8mm 钢圈二枚,造影复查示其已闭塞(B)

由于曲张静脉较粗大,所以阻塞过程较动脉缓慢,注入栓塞剂后常需 10 分钟左右才能观察到是否血流停滞。**切忌急于复查和追加栓塞剂,过量的栓塞剂注入可造成门静脉系统血栓形成**。如反复数次注入液态栓塞剂仍未完全闭塞,可加用少量明胶海绵或用钢圈先阻塞粗大的静脉,以减缓血流,再将导管头越过钢圈,追加少量液态栓塞剂。

(主编评论:有文献报道采用不同的栓塞剂,如自体血凝块、硫酸盐浸泡的吸收性明胶海绵、不锈钢圈、氰丙烯酸异丁酯及广泛应用的无水乙醇等[14],另外,还有采用泡沫硬化剂作为栓塞剂的病例。无论采用哪一种栓塞剂,对此的基本原则是谨防栓塞剂顺行误栓肺动脉、反流误栓门静脉。结果是完全栓塞是十分困难的,常常有一些细小分支难以超选择插管甚至难以发现。)

尽可能将所有曲张的静脉栓塞,以减少再次出血的机会。尽管如此,本术与外科断流一样,仍是姑息性治疗方法,术后 1 年内再次出血率可达 20%～30%。

亦可采用经颈静脉入路行经肝静脉门静脉穿刺插管行本术(图 10-2-2)。

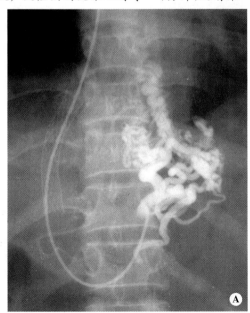
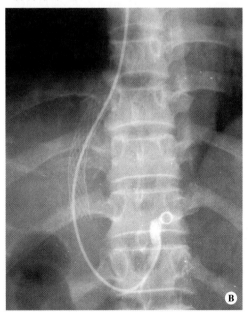

图 10-2-2 胃冠状静脉栓塞术 2

TIPS 术毕,再造影复查显示胃冠状静脉仍有向心性血流(A);用明胶海绵加鱼肝油酸钠栓塞,并用 8mm 钢圈一枚加以栓塞(B)

### 经皮腹水静脉转流术

本术可用于本症合并顽固性腹水的治疗。(主编评论:本术由于相关器材开发不得力,临床较少使用,所以本版不再收入相关技术,需要时可参见第二版内容。)

### 经颈静脉肝内门腔分流术(transjugular intra-hepatic port-system shunt,TIPS)

相关操作技术参见第四章第四节。

## 病例评述

### 例 10-2-1(图 10-2-3)

男性,40 岁。原诊为肝硬化(失代偿期),因反复上消化道出血入院。经肝静脉穿刺成功后置入 10mm×70mm 网状记忆金属裸支架一枚(A)。复查显示门静脉压水平仍维持在 34cmH$_2$O,同时支架的门静脉端膨胀不全(图 B)。在门静脉内留一导管待复查。3 天后复查支架仍有膨胀不全,扩张无效后再放一枚同样支架以加大支撑力(C)。术后 6 天出现明显右上腹痛并大量柏油便,疑为胆道出血。药物止血无效,即行肝动脉造影,显示肝门部一小动脉存在动-静脉瘘(D、E)。超选择性插管后用 TH 医用胶和钢圈栓塞瘘口(F)。术后胆道出血停止,肝功能渐恢复出院。4 个月后来院复查,仍有脾功能亢进表现,行部分脾栓塞(G)。脾动脉造影静脉期显示脾静脉粗大,血流向肝,原支架狭窄处已完全张开。用多枚 3mm 钢圈栓塞大部分脾动脉分支(H)。术后白细胞和血小板水平升高接近正常水平。B 超定期随访,在术后第 11 年时再次出现黑便,行分流道造影见原裸支架门静脉端已位于门静脉外,门静脉血流经过裸支架网眼进入分流道,肝静脉端呈"盖帽"状态(I),以 8mm 的 Fluency 覆膜支架纠正(J)。

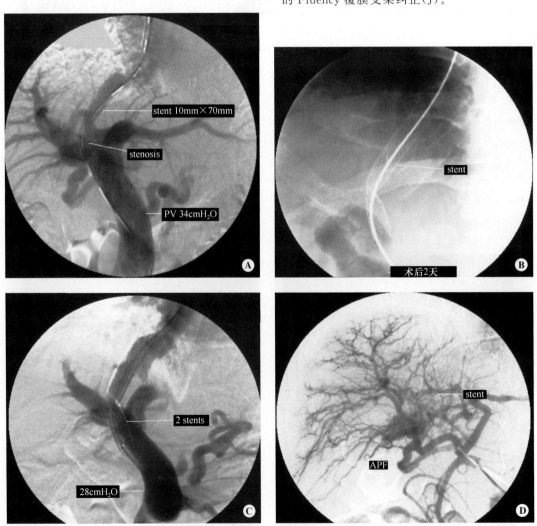

图 10-2-3　肝硬化门静脉高压症 1

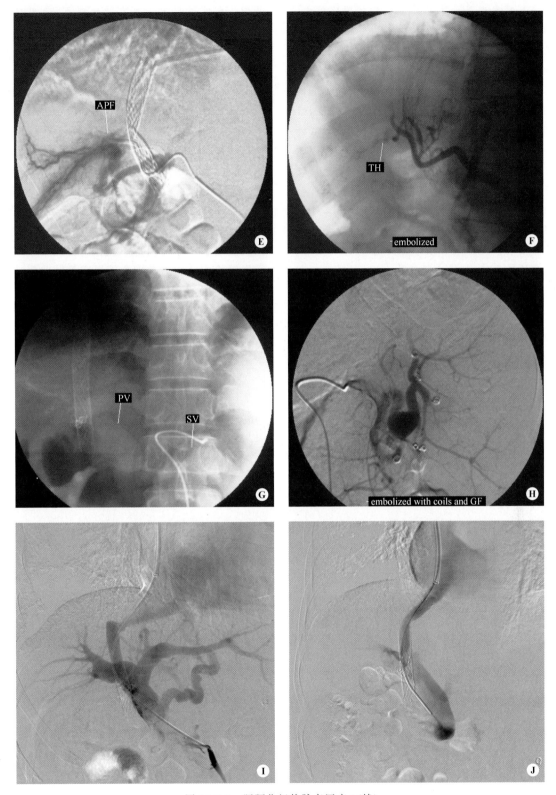

图 10-2-3　肝硬化门静脉高压症 1（续）

stent.支架；stenosis.狭窄；PV.门静脉；APF.动脉-门静脉瘘；embolized.栓塞；coil.钢圈

【评述】　本例治疗过程复杂，插曲多，说明 TIPS 技术的复杂性和风险较大。一般支架膨胀不全发生在门静脉壁段，与门静脉壁较厚有关，可不必用球囊扩张，多可在 2 天内自行撑开。但本例放了双支架后 1 周仍不撑开，至 3 个月后复查方可见完全打开，较罕见。本例胆道出血可能与门静脉穿刺时损伤肝动脉、门静脉支和胆道有关,应及时发现并栓塞瘘口。长期肝硬化脾亢,多可通过分流术缓解,但本例术后3个月仍显示明显脾亢,较罕见。选用钢圈栓塞的目的是不使脾组织大量坏死引起肝功能损害,用钢圈减少脾血流即可达到治疗目的。另外,本例首次TIPS治疗在2000年,当时还是使用2枚裸支架建立分流道,症状缓解长达10年以上,疗效满意。此次出血复发可能是因为肝硬化进展,肝脏持续萎缩,再加上支架的"弹性回直"特点,"水滴石穿"之下,导致支架门静脉端突出至门静脉外。由于是慢性过程,周围纤维组织包裹,所以未出现腹部出血症状。而造成此次出血复发的主要原因是随着肝硬化加重,肝体积进一步缩小和肝静脉变细,支架与其紧密接触导致肝静脉端的"盖帽"。此次以Fluency覆膜支架纠正"盖帽"现象,恢复分流道血流,取得良好效果。

(主编评论:此例患者在第一版已经出现,可谓典型病例。本例说明了一些有趣的现象:运用双裸支架的TIPS效果可能相当于覆膜支架,能撑得更久;支架在十年的过程中竟然可以穿透门静脉壁而不造成出血和门静脉闭塞也是奇观;肝脏体积缩小和血管变细能够改变与支架的对应关系值得注意;我们为有能力利用介入手段成功处理这样的超远期并发症而感到自豪。夜长梦多,我们只有在较长的观察过程中不断发现和学习,才能把握好TIPS。)

**例10-2-2**(图10-2-4)

女性,61岁。确诊为慢性乙肝后肝硬化、门静脉高压症,继往曾行脾脏切除及断流术,但效果欠佳。本次因反复呕血、黑便2年余入院拟行覆膜支架TIPS治疗,行胃镜检查证实为重度食管胃底静脉曲张。在穿刺门静脉成功后,引入导管进入肠系膜上静脉,造影示明显

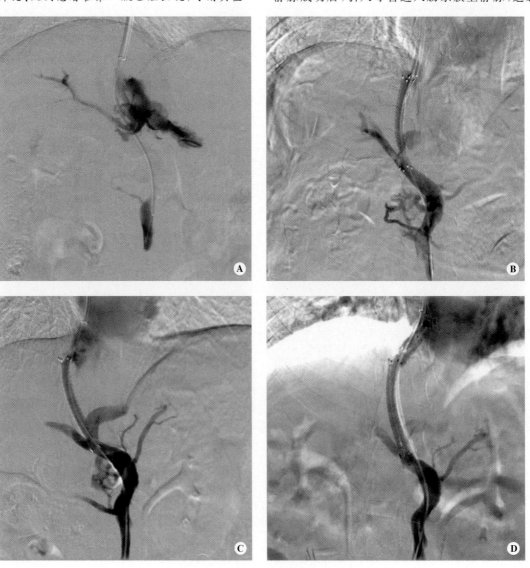

图10-2-4 肝硬化门静脉高压症2

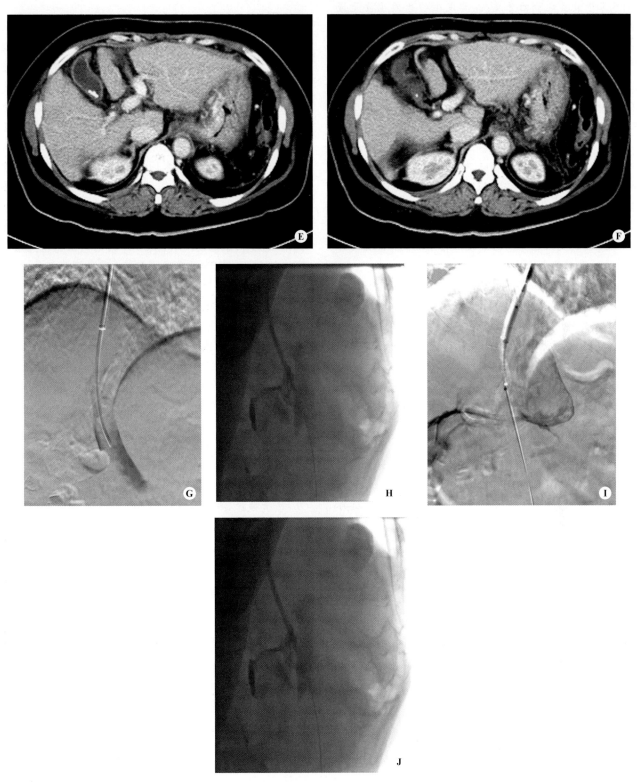

图 10-2-4 肝硬化门静脉高压症 2(续)

的造影剂呈斑片状外溢至小网膜囊(图 A),考虑为肝外门静脉穿刺,遂加快手术操作,置入 Fluency 覆膜支架(8mm×80mm),再次造影复查示出血已停止(B)。术后 1 个月时患者再次出现黑便,行超声检查提示可能存

在分流道再狭窄,行造影证实为肝静脉端呈"盖帽"样改变(C),再次置入裸支架修正(D),后随访至今效果良好,患者无消化道出血症状。

【评述】 一直以来,肝外门静脉穿刺伴大出血是

TIPS术中最具危险的并发症,其发生的原因主要是慢性乙肝后肝硬化的肝脏体积相对较小,缺少对门静脉穿刺部位的肝实质包围保护(E、F)。另外,在行覆膜支架TIPS,为了更好地保存门静脉入肝血流,要求尽量穿刺门静脉主干分叉或附近,也在客观上增加了肝外门静脉穿刺的概率。肝外门静脉穿刺出血的术中造影表现分为两部分,首先在经穿刺针发现回血后,注入造影剂冒烟观察,可见先是肝外门静脉主干显影,然后再出现肝内门静脉分支显影,即可确认为肝外门静脉穿刺(G),必要时可经侧位透视证实(H)。其次在造影时表现为造影剂沿肝包膜或小网膜囊缓慢弥散(A、I)。在近年的工作中笔者发现,只要做到良好的门静脉降压,采用Fluency覆膜支架可以满意地处理TIPS术中出现的肝外门静脉穿刺伴出血的情况。

但是,虽然可以通过覆膜支架处理因肝外门静脉穿刺而导致的腹腔出血,但仍有可能存在随之出现的肝静脉端支架不够长,或者出现覆膜支架从门静脉外将门静脉主干顶起等问题,这些都有可能增加术后分流道的再狭窄率。因此,建议尽量避免肝外门静脉穿刺的发生。对于CT显示肝脏较小、门静脉分叉较低、缺乏必要的肝实质保护的患者,建议首先经皮门静脉穿刺置管,实时引导穿刺,尽量减少穿刺的次数,同时尽可能避免直接穿刺肝外门静脉主干。

如果已经确认是肝外门静脉穿刺,则建议最好在侧位透视监视下释放覆膜支架(J),覆膜支架进入门静脉的长度要精确,减少门静脉被顶起而引起术后分流道再狭窄,同时也要注意肝静脉端支架长度,减少"盖帽"的发生。

**例 10-2-3**(图 10-2-5)

男性,52岁。确诊为慢性乙肝后肝硬化,门静脉高压症。本次因急性上消化道大出血2天入院,行急诊TIPS,术中首先放置8mm×60mm覆膜支架,但位置太低,后在上方加一8mm×60mm裸支架(A),术后患者门静脉压力由39cmH$_2$O下降为24cmH$_2$O。1周后复查超声提示支架内有充盈缺损,但行血管造影未见异常。遂安排出院随访。术后3个月及5个月时均再次出现呕鲜红色血,但行胃镜示未见明显食管静脉曲张出血,考虑为十二指肠溃疡出血,行内科治疗后出血停止。术后6个月时行彩超提示门静脉主干,左右支均有血流,但速度明显偏慢。术后第7个月时再次出现大量呕鲜红色血,以TIPS针穿透原支架上段的覆膜部分,进入分流道造影证实为支架内血栓形成,而且门静脉主干呈明显被顶起的状态(B)。行抽栓后再次置入支架修正(C)。1周后再次出血,复查造影示分流道再次阻塞(D),再行支架内血栓抽吸(E),但此术后仍有反复消化道出血。后行急诊胃壁切开探查止血修补,脾动脉结扎,门奇静脉断流,外科术后多次复查彩超均提示支架内无血流信号,患者在等待肝移植期间失访。

【评述】 本患者为失败病例,其主要原因即在于第一枚覆膜支架释放位置过低,支架直伸入门静脉主干,而且将门静脉主干顶起,导致局部血流动力紊乱,从而造成分流道内反复的血栓形成。虽然经过多次努力,包括抽栓、再次支架修正等,仍然无法维持通畅有效的分流道。另外,此患者门静脉内过长的覆膜支架对后续的肝脏移植手术会造成多大程度的影响还无法确切评价。

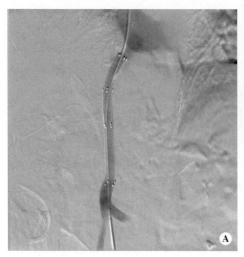
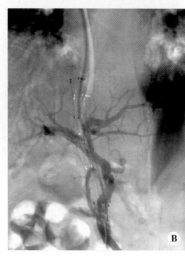
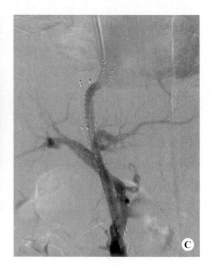

图 10-2-5　肝硬化门静脉高压症 3

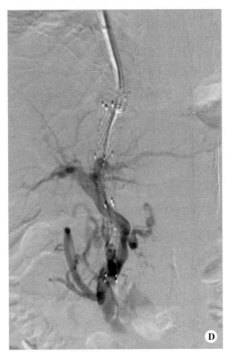

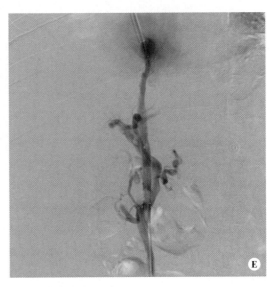

图 10-2-5　肝硬化门静脉高压症 3（续）

**例 10-2-4**（图 10-2-6）

女性,47 岁。因反复呕血、排黑便 1 年余于 2009 年 2 月入院。确诊为食管胃底静脉曲张破裂出血,慢性乙肝后肝硬化（失代偿期）。既往曾行多次胃镜下治疗,但效果欠佳。入院后行 TIPS 术。因肝脏较小,肝静脉与门静脉之间的穿刺空间相对较小,首先盲穿门静脉多次未获成功,后采用 21G 千叶针经皮肝穿刺,针尖位于门静脉内,注入造影剂证实后作为引导标志（A）,经肝静脉穿刺门静脉分叉稍偏右侧成功后（B）,引入导管进入门静脉造影（C）,测门静脉压为 37cmH$_2$O。球囊扩张后,采用导管鞘定位法,将 10F 金属长鞘推送进入门静脉,经侧壁注入造影剂显示门静脉,释放 6mm Fluency 覆膜支架（D）。术后测压为 17cmH$_2$O。随访 2 年,见支架和门静脉血流正常。

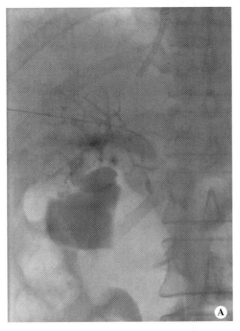

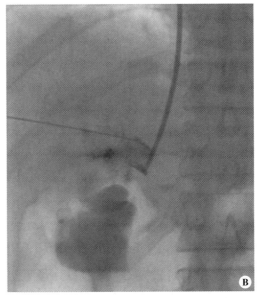

图 10-2-6　肝硬化门静脉高压症 4

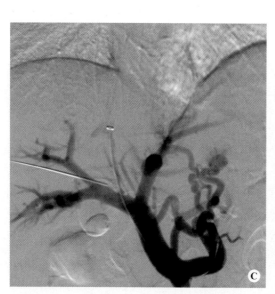
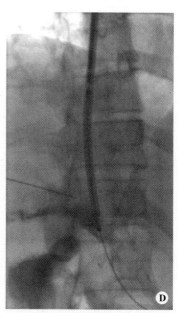

图 10-2-6　肝硬化门静脉高压症 4(续)

【评述】　本例行 TIPS 术有两大特点：其一是患者肝脏较小，且患者为女性，体型较小，故笔者置入直径为 6mm 的支架，症状亦明显改善，未出现肝性脑病等并发症。其二，正是因为肝脏较小，门静脉穿刺较为困难，故采用经皮肝穿刺门静脉引导，因为患者存在中等量腹水，而且仅仅是作为引导，故直接采用 21G 千叶针作为引导即可满足要求，省去了更换较粗的 5F 造影导管步骤，提高了手术的安全度。

（赵剑波　李彦豪）

## 第三节　肝静脉型门静脉高压症

肝静脉型门静脉高压症（Budd-Chiari 综合征，BCS）译为柏-查综合征或布-加综合征。本征最早描述为肝静脉血栓阻塞引起的肝淤血继而形成被动性门静脉高压症的一系列临床征象，如肝大、腹水和食管胃底静脉曲张出血等。早期报道多与口服避孕药有关。目前其含义已扩大，泛指**由于先天性或获得性肝静脉或下腔静脉狭窄或阻塞，引起的肝静脉高压症候群**。本节主要讨论由静脉本身病变引起的本症，肿瘤等引起的则在相关章节讨论。除已知的病因外，如口服避孕药引起的肝静脉血栓形成和一些中草药引起肝小静脉闭塞，BCS 的病因尚不十分明确。本症也常见于国内相对贫困地区的贫困人口，是否与不洁食物和营养不足有关则不得而知。本症有**先天性的痕迹**，如血管蹼、膜状闭锁、狭窄二端对位不良等。但由于本病发病又多在 20～40 岁，所以推测多由先天性的胚胎遗迹，在生长发育过程中不断增长

所致[31~33]。

BCS 的关键所在是**阻塞引起的肝静脉高压**，继而使**门静脉回流受阻**，造成**淤血性肝肿大和门静脉高压**，由此引发一系列临床表现。下腔静脉阻塞并非是本症产生的必要条件，仅在其阻塞发生在肝静脉近心端以上或直接累及肝静脉开口造成肝静脉高压，才成为本症的组成部分。据笔者的经验，似乎南方地区的患者以肝静脉闭塞较为多见。缩窄性心包炎和心衰等亦可引起肝静脉高压，但其发生原因和治疗方法均与本病相去甚远[34]。

BCS 的临床症状主要为：肝大和脾大，可合并腹水、食管胃底静脉曲张出血，与肝硬化门静脉高压症候群相似，鉴别诊断的要点在于**肝大**。存在下腔静脉阻塞者常有相关的症状和体征，如下肢静脉曲张、精索静脉曲张和腹背部静脉增粗，也易导致误诊为同类的独立病变。临床上 BCS 可分为急性型和慢性型。急性 BCS 较少见，其发病急，表现为大量顽固性腹水、消化道出血，如无适当的治疗措施并侧支循环建立不佳者预后较差。慢性型早期无症状，仅极少数经体检发现，出现症状后易误诊为肝硬化等。笔者所见误诊最长时间者达 20 年。近年由于临床医生对本症的认识提高和影像检查手段的进步，此现象渐减少。

### 影像学表现

BCS 的临床确诊有赖于影像学检查。非创伤性的检查方法主要为超声、CTA 和 MRA。其中超声，特别是多普勒超声，是经济而有效的诊断方法，主要显示肝、

脾大,以及肝静脉和下腔静脉的阻塞程度、范围和血流方向等(图10-3-1,见彩图3),但其图像不易被非专业医生读懂[35,36]。CT平扫时可显示肝、脾大等。值得注意的是淤血肝脏的密度不均匀,出现不规则低密度灶,有时可误诊为肝癌、肝脂肪变等。肝尾状叶肥大对本症有提示作用(图10-3-2)。目前多排螺旋CT增强扫描和多种方式的血管重建可清楚显示肝静脉和下腔静脉狭窄和闭塞的情况[37,38]。MRA与前者不分伯仲,同样有利于本症的诊断[39,40](图10-3-3)。(主编评论:在日常工作中往往进行了CTA检查还不能充分显示是否存在什么类型的肝静脉狭窄或者闭塞,MRA也存在类似情况。究其原因是处于严重淤血状态的肝静脉与含有对比剂

的血液的混合交换速度很慢,一般的延迟扫描难以捕捉到其图像。MRA也在相同的情况下难以血流成像。改变成像时间和参数应该可以获得较好的肝静脉影像。)

值得注意的是,所有影像学检查均应以了解肝静脉为中心,必须回答下列问题:

肝静脉是否存在狭窄或者闭塞?

狭窄或者闭塞是局限性还是广泛性?

如果存在下腔静脉狭窄或闭塞,肝静脉是否受到影响和受到怎样的影响?

其次才是了解相关的伴随异常征象,如肝、脾大,有无继发血栓和侧支循环等。

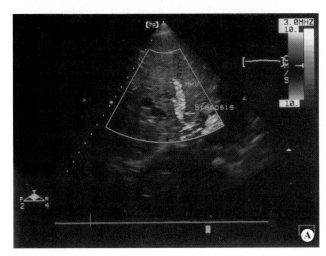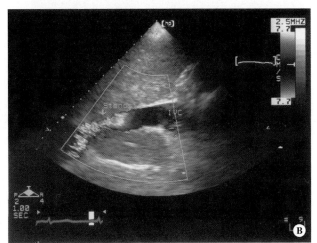

图 10-3-1　BCS 彩色多普勒检查

肝中静脉(MHV)狭窄及局部彩色血流束细窄(A);下腔静脉(IVC)近第二肝门处血流细窄(B)。MHV.肝中静脉;stenosis.狭窄;IVC.下腔静脉

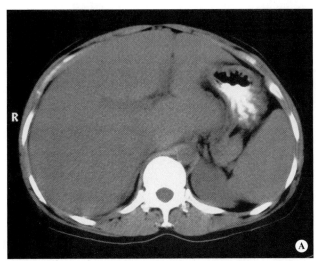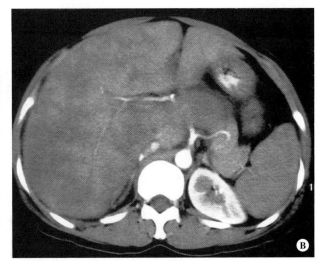

图 10-3-2　BCS CT 检查

平扫示肝脏体积增大、饱满,尾状叶肥大明显(A);CT增强扫描示肝内密度不均匀,呈片状(B)

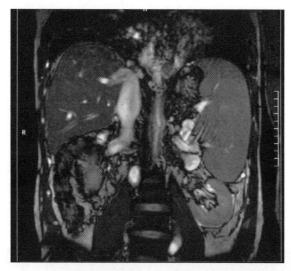

图 10-3-3  BCS MRA

下腔静脉近心房处狭窄,其远端和肝静脉明显扩张

## 肝静脉和下腔静脉造影

**肝静脉**和**下腔静脉造影**,以及**静脉压力的测定**仍是本症诊断的**金标准**[41]。

**直接征象**

直接征象为显示肝静脉或下腔静脉阻塞的程度、平面和长度。阻塞平面可为天幕状、锥形(图 10-3-4 和图 10-3-5)。血管蹼在切线位可见线状透光带(图 10-3-6)。阻塞程度有完全性和部分性,主要观察从远端造影能否使近端显影(图 10-3-7 和图 10-3-8)。闭塞长度可通过阻塞两端造影显示,膜性阻塞一般厚度不超过 10mm,否则可认为是节段性阻塞。肝静脉阻塞时下腔静脉造影部分病例可显示特殊征象,即**乳头征**,表现为在肝静脉开口处显示一乳头状充缺损,为肝静脉膜性阻塞突向腔静脉或由膜状阻塞的小孔流出不含造影剂的血流而形成(图 10-3-9)。

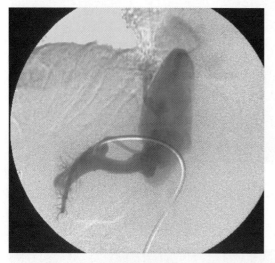

图 10-3-4  下腔静脉膜状完全性阻塞

阻塞平面呈天幕状

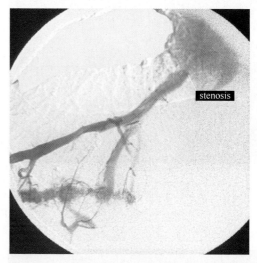

图 10-3-5  肝静脉狭窄

经皮肝穿肝静脉造影,显示肝静脉开口部为锥形不完全性阻塞。stenosis.狭窄

图 10-3-6  下腔静脉膜性狭窄

经下腔静脉肝静脉造影示肝静脉线样透光区,为血管蹼(A);同例患者行球囊扩张术前示明确的线状血管蹼(B)。WEB.膜

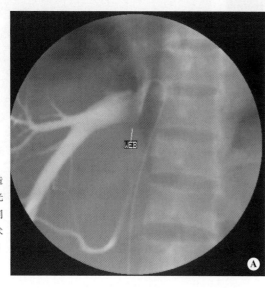

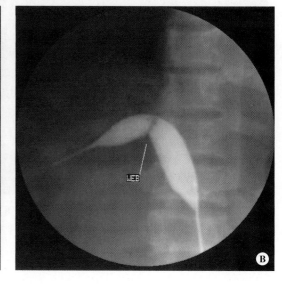

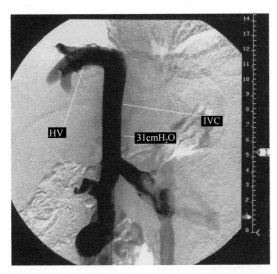

图 10-3-7　下腔静脉完全性阻塞
造影显示近心端不显影。HV.肝静脉；IVC.下腔静脉

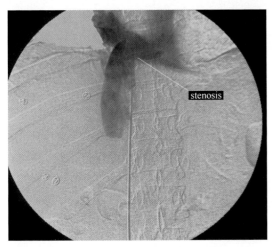

图 10-3-8　下腔静脉部分性阻塞
造影剂通过阻塞处使心房显影。stenosis.狭窄

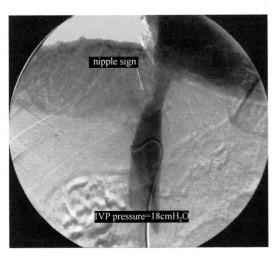

图 10-3-9　肝静脉阻塞
下腔静脉造影显示在肝静脉开口处局限性外突为乳头征。
nipple sign.乳头征；pressure.压力

**间接征象**

间接征象包括一组不同的表现。阻塞远端的肝静脉或下腔静脉可显示程度不同的扩张、增粗（图 10-3-10）。但广泛性肝静脉闭塞者经皮肝穿刺造影时不能显示肝静脉分支增粗，而由细小分支迅速向门静脉回流而取代（图 10-3-11）。阻塞远端常显示丰富的侧支循环。下腔静脉阻塞的主要侧支循环为椎旁静脉丛，其迂曲扩张向上引流至半奇静脉，部分尚有膈静脉等（图 10-3-12 和图 10-3-13）。肝静脉闭塞者的侧支循环主要有副肝静脉、门静脉和肝包膜静脉等。阻塞远端有血栓形成者可见血管内充盈缺损（图 10-3-14）。测量病变远端静脉压对诊断和疗效观察有重要意义。通常肝静脉压高于 $15cmH_2O$ 和下腔静脉压高于 $20cmH_2O$ 可被认为异常。下腔静脉狭窄者应按顺序在腰 3 椎体平面、膈下平面和

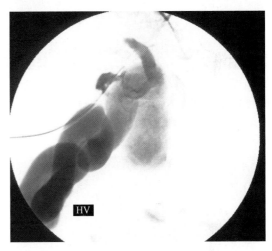

图 10-3-10　肝静脉开口部不全性阻塞
HV.肝静脉

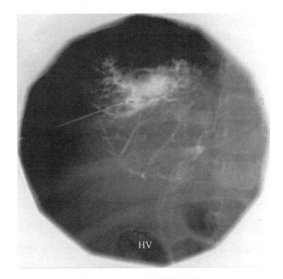

图 10-3-11　肝静脉闭塞 1
经肝穿刺肝静脉造影，显示肝静脉远端明显扩张，弥漫性阻塞，
通过分支反流入门静脉使其显影。HV.肝静脉

右心房测压以了解其压力阶差。右心房压力明显升高者不排除是缩窄性心包炎引起的假性 BCS。**肝静脉阻塞者常可引起肝尾叶肥大,其对局部下腔静脉压迫形成假性狭窄**,往往被误认为下腔静脉狭窄,但测压时下腔静脉压常正常或轻度升高,一般不高于 20cmH$_2$O(图 10-3-15)。

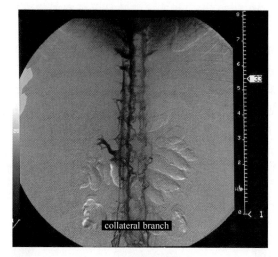

图 10-3-12  肝静脉闭塞 2

下腔静脉造影晚期,显示广泛的侧支循环形成,主要为腰静脉。
collateral branch.侧支

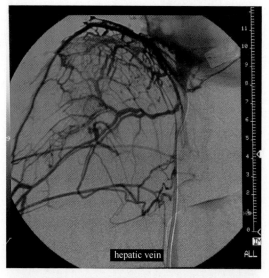

图 10-3-13  肝静脉完全性闭塞

造影显示明显迂曲、扩张的肝包膜静脉显影。hepatic vein.肝静脉

再次强调,本症的诊断**必须通过检查清楚地了解肝静脉**的情况,否则可能导致诊断和治疗不当。

### BCS 的血管造影分型

分型对于指导介入和外科治疗方式的选择有重要的意义。国内外已有不少同行提出各自的分型,其差别为着眼点不同,但并不十分明显。国内部分同行有一种

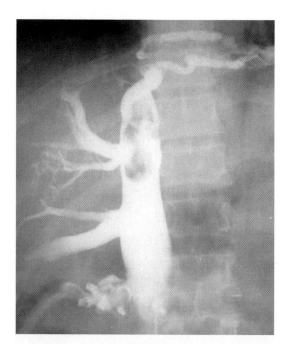

图 10-3-14  下腔静脉完全性阻塞

远端显示充盈缺损,为血栓形成

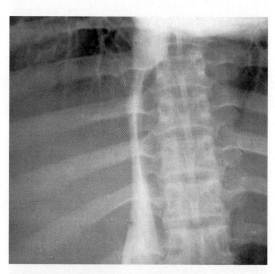

图 10-3-15  肝静脉阻塞

下腔静脉造影显示肝段下腔静脉明显变细,远端测压
为 18cmH$_2$O,为假性狭窄

比较明显的倾向,即对下腔静脉狭窄和阻塞投入较多的关注,对肝静脉的情况关注相对不足,这可能是在国内下腔静脉阻塞所致的 BCS 病例较多的缘故[11]。然而肝静脉阻塞和回流障碍是本症的核心,因此作者通过总结文献,结合个人的经验,提出以下以肝静脉为中心的分型,以供参考[42]。

Ⅰ型为**肝静脉狭窄、闭塞**,是指**单纯肝静脉狭窄闭塞**,本型似乎在南方地区多见,近来北方的病例报道似有增多。其中有两个亚型。Ⅰa 型:肝静脉主干或开口

部狭窄或闭塞,多为膜性或蹼状明显扩张。此类适于肝静脉开通术治疗,能达到治愈的目的。Ⅰb型:肝静脉广泛狭窄或闭塞,常累及主干及分支。此类病变仅适于经下腔静脉行 TIPS 治疗或选择门腔或肠腔分流手术治疗。

Ⅱ型为**肝静脉并下腔静脉狭窄阻塞**。肝静脉的病变常位于开口处,少部分为广泛性;下腔静脉病变多为节段性。(主编评论:可能为肝尾状叶肥大引起继发性下腔静脉闭塞,闭塞段达 2cm 以上。也可能反映了本症发展的过程,即先发肝静脉狭窄闭塞,继发尾状叶肥大引起下腔静脉相对狭窄,到一定程度后下腔静脉闭塞。)因此,必须分别行肝静脉和下腔静脉开通术方可有效治疗。而并有广泛性肝静脉阻塞者应先行介入性下腔静脉开通术,再行 TIPS 和外科门腔或肠腔分流术。

Ⅲ型为**下腔静脉狭窄阻塞而肝静脉开口于其下方**,由于**下腔静脉压力升高造成肝静脉回流障碍**,甚至肝静脉成为下腔静脉的侧支循环,而出现逆行血流。下腔静脉多为膜性狭窄和阻塞,少数为节段性。此类患者只要行有效的下腔静脉开通术即可治愈。

Ⅳ型为罕见的**肝小静脉闭塞症**,造影显示肝静脉主干并无狭窄闭塞,其末端小静脉扭曲、紊乱。临床上表现为肝脾大,门静脉高压症,穿刺活检表现为肝窦明显淤血。尚需排除心脏疾患所引起的下腔静脉回流障碍方可诊断。此类患者可行 TIPS 治疗。(主编评论:在国内此型一般不被列入本症。可能原因是其为罕见病例,没有引起足够重视,同时缺乏影像学诊断标准而难以确诊。近来笔者遇到 2 例拟诊病例,均为广西患者并均有长期服用当地不明中草药病史。虽然肝穿刺活检是诊断方法之一,但均遭到拒绝。这种情况无论能否确诊,TIPS 和外科分流术是可选择的治疗方法。)

必须说明任何分型均难以将本症的所有情况包括在内,即使能做到,分型也会过于繁复,不便于记忆和临床应用。闭塞是否为完全性和节段性或膜性曾为关注点,随着介入治疗水平的提高,无论上述情况如何,静脉开通已不再成为巨大的困难,所以在本分型中不再专门提及。副肝静脉是否有效承担第二肝门闭塞后肝静脉血的分流,在临床上有一定的意义。分流有效者,肝淤血较轻,反之则较重。有学者已注意到此问题,并对少数病例行副肝静脉开通术治疗。但其只能是作为肝静脉难以开通的一种替代治疗,肝静脉压多不能降至正常水平,其重要性相对下降,故不放入本分型之中。

## 介入治疗

一般而言,上述不同类型 BCS 均可列入介入治疗的适应证,区别仅是针对不同类型的病变采取不同的介入治疗技术[43~48]。值得强调的是,尽管如此,外科手术治疗仍是重要的治疗手段,特别在广泛性肝静脉闭塞者、介入治疗失败或病变复发者,外科分流术仍扮演重要角色。介入和手术两种方法配合才能提高本症的疗效[49,50]。

介入治疗禁忌证较手术少,除多器官功能衰竭或不适于血管造影外,均可试行介入治疗。

BCS 的介入治疗方法主要有:肝静脉开通术,下腔静脉开通术,TIPS 和副肝静脉开通术。就开通术而言,其中包括了几项重要的介入技术:

入路的选择和穿刺技术。

导丝和导管通过狭窄或阻塞血管的技术。

球囊成形术。

内支架置入术。

血栓处理术。

TIPS 技术。

### BCS 的诊断和治疗插管入路

对于 BCS 的诊断和治疗插管入路有:经股静脉、经颈静脉和经肝静脉,必要时可联合应用,可提高治疗的技术成功率。

#### 经股静脉入路

经股静脉是常规途径,有利于了解阻塞远端的情况,并可在大多数情况下完成下腔静脉开通术。

#### 经颈静脉入路

经颈静脉入路有利于了解阻塞近心端的情况。经股静脉入路导丝或导管难以通过下腔静脉阻塞段时,往往本入路可成功。上入路亦有利于肝静脉开通术的进行。

#### 经肝静脉入路

经肝静脉入路适用于肝静脉阻塞情况的诊断,易于由此通过肝静脉狭窄阻塞部。经肝静脉成功通过狭窄插入导丝后可建立肝静脉至股静脉或颈静脉的轨道,有助于球囊成形术或支架置入术的成功。

### 导丝和导管通过血管阻塞处

导丝和导管通过血管阻塞处是 BCS 介入治疗成功的关键,尤其是对于"完全"节段性闭塞者。以往国内文献中多数作者对阻塞处通过困难者采用穿刺技术,由此可引起相应的并发症,特别是心脏压塞,个别可导致死亡。根据笔者的经验,此类患者可通过导丝和导管的**钻挤技术**通过闭塞部。(主编评论:钻挤技术是立足于对本病的发展过程的理解。本病是由无狭窄和闭塞发展而来。在发生狭窄的过程中本病由管壁周围向中心发展,哪怕最终发生闭塞而血管内膜并未受到破坏。膜性闭塞的膜常常存在筛孔样改变,而节段性闭塞也存在具有内膜的残迹或者潜在通道。)钻挤技术能否通过闭塞段的关键在于导管和导丝是否对准残迹和是否有足够的推进力度。下入路进行钻挤时,由于受到下腔静脉扩张和局部多发侧支循环的影响可造成难以对准残迹和误入侧支循环的问题。而且从股静脉到下腔静脉近心端的距离较远,钻挤的力度也受到影响。经颈静脉和肝静脉入路则可克服上述不利于钻挤通过的因素。增加钻挤力度的办法是利用粗大的导管鞘和其中的扩张器进行支撑。笔者所在科完成的数百例 BCS 介入治疗手术中仅 4 例需要使用穿刺技术进行闭塞开通。具体方法为采用直头导管或长扩张器,插至阻塞部,先用超滑导丝的软头边转边推进,如导丝可前进,即不断跟进导管。有时因推进力度不够,可用导丝硬头在不出导管或扩张器的前提下转动推进,多可通过阻塞部。技术成功的关键有:

最重要的是使导丝和导管端部对准**静脉闭塞的残迹或潜在的孔道**,因此可采用双向透视引导,确保导丝沿正确方向钻进,必要时在阻塞对端置入导管引导方向。

使用粗且长的导管鞘和扩张器适当增强对导丝导管的支撑力度,使其有力直行。

部分下腔静脉阻塞者因阻塞远端明显扩张和闭塞处出现侧支血管的影响,使导丝难以对准闭塞的残迹,而不能成功通过,应当机立断使用上入路。其路径较短,便于增加钻挤力度,且因为没有血管扩张和侧支循环的干扰较易对准静脉阻塞的残迹,使技术成功率明显提高。

肝静脉阻塞时先采用经肝入路,困难时可以采用上入路。

可通过成功的经验推测本术成功的机制,即在静脉缓慢狭窄至闭塞的过程中常留有潜在的孔道或残迹,沿此孔道用导丝等钻挤能成功通过闭塞处。因不采用加力穿刺,极少形成假道,所以本技术较为安全。个别病例导丝和导管通过阻塞端的小侧支循环向前进,可观察至其方向偏离下腔静脉中心线,造影显示为侧支血管,应随即后撤导管。将其避开另选部位试行通过(参见例10-3-4)。个别情况下不成功时仍可采用穿刺法。(主编评论:虽然本人对穿刺法开通闭塞处的经验不多,但有限的经验还是值得与同行分享的。与国内文献报道所采用的器材不同,我们采用房间隔穿刺针进行开通。其优点为针细、头端的弯度可再塑形、穿刺完成后可直接通过针孔"冒烟"证实是否穿刺成功和穿刺力度较大。个别情况下也采用 TIPS 穿刺针经颈静脉穿刺开通肝静脉并取得成功。)

## 球囊成形术

导丝和导管成功通过静脉狭窄或阻塞部,随即可行球囊成形术。下腔静脉成形常用直径 20～30mm 的球囊导管,肝静脉常用的球囊导管直径为 15～20mm。术后即行测压及造影复查。造影显示**残余狭窄＜30％及静脉压明显下降**为成功的标志。(主编评论:如果手头上没有上述超大直径球囊,本人也尝试过采用三枚直径 8mm 或者二枚直径 10mm 的球囊同时进行扩张也可获得有效治疗。但此做法不符合操作规范,只能作为应急手段。)

## 内支架置入

BCS 介入治疗中**内支架置入术应慎重地在球囊成形术的基础上选择应用**,只要球囊成形术治疗得到形态学明显改善和远端压力明显缓解的情况下不必采用内支架置入术。下腔静脉可选用"Z"形或网状支架,直径为 25～30mm。肝静脉可用直径为 10mm 或 12mm 的网状支架。(主编评论:随着观察期延长,目前国内已经有数例术后 10 年左右"Z"形支架断裂的报道或学术会议交流。笔者已经改用网状支架。不得已采用"Z"形支架时,必须尽可能不让支架的第一节裸露于右心房。否则经十年约 4 亿次的晃动,再好的支架也难免折断!)

根据目前的经验,建议在下列情况下才置入支架:

术中球囊成形术后血管残余狭窄＞50％,静脉压下降不明显,且预计支架置入后能获得明显改善者。

首次治疗成功后,经复查显示病变复发、且预计球囊成形术难以取得良好疗效者。

下腔静脉狭窄远端陈旧性血栓难以溶解清除,又需开通下腔静脉者,可先用支架置入以压迫固定血栓,以防开通后脱落。

需行 TIPS 治疗者。

特别强调,肝尾状叶肥大引起的**假性下腔静脉狭窄者,不适于支架置入术治疗**。此类患者在肝静脉开通术或外科肠腔分流术治疗成功后,肝脏淤血明显减轻,尾状叶回缩,狭窄段可逐渐扩大。再则有报道显示此类患者放置支架后可加重肝静脉回流障碍,造成病情加重。

## 血栓处理术

对 BCS 合并阻塞**远端血栓形成**者介入处理的原则为先行**局部插管进行血栓抽吸和(或)溶栓**。将导管插至血栓形成区,采用 12～14F 导管鞘进行血栓抽吸。对残留血栓采用尿激酶 50 万～100 万 U 持续 24～72 小时滴注。如血栓溶解消失,可行上述治疗。机化血栓通常难以溶解,需行下腔静脉开通时,先用直径8mm或10mm的球囊将阻塞处扩张,随即可置入支架,其可起到压迫和固定血栓的作用,然后视情况用大球囊进一步扩张支架或待其自然膨胀。

TIPS技术可用于BCS的Ⅰb型和Ⅳ的治疗,方法见前述。

## 疗效

对于Ⅰa、Ⅱ和Ⅲ型BCS,只要成功开通肝静脉和(或)下腔静脉,可使患者痊愈。术后复发者可再行介入治疗。Ⅰb和Ⅳ型患者行TIPS治疗成功后可缓解门静脉高压。分流道再狭窄时可行球囊扩张术或再行支架置入,亦可由外科行肠腔分流术治疗。总体上,采用介入技术治疗BCS的技术成功率和疗效优于目前的外科治疗手段。

## 并发症

BCS介入治疗的并发症多与技术有关,严重或致死的并发症发生率为1%～3%,主要为阻塞部穿刺所致的心包损伤造成的心脏压塞和血管外穿刺造成的腹腔大出血,偶见下腔静脉开通后血栓脱落造成的肺梗死。其他并发症,如穿刺部位血肿、下腔静脉开通后大量血流突然回流心脏造成的心动过速或心衰、支架移位等多可通过适当的手段处理。

## 病例评述

### 例10-3-1(图10-3-16)

男性,15岁。肝大、反复腹胀和腹水6年。经彩色多普勒诊为肝静脉开口部狭窄,大量腹水。经皮肝穿刺肝静脉造影示肝静脉开口部膜状不完全性阻塞(A),

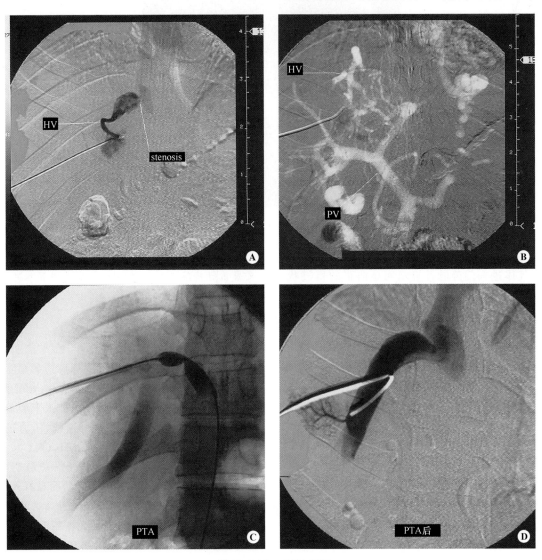

图10-3-16　Ⅰ型BCS

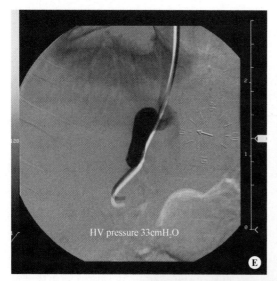

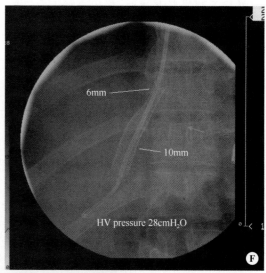

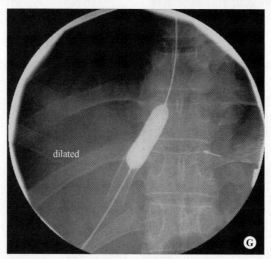

图 10-3-16　Ⅰ型 BCS(续)

HV.肝静脉；PV.门静脉；PTA.血管成形术；stenosis.狭窄；HV pressure.肝静脉压；dilated.扩张

$CO_2$ 造影示气体进入门静脉并显示明显曲张的胃冠状静脉(B)。经肝穿刺通道用直径 10mm 的球囊扩张，术后复查示血流明显恢复(C、D)。术后 1 周患者腹水消退不明显，再行经颈静脉入路肝静脉造影示肝静脉通而不畅，压力达 $33cmH_2O$，置入 10mm×6cm 支架一枚，测压示肝静脉压下降至 $28cmH_2O$。支架近端仍较为狭窄，再行球囊扩张，压力下降为 $18cmH_2O$(E～G)。

【评述】　本例为 BCS Ⅰ型，首次扩张后造影复查示血流通畅，但临床疗效并不明显。再次肝静脉插管测压示压力仍显著升高，原因可能为膜的弹性回缩或其为活瓣状。扩张成形仅部分有效，需置入支架治疗才可取得预期的疗效。从本例可看出测压的重要性。压力的下降与造影所见不一定成正比。肝静脉膜性阻塞破膜时应选用较大的球囊(15～20mm)，否则不易完全撕破。偏侧性的膜状阻塞的活瓣作用，扩张时可掀起，但术后

又覆盖肝静脉开口。此类患者是支架置入的适应证。

**例 10-3-2**(图 10-3-17)

女性，32 岁，厌食、腹胀 3 年，临床诊断为肝硬化。B 超检查显示肝、脾大。行下腔静脉造影显示下腔静脉及肝静脉阻塞并侧支循环形成，诊为 BCS Ⅱ型(A)。用直径 25mm 和 10mm 的球囊分别扩张下腔静脉和肝静脉。3 个月后复查显示下腔静脉通畅，压力正常(B)，肝静脉仍相对狭窄，压力达 $36cmH_2O$(C)，再用直径 20mm 的球囊扩张(D)。术后显示肝静脉明显扩张，压力下降至 $30cmH_2O$(E)。临床症状明显好转。

【评述】　本例为Ⅱ型 BCS，下腔静脉及肝静脉均狭窄。先行二者球囊扩张术，3 个月后复查显示下腔静脉开通良好，肝静脉弹性回缩，认为是所用球囊直径较小所致。经颈静脉再次用直径 2cm 的球囊扩张，肝静脉压较术前下降

6cmH$_2$O,通道较前增大。经验证明:肝静脉用直径 10mm 的球囊扩张的疗效均较差,需用直径 15～20mm 的球囊扩

张。原因可能为肝静脉开口阻塞后局部组织较韧,弹性较大,有时为血管蹼阻塞,过度扩张可较好地将其开通。

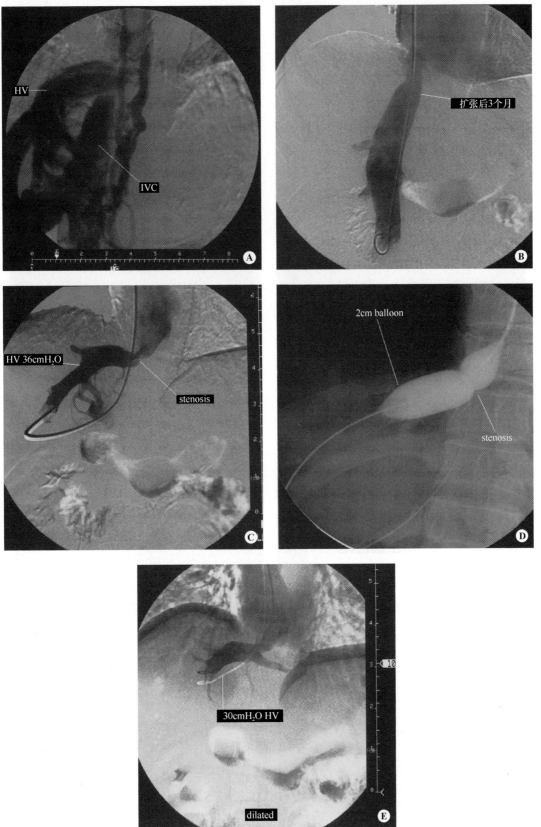

图 10-3-17　Ⅱ型 BCS

HV.肝静脉;IVC.下腔静脉;stenosis.狭窄;balloon.球囊;dilated.扩张

**例 10-3-3**（图 10-3-18）

男性,28 岁。心悸、胸闷 7 个月,上腹部不适伴巩膜黄染和尿黄 20 余月。B 超示肝大,门静脉直径 18mm。食管钡餐示重度食管静脉曲张,拟诊 BCS。IVC 造影示 BCS Ⅲ型。下腔静脉完全性节段性阻塞,长约 15mm,

广泛侧支循环形成(A)。用钻挤法技术通过阻塞段后,先后用 10mm 和 20mm 球囊扩张,下腔静脉压差由术前 30cmH$_2$O 降至 16.5cmH$_2$O(B、C)。10 天后钡餐检查示食管静脉曲张回缩不明显,疑肝静脉仍存在阻塞,再次行肝静脉造影复查示肝中、左、右静脉和肝副静脉均正常,压力为 16cmH$_2$O(D、E)。

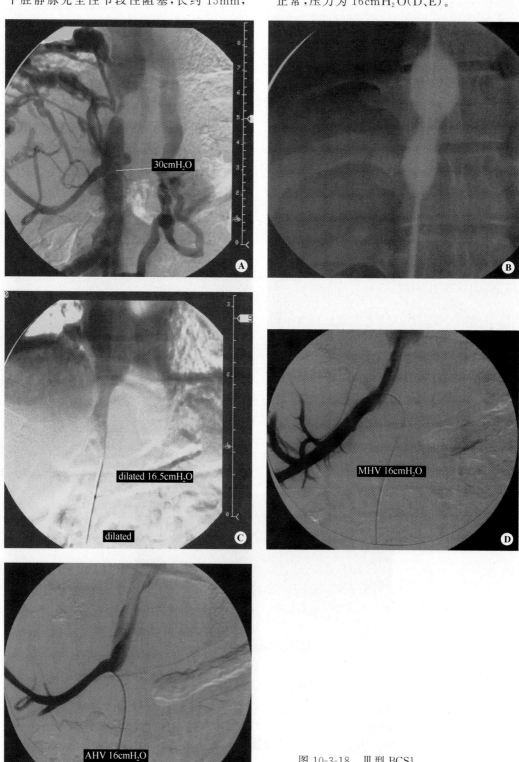

图 10-3-18　Ⅲ型 BCS1

dilated.扩张;MHV.肝中静脉

【评述】　本例的技术难点为开通下腔静脉。图 A 所显示的与阻塞近端相连的小血管并非正常通道，为一小侧支静脉，近端通过侧支血供显影，导丝和导管钻挤时曾误入此小静脉，但"冒烟"示其不与近端相通，改由另一位置钻挤才得以通过。节段性狭窄时大球囊往往难以直接通过阻塞，可先用小球囊预扩张。术后食管静脉曲张的回缩在部分病例十分迅速，部分则回缩缓慢，可疑肝静脉仍有阻塞，应进一步检查。

**例 10-3-4**（图 10-3-19）

男性，29 岁。双下肢、腹壁及腰部浅静脉高度曲张 10 年，伴双下肢发作性溃疡 7 年。查体：肝肋下可及，脾肋下 4cm。胃镜：食管静脉曲张Ⅲ度。下腔静脉造影证实为 BCS Ⅲ型，阻塞段呈天幕状（A）。经下入路，试行开通术，不成功。改行上入路，用导丝及直头导管顺利通过，用 25mm 球囊扩张成功（B，C）。阻塞远端压力由 31cmH$_2$O 下降至 20cmH$_2$O，造影显示下腔静脉完全开通，原侧支循环不再显影（D）。

【评述】　BCS Ⅲ型可简单地通过下腔静脉开通术得以治愈。而导丝和导管通阻塞平面为技术成功的关键。由于阻塞平面为天幕状，下入路时导丝导管难以对准潜在的通道或小孔。改由上入路后，则顺利通过，说明上入路在此类情况下极有帮助。

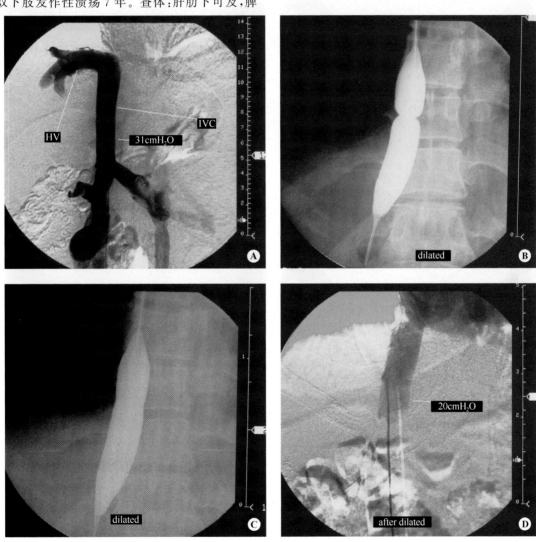

图 10-3-19　Ⅲ型 BCS2

dilated.扩张

**例 10-3-5**（图 10-3-20）

男性，15 岁。腹胀 2 年，加重并巩膜黄染半年，诊断为肝硬化、腹水。治疗效果不佳，病情逐渐加重。本院 B 超示肝、脾大，大量腹水，肝静脉阻塞及下腔静脉狭窄，拟诊 BCS。肝静脉造影示肝右静脉开口部通畅，其下小静脉紊乱，下腔静脉假性狭窄。诊断：Ⅳ型 BCS（A、B）。TIPS 治疗后门静脉分流良好（C，D），肝、脾缩小。腹水及黄疸完全消退出院。

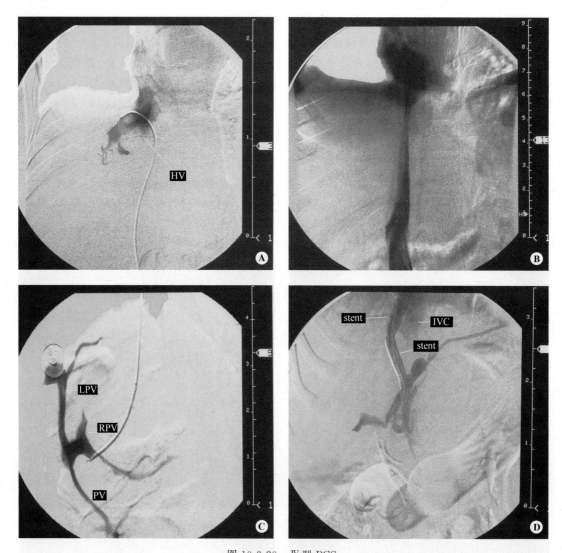

图 10-3-20　Ⅳ型 BCS

HV.肝静脉；LPV.门静脉左支；stent.支架；RPV.门静脉右支；PV.门静脉；IVC.下腔静脉

【评述】　Ⅳ型 BCS 罕见，其肝静脉主干正常开通而小静脉闭塞、紊乱，治疗可考虑行外科门腔或肠腔分流术。而本患者由于年龄偏小，大量腹水和严重黄疸（总胆红素 498.6μmol/L），不宜行手术治疗，TIPS 是本例治疗的唯一手段。与肝硬化门静脉高压不同，此类患者肝脏巨大，门静脉位置偏前偏低，穿刺和置入支架进应考虑这些不同的因素。若发生再狭窄介入处理无效时，可行门腔分流术治疗。

**例 10-3-6**（图 10-3-21）

男性，45 岁。反复双下肢肿痛 8 年余，再发伴加重 1 个月。半年前曾在外院诊断为"下肢静脉曲张"行"双侧大隐静脉剥脱术"。术后病情无明显改善，近 1 个月来双下肢肿胀加重。查体：一般情况可，双侧臀部以下肢体明显水肿，压之不凹陷。外院 MRI 示下腔静脉闭塞并血栓形成（A）。下腔静脉造影示下腔静脉闭塞，肝静脉明显扩张、血液逆流，并可见大量侧支开放（B）；下腔静脉肝段见薄层膜状负影，管腔内见大量血栓形成（C）。经导管注入尿激酶 25 万 U。引入 12F 血管鞘，经侧孔抽吸下腔静脉血液，用纱布滤过，见大量混合血栓。过滤后的血液经导管回输。反复抽吸数次后造影仍见有大量血栓，遂保留血管鞘，管端位于血栓远段。每天经血管鞘灌注尿激酶 150 万 U，复查下腔静脉造影，根据血栓变化调整血管鞘头端位置。3 天后造影复查见血栓已溶解（D）。将导丝通过下腔静脉闭塞段，引入大小为 25mm×60mm 的球囊导管进行扩张成形（E）。造影复查见下腔静脉通畅，血流顺利进入右心房（F）。术后 24 小时双下肢水肿消退。随访 6 个月无复发。

【评述】　10%～12% 的 Budd-Chiari 综合征患者可合并血栓形成。以往认为 Budd-Chiari 综合征当有血栓形成时是介入治疗的禁忌证，其主要原因是下腔静脉内血栓体积一般较大,一旦在导管导丝通过狭窄段及PTA时血栓脱落,继而发生急性肺栓塞导致患者死亡。本例患者行血管内溶栓和血栓抽吸术后行PTA,取得了满意的治疗效果。Budd-Chiari综合征一般病程较长,合并血栓形成的时间难以确定。因此,在介入治疗前应弄清血栓是软血栓还是机化的硬血栓。方法是用导丝对血栓行穿通试验,如导丝较易通过血栓提示为新鲜的软血栓,溶栓易于成功。如果导丝不易通过血栓提示为机化的陈旧血栓,这种情况应放弃溶栓。采用端孔导管直接插入血栓内溶栓,这样溶栓药能充分和血栓接触,短时间内就能获得较好溶栓效果。溶栓成功后应重复造影观察有无残留血栓。如有残留血栓应继续溶栓待全部溶解后再行PTA及金属内支架置入,这样可有效防止肺栓塞的发生。对于机化的血栓可行内支架置入,机化的血栓由于血栓纤维组织紧紧和血管壁融合在一起并被支架压迫一般不易脱落,因此也不会导致肺栓塞的发生。

### 例 10-3-7 (图 10-3-22)

男性,47岁。因右下肢表面溃疡2月余入院。彩超示 Budd-Chiari 综合征,下腔静脉闭塞。行肝静脉造影通畅,但开口位于下腔静脉闭塞段下方(A)。下腔静脉造影示下腔静脉肝段完全闭塞,导管头端位于肝脏表面的侧支内,无法进入右心房(B),测下腔静脉压为38cmH$_2$O。采用导管导丝探寻潜在的阻塞部位缝隙未能成功,加用长鞘支撑,使用导丝硬头均未能通过阻塞段。改经颈静脉右心房的上入路,同样未能使导丝通过阻塞段(C)。留置猪尾导管在下腔静脉阻塞段的近心端作为引导,经颈静脉送入房间隔穿刺针,正、侧位透视穿刺闭塞段(D),成功后拔出针芯,注入造影剂证实后,送入导丝,拔出穿刺针后引入导管,进一步造影证实(E)。逐步引入直径20mm的球囊行扩张术(F)。术后造影可见下腔静脉血流顺利进入右心房(G),下腔静脉压降至18cmH$_2$O。术后1个月复查,患者症状消失。随访未见再狭窄。

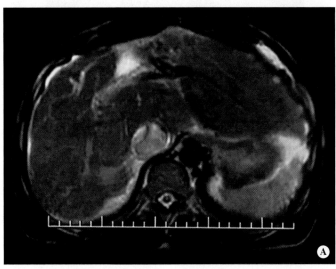

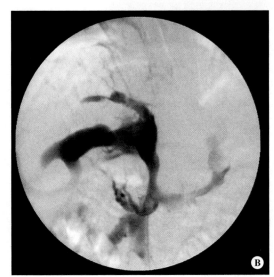

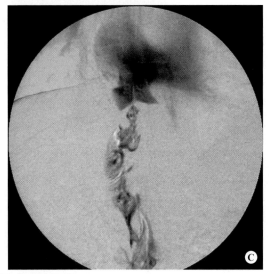

图 10-3-21　BCS并血栓形成

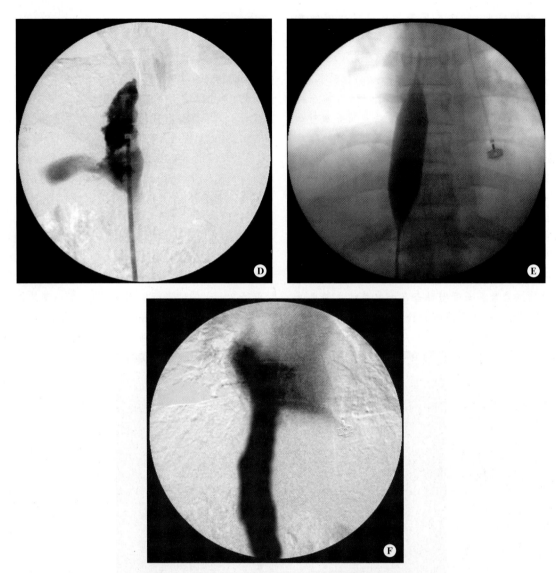

图 10-3-21 BCS 并血栓形成（续）

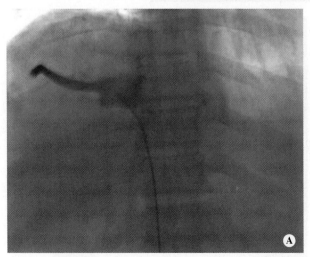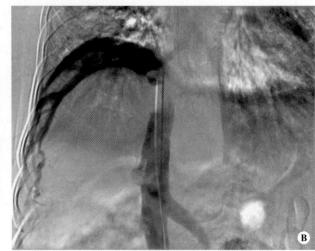

图 10-3-22 Ⅳ型 BCS1

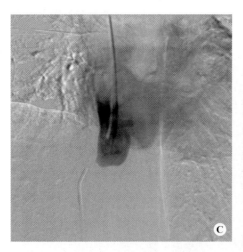
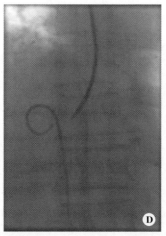
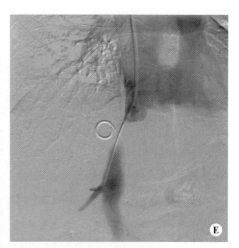
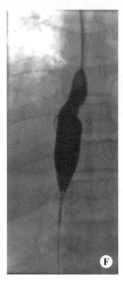
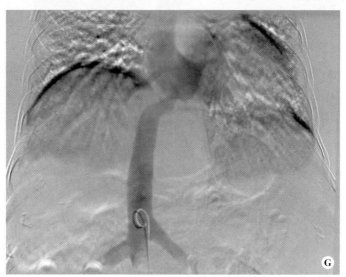

图 10-3-22　Ⅳ型 BCS1（续）

【评述】　笔者提倡首先采用钻挤法开通 Budd-Chiari 综合征的阻塞段，以利于减少穿刺造成的下腔静脉和心房损伤等严重并发症。采用钻挤法，一般均可成功开通阻塞段。本例是首先仍采用钻挤法，失败后才使用房间隔穿刺针行穿刺法开通。钻挤法失败的原因可能是患者阻塞时间较长，阻塞段组织比较坚韧，而且周边侧支循环较粗大，导管导丝易误入，无法有效地对准原闭塞段遗迹。在实际工作中，笔者常规采用钻挤法开通 Budd-Chiari 综合征的阻塞段成功率可达 98% 左右，到目前为止仅有 4 例采用穿刺法。

例 10-3-8（图 10-3-23）

男性，26 岁。因下腔静脉支架 8 年余，腹胀 2 个月入院。患者在 18 岁时因腹水于外院确诊为 BCS，行下腔静脉支架置入术，术后腹水消失。本次因再次腹胀 2 个月入院。行彩超检查提示下腔静脉支架闭塞，肝静脉未显示。行经皮肝穿刺，拟显示肝静脉位置，但经多

方向、多角度肝穿仍未显示肝静脉（A）。行下腔静脉造影示下腔静脉支架内完全闭塞，周边大量侧支循环（B）。经考虑后，决定行下腔静脉支架闭塞段开通，观察患者腹水情况，必要时行外科肠腔分流术。首先以导丝钻挤法通过闭塞的支架直达右心房，小球囊扩张（C），再置入同样大小直径的支架（D），术后造影可见下腔静脉血流顺利进入右心房，周边侧支循环消失（E）。术后患者诉腹胀症状明显减轻。随访至今症状无复发。

【评述】　该例为年轻患者，8 年前疾病初发时在外院行下腔静脉支架置入术，因无当时的资料，故无法判定当时的肝静脉情况。原则上来说，肝尾状叶肥大引起的假性下腔静脉狭窄者，不适于支架置入术治疗。此类患者在肝静脉开通术或外科肠腔分流术治疗成功后，肝脏淤血明显减轻，尾状叶回缩，狭窄段可逐渐扩大。但本例在下腔静脉支架术后的 8 年时间内症状均无复发，且结合本次的超声及经皮肝穿刺，考虑患者为肝静脉完全闭塞。因此本次治疗选择继续开通下腔静脉支架，如

果腹水症状好转,则继续观察,如无改善,则下一步行外科肠腔分流或DIPS(肝内下腔静脉-门静脉分流术)。再

次强调,对于BCS患者,首先应弄清楚肝静脉的情况,下腔静脉支架应慎用。

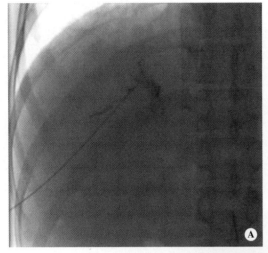
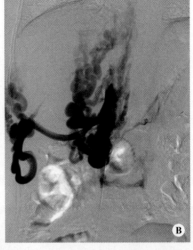
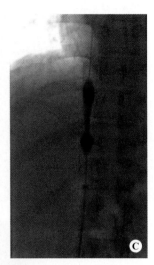
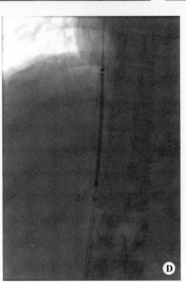
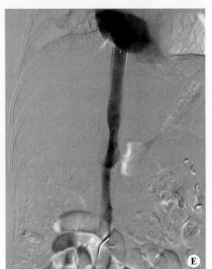

图 10-3-23　Ⅳ型 BCS2

（赵剑波　李彦豪）

# 第四节　动静脉型门静脉高压症

　　动静脉型门静脉高压症临床上以肝癌产生肝动脉-门静脉瘘最为多见,但不在本节讨论范围之内。其他病因引起者在临床上罕见,主要有肝、脾和肠系膜血管的AVM和手术或外伤引起的动-静脉瘘等。其临床诊断常较困难,多数几经周折方得到正确诊断。主要临床表现为肝脏大小正常,而脾大和伴有其他门静脉高压征象。肝功能多正常[51~53]。发生在肝脏者也被称为肝毛细血管扩张症,多在青少年期发病,主要表现为急性或慢性反复上消化道出血,常伴有其他器官的发育不良或畸形[54,55]。

## 影像诊断

　　B超显示肝脏大小及形态正常、门静脉增宽、脾大。

　　彩色多普勒则可显示肝内血管增多、门静脉血流速度加快并可见类似动脉血流信号。

　　CT平扫多无异常,增强扫描早期门静脉明显提前显影可提示诊断,显示动静脉异常沟通可以确诊[56,57]。

　　动脉造影可显示肝、脾和肠系膜的畸形血管,供血动脉明显增粗、引流静脉早显、门静脉增粗,亦可显示动-静脉瘘的部位、大小及血流动力学改变(图10-4-1)。

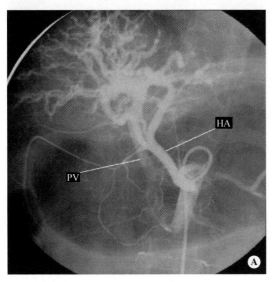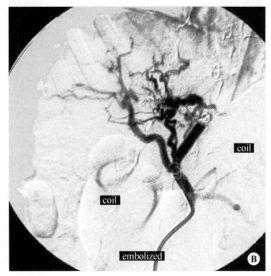

图 10-4-1　范科尼综合征

患儿突发上消化道大出血。肝动脉造影显示末梢分支广泛扭曲、扩张，门静脉早显并逆流，诊断为肝 AVM(A)；用钢圈分别栓塞肝右、左和肝总动脉(B)。术后出血停止。PV.门静脉；HA.肝动脉；coil.钢圈；embolized.栓塞

## 介入治疗

超选择性动脉栓塞术是本型介入治疗的首选技术[58,59]。AVM 发生于肝脏者，采用 PVA 微粒栓塞较为安全可行。与其他部位不同，肝 AVM 用 PVA 微粒栓塞时，即使产生少量顺行性栓塞，亦是停留在门静脉细支内，不易进入体循环造成肺栓塞，尽管如此仍应选择与畸形血管团直径相适当的微粒直径。本病近期疗效较好，但易复发仍是治疗的难题。(主编评论：与其他部位 AVM 一样，肝毛细血管扩张症也是介入治疗的难题。近几年笔者采用微粒中加入 8～16mg 平阳霉素进行栓塞，力图通过二者的共同作用达到永久性栓塞的目的。)采用短期内多次栓塞也是试行的方法。不要忘记还有肝移植作为最终治疗手段[60,61]。

动-门静脉瘘和分流可以发生在不同的部位，如脾动脉、肠系膜上动脉和肠系膜下动脉。对于发生于肠系膜系统的 AVM 往往因为担心栓塞术引起肠坏死，介入治疗不是首选的治疗方法，病变肠道宜手术切除。对于动-静脉瘘可选用大型栓塞物，主要为钢圈和可脱球囊行瘘口部栓塞，瘘口较大无适当栓塞物可将其栓塞时，选择手术治疗。

## 病例评述

### 例 10-4-1(图 10-4-2)

男性，54 岁。因在外院手术后出现肠瘘和反复腹部切口出血 1 月余而转院治疗。肠系膜上动脉造影显示在动脉早期回肠动脉一大分支与肠系膜上静脉相通，后者明显增粗，向门静脉回流(A、B)，诊断为肠系膜动-静脉瘘。用 4mm 钢圈一枚于瘘口部栓塞，造影复查示动-静脉瘘消失，其他动脉分支显影正常(C)。术后腹部出血停止，肠瘘愈合出院。

【评述】　本例为手术所致肠系膜动-静脉瘘，可能因发病时间尚短，尚未引起门静脉高压的相关症状，而其腹部出血可能与其有关。采用栓塞治疗的依据是，其未有明显肠缺血症状，说明该支动脉供养区已由侧支供血代偿。栓塞成功后亦未显示肠坏死等症状，证明此类栓塞安全性较好。

### 例 10-4-2(图 10-4-3)

女性，12 岁。反复呕血 1 个月，外院诊断为"肝硬化，上消化道大出血"。本院 CT 检查示肝脏大小正常，未显示占位性病变，增强扫描示肝门区血管紊乱和下腔静脉狭窄，诊断为"门静脉海绵样变，疑布-加综合征"。肝动脉造影显示肝左、右动脉明显增粗，肝内多发紊乱、迂曲的血管影，门静脉早显并为逆向血流(A、B)，诊断为肝动静脉畸形。用数个 3～5mm 钢圈分别栓塞肝左、右动脉，再经肠系膜上动脉造影复查，显示仍有小支供血(C)，再用钢圈将其栓塞。肝动脉造影复查显示肝动脉完全闭塞(D)。术后患者消化道出血停止，康复出院。

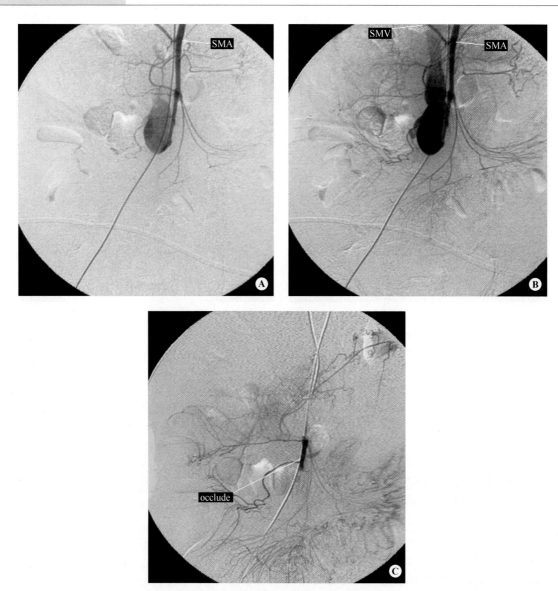

图 10-4-2　肠系膜动-静脉瘘

SMA.肠系膜上动脉；SMV.肠系膜上静脉；occlude.阻塞

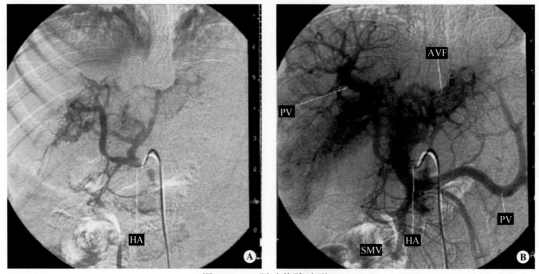

图 10-4-3　肝动静脉畸形 1

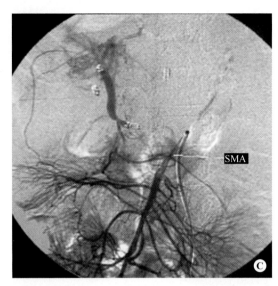
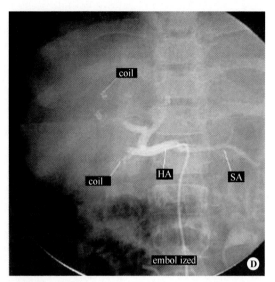

图 10-4-3 肝动静脉畸形 1(续)

SMA.肠系膜上动脉;SMV.肠系膜上静脉;PV.门静脉;AVF.动-静脉瘘;HA.肝动脉;coil.钢圈

【评述】 本例在排除肝癌等其他病变后诊断为肝AVM。采用钢圈栓塞治疗是因当时手头无其他栓塞材料而做的迫不得已的选择,应采用末梢性永久性栓塞剂将病理血管床完全栓塞。患者出院后失访,估计有再发门静脉高压的可能。

### 例 10-4-3(图 10-4-4)

男性,12 岁。面黄 3 年,慢性肾病 1 年,以肝硬化、腹水入院。彩色多普勒检查提示"肝动-静脉瘘"(分流)。行肝动脉造影显示肝左动脉明显增粗,肝门区弥漫性畸形血管,门静脉早期显影(A、B)。用直径 500～700μm 的 PVA 微粒栓塞后,病理血管大部分消失(C)。

行肠系膜上动脉造影示肝右动脉由其发出,表现与肝左动脉相同(D、E)。用微导管超选择性插入其中,用 PVA 栓塞后大部分畸形血消失,门静脉不显影(F)。术后患者尿量增加,腹水迅速消退。3 个月后超声复查,仍可见部分畸形血管存在血流,再次栓塞。

【评述】 患儿因临床误诊为肝硬化,经各种药物治疗无效,反而引起药物性肾炎。经彩色多普勒超声检查方提示诊断,动脉造影可以明确诊断本病。本例采用 PVA 栓塞治疗,可明显缓解门静脉高压,但 3 个月后病变部分复发,证明 AVM 栓塞的不完全清除特性,通常需多次栓塞治疗。

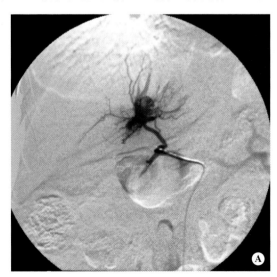
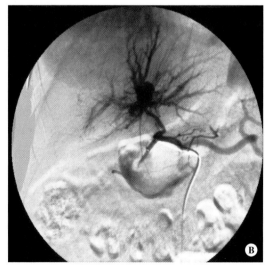

图 10-4-4 肝动静脉畸形 2

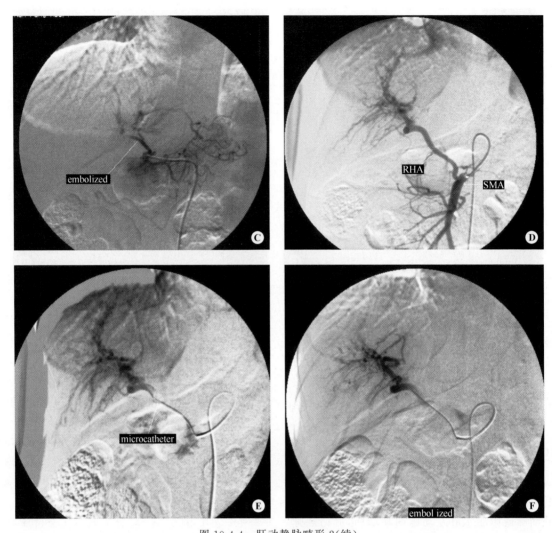

图 10-4-4　肝动静脉畸形 2（续）

RAA.肝右动脉；SMA.肠系膜上动脉；embolized.栓塞；microcatheter.微导管

**例 10-4-4**（图 10-4-5）

男性，8 岁。反复黑便伴重度贫血、大量腹水、成软骨发育不良 5 年入院。血常规检查显示红细胞、血红蛋白、血小板均有不同程度下降。多普勒超声检查显示肝内血管异常。表现为门静脉主干及右支周围见多条管状回声，彩色血流充盈，门静脉右支及主干血流反向流动；肝血管增粗，管壁增厚，回声增强，血流增快。肝动脉造影显示肝总、肝左、右动脉分支增粗，动脉早期见大量的门静脉分支及主干显影，血流逆肝显示门静脉主干（A）。超选择插管入肝右动脉再次造影明确后（B），经导管注入直径 500～700μm 的 PVA 颗粒。造影复查证实肝右动脉被完全栓塞，动静脉分流被完全阻断（C）。1 个月后再次超选择插管入肝左动脉，同样注入直径 500～700μm 的 PVA 颗粒。术后患者症状明显缓解，腹水基本消失。患儿术前因大量腹水不能起床，术后可自行活动。

【评述】　患儿为广泛性肝动门静脉分流，由于病变范围广泛累及整个肝脏，是临床治疗的难题。除外科肝移植外，行肝动脉栓塞术可缓解症状。本例考虑到病变累及全肝，采用分别行肝右、肝左动脉栓塞治疗，有利于肝功能的恢复。患儿行肝动脉 PVA 颗粒栓塞后，随访 6 年腹水症状未见复发，亦可能是个奇迹。

**例 10-4-5**（图 10-4-6）

女性，60 岁。因反复腹胀伴呕血、黑便 1 年半入院。既往曾于外院行多次胃镜检查示食管胃底静脉重度曲张。行全身 PET 检查未见明显恶性肿瘤征象，乙肝及丙肝血清学阴性。行腹部增强 CT 扫描示肝硬化、巨脾、门静脉高压症并腹水，肝右后叶动脉期异常强化灶，多考虑肝动脉-门静脉瘘形成（A）。于 2010 年 6 月为行

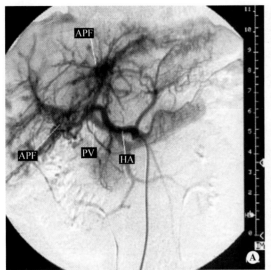
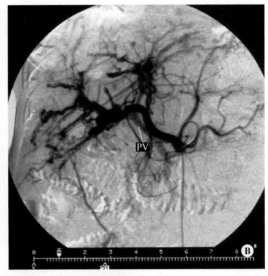
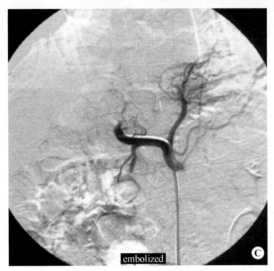

图 10-4-5　肝动静脉畸形 3

APF.动脉-门静脉瘘;PV.门静脉;embolized.栓塞

TIPS 入院,后经讨论后决定本次治疗行肝动脉-门静脉瘘栓塞术,栓塞材料选定 Oynx 胶,TIPS 术则作为下一步治疗措施。首先行肝动脉造影,示肝右动脉起源于肠系膜上动脉,肝右动脉分支与门静脉右支形成瘘(B),门静脉右支及主干提前显影,食管胃底曲张静脉显影(C),按既定计划将微导管超选尽量靠近动-门静脉瘘口附近(D),注入 Oynx 胶约 2ml,再次造影复查示动-门静脉瘘已消失(E),肝左动脉造影未见异常(F)。术后 3 天患者腹水明显消退出院。术后 2 个月时,患者仍诉有轻中度的腹胀,在当地医院复查 CT 示腹水较前减少,但动脉期仍可见少量门静脉早显(G),考虑动脉-门静脉瘘部分复发,拟安排患者再次治疗,但在等待床位期间患者突发上消大出血,经当地医院抢救无效死亡。

【评述】　患者为肝内局限性动门静脉分流致门静脉高压、上消大出血。从治疗的原则上来说,首选肝动脉-门静脉瘘的栓塞术,TIPS 应作为下一步的备选方案。由于该患者的肝动脉-门静脉瘘之间还可见明显的畸形血管团,我们选择 Oynx 胶作为栓塞剂。Oynx 胶为压力型栓塞剂,甚至可以随推送的压力一直栓塞逆行至畸形血管团的静脉端。因此,对于此类动静脉畸形,Oynx 胶是个不错的选择。本例患者栓塞后即时造影可见瘘完全消失,但术后 2 个月时复查 CT 见少量复发,在等待治疗期间出血死亡,实为憾事。仔细复习影像资料,考虑原因为在行栓塞治疗时,微导管的头端没有尽可能深地靠近畸形血管团,从而对畸形血管团及静脉端的栓塞不够彻底。同时还提示我们,对于类似患者,如果无法做到足够深入的动脉超选择插管,或许采取静脉(门静脉)途径也是一种选择。

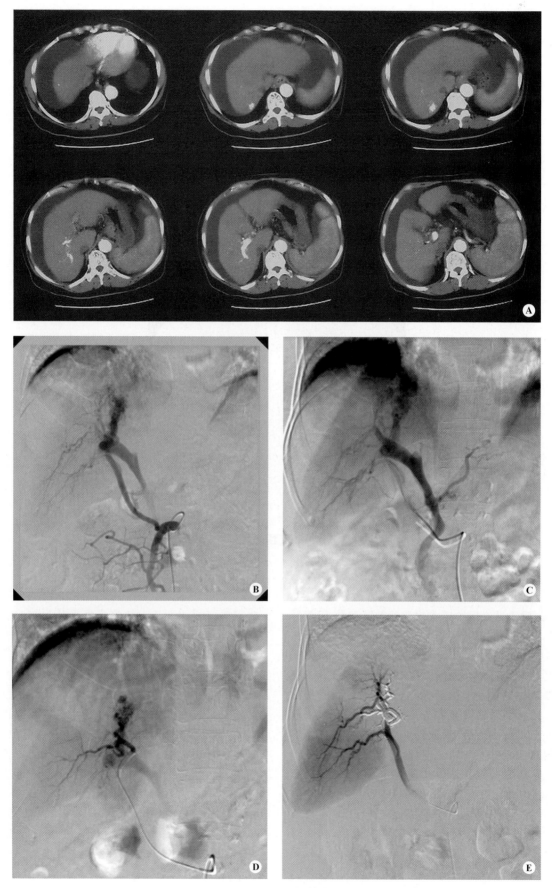

图 10-4-6　肝动静脉畸形 4

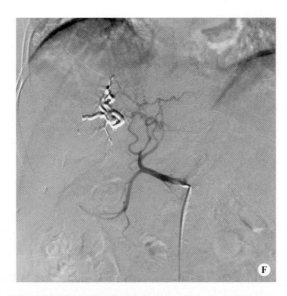

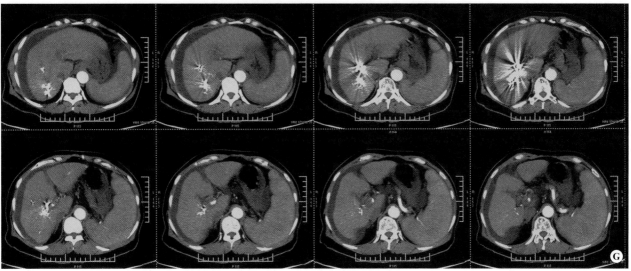

图 10-4-6　肝动静脉畸形 4(续)

**例 10-4-6**(图 10-4-7)

男性,30 岁。2008 年 10 月因呕鲜红色血性液体急诊入住外院。自诉 2 年前住院治疗时发现有"乙肝",已规律服用阿德福韦酯抗病毒治疗。行胃镜提示食管胃底静脉重度曲张,行内镜下套扎治疗,但 3 天后再次出现呕血。于 2008 年 11 月外院行脾切除术,术后腹胀渐渐加重。2009 年 1 月行胃镜检查仍显示为重度食管胃底静脉曲张,行经皮肝穿刺门静脉造影,拟行 TIPS,但未获成功,当时术后报告为脾静脉瘤(A)。于 2009 年 1 月 13 日就诊笔者所在医院,抽血查肝功能及血常规基本正常,乙肝病毒定量在正常范围。行 CT 增强扫描示脾脏已切除,但于脾动脉近段可见瘤样扩张,同时见脾静脉及门静脉提前显影(B),初步判断为脾动-静脉瘘,

决定行介入治疗。首先行腹腔干动脉造影,见肝左动脉未见异常(C),肝右动脉起源于肠系膜上动脉,在外院行经皮肝穿刺的通道内可见钢圈,其附近见动-门静脉瘘显影,但仅见肝内门静脉小分支的向肝血流显影,未影响门静脉主干(D)。将导管超选择至脾动脉起始段造影可见脾动脉远端已结扎,但近段见巨大的脾动-静脉瘘,脾静脉及门静脉主干明显增粗,遂决定行脾动-静脉瘘栓塞术。首先以 2 枚 10mm 钢圈试行栓塞,但无法停留,钢圈越过瘘口进入脾静脉瘤体内(E,此时肝右动脉已使用钢圈栓塞)。遂选择 2 枚 8mm 可脱球囊栓塞脾动脉成功,球囊近端再加以钢圈保护(F)。行腹腔干动脉造影示脾动-静脉瘘已消失(G),行肠系膜上动脉间接门静脉造影示门静脉主干及肝内分支血流正常(H)。术后患者腹水完全消失,随访至今无异常。

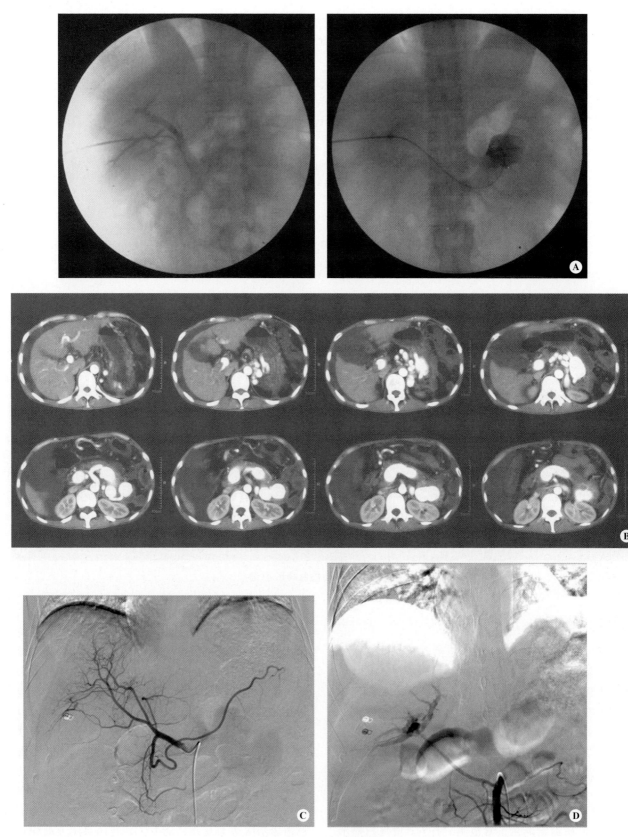

图 10-4-7　脾动-静脉瘘

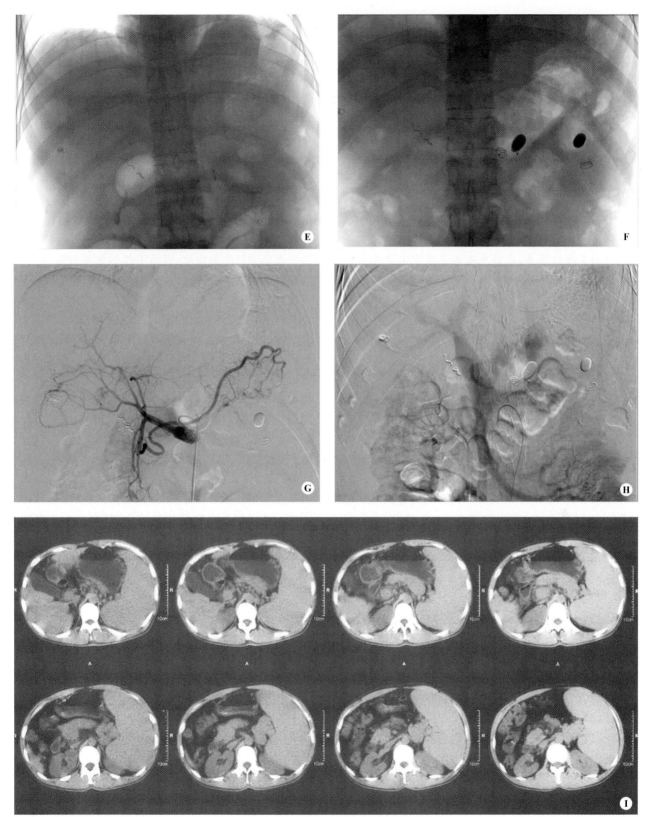

图 10-4-7　脾动-静脉瘘（续）

【评述】　本例为脾动-静脉瘘患者，因为脾动脉血流直接进入脾静脉和门静脉，从而导致门静脉高压。从发生部位来说，应属于左侧门静脉高压的范围，但由于影响的是全门静脉系统，故仍应划归在动静脉型门静脉高压症这一节中描述。本例患者的特殊之处在于患者在外院首先因为"肝炎-肝硬化-门静脉高压症-上消大出血"这一固定模式行脾脏切除及断流术,术后症状不缓解,再次行增强 CT 才确诊为脾动-静脉瘘,所以目前无法得知脾动-静脉瘘是外科手术造成的还是原本就有。但笔者认为还是原本存在的可能性更大。原因包括:患者年轻,发现肝炎的时间仅 2 年,且一直在进行正规的乙肝抗病毒治疗,一般来说发展到肝硬化及门静脉高压的时间不会这么短;其次,追溯患者外科术前的 CT(只有腹部平扫),可以在脾门附近相应位置见到软组织块(I),但当时未行增强扫描,此为憾事;最后,患者在脾切除及断流术后症状不但无任何缓解,而且腹水一直在加重,不好单纯用肝硬化、门静脉高压的原因来解释。所以,本病例提示我们,对于有肝炎病史的上消化道出血患者,特别是年轻患者,在临床基本任务中不要局限于思维定势(肝炎-肝硬化-门静脉高压),影像阅片的基本功不能丢。另外,在此类患者中,由于血流较快,选择的栓塞材料还是应以大型固体栓塞剂为主,如可脱球囊或封堵器等。

(赵剑波 李彦豪)

# 第五节 区域性门静脉高压症

区域性门静脉高压症(regional portal hypertension, RPH)也称左侧门静脉高压症,临床较少见,属于肝外型门静脉高压症的特殊类型,约占肝外型门静脉高压症的 5%[62]。1954 年 Leger 首先描述本症,20 世纪 60 年代 Turrill 提出左侧肝外型门静脉高压症的概念,后来对其研究大部分集中在慢性胰腺炎引起的孤立性脾静脉血栓上,故许多文献称之为孤立性脾静脉栓塞,也有文献称之为胰源性门静脉高压症、胃脾区门静脉高压症、节段性门静脉高压症及 RPH 等,现统称为 RPH[63,64]。

脾静脉阻塞是左侧门静脉高压症的根本原因,引起脾静脉栓塞或阻塞的常见病因有:胰腺炎症,胰腺肿瘤或囊肿,门静脉先天性畸形,肝动脉-门静脉瘘,门静脉血栓,医源性、反复的腹腔感染,腹膜后肿瘤,腹膜后纤维化,原位肝移植后。因此,可将区域性门静脉高压症的病因分为胰源性、腹膜后源性和脾源性腹三类。其中胰源性为最主要原因,占 80% 以上。腹膜后源性由腹膜后炎症、肿瘤等引起,由于腹腔淋巴结群位于腹腔动脉周围,与脾静脉靠近,当腹膜后组织有炎症、瘤性病变时,脾静脉容易受累。脾源性较少见,主要由脾脏的血管性病变所致,如脾静脉纤维化、脾动-静脉瘘、脾静脉海绵样变等[65~67]。

没有肝脏疾患而出现胃底食管静脉曲张,特别是孤立性胃底静脉曲张,应怀疑 RPH。临床上有四大特点:

脾静脉阻塞。

孤立性胃底静脉曲张或兼有食管下端静脉曲张。

脾肿大。

肝脏大小和肝功能正常。临床表现为上消化道出血、腹痛、吸收不良、体重下降、脾大。行 B 超、MRI、血管造影术检查明确诊断[68,69]。

症状性 RPH 的外科治疗首选单纯脾脏切除术,对于无症状性 RPH,是否行预防性脾脏切除,则存在争议。支持预防性脾切除的学者认为,无症状的 RPH 病例仍存在曲张静脉破裂出血、甚至死亡的风险,而脾切除的风险不高[70,71]。而反对者认为,无症状的脾静脉栓塞病例在 9 年随访期间仅 4%(2/53)出现胃曲张静脉破裂出血而需行脾脏切除,因而不提倡常规脾脏切除[72]。在对慢性胰腺炎、胰腺假性囊肿等基础疾病采取剖腹手术时,如果技术条件允许,可同时行脾脏切除术,或选择脾动脉结扎[73]。有学者提出应根据病例特点采取个体化治疗,如对胃镜下伴有粗大曲张静脉或红色条状隆起征者,其出血风险大,应预防性脾脏切除;治疗重度酗酒者慢性胰腺炎的同时也应行脾脏切除;但对胰周脓肿等污染手术,脾脏切除应慎重。脾切除术后,需预防继发性门静脉栓塞的发生。内镜下硬化治疗对食管静脉曲张疗效确切,但对孤立性胃静脉曲张,即使是多次硬化治疗仍会复发出血。对不允许外科手术的病例,也可选择脾动脉栓塞[74,75]。(主编评论:近来也有一些同行试图通过经皮肝穿刺门静脉进行脾静脉支架置入术治疗本症。据说部分也取得较好疗效,值得进一步研究和观察。)

## 病例评述

### 例 10-5-1(图 10-5-1)

男性,46 岁。因间断性黑便 1 年余入院。既往无肝炎病史,否认大量饮酒史。入院后行胃镜检查提示胃窦部孤立性曲张静脉团,表面可见"红色征"(A,见彩图 4),行上腹部 CT 检查未见明显异常。经多科会诊后确诊为区域性门静脉高压症(RPH)。患者明确拒绝外科手术切除及胃镜下治疗,要求行介入治疗。首先行下腔静脉及肝静脉造影未见异常(B,C),行经皮肝穿刺门静脉造影未见异常(D),门静脉测压正常(18cm $H_2O$)。将导管进一步超选进入脾静脉远心端造影未见有明显的脾静脉狭窄或闭塞(E)。后决定行脾动脉栓塞术,以 Amplatz 血管封堵器栓塞脾动脉(F),以普通钢圈栓塞胃左动脉(G)。术后患者黑便消失,1 年后复查胃镜示胃窦部孤立性曲张静脉团较前明显缩小(H,见彩图 4)。

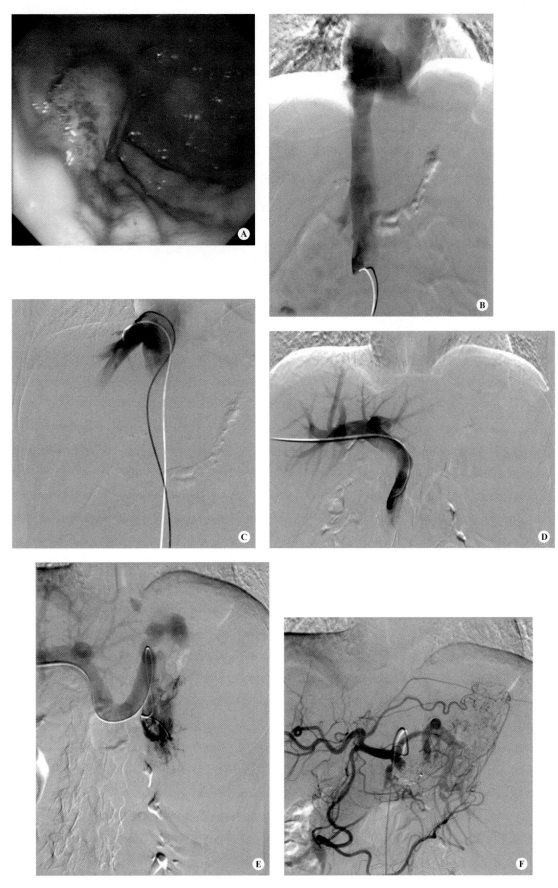

图 10-5-1　区域性门静脉高压

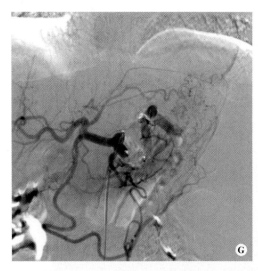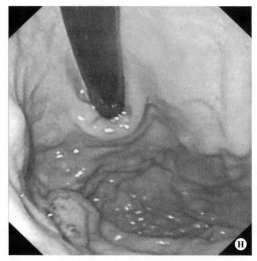

图 10-5-1 区域性门静脉高压(续)

**【评述】** 本患者较符合区域性门静脉高压(RPH)的临床特点,即在无肝病的基础上出现胃窦部孤立性曲张静脉团,但本患者也缺乏慢性胰腺炎的病史。后经多科会诊,仍考虑为 RPH。患者有长达 1 年的黑便病史,其治疗的指征是明确的。对于本病,首选的治疗应为脾切除术,胃镜下硬化治疗或介入治疗则应是次选治疗。但由于患者本人意愿,在充分说明病情的前提下仍决定行脾动脉栓塞术。由于本病相对较少见,故在行脾动脉栓塞术的同时,仍先行了下腔静脉、肝静脉、经皮肝穿刺门静脉及脾静脉的一系列造影,以资进一步排除其他类型的门静脉高压。注意的是,本病采用血管封堵装置及钢圈直接栓塞脾动脉及胃左动脉,而没有采取常规的脾实质的部分性栓塞术,其目的即在于希望通过减少脾胃区的动脉供血来减少该区域的门静脉高压状态。本病的术后 1 年随访证实了近期的疗效,长期效果则待观察。总的来说,对于 RPH,介入治疗目前还不能作为首选的治疗方案。

(赵剑波)

## 参 考 文 献

[1] Zocco MA,Di Stasio E,De Cristofaro R,et al.Thrombotic risk factors in patients with liver cirrhosis:correlation with MELD scoring system and portal vein thrombosis development.J Hepatol,2009,51(4):682~689

[2] Amitrano L,Guardascione MA,Brancaccio V,et al.Risk factors andclinical presentation of portal vein thrombosis in patients with liver cir-rhosis.J Hepatol,2004,40(5):736~741

[3] 孙隆慈,罗蒙.门静脉高压症中门静脉血栓的发生机制及诊治进展.肝胆胰外科杂志,2011,23(1):84~86

[4] Valenkevich LN,Iakhotova OI.Syndrome of cavernous transformation of the vein portae(a literature review).Eksp Klin Gastroenterol,2002,104:86~87

[5] 孔伟东,陈勇,李彦豪.小儿肝动脉-门静脉畸形的诊断和介入治疗.中华放射学杂志,2006,40(4):422

[6] Ozgur Cakmak,Nevra Elmas,Sadik Tamsel,et al.Role of contrast-enhanced 3D magnetic resonance portography in evaluating portal venous system compared with color Doppler ultrasonography.Abdominal Imaging,2008,33(1):65~71

[7] Smith CS,Sheehy N,McEniff N,et al.Magnetic resonance portal venography:use of fast-acquisition true FISP imaging in the detection of portal vein thrombosis.Clin Radiol,2007,62:1180~1188

[8] 申权,薛涣洲,姜青峰,等.多普勒超声预测门静脉系血栓形成的价值.医药论坛杂志,2007,28(16):84~85

[9] Ryan MF,Murphy JP.Magnetic resonance cholangio pancreato graphic(MRCP)imaging of extrahepaticbiliary obstruction due to cavernous transformation of theportal vein.Can Assoc Radiol J,2002,53(4):202~204

[10] Ueno N,Sasaki A,TomiyamaT,et al.Color Doppler ultrasonography in the diagnosis of cavernous transformation of the portal vein.J Clin Ultra Sound,1997,25(5):227~233

[11] 路军良,张立华,杨宁.多层螺旋 CT 在评价门静脉海绵样变侧支血管中的应用.中国医学影像技术,2006,22(6):927~929

[12] Bhattacharjya T,Olliff SP,Bhattacharjya S,et al.Percuta-neous portal vein thrombolysis and endovascular stent for man-agement of posttransplant portal venous conduit thrombosis.Transplantation,2000,69(10):2195~2198

[13] Hiroshi Kawamata,Tatsuo Kumazaki,Hidenori Kanazawa,et al.Transjugular intrahepatic portosystemic shunt in a patient with cavernomatous portal vein occlusion.Cardiovascular and Interventional Radiology,2000,23(2):145~149

[14] 孙成建,王彦华,赵清喜,等.经肠系膜上动脉介入溶栓治疗急性门静脉系血栓的疗效观察.山东医药,2008,48(7):68~69

[15] 陈勇,曾庆乐,赵剑波.Abernethy 畸形的影像学表现.中华放射学杂志,2005,39(8):874

[16] Lisovsky M,Konstas AA,Misdraji J.Congenital extrahepatic portosystemics shunts(abernethy malformation):a histopathologic

evaluation.Am J Surg Pathol,2011,35(9):1381～1390

[17] Brown RS,Kumar KS,Russo MW,et al.Model for end-stage liver disease and Child-Turcotte-Pugh score as predictors of pretransplantation disease severity, postransplantation outcome, and re-source utilization in United Network for Organ Sharing status 2A patients.Liver Transpl,2002,34(8):278～284

[18] Said A,Williams J,Holden J,et al.Model for end stage liver disease score predicts mortality across a broad spectrum of liver disease.Journal of Hepatology,2004,40(6):897～903

[19] Kamath PS,Kim WR.The Model for End-Stage Liver Disease (MELD).Hepatology,2007,45(3):797～805

[20] 姜春萌,谢薇,王朝晖.失代偿期肝硬化短期预后评价.大连医科大学学报,2009,31(1):67～70

[21] Sandrasegaran K,Kwo PW,DiGirolamo D,et al.Measurement of liver volume using spiral CT and the curved line and cubic spline algorithms: reproducibility and interobserver variation. Abdominal Imaging,1999,24(1):61～65

[22] H.V.Nghiem,C.T.Dimas,J.et al.Impact of double helical CT and three-dimensional CT arteriography on surgical planning for hepatic transplantation.Abdominal Imaging,1999,24(3):278～284

[23] 何晓峰,李彦豪.Budd-Chiari综合征血管造影分型及介入治疗,胃肠病学和肝病学杂志,1999,8(2):7～9

[24] 吴凤林,龚渭冰,李彦豪.经颈静脉肝内门腔分流术治疗肝硬化门静脉高压疗效观察.中华医学杂志,1997,77(8):637～638

[25] 梅雀林,李彦豪,陈勇,等.部分性脾栓塞术的质量控制.中华放射学杂志,1998,32(11):776～779

[26] 黄平,张振华,唐志全,等.部分脾动脉栓塞治疗脾功能亢进的疗效分析.中华内科杂志,2006,45(9):760

[27] Takahisa Sakai,Katsuya Shiraki,Hidekazu Inoue,et al.Complications of partial splenic embolization in cirrhotic Patients.Digestive Diseases and Sciences,2002,47(2):388～391

[28] 胡元明,谢宗贵,单鸿,等.经皮经肝食管胃底静脉曲张栓塞术的临床应用.中华放射学杂志,2005,39(07):736～739

[29] 朱康顺,李征然,何可可,等.应用NBCA栓塞治疗食管胃底静脉曲张的临床疗效.中国医学影像技术,2006,22(12):1866～1869

[30] L'Hermine C,Chastanet P,Delemazure O,et al.Percutaneous transhepatic embolization of gastroesophageal varices: result in 400 patients.Am J Roentgenol,1989,152(4):755～760

[31] 李彦豪,李树新.柏-查氏综合征的X线诊断及治疗.中华放射学杂志,1988,22(3):21

[32] 李天晓,韩新巍,马文章.不同类型Budd-Chiari综合征介入治疗研究,中华放射学杂志,1999,33(3):181～184

[33] 王吉耀.门静脉高压国际会议报道.中华消化杂志,1995,15(5):352～353

[34] 陈勇,李彦豪.布-加氏综合征的介入治疗现状.临床放射学杂志,2000,19(7):451～453

[35] 黄雪玲,王深明,常光其,叶有强.布-加氏综合征的彩色多普勒检查.中国医学影像技术,2000,16(03):223～224

[36] 赵昶,赵青,崔复霞,等.超声对布-加氏综合征诊断分型的临床价值.临床超声医学杂志,2002,4(05):278～281

[37] 纪建松,章士正,赵中伟,等.Budd-Chiari综合征的CT、MRI诊断价值.实用放射学杂志,2007,23(09):1201～1203

[38] 单鸿,朱康顺,肖湘生,等.多层螺旋CT在肝静脉阻塞型布-加综合征诊断和治疗中的应用.中华医学杂志,2005,85(05):303～307

[39] Soyer PA,Rabenandrasana JB,Laissy JP,et al.MRI of Budd-Chiari syndrome.Abdominal Imaging,1994,19(4):325～329

[40] 李亚军,肖恩华,叶慧义.Budd-Chiari综合征的磁共振影像分析.放射学实践,2005,20(10):883～886

[41] 李天晓,韩新巍,李荫太.经皮肝穿刺肝静脉造影与下腔静脉造影、B超对Budd-Chiari综合征的诊断.实用放射学杂志,1998,14(6):273～275

[42] 何晓峰,李彦豪.Budd-Chiari综合征血管造影分型及介入治疗.胃肠病学和肝病学杂志,1999,8(8):7～9

[43] 李麟荪.评布-加综合征定义与分型.介入放射学杂志,2007,11(2):75～78

[44] 祖茂衡,徐浩,顾玉明,等.不同类型Budd-Chiari综合征的介入治疗.中华放射学杂志,1998,32(2):118～121

[45] 游箭,牟玮,陈洁,等.Budd-Chiari综合征的影像诊断及球囊血管成形术.第三军医大学学报,1996,18(9):266～268

[46] 王清华,李长松,黄兴立,等.Budd-Chiari综合征的肝静脉异常(附37例血管造影分析).新乡医学院学报,1995,12(2):30～32

[47] 徐克,赵钟春,韩铭钧.肝静脉阻塞型Budd-Chiari综合征的介入治疗(附10例报告),中华放射学杂志,1995,29(5):469～473

[48] 张曦彤,徐克,韩铭钧.血管内支架置入术治疗节段性Budd-Chiari综合征的临床观察(附12例报告).中华放射学杂志,1995,29(6):474～477

[49] 崔进国,冯艳娇,张树田,等.节段性狭窄闭塞Budd-Chiari综合征的介入治疗.中华放射学杂志,1996,30(4):611～615

[50] Dang XW,Xu PQ,Ma XX,et al.Surgical treatment of Budd-Chiari syndrome: analysis of 221 cases.Hepatobiliary & Pancreatic Diseases International,2011,10(4):435～438

[51] 刘可夫,刘斌.肝动脉门静脉瘘的成因及影像学表现.国外医学·临床放射学分册,2005,8(5):331～333

[52] Okuda K,Musha H,Nakajima Y,et al.Frequency of intrahepatic arteriovenous fistula as a sequela to percutaneous needle puncture of the liver.Gastroenterology,1978,74(6):1204

[53] Vauthey J,Tomczak R,Helmberger T.The arterioportal fistula syndrome: clinicopathologic features,diagnosis and therapy.Gastroenterology,1997,113(4):1390～1401

[54] 翟鸣春,靳二虎,马大庆.遗传性出血性毛细血管扩张症的检查方法和影像学表现.国际医学放射学杂志,2009,(04):335～337

[55] 卢川,刘作勤.遗传性出血性毛细血管扩张症的影像学诊断和介入治疗研究进展.介入放射学杂志,2008,32(04):290～293

[56] Bolognesi M,Sacerdoti D,Bombonato G,et al.Arterioportal fistulas in patients with liver cirrhosis: usefulness of color Doppler US for screening.Radiology,2000,216(3):738～743

[57] 刘光华,于红,李惠民,等.肝动脉-门静脉分流多层螺旋CT分析.临床放射学杂志,2004,23(08):690～694

[58] 高知玲,马菁,陈勇,等.肝动脉-门静脉瘘多层螺旋CT诊断及临床意义.宁夏医学院学报,2007,29(6):593～595

[59] 欧阳墉,欧阳雪晖.肝内肝动脉-门静脉分流的研究进展.医学影像学杂志,2005,15(12):1019～1023

[60] 徐琳,吴性江,黄骞,等.2009.肝前性门静脉高压症的罕见病

因——肝动脉-门静脉瘘(附3例报告和文献复习).外科理论与实践,2009,14(2):206～211

[61] D'Agostino D, GMR, Alonso, V. Liver transplantation as treatment for arterioportal fistulae.J Pediatr Surg,1998,33(6):938～940

[62] Fishman EK,Soyer P,Bliss DF,et al.Splenit involvement in pancreatitis:speetrum of CT findings. Am J Roentgenol,1995,164(3):631～635

[63] 张谊,张启瑜,廖毅.区域性门静脉高压症的诊断与治疗.肝胆胰外科杂志,2009,21(1):34～36

[64] 朱化刚,耿小平.胰源性门静脉高压症.肝胆外科杂志,2003,11(02):90～92

[65] 张东海.胰源性区域性门静脉高压症.胃肠病学和肝病学杂志,2001,10(1):22～25

[66] 施宝民,王秀艳,王亚力,等.区域性门静脉高压症的诊断与治疗.中华肝胆外科杂志,1999,5(1):53～54

[67] Takase M,Suda K,Suzuki F.A histopathologic study of ocalized portal hypertension as a consequence of chronic pancreatitis.Arch Pathol Lab Med,1997,121(6):612～614

[68] Dhadphale S,Sawant P,Rathi P,et al.Bleeding duodenal varix in splenic vein thrombosis and chronic pancreatitis.Indian J Gastroenterol,2003,17(1):29～30

[69] 徐丽姝,刘建化,林萍,等.胰源性门静脉高压症的临床特征.南方医科大学学报,2010,30(6):1234～1236

[70] Sakorafas GH,Sarr MG,Farley DR,et al.The significance of sinistral portal hyper tension complicating chronic pancreatis.Am J Surg,2000,179(2):129～133

[71] M akowiec F,Riediger H,Emmrich J,et al.Prophylactic splenectomy for splenic vein thrombosis in patients undergoing resection f or chronic pancreatitis.Zentralbl Chir,2004,129(5):191～195

[72] Heider TR, Azeem S,Galanko JA,et al.The natural history of pancreatitis induced splenic vein thrombosis.Ann Surg,2004,239(6):876～882

[73] Weber SM,Rikkers LF.Splenic vein thrombosis and gastrointestinal bleeding in chronic pancreatitis.World J Surg,2003,27(1):1271～1274

[74] Sato T,Yamazaki K,Toyota J,et al.Gastric varices with splenic vein occlusiont reated by splenic arterial embolization.J Gast roenterol,2000,35(4):290～295

[75] 庞尊中,顾福嘉,何强.经皮选择性脾栓塞治疗胰源性区域性门静脉高压症(附1例报告).贵州医药,2007,31(3):260

(本章责任主编　李彦豪)

# 第十一章　泌尿生殖系统疾病

## 第一节　肾占位病变

肾占位病变主要包括肾囊肿、肾肿瘤及肾脏炎性病变(肾结核、肾脓肿、黄色肉芽肿性肾盂肾炎等)。介入诊疗在肾肿瘤的诊治过程中有重要的作用,早在 20 世纪 70 年代初动脉栓塞治疗已成为肾癌综合治疗的主要组成部分,并取得了良好的疗效。而肾囊肿、肾脏炎性病变仅在 B 超、CT、MRI 诊断困难时,通过肾动脉造影加以鉴别。少数有症状的大囊肿亦可采用经皮肾囊肿穿刺硬化术治疗。(主编评论:泌尿系统疾病特别是肾癌的介入治疗是早期介入治疗的重点项目,经过近 40 年的发展这方面几乎已成熟。近年来似乎没有太多的新技术出现。所以这里内容和图片的更换较少,有"炒冷饭"的嫌疑。好在还有精索静脉曲张、女性盆腔静脉曲张和胡桃夹综合征的介入治疗有点新意。温故而知新,权当我们在此进行复习吧。)

### 肾细胞癌

肾细胞癌是肾脏最常见的肿瘤,占肾肿瘤总数的 50%~80%。发病年龄多在 50~70 岁,男女之比为 (2~3):1,绝大多数为单侧发病。

肾癌主要源于肾实质上皮细胞。镜下所见常有两种类型:一种为透明细胞癌,主要由大的多角形细胞所组成,胞浆含有较多的糖原和脂质。另一类为颗粒细胞癌,细胞较小,胞浆内含有嗜酸性颗粒,此类细胞分化程度差,恶性程度较高。肾癌多发于肾上、下极,肿瘤多为圆形或椭圆形,可呈分叶状,瘤内常有出血、坏死、囊性变及钙化。

肾癌一般按 Robson 分类法分为 4 期:

Ⅰ期:肿瘤局限于肾实质。

Ⅱ期:病变侵犯肾包膜进入肾周脂肪囊、但肿瘤仍限制在 Gerata 筋膜内。

Ⅲ期:肿瘤侵及肾静脉,出现肾静脉或下腔静脉癌栓;癌细胞还可进入肾周淋巴结发生转移。

Ⅳ期:肿瘤侵及邻近器官或肿瘤发生远处发生转移。

临床表现以无痛性间歇性全程血尿最为常见。腰部疼痛、肾区肿块常在较晚期出现。部分病例原发灶可无明显症状,早期发生远处转移。

### 肾动脉造影

虽然目前的影像学检查方法(包括 B 超、SCT、MRI 和 PET)对肾占位病变的检出率和定性诊断准确率明显提高,但肾动脉造影对肾实性占位病变的定性诊断仍有一定价值并可了解其血供和血流动力学改变,为诊断肾癌最重要的方法之一。

肾癌肾动脉造影常见表现如下:

肾动脉主干增粗,肾动脉主干和(或)分支可因受压出现弧形移位,部分可包绕肿块,形成"抱球征"(图 11-1-1)。大量粗细不均、排列紊乱的肿瘤新生血管,可见血池及粗大肿瘤静脉早显(图 11-1-2)。实质期肿瘤染色明显,排空延迟;肿瘤染色大多均匀,部分不均匀与肿块内出血坏死及囊性变有关。肾实质染色可见肾轮廓不规则(图 11-1-3)。静脉期可见肾静脉主干早显及肾静脉内瘤栓,可向下腔静脉直至右心房延续(图 11-1-4)。表现为肾静脉主干或其分支内充盈缺损或突然中断,阻塞以前的肾静脉排空延迟,常可见到侧支静脉显影。

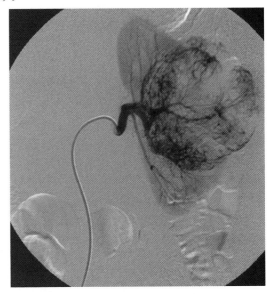

图 11-1-1　左肾癌
显示新生血管和"抱球征"

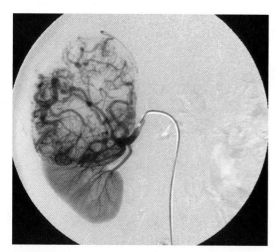

图 11-1-2　右肾上极癌动脉期
显示大量增粗、迂曲、粗细不均、紊乱的新生血管和肿瘤静脉

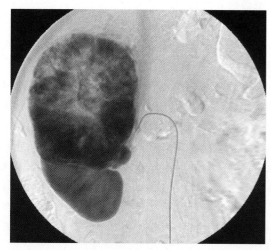

图 11-1-3　肾癌动脉造影染色期
肿瘤染色轮廓不规则,中心充盈缺损,提示肿瘤坏死

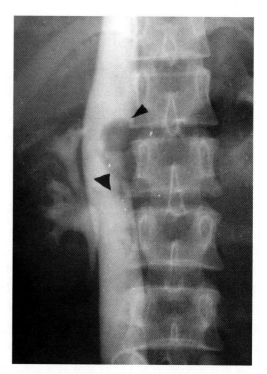

图 11-1-4　肾癌,下腔静脉瘤栓
下腔静脉造影示偏侧附壁梭形充盈缺损(箭头所示)

## 介入治疗

肾癌的介入治疗方法为肾动脉栓塞或化疗性栓塞术,主要用于肾癌术前准备和晚期肾癌患者的姑息治疗。其技术要点如下:

### 栓塞水平和程度的控制

除小肾癌行部分肾切除和对侧肾功能欠佳者外,肾癌术前栓塞或姑息性治疗,应尽量进行毛细血管水平与主干的广泛性完全栓塞,以此可达到最大程度的肾血供中断和肿瘤坏死。在完全栓塞肾动脉的情况下,血流停滞,静脉塌陷和血栓形成,术中可优先处理肾静脉,以免因挤压造成癌细胞经血行转移,减少术中转移的机会。在栓塞术后 3～7 天,被栓塞肾和肿瘤缺血坏死并肿胀,因此病肾与周围组织的界限变得十分清楚,便于手术分离及彻底切除,减少术中出血,缩短手术时间。为此,操作时可在肾动脉主干释放栓塞剂,栓塞至肾动脉主干血流停滞。

### 栓塞剂的选择

根据不同的栓塞目的应选用不同的栓塞剂,常用的栓塞剂有:明胶海绵、PVA 微粒、平阳霉素碘油乳剂、钢圈、无水乙醇和鱼肝油酸钠。栓塞目的仅仅作为手术前的准备,先使用碘油行末梢栓塞,再选用明胶海绵颗粒或明胶海绵条进行肾段动脉或肾动脉主干的临时性栓塞。如果栓塞目的是肾癌的姑息性治疗,可以应用多种栓塞剂及化疗药物进行栓塞治疗和栓塞化疗。碘油化疗乳剂的配制与肝癌所用稍有不同。因肾血流直接回流下腔静脉,为防止乳剂过多反流入肺,应加大乳剂的黏滞度,即将溶剂(对比剂)与碘油的比例缩小,为(0.1～0.5)∶1。血管较粗大者,可采用混悬剂,亦可与明胶海绵颗粒一起放入注射器,经导管注入。有明显动静脉短路者不宜采用乳剂。可用无水乙醇或鱼肝油酸钠进行栓塞,有条件者可先用球囊导管堵塞肾动脉主干,再注入栓塞剂。栓塞前经导管先注入适量利多卡因可减轻无水乙醇栓塞时的剧痛。二者均需掺入少量对比剂(1/3 为宜),以在透视下显示栓塞剂的流向,防止反流性误栓的发生。栓塞过程中应多次造影复查,观察栓塞效果,直至达到栓塞目的为止。放置不锈钢弹簧圈时要根据造影所见选择适合于靶血管直径和长度的钢圈,导管头要置于靶动脉内恰当位置,不要离动脉口太近,以免钢圈反弹出肾动脉发生误栓(图 11-1-5～图 11-1-7)。

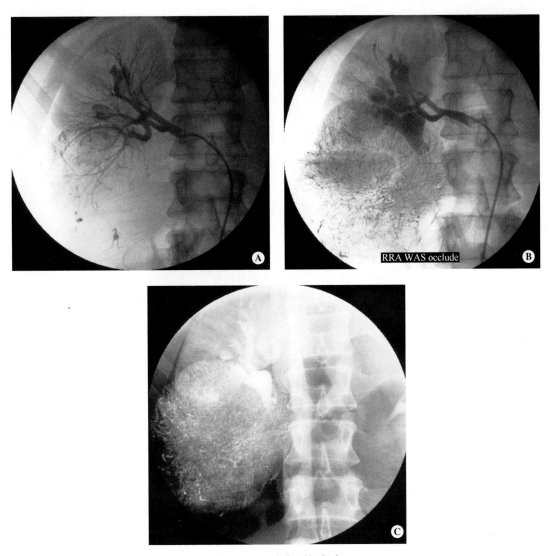

图 11-1-5 右肾下极肾癌

动脉造影显示大量新生肿瘤血管,肾内血管分支受压移位(A);用平阳霉素 24mg、超乳化碘油 10ml 和明胶海绵颗粒超选择注入肿瘤供血动脉,造影复查示肿瘤染色完全,右肾下极动脉闭塞(B);下腔静脉造影未见瘤栓(C)。occlude.堵塞

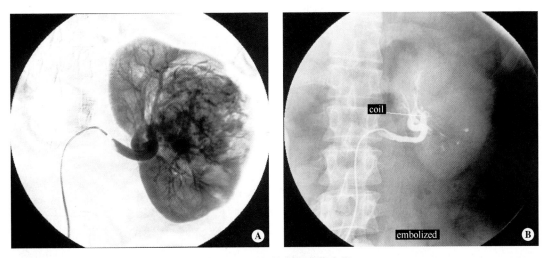

图 11-1-6 左肾癌肾动脉造影

动脉造影显示大量粗细不均、排列紊乱的肿瘤新生血管,可见血池及粗大肿瘤静脉早显(A);经肾动脉栓塞(鱼肝油酸钠、明胶海绵颗粒加(2 个)8mm 钢圈后,肿瘤血供和肿瘤染色基本消失(B)。coil.钢圈;embolized.栓塞

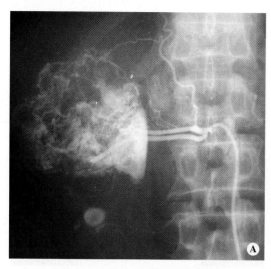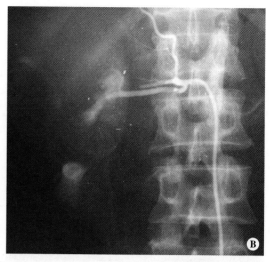

图 11-1-7　右肾透明细胞癌 1

右侧双支肾动脉供血(A);超选择插管后用鱼肝油酸钠 6ml 和明胶海绵颗粒栓塞,肿瘤血供基本消失(B)

## 不良反应和并发症

肾脏为实体器官,栓塞后因为肿瘤和肾组织肿胀使肾包膜张力明显升高,可造成比较严重的不良反应。因肾动脉直接开口于腹主动脉并且主干较短,较易发生反流性误栓等并发症。

### 栓塞后综合征

栓塞侧胁腹疼痛、发热、恶心和呕吐。第 1～2 天疼痛可能较重,常需给予止痛剂。发热一般在术后 2～3 天出现,甚至为高热,多属无菌性坏死组织吸收所致。据我们的经验,行物理降温即可,而不需要特殊处理。超过 39℃ 的患者,口服非甾体类抗炎药,退热效果良好。

### 肾脓肿和败血症

多因操作中消毒不严、栓塞材料有菌或肾脏原有感

染所致,严格无菌操作和术前、术后预防性使用抗生素可降低感染的发生率。

### 肾外非靶器官栓塞

非靶器官栓塞多由栓塞剂反流引起,肠系膜上、下动脉误栓严重者可造成肠坏死,下肢动脉误栓造成足趾坏死。术中尽量行超选择性栓塞,选择适宜的栓塞剂,栓塞过程中根据血流情况调整注射速度可避免此类情况发生。

## 病例评述

### 例 11-1-1(图 11-1-8)

男性,40 岁。以左肾区占位病变入院。术前 CT、超声均诊断为左肾上腺占位。肾动脉造影示左肾上区

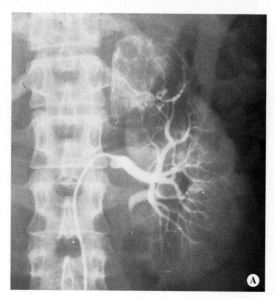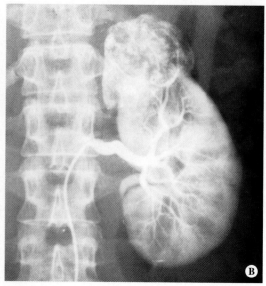

图 11-1-8　右肾透明细胞癌 2

较多肿瘤血管,肿瘤供血动脉主要源于左肾上极一分支(A),肿瘤染色明显,可勾画出肿块轮廓(B)。血管造影诊断考虑左肾上极占位,手术证实左肾上极肿瘤,病理为左肾上极透明细胞癌。

【评述】　肾动脉造影不仅对肾实性占位病变的定性诊断有重要价值,而且通过了解肿瘤血供来源对肾上极或肾上腺或肝后叶占位病变的定位诊断有较大鉴别作用。本例多种影像诊断均考虑左肾上腺占位,肾动脉造影显示肿瘤血供主要源于肾动脉分支,因此考虑为肾上极肿瘤。

### 例 11-1-2(图 11-1-9)

女性,58 岁。因右腰部疼痛不适伴肉眼血尿 4 月余入院。肾动脉造影示右肾中下极大量肿瘤新生血管和肿瘤染色,实质期见肿块突出肾影外(A),诊断为右肾癌。用鱼肝油酸钠和明胶海绵颗粒选择性肾动脉栓塞后,肿瘤血供完全消失(B)。手术和病理证实为右肾下极透明细胞癌。

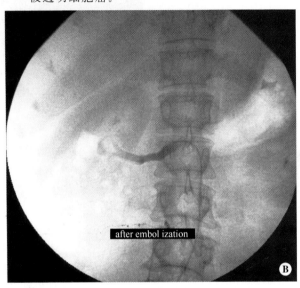

图 11-1-9　右肾透明细胞癌栓塞治疗
ofter embolization,栓塞后

### 例 11-1-3(图 11-1-10)

左肾癌对侧肾上腺转移患者。左肾动脉造影示左肾中上极见少量纤细、迂曲的肿瘤新生血管,肾动脉主干和肾内动脉呈大弧形受压移位(A)。右肾动脉造影可见肾上腺区大量肿瘤新生血管和肿瘤染色,右肾上腺明显增大(B)。下腔静脉造影可见下腔静脉内瘤栓所致的充盈缺损(C)。

【评述】　肾癌常可见肾静脉和下腔静脉瘤栓,肾癌对侧肾上腺转移则相对少见。腹主动脉造影对转移病变的发现有较大作用,术前明确对侧肾上腺转移对手术方案的制订有决定性作用。

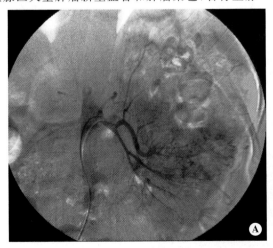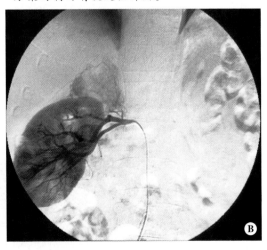

图 11-1-10　左肾癌并下腔静脉癌栓

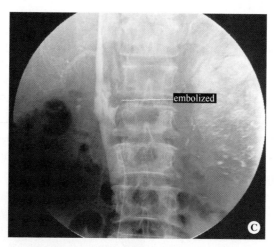

图 11-1-10  左肾癌并下腔静脉癌栓(续)

embolized.栓塞

**例 11-1-4**(图 11-1-11)

男性,58 岁。因突发性胸背部、腰部疼痛 4 天,加剧 1 天入院。全主动脉螺旋 CT 扫描提示:①主动脉夹层 Ⅰ 型,左肾动脉发自假腔;②右肾下极占位,考虑肾癌。先行主动脉夹层动脉瘤腔内隔绝术,病情稳定后,再行右肾癌化疗栓塞术。栓塞前右肾动脉造影示右肾下极大量肿瘤新生血管(A),实质期肿瘤染色丰富(B)。采用微导管超选择插管入肿瘤供血动脉后注入 THP20mg＋MMC10mg＋CBP200mg＋羟基喜树碱 5mg＋LP10ml 的碘油乳化剂,再以明胶海绵颗粒加强栓塞。造影复查示肿瘤供血动脉消失(C)。栓塞后 3 个月 CT 复查,碘油仍沉积密实,无局部复发。

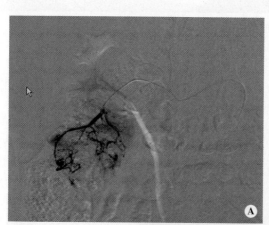

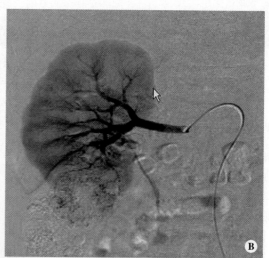

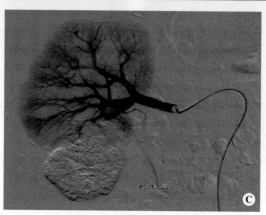

图 11-1-11  右肾癌并主动脉夹层

【评述】　本例肾癌患者因主动脉夹层就诊发现。由于左肾动脉发自假腔，被膜支架封闭漏口后，左肾血流量明显减少，曾试图从真腔开通左肾动脉，但未能成功。此时，采用手术切除右肾癌，可能导致患者肾功能丧失。而主动脉夹层延续至双侧髂内、外动脉，也使左肾自体肾移植术难以实施。因此，选择右肾癌化疗栓塞术。栓塞时，超选择性插管至肿瘤供血动脉，彻底栓塞肿瘤组织，同时尽量保留正常肾段，以达到肾癌段性切除的目的。

### 例 11-1-5（图 11-1-12）

男性，60 岁。肾癌椎体转移，腰背痛明显。造影示右肾动脉明显增粗，右肾中下极可见大量肿瘤染色血管团，第二腰椎椎体见肿瘤染色，右侧第二腰动脉增粗，为肿瘤供血动脉（A）。超选择至右肾动脉，用直径 300μm 的 PVA 和明胶海绵颗粒做肿瘤供血动脉栓塞，并用 8mm 螺圈栓塞右肾动脉主干（B）。接着超选择至右侧第二腰动脉，注入吡柔比星 10mg、氟尿嘧啶 500mg 和生理盐水 50ml 混合药液灌注化疗，然后用明胶海绵颗粒做肿瘤供血动脉栓塞（C～E）。术后 1 周，行转移椎体的椎体成形术（F、G），并活检证实为转移性肉瘤样肾细胞癌。

【评述】　本例肾癌患者因腰背痛就诊发现。腰背痛主要原因为椎体转移引起。肾癌椎体转移常常呈富血供，腰动脉造影可见肿瘤染色，行灌注化疗及栓塞可缓解部分症状，但止痛效果一般。本例患者行椎体成形术才明显达到止痛效果。

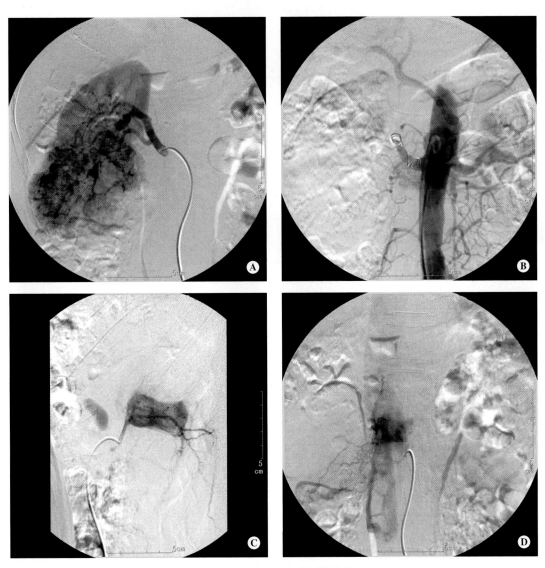

图 11-1-12　左肾癌并腰椎转移

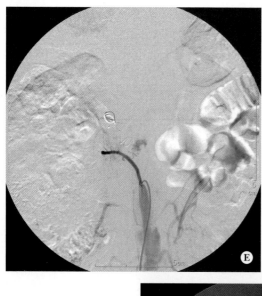

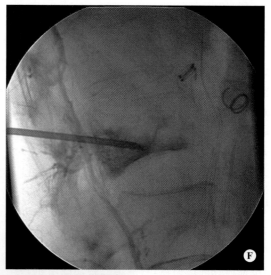

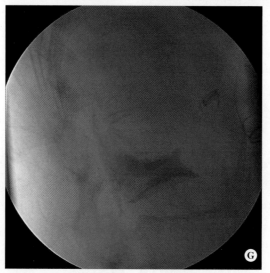

图 11-1-12　左肾癌并腰椎转移(续)

**例 11-1-6**(图 11-1-13)

女性,46 岁。右肾可见一个巨大肿瘤染色血管团,大小约 140mm×100mm,注入吡柔比星 10mg、丝裂霉素 10mg 及超液化碘油 10ml 混合药液,以 300~500μm 的微粒、明胶海绵颗粒和条及直径 8mm 的钢圈行右肾动脉栓塞(A)。栓塞术后可见肿瘤内碘油充填较均匀(B)。1 周后外科切除右肾,术中出血 500ml。病理报告示肿瘤大范围坏死。

【评述】 本例为巨大肾癌。采用与肝癌类似的栓塞方法亦取得良好的疗效,所以对富血性恶性治疗可采用同类栓塞方法。

## 肾母细胞瘤

肾母细胞瘤又称肾胚胎瘤或 Wilms 瘤,为儿童期最常见的肾恶性肿瘤,90% 发生在 7 岁以前,高峰期为3~4 岁,偶见于成人。男女发病率无明显差异,常为单侧发病,双侧同时发病者约占 10%。

肾母细胞瘤是一种上皮和间质组成的恶性混合瘤,内含多种组织,如腺体、神经、肌肉、轻骨、脂肪等,外有包膜。肿瘤高度恶性,生长极快,往往可见肿块与周围组织和邻近器官粘连,早期即可发生远处转移,转移途径同肾癌,常转移至下腔静脉和肺等。

腹部包块是本病最重要的症状。患儿精神欠佳、食欲缺乏、烦躁哭闹、明显消瘦、低热,有时患儿血压升高,在短期内出现恶病质征象。

### 肾动脉造影

肾动脉造影可显示少量新生肿瘤血管,形态及分布均不规则,可见肿瘤染色及肾动脉分支牵拉包绕形成的包裹征,少见动-静脉瘘及静脉早显。实质期肿瘤区密

度相对较低,多不均匀,与正常肾实质分界不清(图11-1-14)。下腔静脉造影可见由肾静脉延伸的瘤栓造成充

盈缺损,可向上蔓延至右心房。

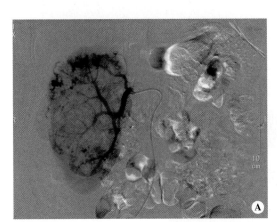
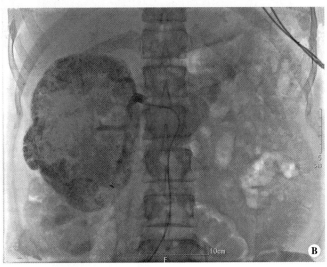

图 11-1-13 右肾癌并腰椎转移

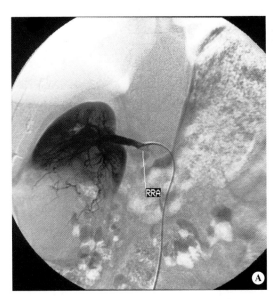
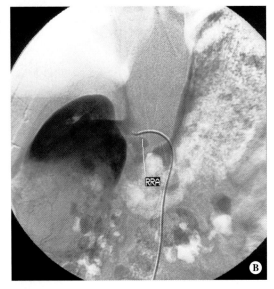

图 11-1-14 成人肾母细胞瘤

男性,29 岁。右肾动脉造影显示少量新生肿瘤血管,形态及分布均不规则(A);实质期肿瘤区密度相对较低,与正常肾实质分界不清(B)

肾母细胞瘤主要采用手术切除,配合化疗和放疗。临床上由于肿瘤常较大导致手术切除困难,术前的化疗栓塞可使肿瘤缩小,为二期手术切除提供条件,并可减少术后复发和转移的机会。部分已经失去手术时机的患者,介入性姑息治疗成为首选。

## 病例评述

### 例 11-1-7(图 11-1-15)

男性,49 岁。腰背部疼痛半年入院。超声和 CT 检

查均考虑左肾癌伴腹膜后淋巴结转移。肾动脉造影早期显示少量肿瘤血管,肾内动脉分支因受压呈大弧形移位(A)。晚动脉期可见肿瘤染色及肾动脉分支牵拉包绕形成的包裹征,肾上腺区亦见肿瘤染色(B)。平阳霉素及碘油栓塞术后,显示肿瘤轮廓(C)。术前诊断:考虑左肾癌伴肾上腺转移癌。手术证实肾中上极巨大肿瘤侵及肾周组织和肾上腺,病理诊断为左肾成人型肾母细胞瘤,浸润肾周脂肪和左肾上腺。

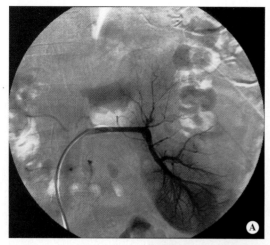
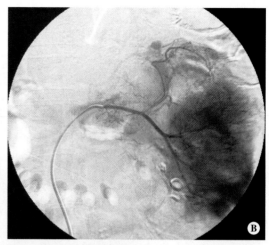

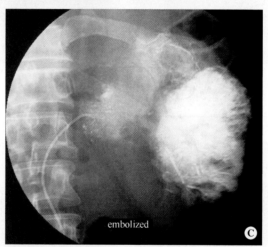

图 11-1-15  巨大右肾癌

embolized.栓塞

**例 11-1-8**（图 11-1-16）

女性,32 岁。无明显不适,查体发现右肾区占位入

院。超声考虑右肾占位,CT 考虑右肾癌。肾动脉造影显示少量肿瘤血管,肾内动脉分支因受压呈大弧形移位和牵张拉直（A）。实质期肿瘤区密度较低,与正常肾实

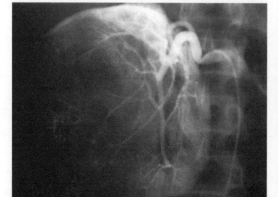
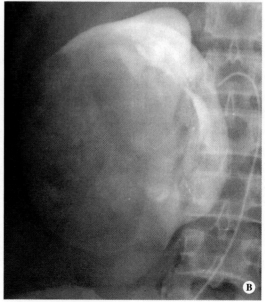

图 11-1-16  肾母细胞瘤动脉造影表现

质分界不清(B)。造影诊断为右肾恶性占位病变。最后病理诊断为右肾肾母细胞瘤。

**例 11-1-9**(图 11-1-17)

女性,7 岁。反复血尿 2 周,造影示右肾动脉明显增粗,可见大量肿瘤染色血管团,大小约 19cm×10cm(A),以明胶海绵颗粒做肿瘤供血动脉术前栓塞(B)。最后病理诊断:右肾肾母细胞瘤。

**【评述】** 以上病例对肿瘤定位诊断术前基本正

确,但多种影像检查包括肾动脉造影定性诊断均误为肾癌或难以完全定性。对侵及范围较广或肿瘤较大的恶性占位病变,特别是血管造影征象与肾癌相似并发生于成年人,定性诊断确有一定难度,往往多考虑为常见的肾癌。回顾血管影像表现,我们认为,血管造影的实质期肿瘤染色密度较低,与正常肾实质分界不清,是肾母细胞瘤有别于肾癌的一个鉴别点,值得今后进一步观察研究。

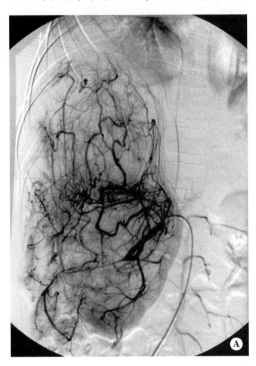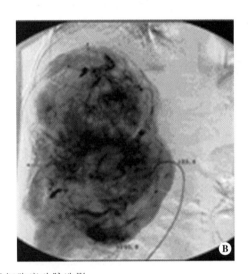

图 11-1-17 成人肾母细胞瘤动脉造影

## 肾血管平滑肌脂肪瘤

血管平滑肌脂肪瘤又称错构瘤,为最常见的肾脏良性肿瘤,约 75% 的患者表现为孤立性实性肾肿块;20% 为双肾多发合并结节状硬化;5% 为双肾多发,但不合并结节硬化。我国血管平滑肌脂肪瘤绝大多数不伴有结节性硬化,80% 为女性,40 岁以上占多数。

患者多无症状,仅在查体时发现。约 40% 的患者可出现无痛性血尿。肿瘤较大或破裂时,可扪及腹部肿块或出现肋腹剧痛。

**CT 和 MRI 以其能明确显示脂肪组织的特点可对本病作出特异性诊断。**

**肾动脉造影则根据血管瘤样变对本病进行定性诊断**。造影表现与肿瘤血管多少及肿瘤成分有关:肿瘤含血管成分多,则显示为多血管肿块;肿瘤含脂肪及平滑

肌成分较多,则显示为少血管肿瘤。相对特征性表现有如下几种:

肿瘤血管排列成漩涡状或放射状。

异常血管上有点状或葡萄串状假性动脉瘤形成(图 11-1-18)。

肿瘤与正常肾组织分界较清楚。

肿瘤虽较大,但常为单支肾内动脉供血(图 11-1-18)。

静脉期肿瘤染色不均匀,缺损区常提示由脂肪组织占据,排空延迟(图 11-1-19)。

肾血管平滑肌脂肪瘤为肾良性瘤,如肿瘤较小,超选择性肾动脉栓塞术(方法参见肾癌的栓塞治疗,但一般不用化疗药物,平阳霉素仅作为硬化剂使用)可作为替代手术治疗的办法,疗效较好。肿瘤较大,需手术切除时,术前肾动脉栓塞虽非必要,但可减少术中出血,有利于肿块的完整剥离。

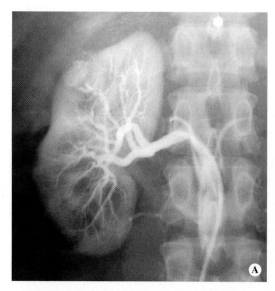
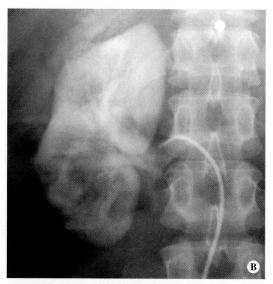

图 11-1-18　左肾上极错构瘤

动脉期显示多个大小不等的动脉瘤样改变,为单支血供

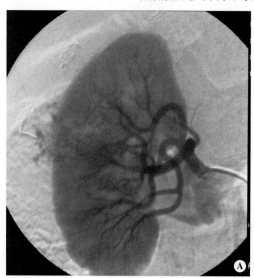
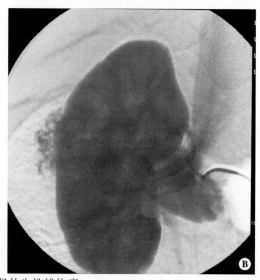

图 11-1-19　左肾外生性错构瘤

动脉期显示肾中部外少许动脉瘤样改变血管(A);染色期显示肿瘤染色不均匀,提示内有脂肪组织存在,排空延迟(B)

## 病例评述

**例 11-1-10**(图 11-1-20)

男性,46 岁。右肾区疼痛半年余入院。CT 诊断为右肾肿瘤。右肾动脉造影显示肿瘤新生血管排列不规则,迂曲血管上有葡萄串状假性动脉瘤形成(A)。诊断为左肾血管平滑肌脂肪瘤。用平阳霉素 24mg、超乳化碘油 10ml 超选择栓塞肿瘤供血动脉,基本勾画出肿块轮廓(B)。病理证实为左肾血管平滑肌脂肪瘤。

**例 11-1-11**(图 11-1-21)

男性,55 岁。突发左腰痛 12 天入院。B 超检查考

虑左肾占位,性质难定。CT 检查诊断为左肾盂占位,性质多考虑为错构瘤。左肾动脉造影示左肾中上部有少量新生肿瘤血管,迂曲、纤细,可见大小不等的葡萄串状假性动脉瘤形成,中间有大片低密度无血管区,提示脂肪组织的存在。血管造影诊断为血管平滑肌脂肪瘤。手术病理证实为左肾血管平滑肌脂肪瘤。

**例 11-1-12**(图 11-1-22)

男性,43 岁。体检 B 超发现右肾小占位性病变,不能定性。右肾动脉造影可见右肾上极肾动脉一小分支稍增粗,见新生血管及点状小动脉扩张(A)。实质期可见肿瘤染色部分突出肾外,染色区中间可见低密度区(B),诊断为右肾小错构瘤并经手术病理证实。

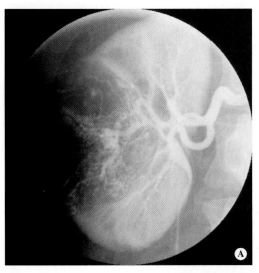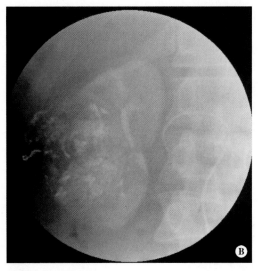

图 11-1-20 右肾错构瘤栓塞治疗

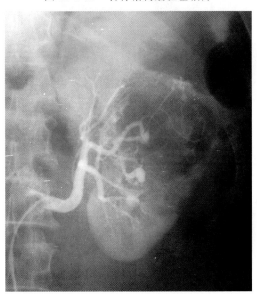

图 11-1-21 左肾上极错构瘤动脉造影诊断

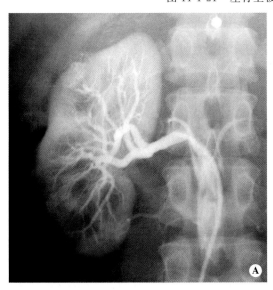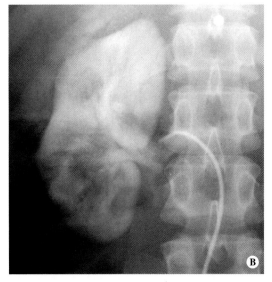

图 11-1-22 右肾上极小错构瘤

**例 11-1-13**（图 11-1-23）

女性,35 岁。右腰部隐痛 2 年入院。MRI 检查考虑右肾下极占位性病变。右肾动脉造影示右肾下极供血动

脉增粗,可见大量新生肿瘤血管,并见不规则葡萄串状假性动脉瘤形成（A）。实质期肿瘤染色不均匀（B）。当时考虑诊断为右肾癌,并用明胶海绵颗粒和鱼肝油酸钠行术前栓塞（C）。术后病理证实为右肾错构瘤。

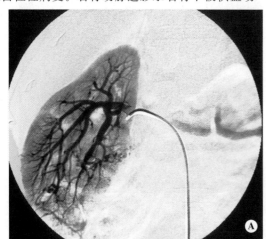
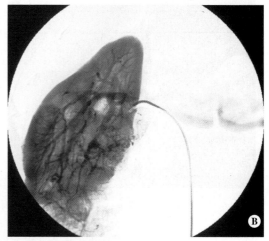

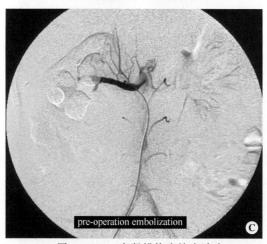

图 11-1-23　右肾错构瘤栓塞治疗

pre-operation embolization.术前栓塞

**例 11-1-14**（图 11-1-24）

女性,56 岁。反复血尿入院,CT 示双肾错构瘤。腹主动脉造影示双肾动脉增粗,双肾可见大量新生肿瘤血管,并见不规则葡萄串状假性动脉瘤形成,左肾见巨大假性动脉瘤形成（A、B）,后行左肾假性动脉瘤栓塞术（C）。

【评述】　肾动脉造影对肾血管肌脂瘤诊断有较大帮助。造影出现迂曲肿瘤血管上葡萄串状假性动脉瘤形成和不规则的无血管低密度区为其较特征性的表现,可与肾癌等恶性占位鉴别。本组例 11-1-13 出现误诊,回顾血管造影表现,当时只考虑大量肿瘤新生血管,忽视了肿瘤血管上葡萄串状假性动脉瘤形成和实质期不规则的无血管低密度区,是误为肾癌的原因。

## 黄色肉芽肿性肾盂肾炎

黄色肉芽肿性肾盂肾炎（xanthogranulomatous pyelonephritis,XGP）是一种严重的慢性肾实质感染性疾病,临床上较少见。XGP 病因尚不清楚。病理多分为"三期"或"二型":三期,即肾内期、肾周围期及肾外期;二型,即局限型和弥漫型。后者最常见,占 85%～90%。肾实质被橙黄色、柔软的炎症组织所替代,镜下可见吞噬了大量脂质组织的巨噬细胞、中性粒细胞、淋巴细胞等。

XGP 的临床表现缺乏特异性,难与肾癌、肾结核等疾病区别。笔者总结病例和结合文献认为以下几点提示 XGP 的可能:

长期尿路感染病史。

30～50 岁的女性患者居多。

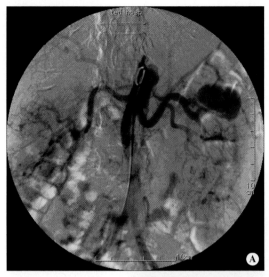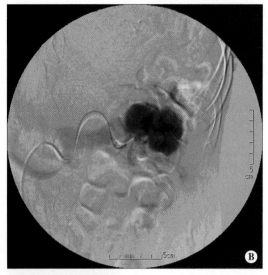

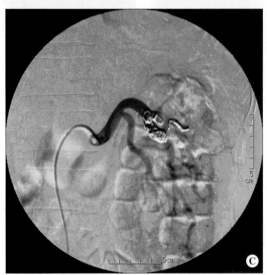

图 11-1-24 左肾错构瘤并巨大假性动脉瘤

单侧腰痛。多数患者伴有发热史(62%),而伴有贫血、膀胱刺激症状者少。

尿常规 WBC(+~+++)/HP 者过半(58%);尿细菌培养阳性者 64%,其中大肠埃希菌及变形杆菌较多。

CT 检查对本病有重要价值,其影像主要表现为:肾影增大呈囊状,其内容物在注射对比剂后不能增强。病变部位边界不清,可向肾外突出。多发性低密度囊性扩张的边缘能明显增强,从而形成 XGP 所特有的"熊掌征"。

**肾动脉造影诊断的优势在于可与肾癌相鉴别。**其相对特征性的血管造影表现为:

病变区仅有极少新生血管,动脉影边缘较模糊(图 11-1-25)。

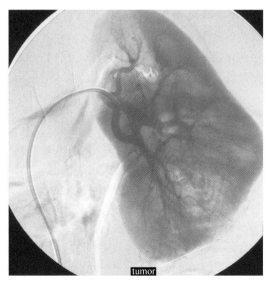

图 11-1-25 黄色肉芽肿性肾盂肾炎 1
tumor.肿瘤

肾动脉主干一般不增粗,血管分支牵张拉直、变细,向周围推挤,呈弧形。

无肿瘤染色或肿瘤染色浅淡,无"血管湖",无动静脉分流现象。

实质期呈单个或多个囊状结构充盈缺损(图11-1-26)。

本病一般不需要进行介入治疗,动脉造影明确诊断后可由外科处理。

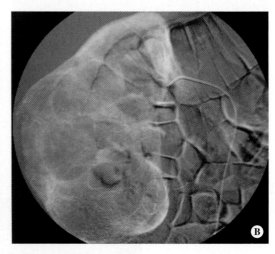

图11-1-26  黄色肉芽肿性肾盂肾炎2

右肾动脉造影示右肾区少量新生血管,肾内血管及其分支明显牵张拉直,呈弧形移位(A);实质期肿瘤染色浅淡,呈多个囊状结构充盈缺损。无"血管湖",无动静脉分流(B)

(梅雀林　申　刚　陈德基)

# 第二节　肾血管性病变

肾血管性病变包括肾动脉狭窄或闭塞、肾动脉瘤、肾动静脉畸形、肾静脉阻塞等。由于病变主要引起肾血液循环障碍如肾缺血、肾出血,因此患者通常以高血压、肾功能不良和血尿就诊。当病变尚未引起肾循环血流障碍时,患者可无任何症状。多普勒超声、CT、MR对肾血管性疾病诊断的敏感性和特异性均较高,但确诊仍有赖于血管造影检查。介入治疗在本类病变治疗中的作用不言而喻,目前已成为大部分患者的首选治疗方法。

## 肾动脉狭窄

肾动脉狭窄(renal artery stenosis,RAS)是指一侧或两侧肾动脉主干或主要分支狭窄>50%,再狭窄为血管成形术后肾动脉收缩期峰值流速>200cm/s、收缩压压力差>20mmHg,或血管造影时狭窄直径>50%。其引起的慢性缺血性肾病是肾血管阻塞性疾病,致肾小球滤过率减低,有明显肾血流动力学变化和肾功能不全的慢性肾脏疾病。而肾血管性高血压是指继发于肾动脉狭窄的高血压,主要是肾缺血时,刺激肾小球旁体结构的近球细胞致密斑,促进了肾素的合成和释放,再通过肾素-血管紧张素-醛固酮系统的活动引起继发性高血压。矫正狭窄的肾动脉,恢复缺血肾脏的血流动力学,不仅能纠正高血压,而且能保护受损的肾功能,使肾动脉狭窄成为少有的慢性肾功不全的可治性病因之一,因此对于本病的早期诊断及积极治疗显得尤为重要。

RAS的常见病因有三种:动脉粥样硬化性病变、纤维肌性发育异常和大动脉炎。在西方肾动脉粥样硬化是引起RAS的最常见病因,可占所有RAS病因的65%~70%,在某些人群中甚至可占RAS病因的90%,近年在我国也已上升至RAS致病因素的首位。动脉粥样硬化性RAS多发生在50~70岁的男性患者,常伴随其他血管粥样硬化性疾病,40%~50%的患者呈进行性狭窄。在年轻患者中大动脉炎及纤维肌性发育异常为常见病因,其中多发性大动脉炎在我国多见,常发生于年轻女性患者。其他病因包括肾动脉血栓、栓塞性疾病、主动脉瘤、结节性多动脉炎、神经纤维瘤及创伤等。

### RAS的分型

Ⅰ型:肾动脉纤维肌层发育不良所致、肾动脉移植后狭窄、动脉粥样硬化所致RAS,单侧,狭窄长度<3cm,不累及肾动脉开口处。

Ⅱ型:动脉粥样硬化 RAS,双侧,但不累及肾动脉开口处、外科血管重建术后吻合支及非吻合支狭窄和狭窄伴肾功能进行性减退或肾脏进行性缩小,但血肌酐<265.2μmol/L。

Ⅲ型:动脉粥样硬化 RAS,累及肾动脉开口处、非动脉粥样硬化 RAS,累及肾动脉近端,包括 FMD、动脉炎、腹主动脉缩窄、一侧 RAS 伴肾功能进行性减退,血肌酐>265.2μmol/L,需透析和肾动脉闭塞。

Ⅳ型:起源于严重的主动脉节段性病变或动脉瘤或伴有肾动脉瘤。

临床提示 RAS 的线索包括:

30 岁以前或 50 岁以后发现的高血压,特别是没有家族史。

腹部、腰部可闻及血管杂音。

顽固性高血压、恶化性高血压;反复发作的高血压。

不明原因的肾衰,而尿常规正常,特别是老年人。

伴发周围血管病变,特别在大量吸烟者中。

抗高血压治疗时出现急性肾功能衰竭,特别在使用血管紧张素转换酶抑制剂(ACEI)或血管紧张素转换酶受体拮抗剂(ARB)时。

3~4 级视网膜病变。

一侧肾脏萎缩或两侧肾脏长径相差 1.5~2.0cm。

### 影像诊断

#### 彩色多普勒超声

彩色多普勒超声作为简便价廉的肾动脉狭窄的筛选手段,是目前研究得最多的无创性检查方法之一。彩色多普勒超声可在形态和血流动力学两方面进行观测。通过测量肾动脉的血流动力学指标,尤其是肾内动脉血流动力学指标(阻力指数、搏动指数、收缩期加速指数、收缩期加速时间等)间接判断 RAS 的有无和狭窄存在的部位。其优点在于简便易行、无创、可重复、无肾毒性,对狭窄程度>50%的 RAS 患者其敏感性和特异性可达 87%~94%、86%~100%,十分适合 RAS 高危人群的诊断和 RAS 患者介入治疗后的随访。肾动脉血管内超声显像在显示血管腔和血管壁结构及了解粥样硬化斑块的形态和性质方面较肾动脉造影有明显的优越性。通过观察声学对比剂增强后的肾动脉彩色血流表现,有助于直观显示肾动脉狭窄、闭塞等病变,将可能成为诊断肾动脉狭窄、闭塞的简便、准确方法。主要弊端为检查结果同操作者熟练程度和认知能力有比较大的相关性,位于拐角处的峰值流速不易获得,肾内动脉分支狭窄和副肾动脉狭窄不易显示。受肠气和肥胖的影响,有一定的技术失败率。

#### CT 血管造影(CTA)

CTA 可清晰地显示肾动脉走行、形态及管腔粗细,对狭窄的部位做出准确地判断。采用多种重建技术相结合,可使其诊断 RAS 的敏感性和特异性达到90%以上,尤其对肾动脉主干狭窄其敏感性和特异性可达 100%和 98%。CTA 的优点为无创伤、可以显示血管腔和血管壁的病变,对钙斑、血栓的显示更佳。缺陷为:对比剂用量偏大,高达 100ml 左右,对肾功能不全患者慎用;血管成像尤其采用 SSD 重建技术可产生假象,导致狭窄评价过度或不足;对肾段动脉显示远不及 DSA。

#### 磁共振血管成像(MRA)

MRA 常用的方法有时间飞跃法(TOF)、相位对比法(PC)及三维对比剂动态增强血管成像法(3D GE-MRA)。3D TOF 对于肾动脉起始部 3cm 以内的狭窄敏感性和特异性较高,但肾动脉远端的狭窄难以评价。3D PC 可清晰地显示肾动脉肾外段,但肾内动脉显示不清,肾动脉开口部湍流所致的信号丢失可导致假阳性。采用 3D PC 和 3D TOF 相结合的技术,可提高 MRA 诊断 RAS 的敏感性和特异性。3D GE-MRA 提高了肾动脉及分支的显影能力,动态增强显影尚可对肾功能进行评估。总体上,MRA 诊断肾动脉主干狭窄的敏感性可达 95%左右,特异性达 90%。MRA 的不足是空间分辨率低,对副肾动脉和肾内动脉分支的显影不如 CTA;由于信号丢失,容易高估狭窄程度,导致假阳性和走行迂曲的移植肾动脉显示不佳且费用高等。

#### 放射性核素

卡托普利肾动态显像(CRS)是目前筛选 RAS 的方法之一。优点是无创、简便、可重复,并有助于对肾功能的评估。该检查的缺点是不能确定肾动脉病变的位置和判断其严重程度,对于严重肾功能不全或肾动脉闭塞的患者,此项检查的敏感性低。

#### 肾动脉造影

肾动脉造影目前仍然是诊断 RAS 的金标准,可直接显示肾动脉狭窄和其他病变,对其部位、范围、程度、病理性质、侧支及腹主动脉改变等均可做出较明确的诊断。对于狭窄是否需要干预,血管造影诊断具有其他检查方法无法替代的作用。在血管造影过程中,通过测量狭窄两端的压力梯度,了解狭窄的血流动力学意义,可为治疗方法的选择提供客观依据。肾动脉狭窄的血管造影表现如下:

**多发性大动脉炎**(图 11-2-1)表现为肾动脉病变多位于肾动脉开口部或近段,呈向心性局限缩窄,侧支循环较广泛。常伴有胸腹主动脉和大动脉分支的狭窄甚至闭塞。

**动脉粥样硬化**(图 11-2-2 和图 11-2-3)表现为狭窄多位于肾动脉开口部(2cm 内),呈偏心性,多发,常累及

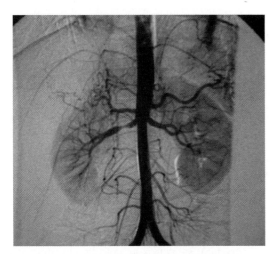

图 11-2-1　多发性大动脉炎所致狭窄

腹主动脉造影显示右肾动脉近 1/3 段向心性狭窄,伴明显的狭窄后扩张。腹主动脉管壁光滑,管腔狭窄

双侧。肾动脉主干迂曲、僵直。腹主动脉和髂动脉常伴有类似表现。

纤维肌结构不良(图 11-2-4)引起的狭窄主要发生于肾动脉中 1/3 至远 1/3 段,常延及分支,呈串珠状狭窄和扩张。腹主动脉无异常表现。

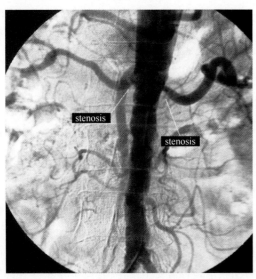

图 11-2-2　动脉粥样硬化所致狭窄 1

肾动脉造影显示狭窄位于肾动脉根部。腹主动脉管壁凹凸不平,管腔狭窄。stenosis.狭窄

### 介入治疗

RAS 传统上以外科治疗为主,治疗手段包括患肾切除、自体肾移植和肾血管显微修复术。肾动脉球囊导管成形术(PTRA)和肾动脉支架植入术(PTRAS),具有创伤小、安全简便和效果好等优点,是目前治疗 RAS 的首选方法。

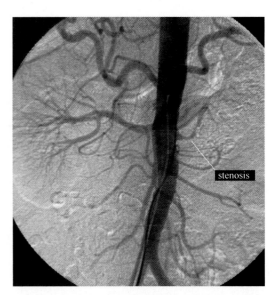

图 11-2-3　动脉粥样硬化所致狭窄 2

肾动脉造影显示狭窄位于肾动脉近 1/3 段。腹主动脉管壁僵直,管腔狭窄。stenosis.狭窄

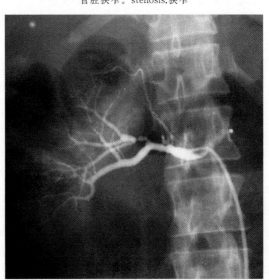

图 11-2-4　纤维肌肉增生所致肾动脉狭窄

狭窄位于肾动脉中远段,部分累及分支,呈串珠状

### 适应证

无论何种原因所致的 RAS,只要临床上表现为肾血管性高血压和(或)缺血性肾病,均为介入治疗适应证。但 RAS 的临床意义(即 RAS 与高血压、肾功能不良的因果关系)有时难以判断,若血管造影显示肾动脉管腔狭窄程度超过 70%,或狭窄两端压力差超过 20mmHg,则肯定为有临床意义的狭窄,需要介入治疗加以解除;若血管造影显示狭窄程度在 50%~70%,或狭窄两端压力差在 10~20mmHg,需结合卡托普利肾图、临床表现综合判断;若血管造影显示狭窄程度小于 50%,或狭窄两端压力差小于 10mmHg,提示高血压、肾功能不良与狭窄关系不大,通常不必治疗。20 世纪 90 年代以前

PTRA 是本症的首选治疗方法，PTRAS 作为次选疗法用于常规 PTRA 术效果欠佳或复发、肾动脉开口处狭窄和肾动脉 PTRA 后出现内膜损伤者等。之后的临床研究资料证实 PTRAS 使动脉粥样硬化性 RAS 成形术后一年再狭窄率大大降低（10％以下），故目前多数主张对动脉粥样硬化所致 RAS 直接行 PTRAS；而对于肌纤维结构不良、大动脉炎仍首选 PTRA 治疗。

**禁忌证**

导丝导管无法通过的严重肾动脉狭窄或完全闭塞者；狭窄段过长，病变广泛；肾动脉内有新鲜血栓者；肾动脉段以下分支狭窄者；大动脉炎活动期，凝血机制异常者；肾严重萎缩或肾功能丧失者。

**技术要点**

一般选用经股动脉入路，可完成大多数 PTRA 和PTRAS 术。当肾动脉明显向足侧走行时，可选用单钩导管或 Simons 导管插入。球囊导管通过困难时，可改用上入路（左锁骨下动脉或腋动脉穿刺），可使成功率大大提高。

导管和导丝，特别是球囊导管和支架放送系统能否通过狭窄或闭塞段是技术成功的关键。除上述入路的选择外，选用优良器材十分重要。应必备锥形头导管、超滑导丝、超硬超长交换导丝，对于腹主动脉明显迂曲者应采用超长金属鞘（40～50cm，8F）或 8F 导引导管。肾动脉闭塞者，先用形状合适的造影导管嵌入其开口部，然后用超滑导丝旋转推进，"挤"过闭塞段后再将导管跟进。

导引导管的使用，将导引导管选择入肾动脉开口处，接 Y 阀及加压输液袋，支架通过此通路释放，一可防止动脉迂曲支架通过困难，二可预防急性肾动脉血栓的形成。

球囊大小的选择，可根据造影片上测量肾动脉狭窄段近端的管径，来选择扩张球囊的直径，一般球囊直径应与其相等或稍大 1mm（图 11-2-5）。

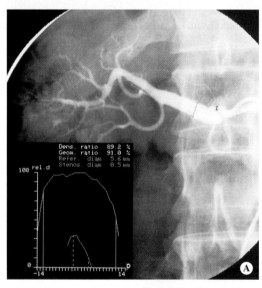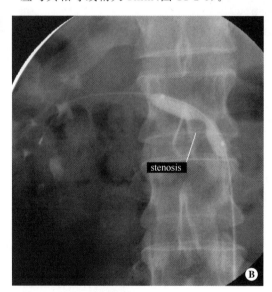

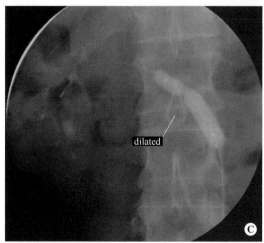

图 11-2-5　球囊大小的选择

可根据造影片上测量肾动脉狭窄段近端的管径选择扩张球囊的直径（A）；一般球囊直径应与其相等或稍大 1mm；扩张时可见明显切迹（腰征）（B）；继续加压至切迹基本消失（C）。stenosis.狭窄；dilated.扩张

对肾动脉起始部狭窄,由于无法正确测量管腔内直径,可选用 6mm 的球囊预扩张,根据扩张后动脉压差改变及造影复查情况考虑是否换用较大球囊继续扩张。

送球囊导管入肾动脉时,导丝头端应放置于肾动脉大分支内并拉直,使位于狭窄部的导丝段有足够的支撑力(图 11-2-6)。

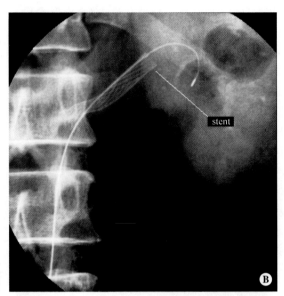

图 11-2-6　左肾动脉狭窄
需超硬导丝方可送入球囊扩张(A);扩张后狭窄段恢复较差,置入支架(B)。stent.支架

当需要放置内支架时,应选择与相应肾动脉直径相等或稍大 1mm 的支架,其长度则应能完全覆盖狭窄段及其两端 5mm。对肾动脉开口部狭窄者,支架进入腹主动脉以不超过 2mm 为宜。

目前临床常用自膨式 Wallstent 支架、镍钛合金支架及球囊扩张式支架,其优劣尚难评价,术者可根据经验选用。笔者偏爱采用后二者,原因是其释放时无缩短,较易定位,球囊扩张式支架更有释放过程中基本不前冲移位的优点。

**支架释放前的定位十分重要**。可采用**骨性标志法**,即根据骨性或体表人工标志来确定狭窄的部位,主要用于肾动脉近端 1/3 以远的支架置入,较方便。其缺点为超硬导丝送入后可使肾动脉变直,走行产生变化,不慎时可以发生错置。支架释放定位的另一方法为**造影法**,即当支架送至预定的位置后,通过位于其开口部导引管或长鞘或另置入一猪尾导管注入对比剂,使腹主动脉和肾动脉显影,并观察支架近端标志,确定其位置是否正确。必要时加以调整后再造影观察。此法的定位准确率高于前者,特别适用于肾动脉开口部狭窄的支架植入。

介入治疗前后抗凝、抗血小板治疗有助于降低术后急性、亚急性血栓形成。通常术前 3 天开始口服抗血小板药盐酸噻氯匹定(抵克立得)0.25g/d,术后至少服用半年。术后 12 小时起,皮下注射低分子质量肝素 0.4ml,2 支/天,持续 3~7 天。

### 并发症及其处理

介入治疗 RAS 的并发症发生率在 10% 左右,主要包括肾动脉内膜剥离、肾动脉痉挛、肾动脉急性闭塞、肾动脉血栓形成、胆固醇栓塞和造影剂肾病等。

**内膜剥离**

内膜剥离发生率极低,与球囊过度扩张有关。有血流动力学意义的患者贴覆支架加以纠正。

**肾动脉痉挛**

插管时,导丝引入过深,反复多次刺激肾内动脉分支管壁,是导致肾动脉分支痉挛的主要原因。造影后于肾动脉内注入血管扩张剂或 $Ca^{2+}$ 通道阻滞剂如罂粟碱、硝酸甘油、利多卡因等,避免粗暴的操作技术,提高插管的熟练程度,可降低动脉分支痉挛的发生率。

**肾动脉急性闭塞**

球囊成形术后,由于管壁弹性回缩所致,需立即入支架开通。

**肾动脉血栓形成**

肾动脉血栓形成发生率在 2%~5%。介入治疗导致血管内皮细胞受损、脱落,胶原暴露;PTA 治疗引起血管内壁凹凸不平;支架置入后,血小板在支架表面的沉积均易导致术后血栓形成。加强围手术期抗凝、抗血小板治疗,有助于降低术后血栓形成的概率。

#### 胆固醇栓塞

胆固醇粥样斑块可自行脱落，引起肾栓塞。操作过程中导管导丝碰撞、球囊压迫粥样斑块增加了胆固醇栓塞的发生率。肾动脉介入治疗患者出现有症状的肾脏胆固醇栓塞大约为 3%，临床主要表现为进行性肾功能减退，诊断依赖于肾活检。

粥样硬化性肾动脉狭窄支架术的既往文献分析显示术后患者的肾功能恶化、稳定和改善的比例约各占 1/3，部分原因可能与栓塞有关，表明介入治疗后肾功能还有进一步改善的空间。一些远端栓塞防护装置（distal protection devices,DPD）已证明其具有捕获栓塞物的能力并且可减少并发症的发生。DPD 应用的早期经验提示，在患者肾动脉解剖条件适合的情况下使用 DPD 可能有助于保护肾功能。合并使用血小板抑制剂在保护肾功能方面可能具有应用价值。基于目前有限的数据和 DPD 技术水平，笔者们建议在介入治疗中不常规使用 DPD，DPD 应选择性用于粥样硬化斑块负荷大而且肾动脉解剖条件适合的肾功能不全的高危患者。

#### 造影剂肾病

造影剂肾病为导致患者肾功能恶化的重要原因。基础肾功能不全是引起造影剂肾病最强的危险因素，其次为糖尿病、脱水、充血性心力衰竭、高渗性或大剂量造影剂、高龄及使用某些药物（血管紧张素转换酶抑制剂、非甾体类抗炎药、肾毒性药物）等。在高危人群中，造影剂肾病的发生率高达 70%。因此，介入治疗前充分评价并积极纠正上述危险因素是十分重要的。介入治疗中，使用非离子造影剂、等渗性造影剂、控制造影剂用量可减轻对肾功能的损害。

#### 疗效评价

疗效主要根据介入术后患者血压和肾功能的改变加以评价。最近的一些随机研究比较了传统球囊扩张和药物治疗的疗效，发现球囊治疗组的血压下降更明显、对药物治疗需求减少，但极少见治愈。肾动脉支架置入术 4 年时仍能显著地降低血压，并减少对药物治疗的需求。支架置入后高血压治愈率亦并不多见，与外科手术和传统的球囊扩张术相类似。但目前已经有越来越多的证据表明，支架置入后能使 70%～80% 患者的血压稳定或改善，并且使相同比例患者的肾功能稳定。大动脉炎和肌纤维结构不良患者置入支架后高血压治愈率高于动脉粥样硬化患者。高血压改善后复发较少见，复发原因可能是再狭窄和（或）动脉粥样硬化进展。PTRA 治疗纤维肌结构不良性 RAS 1 年内再狭窄率为 10% 左右，而治疗动脉粥样硬化性 RAS 1 年内的再狭窄率则高达 40%～50%。采用 PTRAS 治疗动脉粥样硬化性病变，可使术后 1 年再狭窄率降为 10% 左右。

## 病例评述

### 例 11-2-1（图 11-2-7）

男性，68 岁。因体检发现血压升高 1 年余入院。腹部可闻及血管杂音。腹主动脉造影可见双肾动脉起始部狭窄，腹主动脉硬化，管壁凹凸不平（A）。经皮穿刺股动脉入路行双侧支架植入术，左侧支架 6mm×4cm，右侧支架 7mm×2cm（B）。腹主动脉造影复查示双侧肾动脉狭窄处已扩张，肾动脉血流基本正常（C）。术后患者血压逐渐恢复正常。

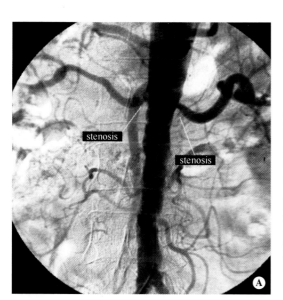
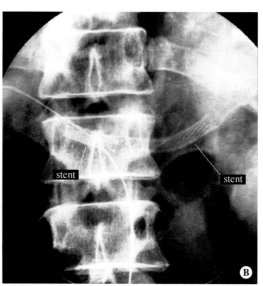

图 11-2-7　双肾动脉起始部狭窄 PTRA

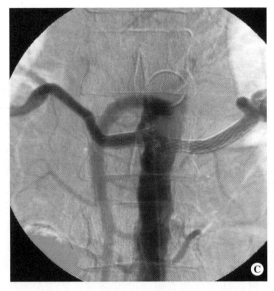

图 11-2-7　双肾动脉起始部狭窄 PTRA(续)

stenosis.狭窄；stent.支架

【评述】　肾动脉狭窄所致高血压,采用 PTRA 和支架植入术治疗副作用少,疗效良好。支架植入时应选择与相应肾动脉直径相等或稍大 1mm 的支架,其长度则应能完全覆盖狭窄段及其两端 5mm。对肾动脉开口部狭窄者,支架进入腹主动脉以不超过 2mm 为宜。对双侧肾动脉狭窄者,必要时可放置双内支架。本例因当时经验不足,放入过长支架,使两支架在腹主动脉形成"对吻"。此情况对发生再狭窄时重复介入治疗不利,并可能发生大量血细胞与支架裸部碰撞产生轻度溶血现象,值得注意。

### 例 11-2-2(图 11-2-8)

男性,62 岁。发现血压升高 13 年,进行性肾功能减退 2 年。腹主动脉造影显示左肾动脉闭塞,右肾动脉开口部重度狭窄,腹主动脉硬化,管壁凹凸不平(A)。经皮穿刺股动脉入路行右肾动脉狭窄支架置入术,置入 6mm×2cm 支架一枚。造影复查示右肾动脉狭窄基本解除,血流趋于正常(B)。术后患者血压逐渐恢复正常,肾功能改善。

【评述】　动脉粥样硬化所致肾动脉狭窄患者,由于肾长期缺血可能导致肾实质不可逆性的损害、肾血管性高血压可引起健肾肾小球硬化,因此,有时即使解除狭窄,恢复血供,患者的肾功能也难以改善。如何判断介入治疗的适应证是临床较为棘手的一个问题。通常需根据患者短期内肾功能是否进行性减退、卡托普利肾图的变化、患肾的大小加以判断。本例患者血肌酐 2 年内由正常上升至 265μmol/L,右肾稍缩小,提示狭窄是引起肾功能减退的主要因素,有介入治疗的指正。否则,只能采用透析或肾移植治疗。

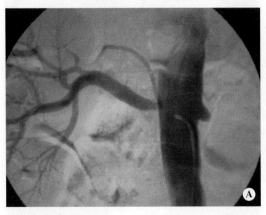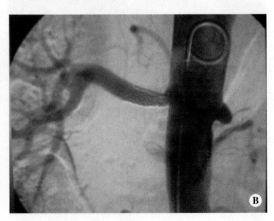

图 11-2-8　右肾动脉起始部重度狭窄 PTRA

**例 11-2-3**（图 11-2-9）

男性,65 岁。发现血压升高 8 年,进行性肾功能减退 1 年余。腹主动脉造影显示双侧肾动脉开口部狭窄,狭窄程度均为 70% 左右,腹主动脉管壁凹凸不平(A)。经皮穿刺股动脉入路行左肾动脉狭窄支架置入术,置入 6mm×2cm 支架一枚。造影复查示左肾动脉狭窄解除,血流正常(B)。术后患者血压改善,肾功能稳定。

【评述】 本例为双侧肾动脉狭窄患者,B 超、血管造影检查显示右肾萎缩,表明右肾动脉狭窄无开通的必要。因此,治疗上仅解除了左肾动脉狭窄。术后患者血压改善,肾功能稳定,提示长期缺血、高血压使左侧部分肾实质已进展至不可逆性肾损害阶段,恢复正常血供,并不能使肾功能得到明显改善。此时,介入治疗的价值在于保护部分未受损的肾实质,避免肾功能进一步恶化,从而使患者免于或推迟透析、肾移植治疗。

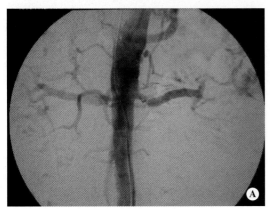
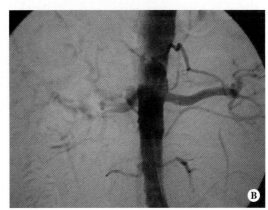

图 11-2-9 双肾动脉起始部狭窄 PTRA

**例 11-2-4**（图 11-2-10）

男性,45 岁。因顽固性高血压入院。超声检查提示左肾动脉狭窄。腹主动脉造影显示左肾较长段狭窄,无明显狭窄后扩张(A),狭窄测量显示狭窄率达 69%。

球囊扩张后见局部内膜损伤,置入 2.5mm×60mm 一枚,支架入腹主动脉 2mm,造影复查显示开通良好(B)。

【评述】 本例为一完美的肾动脉支架植入术,但多数患者因超硬导丝的支撑使肾动脉走行改变,准确定位置入支架并不容易。

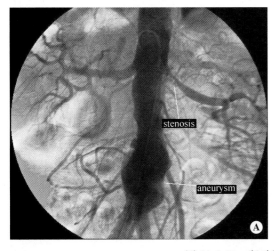
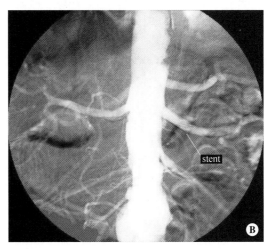

图 11-2-10 肾动脉长段狭窄 PTRA
stenosis.狭窄;aneurysm.动脉瘤;stent.支架

**例 11-2-5**（图 11-2-11）

男性,33 岁。8 个月前右腰部外伤并血尿,经保守治疗后痊愈。最近 2 个月发现高血压。B 超示右肾上

极萎缩,拟诊为肾动脉狭窄。右肾动脉造影显示右肾上极动脉明显变细并局部明显萎缩,染色浅淡(A、B)。行肾静脉采血测肾素,显示右肾肾素水平高于左肾 1.5 倍,诊断为肾外伤后肾萎缩并肾性高血压。

**【评述】** 本例为较罕见病例,通过肾动脉造影和肾素水平测定可明确诊断。拟行萎缩部分肾栓塞,以破坏残留肾组织,抑制肾素分泌。但患者因经济原因放弃治疗。此种病例亦可行部分性肾切除治疗。

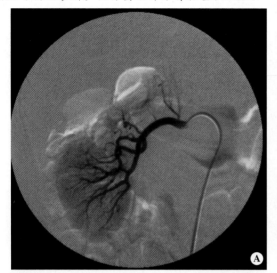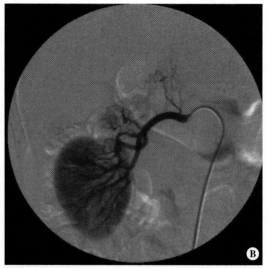

图 11-2-11　肾外伤后肾萎缩并肾性高血压

### 例 11-2-6(图 11-2-12)

男性,68 岁。发现血压增高 10 年,眩晕 10 天。10 年前体检发现高血压,遵医嘱服药,血压控制在正常范围。近来出现眩晕并血压升高,药物难以控制。B 超检查发现双侧肾动脉狭窄,左肾明显萎缩。血生化检查显示肌酐和尿素氮明显升高。经股动脉行肾动脉造影显示双侧肾动脉主干高度狭窄(A、B)。拟行支架置入术治疗,但因主动脉迂曲和双侧肾动脉与主动脉之间夹角过小,导丝极易由肾动脉弹出。改经腋动脉行上入路操作,问题迎刃而解,顺利完成右肾动脉球扩支架置入(C、D)。因左肾动脉高度狭窄,在试图通过导丝时发生急性闭塞而放弃治疗。术后患者肾功能恢复正常,口服降压药物可控制血压至正常范围。

**【评述】** 本例的病因可能为肾动脉狭窄而后继发高血压或二者互为因果。介入治疗的目的除解除顽固性高血压外,挽救趋于衰竭的肾功能亦十分重要。一般经股动脉行肾动脉支架置入并不困难,但对于肾动脉与主动脉之间夹角过小者往往难以建立稳定的路径。当时笔者反复尝试均不成功,才想到经上入路进行治疗。在此情况下以选用腋动脉为宜,方便直径较大的器材出入和拔管后可有效地压迫止血。对双侧肾动脉狭窄者,首先选择哪一侧进行治疗是个问题。笔者认为应选择肾功能较好并且成功把握较大的一侧,待成功后再行锦上添花式的另一侧治疗为宜。本例另一侧治疗失败并不影响整体疗效,为一例证。

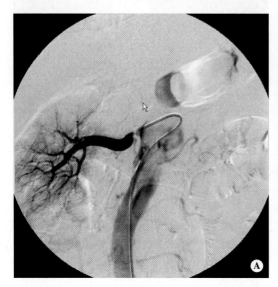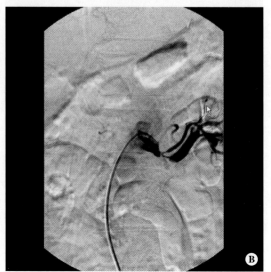

图 11-2-12　双肾动脉主干狭窄,上入路 PTRA

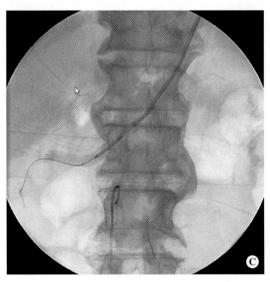
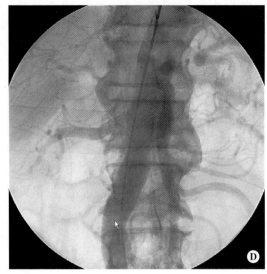

图 11-2-12 双肾动脉主干狭窄,上入路 PTRA(续)

## 移植肾动脉狭窄

移植肾动脉狭窄(transplant renal artery stenosis, TRAS)是肾移植后最常见的血管并发症,发生率为 1%～23%。通常发生于肾移植术后 3 个月至 2 年,顽固性高血压和不明原因的移植肾功能减退为其最主要的临床表现。如果 TRAS 能够及时发现,并通过介入治疗或外科手术解除狭窄、恢复移植肾的血供,可使患者的高血压和肾功能减退症状得到改善,延长移植肾的生存期。

移植肾通常置于左或右髂窝内。供体肾被取出时有 2 种方式:肾动脉及其根部的一小片主动脉片(donor aortic cuff)一同切取或仅是肾连同肾动脉主干。前者一般适用于受体动脉为髂外动脉的端-侧吻合(end to side,图 11-2-13);后者适用于肾动脉主干和髂内动脉端-端吻合(end to end,图 11-2-14)。若髂内动脉和(或)移植肾动脉主干保留过长,受骨性骨盆空间限制的影响,移植肾动脉主干的走行常发生改变,变得迂曲,甚至扭曲成角(kinking)。受体动脉为髂外动脉时,吻合口位于髂外动脉的前壁,移植肾动脉与髂外动脉下段间的夹角多＞90°。

### 临床诊断

TRAS 患者最常见的症状为肾移植术后 6 个月至 2 年出现严重高血压,伴或不伴有移植肾功能减退。吻合口近心端髂动脉狭窄,狭窄形成时间较晚,多在肾移植 2 年后,高血压和间歇性跛行为其突出的临床表现。临床提示 TRAS 的线索包括:

肾移植后血压正常,随访中新发现的高血压。

肾移植 6 个月至 2 年内肾功能减退,如肌酐升高。

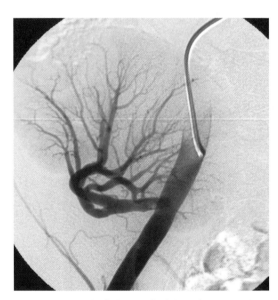

图 11-2-13 供体肾与受体髂外动脉端-侧吻合

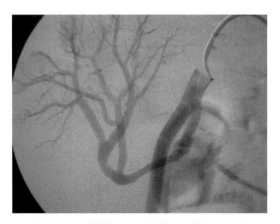

图 11-2-14 供体肾与受体髂内动脉端-端吻合

血压呈进行性升高,短期内(3 个月)血压明显恶化。

3 种抗高血压药物联用不能控制的顽固性高血压。

肾移植区闻及收缩期杂音。

使用血管紧张素转换酶抑制剂(ACEI)后肌酐升高。

排除排斥反应、输尿管阻塞、感染等因素,不明原因的血肌酐升高。

### TRAS 的动脉造影分型

建立一种恰当的 TRAS 分型方法,有助于了解介入治疗 TRAS 的价值、限度,指导 TRAS 的介入治疗。笔者根据 TRAS 的狭窄部位,将其分为 4 种类型。

Ⅰ型狭窄:吻合口狭窄。

Ⅱ型狭窄:移植肾动脉主干狭窄。

Ⅲ型狭窄:移植肾动脉分支狭窄。

Ⅳ型狭窄:宿主动脉狭窄,即吻合口近心端髂内外动脉狭窄。

根据狭窄的长度,将上述前三型狭窄再分成 A、B 两个亚型。A 型狭窄,病变较局限,呈"环状",与正常血管分界清楚,伴有明显的狭窄后扩张,长度≤10mm。B 型狭窄,病变范围较广,呈"管状",边缘光滑或毛糙,移行部与正常血管分界不清,无明显狭窄后扩张,长度在 10mm 以上。

### 介入治疗

TRAS 的治疗分为药物、介入和手术治疗,主要根据狭窄的血流动力学意义进行判断。无血流动力学意义的 TRAS 患者由于原有肾脏疾病、急慢性排斥、激素治疗、环孢素中毒、原发性高血压等因素存在,亦可出现高血压和(或)肾功能减退症状,可根据高血压形成的原因选择栓塞或切除原有肾脏、使用降压药、调整免疫抑制剂和激素用量等方法加以治疗。有临床意义的 TRAS 常表现为顽固性高血压,采用降压药物往往难以奏效,而通过介入或手术治疗解除狭窄、恢复患者的血流动力学后常可取得满意的疗效。目前,绝大多数学者认为介入方法应作为治疗 TRAS 的首选疗法,手术仅在介入技术失败、移植肾动脉闭塞、肾动脉扭曲、术后吻合口急性狭窄时采用。

### 技术要点

治疗方法与介入治疗肾动脉狭窄类似,主要差异为:

入路应根据情况选择。端-端吻合者,一般采用对侧股动脉穿刺插管。当髂总动脉分叉角度太小、移植肾动脉与髂内动脉折返角成锐角时,球囊导管很难通过狭窄段,可选用腋动脉或左锁骨下动脉入路。端-侧吻合者,可先选对侧髂动脉入路,因移植肾动脉与髂外动脉起始部的角度成向上锐角时,用同侧股动脉入路更易完成技术操作。

由于移植肾处于特殊部位,往往需行多角度动脉造影方能满意显示狭窄的部位和程度。然后在最佳显示角度透视下进行介入技术操作。

应根据不同的类型选择介入方法。根据笔者的经验可做以下选择:

A 型狭窄采用 PTA 治疗技术成功率高、再狭窄率低,宜首选 PTA 治疗。

B 型狭窄 PTA 治疗后复发率高,可直接选择内支架治疗。

Ⅲb 型狭窄不宜采用介入治疗。

PTA 术后内膜剥离的患者置入内支架加以矫正。

PTA 术后狭窄复发的患者采用内支架治疗。

### 疗效评价

PTA 治疗 TRAS 的近期疗效为 69%～82%,表现为术后 1 周内血压降至正常,或血压明显下降、降压药物用量减少,以及肾功能改善等。但高血压真正治愈者较少,血压改善者居多。影响 PTA 近期疗效的主要因素有:

技术失败,包括插管失败、PTA 后血管弹性回缩、PTA 后肾动脉急性闭塞或急性血栓形成等。

无临床意义的 TRAS 的扩张,PTA 技术成功后,有 10%～20% 患者的临床症状没有改善,且大部分为狭窄程度相对较轻(50%～70%)的患者,主要为这部分患者的临床症状来自 TRAS 之外的原因。

肾内动脉分支狭窄未处理。

PTA 治疗 TRAS 的远期疗效为 40.8%～69%。多采用血压的变化、移植肾功能的状态、患者和移植肾的存活率等指标进行评价。影响 TRAS 长期疗效的主要因素为术后再狭窄,多发生在 PTA 后 6 个月内,发生率为 10%～25%。

内支架置入术治疗 TRAS 的技术成功率几乎达到 100%,术后再狭窄率为 5%～10%,主要因素为支架内血栓形成,其他原因鲜见报道。加强围手术期抗凝、抗血小板治疗可有效预防支架内血栓形成。因此,总体来说,近远期疗效明显优于 PTA 术。

## 病例评述

### 例 11-2-7(图 11-2-15)

女性,38 岁。肾移植术后 3 个月,无明显诱因出现少尿和血压升高。超声诊断提示移植肾动脉狭窄。经

左股动脉穿刺插管行右髂外动脉造影示移植肾动脉起始部明显狭窄,狭窄程度达85%(A)。采用5mm×

20mm球囊扩张,术后造影复查示狭窄解除,移植肾动脉血流顺畅(B)。

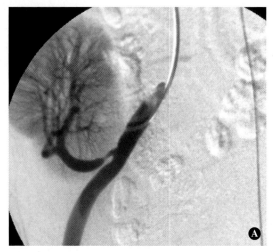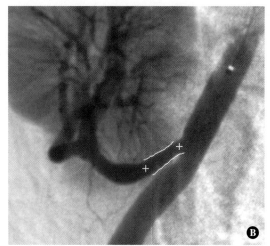

图11-2-15　移植肾动脉狭窄球囊扩张术治疗

【评述】　本例移植肾动脉狭窄位于端-侧吻合口处,狭窄长度较短,属Ⅰa型狭窄,我们主张选用PTA术。值得一提的是,肾动脉开口部狭窄多由动脉粥样硬化所致,采用PTA治疗再狭窄率较高,而移植肾动脉吻合口处狭窄的病理成分多为增生的纤维组织,因此,短段的狭窄仍适宜采用PTA术治疗。根据我们的经验及文献报道,

PTA治疗TRAS的技术成功率可达80%以上。

例11-2-8(图11-2-16)

男性,32岁。肾移植术后6个月,突然出现无尿和血压升高入院。超声诊断移植肾动脉狭窄。经左股动脉穿刺插管行选择性移植肾动脉造影示肾动脉明显狭

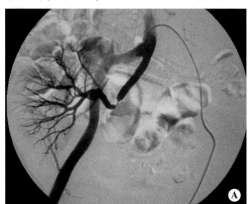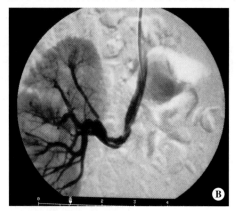

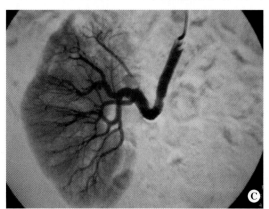

图11-2-16　移植肾动脉狭窄,支架置入术1

窄,狭窄率达90%(A)。用5mm×20mm球囊扩张(B),发生内膜剥离,再置入20mm×6mm支架一枚。复查造影示狭窄段消失,肾血流通过顺畅(C)。

【评述】 内膜剥离是PTA治疗TRAS的一个主要并发症,大致原因为:TRAS患者由于反复遭受急慢性排斥反应,血管内膜脆性增加,插管过程即可能导致轻微的内膜损伤,采用PTA治疗则有加重内膜剥离程度的嫌疑;端-端吻合的患者,移植肾动脉走行迂曲,甚至出现明显的拐角。超选择性插管时,导丝、导管极易在拐角处受阻,稍有不慎就有可能损伤内膜;选用的球囊导管不恰当,若球囊顶端与球囊导管尖端的距离过长,在球囊充盈时可因球囊导管变直引起导管尖端损伤动

脉内膜;在球囊膨胀过程中导丝移位,甚至退至导管内,引起导管尖端直接损伤血管壁。上述原因大都可以通过提高介入操作技术加以避免,若发生有血流动力学意义的内膜剥离可采用内支架加以纠正。

**例11-2-9**(图11-2-17)

男性,37岁。肾移植术后4个月,无明显诱因出现血肌酐升高。多普勒超声提示移植肾动脉狭窄。右髂内动脉造影示移植肾动脉主干不规则长段狭窄,狭窄程度达65%(A)。置入5mm×40mm镍钛合金自膨胀支架,术后造影复查示狭窄解除,移植肾动脉血流顺畅(B)。

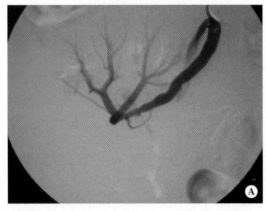
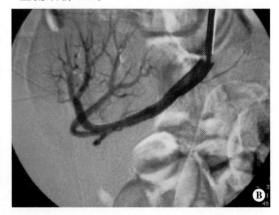

图11-2-17 移植肾动脉狭窄,支架置入术2

【评述】 本例狭窄位于移植肾动脉主干,狭窄长度较长,属Ⅱb型狭窄。若采用PTA治疗,需分段扩张,有并发血管撕裂、破裂的危险;而且,长段狭窄PTA术后的血管内膜损伤较重,易在原有病变处形成再狭窄。因此,对于此类狭窄,我们直接选用内支架治疗。

**例11-2-10**(图11-2-18)

男性,29岁。肾移植术后3个月,门诊随访发现血压、血肌酐升高。多普勒超声提示移植肾动脉狭窄。右

髂内动脉造影示移植肾动脉主干迂曲成角,拐角处见不规则形狭窄,狭窄程度达85%(A)。置入5mm×40mm Super-flexible自膨胀支架,术后造影复查示狭窄基本解除,移植肾动脉血流顺畅(B)。

【评述】 本例为端-端吻合患者。行肾移植时,若供体肾动脉主干和受体髂内动脉保留过长,受骨性骨盆空间的限制,移植肾动脉主干常迂曲成角,使介入治疗难度大增。本例移植肾动脉主干扭曲成角,狭窄位于拐角处,选择性插管难度大,支架释放系统通过困难。幸

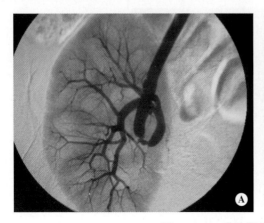
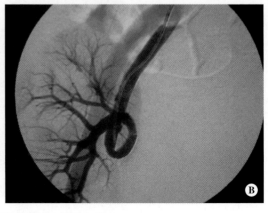

图11-2-18 移植肾动脉狭窄,支架置入术3

运的是,我们选用 Super-flexible 自膨胀支架,顺利地通过了狭窄段,达到了恢复移植肾脏血供的目的。尽管技术成功,术后我们也担心支架处血流呈涡流状态,易形成再狭窄。但在长达 2 年的随访过程中,并未发生再狭窄。这可能与患者术前、术后进行了正规的抗凝、抗血小板治疗有关。此外,本例患者,术后长期口服抗排斥药西罗莫司,是否防止了支架置入术后再狭窄形成值得探讨。

### 例 11-2-11(图 11-2-19)

男性,41 岁。肾移植术后 5 个月,发现血压升高 1 月余。多普勒超声提示移植肾动脉前干狭窄。右髂总动脉造影示移植肾动脉前干环形狭窄,狭窄程度达 90%(A)。采用 4mm×20mm 球囊扩张,造影复查示狭窄完全解除,移植肾动脉分支充盈良好(B)。

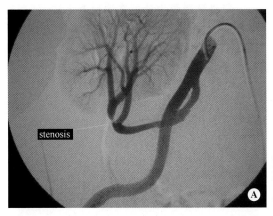
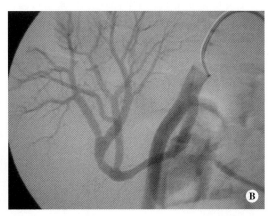

图 11-2-19　移植肾动脉狭窄,球囊扩张术 1

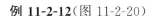

stenosis.狭窄

【评述】　本例为Ⅲa 型狭窄患者。病变特点为:狭窄位于肾门,受肾动脉分支长度的限制,引入狭窄远端的导丝有限,球囊导管跟进较为困难;狭窄位于移植肾动脉分叉处,扩张病变血管时,有可能导致另一支正常血管闭塞。在行 PTA 术时,为了避免后干动脉闭塞,我们采用缓慢施压的方法扩张狭窄,达到了满意的效果。本例不足之处在于使用的球囊导管偏大。

### 例 11-2-12(图 11-2-20)

男性,41 岁。肾移植术后 7 个月,无明显诱因出现血压、血肌酐升高 1 月余,伴右下肢间隙性跛行。右髂外动脉造影显示吻合口近心端髂外动脉环形狭窄,狭窄程度达 60%(A)。采用 6mm×20mm 球囊扩张,造影复查示狭窄完全解除,髂外动脉及移植肾动脉血流通畅(B)。

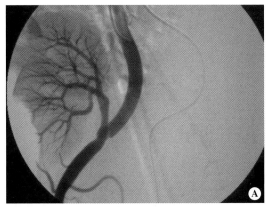
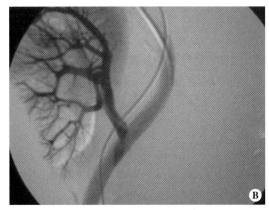

图 11-2-20　移植肾动脉狭窄,球囊扩张术 2

【评述】　本例属Ⅳ型狭窄,病变位于移植肾动脉近心端髂外动脉,亦称假性移植肾动脉狭窄(pseudo transplant renal artery stenosis),系由于受体动脉粥样硬化或动脉吻合时血管钳损伤所致。通常发生在肾移植后 2~6 年,临床表现除高血压和肾功能减退症状外,髂外动脉狭窄者常伴有下肢缺血症状如间隙性跛行、疼痛等。本例患者,狭窄较为局限,呈环状,所属髂动脉未见动脉粥样斑块浸润的证据,推测狭窄的原因与血管钳损伤有关。此类狭窄的治疗方法与单纯髂动脉狭窄相同，但治疗过程中必须避免移植肾动脉闭塞。

## 肾动脉瘤和假性动脉瘤

肾动脉瘤和假性动脉瘤少见，约占所有内脏动脉瘤的 10%。血管造影发现率为 0.7%～2.5%。可发生于任何年龄，男女发病率相等，多为单侧性。动脉瘤可发生于肾动脉主干及其分支，可分为真性动脉瘤及假性动脉瘤。形态上肾动脉瘤分为囊状、纺锤状、夹层和肾实质内动脉瘤 4 种类型。

真性肾动脉瘤病因尚不清楚，目前认为其可能致病因素包括肌纤维发育不良、先天畸形、结节性多动脉炎、动脉粥样硬化、妊娠和外伤等。临床上遇到的肾动脉瘤患者常无明显症状，大多是由于怀疑肾血管性高血压或其他原因进行血管造影等检查时偶然发现的。较大的动脉瘤可引起肾绞痛、血尿及高血压等症状。假性动脉瘤往往有外伤、手术或肾穿刺的病史，并以肉眼血尿为主要临床表现。约 10% 的患者可闻及腹部血管杂音，偶可触及搏动性肿块。

**肾动脉造影为最可靠的检查方法，可直接显示动脉壁的囊状膨出或梭形扩张**（图 11-2-21 和图 11-2-22）。动脉瘤轮廓毛糙或有尖角状突出，则为出血或破裂的间接征象。瘤内对比剂漏出血管外，为动脉瘤破裂的直接征象。

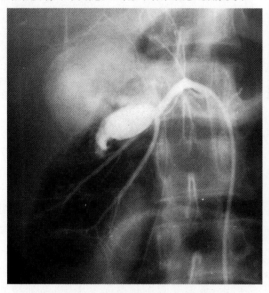

图 11-2-21　右肾外伤后假性动脉瘤形成 1
右肾动脉造影显示肾门部囊状对比剂滞留，肾上极动脉不显影，并可见软组织块影

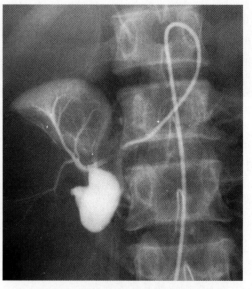

图 11-2-22　右肾外伤后假性动脉瘤形成 2
右肾动脉造影示肾门部囊状对比剂潴留，轮廓不整，呈尖角状突出，右肾中下极动脉不显影

目前真性肾动脉瘤的治疗仍以外科手术切除病变为主。介入治疗仅在需要保留患肾或不适于手术治疗者进行，方法主要为瘤腔填塞术和带膜支架隔离术，介入疗法具有创伤小、效果好、简单安全的特点，可部分替代手术疗法。

临床上有外伤、手术或肾穿刺病史的假性动脉瘤，目前介入治疗已经成为治疗的首选方法，具有微创、快捷、安全、见效快的优点。介入治疗方法包括瘤内栓塞法、动脉主干栓塞法及带膜支架植入法等。

## 病例评述

### 例 11-2-13（图 11-2-23）

女性,55 岁。行左肾结石取石术后 2 天,肉眼血尿,行肾动脉造影发现左肾下极假性动脉瘤形成,主要由左肾下

极动脉参与供血,动脉早期即可见造影剂外溢并见粗大的静脉引流。用微导管超选择入供血动脉用 2～4mm 的微钢圈 2 枚栓塞,再次造影未见前述动脉瘤显影。

【评述】　本例属经皮肾穿刺取石术后常见并发症之一,常常发生在术后几天内,肾动脉造影是明确病变的首选方法,同时进行介入治疗,创伤小,具有立竿见影的效果。

### 例 11-2-14（图 11-2-24）

女性,36 岁。体检时发现右肾动脉瘤形成。插管至腹主动脉及右肾动脉造影,右肾中上部可见一异常血管团,其大小约 40mm×20mm,主要由右肾上极动脉参与供血,动脉早期即可见其有粗大的静脉引流（A）。超选择入供血动脉打入微钢圈 3 枚（B）,再次造影未见上述动脉畸形显影（C）。

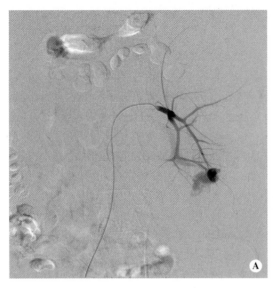
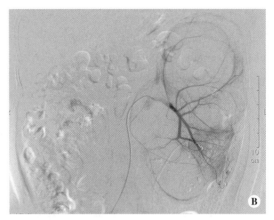

图 11-2-23　右肾手术后假性动脉瘤，栓塞治疗

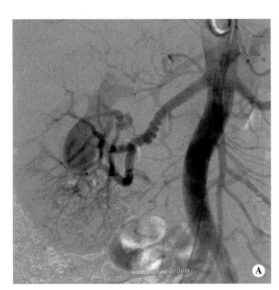
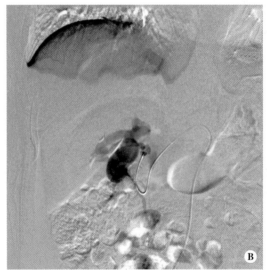
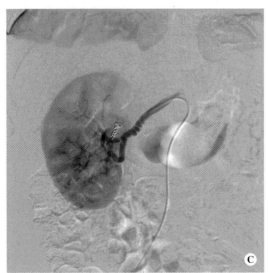

图 11-2-24　右肾动脉瘤，栓塞治疗

【评述】 本例患者体检时发现动脉瘤,本身无明显临床症状。目前对于肾动脉瘤的治疗策略还存在着相当大的争议,尤其在动脉瘤采取手术治疗的临界大小的判断、手术时机的把握、手术方法的选择、保守治疗患者随访方式等方面,仍无最终结论。目前较一致的治疗指征包括:①大多数学者推荐对最大直径超过 2.0～2.5cm 的肾动脉瘤进行手术治疗,而直径小于 2cm 的无症状性肾动脉瘤可进行随访观察;②肾动脉瘤导致肾血管性高血压;③肾动脉瘤合并血流动力学改变明显的肾动脉狭窄;④夹层动脉瘤;⑤肾动脉瘤导致局部症状如胁腹部疼痛、血尿等;⑥发生于妊娠期妇女或打算妊娠的育龄期妇女的任何大小的肾动脉瘤,都须进行手术治疗;⑦存在远端栓塞或肾梗死的证据;⑧连续摄片显示动脉瘤进展或扩张,提示动脉瘤即将破裂,须尽快手术;⑨肾动脉瘤明显破裂或隐蔽性破裂。总的来说,肾动脉瘤手术治疗的目的是预防破裂或治疗高血压,原则是尽可能保留肾脏,不到万不得已不切除肾脏。

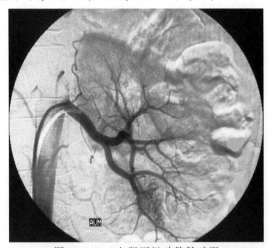

图 11-2-25　左肾下极动静脉畸形
动脉造影显示供血动脉增粗和成团的迂曲血管

## 肾动静脉畸形和动-静脉瘘

肾动静脉畸形是先天血管发育异常所产生的畸形,为不明原因的大量血尿的主要原因。肾动-静脉瘘多发于肾外伤、肾穿刺活检或肾手术后,临床表现为血尿、蛋白尿、高血压,上腹部及肾区可闻及血管杂音。

**肾动脉造影是二者明确诊断的主要方法。**肾动静脉畸形显示供血动脉增粗,成团的迂曲血管,肾静脉早显(图 11-2-25)。细小隐匿者,则需超选择性放大造影和多角度投照方可显示。肾动-静脉瘘,一般无迂曲成团的血管,仅见供血动脉增粗及肾静脉和下腔静脉早期显影,静脉可迂曲扩张,甚至呈囊样改变。肾实质期,病区肾实质呈低密度区,说明该部分肾灌注不足("窃血"现象)。

肾动静脉畸形和肾动-静脉瘘介入治疗方法与其他 AVM 和 AVF 相同,与肾切除术比较,其明显的优点是可明确病灶部位,创伤小、可保留患肾的部分功能,目前已成为本病的主要诊疗手段。

## 病例评述

### 例 11-2-15(图 11-2-26)

男性,63 岁。反复血尿 3 个月,曾以右肾间质性肾炎入院治疗,病情无好转,多种影像检查未能明确病因。右肾动脉造影示右肾上极小团状迂曲血管(A)。经放大摄影可见明确的团状畸形血管,有"早出晚归"现象(B)。$CO_2$ 肾动脉造影不仅清楚显示畸形血管团,而且显示明确的引流静脉(C)。诊断为右肾上极动静脉畸形。用鱼肝油酸钠 5ml 和明胶海绵颗粒经肾动脉行栓塞术后,可见畸形血管完全闭塞(D)。

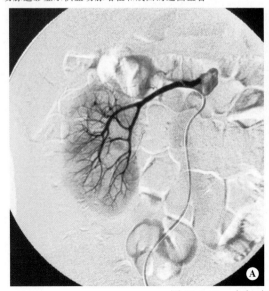

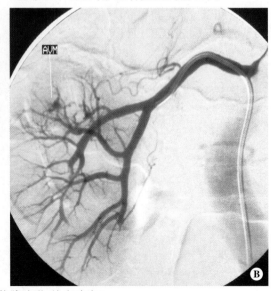

图 11-2-26　右肾动静脉畸形,栓塞治疗 1

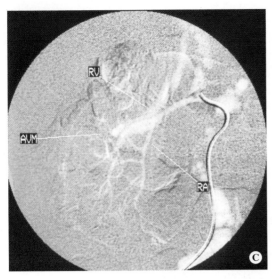

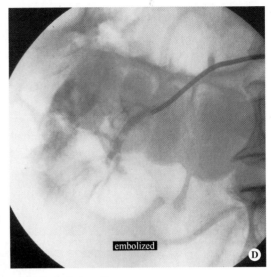

图 11-2-26　右肾动静脉畸形,栓塞治疗 1(续)

embolized.栓塞

【评述】　对细小隐匿的肾动静脉畸形者,肾动脉造影是唯一能明确诊断的检查方法,有时还需行超选择性插管造影和多角度投照方可显示。$CO_2$ 血管造影可显示碘对比剂造影无法显示的微小畸形血管和引流静脉,对动静脉畸形的诊断很有帮助。此外,本例栓塞时由于当时尚无微导管,只能用 5F 导管,无法超选择肾上极动脉细分支进行栓塞,因此栓塞范围偏大,目前对此类患者已完全可以用微导管直接超选择畸形血管进行栓塞(如例 11-2-12),还可保留患肾的大部分功能。

### 例 11-2-16(图 11-2-27)

男性,51 岁。因间歇性全程肉眼血尿入院。膀胱镜检查见血尿来自右侧,CT、B 超、IVP 和逆行肾盂造影均未能明确病因。右肾动脉造影示右肾上部供血动脉增粗,右肾静脉和下腔静脉早期显影,静脉迂曲、扩张(A、B),诊断为右肾动静脉畸形。超选择入上部动脉行明胶海绵、2%鱼肝油酸钠栓塞,随后放置钢圈(C)。复查造影见畸形血管基本闭塞(D、E)。

### 例 11-2-17(图 11-2-28)

女性,52 岁。因肉眼血尿入院。多种检查不能明确病因。右肾动脉造影示右肾中部动脉明显增粗,远端分支紊乱,右肾静脉和下腔静脉早显(A)。超选择供血动脉用 TH 胶 1ml(胶与碘油比例约 6∶4)进行栓塞后,造影复查见畸形血管基本闭塞,无肾静脉和下腔静脉早显(B)。

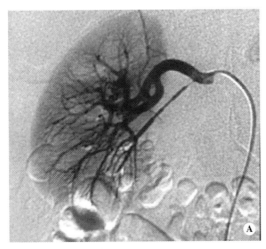

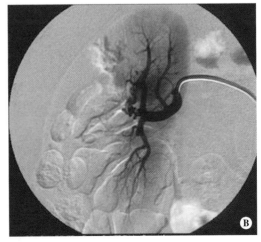

图 11-2-27　右肾动静脉畸形,栓塞治疗 2

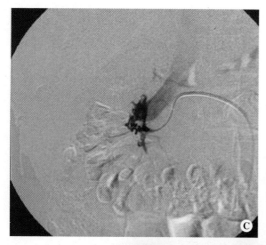
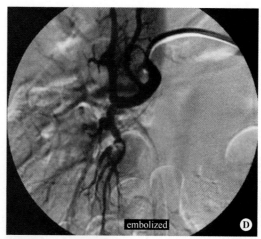
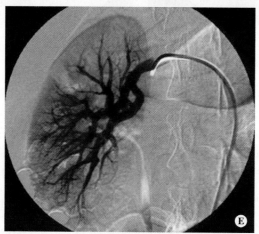

图 11-2-27　右肾动静脉畸形,栓塞治疗 2(续)

embolized.栓塞

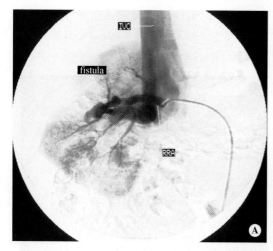
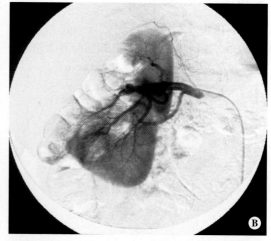

图 11-2-28　右肾动静脉畸形,栓塞治疗 3

fistula.瘘

**例 11-2-18**(图 11-2-29)

男性,43 岁。体检发现右肾占位病变,CT 扫描诊断为肾动脉瘤,右肾动脉造影显示右肾门区一小动脉明显增粗,并显示一瘤样扩张的静脉腔早期显影(A～C)。诊断为肾 AVM,动-静脉瘘型。用微导管超选择入供血动脉,置入 4mm×10cm GDC 一枚,造影复查示动脉完全闭塞(D)。

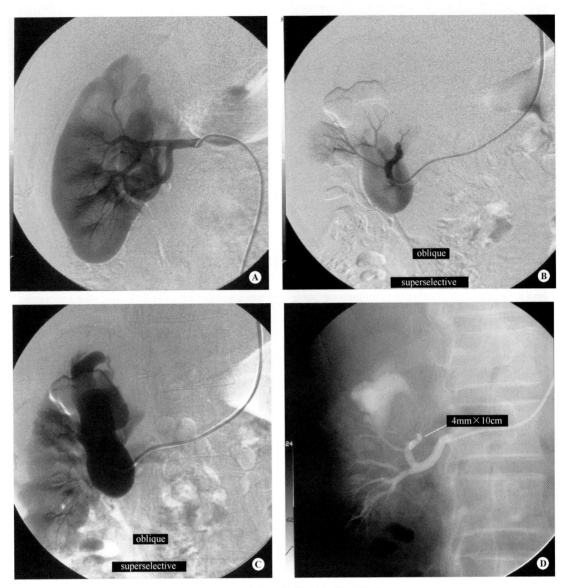

图 11-2-29　右肾动静脉畸形,栓塞治疗 4

**例 11-2-19**(图 11-2-30)

女性,42 岁。反复血尿 2 年余,右肾动脉造影,右肾上、下极可见动静脉畸形血管团及粗大引流静脉回流入下腔静脉,并见部分造影剂进入右肾盂。右肾下极动脉可见钢圈影,考虑为外院手术后改变,分别超选择至右肾上、下极畸形血管,注入 Onxy 生物胶共约 1.5ml(A)。栓塞后再次行右肾动脉造影,原畸形血管、引流静脉及侧支血管未见显影,畸形血管栓塞完全(B)。

**例 11-2-20**(图 11-2-31)

男性,61 岁。腹主动脉及右侧肾动脉造影,右肾双供血,右侧肾中部可见一异常血管团,其大小约 20mm×15mm,由右肾双动脉供血,动脉早期即可见肾静脉显影,下腔静脉显影。左肾血管未见异常,早期即见左肾盂显影(A)。然后超选择至右肾双动脉,用直径为 3～3mm、5～2mm 钢圈各 2 枚,以及 PVA 和明胶海绵填塞,术后造影示栓塞完好(B)。

【评述】 以上几例说明下列问题:

肾 AVM 是造成大量肉眼血尿的重要原因。

其诊断有赖于肾动脉造影,最好采用 DSA,以发现小型 AVM,必要时行 $CO_2$-DSA。

可采用液态、微小和大型栓塞剂,行超选择性栓塞,可保留患肾大部分功能。

从笔者的经验看,肾 AVM 栓塞治疗的近期止血疗效极佳,出血复发率低,疗效似优于其他部位的 AVM。有个别报道包膜动脉在栓塞后参与供血,应再次超选择入供血的包膜动脉行栓塞。

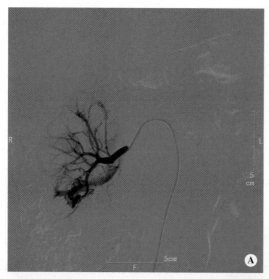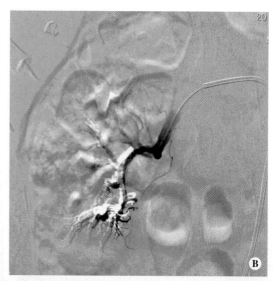

图 11-2-30　右肾动静脉畸形，Onxy 栓塞治疗

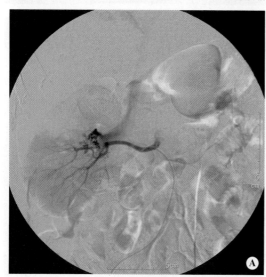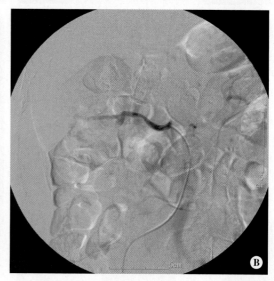

图 11-2-31　右肾动静脉畸形，多种栓塞材料治疗

（申　刚　梅崔林　陈德基）

## 第三节　肾上腺病变

　　肾上腺为人体主要的内分泌器官，可发生占位和增生等病变，肾上腺肿瘤包括来自肾上腺皮质的腺瘤、腺癌和来自髓质的嗜铬细胞瘤。临床表现因肿瘤分泌的激素不同而各异，皮质肿瘤分泌盐皮质激素为主者可引起原发性醛固酮增多症，分泌糖皮质激素为主者可引起库欣综合征，也可以表现为混合性皮质激素增多症，嗜铬细胞瘤则分泌过多的肾上腺素和去甲肾上腺素。肾上腺肿瘤的医学影像学诊断手段主要有 B 超、CT、MRI 及核素扫描等。介入放射学方法在其诊断和治疗方面有一定的价值。对不能手术的巨大肿瘤可起到减轻患者疼痛、缩小肿瘤体积、抑制肿瘤过旺的内分泌功能及延长患者生命的作用。对于可手术切除者可减少术中出血。

### 肾上腺嗜铬细胞瘤

　　嗜铬细胞瘤可发生于任何年龄，20～40 岁多见，男女无明显差别，部分有家族史。多数病例发生于肾上腺髓质，单侧、单发。约有 10％为无内分泌功能，10％为恶性，10％为异位。据最近文献报道，这"三个 10％"均有不同程度上升。异位嗜铬细胞瘤可发生在神经节丰富的身体其他部位，如肾及肾上腺周围、腹主动脉旁、膀胱壁等任何有交感神经节的器官。

　　与其他肾上腺肿瘤比，嗜铬细胞瘤一般较大，直径可在 5～15cm，呈圆或椭圆形，常有完整包膜。肿瘤可间断或持续地释放大量的儿茶酚胺,引起阵发性或持续性高血压和代谢紊乱症候群。

阵发性高血压为本症最重要的临床症状,多数为阵发性发作,可因剧烈运动、体位改变、情绪波动、挤压或按摩腹部、灌肠、排尿等诱发。血压突然升高,收缩压可达300mmHg,舒张压可达180mmHg,同时伴有头痛、心悸、恶心、呕吐、出汗、面色苍白和恐惧感等。代谢紊乱症候群相对少见,表现为低热、多汗、血糖升高、糖耐量降低,也可发生糖尿、四肢乏力、体重下降等症状和体征。

肾上腺的血供主要有三支,即起自膈动脉的肾上腺上动脉、直接发自腹主动脉侧壁的中动脉和起自肾动脉的下动脉。三支动脉分出50~60支细小分支并在包膜下形成血管丛,而后进入肾上腺髓质窦。

CT和MRI等影像检查对本病有重要的定性和定位价值。**肾上腺动脉造影诊断的作用在于了解肿瘤血供,并对本病的鉴别诊断有一定价值,其表现具有一定的特征性**(图11-3-1和图11-3-2):

肿瘤供血动脉明显增粗,源自肾上腺动脉。

新生肿瘤血管丰富,良性者粗细、排列和分布较均匀,恶性者则反之。

肿瘤染色明显,排空延迟,肿瘤充盈缺损较常见。

可见引流静脉早显。

肾上极受压向外下方移位,巨大者可压迫肝右叶。

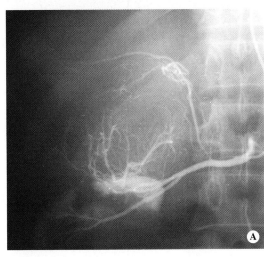
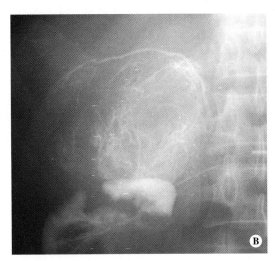

图 11-3-1　右肾上腺嗜铬细胞瘤 1

肾上腺区可见较多新生肿瘤血管,源自肾上腺上动脉和下动脉(A);实质期可见肿瘤染色明显,排空延迟(B)

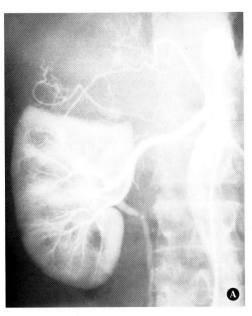
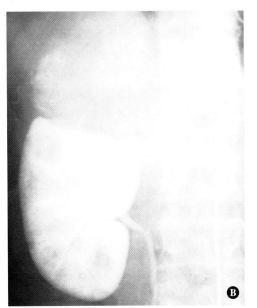

图 11-3-2　右肾上腺嗜铬细胞瘤 2

右肾动脉造影见右肾上腺下动脉增粗,肾上腺区见肿瘤新生血管(A);实质期可见明显肿瘤染色,边界尚清楚(B)

嗜铬细胞瘤血供丰富,应是栓塞治疗的适应证,但是由于其细胞可分泌肾上腺素等,在栓塞过程中或术后细胞坏死可突然发生大量激素入血,造成高血压危象,甚至可致患者死亡,可视为相对禁忌证。**而此严重并发症的发生与术前临床是否发现高血压无关,因此应特别注意,切勿对肾上腺区富血性肿瘤贸然栓塞。**栓塞前准备十分重要,首先要建立一有效的输液通道,术中实时监测血压,备好硝普钠等降压药物和急救用品,方可开始栓塞。

术前栓塞适用于体积较大的肿瘤,以缩小体积,利于手术切除,减少术中出血。超选择插管至肿瘤的主要供血动脉(如肾上腺上、下动脉),注入栓塞剂。术前栓塞常用的栓塞物有明胶海绵及 PVA 微粒等。对恶性嗜铬细胞瘤因肿瘤较大或与周围器官粘连,难以手术切除的晚期患者,可以通过动脉插管化疗栓塞,可用不锈钢簧圈等长效栓塞物达到减轻疼痛、提高生活质量、延长生命的目的。

## 肾上腺皮质腺瘤

肾上腺皮质腺瘤为最常见的肾上腺良性肿瘤,常为单侧、单发,发病年龄以 20～40 岁多见,女性发病率高于男性。

腺瘤分功能性(库欣综合征和醛固酮增多症)和非功能性两类。90% 左右为无功能性腺瘤,多无临床症状。皮质醇腺瘤一般较大,直径在 2～3cm 以上,多为圆形或卵圆形低密度肿块,边界清楚。醛固酮腺瘤一般较小,直径为 1～1.5cm;好发于中年女性。

CT 和 MRI 是本病的主要诊断方法。多表现为肾上腺单发、圆形低密度肿物,边界清楚。**在临床怀疑本病而 CT 和 MRI 无阳性发现或不能区分腺瘤或增生时,肾上腺静脉造影和采血术可起重要的诊断和鉴别诊断作用。**造影表现为一支或数支肾上腺内的静脉弧形受压移位,出现围绕肿瘤的弧形血管及中心无血管区,呈"抱球"征,有时对比剂可逆流入肿瘤使其染色(图 11-3-3～图 11-3-5)。

对功能性肾上腺腺瘤与增生难以鉴别时,于左、右肾上腺静脉,下腔静脉 $L_3$～$L_4$ 水平,下腔静脉 $T_{12}$ 水平,以及左、右肾静脉内等处各取 5ml 血送检,测定皮质醇和醛固酮等激素水平,有较高的诊断和鉴别诊断价值。

肾上腺腺瘤由于其血供不丰富,不宜采用动脉栓塞治疗,目前多采用手术切除治疗。部分病例可采用 CT 引导下瘤内无水乙醇注射消除肿瘤及其分泌功能。

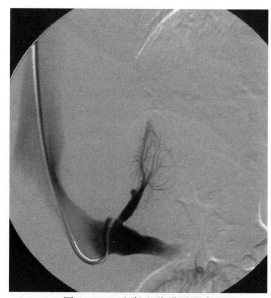

图 11-3-3　左肾上腺醛固酮瘤

经颈静脉插管上入路左肾上腺静脉造影示肾上腺内静脉弧形受压移位,呈"抱球"征。造影诊断为左肾上腺腺瘤,手术病理证实为左肾上腺醛固酮瘤,大小为 1.8cm×1.8cm

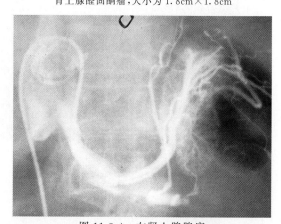

图 11-3-4　左肾上腺腺瘤

肾上腺静脉造影表现为肾上腺静脉弧形受压移位,肿瘤染色勾画出卵圆形腺瘤轮廓

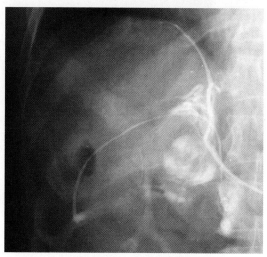

图 11-3-5　肾上腺腺瘤

肾上腺静脉造影时对比剂逆流入肿瘤使其染色

## 病例评述

### 例 11-3-1（图 11-3-6）

男性,36 岁。发现左上腹包块 5 天入院,否认高血压病史。CT 诊断为左上腹肿块,多考虑腹膜后恶性肿瘤。左膈动脉造影示左膈动脉部分分支供血,可见肾上腺区大量新生肿瘤血管（A）。左肾动脉造影示左肾包膜动脉参与肿瘤供血（B）。试用碘油-平阳霉素乳剂行术前栓塞治疗,注入 2ml 乳剂后患者突然诉心悸,并大汗及浅昏迷,血压升高达 225/150mmHg,诊断为高血压危象,急用硝普钠静脉滴注及其他抢救措施后,血压渐下降。1 周后手术切除肿瘤,术中亦出现血压明显升高,病理诊断为左肾上腺嗜铬细胞瘤。

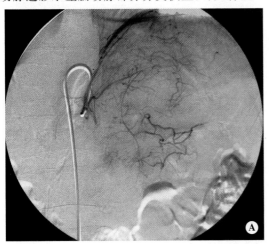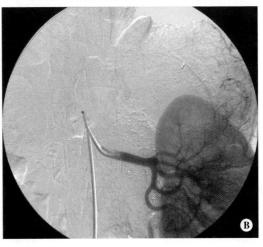

图 11-3-6 左肾上腺嗜铬细胞瘤,栓塞并发症

### 例 11-3-2（图 11-3-7）

男性,因原发性肝癌入院治疗。右肾上腺选择性插管造影示右肾上腺区大量肿瘤血管和肿瘤染色,可明显勾画出肿块轮廓。造影诊断为右肾上腺转移癌。

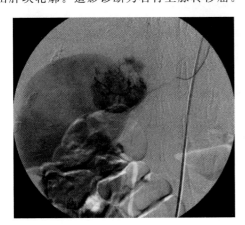

图 11-3-7 右肾上腺转移癌

### 例 11-3-3（图 11-3-8）

男性,43 岁。查体发现左肾上腺占位病变,无高血压和其他内分泌症状。B 超诊断左肾上腺实性占位,外院 CT 诊断左肾上腺肿瘤。血管造影示左肾上部和肾上腺区大量肿瘤新生血管（A）,实质期肿瘤染色明显,边界尚清楚（B）,造影诊断为左肾上腺皮质腺癌或嗜铬细胞瘤。术后病理诊断:左肾上腺区副神经节瘤;左肾上腺皮质和髓质轻度萎缩。

### 例 11-3-4（图 11-3-9）

女性,68 岁。因上腹部发现肿块半月余入院。CT 示左中腹和胰尾部巨大占位性病变,考虑胰腺癌可能性大。腹腔动脉造影见左中上腹少量新生肿瘤血管,选择性左肾动脉造影见肾动脉血供基本正常,左肾上腺动脉增粗,呈大弧形包绕肿块,为肿瘤主要供血动脉（A）。实质期见明显肿瘤不均匀染色（B）。血管造影诊断:左肾上腺区占位,考虑左肾上腺癌。术后病理诊断:左上腹膜后高分化平滑肌肉瘤。

### 例 11-3-5（图 11-3-10）

男性,38 岁。左肾上腺嗜铬细胞瘤术后,肝及右肾上腺转移,右肾动脉造影示肾上腺动脉增粗,分支增多、紊乱,实质期肾上腺区见巨大类圆形染色肿块,未见静脉早期显影（A、B）。采用微导管超选择入右肾上腺动脉肿瘤供血支,注入 THP20mg＋卡铂 200mg＋丝裂霉素 10mg＋羟基喜树碱 5mg＋超乳化碘油 7ml 混合液进行化疗栓塞。造影复查示右肾上腺供血动脉血流消失,病灶内药物及碘油沉积好（C、D）。术后一直口服泼尼松 7.5mg,1 次/日替代治疗。

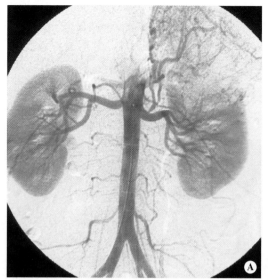
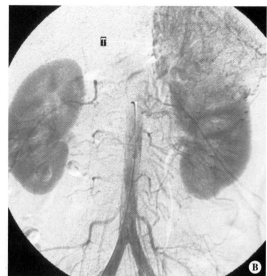

图 11-3-8　左肾上腺副神经节瘤

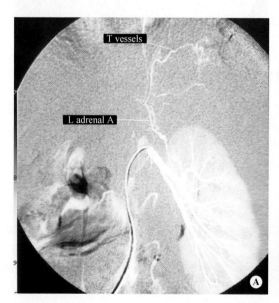
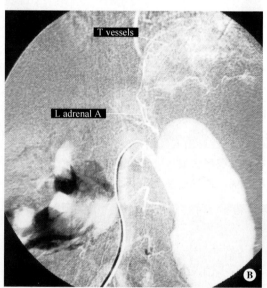

图 11-3-9　左上腹膜后高分化平滑肌肉瘤

vessels.血管；adrenal.肾

【评述】　肾上腺区占位性病变常用的定位诊断手段以血管造影和CT最为敏感，血管造影如显示病变由肾上腺动脉供血和肾上腺静脉引流，则可确定为肾上腺病变。血供来源对肾上腺或肾上腺外病变有重要鉴别诊断意义。

对肾上腺占位的定性诊断，我们总结了本院病例，认为依赖其血供情况及参考临床内分泌改变，大多可做出定性诊断，多血供者多为嗜铬细胞瘤或其他恶性肿瘤，表现为肾上腺供血动脉增粗，肿瘤新生血管丰富，肿瘤染色明显，恶性肿瘤常有静脉早显。少血供且无内分

泌症状者多为囊肿和其他少见的非内分泌肿瘤，如髓性脂肪瘤；少血供且有内分泌症状者多为皮质腺瘤。当然，对多血供的少见病变（如本组例11-3-3和例11-3-4），即使是血管造影诊断，也难免会出现定位或定性诊断错误。

对富血性病变，在病理性质未明确前行栓塞术必须慎重，至少要准备降血压及其他抢救措施，以防突然出现的高血压危象。对于明确的功能性（库欣综合征和醛固酮增多症）腺瘤则应根据术前、术后相关激素水平给予激素类药物替代治疗。

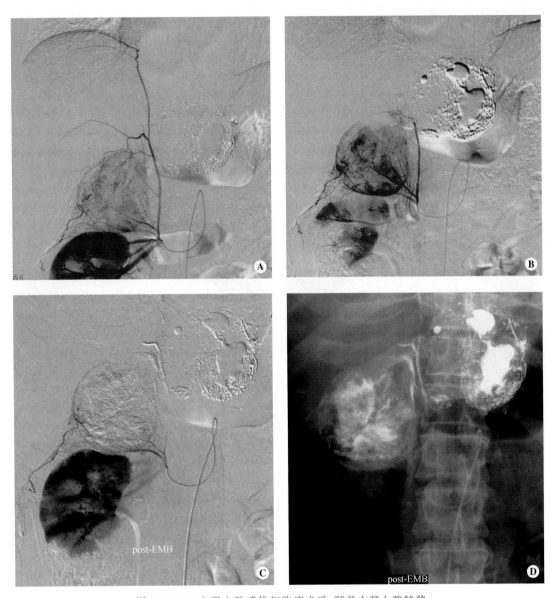

图 11-3-10　左肾上腺嗜铬细胞瘤术后，肝及右肾上腺转移

（梅雀林　李彦豪）

# 第四节　妇科恶性肿瘤

　　妇科恶性肿瘤包括子宫癌、子宫肉瘤、卵巢癌、外阴癌、绒毛膜癌、侵蚀性葡萄胎等。子宫癌为较常见的妇科恶性肿瘤，包括子宫颈癌及子宫体癌。宫颈癌大体病理分为菜花型、内生型、颈管型和溃疡型，组织学上主要为鳞状上皮癌和腺癌。子宫体癌又称子宫内膜癌，大体分为弥漫型和局限型。弥漫型广泛累及子宫内膜，但浸润肌层较晚；局限型病灶虽小，但早期即可浸润深肌层。子宫体癌组织学上主要为腺癌。

　　子宫癌临床表现主要为绝经期后阴道不规则出血，癌肿如破坏肌壁向附近器官转移及宫腔积血、积脓时可出现疼痛。

　　侵蚀性葡萄胎来自良性葡萄胎，多数在葡萄胎清除6个月内发生。侵蚀性葡萄胎可侵入子宫肌层，穿透子宫壁，并扩展至阔韧带或腹腔，半数病例随血行转移至肺和阴道。临床主要表现为葡萄胎清除术后1～4个月出现阴道不规则流血，穿透子宫则表现为腹痛及腹腔内出血症状。

　　绒毛膜癌为一种高度恶性肿瘤，绝大部分与妊娠有关。绒癌多数发生于子宫，但也有子宫内未发现原发病灶而只出现转移灶者。子宫绒癌可形成单个或多个宫壁肿瘤，呈深红、紫或棕褐色，肿瘤可凸入宫腔，浸润宫壁或突出于浆膜层,质脆,极易出血。镜下可见成堆的滋养细胞和合体滋养细胞,排列紊乱,正常绒毛结构消失。绒癌主要经血行播散,最常见的转移部位为肺。不规则阴道流血和腹部包块、腹痛为常见临床表现。

卵巢恶性肿瘤的发病率较高,在女性生殖器官恶性肿瘤中,仅次于宫颈癌,但其死亡率占妇科恶性肿瘤之首。最常见的卵巢恶性肿瘤为腺癌(乳头状或未分化癌)及浆液性或黏液性囊腺癌。卵巢癌临床早期常无症状,晚期则有发热、咳嗽、闭经、腹部包块、腹水及合并胃肠功能紊乱等症状和体征。

选择性髂内动脉尤其是超选择性子宫动脉造影对子宫恶性瘤诊断有一定的价值,主要在于了解肿瘤的血供状态,为介入治疗方法的选择打下基础。富血性病变

动脉期可见子宫动脉增粗、扭曲及移位,宫体及颈部病变区肿瘤血管丰富,实质期见不规则肿瘤染色。有时可见动-静脉瘘及静脉早显(图11-4-1)。乏血病变,主要为宫颈癌等,则无明显肿瘤血管及染色或仅有少许肿瘤血管及浅淡染色。

**妇科恶性肿瘤的介入治疗包括化疗性栓塞(富血者)和长期规律性盆腔动脉内化疗灌注(乏血者),常作为术前或姑息性治疗手段,部分恶性滋养体细胞可得到根治。**

需注意的是,已行盆腔放射治疗的妇科恶性肿瘤复发患者不宜进行化疗性栓塞,因为二者作用相加可能造成直肠-阴道瘘或者直肠-膀胱瘘。

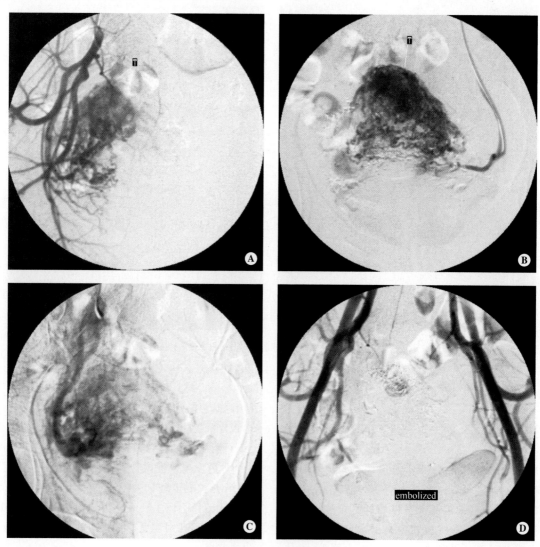

图 11-4-1　侵蚀性葡萄胎

右髂内动脉及左侧选择性子宫动脉造影见子宫动脉增粗、扭曲及移位,肿瘤血管丰富(A、B),实质期见不规则肿瘤染色。可见动-静脉瘘及静脉早显(C)。分别超选择双侧子宫动脉行栓塞术(用平阳霉素碘油乳剂和明胶海绵颗粒),造影复查见肿瘤血供基本消失(D)。embolized.栓塞

## 病例评述

### 例 11-4-1（图 11-4-2）

女性，23 岁。侵蚀性葡萄胎清宫术后 10 个月，并有肺部转移灶，经化疗后肺部转移灶消失。选择性左侧子宫动脉和右侧髂内动脉造影见子宫动脉管增粗、扭曲及移位，血管增多、紊乱，肿瘤血管丰富（A、B），实质期见不规则肿瘤染色。可见动-静脉瘘及静脉早显（C）。分别超选择双侧子宫动脉行栓塞术（用平阳霉素碘油乳剂和明胶海绵颗粒），造影复查见肿瘤血供基本消失（D）。术后2 周病灶明显缩小，行子宫全切术，术中出血约 300ml。

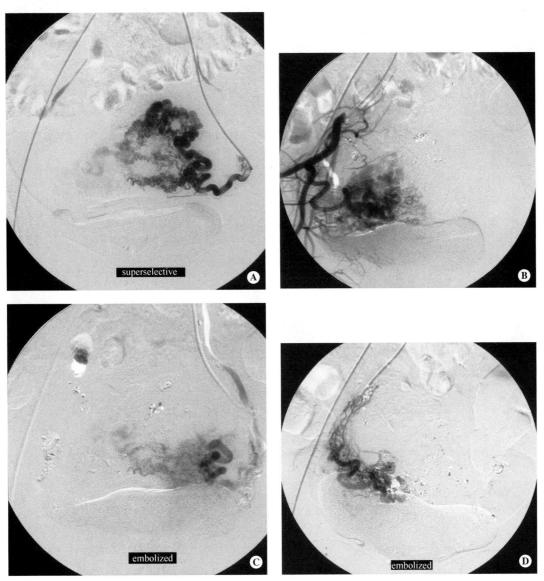

图 11-4-2 侵蚀性葡萄胎，化疗栓塞术治疗
superselective.超选择；embolized.栓塞

### 例 11-4-2（图 11-4-3）

女性，25 岁。清宫术后阴道流血 14 天，大出血 2 次入院。血绒毛膜促性腺激素（HCG）9862mIU/ml，B 超提示右宫体部实性占位，诊断为绒毛膜癌。双侧子宫动脉造影示子宫动脉管增粗、分支增多，肿瘤血管丰富、粗大，瘤内血流缓慢，并见静脉早显，实质期子宫体颈交界部见不规则肿瘤染色（A～C）。注入甲氨蝶呤（MTX）50mg＋平阳霉素（PYM）8mg＋碘油 3ml 后，再以明胶海绵颗栓塞（D）。术后阴道出血明显减少，3 周时血HCG 降为 430mIU/ml。术后 6 周阴道出血停止，血HCG 降为正常（1.1mIU/ml）。在 3 年的随访期间，患者临床情况良好。

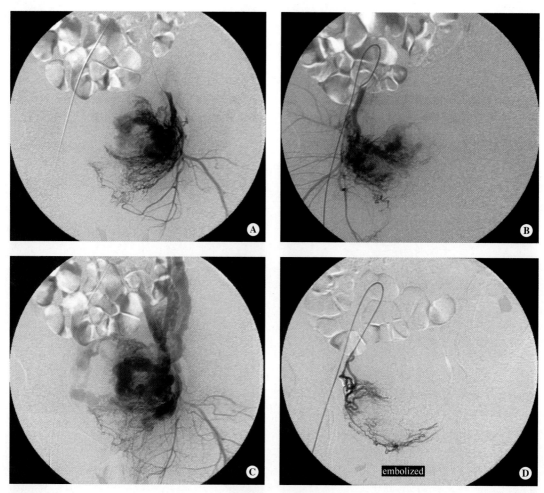

图 11-4-3　绒毛膜癌,化疗栓塞术治疗 1

embolized.栓塞

**例 11-4-3**(图 11-4-4)

女性,25 岁。清宫术后阴道流血 14 天,大出血 2 次

入院。血绒毛膜促性腺激素(HCG)9862mIU/ml,B 超提示右宫颈体交界部实性占位,诊断为绒毛膜癌。右侧子宫动脉造影示子宫动脉管增粗、分支增多,肿瘤血

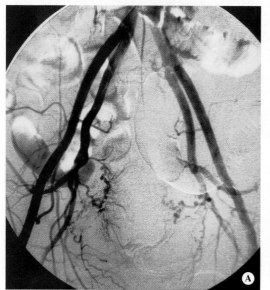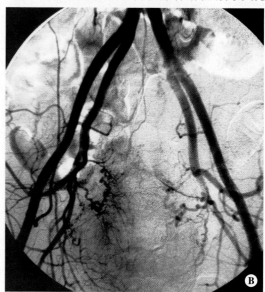

图 11-4-4　绒毛膜癌,化疗栓塞术治疗 2

管丰富、粗大,瘤内血流缓慢,并见静脉早显(A),实质期子宫体颈交界部见不规则肿瘤染色(B)。注入甲氨蝶呤(MTX)50mg+平阳霉素(PYM)8mg+碘油3ml后,再以明胶海绵颗粒栓塞。复查示碘油沉积丰富。术后阴道出血明显减少,3周时血HCG降为430mIU/ml。术后6周阴道出血停止,血HCG降为正常(1.1mIU/ml)。在3年的随访期间,患者临床情况良好,已生育一男孩。

### 例 11-4-4（图 11-4-5）

女性,22岁。因外阴部菜花状肿物2年入院。病理证实为外阴鳞状上皮癌。患者因不能接受外部全切而进行介入治疗。超选择双阴部动脉造影见阴部动脉明显增粗,大量肿瘤新生血管和明显肿瘤染色(A、B)。分别用平阳霉素碘油乳剂加化疗药物行栓塞化疗,造影复查见肿瘤血供明显减少(C),碘油沉积良好,基本勾勒出肿瘤侵及范围(D)。

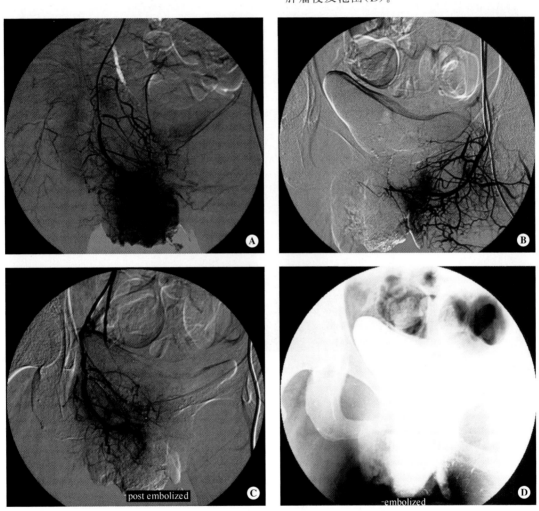

图 11-4-5　外阴鳞状上皮癌,化疗栓塞术治疗

post embolized.栓塞后

### 例 11-4-5（图 11-4-6）

女性,54岁。绝经2年多,出现不规则阴道流血8月余,加重3月余。MRI提示子宫腔内占位,拟诊断为黏膜下肌瘤,高度可疑恶变;子宫腔诊断性刮宫病理诊断为:子宫内膜透明细胞癌。双侧子宫动脉造影示子宫动脉主干增粗、分支增多,肿瘤血管丰富、粗大,瘤内血流缓慢,并见静脉早显,子宫增大,实质期子宫体颈交

界部见不规则肿瘤染色。注入卡铂400mg+碘油2ml后,再以明胶海绵颗粒栓塞。术后2周行广泛子宫切除术+盆腔淋巴结清扫术,术中出血100ml;术后病理示子宫内膜低分化腺癌,部分为透明细胞癌伴大量凝固性坏死。

【评述】　以上为富血性妇科恶性肿瘤病例。子宫和其他妇科恶性肿瘤目前常用的治疗方法有化疗、放疗和子宫切除术等。介入治疗的优势在于根治或控制肿

瘤生长,改善患者临床症状如出血等,并且可保留子宫和其正常功能,例11-4-3患者介入治疗术后肿瘤完全消失并受孕顺产为证明。例11-4-4患者不能接受外阴全切术,介入治疗后也取得较好的疗效。

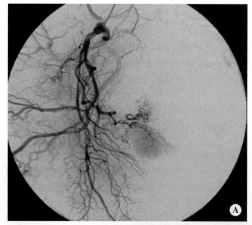
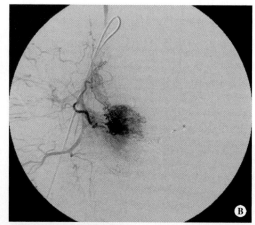
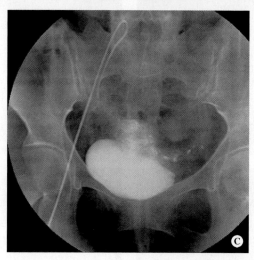

图11-4-6　子宫内膜癌,化疗栓塞术治疗

(梅雀林　蔡名金　陈德基)

## 第五节　子宫肌瘤

子宫肌瘤为妇科常见肿瘤之一,多发于30～50岁。发病原因不明确,大多数学者认为与雌、孕激素有关。主要由子宫平滑肌细胞增生而形成,常多发、大小不一,肌瘤周围有一层结缔组织,为其被膜(假包膜)。肌瘤均始于子宫肌层,随瘤体增大,其位置亦不同,可分为3种类型:黏膜下肌瘤、肌壁间肌瘤和浆膜下肌瘤。常伴子宫内膜增生。

### 临床表现

子宫肌瘤常见的临床表现为经量增多、经期延长以至贫血;腹部包块;腹痛、腰酸、下腹坠胀,部分患者伴有痛经;白带增多;邻近器官的压迫症状,如大小便异常;造成不孕或流产。无症状者可占50%。症状的出现与肌瘤部位、大小、生长速度及有无变性有关。肌壁间大肌瘤通常表现为经量增多、经期延长;黏膜下肌瘤则以持续性或不规则性阴道流血或脓血性排液为主;肌壁间小肌瘤、浆膜下肌瘤多无明显月经改变、白带增多。黏膜下肌瘤刺激子宫收缩、带蒂的浆膜下肌瘤扭转时可导致剧烈腹痛。子宫颈部及子宫体下段肌瘤增大时,易引起周围脏器的压迫症状,出现下腹坠胀、排尿困难、尿潴留、肾盂积水、便秘等。子宫肌瘤的体征与肌瘤部位、大小、数目有关。肌瘤较大时,在下腹中部可扪及质硬、不规则、结节状肿物。妇科双合诊一般可较清楚地摸出子宫肌瘤轮廓。

### 影像学检查

#### 超声检查

B超检查(尤其阴道超声)诊断子宫肌瘤的准确率

可达 93.1%,它可显示子宫增大,形状不规则;肌瘤数目、部位、大小及肌瘤内是否均匀或液化囊变等;周围器官有无压迫;以及邻近脏器的改变。根据超声回声的情况区别肌瘤是否变性或有无恶性变。

## CT 和 MRI 检查

CT 和 MRI 检查对于 B 超诊断困难的子宫肌瘤患者具有一定的价值。两者均能准确地显示肌瘤的大小、位置、变性、坏死、钙化及其与周围组织的关系,从而做出正确的诊断。子宫肌瘤 CT 表现为子宫增大,有时可见肿块向外隆突或呈分叶状。肌瘤密度可等于或低于正常子宫。如出现瘤内钙化则可确诊为子宫肌瘤。增强扫描时,子宫肌瘤和正常子宫肌层一样显著增强,继发玻璃样变或液化、坏死时,增强后呈不规则低密度区。子宫肌瘤在 $T_1WI$ 上表现为均匀的中等强度信号,略低于正常子宫肌层,但难以区分;$T_2WI$ 上则肌瘤信号低于子宫肌层,易于识别。如伴坏死、液化或出血等改变,可表现为 $T_2WI$ 高信号。钙化在 $T_1WI$ 和 $T_2WI$ 均为低信号,脂肪变性则为高信号。

## 血管造影

**子宫动脉造影的目的并非为诊断,主要是介入治疗前了解子宫和肿瘤的血供状态及有无阴道、膀胱、卵巢、输尿管动脉共干。**子宫肌瘤的血管造影表现为:

小的子宫肌瘤动脉造影往往见不到异常表现。

较大的肌瘤可见子宫动脉明显增粗、迂曲,分支增多,子宫体增大,染色明显并排空延迟(图 11-5-1)。少数较大的瘤体可出现肿瘤染色并勾画出肌瘤轮廓和占位征象(图 11-5-2)。

子宫肌瘤多由双侧子宫动脉供血,血供类型可为双侧均衡或以一侧供血为主。部分子宫肌瘤仅由一侧子宫动脉供血(图 11-5-3)。少数子宫肌瘤主要由卵巢动脉供血(图 11-5-4)。

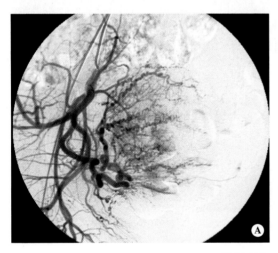
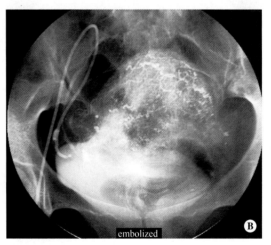

图 11-5-1 子宫肌瘤 1

动脉造影见子宫动脉明显增粗,分支数量增多、迂曲(A);子宫体增大,染色明显并排空延迟(B)。embolized.栓塞

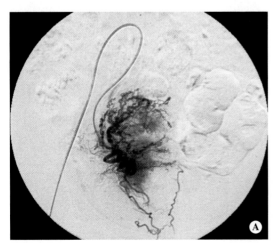
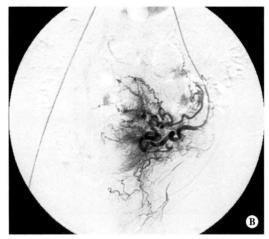

图 11-5-2 子宫肌瘤 2

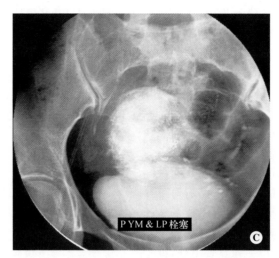

图 11-5-2　子宫肌瘤 2(续)

动脉造影示子宫占位性病变,周围受压血管呈弧形移位,呈"抱球征"

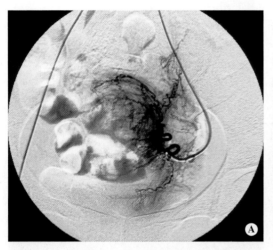

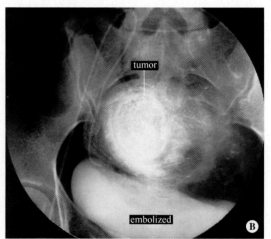

图 11-5-3　子宫肌瘤 3

完全由左子宫动脉供血。embolized.栓塞;tumor.肿瘤

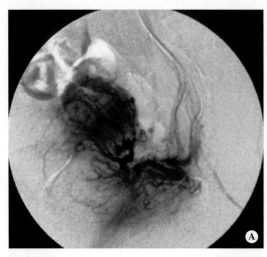

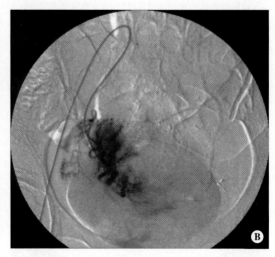

图 11-5-4　子宫肌瘤 4

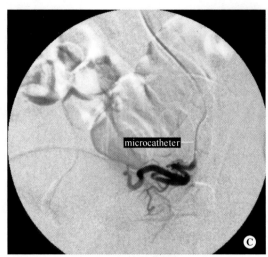

图 11-5-4　子宫肌瘤 4(续)

双侧子宫动脉仅参与肌瘤部分供血(A、B);大部分血液由左卵巢动脉供应(C)。microcatheter.微导管

　　子宫动脉除向子宫供血外,尚发出阴道、膀胱等分支营养上述器官(图 11-5-5),血管造影时,应仔细识别。子宫肌瘤患者,子宫动脉与卵巢动脉间的吻合较为复杂,Mahmood 等将之分为 3 型。Ⅰ型:子宫动脉肌壁段与卵巢动脉直接吻合,共同参与肌瘤血供(图 11-5-6A)。子宫动脉造影时,除非压力较大,多不能显示与之沟通

的卵巢动脉。Ⅱ型:卵巢动脉、子宫动脉各自发出分支参与肌瘤供血,两者在瘤灶内存在小血管吻合(图 11-5-6B)。子宫动脉造影时,卵巢动脉不显影。Ⅲ型:子宫动脉发出分支供应卵巢(图 11-5-6C)。子宫动脉造影时,可见子宫动脉分支向卵巢供血(图 11-5-6D)。

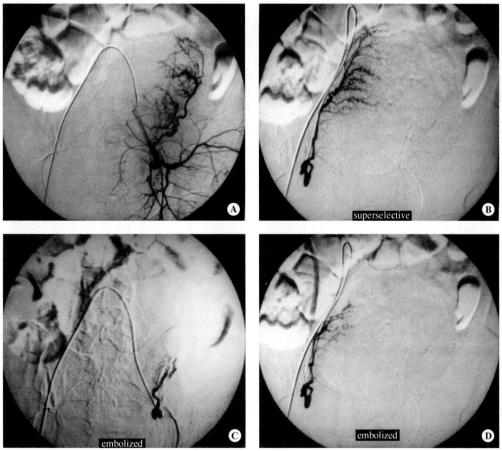

图 11-5-5　子宫肌瘤 5

左子宫动脉发出阴道支。superselective.超选择;embolized.栓塞

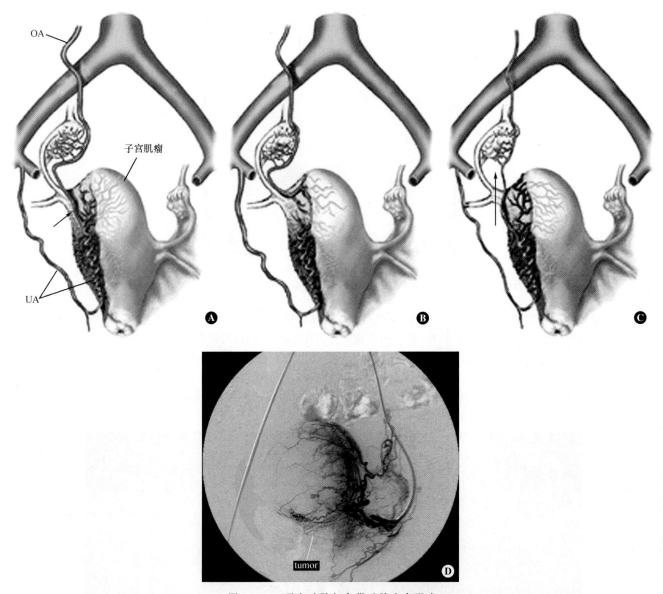

**图 11-5-6　子宫动脉与卵巢动脉吻合形式**

Ⅰ型：子宫动脉肌壁段与卵巢动脉直接吻合（A）；Ⅱ型：卵巢动脉直接参与肌瘤血供（B）；Ⅲ型：子宫动脉发出分支供应卵巢（C、D）。tumor.肿瘤

## 适应证和禁忌证

子宫肌瘤引起明显的相关症状，如经期过长、量大、痛经，出现直肠、膀胱压迫症状，明显腹部包块，造成不孕或流产，以及发现肿瘤后造成明显的心理症状者，若无血管内栓塞治疗的禁忌证，均适合介入治疗。

妊娠期、严重的盆腔和宫腔感染者不宜选择栓塞治疗；瘤体大部分位于肌壁外的浆膜型肌瘤，由于栓塞后肌瘤坏死脱落至腹腔，需手术取出，亦不宜栓塞治疗。

## 介入治疗

一般在患者月经干净后 3～7 天进行治疗。除常规术前准备外，应插入导尿管，以防术中膀胱内大量对比剂滞留影响栓塞治疗。

均要求超选择性子宫动脉插管，一般情况下采用 4F 或 5F 导管及超滑导丝即可达目的，必要时可采用微导管。子宫动脉开口变异较大，可先行髂内动脉造影，了解其起点。因其向前开口，正位投照有重叠，斜位和放大摄影更有利于显示。

选择性子宫动脉造影后，应仔细观察子宫大小、子宫肌瘤供血方式及子宫动脉分支，若存在宫颈和阴道动脉支，最好避开上述分支注入栓塞剂。

目前国内使用的栓塞剂主要有平阳霉素碘油乳剂（PLE）和 PVA 微球，均为末梢性栓塞剂。平阳霉素用量以 4～8mg 为宜，肿瘤较大者亦不应超过 16mg，碘油用量以 4～10ml 为宜,视肿瘤大小而定。平阳霉素用水溶性碘对比剂溶解,与碘油的比例为(0.5～1)∶1。使用 PLE 栓塞前应经静脉推注地塞米松 10mg,以防出现过敏反应。PVA 微球直径以 300～500μm 为宜。

由于超选择插管后子宫动脉几乎被导管嵌入,使局部血流明显变慢甚至暂停,栓塞剂的释放类似阻控法,一般不致引起反流性误栓。但如果注入栓塞剂的压力大过周边器官的侧支毛细血管网压力,则栓塞药物即由

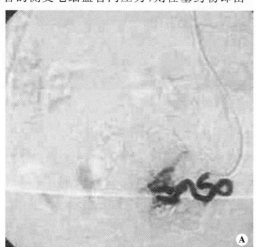

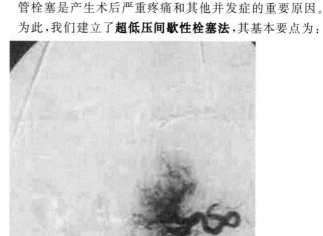

高压区(子宫动脉)流向低压区(周边器官侧支),易发生非靶器官的顺行误栓。值得注意的是,盆腔血供的特点为存在广泛的和较易开放的侧支循环。一旦子宫动脉或某支血管闭塞可迅速得到侧支血供;反之,在子宫动脉高压注入对比剂或栓塞剂亦可由侧支逆行进入多数其他盆腔血管(图 11-5-7)。笔者认为大范围的盆腔血管栓塞是产生术后严重疼痛和其他并发症的重要原因。为此,我们建立了**超低压间歇性栓塞法**,其基本要点为:

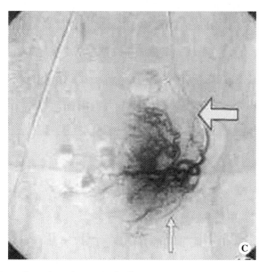

图 11-5-7　注射压力与侧支逆显影的关系

同一例患者,以 0.5ml/s(A)、1ml/s(B)、2ml/s(C)的速率分别造影,显示注射速率越大,逆行显示的侧支越多,细箭头为宫颈支,粗箭头为卵巢支

栓塞时仅将栓塞剂推注出导管头端,此时周围侧支血管网处于高压区,栓塞剂在子宫动脉内原有少量血流及逆向进入的侧支血流的冲刷下几乎完全进入子宫及肌瘤内。

间歇性注射栓塞剂。导管嵌入子宫动脉后,子宫动脉内血流速度明显变慢,如采用持续性或较快的脉冲式注射,则在前端药物还未排空的情况下,后续的药物必将通过侧支造成顺行误栓。因此,间歇性注射要求在前端药物已完全在血管内排空后再进行下一次注射。

注射栓塞剂量递减。在注药的初期,子宫和肌瘤内血管床阻力最小,所以在栓塞初期即使单次注入量较

大,也较容易完全进入子宫内。随着子宫和肌瘤血管床内药物沉积逐渐增多,其内阻力也增大,故注射药量亦应相应递减,最大限度地减少误栓。

对栓塞程度的控制十分重要,用 PLE 时,以宫体大部分染色为宜(图 11-5-8),一般不需要加用明胶海绵。如在治疗期间仍有较大量的阴道出血,加用少量明胶海绵有即时止血的作用。用 PVA 微球则栓塞以达到子宫螺旋动脉不显影为宜,不必使其主干达到完全栓塞。过度栓塞可造成严重和持续性疼痛,栓塞不足则疗效较差。

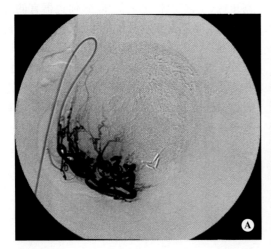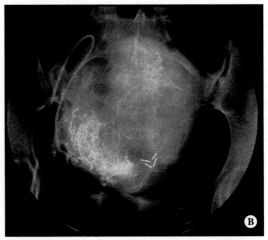

图 11-5-8　子宫肌瘤

双侧子宫动脉供血(A)；用 PLE 栓塞后肿瘤染色,清楚勾画出肌瘤大小和轮廓(B)

## 不良反应、并发症及其处理

子宫动脉栓塞治疗子宫肌瘤的不良反应和并发症主要包括:栓塞后综合征,子宫肌瘤坏死、脱落,子宫内膜感染,卵巢功能损伤,非靶器官栓塞等。并发症的发生与栓塞剂的选择、栓塞程度及栓塞剂注入方法有关。

### 栓塞后综合征

栓塞后综合征多表现为疼痛、发热、恶心、呕吐等,其中最主要的是严重的盆腔疼痛。文献报道采用 PVA 栓塞的患者疼痛发生率为 100%,常在栓塞后 1 小时甚至栓塞术中出现,一般持续 2~4 天,少数患者可持续 1 周至数周。根据疼痛发生的时间将之分为术中即时疼痛、术后疼痛和迟发性疼痛 3 种类型。术中即时疼痛,主要致痛原因为导管和导丝的操作以及压迫性注入栓塞剂造成盆腔血管痉挛和急性大范围缺血,与术者的操作技术水平有关,发生率相对较低。术后疼痛,发生率在 90% 以上,主要原因为术后子宫和盆腔部分组织缺血,而其程度和持续时间则主要取决于缺血的范围,特别是盆腔组织。迟发性疼痛,其原因为黏膜下子宫肌瘤术后坏死和宫腔感染。前者主要表现为阵发性宫缩样疼痛,乃子宫为排出坏死物而收缩引起。后者表现为持续的下腹部钝痛,常伴有发热和白细胞升高。笔者在临床实践中亦发现,使用平阳霉素碘油乳剂栓塞时,术后疼痛程度与子宫周围组织中碘油沉积量有关,提示减慢注药速度、尽量避免子宫邻近组织栓塞能有效地降低疼痛发生或减轻疼痛程度和持续时间。为此,笔者通过临床实验,对常规栓塞法和超低压间歇栓塞法患者术后疼痛发生率和程度进行了比较(表 11-5-1),证实超低压间

歇栓塞法对术后疼痛的预防是十分有效的。

表 11-5-1　常规栓塞和超低压间歇栓塞对子宫肌瘤患者术后疼痛的影响

| 疼痛程度 | 常规组 | | 超低压组 | |
|---|---|---|---|---|
| | 术中 | 术后 | 术中 | 术后 |
| 无痛 | 35%(7/20) | 0 | 65%(13/20) | 10%(2/20) |
| 轻度 | 40%(8/20) | 15%(3/20) | 30%(6/20) | 40%(8/20) |
| 中度 | 0 | 25%(5/20) | 0 | 50%(10/20) |
| 重度 | 25%(5/20) | 60%(12/20) | 5%(1/20) | 0 |
| 持续时间(d) | 4.4±6.3 | | 1.4±0.8 | |

### 子宫肌瘤坏死、脱落

黏膜下肌瘤栓塞后坏死、脱落并经宫颈排出。小的肌瘤坏死脱落后多能顺利排出,大的肌瘤则无法自然排出,可导致子宫收缩,引起剧烈腹痛,疼痛表现为阵发性,类似于产前阵痛,应及时发现此情况,可采用药物促其排出或使用子宫镜、手术取出。

### 子宫内膜感染

发生率为 0.5%~1%。可能与脱落于宫腔内的肌瘤组织未能及时排出、栓塞前存在宫内感染、月经期栓塞有关。术后采用广谱抗生素可有效地降低感染的发生率。

### 卵巢功能损伤

栓塞剂进入子宫动脉卵巢支或通过侧支循环进入卵巢动脉,引起卵巢血管床栓塞所致,发生率为 2%~

10%。大多为卵巢功能可逆性损伤,表现为栓塞后不排卵、女性激素检测异常、闭经等,3~6个月时恢复。若双侧卵巢血管床被栓塞,则可导致卵巢功能不可逆性损伤。无论采用PVA还是PLE均可导致此类并发症,采用超低压间隙性栓塞法、控制栓塞程度是避免卵巢功能损伤的有效措施。

### 非靶器官栓塞

子宫动脉可发出阴道、膀胱、卵巢、输尿管动脉分支,营养上述器官。若注入栓塞剂时的压力大过周边器官的侧支毛细血管网压力,则栓塞药物即由高压区(子宫动脉)流向低压区(周边器官),易发生非靶器官的顺行误栓,出现膀胱、阴唇、输尿管、会阴部皮肤坏死。采用超低压间隙性栓塞法可避免此类并发症的发生。

## 疗效评价

疗效主要根据栓塞前后的临床、影像学变化综合评价。术后月经量明显减少且肌瘤体积缩小≥50%为显效;月经量明显减少,肌瘤体积缩小20%~50%为有效;月经量减少不明显,肌瘤体积缩小<20%为无效。但有一些肌瘤坏死后不能吸收发生钙化,影像学随访示肌瘤体积没有明显的变化或稍有缩小,然而患者压迫症状消失、月经量减少,也属有效范畴。Ravina等采用子宫动脉栓塞术治疗454例子宫肌瘤患者,结果有效病例433例(95.4%);超声检测显示,55%的肌瘤在6个月时缩小,70%在1年时缩小。国内外其他文献报道也显示,95%以上患者术后临床症状明显改善和(或)肌瘤体积明显缩小。采用PVA与PLE栓塞的患者疗效相仿。

进行介入性栓塞治疗的部分患者有保留生育功能的强烈愿望,对于这些仅关心生育功能的妇女是否行血管内栓塞治疗尚存争议。Goldberg等对53例栓塞

治疗后妊娠和139例腹腔镜下肌瘤切除后妊娠的病例资料进行比较,发现栓塞治疗者妊娠早产、胎位不正发生率明显高于肌瘤切除者,产后出血和自发性流产率两者相当。而大部分学者则认为子宫肌瘤栓塞术后患者的受孕率、自然流产率、早产率、分娩方式、产后出血、产后感染与普通人群相当,栓塞治疗对患者的生育功能影响甚微。大规模的临床随机对照研究将有助于平息这些争论,而进行子宫全切者则基本生育无望是不争的事实。

## 病例评述

### 例11-5-1(图11-5-9)

女性,37岁。月经量多,CT和B超检查均诊断为子宫肌瘤。超选择子宫动脉造影可见子宫动脉增粗,分支增多、迂曲(A),肿瘤染色明显(B),经平阳霉素12mg和碘油10ml混悬乳剂栓塞后,肌瘤内碘油沉积良好,明显勾画出肿瘤轮廓(C)。术前和术后1个月CT显示肿瘤无明显缩小,但肿瘤内碘油沉积良好(D、E)。术后3个月肌瘤明显缩小(F)。术后月经周期和量恢复正常。

【评述】 本例是笔者于1994年完成的首次采用碘油平阳霉素乳剂硬化(栓塞)治疗症状性子宫肌瘤的病例。从本例可以看出,在早期平阳霉素和碘油的用量偏大,随后的一些病例结果显示术后疼痛等副作用较大。目前一般平阳霉素的用量为8mg左右,极少数可达16mg;碘油用量6ml左右,一般不超过10ml。本例也提示子宫肌瘤栓塞后并不会近期内明显缩小,一般术后1个月开始至半年后方可缩至最小程度,而症状缓解明显早于瘤体缩小。病变内碘油持续残留表示肿瘤业已坏死。

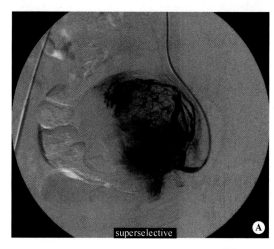
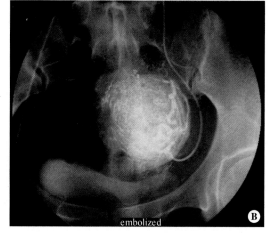

图11-5-9 子宫肌瘤

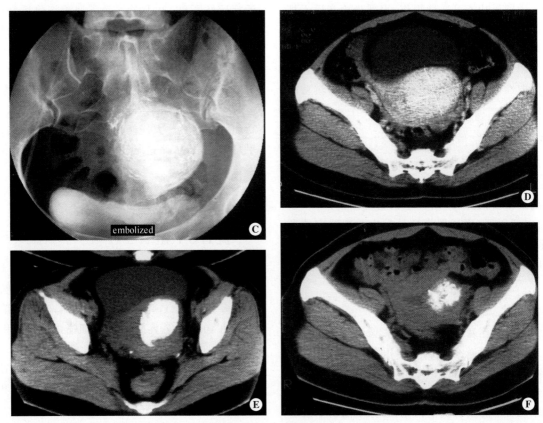

图 11-5-9　子宫肌瘤(续)

superselective.超选择；embolized.栓塞

**例 11-5-2**(图 11-5-10)

女性,38 岁。月经量多,经期延长 6 个月。B 超和 MRI 检查均诊断为子宫肌瘤。子宫动脉造影示双侧子宫动脉增粗,分支增多、迂曲,左侧宫颈阴道支、卵巢支显影(A)。于双侧子宫动脉超低压间歇注入平阳霉素 8mg 和碘油 3ml 混悬乳剂栓塞后,肌瘤内碘油沉积良好,勾画出肿瘤轮廓,宫颈阴道部、卵巢区未见碘油沉积(B)。术后患者无明显疼痛症状,月经周期和量恢复正常。

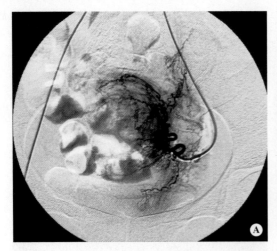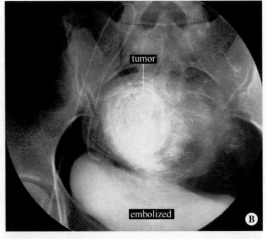

图 11-5-10　子宫肌瘤,PLE 栓塞治疗

tumor.肿瘤；embolized.栓塞

**例 11-5-3**（图 11-5-11）

女性,36 岁。月经量多,经期延长 1 年余。MRI 诊断为子宫肌瘤。子宫动脉造影示双侧子宫动脉增粗,分支增多、迂曲,肿瘤染色明显,以右侧子宫动脉供血为主,左侧宫颈阴道支、卵巢支显影（A、B）。采用超低压间歇栓塞法于双侧子宫动脉注入平阳霉素 12mg 和碘油 5ml 混悬乳剂栓塞,复查显示肌瘤内碘油沉积良好,明显勾画出肿瘤轮廓,卵巢区未见碘油沉积（C）。术后患者无明显疼痛症状,月经周期和量恢复正常。

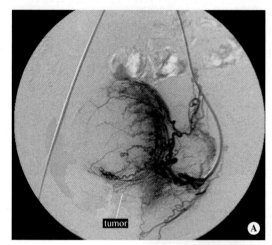
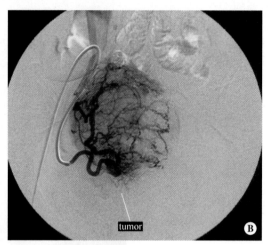
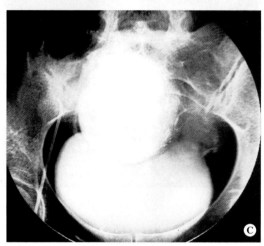

图 11-5-11　子宫肌瘤,超低压间歇栓塞法

tumor.肿瘤

**【评述】** 子宫动脉栓塞术治疗子宫肌瘤疗效较好,操作技术也较为简单。但在栓塞过程中如果注药量过大、注药速度过快,也可出现疼痛、非靶器官栓塞等并发症。为此,我们建立了超低压间歇栓塞法,并且严格控制栓塞程度,杜绝了非靶器官栓塞的并发症,栓塞后综合征也明显减轻。

**例 11-5-4**（图 11-5-12）

女性,40 岁。阴道不规则流血、白带增多 1 年余。MRI 诊断为子宫黏膜下肌瘤。子宫动脉造影示宫体下部哑铃状肌瘤,由左侧子宫动脉供血,左侧子宫动脉卵巢支显影（A、B）。采用超低压间歇栓塞法于左侧子宫动脉注入平阳霉素 8mg 和碘油 4ml 混悬乳剂栓塞,复查显示肌瘤内碘油沉积良好,卵巢区未见碘油沉积（C）。术后 10 天,患者出现阵发性宫缩痛,钳夹排出灰白色坏死肌瘤组织。

**【评述】** 子宫黏膜下肌瘤的发生率占整个子宫肌瘤的 10%～15%。根据肌瘤与子宫肌层的关系将黏膜下肌瘤分为 3 型:0 型,为有蒂黏膜下肌瘤,未向肌层扩展;I 型,无蒂,向肌层扩展＜50%;II 型,无蒂,向肌层扩展＞50%。目前常用的微创治疗方法有宫腔镜下肌瘤电切术和子宫动脉栓塞术,前者主要适于 0 型、I 型病变的治疗,后者则可应用于各种类型的黏膜下肌瘤。子宫动脉栓塞术后,肌瘤发生坏死、脱落,导致宫缩性疼

痛、坏死组织排出,疼痛程度、持续时间多与肌瘤大小呈正相关,肌瘤排出后症状缓解消失。因此,黏膜下肌瘤

栓塞术后必须告诫患者:一旦出现宫缩性疼痛须立即到妇科门诊就诊,以防坏死瘤体嵌顿于宫颈。

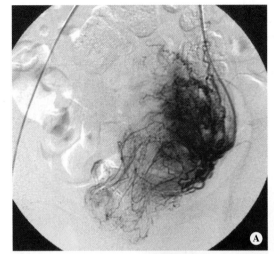
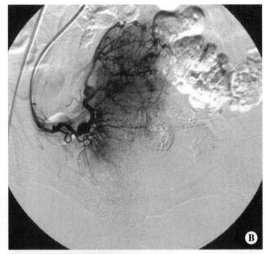
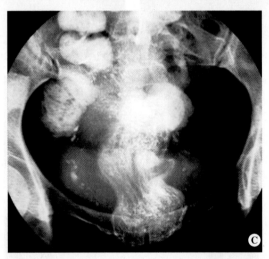

图 11-5-12　子宫肌瘤内膜下型

（梅雀林　赵剑波）

## 第六节　妇科其他良性病变

妇科良性病变除子宫肌瘤适合介入治疗外,其他尚有子宫腺肌病、子宫大出血、胎盘潴留、输卵管阻塞、异位妊娠等。

### 子宫腺肌病

子宫腺肌病系子宫内膜腺体及基质侵入子宫肌层并在肌层生长所致。虽然同为异位的子宫内膜引起的疾病,但在组织发生学、临床表现方面与子宫内膜异位症不同,故临床通常把子宫腺肌病与子宫内膜异位症分别列出。子宫腺肌病多发生于 30～50 岁的经产妇,约

半数患者合并子宫肌瘤,15% 的患者合并子宫内膜异位症。尸检发现 10%～47% 的子宫肌层中有子宫内膜组织,但其中仅 70% 的妇女有临床症状。多次妊娠和分娩时子宫壁的创伤和慢性子宫内膜炎为其致病的主要原因。

侵入肌层的子宫内膜多呈弥漫性生长,使子宫均匀性增大,但很少超过 12 周妊娠子宫大小,通常子宫后壁较前壁受累更重。少数异位的内膜呈局限性生长,形成结节或团块,称为子宫腺肌瘤（adenomyoma）。腺肌瘤与肌瘤的区别在于前者无包膜,与周围肌层无明显分界。

临床主要表现为经量增多、经期延长、进行性痛经及盆腔包块。其中痛经为子宫腺肌病的突出表现,与病灶局部的前列腺素合成量明显增加有关。MRI 检查对

于本病的诊断具有较大价值,根据子宫形态、病灶信号、病灶包膜与边界,以及内膜与结合带的改变,90%以上的患者能得到正确诊断。与子宫肌瘤鉴别困难时,CA125 水平升高有助于本病的诊断。据报道,子宫腺肌病患者 CA125 水平与子宫体积呈正相关,子宫切除后,CA125 明显下降。

子宫腺肌病的治疗方法主要包括药物、手术和介入治疗。药物治疗近期疗效较好,但停药后患者症状很快复发,因此仅作为不愿或不适合其他治疗方法的权宜之计。手术治疗包括子宫全切术和子宫内膜切除术,前者为传统的子宫腺肌病的根治方法,适合于年龄较大且无生育要求的患者;后者适合于异位内膜浸润肌层较浅的轻症患者。介入治疗的适应证参见下文。

### 血管造影

子宫动脉造影主要是为介入治疗前了解子宫和病变的血供情况及分支特点。血管造影表现为:子宫动脉增粗、迂曲;子宫螺旋动脉走行自然,无明显占位征象;子宫体对比剂浓集滞留,但不均匀,可见散在分布的淡染区,边界模糊;病灶内见大量增生的细小血管网形成;子宫体均匀性增大。

### 治疗机制

血管内栓塞治疗子宫腺肌病的机制为:通过阻断子宫及病灶血供,使侵入肌层的异位内膜及增生的肌细胞和结缔组织缺血、坏死、溶解吸收,进而使子宫体积及宫腔面积缩小,达到减少月经量的目的;异位内膜缺血、坏死后,病灶局部合成的前列腺素明显减少,从而使患者的痛经症状缓解或消失。异位内膜坏死后由于缺乏基底层的支持,已坏死的病灶不能重新生长,从而保证了栓塞治疗的长期疗效。

### 适应证

有典型的临床表现,并经超声、MRI 或病理检查明确诊断,且满足下列条件者为栓塞治疗的适应证:希望保留子宫或有生育要求的育龄期妇女;保守治疗无效或不愿接受其他治疗方法者;自愿接受血管栓塞治疗者。妊娠患者、近期有盆腔放疗史者、子宫及附件恶性肿瘤者、盆腔或子宫严重感染者、造影剂过敏者为栓塞治疗的禁忌证。

### 治疗方法

子宫腺肌病栓塞剂选择和栓塞方法与子宫肌瘤相同(图 11-6-1 和图 11-6-2)。

### 疗效评价

子宫动脉栓塞治疗子宫腺肌病的疗效主要从临床症状的改善、子宫体积的变化来评估。临床症状改善主要包括痛经缓解或消失、经量减少、经期缩短。栓塞后第 1 个月经周期,患者痛经症状即有缓解,且随月经次数的增加痛经逐渐减轻,经 2~3 个月经周期约有 90%的患者痛经症状改善(痛经缓解或消失)。在 2~3 年的随访期间,约有 5%的患者痛经症状复发。子宫体积变化主要通过 MRI 和超声检查进行观察。栓塞后第 1 个月,子宫体积开始缩小,第 6 个月时缩小至最低程度并趋于稳定。但总的说来,由于子宫腺肌病病灶内含有较多纤维成分和血供不太丰富,因此栓塞后子宫缩小程度不如子宫肌瘤患者。

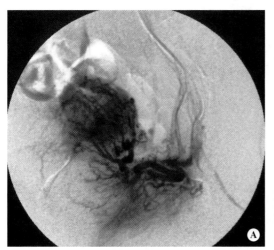
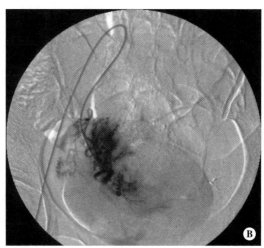

图 11-6-1　子宫腺肌病 1

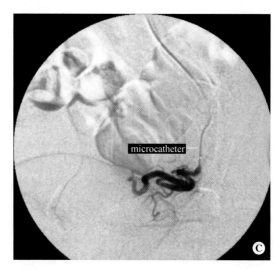

图 11-6-1  子宫腺肌病 1（续）

女性，25 岁。周期性进行性痛经 2 年余。临床诊断为子宫腺肌病。两侧子宫动脉造影示子宫动脉明显增粗，分支
数量增多、迂曲（A、B）；用微导管超选择插管后，注入平阳霉素 8mg 和碘油 8ml 混悬乳剂栓塞后，可见肿瘤血供基
本消失（C）。microcatheter.微导管

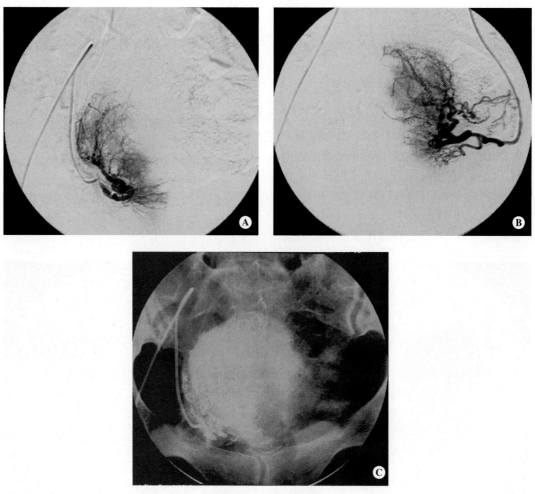

图 11-6-2  子宫腺肌病 2

女性，32 岁。进行性痛经、经量增多 6 月余。临床及 MRI 诊断为子宫腺肌病。两侧子宫动脉造影示子宫动脉明显增
粗，分支略增多，子宫增大（A、B）；于双侧子宫动脉注入平阳霉素 8mg 和碘油 6ml 混悬乳剂栓塞（C）

# 子宫出血

子宫出血主要有肿瘤性、功能性子宫出血及产后大出血等几种。肿瘤性出血为肿瘤组织侵蚀子宫小动脉或小静脉所致,为子宫肿瘤(或累及子宫的肿瘤)的并发症之一,临床表现为反复持续的子宫出血(介入诊疗方法参见本章第四节)。

功能性子宫出血为一种常见的妇科疾病,是指排除全身及生殖器官器质性病变,而由神经内分泌系统功能失调所致的异常子宫出血。临床表现为月经周期不规律、经量过多、经期延长或不规则出血。大部分功能性子宫出血患者采用诊疗性刮宫术即可达到止血的目的,诊刮无效的患者可选择子宫动脉栓塞术止血。

产后出血(postpartum hemorrhage)是指胎儿娩出后24小时内阴道流血量超过500ml者,主要是由于产后子宫收缩乏力、软产道损伤、胎盘剥离不全或胎盘滞留及凝血功能障碍所致。产后出血为产妇死亡的首位原因。临床表现为产后阴道流血不止,继发低血容量性休克。治疗原则为去除病因、迅速止血、纠正失血性休克及控制感染。经上述内科保守治疗无效者,为子宫动脉栓塞治疗的良好适应证。

子宫出血的血管造影直接征象为对比剂外溢于宫腔内,并经久不散。量大者,外溢的对比剂沿宫腔弥散,甚至勾画出子宫轮廓;量小者,外溢的对比剂显示为浅淡的点状、片状影。大部分子宫出血的患者,血管造影并不能显示对比剂外溢(图11-6-3),多表现为子宫动脉增粗,分支增多,子宫体增大。胎盘滞留所致者尚可见斑片状的血窦影。一旦产后出血的诊断明确,无论血管造影有无发现造影剂外溢,均可栓塞双侧子宫动脉止血。栓塞剂一般选择固体类栓塞剂如明胶海绵颗粒或钢圈等,以前者为首选。

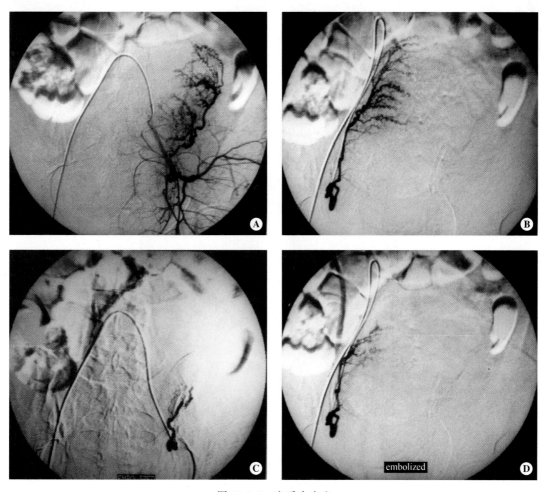

图 11-6-3 产后大出血

两侧选择性子宫动脉造影示子宫动脉增粗,其分支增多,未见对比剂外溢(A、B);分别行超选择性子宫动脉栓塞后,子宫动脉供血明显减少(C、D);

临床出血症状消失。embolized.栓塞

### 并发症及其处理

采用明胶海绵栓塞子宫动脉止血除栓塞后综合征外,多无其他并发症。

### 疗效评价

子宫出血栓塞技术成功率在 95% 以上。排除凝血功能障碍等影响因素,止血成功率达 90% 以上。与手术结扎子宫动脉、髂内动脉相比,具有创伤小、止血迅速、可靠等优点,已成为保守治疗者的首选治疗方法。

### 病例评述

#### 例 11-6-1(图 11-6-4)

女性,30 岁。月经量多、痛经 16 年,曾行"子宫肌瘤剥出术",术后症状仍无改善。临床诊断为功能性子宫出血、子宫肌瘤、药物性紫癜并重度贫血。选择性左侧髂内动脉造影可见左侧子宫动脉明显增粗,子宫血管增多、迂曲,肌瘤染色明显(A),超选择左侧子宫动脉行明胶海绵加钢圈栓塞(B),右侧则超选择子宫动脉用明胶海绵栓塞,术后肿瘤血供基本消失(C)。术后临床症状消失,月经恢复正常。

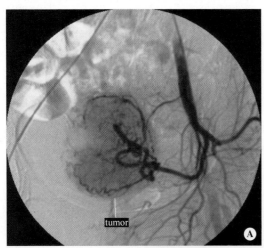
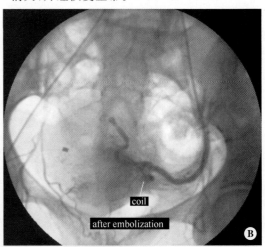
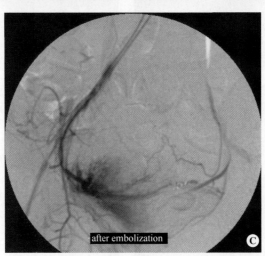

图 11-6-4　功能性子宫出血、子宫肌瘤、药物性紫癜并重度贫血

tumor.肿瘤;coil.钢圈;after embolization.栓塞后

【评述】　本例原为子宫肌瘤,已行手术治疗。现病史主要为功能性子宫出血及药物性紫癜引起持续性阴道出血,故治疗的目的主要是止血,用明胶海绵栓塞即可,加用钢圈显得多余。

#### 例 11-6-2(图 11-6-5)

女性,30 岁。排胎后胎盘滞留伴阴道流血 5 天入院。B 超检查提示"胎盘滞留,纵隔子宫?"。血管造影示左子宫动脉增粗、迂曲,分支增多,子宫增大,宫底见斑片状血窦影,边界清晰(A、B)。右侧子宫动脉未参与

滞留的胎盘供血(C)。于左子宫动脉注入平阳霉素 8mg ＋碘油 4ml 混悬乳剂(D,右子宫动脉供血区域为残留

的造影剂)及明胶海绵颗粒。栓塞后第 8 天行钳夹清宫术,刮出胎盘组织约 250g,术中出血不多。

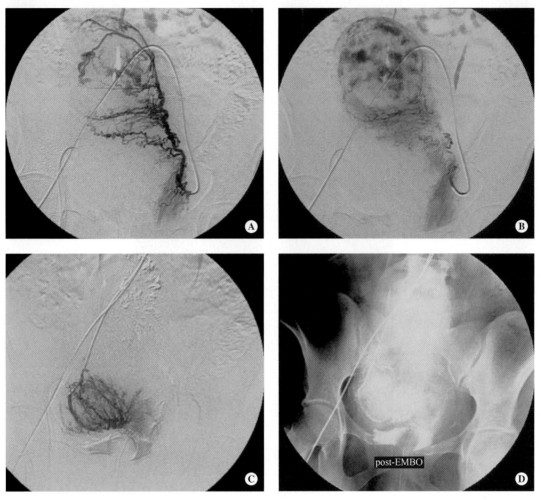

图 11-6-5 胎盘滞留伴阴道流血

**【评述】** 胎儿娩出后 30 分钟胎盘仍未娩出称胎盘滞留,为产后出血的主要原因之一。通常分为两类:胎盘已剥离但不能顺利娩出;胎盘不能完全剥离,与子宫内膜粘连或植入子宫肌层。前者与子宫收缩无力、宫缩素使用不当,接产过程中助产压出胎盘不当等有关。后者则因剖宫、人流、宫内感染使子宫内膜受损,受精卵着床时绒毛异常附着于子宫肌层,形成胎盘粘连或植入所致。介入治疗的主要作用为:控制产后大出血;通过阻断胎盘组织的血供使滋养细胞缺血坏死,导致胎盘组织萎缩,使胎盘易于剥离、清除。若在栓塞过程中同时注入某些化疗药物如甲氨蝶呤(MTX)、平阳霉素可加重滋养细胞变性坏死,有助于胎盘组织的脱落、排出。

**例 11-6-3**(图 11-6-6)

女性,37 岁。清宫术后 1 年,B 超发现宫腔内不均质光团,血绒毛膜促性腺激素(HCG)379.2mIU/ml,考

虑为清宫术后胎盘组织残留。再次予清宫术治疗,吸出陈旧组织 50g。术后患者阴道流血不止。DSA 造影示左子宫动脉增粗,宫底壁见结节状染色,未见对比剂外溢(A、B)。注入平阳霉素 4mg＋碘油 1ml 混悬乳剂及明胶海绵颗粒(C)栓塞。术后出血停止,HCG 降为 9.2mIU/ml。清宫物病理检查:胎盘组织。

**【评述】** 胎盘植入属胎盘滞留的一种类型,为子宫内膜发育不良或子宫内膜损伤引起子宫底蜕膜破坏、屏障作用消失,使胎盘绒毛侵入或穿透子宫肌层所致。根据胎盘植入子宫肌层的深浅将胎盘植入分为三类:①粘连性胎盘植入,胎盘绒毛直接与子宫肌层接触,二者之间无底蜕膜;②植入性胎盘植入,胎盘绒毛侵及子宫肌层;③穿透性胎盘植入,胎盘绒毛达子宫浆膜层,甚至穿透该层达膀胱和直肠。目前尚无哪种方法可以很好地发现胎盘植入,血清 AFP、多普勒彩色超声、磁共振图像的联合应用对其有一定的诊断作用。介入治疗的作用同胎盘滞留。

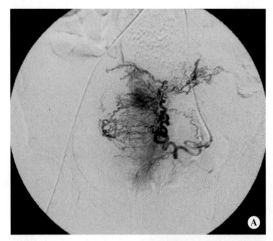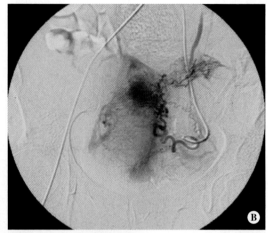

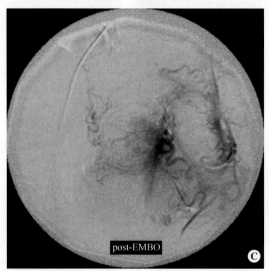

图 11-6-6　胎盘植入栓塞治疗

## 输卵管阻塞

　　输卵管阻塞性不孕患者约占不孕症的 1/3,常用的检查方法有输卵管通水和常规子宫输卵管碘油造影。输卵管通水只靠医生主观感觉、注药阻力和经验来判断,有一定的盲目性;常规子宫输卵管碘油造影可引起输卵管痉挛和子宫腔扩张性疼痛,因此不宜以过度加压的方式使输卵管显影或再通。而选择性输卵管造影和再通术克服了以上方法的缺点,可充分了解阻塞的部位、性质,直接增加输卵管内流体静压力,并使用导丝和导管等器材行再通术,有利于黏液栓、血栓及内膜粘连的清除和复通[1,2]。本术具有实时可监控性,且安全、痛苦少、费用低、再通成功率高、受孕率较高等优点,是输卵管阻塞性不孕症较好的诊治方法,对以后的治疗(如腹腔镜、试管婴儿等)具有较高的参考和指导意义[3,4]。以下简述 SSG 和 FTR 的操作技术。

### 临床应用解剖

　　正常子宫呈倒置三角形,底部在上,下端与子宫颈管相连,宫腔上部两侧为子宫角,与输卵管相连。正常子宫容量为 5～7ml。两侧输卵管左右各一,长 8～14cm,为细长、柔软、弯曲的管道,自宫角向侧方走行,分间质部、峡部、壶腹部和伞部 4 部分,其间质部位于子宫角壁内,从间质部开始的一段输卵管细而直,为峡部,峡部远端较膨大,为壶腹部,壶腹部末端呈漏斗状扩大,为伞部。

### 适应证

　　输卵管通水怀疑或已证实梗阻性不孕患者,需行再通术。

　　输卵管结扎后需复通,术前了解输卵管情况。

　　育龄妇女要求生育而可能因盆腔肿瘤或子宫肌瘤等造成不孕症,需了解其对子宫输卵管的影响。

## 技术和方法

### 本术宜在月经干净后 3～7 天进行。

器材采用 FTC-550 套装（Cook 公司，美国），内含 5.5F 单弯导管和与其配套的 0.035in 导丝、3F 微导管及与其配套的 0.021in 微导丝各一根。除此专用器材外，还可采用单弯导引导管和其他微导管系统。

患者体位、消毒同常规子宫造影。先用装有水溶性碘对比剂的 20ml 注射器与塑胶蘑菇头连接，在透视下用塑胶蘑菇头顶住宫颈口。行常规子宫输卵管造影，观察输卵管阻塞的部位、程度和子宫角部的位置。当发现输卵管阻塞时，即行再通术，先将 5.5F 单弯导管和与其配套的 0.035in 导丝行选择性子宫角部或近端输卵管插管，旋转导管指向子宫角部或近端输卵管方向，当遇到

阻力时撤出导丝，用对比剂"冒烟"确定导管是否对着子宫角部，然后插入 3F 微导管及微导丝，微导丝先行，渐进性跟入微导管，进入 3～5cm 后，撤出微导丝，用 2.5ml 或 1ml 注射器注入 1～3ml 对比剂，观察输卵管阻塞情况并记录图像，然后灌注抗炎抗粘连药物（含庆大霉素 8 万 U、糜蛋白酶 10mg、地塞米松 5mg、甲硝唑 20ml 溶于 40ml 生理盐水中），最后用 1ml 注射器注射超液化碘油，让整条输卵管都充满碘油并弥散至盆腔。对伞端有粘连、碘油弥散欠佳者，可进行体外局部按摩，以期松解粘连。于 24 小时后复查盆腔平片，了解碘油在盆腔内的分布情况。碘油在盆腔内弥散分布表示粘连松解有效。如聚集成团提示松解不良。对子宫过度前、后和侧倾的病例，可采用宫颈牵拉法将宫颈向外牵拉，使子宫变平直，易于导管的插入和通过（图 11-6-7）。

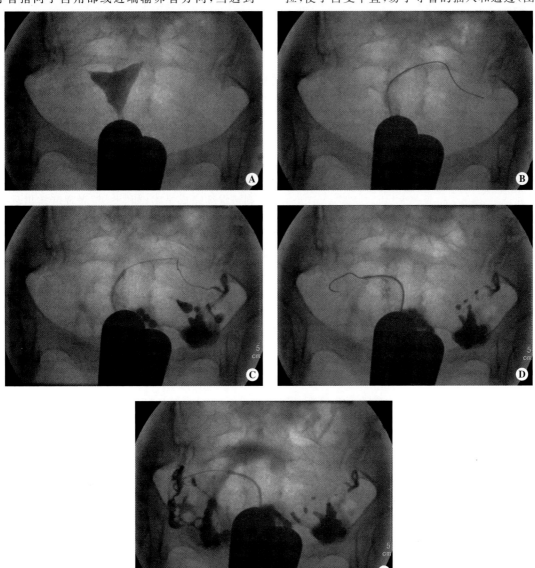

图 11-6-7　输卵管开通术

常规子宫造影显示双侧输卵管峡部完全性阻塞（A）；行选择性左侧输卵管再通术，导丝通过阻塞段（B）；造影复查见阻塞段通畅，表示左侧输卵管已成功复通，对比剂及碘油均匀弥散于盆腔（C）；同法开通右侧输卵管（D、E）

### 术后处理

一过性腹痛、恶心、呕吐，可口服解痉药，如溴丙胺太林、阿托品或肌内注射罗通定等。如有阴道少量出血，一般持续 1~3 天，之后会自然消失。干净 3~5 天后则可同房。常规口服抗生素 3~4 天。如果炎症较严重，应静脉滴注 3 天抗生素和（或）做盆腔理疗。观察 3 个月，这期间不需要做特殊治疗，如通水等。如术后 3~4 个月仍未孕，则要复查。

男女双方也需要做全面的其他检查：男方可到泌尿专科（或男性科）做相关检查，如精液检验、有无精索静脉曲张等；女方可到妇科做相关检查，如做子宫和附件的超声检查及内分泌项目的检验等。

### 疗效[3~6]

插管成功率约 98%，复通率约 94%，妊娠率为 25%~40%。

影响受孕的因素[5,6]：女方能否受孕是一个系统工程，影响因素很多，主要有男、女双方的因素，如男方精子的质量；女方除了输卵管因素外，还有子宫内膜、卵巢功能、子宫过度前后和侧倾、盆腔有无炎症粘连及其程度等诸多因素。

就输卵管单方面来说，影响术后能否受孕与下列因素密切相关：

与阻塞的部位及程度密切相关：近端的阻塞较远端的阻塞复通后受孕率高，即间质部、峡部的阻塞疗效最好，壶腹部的阻塞疗效次之，而伞部的阻塞疗效较差。因为近端阻塞时炎症范围多较局限，而伞部则因慢性输卵管炎大都为双侧性，伞端可部分或完全闭锁，并与周围组织粘连，即使行再通术后在宽大的伞部开一小孔亦难恢复伞端"拾卵"功能。所以总体受孕率较低，不尽如人意，这类患者如做腹腔镜手术解除粘连及伞部造口可望怀孕。

与病程密切相关：病程在 3 年以上者，多不能复通，如能复通，受孕机会也较低，可能是由于其炎症较重，以及继发盆腔炎、盆腔粘连较严重所致。病程在 3 年以下者，多能复通，受孕概率也较高。因此，要重视宫颈炎等的诊治，以免逆行感染。

与再通术后的处理密切相关：再通术后可有少量阴道出血，持续 1~3 天，当干净 3~5 天后即应及早同房，以求受孕和防止输卵管再堵塞。若第 3~4 个月后仍未受孕，可直接做第二次再通术或再在妇科门诊行通水术，以维持其通畅，如发现再有阻塞，应行再通术。

再通术后常规使用超液化碘油有利于受孕。现在虽然都不用它作为对比剂，但在常规做完再通术后，都应常规注射超液化碘油，让整条输卵管都充满碘油并弥散至盆腔。由于它具有润滑性和一定的黏稠度，可以较长时间停留在输卵管起润滑、抗炎作用；在有粘连的慢性输卵管炎中又可起抗粘连的支撑作用。另外，碘油的显影比碘水溶性对比剂更清晰，可弥补先前碘水溶性对比剂造影对诊断的不足。即使是子宫碘水溶性对比剂造影显示输卵管通畅者，再用碘油加压让 2 条输卵管都充满碘油并弥散至盆腔，这样可对轻度炎症起积极治疗及明确诊断的作用，更有利于受孕。实践表明，治疗时加用超液化碘油能明显提高受孕率[7,8]。

### 并发症的预防及其处理

一般无严重并发症，仅需对症处理。

**输卵管穿孔、撕裂和肌壁损伤**

常为输卵管浆膜下穿孔，造影表现为少量对比剂渗入浆膜下形成一"夹层"状，主要是由于经验不足和操作不当引起，患者可出现腹部胀痛。在 DSA 的路径图透视方式指引下操作可减少其发生。强调注射药液至输卵管时一定要用小容量的注射器，而且**注射速度要慢**。若用较大容量的注射器，如 5ml 或 10ml 的注射器，注射压力难以掌握，以致注射速率过快而出现撕裂。严重者可造成输卵管医源性、永久性闭塞，应高度重视并尽可能避免。一旦发现轻度撕裂要停止操作，一般无严重后果。如后撤微导管再次试注对比剂可以顺利进入盆腔，则可继续完成手术；如"夹层"表现继续出现，则要终止手术，待 1 个月后再行治疗。

**宫腔感染**

应注意无菌操作并避免操作时间过长。术后要常规做抗感染处理。

**输卵管妊娠**

文献报道输卵管显微外科重建术后宫外孕发生率为 3%~20%，导管再通术后宫外孕发生率为 10% 左右。多数学者认为，选择性输卵管造影和再通术与手术治疗相比不会增加宫外孕的发生率[9]。

## 病例评述

### 例 11-6-4（图 11-6-8）

女性，25 岁。孕 2 产 1，继发不孕 3 年。常规子宫输卵管碘水溶性对比剂造影显示双输卵管慢性炎症，呈不完全性梗阻（A）。行右输卵管再通术，术后常规注射超液化碘油，整条输卵管都充满碘油并弥散至盆腔，显示伞端通畅，其慢性炎症的 X 线征象更为清晰（B）。同法处理左输卵管，但碘油不能弥散至盆腔，伞端呈包裹性积液（C）。遵医嘱 3 个月后复查，平片显示盆腔仍有较多局限性的碘油残留，表示盆腔炎症较严重（D）。再次做常规子宫输卵管碘水溶性对比剂造影，显示右输卵管慢性炎症较前好转，但左侧伞端仍呈包裹性积液，无好转(E)。再次行右输卵管再通术，术后仍常规注射超

液化碘油，使其弥散至盆腔，可见管壁较上次光滑、炎症明显好转，左侧伞端包裹性积液则不做处理(F)。术后第二个月怀孕，之后顺利产下一正常男婴。

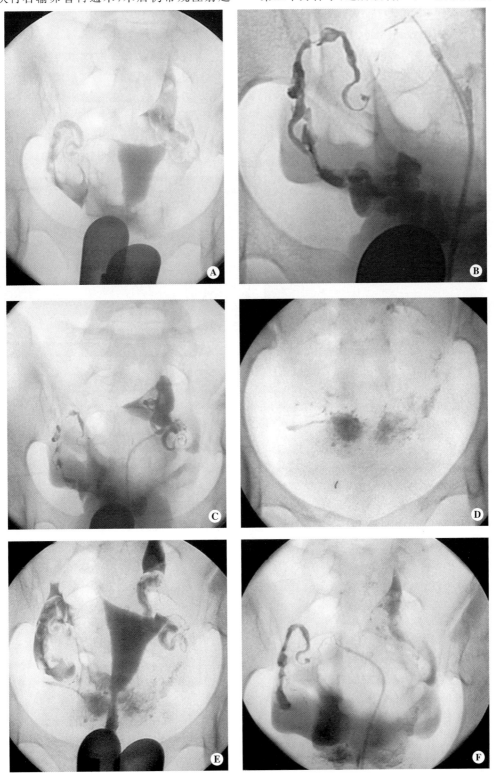

图 11-6-8 输卵管梗阻，行输卵管开通术

【述评】 不少医生在输卵管再通后，仅给予一般的抗炎、抗粘连药液冲洗即结束，如果输卵管的炎症较轻，

也可达到怀孕的效果。但对于像本例这样严重的炎症，加用超液化碘油，效果就会大大提高，所以**强调再通术**

后**应常规加用**超液化碘油。根据笔者多年多例的随访，只要不出现双侧伞端积液，保持一侧通畅就有怀孕的可能。但一旦出现双侧伞端积液，其周围粘连严重，都不可能怀孕。这时就不必再做处理，以免加重患者症状，可建议其做其他治疗，如腹腔镜、试管婴儿等。

要让输卵管阻塞性不孕患者对治疗有信心和恒心。输卵管阻塞绝大部分是由于炎症引起的，每一次做再通术后注入的药物（包括超液化碘油），都对输卵管有很好的抗炎和润滑作用，炎症较轻的患者一次就能受孕。炎症较严重的患者可能一次不能完全消除其炎症，可能要做2～4次再通术才可受孕，临床上不乏做三四次才受孕的成功患者。所以每次再通术后第3～4个月仍未受孕，可直接做下一次再通术。当然，也要积极处理引起不孕的其他因素。

### 例11-6-5（图11-6-9）

女性，28岁。孕1产0，继发不孕2年。2年前因宫外孕行右输卵管切除术。碘水溶性对比剂造影显示右输卵管呈切除术后改变，左输卵管呈完全性梗阻（A）。行左输卵管再通术，再通成功后经微导管注射抗炎药和超液化碘油，见碘油均匀弥散至盆腔，左输卵管呈炎症性改变（B）。术后第2个月怀孕，之后顺利产下一正常女婴。

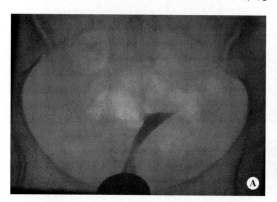 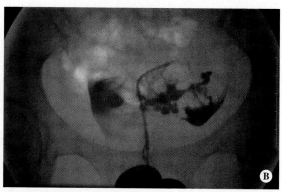

图11-6-9　输卵管梗阻（A），行输卵管开通术（B）

【述评】　宫外孕除了先天性输卵管较长外，绝大部分是由于输卵管炎症引起的，且为双侧性，如一侧已经发生宫外孕，说明经这一侧输卵管虽然能怀孕，但也已有炎症、欠通畅，故受精卵因回子宫腔的路"崎岖不平"而被滞留，另外一侧输卵管也难逃类似遭遇。所以当处理完宫外孕、月经恢复1～2个月后即行输卵管造影和再通术，可避免再次宫外孕和提高正常受孕率。还有一个值得重视的问题是X线的辐射量，应尽可能减少X线的辐射量，避免辐射量较大的照片曝光，只需记录辐射量较少的透视图像即可，以利于优生优育[10]。

## 异位妊娠

**受精卵在子宫体腔以外着床称异位妊娠**（ectopic pregnancy，EP），习惯称宫外孕。其发病数与妊娠总数的比例为1∶（35～300），有腹腔、宫颈、瘢痕妊娠和输卵管妊娠等，后者约占EP的95%，以壶腹部最多，约占60%，其次为峡部，约占25%，伞部及间质部少见。其可由输卵管炎症、各种节育措施后、输卵管手术、输卵管发育不良或功能异常和周围肿瘤如子宫肌瘤或卵巢肿瘤的压迫及部分不明原因等引起[93～95]。

EP的早期诊断依据：停经、腹痛及不规则的阴道出血为典型三联征[85]。

育龄妇女，有性生活史或有人工受孕史。

有或无明显引起输卵管妊娠的病因。

有停经、腹痛、阴道流血等临床症状；或无症状，由常规产前超声检查发现。

盆腔触诊发现子宫增大，附件有压痛。

血β-HCG（human chorionic gonadotrophin）阳性（>5IU/L），尿HCG阳性。

在上述情况下，B超检查显示宫内空虚、宫旁低回声团块。经阴道B超检查准确性较高。腹部MRI检查有助于发现特殊部位的异位妊娠。

## 介入治疗

**确诊后必须严密观察患者的情况，尽早治疗，以免破裂出血而危及生命。**

介入治疗与传统的手术比较，具有保持EP侧输卵管的完整性和生育功能、创伤小、恢复快的优点。介入治疗可分为经动脉和经阴道两种途径，以上两种方法有时需联合运用，则有更安全、起效更快、效果更确切等优点[96～99]。

### 经动脉孕囊供养动脉化疗性栓塞术

子宫动脉的输卵管支承担输卵管血供的85%以上，发生EP的孕囊主要受到同侧子宫动脉的滋养，为维持胚胎的发育，子宫动脉增粗、血流量增加，宫外孕囊呈现富血管染色区，这为子宫动脉化疗性栓塞术奠定了理论基础[100]。

经动脉化疗性栓塞术治疗异位妊娠有以下优点：

药物直达孕囊的浓度高，提高了药效，减少药物用量及副作用。

将孕囊的供血动脉栓塞，使胚胎缺血坏死，也可预防其破裂出血。

在已经发生孕囊破裂出血时，栓塞治疗还可达到止血的目的。

**适应证：**[100～103]

停经时间<70天。

要求保存生育能力的年轻患者及未婚者。

无或少量腹腔出血，生命体征平稳。

血 β-HCG<3000IU/L。

B超显示EP与周围血肿形成的包块最大直径在5cm左右，子宫直肠窝积液深度在3～5cm。

**绝对禁忌证：**多器官功能衰竭。

**相对禁忌证**[104]：有明显腹膜刺激征、出血性休克，有严重的肝肾疾患和凝血功能障碍。

**治疗方法：**

采用对侧股动脉穿刺插入 Robert 导管或 Cobra 导管至髂内动脉造影，主要了解子宫动脉开口、走行及孕囊血供情况。造影显示妊娠侧子宫动脉和输卵管支均明显增粗，输卵管支发出分支血管供应孕囊，输卵管及卵巢静脉早显并迂曲，在输卵管区域见小片状或类圆形的孕囊和绒毛染色征象，染色不均匀，呈边缘染色及中间浅淡染色或为充盈缺损状。造影明确后可进一步超选择性插入输卵管支动脉或孕囊供血动脉做化疗性栓塞，将平阳霉素 8～12mg 溶于 5～10ml 对比剂，再与等量超液化碘油乳化灌注栓塞，即可达到孕囊灭活的效果。如未能超选插入输卵管支动脉或孕囊供血动脉做化疗性栓塞，则行灌注化疗，将 50～100mg 甲氨蝶呤（MTX）用生理盐水稀释至 100ml 左右，经导管缓慢注入。灌注完毕后用明胶海绵颗粒将供血动脉栓塞，子宫动脉主干仍保留。另一侧子宫动脉和输卵管支也要造影，以排除有无血管供应孕囊，如有则用相同的方法处理。

**经阴道孕囊内/旁注射术**

经阴道进入，导管导丝直接穿刺孕囊，可起到类似多胎妊娠直接穿刺减胎术的作用，注入含 MTX 的药液后，由于液体压力的机械作用，药液能有效地渗入输卵管壁和滋养层之间，促进滋养层的剥离，细胞坏死和胚胎死亡，并且在透视下可观察到药物的流向[105]。它具有操作简单、疗效确切、费用低、无创口等优势，但有引起孕囊破裂的危险，并且无止血作用。此法可单独使用，也可作为经动脉途径的补充手段。

**适应证：**

输卵管妊娠孕囊未破裂，生命体征稳定，盆腔内无明显出血。

经 B 超检查示附件混合性包块≤3cm，盆腔液性暗区<3cm，未见明显胚芽搏动。

血 β-HCG<3000IU/L，肝、肾功能正常，血常规正常。

碘过敏试验阴性。

**禁忌证：**

生殖器炎症急性发作者。

非输卵管异位妊娠者。

孕囊已经破裂出血者。

**治疗方法：**

患者取截石位，造影同常规子宫输卵管造影，主要了解子宫及输卵管的一般情况和确认妊娠侧输卵管。使用 FTC-550 套装（COOK 公司，美国），先将 5.5F 单弯导管插至妊娠侧宫角，用对比剂"冒烟"确定后插入 3F 微导管及 0.018in 微导丝，将微导管缓慢地推向妊娠侧的输卵管内，注入少量对比剂，可见妊娠的输卵管局部扩大，内有边缘光滑的类圆形或半环形的充盈缺损（即孕囊）。用微导管及微导丝同时插入患侧输卵管内、直至孕囊处，此时会有较大的阻力，稍用力将导丝推进，导丝可通过阻力区，有一突破感，再将导管顺导丝推进 1～2cm，这时导管导丝前端正好留在相当于孕囊处，退出微导丝，可用注射器回抽观察有无羊水流出或造影证实已经进入孕囊内，方法是向微导管注入用 1～5ml 对比剂与 25～50mg MTX 配置的混合液（此为孕囊内注射术）。在透视下可见含对比剂的 MTX 进入孕囊内，准确注入的表现为孕囊内含有 MTX 的对比剂显影逐渐增多。有时可见部分溶液顺输卵管流入腹腔内。**注意 MTX 和造影剂混合液不能多，注射速度要尽可能慢，否则会致孕囊破裂出血。**同时要密切注意患者生命体征的变化。如因输卵管扭曲严重，导丝未能刺入孕囊，则将导管送至患侧输卵管管口，缓慢注入如上述孕囊内注射术的药量（此为孕囊旁注射术），45～60 分钟后撤管，并嘱患者垫高臀部平卧 6 小时，以防止药液反流。

**术后处理：**

应严密观察患者的症状、生命体征及有无活动性出血等，若出现腹痛加剧、明显腹膜刺激征及内出血等征象，应立即行子宫动脉栓塞术或剖腹探查。

常规使用抗生素预防感染。

每 2～3 天复查血 β-HCG，直到正常。血 β-HCG<1000IU/L 者 1 周后可降至正常；血 β-HCG 1000～2000IU/L 者，1 周后可下降>50%，2 周后可降至正常；血 β-HCG 2000～3000IU/L 者，1 周后可下降>30%，3 周后可降至正常。1 个月后复查 B 超，80%盆腔包块消失，20%较前明显减小[106]。

如治疗有效,血 β-HCG 一直会明显下降,第二天尤为显著;若血 β-HCG 下降不明显或上升,说明胚胎(绒毛)还有活性,则需行动脉化疗性栓塞术或妇科手术。1 周后复查肝肾功能及血常规。禁止房事 1~2 个月。月经恢复 1 个月后复查血性激素六项。**应强调月经恢复 1~2 个月后行子宫输卵管造影及再通术,尤其是对患侧输卵管**,因为介入治疗后保证输卵管的完整性及通畅是介入治疗所要达到的一个重要目的。

### 疗效评价

上述介入治疗方法可保留要求生育者患侧输卵管,以期增加以后宫内妊娠的机会。与传统静脉给药治疗相比,能明显缩短疗程并减少化疗药物的用量和副作用。有作者报道孕囊内注射 MTX 与囊旁注射的疗效基本相同,故不需要强调必须孕囊内注射,治愈率为 88%～100%,部分患者治疗后 β-HCG 有所下降,后转手术治疗,所有患者均未出现严重并发症[105,106]。

### 病例评述

#### 例 11-6-6(图 11-6-10)

女性,24 岁。孕 1 产 0。因停经 39 天、下腹胀痛 1 周入院。左侧输卵管已于 3 年前手术切除。妇科检查:宫颈光滑,无抬举痛,后穹隆无饱满,子宫前位,如孕 40 余天大小,右侧附件增粗、轻压痛,未扪及明显包块。尿 HCG 弱阳性。经阴道超声见右侧宫角与输卵管间的孕囊影,诊断为右侧宫角妊娠。右侧子宫动脉造影,见右侧子宫动脉输卵管支明显迂曲、增粗,其发出的小动脉分支供血孕囊(A),实质期见子宫右下方明显呈类圆形的异常血管染色,其周围可见小血管包绕(B)。于右侧子宫动脉内注入 MTX 碘油乳剂(MTX50mg、超液化碘油 3ml、碘海醇注射液 1ml),再注入大小约 1mm×1mm×1mm 的明胶海绵颗粒至血流淤滞。摄片示孕囊碘油沉积良好(C)。左侧子宫动脉造影动脉未见血管向

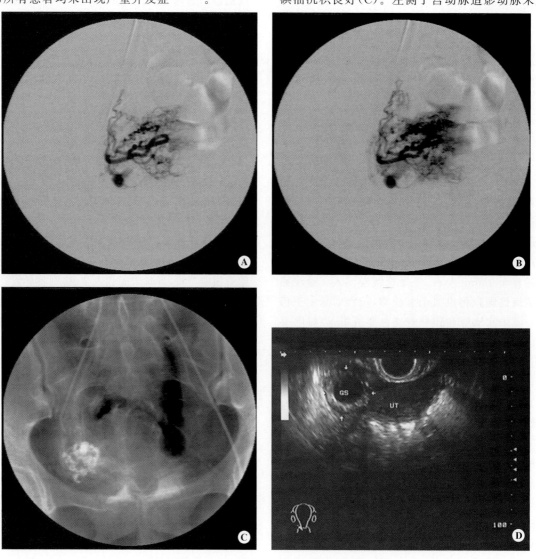

图 11-6-10 宫外孕,动脉栓塞治疗 1

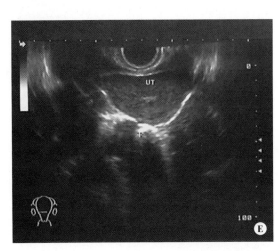

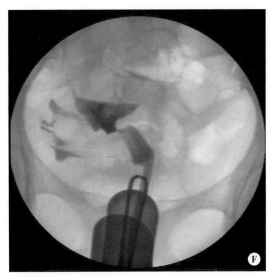

图 11-6-10　宫外孕,动脉栓塞治疗 1(续)

右侧孕囊供血。术后 18 天血 β-HCG 接近正常,妊娠囊明显缩小。术后 10 周血 β-HCG 正常,经阴道超声示孕囊消失(D、E),子宫输卵管造影见右侧输卵管通畅(F)。

【评述】　甲氨蝶呤(MTX)为 S 期特异性药物,其细胞杀伤作用为时间依赖性,达到有效剂量后延长药物与组织的作用时间能相应地提高杀伤能力,一次冲击性动脉内灌注其疗效可受影响。根据介入治疗中常用的碘油化疗乳剂的特点,MTX 碘油乳剂可提高组织内的药物浓度,延长药物作用时间,减少药物的毒副作用。本例患者诊断为右侧宫角妊娠,术中血管造影见孕囊染色良好,遂采用 MTX 碘油乳剂栓塞子宫动脉。术毕摄片示孕囊碘油沉积良好。术后无明显不良反应,疗效令人满意。MTX 碘油乳剂栓塞子宫动脉治疗异位妊娠疗效肯定,并应适当减少 MTX 的用量。其适应证应为血管造影见特征性的孕囊血管征象者。加用明胶海绵颗

粒栓塞子宫动脉,暂时阻断妊娠囊血供来源,进一步加强杀胚作用,并可预防妊娠囊破裂引起的致命性大出血,但不会增加子宫缺血坏死的危险[100~102]。

### 例 11-6-7(图 11-6-11)

女性,23 岁。未婚,有性生活史。停经 40 天、腹痛 2 天、阴道流血 1 天入院,血 β-HCG1600IU/L,阴道 B 超检查显示子宫内空虚,右侧宫旁低回声团块,直径约 2cm,未见明显心管搏动,诊断为右侧宫外孕。

行急诊动脉途径的介入治疗。从左股动脉穿刺入路,置入 5F 的 Robert 导管,将导管插至双侧髂内动脉、子宫动脉造影,见右侧输卵管支动脉发出分支供应孕囊,在输卵管区域见类圆形的孕囊和绒毛染色征象,约 1.3cm×1.7cm 大小(A、B),超选择入孕囊供血动脉,将 10mg MTX(当时缺药)经导管缓慢注入,后补加 500mg

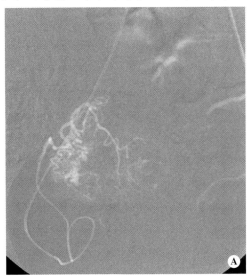

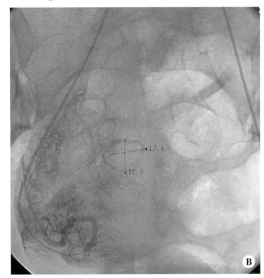

图 11-6-11　宫外孕,动脉栓塞治疗 2

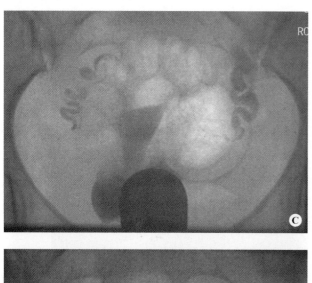

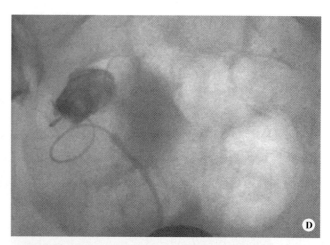

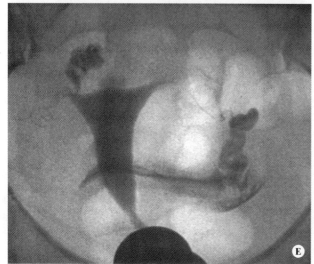

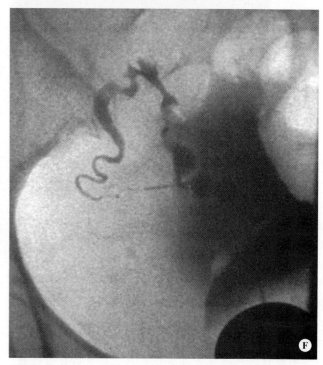

图 11-6-11　宫外孕,动脉栓塞治疗 2(续)

5-FU 灌注,再用明胶海绵颗粒将供血动脉栓塞。术后腹痛、阴道流血消失,术后第 2 天血 β-HCG 降至1300IU/L,但第 3 天血 β-HCG 又升至 1800IU/L,表示孕囊和绒毛仍存活。

于是又紧急行经阴道途径孕囊内注射术。子宫输卵管造影见右侧输卵管壶腹部远端局部扩大,内有边缘光滑的半环形充盈缺损(即孕囊)(C),将 3F 微导管缓慢插入孕囊后,缓慢注入 MTX 混合液(MTX25mg,对比剂 1.5ml),可见孕囊被药液所充填(D)。术后第 2 天复查血 β-HCG 降至 400IU/L,第 3 天血 β-HCG 降至 200IU/L,第 7 天血 β-HCG 降至 60IU/L,20 天后则降至正常水平。

术后第 2 个月恢复月经,复查血性激素六项均正常。月经后第 5 天行子宫输卵管造影和再通术,造影可见右侧输卵管壶腹部远端(即原孕囊处)粘连、狭窄(E),

遂行右侧输卵管再通术,成功复通,术后注入超液化碘油(F),同法处理左侧输卵管。

【述评】　宫外孕的危险在于随时都有可能破裂和大出血而致死,所以宫外孕的诊断一旦成立,就要紧急处理。在病例的选择上要严格掌握适应证,一般首选经动脉途径,其最主要的好处是能将孕囊的供血动脉栓塞,预防输卵管妊娠流产或破裂导致的出血,解决了保守治疗期间发生的内出血问题。注入 MTX 的量要足够,一般在 100～150mg,再用明胶海绵颗粒将供血动脉栓塞。而当像本例由于药物不足、效果不显著时,要及时再行经阴道途径孕囊内注射术,可获得较理想的效果。月经恢复正常后要及时行子宫输卵管造影和再通术,以防粘连、狭窄。

**例 11-6-8**（图 11-6-12）

女性，37 岁。已婚，停经 4 周，其余无不适。血 β-HCG1486IU/L，阴道 B 超见宫内空虚，右侧附件区有一个 20mm×16mm 大小的孕囊，诊断为右侧宫外孕。拟行经阴道孕囊内注射术。子宫输卵管造影见右侧输卵管壶腹部远端局部扩大，内有边缘光滑的椭圆形充盈缺损（即

孕囊）（A）。试图将 3F 微导管插入孕囊，但由于输卵管迂曲，未能插入，只能在峡部做孕囊旁注射术，共注入 MTX 混合液（MTX50mg，对比剂 5ml），让孕囊浸泡 60 分钟（B），并嘱患者垫高臀部平卧 6 小时，以防止药液反流。术后第 1 天，血 β-HCG 降至 350IU/L；第 2 天血 β-HCG 为 190IU/L；第 7 天血 β-HCG 为 19IU/L；第 11 天血 β-HCG 为 5IU/L。2 个月后恢复月经，随访 1 年，无不适。

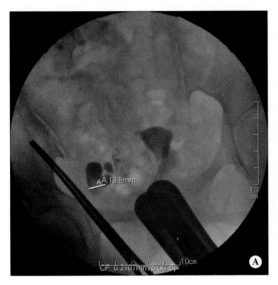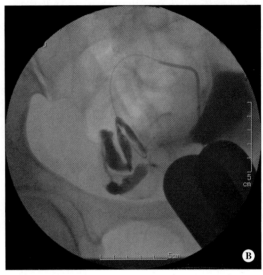

图 11-6-12 宫外孕，孕囊注射术治疗

**【述评】** 像这类发现停经而又无明显症状和体征的宫外孕，也要及时处理。对此种情况的最佳选择是经动脉化疗栓塞术，但患者不愿意，只接受经阴道孕囊注射术，已向患者反复说明其风险。由于输卵管迂曲，导管未能插入孕囊内，只能尝试在峡部向孕囊旁注射药物，使孕囊被药液包围。强调孕囊浸泡时间一定要足够长，一般要 45～60 分钟，药量要够足，一般为 30～50mgMTX＋5ml 对比剂。如前述，MTX 其细胞杀伤作用为时间依赖性，达到有效剂量后，延长药物与组织的作用时间能相应地提高其杀伤力。术后要严密观察，每天复查血 β-HCG，连续 1 周，然后改为 2 天一次，直到正常。

（何明基 陈德基 李 龙 梅雀林）

# 第七节 精索静脉曲张

精索静脉曲张是指静脉瓣膜功能不全或血流受阻，血液反流引起精索静脉内血流淤滞，导致蔓状静脉丛异常的迁曲扩张。发病率在男性人群中为 10%～15%，多见于青壮年。在男性不育人群中占 20%～40%[107,108]。原发性精索静脉曲张 80%～98% 发生在左侧，发生于右侧者约为 10%，双侧发病者也约为 10%[109]。精索静脉

曲张时精索静脉内血流淤滞和睾丸组织缺氧以及肾和肾上腺有毒物质的反流对睾丸的损害，长期以来一直被认为是重要的因素。由于精索静脉曲张进行性加重，可以导致睾丸体积与精液质量的进行性下降，因而使生育力进行性下降，常可以造成"继发性"不育[110,111]。因此，早期治疗可望恢复睾丸和精子的功能[112]。

精索静脉曲张的治疗方法主要包括经各种入路的传统开放手术、显微外科手术和腹腔镜手术以及经导管血管硬化栓塞治疗。目前尚无明确的证据表明这些治疗方式在改善患者生育力方面孰优孰劣[112]。经导管血管硬化-栓塞治疗是真正的微创治疗方式，也是唯一可在局麻下于门诊实施的治疗方法，因其安全性和有效性使之可作为外科手术外的另一种选择，甚至可考虑作为精索静脉曲张的首选治疗方法[113,114]。

## 应用解剖

精索内静脉与精索外静脉和输精管静脉一起组成了睾丸的深静脉系统，在睾丸内形成广泛的静脉网。这些静脉网包括引流入精索内静脉的蔓状静脉丛及睾提肌静脉丛。睾提肌静脉丛经精索外静脉引流入髂外静脉，同时经腹壁下静脉和阴部外静脉引流入股静脉。输精管静脉经膀胱下、上静脉引流入髂内静脉。来自睾丸和附睾

的静脉组成精索的蔓状静脉丛，经腹股沟管皮下环处进入腹股沟管内汇集为3~4条静脉，再经内环入腹膜后汇成1~2条精索内静脉，最后右侧精索内静脉斜行进入下腔静脉。左侧呈直角进入左肾静脉，汇合口距下腔静脉1~3cm，多与一支腰静脉共干。精索内静脉具有一个汇合口瓣膜（其功能不全是精索静脉曲张的主要原因），而在第4腰椎体的范围内罕见第二个瓣膜[115,116]。

除了深静脉系统外，还存在由阴囊前、后静脉构成的浅静脉系统，41%的患者通过这些静脉系统与对侧睾丸相连接。浅、深静脉之间的吻合可解释双侧病变，也可解释精索静脉曲张的顽固和复发[115,116]。

## 病因

左侧精索静脉曲张最为常见的原因[110]：

左侧精索内静脉呈直角进入左侧肾静脉，静水压力高，血流阻力较大。

人的直立姿势影响精索静脉回流。

静脉瓣膜缺损或关闭不全。

静脉壁及其周围结缔组织薄弱或提睾肌发育不全。

左侧精索内静脉受到前侧乙状结肠的压迫。

凡能使精索静脉血液回流障碍的机械性压迫，如"胡桃夹"现象，肾肿瘤在肾静脉、下腔静脉内形成癌栓，或腹膜后肿瘤压迫、肾积水、异位血管等引起单侧或双侧精索静脉曲张者，为**症状性或继发性精索静脉曲张**。

## 临床表现

病变轻者无不适症状。主要症状是站立时阴囊坠痛，有沉重及坠胀感，向同侧腹股沟及会阴部放射。行走、站立过久及劳累时加重，平卧、休息后减轻。

体格检查时患者先取站立位，可见病侧阴囊松弛下垂，触诊时曲张静脉似蚯蚓团状，重者阴囊皮肤和大腿内侧静脉均有扩张。改平卧位时，曲张静脉随即缩小或消失。轻度精索静脉曲张的体征不明显，可嘱患者取站立位做 Valsalva 动作以增加腹压，使曲张静脉显现。原发性精索静脉曲张在平卧时完全消失，若平卧和托起阴囊仍不消失，应考虑为症状性精索静脉曲张，除局部检查外，尚需进行追寻原发病变的检查。

**精索静脉曲张程度**分为三度：

轻度：站立时看不到曲张的静脉，触诊不明显，做Valsalva 动作方可触及曲张静脉。睾旁静脉正常。

中度：站立时可看到精索及附睾旁的曲张静脉，触诊可摸到曲张静脉，但外观正常。

重度：精索附睾及阴囊均有明显的曲张静脉，触诊及视诊极明显。阴囊皮肤和大腿内侧可见曲张的静脉[117]。

精索静脉曲张造成不育的患者，其精液检查多显示精子数目减少，精子活动率下降，未成熟和尖头精子数目增多，严重者可无精子。单侧或双侧睾丸萎缩（睾丸容积小于 15ml）约占 29%。电子体温计测定的阴囊皮肤温度升高。

## 影像诊断

根据症状和体征可明确精索静脉曲张的诊断，影像学检查的目的在于：

亚临床型精索静脉曲张的诊断。

症状性精索静脉曲张的诊断。

"胡桃夹"现象的诊断。

了解精索静脉的解剖形态，为精索静脉栓塞或手术结扎提供完整的资料。

治疗后随访。

### 彩色多普勒超声（CDFI）

CDFI 能同时显示二维图像及其血流情况，对精索静脉曲张诊断的准确率约为 98%，总敏感度可达 100%。

**CDFI 判定精索静脉曲张标准[116~120]：**

精索静脉内径 0.20~0.25cm，呈红、蓝色血流，频谱呈连续性血流，静脉流速 0.03~0.06m/s，Valsalva 试验有反流现象为亚临床型精索静脉曲张。

精索静脉内径为 0.25~0.5cm，呈红、蓝色血流，静脉流速 0.06~0.16m/s，有明显反流现象为临床型精索静脉曲张（图 11-7-1，见彩图 5）。

CDFI 可判定反流的程度、测量睾丸容积，并可观察疗效。

### 精索静脉造影

精索静脉不仅可明确精索静脉曲张的诊断，还可了解精索静脉的解剖形态，为精索静脉栓塞或手术结扎提供完整的资料。

精索静脉曲张的血管造影表现为左肾静脉造影时，精索静脉内对比剂不同程度的逆流，静脉增粗、迂曲，瓣膜缺如或功能不全，严重可使阴囊睾丸静脉显影，对比剂排空延迟。选择性精索静脉造影可显示精索静脉的分支和（或）侧支，为精索静脉栓塞提供解剖学资料（图 11-7-2）。目前，精索静脉造影并不作为精索静脉曲张的诊断方法，而仅是为了在经导管硬化-栓塞术前明确精索静脉的解剖形态以制订治疗方案。

### 穿刺入路

股静脉是最为常用的穿刺插管入路。采用经股静脉入路时，使用 Cobra Ⅱ型导管多可在第 2 腰椎体附近

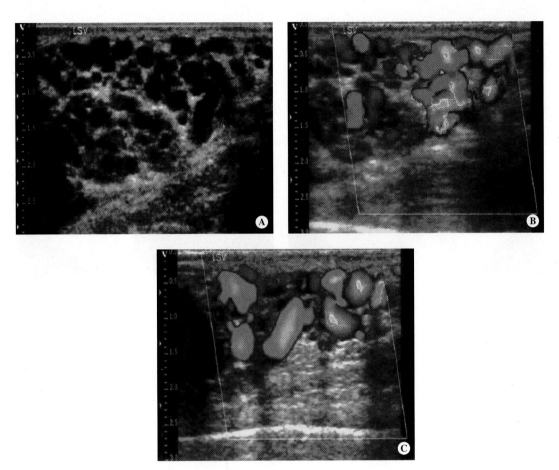

图 11-7-1 左侧精索静脉曲张的 CDFI 表现

左侧阴囊精部可见曲张的蔓状静脉丛(A),精索静脉内径 5.0mm。平静呼吸时可见持续的红、蓝相间的彩色血流信号(B),
Valsalva 试验时颜色变亮(C)

插入左侧肾静脉,在导丝引导下亦多可引入左侧精索静脉(图 11-7-3)。但是,由于左侧精索静脉多以直角汇入左侧肾静脉,可能给进一步的超选择插管带来一定困难。必要时,可将导管插入左侧精索静脉后引入 3F 微

导管行超选择造影和硬化-栓塞治疗。右侧精索静脉与下腔静脉成锐角,采用经股静脉入路欲行深度超选择存在一定难度。经颈或肘静脉入路行右侧精索静脉的超选择插管要便利得多[121]。

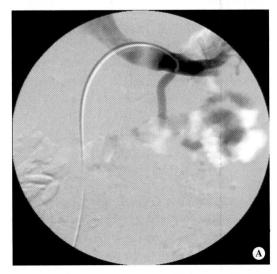
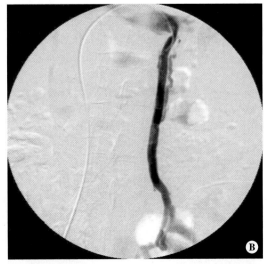

图 11-7-2 精索静脉曲张的血管造影表现

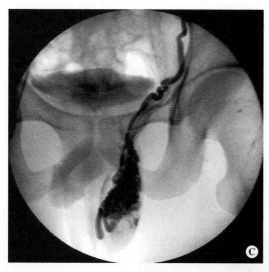

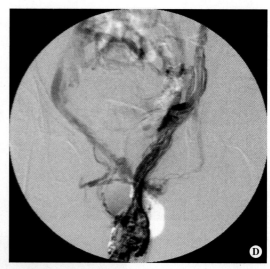

图 11-7-2　精索静脉曲张的血管造影表现（续）

左侧肾静脉造影可见精索静脉内对比剂反流呈残根状（A）。选择性精索静脉造影显示精索静脉主干及其侧支（B），蔓状静脉丛迂曲、扩张呈团状（C）（因术前已明确精索静脉的诊断，无须在造影时观察阴囊内的蔓状静脉丛，以避免对睾丸的不必要照射）。严重者可见蔓状静脉丛血液经髂内静脉引流（D）

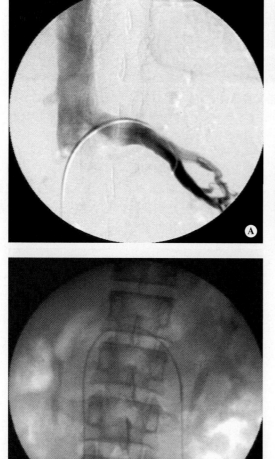

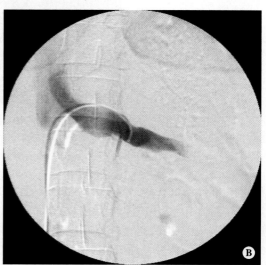

图 11-7-3　经股静脉入路的左侧精索静脉插管和造影技术
导管头端距精索静脉口过远，行左侧肾静脉造影未见精索静脉显影（A）；将导管头端退至第 2 腰椎左侧横突外缘附近再次行左肾静脉造影，见精索静脉内对比剂反流呈残根状（B）；导管、导丝配合下选择性插管入左侧精索静脉（C）

采用经颈静脉、锁骨下静脉或肱静脉入路,可更好地顺应血管走行行精索静脉超选择插管。左侧精索静脉与下腔静脉是平行向下走行,左侧精索静脉与下腔静脉距离多在 35～47mm,距离小,导管从上腔静脉入路进入左侧精索静脉的角度大而容易进入。左肾静脉与下腔静脉之间的夹角都是锐角,平均 70°,肾静脉较宽大,使导管从上方进入肾静脉与左侧精索静脉三点连成的弯曲角度较小,加之导管从上向下的推力,所以导管易超选择进入左侧精索静脉[121～124]。直接选择上入路或经股静脉途径不能超选择插管入左侧精索静脉时,均可缩短手术时间和增加手术成功率。

笔者偏爱经右侧肘正中静脉-贵要静脉入路(图 11-7-4)。有人采用肱静脉穿刺,但是盲穿可能误刺动脉或神经。肘正中静脉位置浅表易于穿刺,术后不必卧床,是较好的选择。在采用肘正中静脉-贵要静脉入路时应注意以下几点:

术前了解肘正中静脉和贵要静脉的管径,若过于细小则应放弃。

在穿刺前于上臂上段结扎止血带,有利于显现肘正中静脉。

沿贵要静脉方向穿刺入肘正中静脉,穿刺成功后将导丝引入贵要静脉。头静脉多在前臂皮下走行,据笔者的经验经头静脉插管出现血管痉挛的可能性要大得多。

引入血管鞘后即行贵要静脉造影,了解贵要静脉的侧支和瓣膜以及与肱静脉的汇合处。

先将导丝引入肱静脉后再推进导管,避免在无导丝引导下盲目推送导管而伤及附近分支或瓣膜。

导丝和导管在经上腔静脉进入下腔静脉的过程中,若反复进入心腔可能出现心率减慢或其他心律失常。调整导管头端方向向后(向背侧),在导丝引导下多可顺利进入下腔静脉。

推荐使用长度为 120cm 的 Headhunter-1 导管。该导管所预设的外形使之易于经上入路进行左肾静脉或右侧精索静脉,进入左肾静脉后也易于调整方向推入左侧精索静脉。120cm 的长度使之足以进行超选择插管和硬化-栓塞治疗。

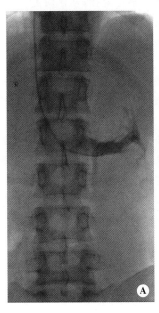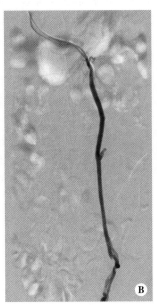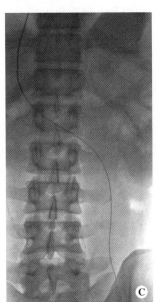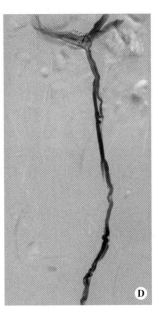

图 11-7-4 经肘静脉入路的左侧精索静脉插管和造影技术

经右肘静脉插管入左肾静脉,造影见左侧精索静脉内对比剂反流呈残根状(A);调整导管方向将导管勾入左侧精索静脉行选择性造影(B);仅凭调整导管方向不能进入左侧精索静脉时,先将导丝引入左侧精索静脉(C),再沿导丝将导管引入左侧精索静脉行选择性造影(D)

**左侧精索静脉的超选择插管和造影技术要点**

为了充分地显示左侧精索静脉的解剖形态,以往有文献强调使用能改变角度的造影床。造影时床头端抬高 15°～30°,患者同时做 Valsalva 动作。但在目前造影导管和操作技术得到改进的情况下,这种造影技术并不实用。笔者在临床工作中以常规静脉造影技术亦取得了良好的效果,即患者平卧,做 Valsalva 动作,以 5～7ml/s 注速注入 15～20ml 对比剂行左肾静脉造影。行

左肾静脉造影时,将导管头端插至肾门附近(以试注造影后显示的肾盂为参照),可避免注射对比剂时导管从左肾静脉内反跳脱出,同时有利于汇入肾静脉分支的迷走左侧精索静脉的显示。(主编评论:在目前的条件下左肾静脉造影似乎不是必须进行的侦查性手段。一般通过局部"冒烟"即可显示精索静脉开口。只有在怀疑存在核桃夹综合征和因解剖变异难以找到精索静脉开口时才需要进行此检查。)

**若左肾静脉造影未能显示精索内静脉,不能视为正常,应考虑以下情形:**

左侧精索静脉内逆流程度不重而导管头端距精索静脉口过远。可将导管头端退至第2腰椎左侧横突外缘附近再次行左肾静脉造影。或用超滑导丝在第2腰椎左侧横突外缘附近小心钻探,多可进入精索静脉(图11-7-3)。

左侧精索静脉汇合口瓣膜功能良好。此时,精索静脉的侧支仍能形成精索静脉曲张。使用超滑导丝和4F或5F导管选择性插管入汇合口瓣膜功能良好的精索内静脉并不困难。应注意轻柔操作,以免引起血管痉挛或致血管损伤。

存在迷走精索静脉或异位精索静脉。异位精索静脉有直接开口于下腔静脉、肾上腺静脉、脾静脉、肠系膜上静脉的报道[115,116,125~128]。

左肾静脉变异,即Bähren V型(双肾静脉或肾静脉环主动脉)(图11-7-5)。在下腔静脉左侧壁可探寻到另一肾静脉口。

对于绝大多数患者,在超滑导丝和导管配合下均可成功地选择性插管入左侧精索内静脉。导管插入精索静脉口即可行选择性静脉造影。造影需显示精索静脉全程。必要时可采用分段造影,循序渐进推送导管以利于充分显示精索静脉的侧支。

左侧精索静脉的解剖形态较多,Bähren等将其分为6种类型,强调的是左侧精索内静脉的侧支和瓣膜功能状况,这是最早也是为大多数学者接受的一种分型方法[115,116]。笔者根据其静脉造影表现和介入治疗的需要将其分为单支型(33.8%)和多分支型(66.2%),多分支型根据其行程中静脉的分支情况进一步分为远段多分支型、近段多分支型和复杂多分支型(图11-7-6)[129]。各种类型均可伴不同形式的侧支(61.5%)。

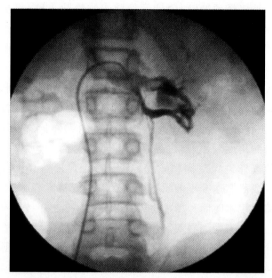

图11-7-5 左肾静脉变异

左侧肾静脉造影,显示环形左肾静脉,精索静脉汇入变异的左肾静脉下支

单支型:左侧精索静脉呈单支走行,可伴侧支。

远段多分支型:左侧精索静脉以2支或数支起始于蔓状静脉丛,再合为一主干以单一开口汇入左肾静脉。可伴侧支。

近段多分支型:左侧精索静脉为以单支起始于蔓状静脉丛,在近段分2支或数支以多开口汇入左肾静脉及其分支。可伴侧支。

复杂多分支型:左侧精索静脉为以2支或数支起始于蔓状静脉丛,在近段分2支或数支以多开口汇入左肾静脉及其分支,分支之间有一支或数支交通支或合为一主干再分支;或在中段呈多条分支,再合为一主干以单一开口汇入左肾静脉。可伴侧支。

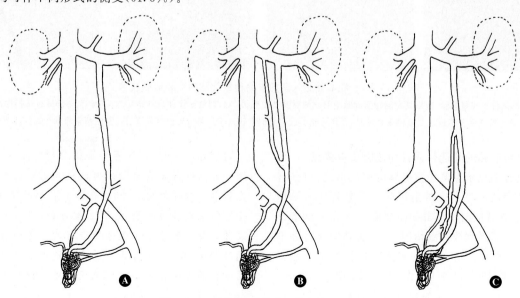

图11-7-6 左侧精索静脉血管解剖示意图

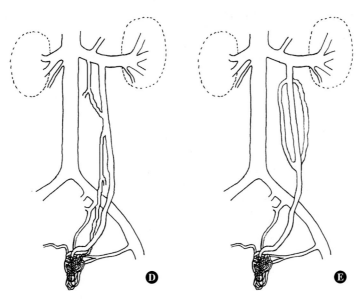

图 11-7-6　左侧精索静脉血管解剖示意图(续)

单支型(A);远段多分支型(B);近段多分支型(C);复杂多分支型之一(D);复杂多分支型之二(E)

**右侧精索静脉的超选择插管和造影技术要点**

经股静脉入路使用 Cobra 导管在第 2～3 腰椎间隙平面附近插入右侧精索静脉口并不困难,但因右侧精索静脉与下腔静脉成锐角,欲行深度超选择插管存在一定难度。

经肘静脉入路行右侧精索静脉的超选择插管要便利得多[121]。但是,右侧精索静脉分支多且细小,应根据右侧精索静脉造影所显示的解剖特点选择合适的导管,有时使用 3F 微导管对于降低操作风险是必要的(图 11-7-7)。

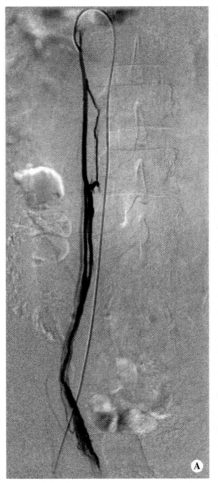
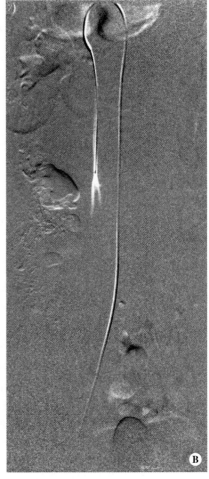

图 11-7-7　使用微导管行右侧精索静脉超选择插管

右侧精索静脉造影见右侧精索静脉与下腔静脉成锐角(A);同轴引入 3F 微导管至右侧精索静脉内,试注对比剂见微导管已达预定的硬化-栓塞部位(B)

右侧精索静脉的解剖形态比左侧精索静脉更为复杂,各种解剖类型的发生率在文献中互不相同。根据静脉造影所显示的右侧精索静脉汇合口的位置,可将右侧精索静脉分为三种类型[130~132]:

Ⅰ型,汇入下腔静脉,发生率为 70.0%[130]~85%[132]。Ⅰa型,以单支汇入下腔静脉;Ⅰb型,以多支汇入下腔静脉,报道发生率为 5.4%[130]、9%[132]或11%[130]不等。

Ⅱ型,以两条分支分别汇入下腔静脉和右侧肾静脉,发生率为14%[131]~22.5%[132]。Ⅱa型,功能上以汇入肾静脉者为优势,占2.1%;Ⅱb型,功能上以汇入下腔静脉者为优势,占19.4%;Ⅱc型,两条分支在功能上无差别,占1.0%[132]。

Ⅲ型,汇入肾静脉,报道发生率为3%[131]、7.5%[132]或8%[130]不等。Ⅲa型,以单支汇入右侧肾静脉,占5.4%;Ⅲb型,以多支汇入右侧肾静脉,占1.0%;Ⅲc型,以单支汇入左侧肾静脉,占1.0%[132]。

29.6%的右侧精索静脉与肠系膜上静脉存在吻合支(而仅9.4%的左侧精索静脉与内脏静脉存在吻合支),此外尚可见一条或两条粗大的静脉连拱(venous arcades)(1.2%)、在右侧结肠筋膜平面右侧精索静脉末端与肠系膜上静脉之间存在网状的细小静脉吻合支(21%)、在第5腰椎前方存在与结肠系统相连的瓣膜功能完好的粗大静脉干(7.4%)[126]。

# 介入治疗

## 适应证

可触及的精索静脉曲张伴精液参数异常或精子功能试验异常者[133]。

具有同侧睾丸体积缩小客观证据的青少年精索静脉曲张患者[133]。

阴囊疼痛或下坠不适感明显者[116]。

对不育症存有忧虑、要求治疗者[115,116]。

外科手术后复发者。

精液参数正常的青年男性精索静脉曲张患者和无睾丸体积缩小客观证据的青少年精索静脉曲张患者的治疗时机尚存在争议,但这些患者具有渐进性睾丸功能障碍的风险,至少应每年随访睾丸大小和(或)精液分析以发现精子生成减少和精索静脉曲张相关睾丸损害的早期征象,发现睾丸或精液异常者应予以治疗[133]。

对于双侧精索静脉曲张,临床实践表明对于存在中重度左侧精索静脉曲张同时患有轻度右侧精索静脉曲张的患者,应行双侧曲张静脉切除或栓塞术,因为即使轻度的未予处理的右侧曲张精索静脉仍可影响双侧睾丸功能[109,134,135]。

## 禁忌证

严重的不可纠正的凝血功能障碍[115,116]。

不宜使用碘对比剂者(碘对比剂过敏、甲状腺功能亢进、肾功能不全等)[115,116]。必要时可选用二氧化碳作为对比剂。

血管解剖复杂,不能确保安全地使用栓塞剂者[115,116]。

## 栓塞技术

根据选择性精索静脉造影表现决定栓塞部位,原则是在精索静脉主干、在侧支以下水平进行栓塞。

对于单支型且未显示明确侧支者,多数学者认为应在左侧精索静脉近段(约第3、4腰椎水平,距肾静脉下缘4~5cm)进行栓塞。根据笔者的经验和推论在左侧精索静脉远段(腹股沟环处)进行栓塞的安全性和疗效更佳。理由是在近段栓塞发生反流性误栓的可能性较大;主干栓塞后潜在侧支可能开放,而左侧精索静脉的侧支多位于腰段(中段)。但为避免硬化剂进入蔓状静脉丛引起血栓性静脉炎,我们认为使用硬化剂者栓塞部位以左侧精索静脉上中段(相当于骶髂关节以上)为宜,若栓塞部位需低于这个范围时则不宜使用硬化剂而改用不锈钢簧圈(图11-7-8)。

对于多分支型,栓塞部位应选择在精索静脉主干。远段多分支型的栓塞部位较易选择;若主干较短、担心发生反流性误栓者,可分别超选择插管入各分支进行栓塞(图11-7-9)。近段多分支型者超选择插管入各分支进行栓塞的可能性不大,栓塞部位应选择在精索内静脉主干(图11-7-10)。复杂多分支型,栓塞部位应选择在精索内静脉主干,或分别超选择插管入各分支进行栓塞(图11-7-11)。

左侧精索静脉与肾包膜静脉、腹膜后静脉、腰静脉、盆腔静脉等可存在侧支吻合。以往认为不宜栓塞这些侧支,尤其是不适于使用硬化剂。实际上,只要没有不可控制的经侧支回流至肾静脉、下腔静脉的征象,则可使用硬化剂。少量的硬化剂流向侧支静脉有助于其硬化,对于防止复发是有利的。

栓塞剂有硬化剂、簧圈、可脱离球囊、明胶海绵等,其中硬化剂较常用的有5%鱼肝油酸钠、无水乙醇、沸水或沸对比剂等。弹簧钢圈和可脱离球囊定位准确,不良反应较少,但价格昂贵,且一旦发生反流性误栓则后果严重。5%鱼肝油酸钠注射液是载入《中华人民共和国药典》的成品药,价格低廉,能掺入少量对比剂示踪,有利于防止反流性误栓,刺激性较小,易于耐受,优于无水乙醇。

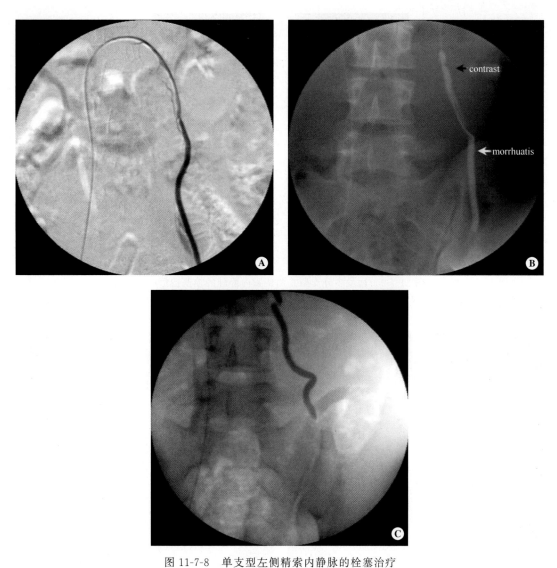

图 11-7-8　单支型左侧精索内静脉的栓塞治疗

选择性左侧精索内静脉造影,示左侧精索内静脉呈单支走行伴细小侧支(A);于骶髂关节上缘平面注入鱼肝油酸钠(B);造影复查见左侧精索内静脉已被阻断(C)。contrast.对比;morrhuatis.鱼肝油酸钠

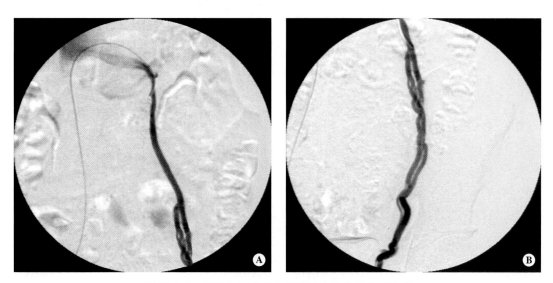

图 11-7-9　远段多分支型左侧精索内静脉的栓塞治疗

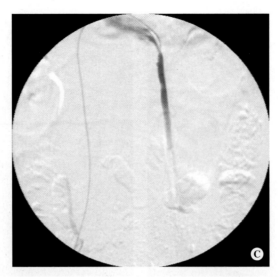

图 11-7-9　远段多分支型左侧精索内静脉的栓塞治疗（续）

选择性左侧精索内静脉造影,示两支精索内静脉合为一主干以单一开口汇入左肾静脉(A);选择性左侧精索内静脉造影,示左侧精索内静脉远段以 2 支起始于蔓状静脉丛再合为一主干(B);于精索静脉主干面注入鱼肝油酸钠后造影复查见左侧精索内静脉主干已被阻断(C)

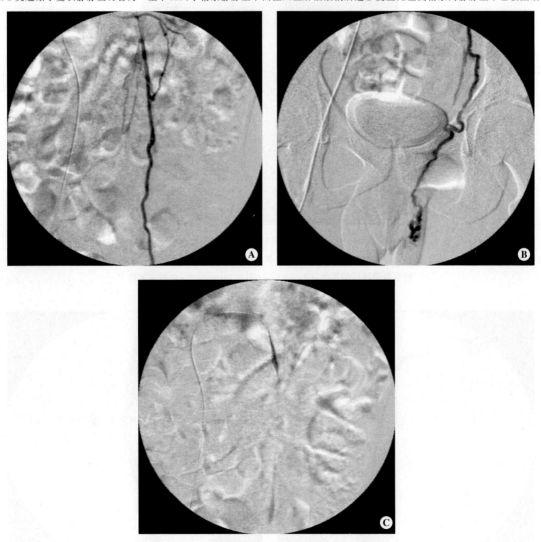

图 11-7-10　近段多分支型左侧精索内静脉的栓塞治疗

选择性左侧精索内静脉造影,示左侧精索内静脉近段分两支以多开口汇入左肾静脉及其分支,伴细小侧支(A);选择性左侧精索内静脉造影,示左侧精索内静脉远段以单支起始于蔓状静脉丛(B);于精索静脉主干面注入鱼肝油酸钠后造影复查见左侧精索内静脉主干、分支及侧支均已被阻断(C)

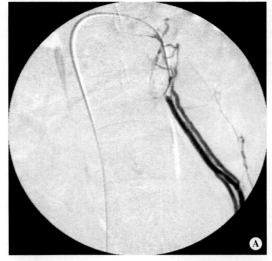

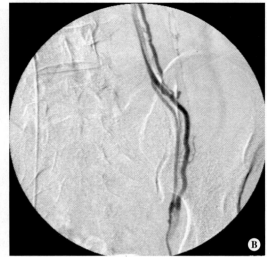

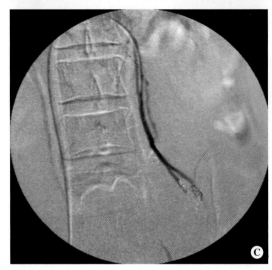

图 11-7-11　复杂多分支型左侧精索内静脉的栓塞治疗
选择性左侧精索内静脉造影,示左侧精索内静脉近段分两支以
多开口汇入左肾静脉及其分支,伴细小侧支(A);选择性左侧
精索内静脉造影,示左侧精索内静脉远段以两支起始于蔓状静
脉丛伴细小侧支,远段分支与近段之间有一交通支(B);分别
插管入远段分支内各置入一枚钢圈,造影复查见左侧精索内静
脉远段分支均已被阻断(C)

在早期的病例中,笔者多使用鱼肝油酸钠注射液行精索静脉的硬化-栓塞治疗。在使用鱼肝油酸钠时我们的经验是:助手用手指加压左腹股沟管皮下环处,在 Valsava 动作下先缓慢试注对比剂 2～4ml,再注入鱼肝油酸钠,注射完毕后用少量对比剂冲刷导管内残留的药液,将导管后撤 3cm 左右待 10～15 分钟后再造影复查观察栓塞效果。鱼肝油酸钠充分发挥作用需要一定的时间,切勿过早复查造影并盲目追加硬化剂。在鱼肝油酸钠内加入少许明胶海绵颗粒作为辅助栓塞材料,目的在于防止鱼肝油酸钠下行进入蔓状静脉丛引起血栓性静脉炎,并可保证鱼肝油酸钠在栓塞部位的相对高浓度,增加栓塞效果。

最近,笔者多使用鱼肝油酸钠泡沫行精索静脉的硬化-栓塞治疗。使用 Tessari 技术临时制作泡沫硬化剂[138,139]:使用 2 个 5ml 一次性塑料注射器,一个注射器内抽取液体硬化剂 1ml,另一个注射器抽取 4ml 室内空气,两个注射器的端口与一个三通开关连接成 90°角;快速来回推送两个注射器内的药液 20 次,在完成前 10 次推注后将通道口尽可能关小,通过由此形成的湍流产生泡沫(图 4-16-1)。

为了清楚地显示泡沫硬化剂的流向、准确地控制硬化栓塞范围,笔者设计并实施了在 X 线透视下监控泡沫硬化剂的方法,称之为"X 线透视引导下的充盈缺损技术":在注射泡沫硬化剂的前后使用碘对比剂,使泡沫硬化剂在高密度的碘对比剂衬托下显示为低密度的充盈缺损[140,141]。这项技术由连续的三个步骤组成:超选择性静脉造影、注射泡沫硬化剂和用碘对比剂冲刷导管内残余的硬化剂。在透视下经导管注入对比剂使之充分充盈精索静脉,随即注入泡沫硬化剂。注入的泡沫硬化剂在预先注入的对比剂的衬托下清楚地显示为负性阴影(即充盈缺损)推动对比剂前行。见泡沫硬化剂抵达腹股沟内环(位于耻骨梳上缘平面血管折曲处)时立即停止注射。将导管回撤约 2cm,注入对比剂冲洗导管内残留的泡沫硬化剂,透视下见对比剂溢出导管尖端时停止注射;注射过程中,若见滞留于血管内的负性阴影(即泡沫硬化剂)明显向前移动时停止注射,将导管再回撤后继续注射,避免将泡沫硬化剂推入阴囊蔓状静脉丛(图 11-7-12)。

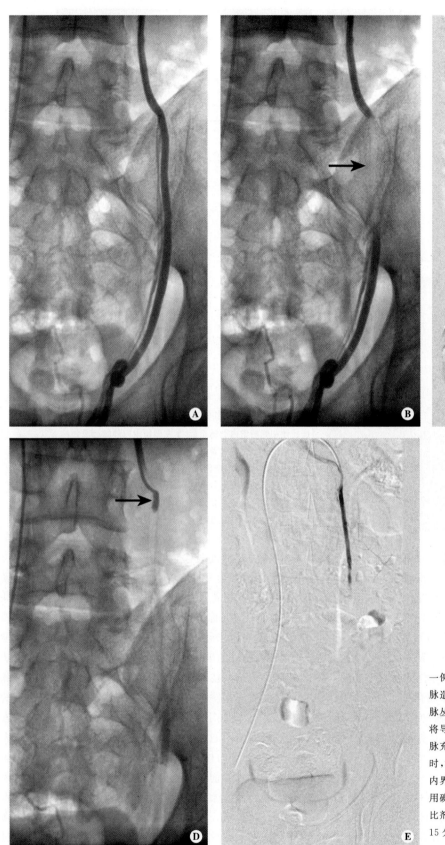

图 11-7-12　透视引导下左侧精索
静脉曲张的泡沫硬化治疗

一例 19 岁精索静脉曲张患者的选择性精索静
脉造影示左侧精索静脉以两条分支起自蔓状静
脉丛,在骶髂关节上部平面汇成一条主干(A);
将导管插至静脉分支近侧,注入碘对比剂使静
脉充分显影(B);在透视引导下注入泡沫硬化剂
时,泡沫硬化剂表现为在充满碘对比剂的静脉
内界限清晰的负性阴影,即充盈缺损(箭)(C);
用碘对比冲洗导管内的残留硬化剂时,见碘对
比剂流出导管尖端(箭)时立即停止注射(D);
15 分钟后复查精索静脉造影见左侧精索静脉
已完全闭塞(E)

超选择性静脉造影的目的是再次明确预定的硬化栓塞位置并使对比剂充盈预定硬化栓塞段的血管。在 X 线

透视引导下,呈负影的泡沫硬化剂推动先前注入的碘对比剂前行,使泡沫的流向得以清晰地显示,因此便于控制

硬化栓塞范围;回撤导管后再注入碘对比剂冲刷导管内残余的硬化剂,回撤导管的目的是为导管内残余的硬化剂预留空间,避免将已经充填血管的硬化剂被向前推移,使硬化栓塞范围意外扩大的风险降到最低限度。使用

DSA 技术可去除重叠的背景结构,获得清晰的血管影像。在 DSA 引导下,呈充盈缺损的泡沫硬化剂在碘对比剂的衬托下显示得更为清楚(图 11-7-13)。为了避免呼吸运动伪影,应在注射泡沫硬化剂前训练患者屏气。

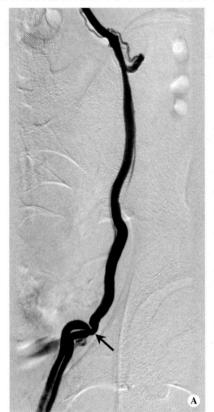
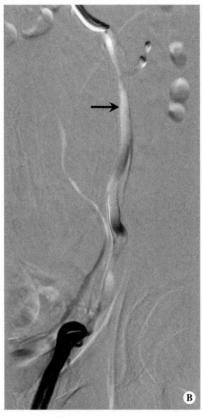
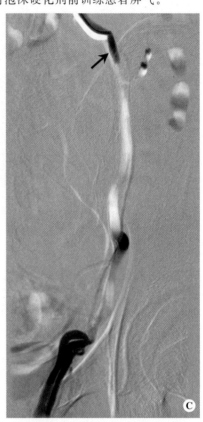
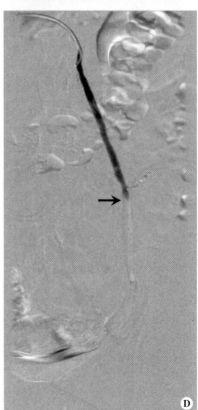

图 11-7-13 DSA 引导下左侧精索静脉曲张的泡沫硬化治疗

超选择精索静脉造影示左侧精索静脉进入左侧盆腔后略向外上走行,于耻骨梳上缘处转向内上进入腹股沟管。静脉走行的折曲处即为腹股沟内环(箭)(A);在 DSA 引导下注入泡沫硬化剂时,泡沫硬化剂表现为在充满碘对比剂的静脉内的负性充盈缺损(箭)推动碘对比剂前行(B);用碘对比冲洗导管内的残留硬化剂时,DSA 见碘对比剂流出导管尖端(箭)进入呈负性阴影的泡沫硬化剂内呈阳性充盈缺损(C);15 分钟后复查精索静脉造影见左侧精索静脉已完全闭塞(D)

实用临床介入诊疗学图解

注射泡沫硬化剂后将导管尖端回撤到第 3 腰椎左/右侧横突平面,15 分钟后手推对比剂复查造影,见精索静脉闭塞满意后依次撤出导管和血管鞘。如精索静脉未完全闭塞,则需补充 1～3ml 鱼肝油酸钠泡沫(图 11-

7-14)。穿刺点加压 5～10 分钟,无渗血后加压包扎。在此期间应密切观察患者的生命体征,认真倾听患者主诉,观察疼痛性质、部位和持续时间,注意有无咳嗽、胸闷、呼吸困难和神经症状。

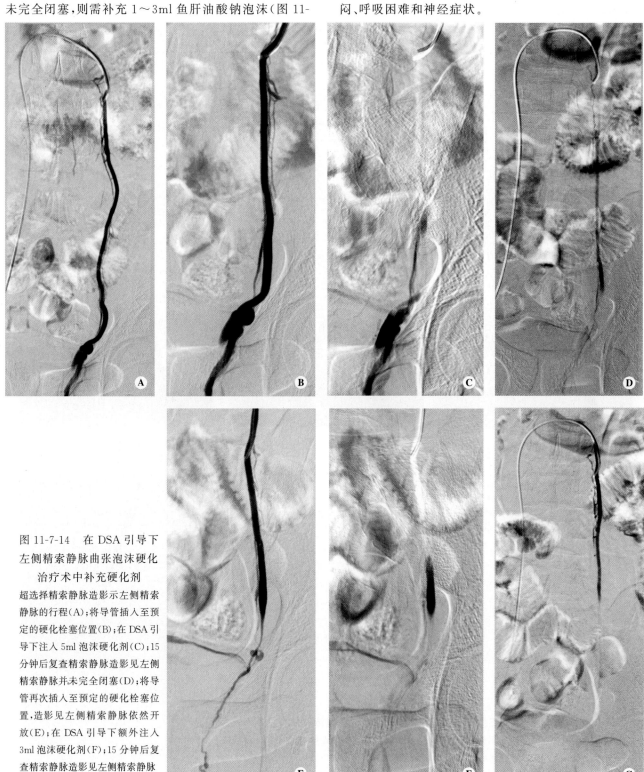

图 11-7-14 在 DSA 引导下左侧精索静脉曲张泡沫硬化治疗术中补充硬化剂

超选择精索静脉造影示左侧精索静脉的行程(A);将导管插入至预定的硬化栓塞位置(B);在 DSA 引导下注入 5ml 泡沫硬化剂(C);15 分钟后复查精索静脉造影见左侧精索静脉并未完全闭塞(D);将导管再次插入至预定的硬化栓塞位置,造影见左侧精索静脉依然开放(E);在 DSA 引导下额外注入 3ml 泡沫硬化剂(F);15 分钟后复查精索静脉造影见左侧精索静脉已经完全闭塞(G)

　　右侧精索静脉的分支和吻合支较多,早期的文献认为右侧精索静脉不宜使用硬化剂[141~143]。但是,根据在左侧精索静脉行硬化栓塞术时硬化剂进入侧支或吻合支并未出现并发症的经验,笔者对右侧精索静脉也尝试使用了泡沫硬化剂,决定硬化栓塞部位原则同左侧精索静脉,取得了良好的效果,亦未出现并发症(图 11-7-15)。说明控制好硬化剂进入右侧精索静脉侧支或吻合支的程度是可行的,也是安全的。

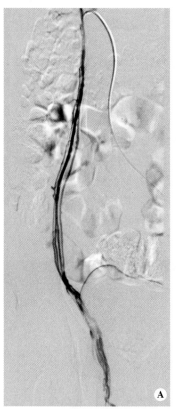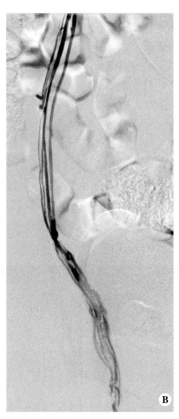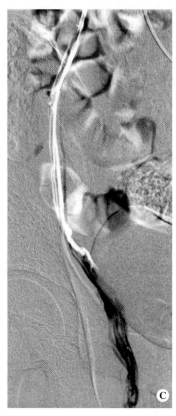

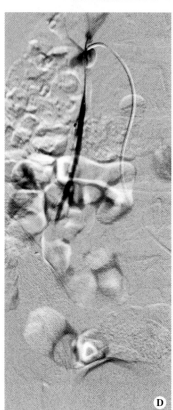

图 11-7-15　DSA 引导下右侧精索静脉曲张的泡沫硬化治疗
超选择精索静脉造影示右侧精索静脉以多条分支起自蔓状静脉丛,在腹股沟内环附近成一条主干,再分成多条分支,最终以一条主干汇入下腔静脉(A);将导管插入至位于腹股沟内环附近的右侧精索静脉主干近侧(B);在 DSA 引导下注入泡沫硬化剂时,泡沫硬化剂表现为在充满碘对比剂的静脉内的负性充盈缺损推动碘对比剂前行(C);15 分钟后复查精索静脉造影见右侧精索静脉已完全闭塞(D)

## 疗效评价

文献报道使用液体硬化剂行精索静脉曲张血管硬化栓塞治疗的技术成功率为85.0～100.0%,复发率为0～10.5%[115,116]。影响精索静脉栓塞术技术成功率的主要原因是左侧精索静脉存在多种分支和(或)侧支而不能足够深地插入导管,或栓塞剂有可能反流入肾静脉,或精索静脉与盆腔静脉、腰静脉之间存在粗大的侧支而不能确保安全地使用硬化剂。术后复发的主要原因是已存在的细小分支和(或)侧支在栓塞前未能充分显示,或潜在的分支和(或)侧支在栓塞后开放[115,116,125～128]。因此,选择合适的造影方法充分地显示精索静脉的解剖形态,根据分支和(或)侧支的特点选择合适的栓塞部位是保证精索静脉硬化栓塞术良好疗效的关键。

术后24小时后阴囊部疼痛或下坠不适感可消失,1个月后曲张静脉团明显缩小至消失。精液异常者术后

3个月精液质量的明显改善,但并不随时间的推移而更为显著,至术后6个月即维持在一定的水平,不再有较大的提高。睾丸体积的恢复可能需要较长的时间[142,143]。栓塞术后妊娠率的报道各不相同,为23.7%～70.8%。

## 不良反应和并发症

栓塞过程中注射鱼肝油酸钠时,患者均出现短暂能忍受的左腰部胀痛及胸闷、气促,无须特殊处理。栓塞后有轻度腰部酸胀,1～2天消失。

术中较常见的并发症为血管痉挛,发生率约7.4%[115,116],主要决定于术者技术操作的熟练程度(图11-7-16)。罕见血管破裂的报道,但并不会出现腹膜后血肿(图11-7-17)。栓塞剂异位引起肺栓塞的报道并不多。

术后较常见的并发症为硬化剂进入蔓状静脉丛引起血栓性静脉炎,表现为阴囊肿胀,能自行缓解,无须特殊处理。

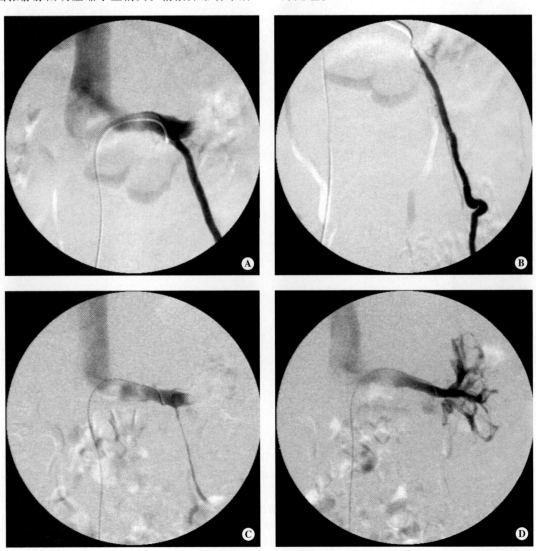

图11-7-16　术中并发症:精索静脉痉挛

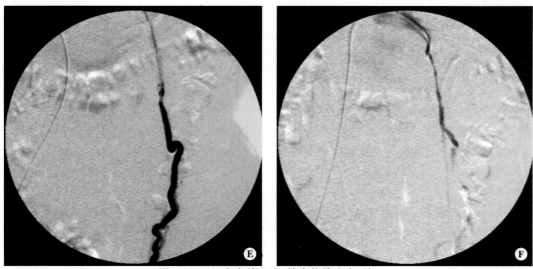

图 11-7-16　术中并发症：精索静脉痉挛（续）

左侧肾静脉造影可见精索静脉内对比剂反流（A）；选择性精索静脉造影显示精索静脉呈单支型伴细小侧支（B）；在精索静脉内推进导管时，导管退出至左肾静脉，行左侧肾静脉造影见精索静脉明显变细（C）；注入 2％利多卡因溶液 5ml、罂粟碱 30mg 后 15 分钟，再次行左侧肾静脉造影见精索静脉闭塞（D），遂中止手术；3 日后成功选择性插管入左侧精索静脉（E）；栓塞后造影复查见左侧精索静脉已被阻断（F）

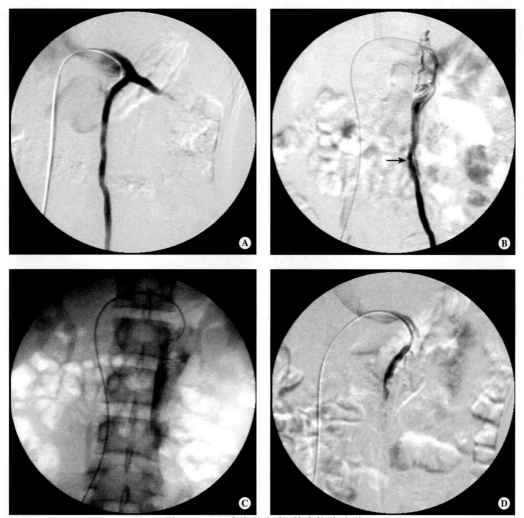

图 11-7-17　术中并发症：精索静脉破裂

左侧肾静脉造影可见精索静脉内对比剂反流（A）；选择性精索静脉造影显示精索静脉内静脉瓣（如箭头所示）（B）；推进导管至静脉瓣时，导管不能前进反而后退，试注对比剂见对比剂外溢，在脊柱左缘呈片状阴影（C）。在 30 分钟内反复观察，外溢的对比剂影未见弥散，患者生命体征平稳，未诉不适；造影复查见左侧精索静脉内广泛血栓形成、血管闭塞（D）

## 病例评述

**例 11-7-1**(图 11-7-18 和图 11-7-19)

男性,20 岁。双侧阴囊坠痛 1 年余,以左侧为甚,运动或长时间站立后加重,休息后可缓解。查体见双侧阴囊松弛下垂,双侧阴囊内睾丸上方可触及蚯蚓团状肿物,平卧时可消失。CDFI 示双侧精索静脉曲张,左侧三级反流,右侧二级反流。即经右股静脉入路,行左肾静脉造影见精索静脉内对比剂明显反流(图 11-7-18A)。选择性左侧精索内静脉造影,见左侧精索静脉呈双支并行,外侧支血流逆行,内侧支血流顺行(图 11-7-18B、C),蔓状静脉丛迂曲、扩张呈团状(图 11-7-18D)。超选择插管入左侧精索静脉外侧支至第 4 腰椎下缘平面注入 5% 鱼肝油酸钠 2ml(混入半量对比剂)加大小约 1mm×1mm×2mm 的明胶海绵颗粒约 10 粒(图 11-7-18E)。造影复查见左侧精索静脉外侧支已被阻断(图 11-7-

18F)。再超选择插管入左侧精索静脉内侧支(图 11-7-18G),避开侧支于左侧髂嵴上缘平面注入 5% 鱼肝油酸钠 2ml(混入半量对比剂)加大小约 1mm×1mm×2mm 的明胶海绵颗粒约 10 粒。造影复查见左侧精索静脉内侧支已被阻断(图 11-7-18H)。

术后患者症状无明显改善。5 周后行右侧精索静脉栓塞术。沿下腔静脉壁未能寻找到右侧精索静脉口。行右侧肾静脉造影见右侧肾静脉呈双支型(图 11-7-19A)。右侧肾静脉下支造影见右侧精索静脉内对比剂逆流呈残根状(图 11-7-19B)。选择性右侧精索内静脉造影,见右侧精索静脉呈远段多分支型(图 11-7-19C、D),蔓状静脉丛迂曲、扩张呈团状,并向深静脉引流(图 11-7-19E)。于右侧髂嵴上缘平面注入 5% 鱼肝油酸钠 2ml(混入半量对比剂)加大小约 1mm×1mm×2mm 的明胶海绵颗粒约 10 粒。造影复查见右侧精索静脉主干已被阻断(图 11-7-19F)。

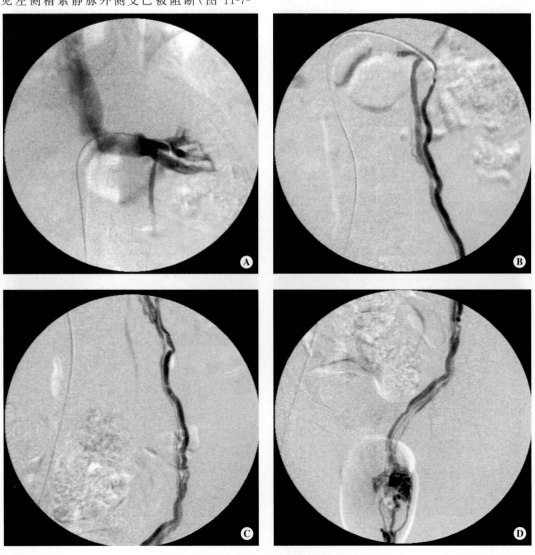

图 11-7-18　双支并行精索静脉的栓塞治疗

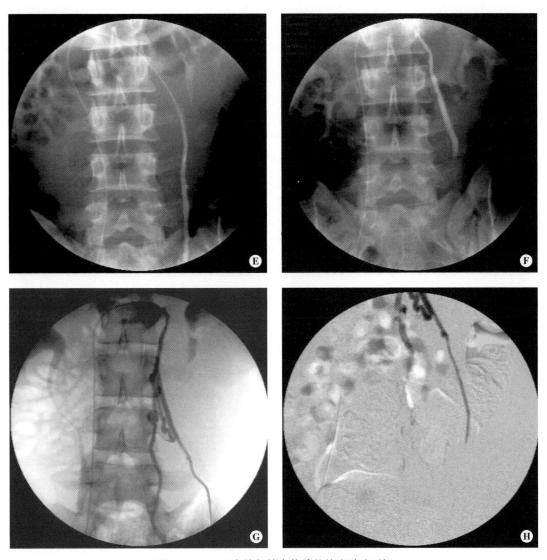

图 11-7-18　双支并行精索静脉的栓塞治疗(续)

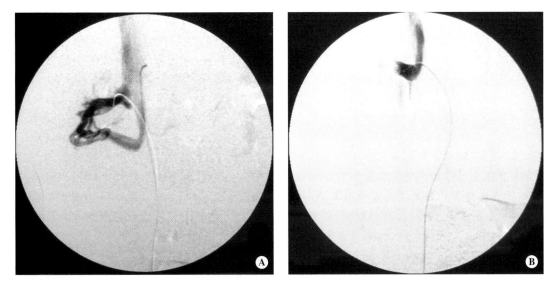

图 11-7-19　右侧精索静脉曲张的栓塞治疗

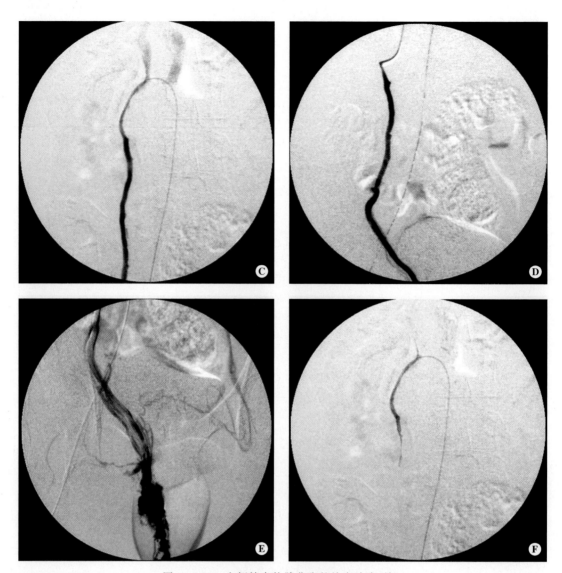

图 11-7-19　右侧精索静脉曲张的栓塞治疗（续）

术后 24 小时患者症状消失，1 个月后双侧曲张静脉团明显缩小。

**【评述】**　本例患者为双侧精索静脉曲张。左侧精索静脉呈罕见的双支并行，自蔓状静脉丛至左侧肾静脉均呈双支，且外侧支血流逆行、内侧支血流顺行。尽管内侧支血流顺行，为防止术后复发，分别超选择插管入各分支进行了栓塞。术后患者症状无明显改善，再行右侧精索静脉栓塞术。右侧精索静脉罕见地汇入呈双支变异的右侧肾静脉下支。右侧精索静脉栓塞后症状随即改善。提示：①两侧精索静脉之间存在相互交通，双侧病变时应行双侧栓塞。精索静脉与髂外静脉、腹壁下静脉、髂内静脉之间存在广泛的交通，双侧精索静脉栓塞不至于出现血流障碍。②行右侧精索静脉栓塞术时应注意到右侧精索静脉可汇入右侧肾静脉。

**例 11-7-2**（图 11-7-20）

男性，21 岁。左侧阴囊坠痛 1 年余，剧烈运动或长时间站立后加重，休息后可缓解。查体见左侧阴囊松弛下垂，阴囊内睾丸上方可触及蚯蚓团状肿物，平卧时可消失。CDFI 示左侧精索静脉曲张，二级反流。经右股静脉入路，行左肾静脉造影见精索静脉内对比剂明显反流（A）。选择性左侧精索内静脉造影，见左侧精索静脉呈单支走行，伴多条细小侧支（B）。于左侧骶髂关节上缘平面注入 5% 鱼肝油酸钠 2ml（混入半量对比剂）加大小约 1mm×1mm×2mm 的明胶海绵颗粒约 10 粒（C）。25 分钟后造影复查见左侧精索静脉主干及侧支均已被阻断（D）。

**【评述】**　本例患者术中栓塞剂反流，精索静脉多条侧支被栓塞，并未见并发症发生。左侧精索静脉与肾包膜静脉、腹膜后静脉、腰静脉、盆腔静脉等可存在侧支吻合。以往认为不宜栓塞这些侧支,尤其是不适合于使用硬化剂。实际上,只要没有不可控制的经侧支回流至肾静脉、下腔静脉的征象,则可使用硬化剂。少量的硬化剂流向侧支静脉有助于其硬化,对于防止复发是有利的。再者,在使用硬化剂时,既要保证足够的剂量又不至于发生反流是栓塞术中的技术要点之一。

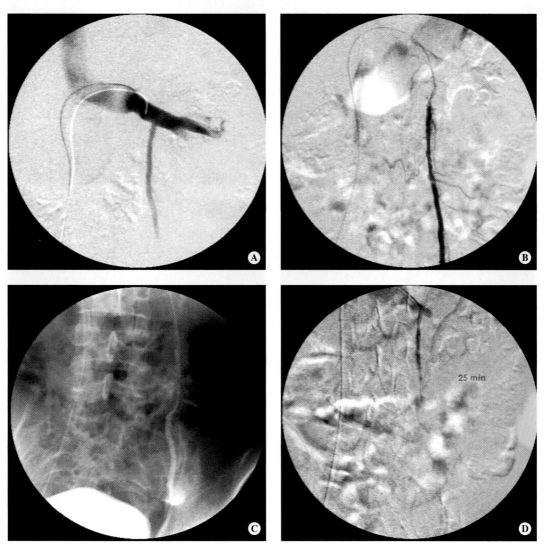

图 11-7-20 精索静脉侧支的栓塞

**例 11-7-3**(图 11-7-21)

男性,21 岁。左侧阴囊坠痛近 3 年,剧烈运动或长时间站立后加重,休息后可缓解。查体见左侧阴囊松弛下垂,阴囊内睾丸上方可触及蚯蚓团状肿物,平卧时消失缓慢。CDFI 示左侧精索静脉曲张,三级反流。经右股静脉入路,行左肾静脉造影见精索静脉内对比剂明显反流。选择性左侧精索内静脉造影,见左侧精索静脉近段呈多支走行伴多条细小侧支(A、B),主干位于左侧骶

髂关节下缘平面以下(C)。于左侧精索静脉主干内置入一枚大小为 5cm×5mm 的弹簧钢圈,再注入 5% 鱼肝油酸钠 2ml(混入半量对比剂)加大小约 1mm×1mm×2mm 的明胶海绵颗粒约 10 粒(C)。后造影复查见左侧精索静脉主干已被阻断(D)。

【评述】 近段多分支型精索静脉的栓塞部位宜选择在主干。主干位置低于骶髂关节下缘平面时,慎用硬化剂,以免硬化剂进入蔓状静脉丛引起血栓性静脉炎。

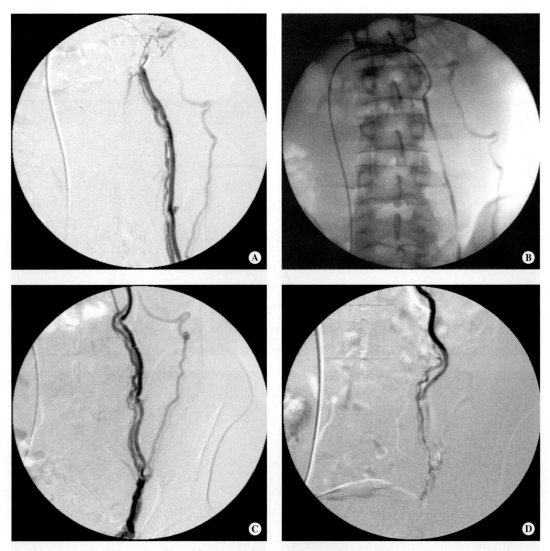

图 11-7-21　主干位置较低的精索静脉的栓塞

（李　龙）

# 第八节　盆腔淤血综合征

盆腔淤血综合征（pelvic congestion syndrome）是一种以卵巢静脉曲张和盆腔静脉淤血为病理基础，以慢性盆腔疼痛为主要症状的临床综合征。**多发生于体质虚弱的妇女，年龄多为 25～40 岁，且有过早婚、早育、多产并伴有盆底组织松弛及子宫后位的妇女常较多见。随着腹腔镜和静脉造影的广泛应用，发现在有难以解释的慢性盆腔疼痛者中，91％有显著的盆腔静脉淤血。其发生与解剖、体位、妊娠、内分泌、输卵管结扎术、心理和社会等因素有关。**详细的病史和体格检查及超声多普勒检查有助于盆腔淤血综合征的初步诊断，选择性逆行卵巢静脉造影是公认的确诊方法。**药物治疗只是暂时性的方法，手术疗效较持久，但损伤大。**卵巢静脉栓塞术

疗效肯定，是目前首选的治疗手段。**多学科的综合疗法优于单一的疗法[144]**。

卵巢静脉综合征（ovarian vein syndrome）并不完全等同于盆腔淤血综合征[145]。尽管二者具有相似的病理基础（卵巢静脉扩张）、相似的人口统计学特征（多见于育龄妇女）及对手术治疗（卵巢静脉栓塞/结扎）具有相似的疗效，但其临床表现是不相同的。卵巢静脉综合征仅因卵巢静脉扩张所致，而盆腔淤血综合征被认为是整个盆腔静脉丛扩张所致，通常可向远侧扩展而累及外阴和下肢静脉。卵巢静脉综合征多见于经产妇，症状多变而无特征性，包括腹痛，特别是髂窝和胁腹部疼痛。腹痛趋向于体位性，患侧卧位时加重；常呈周期性，在经前期周期明显缩短[145]。将卵巢静脉综合征视为盆腔淤血综合征的一种特殊类型似乎更为合理。

## 应用解剖

卵巢静脉起自阔韧带旁的蔓状静脉丛,在腰肌和输尿管前方上行。绝大多数右侧卵巢静脉以锐角汇入下腔静脉,但也有约10%的女性的右侧卵巢静脉汇入右肾静脉。大多数左侧卵巢静脉呈直角汇入左肾静脉。正常卵巢静脉的直径为3~4mm[146]。

卵巢静脉与阴道静脉丛、子宫静脉丛、卵巢静脉丛、膀胱静脉丛和直肠静脉丛等盆腔静脉丛之间又存在着广泛的交通。盆腔静脉数量多于动脉,且静脉壁明显薄弱,缺乏由筋膜组成的外鞘,因此弹性差,受压后容易扩张。盆腔静脉内血流通常缓慢,而且容易发生血流淤滞甚至逆流。盆腔静脉丛彼此交通,一个静脉丛内血流异常会引流到其他静脉丛,发挥其他静脉丛的代偿功能,一旦失代偿,则出现盆腔淤血综合征[144,147]。

盆腔静脉的引流量受多种状态影响,主要受盆腔器官血液供应和中心静脉压的影响。月经期、排卵期、性交过程中和妊娠期妇女,盆腔器官血液供应丰富,需要静脉引流的血液总量增多;盆腔子宫内膜异位症、盆腔炎症、盆腔肿瘤和盆腔手术等,使盆腔充血,盆腔血流量增加;站立位、咳嗽、屏气和屏气搬重物等,均可直接或间接地导致中心静脉压增高,盆腔静脉引流受阻。

## 病因

盆腔静脉曲张的潜在病因为卵巢静脉内血液逆流。主要缺陷为卵巢静脉内功能性瓣膜缺乏,导致血流逆行,最终引起静脉扩张。15%的女性性腺静脉口瓣膜缺失,而在具有瓣膜者中40%的左侧卵巢静脉和35%的右侧卵巢静脉存在功能不全[147,148]。

盆腔淤血综合征的确切病因尚不清楚。某些盆腔静脉曲张与机械性压迫相关,如子宫肿瘤致卵巢静脉压曲、左肾静脉受肠系膜上动脉压迫("胡桃夹"现象)。激素变化可影响盆腔淤血综合征的发生,盆腔淤血综合征仅发生在育龄期妇女,而绝经后妇女无盆腔淤血综合征发生,且盆腔淤血综合征患者在接受亮丙瑞林抑制卵巢功能治疗后,症状可得到明显缓解。由此可见卵巢内分泌功能紊乱可能是造成盆腔淤血综合征患者外周循环反应性改变的重要原因,盆腔淤血综合征是一种雌激素依赖性疾病。子宫位置异常如子宫后倾、后屈会导致静脉扭曲,使血流停滞、反流;重体力劳动和长期站立致盆腔静脉回流不畅,从而加重卵巢静脉曲张;盆腔手术如输卵管结扎术,术中损伤系膜血管,影响子宫卵巢静脉回流等均可导致淤血和盆腔淤血综合征的发生,女性生殖器官同时也是一个对神经、精神因素反应极其敏感的

系统。长期忧郁、久病、失眠及情绪不稳定在盆腔淤血综合征患者中较为常见。激惹性的暗示刺激后,盆腔淤血综合征患者盆腔血流增加。尽管有上述种种原因及解剖学病变,至今仍有不少妇产科医生认为盆腔淤血综合征是神经、精神功能紊乱的结果[144~148]。

## 临床表现

盆腔淤血综合征的临床特点为"三痛两多一少",**即下腹盆腔坠痛、腰背疼痛、深部性交疼痛;月经量多、白带增多;妇科检查阳性体征少。**

腹痛和腰背痛多见于年轻的经产妇。下腹部疼痛强度和持续时间多变,有时放射至下肢、会阴部及腰骶部,并伴严重的经前期紧张和乳房胀痛。或表现为骶骨后疼痛,经前或经期、疲劳、直立等盆腔静脉充血加重的情况下疼痛加重,平卧、抬高大腿可缓解。疼痛可以急性发作,也可表现为慢性钝痛,多伴有双下肢的沉重感,可由于弯腰等姿势体位改变而导致突发扳机痛。由于性交时盆腔充血加剧,故71%的盆腔淤血综合征患者有不同程度的性交痛,65%有性交后痛。66%有不同程度的痛经,可伴有月经和阴道分泌物增多。24%~45%的患者有膀胱激惹和功能性胃肠道症状。静脉淤血导致血管内皮和平滑肌释放P物质和神经激肽A和B等血管扩张物质,故该类患者多有焦虑和抑郁等自主神经功能紊乱的症状。妇科检查可发现部分患者有外阴、大腿和臀部的静脉曲张,宫颈可有举痛和着色;子宫活动,多后位,质软;卵巢触痛对诊断盆腔淤血综合征有94%的敏感性和77%的特异性[144~148]。但是仍有许多患者被误诊为盆腔炎症性疾病而久治不愈。

## 影像诊断

### 超声

超声检查特征性地表现为阔韧带旁卵巢静脉和静脉丛迂曲扩张。超声检查简单、无创,可作为盆腔淤血综合征筛查的首选方法,但阴性结果并不能排除盆腔淤血综合征的诊断。

盆腔淤血综合征经腹和经阴道超声的诊断标准[147,148]:

迂曲的卵巢静脉直径>6mm。

卵巢静脉血流缓慢(<3cm/s)或反流。

连接双侧盆腔曲张静脉的子宫肌层弓形静脉扩张。

多囊卵巢改变。

### 腹腔镜

可见盆腔静脉增粗、迂回曲张或成团。但如镜检时

盆部抬高,则不一定能看到曲张的静脉,但对子宫内膜异位症、慢性盆腔炎症和粘连等的鉴别诊断有一定意义。

### CT 或 MRI

多排 CT 和 MRI 通过多平面成像表现为子宫附件内迂曲、扩张、强化的管状结构,断层图像可见阔韧带和阴道旁静脉扩张的范围。CT 和 MRI 扫描还可同时显示并存的腹部或盆腔疾病,如"胡桃夹"现象。

盆腔淤血综合征的 CT 和 MRI 诊断标准[147,148]:

4 条以上宫旁静脉迂曲,至少其中一条直径>4mm。

卵巢静脉直径>8mm。

### 经子宫底穿刺盆腔静脉造影和逆行卵巢静脉造影

将对比剂注射在子宫肌层内,使子宫静脉、卵巢静脉及部分阴道静脉、髂内静脉显影,以了解盆腔血液(子宫静脉及卵巢静脉)流出盆腔的时间,作为辅助诊断盆腔淤血综合征的一种方法。后者的操作技术与逆行精索静脉造影类似。目前认为逆行卵巢静脉造影是盆腔淤血综合征诊断与治疗的最佳途径。

在盆腔静脉血流正常时,对比剂通常在 20 秒内完全流出盆腔。盆腔淤血综合征患者静脉回流速度慢,用卵巢静脉最大直径、对比剂廓清时间和卵巢静脉丛淤血程度评分诊断盆腔淤血综合征的敏感性和特异性分别为 91% 和 89%[147~150]。盆腔淤血综合征的经导管逆行卵巢静脉造影诊断标准为[147~150]:

无"胡桃夹"现象。

子宫静脉丛和卵巢静脉丛曲张。

卵巢静脉最大直径超过 10mm。

对比剂在盆腔的廓清时间需要 20 秒以上。

对比剂越过中线充盈对侧盆腔静脉丛和(或)对比剂充盈外阴和股部曲张静脉。

## 介入治疗

### 适应证

具有明确的盆腔静脉曲张影像学表现。

伴有慢性盆腔疼痛,且妇科检查或影像检查排除盆腔疼痛的其他原因。

伴有性交困难(疼痛为主),且妇科检查或影像检查排除性交困难的其他原因。

严重的阴唇和会阴静脉曲张[147,148]。

### 禁忌证

类似于经导管精索静脉栓塞术。

### 栓塞技术

操作技术类似于经导管精索静脉栓塞术。但应注意以下几点:

慢性盆腔疼痛原因复杂,放射科与妇产科医师应共同讨论并互相配合,严格选择适应证,使栓塞治疗效果更为理想。

治疗时间避开月经期,一般以月经前 1~2 周为宜。

栓塞剂以弹簧钢圈居多,一般不主张用液体栓塞剂(如硬化剂类)。理论上,因为卵巢静脉与阴道静脉丛、子宫静脉丛、卵巢静脉丛、膀胱静脉丛和直肠静脉丛等盆腔静脉丛存在着广泛的交通,液体硬化剂可能经错综的静脉交通支播散至全身[149]。但在最近的文献中亦可见联合使用硬化剂(液体[150]或泡沫[147,148,151,152])和簧圈成功栓塞卵巢静脉的报道。

一般需要做双侧卵巢静脉栓塞。术后观察 1 个月左右,如症状无明显缓解,可行双侧髂内静脉栓塞。

髂内静脉的特点是直径较大,并直接汇入粗大的髂总静脉。应选择直径大于靶血管 50% 以上或选用可脱离栓塞物,使之达到稳固栓塞,以防脱落造成肺动脉误栓。

## 疗效评价

卵巢静脉栓塞术的技术成功率为 88.9%~100%,多与血管变异有关[147,148,153]。症状缓解率从 40%~100% 不等,与适应证的掌握和疼痛的评价标准不同有关[147,148,153]。

## 不良反应和并发症

并发症少见,有静脉穿孔的报道,但未导致严重后果[147,148,151]。潜在的并发症有血栓性静脉炎、肺栓塞等。

## 病例评述

### 例 11-8-1(图 11-8-1)

女性,29 岁。腰酸、下腹坠痛近 3 年,以久站时明显,伴性交疼痛、经期延长、经量增多。查体:左下腹轻压痛。B 超:子宫及盆腔两侧静脉曲张。卵巢静脉造影:双侧卵巢静脉迂曲、扩张,造影剂廓清时间延长,左侧卵巢静脉为多分支型(A、B)。于左侧卵巢静脉分支、右侧卵巢静脉主干分别注入 5% 鱼肝油酸钠 2ml(混入半量碘油),再置入直径为 5cm×5mm 的弹簧钢圈一枚,栓塞后造影复查示双侧卵巢静脉回流已被阻断(C~E)。术后 1 个月,患者下腹坠痛缓解,性交疼痛症状改善。

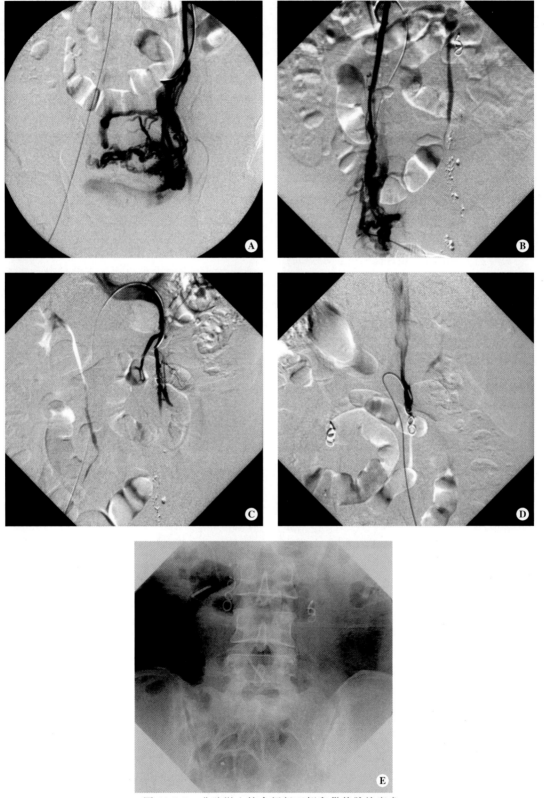

图 11-8-1　盆腔淤血综合征行双侧卵巢静脉栓塞术

【评述】　本例患者左侧卵巢静脉为多分支型，因此，于各分支内分别注入鱼肝油酸钠硬化栓塞，以期达到彻底阻断卵巢静脉回流的目的。右侧卵巢静脉下段有一较大的回流支，若不进行栓塞，将影响术后疗效。

（李　龙　梅崔林）

## 第九节  左肾静脉压迫综合征

左肾静脉压迫综合征(left renal vein compression syndrome, left renal vein entrapment syndrome)是指左肾静脉经由腹主动脉和肠系膜上动脉夹角时受到挤压而引起的血尿、蛋白尿和左腰腹部疼痛等一系列临床症候群,亦称"胡桃夹"综合征(nutcracker syndrome)[154]。

根据左肾静脉的位置可以将"胡桃夹"综合征分为两种类型:左肾静脉位于腹主动脉前,从腹主动脉和肠系膜上动脉之间的夹角处穿过并受到压迫,称之为前"胡桃夹"综合征;左肾静脉位于腹主动脉后,从腹主动脉和脊柱之间穿过并受压于腹主动脉和椎体之间,称之为后"胡桃夹"综合征[154,155]。有时,十二指肠水平段走行于腹主动脉和肠系膜上动脉之间的左肾动脉前方,因此前"胡桃夹"可同时存在肠系膜上动脉压迫十二指肠水平段,即所谓肠系膜上动脉综合征(superior mesenteric artery syndrome)[156]。

虽然"胡桃夹"综合征和"胡桃夹"现象(nutcracker phenomenon)这两个术语在文献中有时可互换使用,但是"胡桃夹"解剖学表现并不总是与临床症状相关联,有时"胡桃夹"解剖学表现可为正常变异或在其他情况下偶然发现。对于何种程度的症状可称为临床综合征或不同临床表现中何种程度可简单地反映疾病的发展进程等尚未达成共识。由于存在这些不确定的因素,有学者重点关注特征性的解剖学表现和血流动力学变化,认为"胡桃夹"综合征应特指具有与"胡桃夹"形态学表现相关联的特征性临床表现者,仅具有"胡桃夹"解剖学表现而无特征性临床表现者应称为"胡桃夹"现象[156]。

### 应用解剖

一般情况下,左肾静脉穿行于腹主动脉与肠系膜上动脉之间形成的夹角内注入下腔静脉。肠系膜上动脉一般从腹主动脉呈直角(平均在 80°~100°)发出,先向腹侧行走 4~5mm 后再转为向下行走,向下走行时肠系膜上动脉和腹主动脉之间夹角为 45°~60°,形成倒"J"

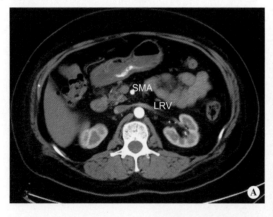
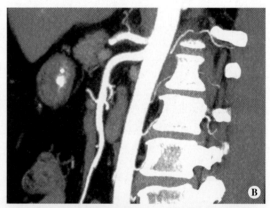
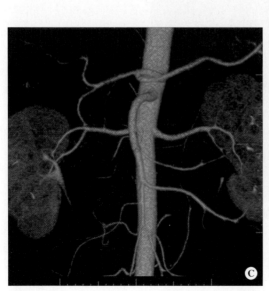
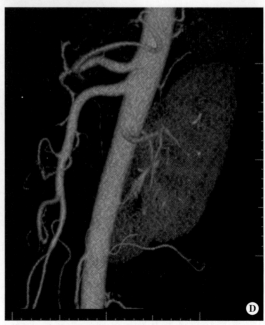

图 11-9-1  肠系膜上动脉的正常 CT 解剖

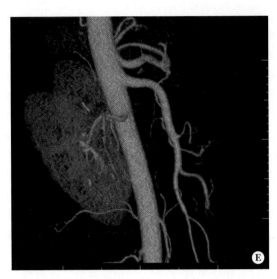

图 11-9-1　肠系膜上动脉的正常 CT 解剖(续)

CT 增强扫描横轴位图像示左肾静脉(LRV)与肠系膜上动脉(SMA)的空间关系(A);CT 增强扫描矢状位重组图像示肠系膜上动脉与腹主动脉之间的夹角及其间的左肾静脉和十二指肠(B);上腹部 CTA 示肠系膜上动脉的走行及其与腹主动脉的关系(C. 前后位;D. 右侧位;E. 左侧位)

形(图 11-9-1,其中 C、D、E 见彩图 6)。这种解剖结构有助于防止左肾静脉受到肠系膜上动脉的压迫。二者夹角之间一般被肠系膜脂肪、淋巴结、腹神经纤维丛等充塞使左肾静脉不致受挤压。关于这一区域的解剖学数据变化很大,肠系膜上动脉起始部与左肾静脉之间的距离为 2～4mm,肠系膜上动脉与腹主动脉之间的距离变化在 0.6～2.6cm,而腹主动脉-肠系膜上动脉夹角在 19.4°～70.7°;左肾静脉远段与下腔静脉之间的正常压力差小于 1.0mmHg(1mmHg = 13.59506mmH$_2$O = 133.322Pa),范围为(1.1±0.9)mmHg[154]。

主动脉后肾静脉(retroaortic left renal vein)是一种较为常见的左肾静脉解剖位置变异,据报道在人群中发生率为 1%～3%[155]。

环主动脉型左肾静脉(circumaortic left renal vein)是另一种左肾静脉解剖位置变异(图 11-7-5),走行于腹主动脉前方和后方的左肾静脉均有受压迫的报道[154]。

在某些情况下,可使左肾静脉受挤压:

肠系膜上动脉起始部脂肪组织减少,发出方向偏向下方等原因,使得肠系膜上动脉和腹主动脉之间的夹角变小,从而导致左肾静脉受到肠系膜上动脉和腹主动脉二者夹压,血液回流不畅。

腹腔脏器下垂,直立活动时腹腔脏器因重力关系牵拉肠系膜上动脉,导致左肾静脉被肠系膜上动脉压迫。

青春期的青少年身高增长迅速,脊柱过度伸展导致左肾静脉受压。

左肾静脉通过肠系膜上动脉和腹主动脉形成的夹角处,由于有过多的神经纤维丛和纤维组织包绕左肾静脉,导致其受压。

左肾窝深度过大,导致左肾静脉向后牵拉,被腹主动脉压迫。

## 临床表现

发病年龄:分布在 4～70 岁,以儿童及瘦高体型青少年多见,在女性中的发生率相对较高[156]。

血尿是最常见的症状,以反复发作性肉眼血尿为其特点,多数为无症状性、突发性,持续时间约数天至数年。血尿可于剧烈运动或感冒后加重或诱发。程度从镜下血尿至肉眼血尿不等,镜下血尿的发生率是肉眼血尿的 4 倍,偶可致贫血而需要输血。"胡桃夹"综合征患者发生血尿的原因可能是:左肾静脉受挤压后扩张淤血,左肾静脉系统压力升高,淤血的静脉系统和尿收集系统发生异常交通;肾盏隆部静脉壁变薄破裂;肾盏弯隆部黏膜的炎症、水肿引起非肾小球性出血;左肾静脉淤血时黏膜下静脉窦内压力上升导致其破裂出血[154～158]。

疼痛是"胡桃夹"综合征第二位常见症状。特征性的疼痛表现为腹痛或左侧腹痛,偶向内下放射至股部和臀部,有时可表现为性腺静脉疼痛综合征。疼痛可在坐位、站立、行走或骑乘晃动的交通工具时加重[156]。

"胡桃夹"综合征引起直立性蛋白尿的机制尚未完全阐明,一般认为是由于直立位时内脏下垂,使腹主动脉与肠系膜上动脉间夹角进一步变小,尤其在脊柱前突位时,左肾静脉受压加重,肾脏淤血,肾小球毛细血管通透性增加,肾小球滤过膜对蛋白质的滤过率增加,从而导致尿蛋白增多[159]。

精索静脉曲张或盆腔淤血表现[154~158]。

慢性疲劳综合征：表现为非持续劳动所致的、不能解释原因的一种持续或反复的慢性疲劳，一般有明确的起病，疲劳不为休息所缓解，以致其原具有的职业的、教育的、社会的乃至个人活动的能力下降，儿童一般不能坚持上学。"胡桃夹"综合征伴发慢性疲劳综合征的机制可能是肾静脉受压后肾内血管床扩张充血，从而影响肾素-血管紧张素-醛固酮系统。同时由于肾静脉受压使肾上腺静脉回流受影响，使交感神经、儿茶酚胺等水平发生改变[160]。

直立调节障碍：儿童期的一种常见表现。患儿晨起或直立后出现头晕、心慌、恶心、胸闷，严重者影响患儿的学习。对此类患儿于平卧及直立 15 分钟后分别进行心电图检查，如直立后心率加快≥20 次/分、T 波下降＞0.2mV 或 50%、收缩压下降≥2.66kPa、脉压差减少≥2.13kPa 即可做出临床诊断。其发病机制可能与患儿血管舒缩介质分泌失调（如去甲肾上腺素分泌释放、肾素-血管紧张素系统和激肽系统之间不平衡）有关。直立位时下肢静脉系统收缩反射迟缓，导致回心血量减少，心输出量减少，引起大脑一过性供血不足而引发症状[161]。

## 诊断和鉴别诊断

血尿在临床上是常见症状，而鉴别血尿的来源及原因在临床上是一个非常复杂的过程。"胡桃夹"综合征的诊断需要在排除其他肾脏病变如肾脏肿瘤、肾血管畸形、肾结石、肾小球肾炎等的基础上，有左肾静脉高压的证据才可诊断。同时诊断左肾静脉压迫综合征还需与引起血尿的少见疾病相鉴别，如过敏性紫癜、系统性红斑狼疮、子宫内膜异位症、静脉-肾盏瘘、多发性结节性动脉炎等[154,156]。

对于体型瘦长的年轻血尿患者，在排除肾脏疾病的基础上，应怀疑"胡桃夹"综合征的可能。常规的检查常常无法确诊"胡桃夹"综合征，所以诊断过程中常常伴随着多次及多种方法反复检查。一般诊断流程为[157]：

患者主诉血尿或腰酸胀痛。

尿常规检查示血尿或蛋白尿存在。

相差显微镜检查尿红细胞形态（异形性＜50%），提示血尿为非肾小球性。

血尿活动期行膀胱镜检查，见左侧输尿管口喷血。

行静脉肾盂造影，正常或可以观察到由于曲张静脉形成的压迹，同时排除结石或肿瘤。

实验室检查或肾穿刺活检排除肾炎症性疾病及肾脏肿瘤或结石等疾病。

血管影像学检包括彩色多普勒、CTA、MRA，可以提供左肾静脉受压的特征性改变。彩超可测量左肾静脉管

径和峰值血流速度，**仰卧位时肾静脉扩张段和狭窄段血管前后径比≥3**[162]、**收缩期峰值流速比≥4**[154] 提示"胡桃夹"现象的存在（图 11-9-2A、B，其中 B 见彩图 7）。CTA 和 MRA 结合多平面重组和多平面成像可测量肠系膜上动脉与腹主动脉的夹角以及左肾静脉扩张段和狭窄段的管径大小，显示左肾静脉及其周围结构的关系，了解侧支静脉循环和性腺静脉曲张（图 11-9-2C、D）[154,157,163]。血管影像学检查还可同时除外先天性肾畸形、外伤、肿瘤、结石、感染性疾病及血管异常造成的血尿。

左肾静脉造影及测压，明确左肾静脉高压。左肾静脉造影是诊断 NCP 的金标准。造影显示左肾静脉受压变扁或狭窄，远端肾静脉扩张，造影剂排空时间延长、甚至潴留。部分患者可见迂曲、扩张的侧支血管和淤血的性腺静脉。在男性表现为左侧精索静脉主干增粗、迂曲，可达阴囊内并可使曲张的睾丸静脉显影。女性则可见左卵巢静脉逆流扩张、增粗、迂曲，可达盆腔内而显示左盆腔静脉曲张成团。静脉测压显示左肾静脉内压增高且与下腔静脉间的压力差＞3.0mmHg[156~158]（约为 4.0cmH_2O）。

## 治疗

"胡桃夹"综合征的治疗方法包括保守治疗、外科手术和介入治疗。治疗方案的选择取决于症状的严重程度、血尿的程度（是否出现需输血的贫血）和患者的年龄[154]。

### 保守治疗

一般对于症状较轻或瘦弱的 18 岁以下青少年患者给予保守治疗是合理的，待肠系膜上动脉与腹主动脉夹角处脂肪及结缔组织增加或侧支循环建立，75% 的患者血尿可完全缓解；血管紧张素受体抑制剂有助于改善"胡桃夹"综合征患者的直立位性蛋白尿[156]。

### 外科治疗

**经 2 年以上观察或内科对症治疗症状无缓解或加重者、出现慢性疲劳综合征和（或）直立调节障碍者、有肾功能损害者应行外科手术或介入治疗**[164]。

外科手术的目的在于解除左肾静脉的压迫，手术方式可以根据患者的实际情况进行选择。常见的手术方式包括左肾静脉下移-下腔静脉端侧吻合术、肠系膜上动脉上移-腹主动脉吻合术、自体肾脏移植术、左肾切除术、人工血管左肾静脉-下腔静脉转流术、肠系膜上动脉悬吊术、生殖静脉-腔静脉分流术、左肾静脉人造血管外支架植入术等[156~158]。

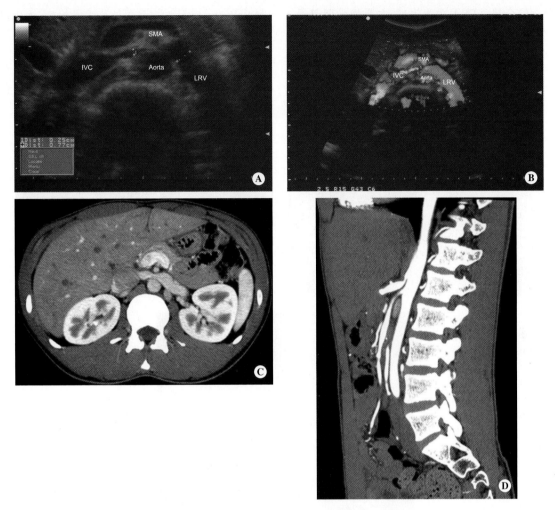

图 11-9-2 "胡桃夹"综合征的血管影像学检查

彩超示平卧位时左肾静脉(LRV)行经肠系膜上动脉(SMA)和腹主动脉(Aorta)之间,左肾静脉狭窄段内径为 0.25cm、扩张段内径为 0.77cm
(A);CDFI 示左肾静脉近心端有五彩血流通过且流速为 145cm/s,远心端流速为 30cm/s(B);CT 增强扫描横轴位图像示肠系膜上动脉压迫左肾
静脉致管腔明显狭窄(C);CT 增强扫描矢状位重组图像示肠系膜上动脉与腹主动脉之间的夹角变小,其间的左肾静脉受压(D)

### 介入治疗

使用血管内支架成形术治疗"胡桃夹"综合征的理念来自于介入治疗处理 May-Thurner 综合征(左髂静脉压迫综合征)、Paget-Schroetter 综合征(腋-锁骨下静脉血栓形成)、Budd-Chiari 综合征、上腔静脉综合征和透析通路相关静脉狭窄的成功经验[156,158]。

1996 年,密西根大学医院的放射科医师 Neste 等[165]首次报道使用 Wallstent 支架治疗"胡桃夹"综合征获得成功。此后,spiral Z-stent、Niki、Palmaz、Smart Control 等支架均已被成功地用于治疗"胡桃夹"综合征[154],获得了长期症状缓解[166~168],并已有长达 144 个月随访结果的报道[168]。有学者认为,血管内支架成形术可作为"胡桃夹"综合征的首选治疗方法[168]。

基于支架移入右心房的经验,而且 Wallstent 支架释放后缩短率超过 30%,所以 Hartung 等[169]强调直径为 16mm、长度为 60mm 的支架应作为治疗"胡桃夹"综合征的基本选择,使支架明显突入下腔静脉以尽量增加支架的稳定性。陈善闻(Shanwen Chen)等[168]认为直径为 14mm、长度为 40mm 的 Smart Control 支架符合亚洲人的形态学和解剖学测量数据且缩短率极小。

左肾静脉支架成形术的并发症包括支架移位或脱逸、支架断裂、支架内血栓形成和支架内再狭窄等(个案报道[154,153~158,166~169])。

### 病例评述

#### 例 11-9-1(图 11-9-3)

女性,34 岁。输卵管结扎术后左下腹及左腰部疼痛 2 年余,加重 5 个月入院。以久站时明显,平卧时好转。查体:左下腹轻压痛。B 超:子宫及盆腔两侧静脉曲张。化验:血、尿常规及肝肾功能等无异常。临床诊断：盆腔淤血综合征。DSA造影表现：左肾静脉明显受压变扁变窄并窄后扩张，左腰升静脉、卵巢静脉迂曲、扩张（A～C）。测压：左肾静脉内压力13cmH$_2$O，下腔静脉内压力5cmH$_2$O。采用外科手术治疗，术中见左肾静脉近端受压处管腔粘连、狭窄。

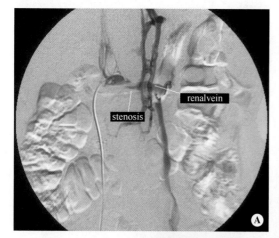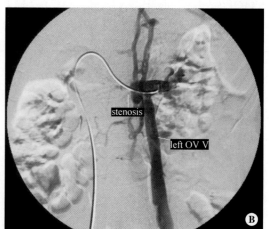

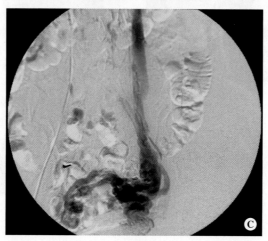

图 11-9-3　盆腔淤血综合征

stenosis.狭窄. renalvein.肾静脉

### 例 11-9-2（图 11-9-4）

女性，30岁。5年前行输卵管结扎术后下腹持续疼痛，劳累及经期加重，伴肛门坠胀、腰酸及性交痛，长时间站立时阴唇肿胀。经期延长、经量增多。1年前外院诊断为"盆腔淤血综合征"并行双侧卵巢静脉栓塞术（A～C）。入院后造影见左肾静脉远段及其属支增粗，肾静脉血通过大量侧支向盆腔和腰升静脉回流（D）；近段见明显纵行条带状压迹（E）。测压：左肾静脉内压力15cmH$_2$O，下腔静脉内压力8cmH$_2$O。右肾静脉未见明显异常。诊断为"胡桃夹"综合征。左肾静脉近段放置1.4cm×6cm金属自膨支架一枚，复查肾静脉回流顺畅（F）。术后患者症状明显改善。

### 例 11-9-3（图 11-9-5）

男性，19岁。发现全程无痛性肉眼血尿18个月，晨起加重。无发热、尿频、尿急、尿痛等症状。当地医院诊断为"右肾血管瘤"，予以右肾动脉栓塞治疗。术后患者症状缓解。1年后，患者再次出现全程肉眼血尿，症状基本同前。尿常规：红细胞（＋＋＋＋），蛋白（＋）。膀胱镜检查见左输尿管开口喷肉眼血尿。肾动脉造影示双肾动脉及分支正常，右肾萎缩（A、B）。左肾静脉造影示左肾静脉近端条状压迹，中远端扩张，精索静脉逆行显影（C）。左肾静脉压14mH$_2$O，下腔静脉压8cmH$_2$O。诊断为"左肾静脉压迫综合征"。

【评述】　左肾静脉压迫综合征临床非常罕见，很容易发生误诊。患者有肾功能受损（血尿、蛋白尿）和盆腔淤血（或精索静脉曲张）症状，排除临床表现相似的肾器质性病变,如肿瘤、高钙尿症性血尿、肾炎时要高度疑及此症。可行超声、CT、MRI 检查了解左肾静脉情况,确诊有赖于左肾静脉造影。既往本症以外科手术治疗为主,近年多采用肾静脉内支架成形术矫正。

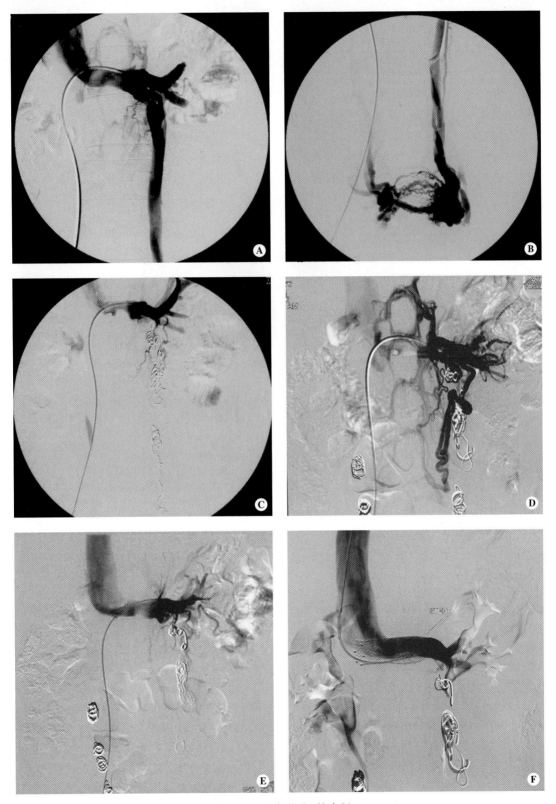

图 11-9-4　"胡桃夹"综合征

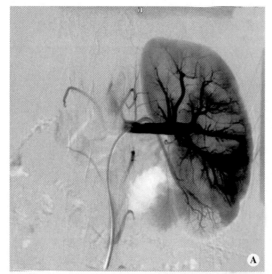
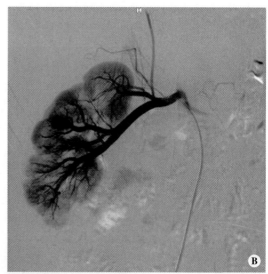
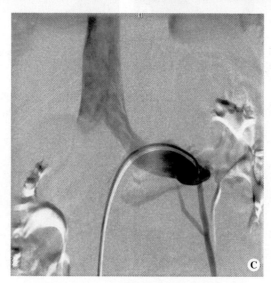

图 11-9-5　左肾静脉压迫综合征

**例 11-9-4**(图 11-9-6)

女性,27 岁。反复腰部疼痛伴不规则发热 10 余天,再发、加重 2 天。门诊尿常规示"血尿"和"蛋白尿",以"急性肾盂肾炎"入院。血常规示红细胞计数 $4.6 \times 10^{12}/L$,血红蛋白 105.0g/L,尿非溶血性红细胞 99.60%。尿红细胞计数 114.50/$\mu$l,尿蛋白 0.18g/L,24 小时尿蛋白 0.41g/L。尿蛋白电泳示白蛋白91.7%,球蛋白8.3%。彩超检查示平卧位时肠系膜上动脉与腹主动脉夹角处左肾静脉内径 1.3mm,左肾静脉肾门侧内径 6.3cm;肠系膜上动脉与腹主动脉夹角处血流速度 60cm/s。CT增强扫描示肠系膜上动脉与腹主动脉夹角约17.8°,左肾静脉于此夹角处明显狭窄,管腔狭窄约50%,左肾静脉近肾门段较粗。左肾静脉造影示左肾静脉近肾门段轻度增宽,中段轻度受压,对比剂排空稍延迟,未见其他引流静脉显影(A)。经股动脉入路插管入肠系膜上动脉,肠系膜上动脉和左肾静脉同时造影示肠系膜上动脉与腹主动脉夹角约 23°,左肾静脉中段受肠系膜上动脉夹迫(B、C)。经真头多侧孔导管测压,示左肾静脉远段压力为 16cmH$_2$O,下腔静脉压力为 14cmH$_2$O。因未见左肾静脉内压明显增高而转保守治疗。(此病例由河南省人民医院介入科张克伟医师提供。)

【评述】　此病例具有腰痛、血尿和蛋白尿等左肾静脉压迫综合征的典型临床症状,彩超、CT 和左肾静脉造影亦见典型的"胡桃夹"现象,但左肾静脉造影时未见其他侧支或引流静脉显影,静脉压力测量示左肾静脉内压与下腔静脉间的压力差仅 2cmH$_2$O,表明不足以诊断左肾静脉高压,转保守治疗是合理的。

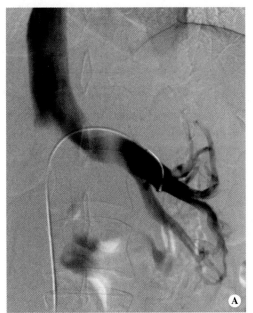
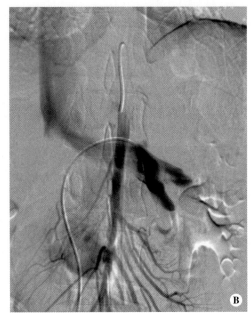
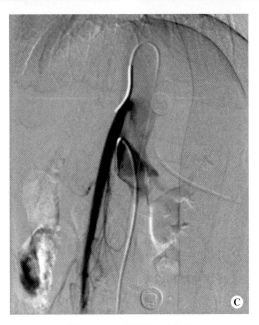

图 11-9-6　"胡桃夹"现象

（李　龙）

**参　考　文　献**

[1] 朱朝辉,曾甫清,程平,等.肾动脉栓塞术在肾癌治疗中的应用(附67例报告).临床泌尿外科杂志,2002,17(10):521～522

[2] 朱英坚,叶敏,陈建华,等.超选择性肾动脉栓塞化疗术在肾癌治疗中作用的评价.临床泌尿外科杂志,2003,18(3):280～283

[3] 吕洪章,咸荣生,张文印,等.肾癌术前肾动灌注化疗药物和无水乙醇栓塞的临床应用.实用放射学杂志,2001,17(6):175～178

[4] 梁大用,金国宏.肾癌术前无水乙醇肾动脉栓塞及并发症的预防(附48例报告).实用放射学杂志,1998,14(3):138～139

[5] 方克伟,王家平,吴静,等.肾动脉栓塞治疗肾脏疾病(附102例报告).中华泌尿外科杂志,2003,24(5):457～459

[6] 刘宗元,朱剑勇,李韧,等.选择性肾动脉栓塞术后再出血四例报告.中华泌尿外科杂志,2003,24(10):711

[7] 陈仲武,陈济铭,官怀文,等.中晚期肾癌术前介入治疗的临床价值.生物医学工程与临床,2006.10(2):79～81

[8] 方向明,陈宏伟,陆进,等.术前超选择性肾动脉化疗栓塞对小肾癌保肾手术的价值.中国癌症杂志,2006,16(4):301～303

[9] 吴晶涛,孙丽光,王田蔚,等.介入治疗对肾癌微血管密度的影响.中国实验诊断学,2005,9(6):967～969

[10] Fichtner J,Swoboda A.Percutaneous embolization of thekidney:indications and clinical results(Abstract).Aktuelle Urol,2003,34(7):475～477

[11] Onishi T，Onishi Y，Suzuki Y，et al．Prongnosticevaluation of transcatheter arterial embolization for unresectable renal cell carcinoma with distant metastasis．BJU Int，2001，87（4）：312～315

[12] AI-Khalil N，Panchev P，Tsvetkov M，et al．Intraoperative effect of preoperative embolization of the renal arteryin patients with kidney carcinoma（Abstract）．Khirurgiia（Sofiia），2004，60（4～5）：33～34

[13] Mosharafa A，Koch M，Shalhav A，et al．Nephrectomy for metastatic renal cell carcinoma：Indiana University experience．Urology，2003，62（4）：636～640

[14] Osada J，Pietruczuk M，Dabrowska M，et al．An assess-ment of lymphocytic population in peripheral blood of patients with renal cell carcinoma before and after embolization．Rocz Akad Med Bialymst，2000，45：228～239

[15] Munro NP，Woodhams S，Nawrocki JD，et al．The role of transarterial embolization in the treatment of renal cell carcinoma．BJU Int，2003，92（3）：240～244

[16] Zielinski H，Szmigieski S，Petrovich Z，et al．Comparisionof preoperative embolization followed by radical nephrectomy with radical nephrectomy alone for renal cell carcinoma．Am J Clin Oncol，2000，23（1）：6～12

[17] Milowsky MI，Nanus DM．Chemotherapeutic strategies for renal cell carcinoma．Urol Clin North Am，2003，30（3）：601～609，x

[18] Demirci D，Tatlişen A，Ekmekçioğu O，et al．Does radical nephrectomy with immunochemotherapy have any superiority over embolization alone in metastatic renal cell carcinoma? A preliminary report．Urol Int，2004，73（1）：54～58

[19] Gitlitz RI，Figlin RB．Cytokine-based therapy for metastatic renal cell cancer．Urol Clin North Am，2003，30（3）：589～600

[20] Drachenberg D，Childs RW．Allogenic sterncell transplantation as immunotherapy for renal cell carci-noma：from immune enhancement to immune replacement．Urol Clin North Am，2003，30（3）：611～622

[21] Dickson PV，Sims TL，Streck CJ，et al．avoiding misdiagnosing neuroblastoma as Wilms tumor．J Pediatr Surg，2008，43（6）：1159～1163

[22] Meyer JS，Harry MP，Khademian Z．Imaging of neuroblastoma and Wilms tumor．Magn Reson lmaging Clin N Am，2002，10（2）：275～302

[23] Brisse HJ，Smets AM，Kaste SC，et al．Imaging in unilateral Wilms tumour．Pediatr Radiol，2008，38（1）：18～29

[24] Kremens B，Gruhn B，Klingebiel T，et al．High-dose chemotherapy with autologous stem cell rescue in children with nephroblastoma．Bone Marrow Transplant，2002，30（12）：893～898

[25] Fukuzawa M．Treatment strategy for children with Wilms tumor．Nippon Geka Gakkai Zasshi，2005，106（7）：422～426

[26] Meyer JS，Harty MP，Khademian Z．Imaging of neuroblastoma and Wilms tumor．Magn Reson Imaging Clin N Am，2002，10（2）：275～302

[27] Paraskevas KI，Hamilton G，Cross JM，et al．Atherosclerotic renal artery stenosis：association with emerging vascular risk factors．Nephron Clin Pract，2008，108（1）：c56～66

[28] Williams GJ，Macaskill P，Chan SF，et al．Comparative accuracy of renal duplex sonographic parameters in the diagnosis of renal artery stenosis：paired and unpaired analysis．AJR Am J Roentgenol，2007，188（3）：798～811

[29] Bax L，Woittiez AJ，Kouwenberg HJ．Stent placement in patients with atherosclerotic renal artery stenosis and impaired renal function：a randomized trial．Ann Intern Med，2009．150（840～848）：W150～W151

[30] Mistry S，Ives N，Harding J，et al．Angioplasty and STent for Renal Artery Lesions（ASTRAL trial）：rationale，methods and results so far．J Hum Hypertens，2007，21（7）：511～515

[31] Kalra PA．ASTRAL：Stenting makes no difference in renal artery disease 2008 Presented at Late-Breaking Clinical Trials Session：Society for Cardiovascular Angiography and Interventions-American College of Cardiology Innovations in Intervention（SCAI-ACCi2），2008，Chicago，IL．April 1

[32] Beutler JJ，Van Ampting JM，Van De Ven PJ，et al．Long-term effects of arterial stenting on kidney function for patients with ostial atherosclerotic renal artery stenosis and renal insufficiency．J Am Soc Nephrol，2001，12（7）：1475～1481

[33] Kendrick J，Chonchol M．Renal artery stenosis and chronic ischemic nephropathy：epidemiology and diagnosis．Adv Chronic Kidney Dis，2008，15（4）：355～362

[34] Vasan RS，Evans JC，Larson MG，et al．Serum aldosteroneand the incidence of hypertension in nonhypertensive persons．．N Engl J Med，2004，351（1）：33～41

[35] Vasan RS，Evans JC，Benjamin EJ，et al．Relations of serumaldosterone to cardiac structure：gender-related differencesintheFramingham heart study．Hypertension，2004，43（5）：957～962

[36] Losito A，Errico R，Santirosi P，et al．Long-termfollow-up ofatherosclerotic renovascular diseaseBeneficial effect ofACEinhibition．Nephrol Dial Transplant，2005，20（8）：1604～1609

[37] Paraskevas KI，Hamilton G，Cross JM，et al．Atherosclerotic renal artery stenosis：association with emerging vascular risk factors．Nephron Clin Pract，2008，108（1）：c56～66

[38] Williams GJ，Macaskill P，Chan SF，et al．Comparative accuracy of renal duplex sonographic parameters in the diagnosis of renal artery stenosis：paired and unpaired analysis．AJR Am J Roentgenol，2007，188（3）：798～811

[39] Bax L，Woittiez AJ，Kouwenberg HJ，et al．Stent placement in patients with atherosclerotic renal artery stenosis and impaired renal function：a randomized trial．Ann Intern Med，2009，150（12）：840～848，W150～151

[40] Mistry S，Ives N，Harding J，et al．Angioplasty and STent for Renal Artery Lesions（ASTRAL trial）：rationale，methods and results so far．J Hum Hypertens，2007，21（7）：511～515

[41] Beutler JJ，Van Ampting JM，Van De Ven PJ，et al．Long-term effects of arterial stenting on kidney function for patients with ostial atherosclerotic renal artery stenosis and renal insufficiency．J Am Soc Nephrol，2001，12（7）：1475～1481

[42] Vasan RS，Evans JC，Larson MG，et al．Serum aldosteroneand the incidence of hypertension in nonhypertensive persons．N Engl J

Med,2004,351(1):33~41

[43] Vasan RS,Evans JC,Benjamin EJ,et al.Relations of serumaldo-sterone to cardiac structure:gender-related differences in the Framingham heart study.Hypertension,2004,43(5):957~962

[44] Losito A,Errico R,Santirosi P,et al.Long-termfollow-up ofather-osclerotic renovascular disease beneficial effect of ACE inhibition.Nephrol Dial Transplant,2005,20(8):1604~1609

[45] 蒋雄京,吴艳,杨倩,等.经皮血管成形术治疗肾动脉纤维肌性发育不良的临床结果.中华高血压杂志,2010,18(7):643~647

[46] 蒋雄京,高润霖.动脉粥样硬化性肾血管病的经皮介入治疗.中华心血管病杂志,2007,35(3):285~288

[47] Sofian RD,Textor SC.Renal artery stenosis.N Engl J Med,2001,344(6):431~442

[48] Kashyap VS,Sepulveda RN,Bena JF,et al.The management of renal artery atherosclerosis for renal salvage:does stenting help？J Vasc Surg,2007,45(1):101~108;discussion 108~109

[49] de Silva R,Nikitin NP,Bhandari S,et al.Atherosclerotic renovas-cular disease in chronic heart failure:should we intervene？Eur Heart J,2005,26(16):1596~1605

[50] Christopher J.White catheter-based therapy for atherosclerotic renal artery stenosis.Circulation,2006,113(11):1464~1473

[51] Balk E,Raman G,Chung M,et al.Effectiveness of management strategies for renal artery stenosis:a systematic review.Ann Intern Med,2006,145(12):901~912

[52] Dworkin LD.Controversial treatment of atherosclerotic renal vas-cular disease:the cardiovascular outcomes in renal atherosclerotic lesions trial.Hypertension,2006,48(3):350~356

[53] van de Ven PJ,Kaatee R,Beutler JJ,et al.Arterial stenting and balloon angioplasty in ostial atherosclerotic renovascular disease:a randomised trial.Lancet,1999,353(9149):282~286

[54] Hansen KJ,Edwards MS,Craven TE,et al.Prevalence of reno-vascular disease in the elderly:a population-based study.J Vasc Surg,36(3):443~451

[55] Chonchol M,Linas S.Diagnosis and management of ischemic nephrology.Clin J Am Soc Nephrol,2006,1(2):172~181

[56] Isles CG,Robertson S,Hill D.Management of renovascular dis-ease:a review of renal artery stenting in ten studies.QJM,1999,92(3):159~167

[57] Beutler JJ,van Ampting JM,van De Ven PJ,et al.Long-term effects of arterial stenting on kidney function for patients with ostial atherosclerotic renal artery stenosis and renal insufficiency.J AmSoc Nephrol,2001,12(7):1475~1481

[58] Zeller T,Frank U,Muller C,et al.Predictors of improved renal function after percutaneous stent-supported angioplasty of severe atherosclerotic ostial renal artery stenosis.Circulation,2003,108(18):2244~2249

[59] Bates MC,Campbell JE,Stone PA,et al.Factors affectinglong-termsurvival following renal artery stenting.Catheter Cardiovasc Interv,2007,69(7):1037~1043

[60] Chabova V,Schirger A,Stanson AW,et al.Outcomes of athero-sclerotic renal artery stenosis managed without revascularization.Mayo Clin Proc,2000,75(5):437~444

[61] Baboolal K,Evans C,Moore RH,et al.Incidence of end-stage re-nal diseasein medically treated patients with severe bilateral ather-osclerotic renovascular disease.AmJ Kidney Dis,1998,31(6):971~977

[62] Watson PS,Hadjipetrou P,Cox SV,et al.Effect of renal artery stenting on renal function and size in patients with atherosclerotic renovascular disease.Circulation,2000,102(14):1671~1677

[63] Kashyap VS,Sepulveda RN,Bena JF,et al.The management of renal artery atherosclerosis for renal salvage:does stenting help？J Vasc Surg,2007,45(1):101~108;discussion 108~109

[64] de Silva R,Nikitin NP,Bhandari S,et al.Atherosclerotic renovas-cular disease in chronic heart failure:should we intervene？Eur Heart J,2005,26(16):1596~1605

[65] White CJ.Catheter-based therapy for atherosclerotic renal artery stenosis.Circulation,2006,113(11):1464~1473

[66] 梅雀林,李彦豪,何晓峰,等.介入治疗移植肾动脉狭窄的疗效观察.临床放射学杂志,2004,23(11):989~991

[67] 赵剑波,曾庆乐,陈勇,等.肾移植术后血管并发症的介入治疗.临床放射学杂志,2002,21(6):422~455

[68] 刘亚民,吕良山,田红燕,等.肾动脉狭窄的介入治疗.中国医学影像学杂志,2004,12(4):262~265

[69] 钱晓军,戴定可,翟仁友.肾移植术后动脉并发症的介入治疗.中华放射学杂志,2004,38(9):928~930

[70] 周俊,胡庭杨,袁建华,等.先天性肾动静脉畸形的栓塞治疗.介入放射学杂志,2008,17(7):481~483

[71] 朱康顺,单鸿,胡道予,等.经导管肾动脉节段性栓塞治疗肾动静脉畸形.中华放射学杂志,2002,36(11):1001~1004

[72] Takebayashi S,Hosaka M,Kubota Y,et al.Transarterial emboli-zation and ablation of renal arteriovenous malformations:efficacy and damages in 30 patients with long-term follow-up.J Urol,1998,159(3):696~701

[73] Bagga H,Bis KG.Contrast-enhanced MR angiography in the as-sessment of arteriovenous fistula after renal transplant biopsy.AJR Am J Roentgenol,1999,172(6):1509~1511

[74] Kubota H,Sakagami H,Kubota Y.Spontaneous disappearance of a renal arteriovenous malformation.Int J Urol,2003,10(10):547~549

[75] Harada H,Togashi M,Abe T,et al.Renal arteriovenous malfor-mation with thrombus in the inferior vena cava.Int J Urol,2000,7(8):310~312

[76] Kubota Y,Tsuhiya T,Kamei S,et al.Transcatheter arterial em-bolization with N-butyl-2-cyanoacrylate(hystoacryl)in two treat-ments for huge renal arteriovenous malformation.Hinyokika Kiyo,2007,53(5):307~310

[77] Do YS,Yakes WF,Shin SW,et al.Ethanol embolization of arteri-ovenous malformations:interim results.Radiology,2005,235(2):674~682

[78] Yoon JW,Koo JR,Baik GH,et al.Erosion of embolization coils and guidewires from the kidney to the colon:delayed complication from coil and guidewire occlusion of renal arteriovenous malfor-mation.Am J Kidney Dis,2004,43(6):1109~1112

[79] Takebayashi S,Hosaka M,Kubota Y,et al.Transarterial emboli-

zation and ablation of renal arteriovenous malformations:efficacy and damages in 30 patients with long-term follow-up. J Urol, 1998,159(3):696~701

[80] Bagga H,Bis KG.Contrast-enhanced MR angiography in the assessment of arteriovenous fistula after renal transplant biopsy. AJR Am J Roentgenol,1972,172(6):1509~1511

[81] Kubota H,Sakagami H,Kubota Y.Spontaneous disappearance of a renal arteriovenous malformation. Int J Urol,2003,10(10): 547~549

[82] Harada H,Togashi M,Abe T,et al.Renal arteriovenous malformation with thrombus in the inferior vena cava.Int J Urol,2000, 7(8):310~312

[83] Kubota Y,Tsuhiya T,Kamei S,et al.transeatheter arterial embolization with N-butyl-2-cyanoacrylate (hystoacryl)in two treatments for huge renal arteriovenous malformation. Hinyokika Kiyo,2007,53(5):307~310

[84] Thurmond AS,Novy-M,Uchida-BT,et al.Fallopian tube obstruction: selective salpingography and recanalization. Work in progress.Radiology,1987,163(2):511~513

[85] Rosch J,Thurmond-AS,Uchida-BT,et al.Selective transcervical fallopian tube catheterization:technique update.Radiology,1988, 168(5):1~3

[86] 欧阳忠南(综述).输卵管成形术.国外医学·临床放射学分册, 1992,15(1):12~13

[87] 詹晓星,杨建勇,李红发,等.选择性输卵管造影和再通术(附70 例报告).中华放射学杂志,1992,26(4):710~712

[88] 明基,程玉兰,练辉,等.选择性输卵管造影与再通术在诊治阻塞性不孕中的应用(附200例报告).中国现代医学杂志,2002, 8(4):36~37

[89] 廖玲,林薇,布桂林.输卵管梗阻性不孕症30例介入治疗分析.中国误诊学杂志,2008,8(18):4491~4492

[90] Pinto AB,Hovsepian DM,Wattanakumtornkul S,et al.Pregnancy outcomes after fallopian tube recanalization oil-based versus waster-soluble contrast agents. J Vasc Interv Radiol, 2003, 14(3):69~74

[91] 王龙彪,龚文兵,郑宝军,等.子宫输卵管碘油造影在女性不孕症中的治疗作用与体会.中国现代医生,2007,45(15):62

[92] Papaioannou S,Afnan M,Coomarasamy A,et al. Long term safety of fluoroscopically guided selective salpingography and tube catheterization.Hum Reprod,2002,17(5):370~372

[93] 石一复.异位妊娠的病因学研究进展.中国实用妇科与产科杂志, 2000,16(4):196~197

[94] 张水娟.特殊部位异位妊娠的临床表现和治疗.中国社区医生, 2004,20(10):9~11

[95] Barnhart K,Esposito M,Coutifaris C.An update on the medical treatment of ectopic pregnancy.Obstet Gynecol Clin North Am, 2000,27(3):653~667

[96] 周晓丽.宫外孕220例临床分析.临床医学,2007,27(1):50~51

[97] 刘传方,田红千,钱建华,等.介入治疗异位妊娠初步探讨.实用放射学杂志,2002,18(8):697~700

[98] 单鸿,马壮,姜在波,等.未破裂期输卵管妊娠的介入治疗.中华放射学杂志,2000,34(2):79~80

[99] 姚群立,李蔚心,高士芬,等.未破裂型输卵管妊娠介入治疗与单纯药物治疗的临床对比分析.实用放射学杂志,2006,22(3): 326~330

[100] Maston LM,Dotters DJ,Katz VL,et al.Methotrexate and angiographic embolization for conservative treatment of cervical pregnancy.South Med J,1996,5(5):77~78

[101] Deruelle P,Lucot JP,Lions C,et al.Management of interstitial pregnancy using selective uterine artery embolization. Obstet Gynecol,2005,106(5 Pt 2):1165~1167

[102] Nakao Y,Yokoyama M,Iwasaka T.Uterine artery embolization followed by dilation and curettage for cervical pregnancy.Obstet Gynecol,2008,111(2 Pt 2):505~507

[103] 朱康顺,单鸿,黄明声,等.经子宫动脉一次性灌注氨甲蝶呤及栓塞治疗输卵管妊娠.中国医学影像学杂志,2001,9(1):39~41

[104] 朱玉春,董素芹,刘学云.子宫动脉超选择介入化疗输卵管妊娠 38例临床观察.中国医药指南,2009,7(3):50~51

[105] 李强,朱晓平,孙红,等.经阴道插管治疗输卵管妊娠.中国介入影像与治疗学,2005,2(2):121~123

[106] 孙笑波,王毅堂,徐小军,等.经子宫输卵管插管治疗输卵管妊娠.中国妇幼保,2006,21(21):3015~3016

[107] Meacham RB,Townsend RR,Rademacher D,et al.The incidence of varicoceles in the general population when evaluated by physical examination, gray scale sonography and color Doppler sonography.J Urol,1994,151(6):1535~1538

[108] Jarow JP. Effects of varicocele on male fertility. Hum Reprod Update,2001,7(1):59~64

[109] Gat Y,Bachar GN,Zukerman Z,et al.Varicocele:a bilateral disease.Fertil Steril,2004,81(2):424~429

[110] Benoff S,Gilbert BR.Varicocele and male infertility:part I.preface.Hum Reprod Update,2001,7(1):47~54

[111] Naughton CK,Nangia AK,Agarwal A.Varicocele and male infertility:part II.Patho- physiology of varicoceles in male infertility.Hum Reprod Update,2001,7(5):473~481

[112] Baazeem A,Belzile E,Ciampi A,et al.Varicocele and male factor infertility treatment:a new meta-analysis and review of the role of varicocele repair.Eur Urol,2011,60(4):796~808

[113] Beecroft JRD. Percutaneous varicocele embolization. Can Urol Assoc J,2007,1(3):278~280

[114] Nabi G,Asterlings S,Greene DR,Marsh RL.Percutaneous embolization of varicoceles:outcomes and correlation of semen improvement with pregnancy.Urology,2004,63(2):359~363

[115] Lord DJ,Burrows PE.Pediatric varicocele embolization. Tech Vasc Interv Radiol,2003,6(4):169~175

[116] Wunsch R,Efinger K.The interventional therapy of varicoceles amongst children, adolescents and young men. Eur J Radiol, 2004,53(1):46~56

[117] Gazzera C,Rampado O,Savio L,et al.Radiological treatment of male varicocele: technical, clinical, seminal, and dosimetric aspects.Radiol Med (Torino),2006,111(3):449~458

[118] Eskew LA,Watson NE,Wolfman N,et al.Ultrasonographic diagnosis of varicoceles.Fertil Steril,1993,60(4):693~697

[119] 刘贵伦,杜文华,邓晓莉.亚临床型精索静脉曲张及各进展期的

超声观测.临床超声医学杂志,2009,11(10):678～980

[120] 吴剑,陈苏宁,宋烨.彩色多普勒超声诊断精索静脉曲张程度的临床研究.同济大学学报(医学版),2010,31(2):82～84

[121] Pieri S,Minucci S,Morucci M,et al.Percutaneous treatment of varicocele:13 years experience with the transbrachial approach. Radiol Med,2001,101(3):165～171

[122] 梁立华,吴剑波,陈义雄,等.左肾静脉的X线解剖与精索静脉曲张栓塞路径的研究.广东医学院学报,1998,16(1～2):29～31

[123] 梁立华,吴剑波,陈义雄,等.左肾静脉走向与精索静脉曲张栓塞最佳路径的研究.临床放射学杂志,1998,17(6):362～363

[124] 纪荣明,章建全,姜宗来,等.睾丸静脉介入栓塞治疗精索静脉曲张的应用解剖.中国临床解剖学杂志,2000,18(3):234～235

[125] Marsman JW. The aberrantly fed varicocele: frequency, venographic appearance,and results of transcatheter embolization.AJR Am J Roentgenol,1995,164(3):649～657

[126] Lenz M, Hof N, Kersting-Sommerhoff B, et al. Anatomic variants of the spermatic vein:importance for percutaneous sclerotherapy of idiopathic varicocele. Radiology, 1996, 198(2):425～431

[127] Bigot JM, Le Blanche AF, Carette MF, et al. Anastomoses between the spermatic and visceral veins:a retrospective study of 500 consecutive patients. Abdom Imaging, 1997, 22(2):226～232

[128] Alqahtani A,Yazbeck S,Dubois J,et al.Percutaneous embolization of varicocele in children:a Canadian experience.J Pediatr Surg,2002,37(5):783～785

[129] 李龙,曾欣巧,桑惠君,等.65例左侧精索静脉曲张栓塞治疗的临床分析.中华放射学杂志,2006,40(专刊):116～119

[130] Comhaire F,Kunnen M,Nahoum C.Radiological anatomy of the internal spermatic vein(s) in 200 retrograde venograms. Int J Androl,1981,4(3):379～387

[131] Siegel Y, Gat Y, Bacher GN, Gornish M. A proposed anatomic typing of the right internal spermatic vein:importance for percutaneous sclerotherapy of varicocele. Cardiovasc Intervent Radiol,2006,29(2):192～197

[132] Pieri S, Agresti P, Fiocca G, Regine G. Phlebographic classification of anatomic variants in the right internal spermatic vein confluence.Radiol Med,2006,111(4):551～561

[133] Practice Committee of American Society for Reproductive Medicine.Report on varicocele and infertility. Fertil Steril, 2008, 90(Suppl 5):S247～249

[134] Fujisawa M, Ishikawa T, Takenaka A. The efficacy of bilateral varicocelectomy in patients with palpable bilateral varicoceles: comparative study with unilateral varicocele. Urol Res, 2003, 31(6):407～409

[135] Pasqualotto FF,Lucon AM,de Góes PM,et al.Is it worthwhile to operate on sub- clinical right varicocele in patients with grade II-III varicocele in the left testicle? J Assist Reprod Genet, 2005,22(5):227～231

[136] Libman J,Jarvi K,Lo K,Zini A.Beneficial effect of microsurgical varicocelectomy is superior for men with bilateral versus unilateral repair.J Urol,2006,176(6 Pt 1):2602～2605

[137] Gat Y,Gornish M,Navon U,et al.Right varicocele and hypoxia, crucial factors in male infertility:fluid mechanics analysis of the impaired testicular drainage system. Reprod Biomed Online, 2006,13(4):510～515

[138] Tessari L, Cavezzi A, Frullini A. Preliminary experience with a new sclerosing foam in the treatment of varicose veins.Dermatol Surg,2001,27(1):58～60

[139] Breu FX, Guggenbichler S, Wollmann JC. 2nd European consensus meeting on foam sclerotherapy 2006.Tegernsee,Germany. Vasa,2008,37(Suppl)71:1～29

[140] Li Long, Zeng Xin-Qiao, Li Yan-Hao.Digital subtraction angiography-guided percutaneous transcatheter foam sclerotherapy of varicocele:a novel tracking technique. AJR Am J Roentgenol, 2009,193(4):978～980

[141] Li Long,Zeng Xin-Qiao,Li Yan-Hao.Safety and effectiveness of transcatheter foam sclerotherapy for testicular varicocele using a fluoroscopic tracing technique. J Vasc Interv Radiol, 2010, 21(6):824～828

[142] 李龙,曾欣巧,桑惠君,等.经导管血管栓塞术对精索静脉曲张患者生育力的影响.中华放射学杂志,2006,40(7):748～751

[143] 李龙,曾欣巧,桑惠君,等.经导管血管栓塞术对精索静脉曲张患者血浆性激素水平的影响.临床放射学杂志,2008,27(4):503～506

[144] 马水清,任芸静,郎景和.盆腔淤血综合征的临床研究进展.国外医学·妇产科学分册,2004,31(3):167～170

[145] Bhutta HY, Walsh SR, Tang TY, et al. Ovarian vein syndrome:a review.Int J Surg,2009,7(6):516～520

[146] Karaosmanoglu D, Karcaaltincaba M, Karcaaltincaba D, et al. MDCT of the ovarian vein:normal anatomy and pathology.AJR Am J Roentgenol,2009,192(1):295～299

[147] Ganeshan A,Upponi S,Hon LQ,et al.Chronic pelvic pain due to pelvic congestion syndrome:the role of diagnostic and interventional radiology.Cardiovasc Intervent Radiol,2007,30(6):1105～1111

[148] Freedman J, Ganeshan A, Crowe PM. Pelvic congestion syndrome:the role of interventional radiology in the treatment of chronic pelvic pain.Postgrad Med J,2010,86(1022):704～710

[149] Capasso P, Simons C, Trotteur G, et al. Treatment of symptomatic pelvic varices by ovarian vein embolization.Cardiovasc Intervent Radiol,1997,20(2):107～111

[150] Pieri S,Agresti P,Morucci M,de' Medici L.Percutaneous treatment of pelvic congestion syndrome.Radiol Med,2003,105(1～2):76～82

[151] Kim HS, Malhotra AD, Rowe PC, et al. Embolotherapy for pelvic congestion syndrome:long-term results.J Vasc Interv Radiol,2006,17(2 Pt 1):289～297

[152] Gandini R,Chiocchi M,Konda D,et al.Transcatheter foam sclerotherapy of symptomatic female varicocele with sodium-tetradecyl-sulfate foam. Cardiovasc Intervent Radiol, 2008, 31(4):778～784

[153] Tu FF, Hahn D, Steege JF. Pelvic congestion syndrome-associated pelvic pain:a systematic review of diagnosis and management.Obstet

Gynecol Surv,2010,65(5):332～340

[154] Venkatachalam S,Bumpus K,Kapadia SR,et al.The nutcracker syndrome.Ann Vasc Surg,2011,25(8):1154～1164

[155] Skeik N, Gloviczki P, Macedo TA. Posterior nutcracker syndrome.Vasc Endovascular Surg,2011,45(8):749～755

[156] Kurklinsky AK,Rooke TW.Nutcracker phenomenon and nutcracker syndrome.Mayo Clin Proc,2010,85(6):552～559

[157] Ahmed K,Sampath R,Khan MS.Current trends in the diagnosis and management of renal nutcracker syndrome:a review.Eur J Vasc Endovasc Surg,2006,31(4):410～416

[158] Menard MT.Nutcracker syndrome:when should it be treated and how? Perspect Vasc Surg Endovasc Ther,2009,21(2):117～124

[159] Mazzoni MB,Kottanatu L,Simonetti GD,et al.Renal vein obstruction and orthostatic proteinuria:a review.Nephrol Dial Transplant,2011,26(2):562～565

[160] Takahashi Y,Ohta S,Sano A,et al.Does severe nutcracker phenomenon cause pediatric chronic fatigue? Clin Nephrol,2000,53(3):174～181

[161] Takahashi Y,Sano A,Matsuo M.An ultrasonographic classification for diverse clinical symptoms of pediatric nutcracker phenomenon.Clin Nephrol,2005,64(1):47～54

[162] 邓哲岚,童紫莺,牟芸,等.超声对胡桃夹现象诊断标准的探讨.中华超声影像学杂志,2004,13(5):363～365

[163] Kim KW,Cho JY,Kim SH,et al.Diagnostic value of computed tomographic findings of nutcracker syndrome:correlation with renal venography and renocaval pressure gradients.Eur J Radiol,2011,80(3):648～654

[164] Zhang H,Li M,Jin W,et al.The left renal entrapment syndrome:diagnosis and treatment.Ann Vasc Surg,2007,21(2):198～203

[165] Neste MG,Narasimham DL,Belcher KK.Endovascular stent placement as a treatment for renal venous hypertension.J Vasc Interv Radiol,1996,7(6):859～861

[166] Kim SJ,Kim CW,Kim S,et al.Long-term follow-up after endovascular stent placement for treatment of nutcracker syndrome.J Vasc Interv Radiol,2005,16(3):428～431

[167] Zhang H,Li M,Jin W,et al.The left renal entrapment syndrome:diagnosis and treatment.Ann Vasc Surg,2007,21(2):198～203

[168] Chen S,Zhang H,Shi H,el al.Endovascular stenting for treatment of Nutcracker syndrome:report of 61 cases with long-term followup.J Urol,2011,186(2):570～575

[169] Hartung O,Grisoli D,Boufi M,et al.Endovascular stenting in the treatment of pelvic vein congestion caused by nutcracker syndrome:lessons learned from the first five cases.J Vasc Surg,2005,42(2):275～280

（本章责任主编　陈德基　李　龙）

# 第十二章　血管病变

## 第一节　主动脉夹层

主动脉夹层(aortic dissection,AD)发生机制:一种认为主动脉夹层源于内膜破裂,接着中膜撕裂并扩展;另一种观点认为主动脉夹层源自壁间出血和中膜血肿形成,进而内膜穿破,发展为典型夹层[1,2]。

主动脉夹层临床分类[3,4]:

Ⅰ类:即典型的 AD,撕脱的内膜片将主动脉分为真、假两腔。

Ⅱ类:主动脉中膜变性,内膜下出血并继发血肿。

Ⅲ类:微夹层继发血栓形成。

Ⅳ类:主动脉斑块破裂形成的主动脉壁溃疡。

Ⅴ类:医源性或创伤性 AD。

### 典型的主动脉夹层

主动脉夹层过去曾称为主动脉夹层动脉瘤(dissection aorticaneurysm),是主动脉壁局部内膜破损导致中层撕裂,并且在撕裂的内膜和中层之间有流动或凝固的血液。内膜破损处称为破口。中层的裂开处通常是在中层内 1/3 和外 2/3 交界面。夹层使完整的主动脉壁结构一分为二:由主动脉壁内膜层与中膜的内 1/3 所组成的部分主动脉壁和由中层外 2/3 与外膜层组成另一部分主动脉壁,前者称为夹层内壁,后者称为夹层外壁。夹层内、外壁间的裂开间隙为夹层腔。为了与主动脉腔区别,夹层腔称为假腔,后者称为真腔。假腔可沿主动脉向近、远两端撕裂,向远端撕裂较为常见,如假腔向血管外破裂可以造成急性心脏压塞或胸腹腔内大出血,患者即刻死亡。假腔也可以继发性向血管内破裂,形成一个入口和一个或者多个出口,这样假腔内的压力减低,血肿缩小,假腔延展暂时放慢或停止,危险度降低。在急性期,假腔一般只有一个入口,没有出口,血肿向主动脉的远端和主动脉的分支扩展,血肿压迫分支造成狭窄或闭塞,引起各分支血管供应器官的缺血症状[5,6]。

### 分型

目前临床上最常用的是 DeBakey 和 Stanford 分型(图 12-1-1)。

DeBakey 分型[7]:

Ⅰ型:破口在升主动脉,但累及升主和降主动脉。

Ⅱ型:破口也在升主动脉,但仅限于升主动脉。

Ⅲ型:破口在左锁骨下动脉以远,进一步分成两个亚型,Ⅲa 从左锁骨下动脉破口处向远端发展,但夹层限于降主动脉;Ⅲb 夹层扩展至腹主动脉。

Stanford 分型应用最为广泛[8]:

凡是累及升主动脉的夹层为 A 型。

仅累及降主动脉者为 B 型。

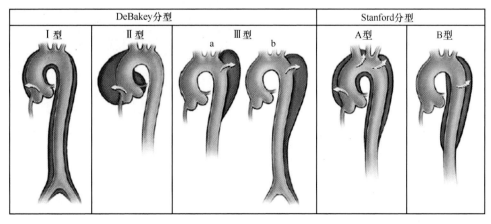

图 12-1-1　DeBakey 和 Stanford 主动脉夹层分型

### 临床分期

夹层发生 2 周以内为急性夹层,2 周以后为慢性夹层[9]。

## 非典型主动脉夹层

主动脉壁间血肿(aortic intramural hematoma,AIH)由主动脉壁内出血或主动脉壁内局限血肿形成,是一种特殊类型的主动脉夹层。1920 年 Krukenberg 首先描述 AIH 为"夹层没有内膜破口"[2,10]。(主编评论:除动脉壁内出血外是否存在曾经有破口,然后破口自行封闭而形成本型夹层的可能? 笔者认为这是可能的,即下面提到的斑块破裂,或者原发是典型夹层,破口自行封闭则在影像学检查时不能发现破口。)最常见原因是主动脉中层囊性坏死和滋养血管破裂或"主动脉壁梗死",血液溢出至中膜外层靠近外膜的部分,另一可能原因是斑块破裂。

壁间血肿的发生可以分为原发性和继发性。前者因滋养血管破裂产生,经各种影像检查或手术/尸解证实没有内膜裂口或溃疡与主动脉管腔相通。后者常继发于硬化斑块破裂或主动脉溃疡,也可以发生于典型夹层或局限性夹层近端,可能是血液成分在主动脉管腔内高压下经溃疡口或夹层破口渗入因中层病变而疏松的主动脉壁间形成[11,12]。

壁间血肿又可分为两个亚类:A 亚类表现为主动脉内壁光滑,主动脉直径不超过 3.5cm,主动脉壁厚不超过 0.5cm。血肿的平均长度约 11cm,该类常见于升主动脉。B 亚类多发生于主动脉粥样硬化患者,主动脉内壁有粗糙的粥样斑块及钙化区,主动脉直径超过 3.5cm,主动脉壁厚平均 1.3cm,该类病变发生于降主动脉的概率大于升主动脉[13,14]。

微夹层继发血栓形成(intimal tear without hematoma)指微小的主动脉壁内膜破损且有附壁血栓形成。这种病变在随访中呈现两种预后:如果内膜破损在继发血栓基础上愈合则称为不完全性微小夹层;如果破损扩大血流进入已经破坏的中膜则形成典型Ⅰ类 AD。

主动脉斑块破裂形成的主动脉壁溃疡(penetratingatherosclerotic aortic ulcer,PAU)有人也把它归类为壁内血肿,二者影像表现相似,只是主动脉溃疡多见动脉管壁广泛的粥样斑块形成,其内见动态增强血液。

非典型主动脉夹层的共同点:壁间血肿。

## 影像学诊断

主动脉夹层的诊断除了依据临床症状及相关检查,主要依靠影像学的诊断。影像学检查必须明确夹层的范围、类型、真/假腔及破口位置,还需对介入治疗所需的相关参数进行精确测量。

### 胸片

胸片显示纵隔增宽,特别是左侧增宽(降主动脉扩张)。主动脉内膜钙化斑内移(距主动脉外缘>6mm)。左侧胸腔积液,间或发生在右侧。以上表现结合剧烈胸痛的病史应该高度怀疑本病。但胸片只能提示,而不能明确诊断。

### CTA

主动脉夹层 CT 检查必须进行增强、薄层扫描(2~3mm),扫描范围要求从头臂动脉一直到**髂股动脉**。(主编评论:后者往往被忽视。其重要性在于夹层撕裂至此会影响下肢动脉血供,并且这里是介入治疗的入路。不能清楚显示入路的情况下贸然经此入路进行治疗,不但会造成严重局部并发症,而且可能导致手术失败。这是有深刻教训的。)CT 增强扫描可清晰地显示真假腔和内膜片(图 12-1-2)。真腔一般较小,而假腔较大。在升主动脉,假腔多在主动脉的右前方;在主动脉弓,假腔在弓的大弯上部;在胸主动脉,假腔多位于前外侧;夹层累及肾动脉、髂股动脉时,假腔多位于左侧。CT 三维重建便于观察整个夹层的全貌(图 12-1-3)。CT 检查可测量介入治疗所需的相关参数,但对确定内膜破口有一定的局限性。

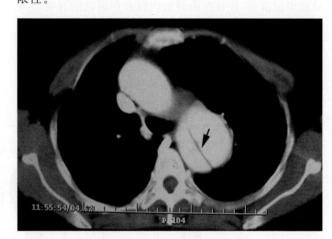

图 12-1-2　主动脉夹层 1
CT 增强扫描显示真、假腔及内膜片

CT 测量应包括近远端锚定区直径(胸降主动脉夹层破口至左锁骨下动脉区域,覆膜内支架近端在此固定,一般以左锁骨下动脉下方为测量点),为支架尺寸选择提供参数;夹层最大血管直径(真腔＋假腔)及范围,便于跟踪复查夹层变化;髂、股动脉直径,评价路径是否

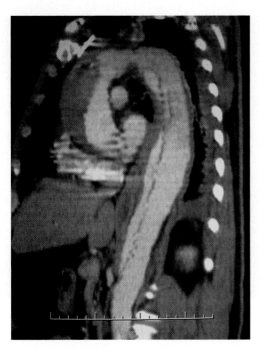

图 12-1-3　主动脉夹层 2
CTA 重建显示夹层全貌

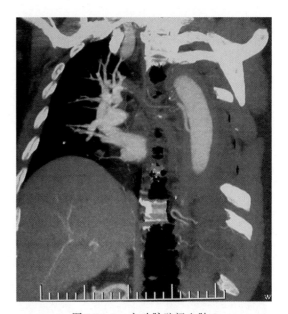

图 12-1-5　主动脉壁间血肿 2
CT 增强冠状面重建显示主动脉壁增厚，并见扭曲、不连续、明显
强化的滋养血管影

合适支架输送系统通过。

　　CT 壁间血肿定义为新月形或环形主动脉壁增厚
＞0.7cm，可伴有内膜钙化斑内移。分层的外观纵向延
伸 1～20cm，无内膜片或内膜裂口。新鲜的壁间血肿密
度强于邻近主动脉壁，通常 CT 值在 60～70Hu；当部分
或完全血栓形成时则表现为密度增强的多层表现。增
强 CT 可以清楚显示新月形或环形增厚的主动脉
壁[4,10,15]（图 12-1-4 和图 12-1-5）。

**MRA**

　　能清楚地显示主动脉夹层形态结构变化，并可从不
同的角度显示主动脉夹层的范围（图 12-1-6），MRA 还
可以确定破口的位置，以及主动脉分支受累的情况（图
12-1-7）。目前主要检查速度限制了其临床应用。

　　壁间血肿在 MRI 表现为新月形或环形沿主动脉壁
的高信号区域。$T_1$ 像难以区分，$T_2$ 像新鲜血呈高信号，
而 1～5 天的 IMH 呈低信号强度。

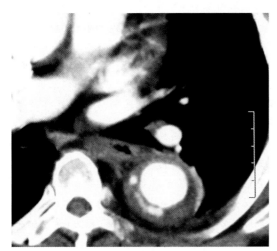

图 12-1-4　主动脉壁间血肿 1
CT 增强扫描显示环形增厚的主动脉壁及壁间增粗、扭曲的滋养
血管影，血管不连续，局部对比剂外渗

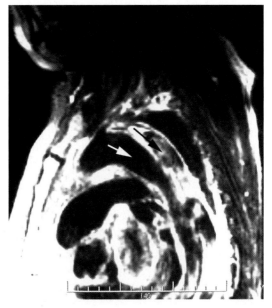

图 12-1-6　主动脉夹层 1
MR 矢状位显示夹层结构（白色箭头为真腔，黑色箭头为假腔）

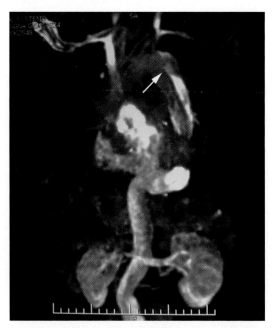

图 12-1-7　主动脉夹层 2
MRA 显示夹层破口及主动脉分支情况

## DSA

DSA 也是诊断夹层非常有价值的检查手段,多在介入治疗前进行。目的是证实 CTA 所见,并了解血流动力学改变和新发的异常情况。但在造影时左前斜位 60°投照才能将主动脉弓完全展开,否则会低估破口与左锁骨下动脉开口的距离。一定要区分假腔和真腔在造影中的表现。一般而言,真腔较小,血流快,显影浓;假腔较大,血流慢,显影淡(图 12-1-8)。切忌在假腔内高压注射对比剂(图 12-1-9)。

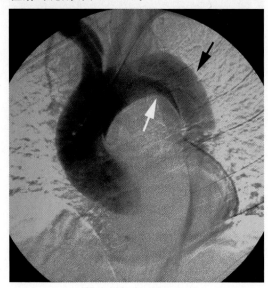

图 12-1-8　主动脉夹层 3
DSA 显示真假腔(白色箭头为真腔,黑色箭头为假腔)

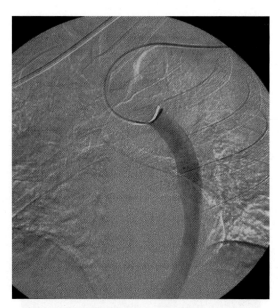

图 12-1-9　主动脉夹层 4
DSA 手推造影显示假腔

壁间血肿由于没有内膜破口,所以主动脉造影对 IMH 的诊断意义不大,但仔细而全面的检查有助于排除主动脉溃疡或微夹层继发的壁间血肿。

## 临床表现及治疗

临床症状和体征来源于主动脉撕裂引起的剧烈持续性疼痛,夹层压迫主动脉分支,引起器官缺血,出血和反应性胸腔积液引起的呼吸困难等。主动脉夹层的主要症状是胸痛并具有以下特点:

疼痛呈撕裂样,非常剧烈,难以忍受,可产生濒死感;疼痛的发作非常突然,其他疾病引起的胸痛发作不会如此突然,这是鉴别诊断的要点之一。壁间血肿疼痛的特点在于其转移或扩展性胸痛。在最初疼痛后可能会随之出现一个无痛阶段,持续几小时到几天,然后部分患者再次疼痛。这种无痛间隔后的复发疼痛是一个不祥之兆,通常预示即将破裂。

血压通常明显升高,多由于夹层累及肾动脉,造成肾缺血所致,而且很难用降压药物控制。

主动脉分支夹层可以导致器官缺血,如颈动脉夹层缺血可以出现晕厥、脑卒中、精神异常、偏瘫;肢体动脉夹层缺血可以出现肢体麻木、疼痛、无力;肾动脉夹层可以出现腰痛或肾功能不全。

主动脉夹层可以出现中到大量的胸腔积液,可以是夹层破裂导致血液外渗,但多数是反应性胸腔积液。抽出的液体多为淡红色。

周围动脉(如颈动脉、锁骨下动脉、股动脉)检查可以闻及杂音,某一动脉搏动减弱或消失,肢体血压不对称等。

未经治疗的急性夹层预后很差,50%的患者于48小时内死亡,70%于1周内死亡,90%于3个月内死亡[16]。因此,主动脉夹层需要积极治疗。但近年来,随着引进积极的内科治疗,外科手术技术的改进,特别是介入治疗的应用,急性主动脉夹层的死亡率已经明显下降。**主动脉夹层的治疗原则是封闭撕裂的入口,治疗因夹层所造成的并发症**[17,18]。

主动脉夹层的严重并发症多发生在发病后数小时内,因此,积极地使用止痛、镇静和降压药物控制血压以降低假腔内压,延缓撕裂的发展极为重要。通常联合应用硝普钠和β受体阻滞剂,以使血压下降到最低,而又不影响心、脑、肾灌注为度。单独应用硝普钠会增加左心室的收缩速率,因此,必须同时应用β受体阻滞剂。强止痛剂,如哌替啶、吗啡等,通过缓解疼痛和镇静有助于降低血压。患者制动、止咳和通便等措施可预防患者胸腹内压突然升高,对预防严重并发症也有很大好处。

# 介入治疗

主动脉夹层的介入治疗目前主要有经皮主动脉内膜开窗术(fenestration of intimal flap,FIF)及腔内覆膜内支架修复术(endovascular aortic repair,EVAR)两种,现分述如下:

## 经皮主动脉内膜瓣开窗术(FIF)

主要适用于不能行人工血管置换术及腔内人工血管内支架修复术,而又急需降低假腔内压力,改善内脏及下肢缺血的主动脉夹层。本法是通过经皮穿刺插管,在造影的基础上和透视下,在夹层内膜瓣片上穿刺并球囊扩张开窗,并于窗口远端置入内支架,闭合远端假腔及避免开窗口内膜片的弹性回缩。人为造成真、假两腔相通,可有效降低假腔内压力,达到避免进一步破裂和撕裂、改善内脏及远端血供的目的[19]。

技术要点:

经肱动脉进行主动脉造影,精确定位破裂口和判别夹层真、假腔。

经破裂口送导管至假腔并行测压。

交换球囊导管至预定的开窗穿刺点的假腔内并将其用对比剂充盈作为引导穿刺的标示物。也可采用其他器材作标记,如猪尾导管,但不如前者目标明确,好处是可以随时注入对比剂进行观察。

经股动脉穿刺置入造影管进入真腔,交换置入穿刺针,由真腔在开窗点向假腔标记穿刺。成功后置入导丝入假腔并交换球囊导管破膜开窗,造影测压确定假腔通畅压力下降。必要时窗口放置支架以保持通畅。穿刺

点应选择在重要脏器供血动脉的远端并假腔较大处,一般常选择肾动脉下方的腹主动脉段或髂总动脉。

开窗处远端大动脉内放置1或2枚大小合适的裸支架,以撑起变小的真腔并使远端的假腔缩小或闭合,预防进一步的撕裂。

笔者强调**开窗术最大的危险是穿通动脉壁导致大出血!** 因此,术前应仔细阅读影像学资料。要准确测量假腔的大小,计算允许进针的幅度及方向,并尽可能在假腔穿刺平面设置标志物,以避免误穿造成严重并发症。开窗所用的球囊直径应根据穿刺部位动脉大小进行选择,主动脉开窗球囊直径应不小于10mm,髂总动脉应不小于5mm,以保证建立有效分流且不造成新的损伤。窗口远端支架尺寸的选择应根据释放部位正常动脉直径,而不是真腔直径或真腔+假腔直径选择,以有效压迫远端假腔使之闭合。

## 腔内覆膜内支架修复术(EVAR)

EVAR的原理是应用覆膜型血管内支架封堵夹层第一破口,降低假腔压力,预防破裂出血和增加真腔供血,改善分支血管缺血[20,21]。早期制定的EVAR适应证为:慢性Stanford B型AD,病程3周以上;近端锚定区>1.5cm。随着器材、技术的进步和临床认识水平的提高,目前急性B型AD伴主动脉破裂可能、内脏缺血、主动脉瘤形成及顽固性剧痛或高血压,手术风险较大者,也是EVAR的适应证。近端锚定区<1.5cm也不再是禁忌,目前近端锚定区已超越左锁骨下动脉和左颈总动脉。对左锁骨下动脉的处理方法包括一期封堵左锁骨下动脉,先行或后行左锁骨下动脉旁路术及完全腔内技术重建该动脉。对左颈总动脉的处理方法:行右颈总-左颈总的血管旁路术[22~24]。(主编评论:此为目前流行的复合手术中的一种。不过不是同时在介入手术中室完成,而是分期进行而已。)

技术要点:

术前全面评估患者情况,包括生命体征、重要脏器功能、血压、近远端锚定区直径和长度、入路血管情况等,制订治疗方案。

全麻并做好随时中转外科手术的准备。

先经左肱动脉入路置入导管行主动脉造影,明确破裂口及真假腔,再次测量相关参数,并决定入路血管。

入路血管应选择髂、股动脉,无夹层,无严重狭窄或迂曲,直径允许覆膜内支架输送系统通过的一侧。

人工血管内支架的直径应是近端锚定血管直径的120%,长度一般不超过三个推体,特殊情况下需延长支架长度时,务必仔细评估脊髓的血供,尽量避免封闭脊髓供血动脉。

切开或穿刺股动脉置入超硬导丝至升主动脉,沿导丝送入内支架输送系统至近端锚定区。控制性降压至90mmHg左右,定位释放人工血管内支架。为准确定位并安全释放人工血管内支架:①术者必须熟知所选用的人工血管内支架之特性,如前端有无裸支架部分、前端有无倒刺固定装置、前端打开方式及能否再次调整位置、标记所在部位和输送系统尺寸等。②人工血管内支架输送系统一般为18~24F,为使其顺利上行至主动脉弓,超硬导丝前端软头必须置于升主动脉近端。③标记在近端锚定区定位好后,术者右手固定输送系统远端内芯杆,左手后撤输送系统外鞘,缓慢释放支架前端。一旦发生定位移位,必须左右手同时前送或后撤输送系统重新定位,切不可双手矛盾运动或单手运动,以防支架提前释放。

术后造影一旦发现严重Ⅰ型内漏,应使用球囊扩张、植入主动脉cuff或延长段、栓塞、胶体封闭等技术予以处理,轻微Ⅰ型内漏可动态观察。术后3、6个月应常规做CT复查,以后每年一次。

笔者主张EVAR时不要从股动脉穿刺置管造影,而是从左肱动脉入路置管。理由是:可以帮助内支架定位,防止覆盖左锁骨下动脉;可以用于引导导丝进入入路侧股动脉支,保证内支架沿真腔送入释放;可用于入路血管过于迂曲时,经肱-股用超长导丝建立导轨以引导支架放送系统;可用于操作完成时主动脉造影。

(主编评论:编者王晓白"肚里有货",但以了了数条就把这样重大手术的要点写完了。要点就是要点,恐怕展开描述十分繁复也不可能完全涵盖各种情况的处理。本人也认为本术,包括腹主动脉瘤修复术的操作并没有太大的技术难度,可以简单类比为食管支架置入术。但是否具有一定介入手术经验的医生就能独立进行?答案是不行。问题的关键是术者是否有决策资格、责任担当和处理各种复杂情况的能力。毕竟这牵涉到患者病情危重和手术器材昂贵,一有闪失责任重大。因此,本术被列为四级介入手术,只能由具有资质的高级医生进行。功夫还在功夫外。术前准备、知情同意谈话、病情判断、各种器材和支架选择、术中决策、术后处理、并发症防治和追踪随访等一系列过程无一可以掉以轻心。貌似简单的操作技术绝非仅仅是技术,其内涵深广不能以一言涵盖之。)

## 分支血管受累的处理

主动脉夹层有30%~50%合并分支血管缺血。Williams等[25]通过研究将分支血管受累分为3种类型:静力型(static vessel compromise,S)、动力型(dynamic vessel compromise,D)和混合型(mixed vessel compromise,S+D)。静力型是夹层直接延伸到分支血管,造成分支血管的局部狭窄,引起器官的缺血。动力型是夹层形成的范围超过分支血管,但没有直接累及分支血管,由于假腔内的血液没有出路,假腔内的压力明显高于真腔内的压力,夹层的内膜片在假腔压力的作用下,覆盖分支血管的开口,造成器官的缺血。混合型是上述两种类型的结合。动力型的分支血管,行FIF或EVAR术后,假腔塌陷,真腔重建,受累的分支血管即可恢复通畅,无须对受累血管行支架置入处理。静力型和混合型常常需要在受累分支置入支架才能恢复灌注。

## 并发症及其处理

见本章第二节腹主动脉瘤。

## 病例评述

**例12-1-1**(图12-1-10)

女性,42岁。剧烈胸痛伴少尿、双下肢麻痹6小时入院。给予降压、止痛处理并行CT检查。CT示胸主动脉瘤合并夹层,Stanford B型,累及双侧髂总动脉,左肾萎缩,右肾囊肿(A~C)。经左肱动脉入路DSA示胸主动脉瘤合并夹层,胸主动脉扭曲成角,腹主动脉远端及肾动脉显影欠佳(D、E),经右股动脉入路置管于夹层真腔造影,显示左肾萎缩、右肾动脉狭窄,双侧髂动脉不显影(F、G)。行腹主动脉远端开窗术:先经左肱动脉将猪尾导管置于腹主动脉远端假腔内,然后经右股动脉引入穿刺针从真腔向猪尾导管处假腔穿刺,再用12mm球囊开窗,造影示双侧髂动脉恢复血供(H),于双侧髂总动脉分别置入直径12~40mm内支架闭合假腔(I),最后于右肾动脉狭窄处置入直径6~20mm内支架(J),术后造影示主动脉真腔扩大,右肾动脉及双侧髂动脉血供正常(K)。术后10天患者血压、肾功能恢复正常,临床症状完全消失。

**【评述】** 该患者为胸主动脉瘤合并夹层,胸主动脉扭曲成角严重,且腹主动脉重要分支处呈多腔结构,不宜行覆膜内支架修复术;但腹主动脉远端假腔较大,易于穿刺开窗,故决定行急诊开窗术,以期降低假腔压力,恢复下肢血供;另外,该患者仅右肾具有功能,必须保肾,有鉴于此,对右肾动脉狭窄给予内支架置入术处理,以确保其正常血供。

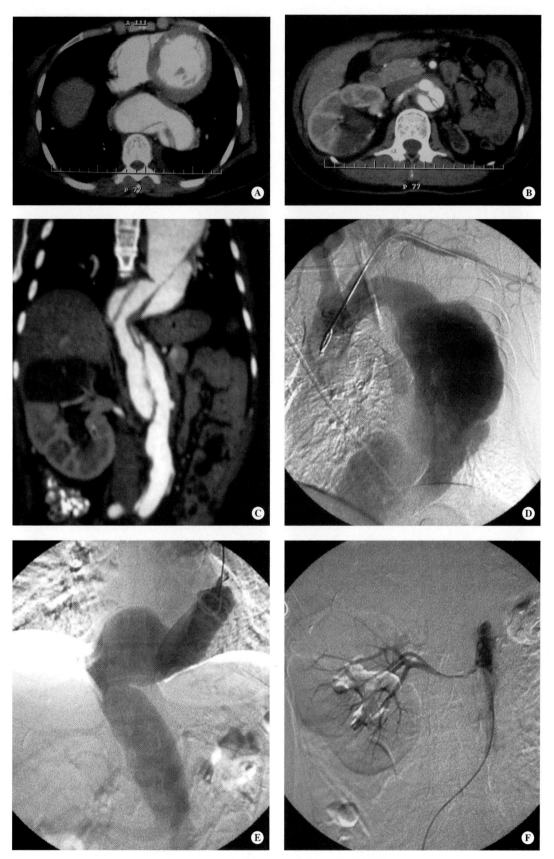

图 12-1-10  胸主动脉瘤合并夹层,腹主动脉远端假腔开窗术

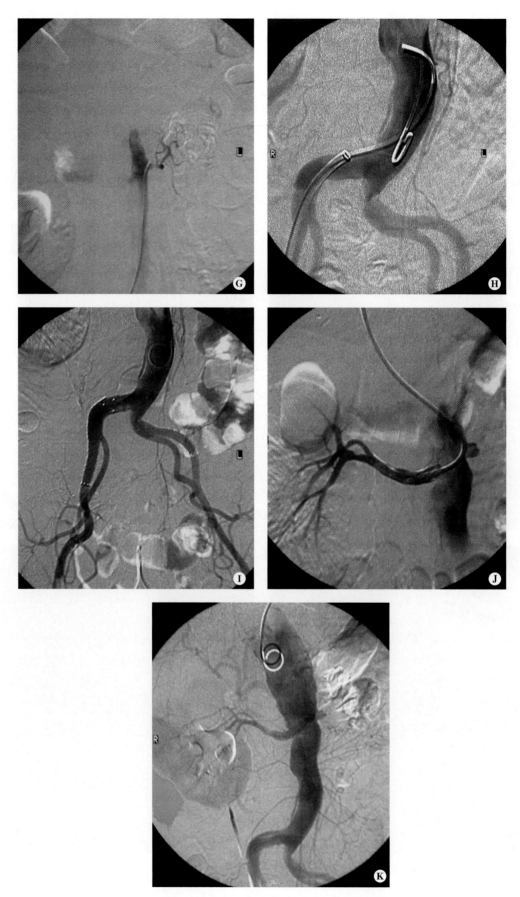

图 12-1-10　胸主动脉瘤合并夹层,腹主动脉远端假腔开窗术(续)

例 **12-1-2**（图 12-1-11）

男性,50 岁。剧烈胸痛伴血压升高 2 天。MR 检查示 Stanford B 型主动脉夹层,破口距左锁骨下动脉开口约 1cm。经左肱动脉行主动脉造影后(A),置入覆膜内支架行腔内修复术,术后造影示支架近端 I 型内漏(B),用球囊扩张使支架与血管壁贴覆(C),再次造影示内漏消失(D)。术后 7 天患者康复出院。

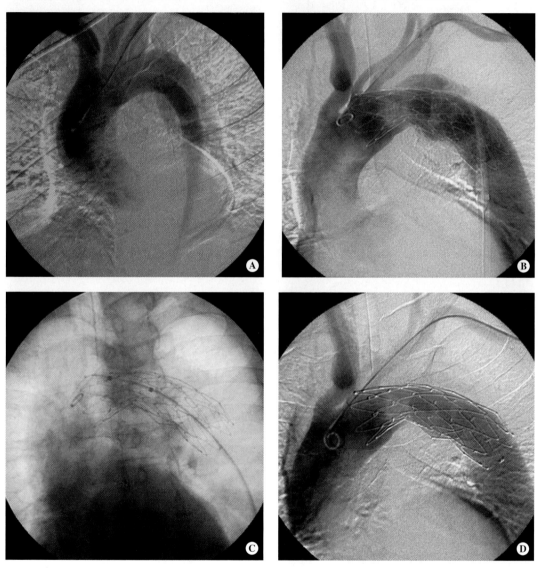

图 12-1-11　主动脉夹层动脉瘤,行腔内修复术

【评述】　该例近端锚定区稍短,易产生 I 型内漏。对 I 型内漏应积极处理,一般可先行球囊扩张,使支架与血管壁贴覆,膨胀球囊时应注意压力,不可过大;若球囊扩张不能见效,可植入 Cuff 进行纠正。

例 **12-1-3**（图 12-1-12）

男性,68 岁。剧烈胸痛伴血压升高、双下肢无力 4 小时。CT 检查示胸降主动脉壁增厚,并见壁间扭曲、不连续、明显强化的滋养血管影(A),诊断为壁间血肿。积极降压、镇痛及对症处理后病情无改善;主动脉及选择性肋间动脉造影示主动脉滋养血管破裂(B~D),后行内支架腔内修复术(E)。术后 5 天患者康复出院。

【评述】　该例为典型主动脉壁间血肿,原因是主动脉滋养血管破裂,积极保守治疗无效。为阻止进一步病情恶化,尽早恢复脊髓血供,遂行内支架腔内修复术,压迫主动脉壁,减少壁间板状运动,结果证明此术行之有效。

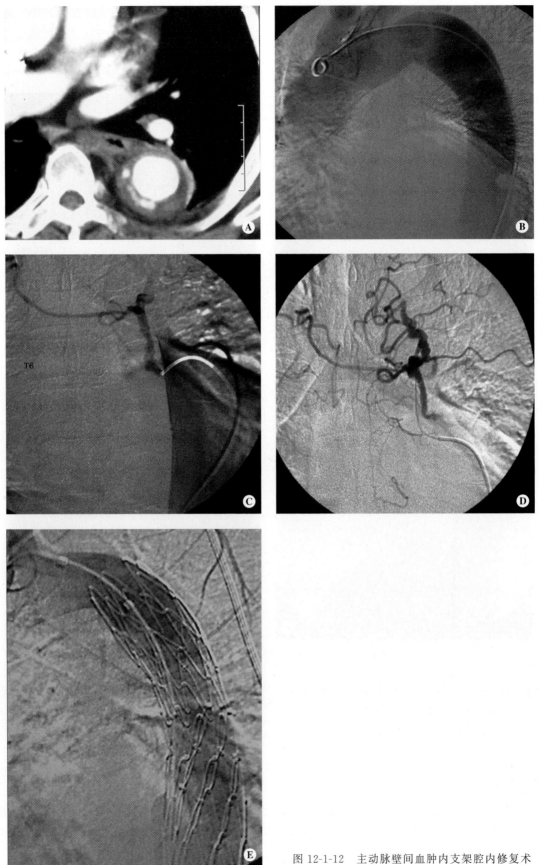

图 12-1-12　主动脉壁间血肿内支架腔内修复术

（王晓白）

# 第二节 腹主动脉瘤

腹主动脉瘤(abdominal aortic aneurysm,AAA)是由腹主动脉囊状扩张而成。其确切定义尚有争议,一般认为腹主动脉局部梭形膨胀直径大于3cm是动脉瘤[26]。该疾病常发生于老年人,在大于60岁的人群中男:女为5:1。其中90%的腹主动脉瘤发生在肾动脉以下的腹主动脉,同时累及髂动脉者占66%。腹主动脉瘤的主要危险是发生破裂,动脉瘤的大小是预测动脉瘤破裂的重要因素。直径4、5、6、7、8和9cm的动脉瘤年破裂率分别为0~5%、3%~10%、15%~22%、25%~40%、45%~70%和80%~100%[27,28]。

## 影像学诊断

腹主动脉瘤的诊断主要根据临床症状(伴有或不伴有腹痛的搏动性腹部肿块)及影像学检查做出。常用的影像检查方法有多普勒彩色超声(color duplexultrasound scan,CDUS)、CTA、MRA、DSA。影像学检查能评估腹主动脉瘤患者是否适合腔内治疗,以及准确测量腔内治疗所需的相关参数,帮助选择合适的人工血管内支架。

### CDUS

其优点是简便、无创,适用于初诊、瘤腔大小的判定及术后随访;但其准确性依赖于操作者的经验。

### CTA

螺旋CT是首选的检查方法,其能准确测量腹主动脉瘤的各项参数,以及清晰显示腹主动脉的各分支动脉,瘤腔内的附壁血栓和钙化的动脉壁(图12-2-1)。

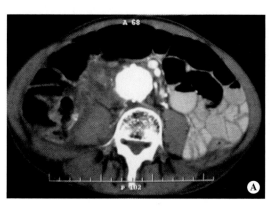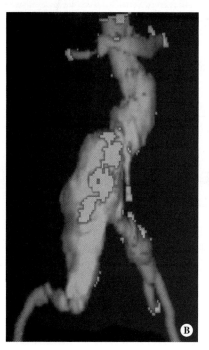

图 12-2-1　CT 增强扫描显示 AAA(A);CTA 显示 AAA 全貌(B)

### MRA

主要应用 MRA 技术,其显示效果与螺旋 CT 及 DSA 相似,但检查速度慢,体内带有起搏器或金属及幽闭恐惧症者不能应用,使其临床应用有一定的局限性(图 12-2-2)。

### DSA

具有即时性和高分辨率的特点,多用于腔内治疗术中的测量和观察。需注意的是,DSA 不能分辨动脉壁和附壁血栓,其测量的直径往往小于真实值,应结合 CT、MR 综合考虑(图 12-2-3)。

## 分型、分级和测量

目前将肾下腹主动脉瘤分为 3 型(Schumacher 分型,图 12-2-4)[29]:

Ⅰ型:近端瘤颈≥1.5cm,而远端瘤颈≥1cm。

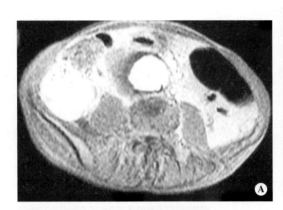

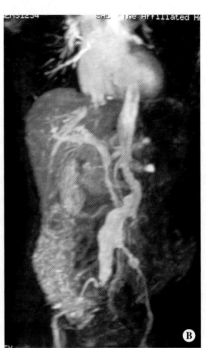

图 12-2-2　MR 显示 AAA(A);MRA 显示 AAA 全貌(B)

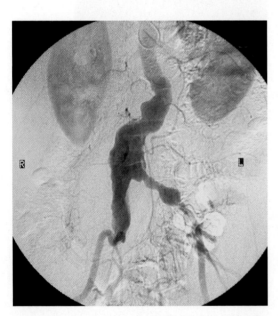

图 12-2-3　DSA 显示 AAA

Ⅱ型:近端瘤颈≥1.5cm,而远端瘤颈消失。根据远端瘤体发展情况分为 3 个亚型。ⅡA 型:瘤体侵及主动脉分叉;ⅡB 型:瘤体侵及髂总动脉;ⅡC 型:瘤体侵及髂内动脉开口水平。

Ⅲ型:近端瘤颈<1.5cm。

根据腹主动脉瘤近端瘤颈的扭曲程度分级(以无扭曲的近端瘤颈为 180°,图 12-2-5)[30]:

Ⅰ级:近端瘤颈成角范围为 150°~180°。

Ⅱ级:近端瘤颈成角范围为 120°~150°。

Ⅲ级:近端瘤颈成角范围<120°。

腹主动脉瘤的测量应包括:

近端瘤颈(肾动脉至腹主动脉瘤近端,也称近端锚定区)的直径、长度及肾动脉下至髂动脉分叉的距离。

瘤体的外径和内径。

髂总动脉的直径和长度。

髂外动脉、股动脉的直径。

(主编评论:以上工作看似简单,但十分重要,是腔内治疗的基础!在临床上其重要性往往被一些人忽视,造成在手术过程中还要讨论或争执选用支架的直径、长度和类型等问题。打无准备之仗的后果可想而知。细节决定手术成败、并发症的多少和严重程度的说法在此经常得到验证。)

## 介入治疗

腹主动脉瘤的介入治疗主要指腔内覆膜内支架修复术(EVAR),通过覆膜内支架将动脉瘤体隔绝于血循环之外,达到预防动脉瘤破裂和附壁血栓脱落之目的,主要适用于 Schumacher Ⅰ和Ⅱ型腹主动脉瘤。随着覆膜内支架及技术的不断改进,也有学者在 Schumacher Ⅲ型腹主动脉瘤上实施 EVAR[31]。

### 技术要点

目前常用的覆膜内支架的类型:分体式分叉型;一体式分叉型;主动脉单侧髂动脉型。分述如下:

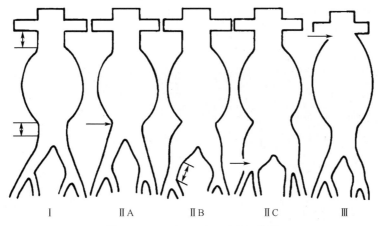

图 12-2-4　Schumacher AAA 分型

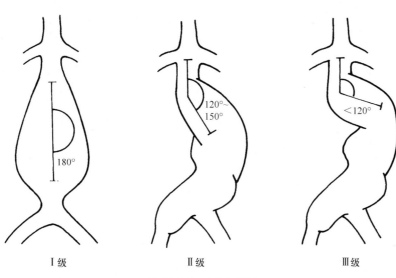

图 12-2-5　AAA 分级

**分体式分叉型人工血管内支架**

　　该型覆膜内支架由主体支架(主动脉段和一侧髂动脉肢体)及对侧髂动脉分体组成。适用于髂、股动脉直径≥7mm,髂动脉与瘤体成角<90°,腹主动脉分叉部直径≥3cm,近端瘤颈成角>120°的 Schumacher Ⅰ和Ⅱ A、ⅡB型,以及重建一侧髂内动脉的ⅡC型腹主动脉瘤。

　　近年国外不少厂家推出小直径(13~16F)及适合肾下段腹主动脉高度成角(70°~90°)的主体支架输送系统,拓宽了腹主动脉瘤腔内覆膜内支架修复术的指征。方法为:

　　术前全面评估患者情况,包括生命体征、重要脏器功能、血压,近、远端锚定区形态、直径和长度,入路血管形态、直径和钙化等情况,制订治疗方案。

　　全麻并做好随时中转外科手术的准备。(主编评论:全麻以往被认为是必要的。目前采用血管缝合器和较小的支架输送器的情况下,采用局麻进行手术也被认可。但前提是麻醉医生到场进行基础静脉麻醉,随时准备进行全麻。)

　　先经左肱动脉入路置入导管行主动脉造影(图12-2-6),再次测量相关参数,并决定主体支架入路血管。入路血管应选择髂、股动脉无严重狭窄或迂曲,直径允许主体支架输送系统通过的一侧。

　　切开或穿刺股动脉置入超硬导丝至胸主动脉,沿导丝送入主体支架输送系统至近端锚定区。造影明确肾动脉位置,可使用路径图或经肱动脉置管到肾动脉进行定位。控制性降压至 90mmHg 左右,将主体支架定位于肾动脉下方释放。主体支架的直径应是近端锚定血管直径的 120%,髂动脉肢体直径也按此原则。如近端瘤颈不足 1.5cm 或瘤颈成锥形(是指瘤颈远端比近端直径宽 4mm 或远端比近端在直径每厘米范围内增加3mm),应将主体支架裸露部分跨越肾动脉,覆膜部分金属标记位于肾动脉开口下方进行释放。

　　主体支架及同侧髂动脉肢体完全释放后,从肱动脉径路置入 2.6~3m 交换导丝通过主体支架残端开口至对侧髂、股动脉。切开对侧股动脉或用鹅颈套取出导丝,构成肱-股动脉导轨。将覆盖对侧髂动脉的分体支架沿交换导丝送入主体支架残端开口进行接驳释放。也可行对侧股动脉穿刺,置入导丝到主体支架残端开口,并选择进入主体支架,然后将覆盖对侧髂动脉的分体支架沿交

换导丝送入主体支架残端开口进行接驳释放。

术后经肱动脉路径行主动脉造影,效果满意则缝合切口或使用血管闭合器闭合经皮股动脉穿刺的创口。

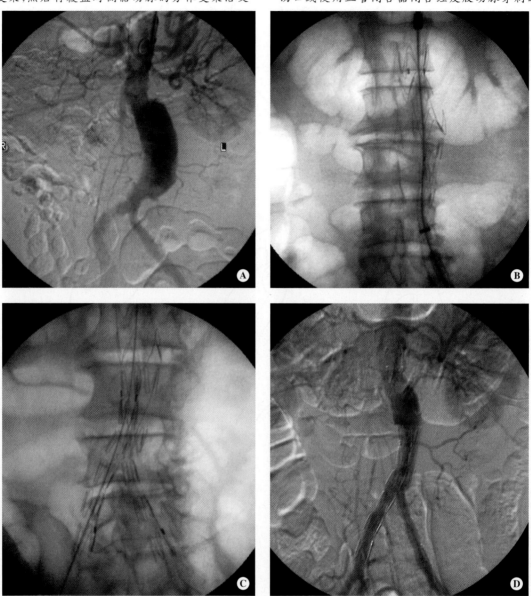

图 12-2-6　分体式分叉型人工血管内支架置入术

经肱动脉主动脉造影(A);置入主体支架(B);连接对侧肢体支架(C);术后主动脉造影(D)

对于近侧锚定区解剖结构不良,如瘤颈成角过大(大于90°)、瘤颈过短(小于0.5cm),瘤体过度弯曲;远侧锚定区解剖结构不良,如髂总动脉高度扩张、迂曲,严重钙化、血栓形成导致严重狭窄或闭塞;广泛的髂、股动脉纤细(直径小于5mm);瘤腔巨大,造成导丝从髂动脉进入支架主体困难等,易于造成并发症如内漏、重要动脉栓塞(肾动脉、髂内动脉)、支架移位、移植物进入困难等情况的复杂性 AAA,笔者偏向于使用 Cook 公司产的 ZenithFlex 和 Matronic 公司产的 Indulent 系统,其放送系统直径较小,分别为 20F 和 18F,其光滑性和柔顺性

使放送系统很容易通过狭窄和迂曲的髂动脉或瘤体,并易于精确定位。

对于瘤颈过短(小于0.5cm)的 AAA,通常使用的技术有:PALMAZ 支架放置、Chimney、Callop 和 Fenestration 技术,其目的是释放移植物后保持肾动脉的通畅。对于瘤颈角过大(大于90°)、瘤体过度弯曲、瘤体巨大的 AAA,建议建立肱-股动脉导轨,利用导丝牵张技术可为支架放送系统克服高度扭曲的血管应力提供足够的支撑力。需特别强调的是应在导轨行经主动脉弓和左锁骨下动脉处放置导管,以防止在导丝拉直时引起

局部的"切蛋糕"效应,保护动脉开口不被切割受损。

对于入路血管严重狭窄、高度迂曲或闭塞等情况,可以使用球囊 PTA 技术、导丝牵张技术、闭塞血管球囊开通术等进行处理,一般情况下都能顺利置入主体和分支髂动脉支架。

(主编评论:以上是编者对复杂性腹主动脉瘤针对性治疗措施的描述,可谓用心良苦。复杂性腹主动脉瘤的定义很难下,应该是以往被认为是禁忌证的情况。目前随着器材和技术的进步,一些过去被认为不能成功或可能造成严重并发症的情况已经被突破。所以适应证和禁忌证可能要改写。但也应该注意,探索性工作不能马上推广应用,还需经过临床科研验证并由有丰富经验的专家和有资质的医院开展。)

**一体式分叉型人工血管内支架**

该型人工血管内支架的主动脉主体及双侧髂动脉肢体为一体式设计,鉴于该型支架对匹配的尺寸要求严格,故必须对腹主动脉瘤的各项参数精确测量。该型支架的适应范围与手术要求同上。方法为:

先经肱动脉入路行主动脉造影(图 12-2-7),再次测量相关参数并决定入路血管。

手术暴露或直接经皮穿刺入路侧股动脉导入 8F 导管鞘,对侧经皮穿刺股动脉置入 9F 导管鞘,并置入 4~5F Cobra 导管至入路侧髂动脉。从入路侧置入抓捕器或鹅颈套,将导管中导丝引至入路侧体外,将 Cobra 导管沿导丝通过 8F 导管鞘送至入路侧体外。将超硬导丝通过入路侧 8F 导管鞘送至胸主动脉,撤出 8F 导管鞘并切开股动脉或扩张穿刺道至支架输送系统尺寸。

将支架输送系统中髂动脉肢体导丝通过 Cobra 导管送至对侧体外并撤出导管。术者将支架放送系统沿超硬导丝导入,助手于对侧缓慢后撤髂动脉肢体导丝,同步配合支架输送系统进入主动脉。当对侧髂动脉肢体完全位于腹主动脉时(透视下清晰可见),旋转支架输送系统,把对侧髂动脉肢体导丝调至与对侧髂动脉肢体一致,千万不可

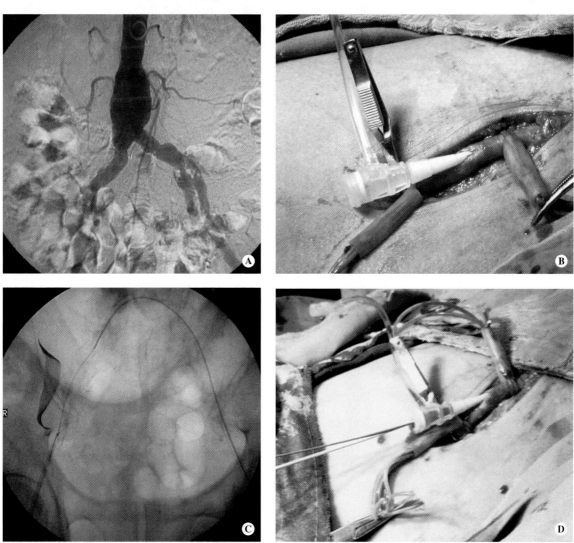

图 12-2-7　一体式分叉型人工血管内支架置入术

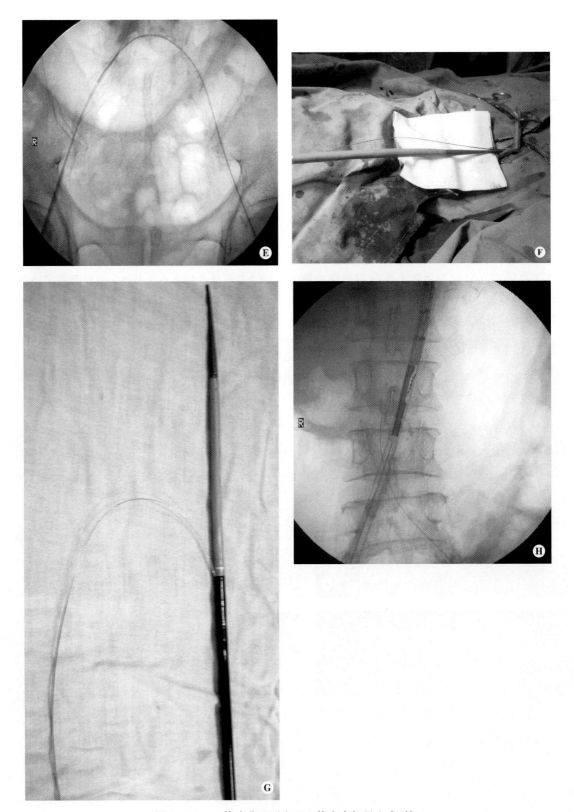

图 12-2-7　一体式分叉型人工血管内支架置入术（续）

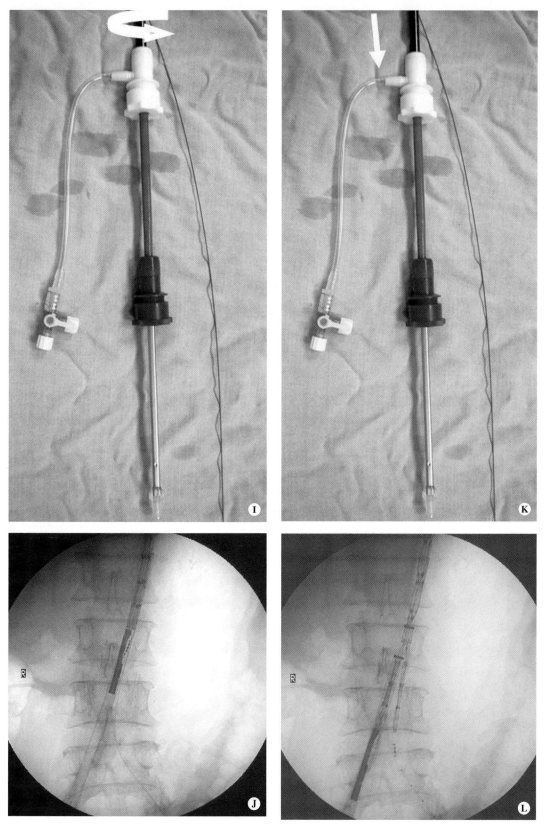

图 12-2-7　一体式分叉型人工血管内支架置入术(续)

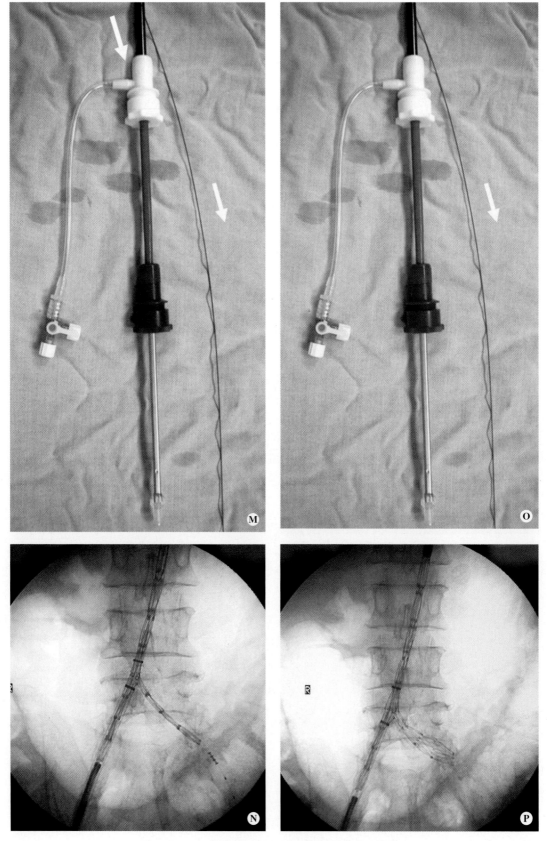

图 12-2-7　一体式分叉型人工血管内支架置入术(续)

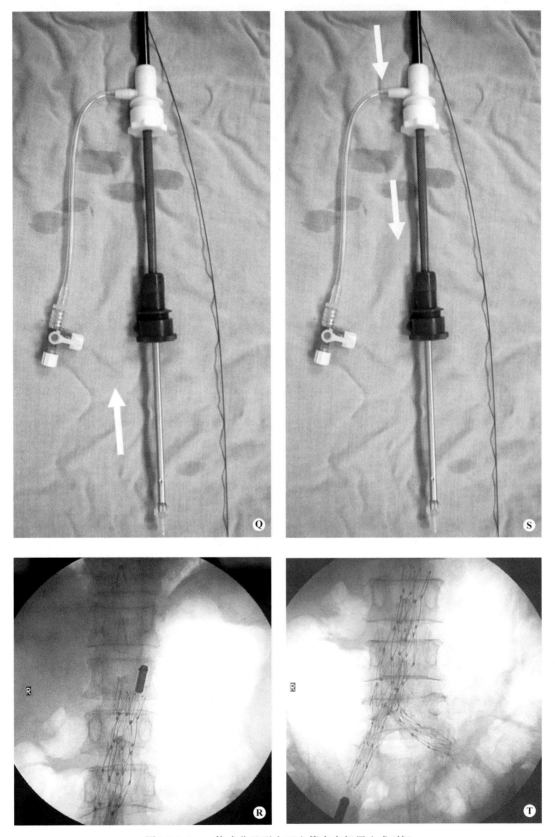

图 12-2-7　一体式分叉型人工血管内支架置入术（续）

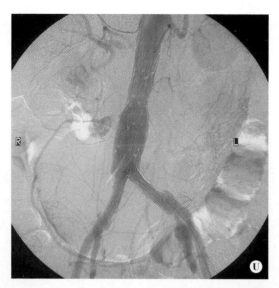

图 12-2-7　一体式分叉型人工血管内支架置入术(续)

经肱动脉入路主动脉造影(A);手术暴露右侧股动脉并导入 8F 导管鞘(B);左侧经皮穿刺股动脉置入 9F 导管鞘,并置入 Cobra 导管至右侧髂动脉,从右侧置入鹅颈套,将导管中导丝引至右侧体外(C);将 Cobra 导管沿导丝通过 8F 导管鞘送至右侧体外,将超硬导丝通过右侧 8F 导管鞘送至胸主动脉(D、E);撤出 8F 导管鞘并切开股动脉,将支架输送系统中髂动脉肢体导丝通过 Cobra 导管送至对侧体外并撤出导管,将支架放送系统沿超硬导丝导入(F、G);当双侧髂动脉肢体完全位于腹主动脉时(H);旋转支架输送系统(I);使髂动脉肢体导丝与髂动脉肢体一致(J);后撤支架放送系统最外面的套管(K);将对侧髂动脉支架弹开(L);同时后撤放送系统及对侧髂动脉导丝(M);支架系统骑跨在腹主动脉分叉上(N);后撤对侧髂动脉导丝至体外(O);完全张开对侧髂动脉支架(P);将支架输送系统最中心的金属推送杆向上推送(Q);完全释放腹主动脉支架(R);后撤输送系统最外面及中间的套管(S);释放同侧髂动脉支架,然后撤出输送系统(T);术后主动脉造影(U)

与支架放送系统缠绕。后撤支架放送系统最外面的套管,将对侧髂动脉支架弹开,术者和助手同时后撤放送系统及对侧髂动脉导丝,将支架系统骑跨在腹主动脉分叉上,双侧髂动脉支架到位。后撤对侧髂动脉导丝至体外,完全张开对侧髂动脉支架。将支架输送系统最中心的金属推送杆向上推送,完全释放腹主动脉支架。最后后撤输送系统最外面及中间的套管,释放同侧髂动脉支架。

术后经肱动脉路径行主动脉造影,效果满意则缝合切口或使用血管闭合器闭合经皮股动脉穿刺的创口。

**主动脉单侧髂动脉型人工血管内支架**

该型人工血管内支架为单管形设计,主要用于一侧髂、股动脉闭塞或一侧髂动脉成角太大,以及 Schumacher ⅡC 型腹主动脉瘤。应用该型支架必须行股-股动脉转流术及一侧髂动脉封堵或结扎。方法为:

经肱动脉入路行主动脉造影,再次测量相关参数并决定入路血管。

切开入路或直接经皮穿刺股动脉置入超硬导丝至胸主动脉,沿导丝送入支架输送系统,准确定位并释放支架。

封堵或结扎对侧髂动脉,并行股-股动脉转流术。

## 并发症及其处理

主动脉腔内修复术治疗主动脉夹层或胸腹主动脉瘤在近 20 多年来有了很大的发展。适应证也已发生了很大演变,许多禁区正不断被突破。但尽管这种微创治疗方法因为手术创伤小及住院时间短的优势被接受,但是一些问题仍不清楚,如长期临床效果、并发症的原因及处理、主动脉病变的变化以及人工血管内支架的完整性[32,33]。主动脉腔内修复术常见的并发症有内漏、截瘫及腔内修复术后综合征[34,35]。

### 内漏

与腔内血管移植物相关的、在移植物腔外、且在被此移植物所治疗的动脉瘤腔及邻近血管腔内出现持续性血流的现象称为内漏。内漏分为四型[36]:

Ⅰ型内漏亦称覆膜相关型内漏,是指由于支架型人工血管的覆膜未能在主动脉瘤的近端或远端有效地隔绝瘤口。血流自支架型人工血管覆膜的近端或远端流入瘤腔。

Ⅱ型内漏亦称与覆膜无关的反流性内漏,是指由于主动脉分支血管内的血流发生倒流,导致血流持续地自瘤壁小动脉开口流入瘤腔。

Ⅲ型内漏亦称纤维破裂型内漏,是指由于支架型人工血管覆膜发生纤维破裂或两个支架的重叠部位结合不严,导致管腔内的血流自覆膜的破裂口流入瘤腔。

Ⅳ型内漏亦称覆膜渗透型内漏,是由于覆膜的多孔性和术中的抗凝状态所致,表现为对比剂通过覆膜向瘤体内呈云雾状渗漏。

Ⅰ型内漏的原因有支架尺寸不合适;扩张不充分;动脉瘤颈部过短或扭曲成角过大;支架放置位置不当或

移位；支架与血管之间有血栓。Ⅰ型内漏应常规修复，可使用球囊扩张、植入主动脉 Cuff 或髂动脉延长段、栓塞、胶体封闭等技术。

Ⅱ型内漏的原因主要为肠系膜下动脉、腰动脉、副肾动脉、腹壁下动脉、肋间动脉等分支血管逆行灌注动脉瘤。对分支反流性内漏病例，只有在动脉瘤增大的情况下（直径＞5mm），才考虑再次干预治疗，可行分支血管栓塞、直接瘤内注射凝血酶、外科结扎等。

Ⅲ型内漏的原因有支架与覆膜连接破裂；环形与纵向支架丝分离；环形支架丝连接分离；支架组件连接分离；覆膜疲劳；支架移位变型。Ⅲ型内漏必须立即治疗，可根据具体情况采取加行内支架植入或外科手术置换。随着支架与覆膜的材料和工艺的不断进步，该型内漏已日益减少[37]。

Ⅳ型内漏多在 48 小时内自行封闭。瘤内张力（endotension）：无明显的内漏但瘤腔不断扩大，也称为Ⅴ型内漏。血栓化内漏或血栓传递压力可能是瘤内张力的原因之一。如瘤腔不断扩大（直径＞5mm），积极干预是必需的[38]。

### 截瘫

术后立即发生截瘫和下身轻瘫为即刻性神经功能障碍，一段时间后发生的神经功能障碍为迟发性神经功能障碍。脊髓损伤的因素有脊髓缺血的时间及程度；主动脉修复后没能重建脊髓血运；生化介导的脊髓再灌注损伤。预防脊髓损伤的措施有选择合适长度的人工血管内支架；保持正常的脊髓灌注压（70～80mmHg）；术中诱发电位监测；缩短脊髓缺血时间（＜30 分钟）；合理应用相关药物等。一旦发生脊髓损伤，应保持平均主动脉压＞90mmHg；脑脊液引流（48～72 小时）；保持脑脊液压≥10mmHg）；应用类固醇药物[39]。

### 腔内修复术后综合征

腔内修复术后短期内患者出现：一过性 C 反应蛋白升高，发热（常见于术后第 2 天起，午后发热，体温一般不超过 38.5℃），红细胞、白细胞、血小板三系轻度下降（一般无须输血治疗）等表现。体检时无感染症状，因原因不明故暂且称之为腔内修复术后综合征。可能的原因为移植物的异物反应、瘤腔内血栓形成后的吸收、移植物对血细胞的机械破坏及对比剂的影响等。在短期小剂量使用肾上腺糖皮质激素及抗炎镇痛类药物对症处理后可缓解以上症状[40]。

## 病例评述

### 例 12-2-1（图 12-2-8）

男性，53 岁。左肾切除 2 个月，自觉下腹疼痛，超声

检查示 AAA。CT 检查示 AAA 累及双侧髂总动脉，Schumacher ⅡC 型，左髂总动脉瘤体与 AAA 成角（A），DSA 所见同 CT（B）。采用分体式分叉型覆膜内支架行腔内修复术。首先行左髂总动脉瘤体部分切除术，矫正成角畸形，再行 EVAR；术后造影示右侧髂动脉支架远端出现Ⅰ型内漏（C），采用球囊扩张，并用 10 号丝线在右髂总动脉外将其捆绑于支架上（D），经上述处理内漏消失（E）。术后 1 年 CT 复查情况良好（F）。

**【评述】** 该例 AAA 累及双侧髂总动脉至髂内动脉开口，且左髂总动脉与 AAA 成角过大，如直接送入髂动脉肢体支架，易造成瘤体破裂，故先行左髂总动脉部分切除以纠正成角畸形。EVAR 后右髂总动脉发生内漏，因左侧髂内动脉已被支架封闭，右侧再用延长肢体支架，势必封闭右髂内动脉开口，易造成盆腔区缺血，所以采用了球囊扩张并用丝线将右髂总动脉捆绑于支架上，保留右髂内动脉，结果显示这样处理行之有效。

### 例 12-2-2（图 12-2-9）

男性，68 岁。突发腹痛伴右下腹肿块，超声检查示右髂总动脉瘤破裂。经积极对症处理后行 CT 检查，显示 AAA 累及双侧髂总动脉，Schumacher ⅡC 型，右髂总动脉瘤体与右髂外动脉成角（A、B），DSA 显示同 CT（C）。采用主动脉单侧髂动脉型覆膜内支架＋股-股动脉转流术及右侧髂动脉封堵治疗。术后造影及 1 个月后 CT 复查情况理想（D～F）。

**【评述】** 该例 AAA 累及双侧髂总动脉，并右髂总动脉瘤破裂形成巨大血肿，造成右髂动脉成角过大，不宜采用分叉型覆膜内支架行腔内修复术。因主动脉单侧髂动脉型覆膜内支架已封闭了左侧髂内动脉，故右侧髂动脉封堵点选择在髂内动脉开口上方，保留了右侧髂内动脉。

### 例 12-2-3（图 12-2-10）

女性，57 岁。腹痛，超声及 CT 检查示 AAA。DSA 示 AAA 累及双侧髂总动脉，Schumacher ⅡC 型，AAA 分级Ⅱ级（A、B）。采用分体式分叉型覆膜内支架行腔内修复术。术后造影示支架内急性血栓形成（C），给予50 万 U 尿激酶溶栓，血运复通后支架近端出现Ⅰ型内漏（D）；植入 1 枚 Cuff 后（E），内漏消失（F）。

**【评述】** 该例 AAA 术中抗凝不够出现急性血栓形成，教训深刻。另外，该 AAA 瘤颈成角（Ⅱ级），且瘤体偏心，造成支架锚定不稳下移，出现内漏。对瘤颈成角的 AAA 行腔内修复术时，应尽可能增加近端锚定区，如将主体支架裸露部分跨越肾动脉开口，以增加锚定的稳定力。

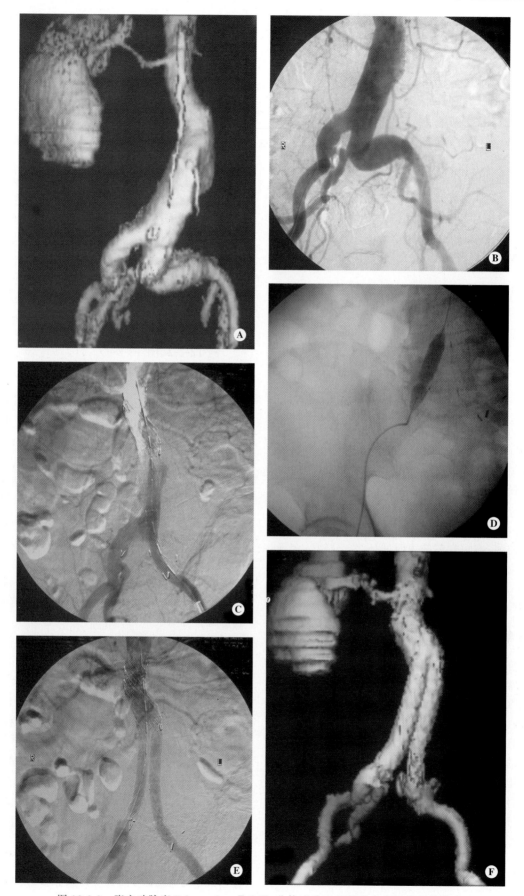

图 12-2-8　腹主动脉瘤 Schumacher ⅡC 型，分体式分叉型覆膜内支架腔内修复术

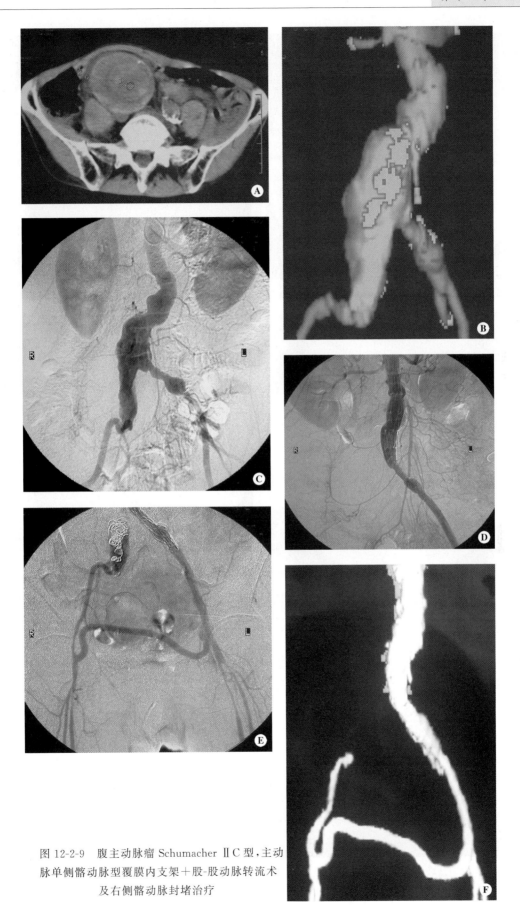

图 12-2-9　腹主动脉瘤 Schumacher ⅡC 型，主动
脉单侧髂动脉型覆膜内支架＋股-股动脉转流术
及右侧髂动脉封堵治疗

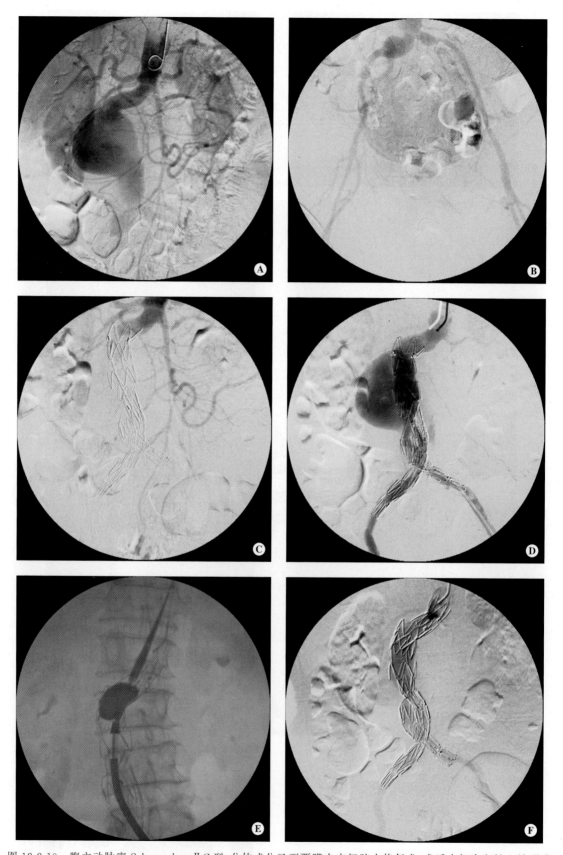

图 12-2-10　腹主动脉瘤 Schamacher ⅡC 型，分体式分叉型覆膜内支架腔内修复术，术后支架内急性血栓形成

## 例 12-2-4（图 12-2-11）

男性,67 岁。CT 检查发现 AAA,CTA 示瘤颈较短,约 10mm,瘤颈角超过 90°,瘤体迂曲,瘤体累及双侧髂总动脉(A),DSA 所见与 CTA 大致相同(B),属于复杂性 AAA。综合考虑患者的情况,决定采用 EVAR 治疗,支架选择 Cook 公司的 ZenithFlex 系统。建立肱-股动脉轨道,放送系统较顺利地通过高度迂曲的瘤体和瘤颈(C~E)。术后造影支架固定良好,有少量内漏(F)。3 周后 CTA 复查,支架位置无移位,瘤体消失,内漏消失(G)。

【评述】 该例的技术难点在于病变的瘤颈较短(Schumacher Ⅲ 型)、瘤颈角过大(Ⅲ 级)。采用腔内治疗的风险是支架的近端锚定困难,容易出现支架移位和内漏。采用导丝牵张技术顺利解决支架通过和近端锚

定。术后出现少量的 Ⅰ 型内漏,由于瘤颈很短,再加 Cuff 封盖很困难,故术后密切观察,3 周后 CTA 显示内漏消失。可能为瘤腔内达到一定压力时,血液不再进入瘤腔,瘤腔内出现血液凝固和机化,内漏停止,因此,少量的 Ⅰ 型内漏可严密观察。

## 例 12-2-5（图 12-2-12）

男性,80 岁,腹痛 1 天入院,体检时腹部扪及搏动性包块。CTA 显示巨大 AAA,瘤腔 11cm×8cm×14cm,左髂总动脉起始段狭窄并钙化(A)。由于患者有瘤腔破裂的先兆症状,决定急诊进行 EVAR 治疗。支架选择 Cook 公司的 ZenithFlex 系统。腹主动脉造影病变与CTA 所示大致相同(B、C)。上行置入支架主体并释放打开(D),再经下行导管插入导丝经过主体的髂支进入瘤腔,由于瘤腔巨大,左髂动脉近端狭窄并严重钙化,导丝很

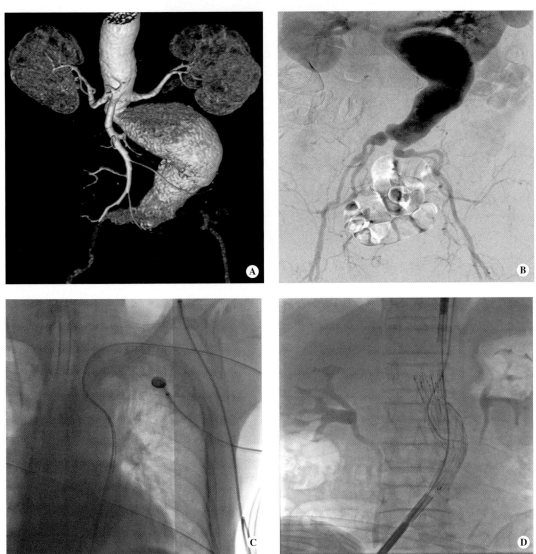

图 12-2-11　腹主动脉瘤 Schamacher Ⅲ 型,分体式分叉型覆膜内支架腔内修复术

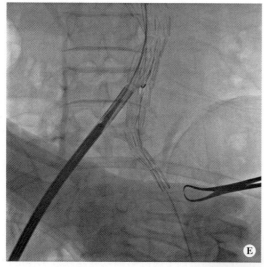
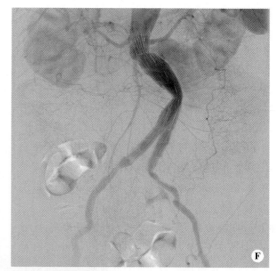

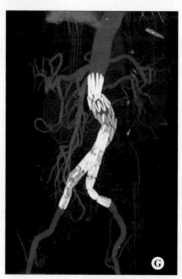

图 12-2-11　腹主动脉瘤 Schamacher Ⅲ型，分体式分叉型覆膜内支架腔内修复术（续）

难进入左髂总动脉内。上行插管导丝也很难进入主体的髂支内，最后从左股动脉上行放置一抓捕器于瘤腔内，再经下行导管插入导丝进入瘤腔，反复转向，两位操作者密切配合，终于用抓捕器套住导丝并拉出，建立了肱-股轨道（E），先用球囊（8～60mm）扩张左髂总动脉起始端，然后顺利置入髂支（F）。

【评述】　本例属于复杂性 AAA，术前评估手术的难点主要是瘤腔巨大，"套腿"是最困难的过程，导丝上行或下行均容易在瘤腔内打转，很难进入目标，手术当中也证实了术前的估计。采用下行插管上行抓捕器套住导丝纯粹是将近绝望时的灵机一动，结果是满意的。所以，对于瘤腔巨大的 AAA，术前应充分评估困难，做好充足的器械准备，否则后果是不堪设想的。

**例 12-2-6**（图 12-2-13）

男性，64 岁。体检发现 AAA，术前 CTA 示 AAA，瘤腔内血栓形成，双侧髂总动脉高度迂曲，局部明显狭窄，伴严重钙化（A、B）。本例瘤腔虽然大量血栓形成，但 CTA 横断面显示瘤腔一侧很薄，有破裂的可能，故采用 EVAR 治疗。支架选择 Matronic 公司产的 Indulent 系统，同时准备球囊、裸支架、扩张器等。腹主动脉造影病变与 CTA 所示大致相同（C、D）。该例采用经左肱动脉下行导丝牵张技术（E），放送系统较顺利地通过高度迂曲的髂总动脉。支架放置前用球囊（8～60mm）扩张髂总动脉狭窄处，再用扩张器对左侧髂总动脉起始端严重钙化处进行预扩张，支架放送完毕后在双侧髂总动脉狭窄处各放置裸支架（12～80mm）1 枚。术后造影效果满意（F）。

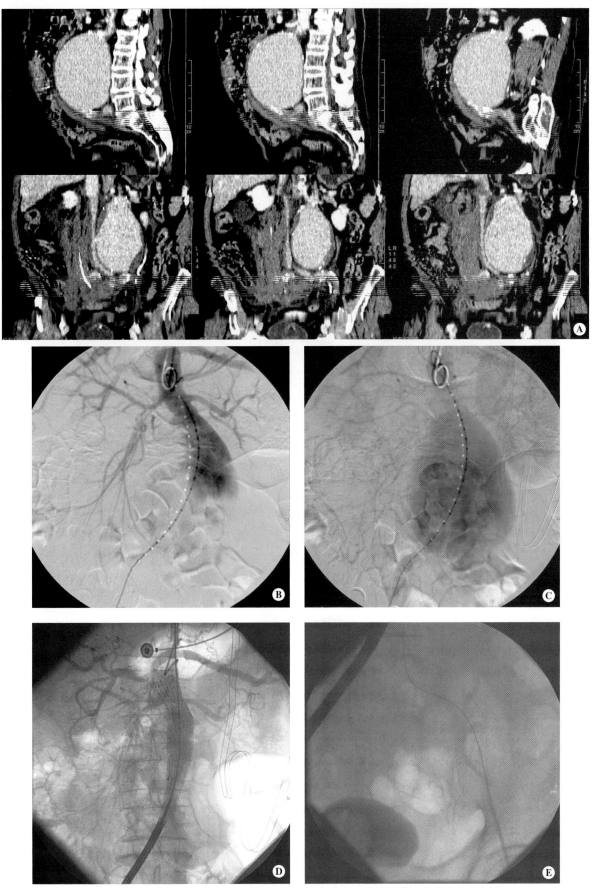

图 12-2-12 腹主动脉瘤 Schamacher ⅡB 型，分体式分叉型覆膜内支架腔内修复术

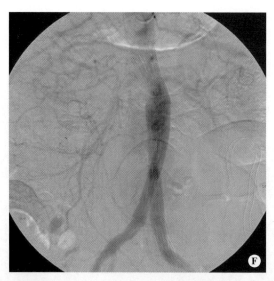

图 12-2-12　腹主动脉瘤 Schamacher ⅡB 型,分体式分叉型覆膜内支架腔内修复术(续)

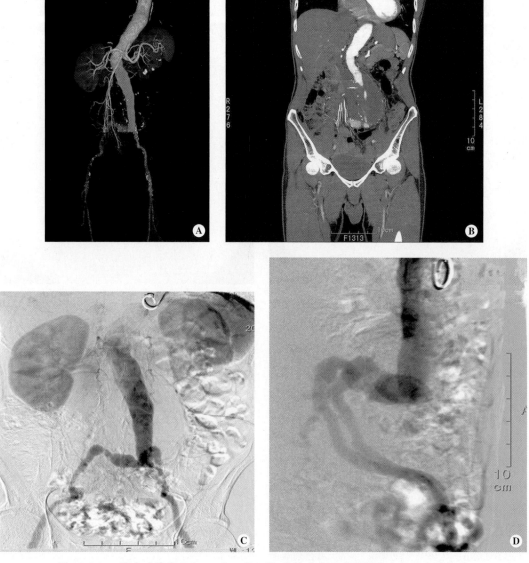

图 12-2-13　腹主动脉瘤 Schamacher ⅡC 型,分体式分叉型覆膜内支架腔内修复术

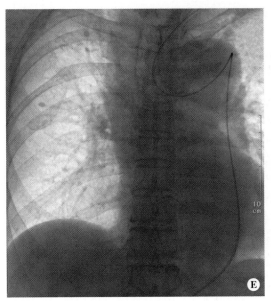

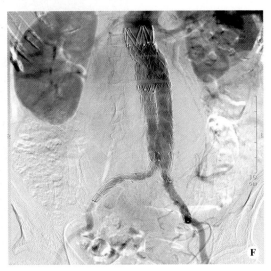

图 12-2-13　腹主动脉瘤 Schamacher ⅡC 型,分体式分叉型覆膜内支架腔内修复术(续)

**【评述】** 该例的手术难点在于双侧的入路血管高度迂曲,明显狭窄,伴有严重钙化,最常见的手术失败因素是主体不能进入腹主动脉,强行进入会引起动脉内膜撕裂、主体不能释放、放送器退出困难等可以致命的严重后果。对于这类 AAA,选择 Matronic 公司产的 Indulent 系统能增加手术的成功率。该放送系统只有 18F,是目前国内同类产品直径最小者,其表面的亲水涂层使主体较容易通过伴有严重钙化的动脉狭窄处。另外,入路血管狭窄的 AAA 常常结合 PTA 技术和 Stent 技术,必须准备好球囊和裸支架。对于髂动脉高度迂曲的病例,必须在迂曲处放置 WallStent,以增加支架的支撑力。否则,可能会在术后出现髂动脉支架折叠,导致一侧下肢动脉断流的后果。

**例 12-2-7**(图 12-2-14)

男性,72 岁。CTA 示 AAA 伴双侧髂总动脉受累,髂外动脉高度迂曲(A)。采用 EVAR 治疗。术后造影,支架位置准确,有少量渗透性内漏,右侧髂外动脉迂曲有纠正,血流通过顺畅(B)。术后 1 天患者突发性右下肢缺血,CTA 示内漏消失,但右髂外动脉支架严重折叠,右髂外动脉断流(C)。先行经左肱动脉下行导管至右髂总动脉支架内进行溶栓治疗,血流恢复,但折叠部导丝不能进入,无法采用 Stent 技术。最后行外科股-股动脉转流术恢复右股动脉血流。

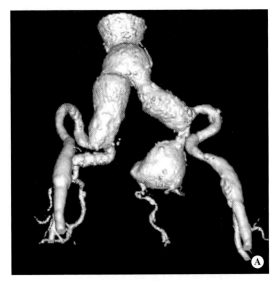

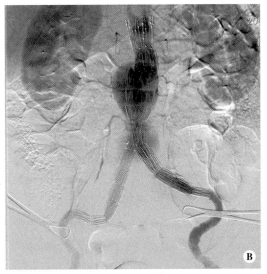

图 12-2-14　腹主动脉瘤 Schamacher ⅡC 型,分体式分叉型覆膜内支架腔内修复术,术后支架折叠

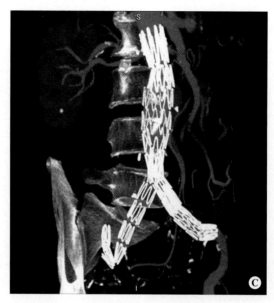

图 12-2-14　腹主动脉瘤 Schamacher ⅡC 型,分体式分叉型覆膜内支架腔内修复术,术后支架折叠(续)

【评述】　本例的手术特点在于双侧的入路血管高度迂曲,虽然支架释放后髂动脉迂曲暂时有所纠正,但实际情况是迂曲段暂时下移,且覆膜支架的支架部分属节段性结构,在血流动力学及血管迂曲重塑的双重作用下,就易产生支架折叠。本例本应在迂曲严重的血管处放置 WallStent,以增加支架的支撑力和改善血管迂曲的程度,但心存侥幸,终铸大错。

(王晓白　陈德基)

## 第三节　下肢动脉闭塞症

**外周动脉疾病**包括由动脉粥样硬化及血栓栓子的病理生理学变化导致的大动脉、内脏动脉分支和下肢动脉结构和功能变化的脉管疾病。外周动脉疾病是常表示除冠状动脉以外的大动脉及其分支的狭窄、闭塞及动脉瘤疾病的临床术语,主要引起供血区域或器官的缺血,其严重性与急性或慢性发病、狭窄或闭塞发生的部位、阻塞程度和侧支血供的代偿能力等有明显的关系。发生在下肢动脉者可出现"5P"征,即无脉(pulselessness)、疼痛(pain)、苍白(pallor)、感觉异常(paresthesia)和运动障碍(paralysis)。表 12-3-1 列出了较为常见的引起下肢动脉闭塞的疾病[41,42]。临床分期和分级[43,44]见表 12-3-2。

**表 12-3-1　下肢动脉狭窄或闭塞性疾病种类**

| 疾病 | 好发年龄及性别 | 好发部位 |
| --- | --- | --- |
| 血管闭塞性脉管炎 | 青壮年,无差别 | 四肢中小动脉及伴随静脉 |

续表

| 疾病 | 好发年龄及性别 | 好发部位 |
| --- | --- | --- |
| 动脉粥样硬化 | 50 岁以上,无差别 | 腹主动脉下段、髂股动脉 |
| 糖尿病 | 50 岁以上,无差别 | 股、腘动脉及膝下动脉 |
| 动脉血栓形成 | 各年龄层,无差别 | 腹主动脉及下肢 |
| 动脉栓塞 | 50~70 岁,无差别 | 下肢 |
| 雷诺病 | 青年,女性 | 上、下肢 |
| 动脉痉挛 | 无特异性 | 出血、外伤或插管等部位 |
| 动脉内膜损伤 | 无特异性 | 穿刺和插管部位 |

**表 12-3-2　下肢动脉狭窄或闭塞临床分期和分级**

| Fontaine 分期 | | Rutherford 分级 | | |
| --- | --- | --- | --- | --- |
| 分期 | 临床表现 | 分期 | 分级 | 临床表现 |
| Ⅰ | 无症状 | 0 | 0 | 无症状 |
| Ⅱa | 轻度跛行 | Ⅰ | 1 | 轻度跛行 |
| Ⅱb | 中重度跛行 | Ⅰ | 2 | 中度跛行 |
| | | Ⅰ | 3 | 重度跛行 |
| Ⅲ | 缺血性静息痛 | Ⅱ | 4 | 缺血性静息痛 |
| Ⅳ | 溃疡或坏疽 | Ⅲ | 5 | 轻微组织缺损 |
| | | Ⅳ | 6 | 溃疡或坏疽 |

## 影像诊断

### 彩色多普勒超声(CDUS)

CDUS 可清楚显示闭塞或狭窄血管及其周围病变。

多发性大动脉炎可见病变处管壁不规则增厚,回声不均匀。管腔狭窄,呈向心性增厚,有时可见狭窄后扩张(图12-3-1,见彩图8)。血栓闭塞性脉管炎可见患肢主干动脉血管内膜节段性不均匀增厚,彩色血流随闭塞程度而变细或消失(图12-3-2,见彩图9)。动脉硬化性闭塞动脉内膜回声增强,连续性差,有中断现象。管腔内有回声不等的斑块,斑块表面可出现"火山口"样龛影。动脉血栓形成或栓塞均见血管腔内实质性回声,彩色血流突然阻断处出现红蓝血流(图12-3-3,见彩图10)。慢性栓塞时可见动脉周围蓝色杂乱信号[45]。

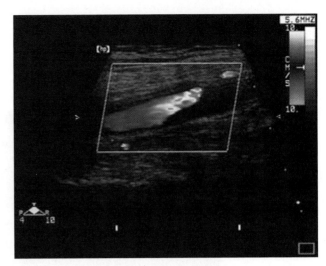

图 12-3-3　动脉血栓形成

腘动脉 CDI 可见阻塞处成斜坡状,阻塞部位有红蓝血流存在

CTA 在髂、股、腘、胫前、胫后及腓动脉对狭窄闭塞的显示与 DSA 符合率较高,足部欠佳。可清楚显示血管壁钙化,但也会影响对血管狭窄程度的判断[46](图12-3-4)。

### MRA

一次显示腹主动脉至双下肢动脉血管,适合累及腹部至双下肢动脉长范围血管病变的检查。MRA 同样在髂、股、腘、胫前、胫后及腓动脉对狭窄闭塞的显示与 DSA 符合率较高,但在小腿及足部易受静脉影响,影响对血管狭窄的判断[47]。MRA 对钙化显示不如 CTA(图12-3-5)。

### DSA

动脉造影为动脉狭窄或闭塞性疾病诊断的金标准。可清楚地显示狭窄或闭塞动脉的部位、范围和程度、窄后扩张及其周围侧支循环等征象。而根据病变发生部位、形态等可对其病因进行诊断[48]。

动脉硬化性闭塞病狭窄或闭塞段多位于动脉分叉区域,主髂动脉硬化性闭塞病常合并股、腘动脉或胫腓动脉的狭窄或闭塞,动脉造影时须注意完整显示形态及观察血流流速(图12-3-6)。

血栓闭塞性脉管炎受累段常处于狭窄或闭塞状态,周围有侧支血管,呈树根状,病变近、远端动脉光滑、平整,显示正常形态(图12-3-7)。

急性动脉血栓或栓塞常可显示血栓全貌,呈长条状充盈缺损,形态不规则,其间有点状空白区域,或血管突然截断,周围无侧支循环形成(图12-3-8)。慢性动脉血栓往往只显示血栓近端,周围有杂乱无章的侧支循环形成(图12-3-9)。雷诺病在肢体不同温度下造影可观察到血管腔明显的变化。

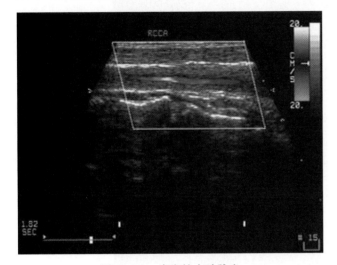

图 12-3-1　多发性大动脉炎

CDUS 显示动脉内膜增厚,管腔狭窄,血流变细

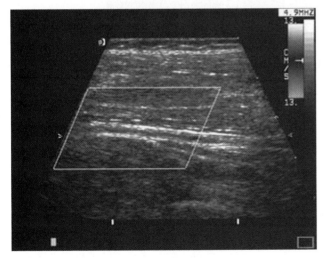

图 12-3-2　血管闭塞性脉管炎

CDUS 显示胫前动脉内膜尚光滑,CDI 见管腔内无彩色血流

### CTA

多排 CT 重建后的图像可整体显示自腹主动脉至足部血管病变,为腔内治疗提供术前评估及入路指导。

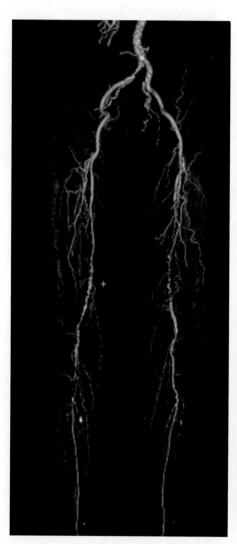

图 12-3-4　动脉硬化性闭塞病 1
CTA 示左股浅动脉明显钙化、狭窄、闭塞，
远程流出道通畅

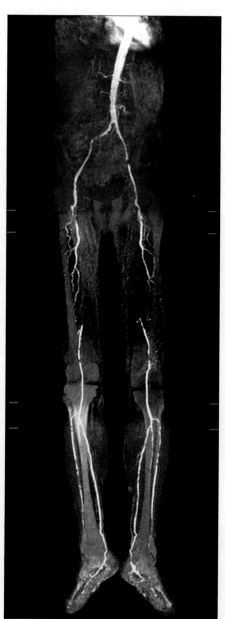

图 12-3-5　动脉硬化性闭塞病 2
MRA 示双侧髂动脉狭窄,双侧股浅动脉闭塞

## 介入治疗

　　下肢动脉狭窄或闭塞性疾病的介入治疗主要为局部动脉内药物灌注术(溶栓、解痉或血管扩张药物等)、经皮血栓清除术、经皮腔内血管成形术(PTA)、血管内支架置入术和经皮腔内斑块旋切术等。应根据情况选用一种或多种技术联合应用,方可提高疗效[49,50]。

## 局部动脉内药物灌注术

　　主要针对动脉血栓形成或栓塞、动脉痉挛、雷诺病、血栓闭塞性脉管炎等病变的治疗。动脉血栓形成或栓塞应首选溶栓治疗。急性血栓形成经动脉溶栓后再通率高达 90%~100%。近来,临床实践亦表明病程较长的动脉阻塞并不意味着阻塞段一定机化,溶栓后仍有较高的再通率。对合并活动性出血(如月经期)及近期有脑血管意外以及外科手术后等患者应慎重进行[51~53]。其技术要点分述如下:

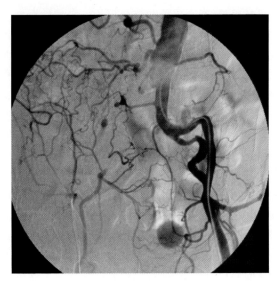

图 12-3-6 动脉硬化性闭塞病 3
DSA 示左侧髂总、髂内、髂外动脉节段性狭窄、扭曲,右侧髂总、髂
内外动脉闭塞,周围侧支循环明显

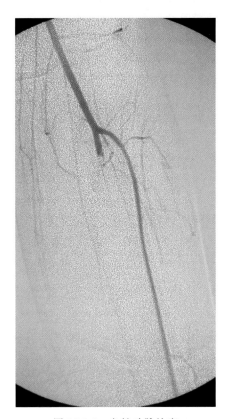

图 12-3-8 急性动脉栓塞
DSA 示左胫腓干突然截断,周围无侧支循环形成

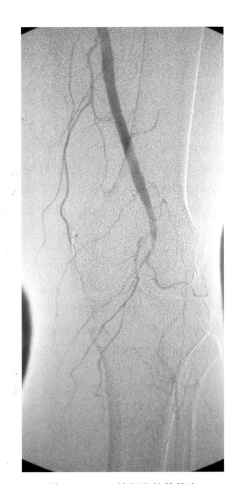

图 12-3-7 血栓闭塞性脉管炎
DSA 示左腘动脉闭塞,周围有侧支血管,近端血管光滑、平整,
呈正常形态

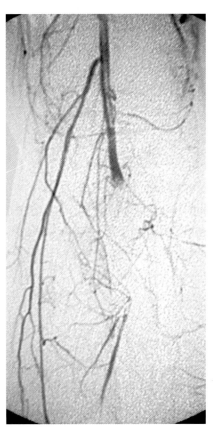

图 12-3-9 慢性动脉血栓
DSA 示左腘动脉闭塞,周围有侧支循环形成

导管选择性插入受累血管造影,判断阻塞程度,并局部注入肝素钠6250U使全身肝素化。

更换直头多侧孔溶栓导管,将导管置于血栓近心端,最好能插入血栓内部以扩大溶栓药物与血栓接触面积。

溶栓药物有尿激酶或链激酶和组织型纤溶酶原激活物(t-PA)等,其中尿激酶临床最为常用。

可采用小剂量慢速滴注和大剂量快速团注两种,临床上通常采用后者。小剂量慢速滴注时尿激酶用量为5000～15000U/h,超过24小时仍未成功则应放弃[54]。大剂量快速团注的方法为首次用尿激酶10万U溶于100ml生理盐水,采用脉冲式手推注射,10分钟注完。然后造影复查血栓溶解情况。当有部分血栓溶解后即向前推进导管。继续上述方法溶栓直至完全溶解。尿激酶总剂量达100万～150万U仍未将血栓溶解时,可考虑放弃溶栓治疗。必要时在溶栓中间可采用球囊扩张术对血栓进行挤压或对原有的血管狭窄扩张成形,可提高溶栓的速度和成功率。

溶栓过程中需定期检测凝血机制各项指标。控制溶栓药物用量在凝血酶原时间为正常2倍左右或纤维蛋白原在150mg水平,如凝血酶原时间过长或纤维蛋白原含量过低则要暂停溶栓。

溶栓成功后可保留导管鞘,目的在于:一是防止在抗凝状态下局部难以压迫止血和易形成血肿;二是可在次日复查血管再通情况,有急性血栓形成时可行后续治疗。血栓大部分溶解后应保留导管在局部用小剂量尿激酶(2000～4000U/h)持续滴注。术后需短时抗凝和长期口服抗血小板药物治疗。并发症主要为出血,包括颅内、消化道等部位[55,56]。

### 经皮血栓清除术

经皮血栓清除术包括血栓抽吸术、流变血栓清除术、机械血栓清除术,主要用于急性血栓性闭塞[57]。

血栓抽吸术使用抽吸导管或导引导管对血栓直接进行抽吸,疗效快、操作简便;但受抽吸导管管径的限制,在大血管或小血管不适合,以及需反复推进与抽出导管,易损伤血管壁和栓子易脱落。使用该技术应注意:抽吸导管或导引导管的管径应与靶血管的直径相匹配;务必在抽到无血栓或斑块碎片后,方可造影检查效果,如在抽吸中确需造影检查时应缓慢低压注入少量造影剂,以避免造成远端栓塞。疗效满意可置换小管径导管,保持24小时小剂量尿激酶灌注巩固疗效;疗效欠佳时可根据实际情况,加用其他介入技术。

近年来血栓处理器械如各种经皮血栓处理器械有较大发展,各种经皮血栓清除术相继出现。按工作原理分为机械碎栓、超声碎栓和流变碎栓。机械性血栓清除术主要是利用碎栓导管头端内置的高速旋转的金属刀片将进入其中的血栓切碎;一种不能将血栓碎片排出体外,如ATD(amplatzthrom-bectomy device);另一种则可将血栓碎片排出体外,如SRS(straub rotarex system)。超声碎栓应用超声振动波接触血栓而达到碎栓、溶栓目的。流变溶栓主要是利用导管头端高压喷射的生理盐水冲刷打碎血栓,再利用其负压效应经导管抽吸血栓碎片。其常用装置为RTC、Oasis和Hydrolyser导管。因为上述碎栓器械本身结构的复杂性,导致其管径较粗,顺应性较差,难以进入较迂曲、细小的血管。另外,其共同缺点为血管内膜损伤的发生率较高。部分器械需要抽出血栓碎片,尚存在失血过多的缺点。由于器械本身的碎栓范围有限,对于较大的血栓常不能全部清除。目前的血栓清除器材的作用是有限的,虽可以增加血栓清除的效率和减少溶栓药物的用量,但溶栓和抗凝治疗仍然需要贯穿整个疗程[58]。

### 经皮球囊扩张成形术(PTA)

PTA是治疗动脉狭窄或闭塞的重要介入技术,亦是内支架置入术的基础治疗。对于溶栓治疗亦有辅助作用。PTA的基本技术见前。对于动脉狭窄闭塞其技术要点分述如下:

导丝和球囊导管安全通过狭窄段为技术成功的关键。根据狭窄闭塞动脉的走行方向选择适当的入路、抗折长鞘的使用以及路径图的指引,可减少通过困难。通过闭塞段时可利用导丝钻挤手法、超滑导丝头端成袢技术、微导丝以及特殊导管Frontrunner来提高通过成功率。导丝通过狭窄或闭塞段后,跟进导管(常用4F或5F锥形头导管)。"冒烟"证实远端为正常血管真腔后,即可置入长260～300cm的交换导丝,沿交换导丝跟进球囊导管,由狭窄或闭塞段远段向近段逐段扩张。当大球囊导管难以跟进时,可用小球囊导管进行预扩张,此时预扩张顺序可由狭窄或闭塞段近段向远段进行,然后再置换相应球囊由远至近逐段扩张。

球囊大小的选择原则是与狭窄远端的动脉直径相同或直径稍大1mm。切忌采用直径较大的球囊以不完全膨胀的方式扩张直径较小的动脉,其可能造成过度扩张而引起动脉破裂或内膜严重损伤而形成急性闭塞。球囊扩张时应把住导管,缓慢加压膨胀球囊到工作压,以防扩张过程球囊移位。切忌在球囊膨胀过程中推拉导管,否则极易造成局部动脉内膜损伤及斑块脱落。

技术成功的指标:狭窄对球囊的压迹消失,造影复查显示残余狭窄小于30%。一般局部扩张1或2次即可,不应进行多次扩张。

PTA 对较大动脉如髂、股动脉及小动脉的局限性狭窄有较好的疗效[59]。技术成功率可达 90%。术后再狭窄的发生率因病变部位和病因而不同,在 30%～50%。但可通过再行 PTA 或内支架置入治疗[60,61]。对于偏侧性、外压性狭窄,PTA 的疗效并不理想,可用内支架置入术或其他方法治疗。值得注意的是并非所有的动脉狭窄或闭塞均需 PTA 治疗。治疗的原则是由于动脉狭窄或闭塞引起相关的缺血症状,并估计通过 PTA 可使症状缓解或消失。否则因患者不能体验出应有的疗效或出现并发症,均可造成不必要的医疗纠纷。

动脉狭窄或闭塞 PTA 治疗的并发症主要有:动脉痉挛和急性闭塞、斑块脱落至远端栓塞、动脉破裂出血、假性动脉瘤形成等。多由于术前全身肝素化不足、球囊选择过大、扩张时间过长,压力过大、扩张后的球囊反复出入已扩张的狭窄血管段等操作引起。一旦发生并发症,前二者可相应地给予溶栓、解痉和血管扩张药物等综合处理,后二者视发生的部位可给予局部加压止血、覆膜支架置入等处理[62]。

### 动脉内支架置入术

作为 PTA 治疗的后续手段,支架置入术适用于 PTA 后血管内存在影响血流的夹层、管腔狭窄仍大于 50%、平均动脉压差大于 10mmHg。支架置入的前提是动脉远端存在流出道。由于支架置入后再狭窄的问题以及远期支架折断的问题,对于年轻患者及病变部位位于活动性关节区域的动脉狭窄应慎重考虑使用内支架。近年来新型支架的研究与应用,为跨关节的动脉狭窄病变提供了可能性,但远期疗效尚不得而知[63]。

动脉内支架置入术的操作技术并不复杂。在 PTA 的基础上,将长度和直径适当的自膨胀或球囊膨胀支架送至狭窄部,定位准确后即可释放。支架前端 1～2cm 应缓慢释放,并随时调整支架位置,支架展开 2cm 后尽量匀速释放剩余支架部分,避免过度牵拉。研究认为支架远期折断的发生与支架释放时过度牵拉有相关性[64,65]。

### 经皮腔内斑块旋切术

经皮腔内斑块旋切术已经在临床上应用了至少 15 年的时间。自 20 世纪 90 年代起一系列的斑块切割设备相继问世,但效果并不理想,甚至不如单纯使用血管腔内成形术及支架置入术。近年经改良设计的 Silverhawk 斑块旋切系统正受到越来越多的关注,该设备的基本原理是刀片紧贴动脉粥样硬化斑块,进行高速前向切割,移除斑块的同时保持创面的光滑,以扩大狭窄的血管腔,重建动脉血流,减少支架的使用[66]。

目前使用较多的 Silverhawk 和 Touberhawk 斑块旋切系统适用于直径 2～7cm 的动脉血管,由动脉硬化所致狭窄病变和内支架置入后再狭窄的病变,以及狭窄闭塞病变位于活动性关节区域。其最大的优势是可以移除斑块,尤其是活动性关节区域,大大减少内支架的置入。Silverhawk 主要用于一般斑块旋切,Touberhawk 主要用于硬或钙化斑块旋切。使用方法二者一样,前提是导丝导管位于动脉血管真腔内。斑块旋切操作是由近端至远端进行,当斑块旋切系统通过狭窄闭塞段困难时,可先用相对动脉直径稍小的球囊进行扩张,提高技术成功率。对于环形狭窄必须四个象限都进行旋切,同时在有条件的患者,旋切前可于病变动脉远端置入栓塞保护装置(如保护伞),减少并发症的发生。具体操作详见产品说明书。

### 内膜下血管成形术

内膜下血管成形术于 1990 年首次被描述,现已被普遍使用于股浅动脉闭塞病变,并正逐渐运用于小腿动脉闭塞性病变[67]。

长段动脉闭塞,导丝在通过时很难确保一直在真腔内,往往在闭塞病变近端穿破内膜形成内膜下通道,此时导丝常呈 U 形成祥,到达病变远端后,如能重新进入真腔,则可行 PTA、支架成形术,即内膜下血管成形术。

技术要点:

导丝于闭塞段近端采用钻挤技术。当前行受阻并导丝呈 U 形成祥时,考虑已进入内膜下。沿导丝跟进导管(4F/5F 椎管或单弯管)。前行过程可给予少量对比剂证实。

导丝行进至闭塞远端时,可适当向前快速抖动 U 形成祥的导丝,有利于提高进入动脉真腔的成功率。当导丝头端瞬间由 U 形变成直形并前行阻力减少,多已进入动脉真腔。此时跟进导管,撤出导丝,并经导管注入对比剂证实是否为真腔。

确认真腔后置入交换导丝,经导丝由远至近行 PTA 术。

扩张后造影,根据血流流速、残留狭窄程度决定是否行支架置入术。往往内膜下成形术在进入内膜的开口和出内膜至真腔的出口处需置入支架,以避免内膜对出入口的覆盖。

部分患者斑块较大、多且硬,则可能需全程置入支架。

1994 年 Bolia 等报道内膜下血管成形术技术成功率为 80%。2006 年 Gerald 等报道技术成功率为 90%[68]。笔者认为,适当地掌握导丝前行的速度和力度可提高技术成功率。少数患者导丝于内膜下无法回到真腔,且在内膜下接近膝关节时,此时可尝试下列方法:

利用椎管或单弯管的弯度,使导管头指向真腔,用导丝撞击或钻挤内膜以返回真腔。

保留导管导丝于内膜下,再于患侧胭动脉逆行穿刺(方法见第二章),使导丝由下至上进入闭塞段内膜下,使上下2根导丝于内膜下汇合,此时将由上至下的导管送至汇合处,导管导丝做相对运动,利用椎管和超滑导丝的J形头进行穿针引线的连接工作。有条件的也可使用抓捕器经导管抓捕相对的导丝,可大大节省手术时间,提高成功率。

使用返回真腔专用器材,如Outback导管。该导管内含破膜穿刺针,可较易由内膜下进入真腔,但需严格按照说明书操作。

对于膝下动脉,部分长段闭塞的血管亦有可能行内膜下成形术。对于难以回到真腔的病例,可经足背或胫后动脉逆行穿刺,于闭塞动脉远端行双球囊同时扩张的方法撕开内膜,达到内膜下与真腔的沟通。此方法对胫前、胫后动脉远端穿刺技术要求较高,常常需要在路径图引导下完成。

内膜下成形术的并发症主要是较易出现穿孔,用球囊低压扩张数分钟可封闭破口。如不能封闭穿孔并出现对比剂外溢速度较快,则需要外压止血甚至不得不在近端栓塞已开放的血管。为减少此类并发症的发生,最主要的是导丝行走过程要胆大心细,时刻观察走行是否与血管走行一致,必要时可阶段性注入对比剂证实[69,70]。

## 疗效评估

对治疗后肢体状态的改变,可按Rutherford 7级分级法进行评价,从+3到-3定义如下[44]:

+3:治疗后症状消失或无症状,ABI>0.90。

+2:病变分级改善,但症状仍然存在,ABI<0.90。

+1:病变分级改善很小,ABI无明显变化,或增加

幅度≤0.10。

0:病变分级及ABI均无明显变化,(ABI增加幅度<0.10)。

-1:症状较轻,或ABI下降幅度>0.10。

-2:病变分级显示中度加重(加重一个级别),或需小范围截肢处理。

-3:病变分级明显加重(一个级别以上),或需较大范围截肢处理。

## 病例评述

### 例12-3-1(图12-3-10)

男性,38岁。左股骨下段恶性肿瘤切除、胭动静脉人工血管搭桥术后1天。术后出现左小腿血运差,局部皮温低,足背动脉搏动消失,考虑左下肢动脉血栓形成。即行左下肢动脉造影,见左股动脉中上段稍狭窄,但血流通畅(A)。中下段可见梗阻,远端未能显影(B)。即将导管送至闭塞近端造影,见对比剂呈线样通过,管腔内存在充盈缺损(C)。导管插入血栓中后,以尿激酶100万U持续灌注1天后造影复查见股动脉下段恢复通畅(D),左下肢皮温变暖,左足背动脉搏动可触及。

【评述】 该患者左下肢急性动脉血栓形成考虑与动静脉人工血管搭桥术后的吻合口狭窄和手术创伤影响正常血流动力学有关。急性血栓形成应首选动脉内溶栓,溶栓方法可采用快速灌注及慢速滴注相结合,溶栓药物多使用尿激酶等,剂量为100万～150万U/d。溶栓过程中要注意监测凝血酶原时间及注意出血并发症。由于本例为手术后1天急性血栓形成,溶栓治疗是否引起手术部位出血令人担忧。因此,溶栓的过程要在严密监护下进行。同时不给予大剂量冲击溶栓治疗。

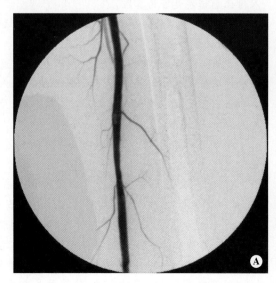
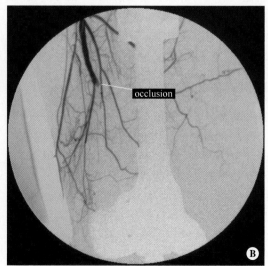

图12-3-10 左下肢动脉血栓形成溶栓治疗

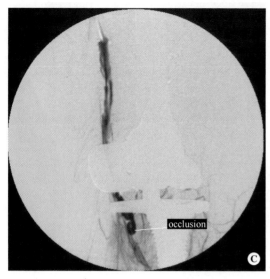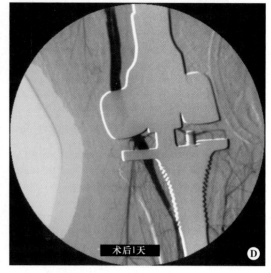

图 12-3-10　左下肢动脉血栓形成溶栓治疗（续）

occlusion 阻塞

## 例 12-3-2（图 12-3-11）

女性，45 岁。风湿性心脏病伴阵发性房颤，左下肢疼痛，皮温降低 4 小时，ABI 0。考虑左下肢急性动脉栓塞。左髂动脉造影示左股总动脉突然截断，周围无侧支循环形成（A）。置入 8F 导引导管行血栓抽吸术；术后造影示左股动脉全程通畅（B、C）。术后症状消失，ABI 恢复至 0.8。

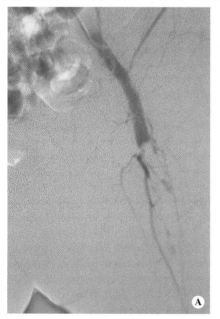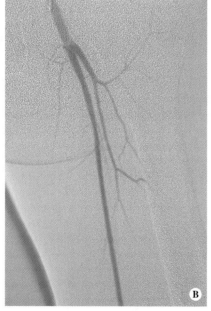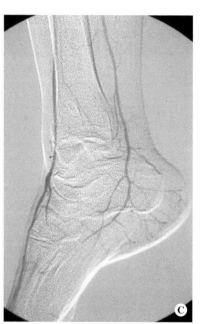

图 12-3-11　左下肢急性动脉栓塞行血栓抽吸术

【评述】　该患者病史明确，造影所见均符合急性动脉栓塞，故适合行血栓抽吸术或动脉内药物溶栓术，不宜使用 PTA。血栓抽吸术后，如疑有远端栓塞，可加用药物溶栓术。详细了解病史，仔细查体及分析造影所见，对选择治疗方法十分重要。

## 例 12-3-3（图 12-3-12）

女性，35 岁。左下肢疼痛伴皮温低 1 天。超声检查示左股动脉远段闭塞，DSA 显示左股动脉远段闭塞（A），考虑急性血栓形成。行流变血栓清除术（B），使用 200ml 生理盐水经流变导管高压注入，术后造影示血流复通（C）。3 个月后 DSA 复查示左股动脉血流正常（D）。

实用临床介入诊疗学图解

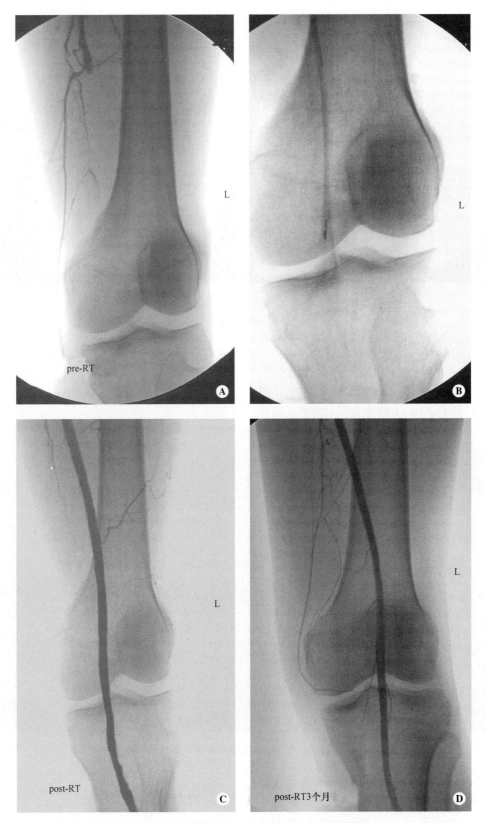

图 12-3-12　左下肢急性血栓形成行流变血栓清除术
pre-RT.流变血栓清除术前；post-RT.流变血栓清除术后

【评述】　急性血栓形成应首选动脉内溶栓或抽栓，但该患者正遇经期，故使用 RT 治疗。RT 治疗血栓形成，应注意生理盐水用量，以避免造成稀释性贫血。

例 **12-3-4**（图 12-3-13）

男性,55 岁。反复头晕、活动后右下肢乏力、麻木 2 月余。查体见右下肢皮温低、色苍白,右股动脉、足背动脉搏动消失,腹主动脉造影见右髂总动脉完全闭塞（A）。自闭塞同侧穿刺以导丝通过狭窄段（B）,以 10mm ×20mm 球囊扩张以期挤碎血栓行 PTA（C）,并于腹主动脉下段大剂量灌注尿激酶 50 万 U,造影复查显示患侧再通。但对侧髂动脉急性闭塞（D）,将导管置于腹主动脉下段,追加灌注尿激酶 75 万 U,3 小时后重复造影见双髂总动脉基本开通（E）。右股及右足背动脉可触及搏动。留置导管鞘返病房持续灌注尿激酶,2 天后右下肢皮温恢复正常。

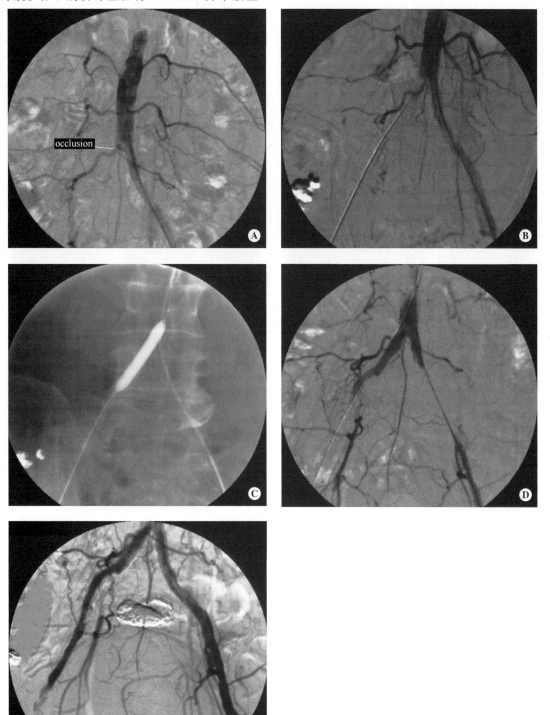

图 12-3-13　右髂总动脉完全闭塞综合介入治疗

occlusion.阻塞

**【评述】** 本例为在动脉硬化的基础上血栓形成。对此类病例单纯动脉内溶栓常难解决问题。可先用球囊扩张，开通狭窄的同时再行溶栓，可提高效率。但球囊扩张需以支架置入为后备手段。因扩张可导致急性血管闭塞。本例右侧扩张后溶栓已再通，但左侧又形成急性血栓。其可能的原因为扩张时将血栓挤入对侧或操作刺激所致，应及时发现并给予处理。

**例 12-3-5**（图 12-3-14）

男性，69 岁。高血压十余年，左下肢间歇性跛行伴酸胀感半年。ABI 0.5，Rutherford Ⅰ 期 2 级。左髂动脉造影见左股浅动脉入口闭塞，股深动脉代偿，远端股浅动脉显影（A、B）。以球囊扩张股浅动脉闭塞段后，置入 8mm×60mm 支架。置入后复查见股、腘动脉血流通畅（C、D）。术后症状消失，ABI 恢复至 0.9，Rutherford 分级 +3。

**【评述】** 股浅动脉闭塞常发生在股浅动脉上中段，特别是股浅动脉开口处。PTA 效果常不理想，故可考虑在股浅动脉开口处置入支架，以巩固疗效。

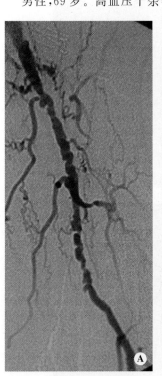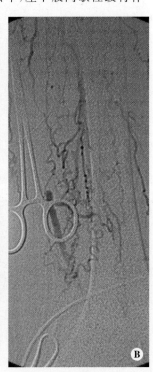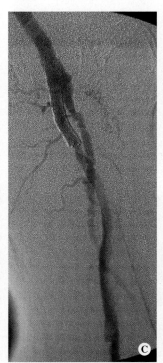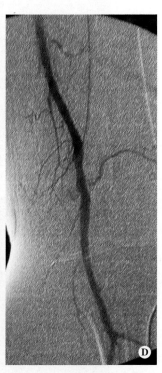

图 12-3-14　左股浅动脉入口闭塞

**例 12-3-6**（图 12-3-15）

男性，62 岁。高血压 20 年，右下肢间歇性跛行 2 年，近 3 个月加重。ABI 0.4，Rutherford Ⅰ 期 3 级。腹主动脉造影见右股浅动脉上中段闭塞，股深动脉代偿，远端股浅动脉显影（A）。尝试开通，导丝进入内膜下呈 U 形成袢（B），在病变远端穿通内膜返回真腔。以球囊扩张股浅动脉闭塞段后，置入 8mm×10mm 支架 2 枚（C）。术后造影见股、腘动脉血流通畅（D、E）。术后症状明显好转，ABI 恢复至 0.8，Rutherford 分级 +2。

**【评述】** 股浅动脉闭塞常发生在股浅动脉上中段，特别是股浅动脉开口处。顺行开通导丝在通过时，很难确保一直在真腔内，往往在闭塞病变近端穿破内膜形成内膜下通道。关键是如何能在病变远端返回真腔。常规导丝导管法失败后，可考虑使用 Outback 导管穿刺。

该例斑块多且硬，PTA 效果不理想，故需全程置入支架，结果证明此法行之有效。

**例 12-3-7**（图 12-3-16）

男性，68 岁。糖尿病 14 年，间歇性跛行 2 年，伴静息性疼痛 1 周。查体示双下肢皮温低，双侧足背动脉未触及，ABI 右侧 0.3、左侧 0.5。DSA 检查示右侧胫前、胫后、腓动脉闭塞，膝周侧支形成（A），左侧胫前闭塞，胫后、腓动脉狭窄（B）。行 PTA 治疗：先用 0.014in 导丝探过闭塞或狭窄段，再跟进 2.5mm×80mm 球囊，分别对病变血管扩张成形（C、D），双侧胫前动脉导丝未能通过，未行 PTA，术后造影示双侧胫后、腓动脉血流通畅（E～H）。术后双下肢皮温恢复正常，ABI 双侧均改善至 0.9，间歇性跛行及静息性疼痛消失。

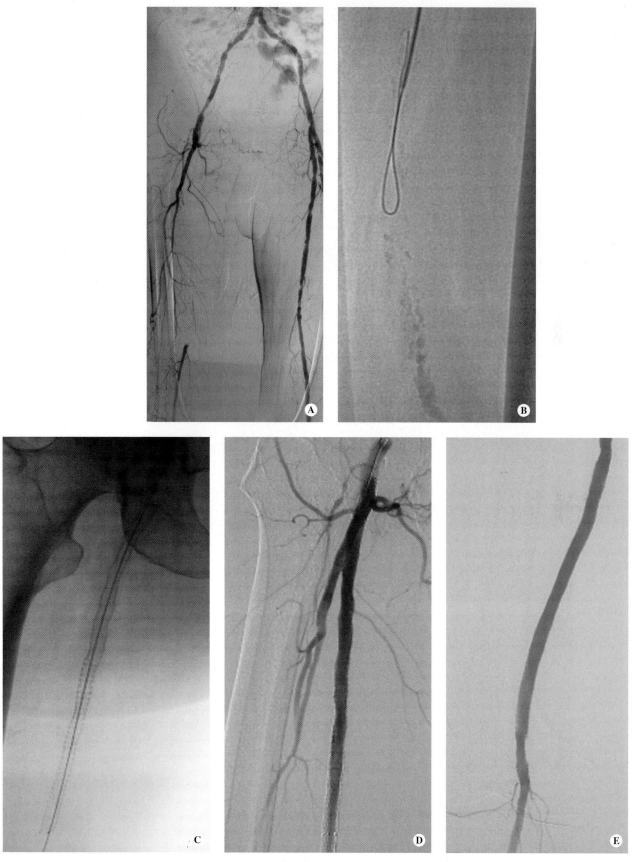

图 12-3-15　右股浅动脉上中段闭塞,内膜下成形术

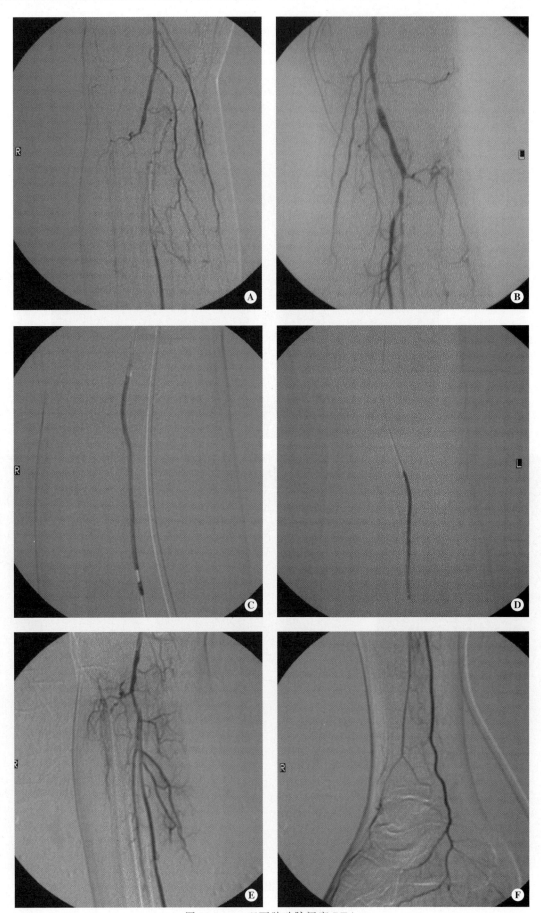

图 12-3-16　双下肢动脉闭塞 PTA

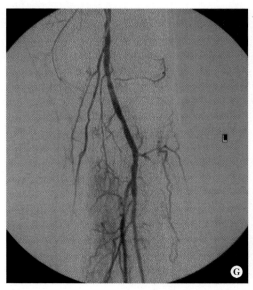
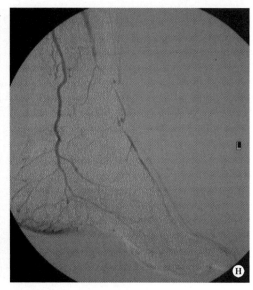

图 12-3-16　双下肢动脉闭塞 PTA(续)

**【评述】**　糖尿病患者易发生外周血管病变,截肢率明显高于非糖尿病患者。因此,对糖尿病足采取积极的干涉性治疗,降低致残率,具有重要的社会意义。采用薄型超长高压 PTA 球囊(deep balloon,INVATEC,Italy)对膝以下血管治疗,国外大宗病例报道已取得良好疗效。本例采用 Deep 球囊行 PTA 治疗,成功恢复了双下肢的血供。

**例 12-3-8**(图 12-3-17)

男性,70 岁。高血压 10 年,左下肢间歇性跛行 1 年。ABI 0.3,Rutherford Ⅰ期 2 级。左髂动脉造影见左股浅动脉中段狭窄、闭塞,闭塞段长约 4cm,侧支代偿,远端股浅动脉显影(A)。导丝导管通过股浅动脉闭塞段后,交换 0.014in 导丝并导入 Silverhawk 斑块旋切系统(B),行经皮腔内斑块旋切术。术后造影见股动脉血流通畅(C)。术后症状基本消失,ABI 恢复至 0.9,Rutherford 分级＋3。

**【评述】**　该例股浅动脉闭塞段较短仅 4cm,且斑块没有钙化,特别适宜行经皮腔内斑块旋切术治疗。切除斑块增加管腔容积,并高速旋转刀头兼有打磨创面使之光滑的作用,理论上远期效果应比较理想。

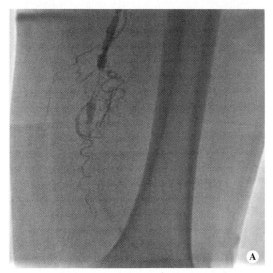
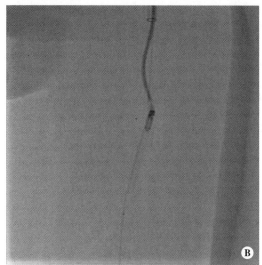

图 12-3-17　左股浅动脉中段狭窄行经皮腔内斑块旋切术

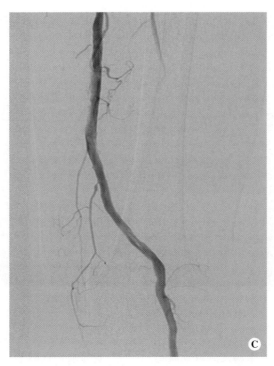

图 12-3-17　左股浅动脉中段狭窄行经皮腔内斑块旋切术（续）

**例 12-3-9**（图 12-3-18）

男性，66 岁。高血压 25 年，间歇性跛行 10 年。查体见股动脉、腘动脉搏动减弱，胫后、足背动脉未触及。ABI 0.4。DSA 示左髂总动脉开口处高度狭窄，右髂总动脉闭塞（A）。行 PTA＋内支架置入术治疗：先于左髂总动脉置入 12mm×20mm 自扩式内支架 1 枚，纠正左髂总动脉狭窄（B），再后从右股动脉穿刺置管（C），尝试开通右髂动脉，导丝、导管在内膜下通过闭塞段（D），穿通内膜进入腹主动脉（E），行 PTA（F），造影示闭塞段开通但狭窄（G），置入 10mm×80mm 和 10mm×60mm 覆膜内支架 2 枚，双侧髂动脉恢复正常血供（H）。术后临床症状消失，ABI 恢复到正常。

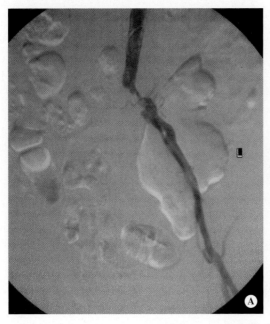
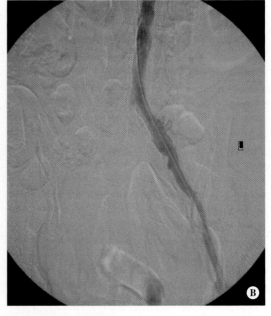

图 12-3-18　双侧髂动脉闭塞综合介入治疗

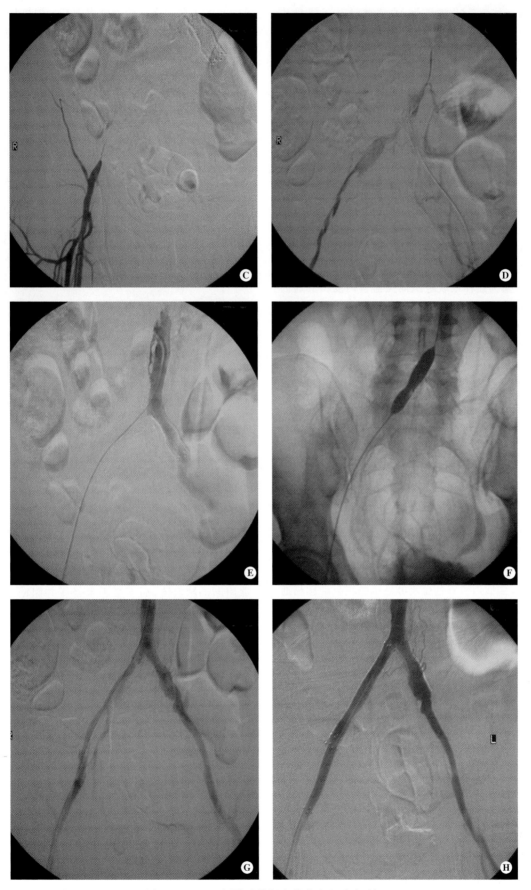

图 12-3-18 双侧髂动脉闭塞综合介入治疗(续)

【评述】 该例患者病程长，右侧髂动脉闭塞段达12cm，属慢性髂动脉闭塞。顺行操作导丝无法进入髂动脉，逆行操作导丝、导管进入内膜下再回到血管腔，最终完成内膜下血管成形术。为预防再狭窄，置入2枚覆膜内支架，疗效满意。近年内膜下血管成形术及覆膜内支架的应用，已成为治疗慢性长段动脉闭塞的重要手段。

（张 艳）

## 第四节 假性动脉瘤

假性动脉瘤（psuedo-aneurysm）与前述动脉瘤不同，**其本质是动脉壁破损，而后在软组织内形成有血液流动的"瘤腔"，瘤壁为血栓或软组织而无血管内皮**。其病因多为外伤、介入治疗和手术创伤，少数继发于真性动脉瘤破裂。本病可在外伤后即时发生，也可发生在外伤后数天至1个月内。迟发的原因主要是外伤后动脉壁受损，动脉压力持续作用于受伤的动脉壁，使其难以修复，并不断变得薄弱，导致最终破裂而形成假性动脉瘤。临床上表现为局部迅速增大的包块，部分可触及搏动和闻及血管杂音，多可追问到外伤和手术史。相对于真性动脉瘤，其特点是发病急、进展快、易造成周围器官压迫和出血等严重并发症，因此治疗的急迫性也较强[71,72]。

假性动脉瘤可发生在全身的动脉系统，本节主要介绍发生于外周动脉及肝、肾等内脏动脉和胸腹主动脉者。B超、CT和动脉造影常用于其诊断。

B超见动脉旁出现无回声肿块，边界清晰，无明确囊性回声。肿块中心为无回声暗区，暗区内为血栓，依其新鲜程度呈弱或强回声。彩色血流可显示肿块与动脉相通的通道，其间镶嵌五彩血流[73,74]（图12-4-1，见彩图11）。

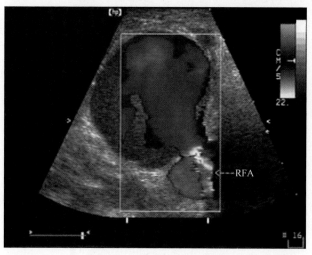

图12-4-1 假性动脉瘤形成
右股动脉旁可见一类圆形腔隙，CDI见其内红色血流信号自股动脉内顺瘘口流入腔隙中，腔内尚有附壁血栓。RFA.右股动脉

CT表现为强化的动脉周围有一肿块且肿块内有与动脉时间程度一致的强化，切线位可显示动脉破口，瘤腔多不规则，腔内未强化部分为附壁血栓[75]。

动脉造影可见与动脉相通的囊腔，其瘤壁常不规则，切线位造影时常可见动脉破裂口。对比剂于瘤腔内形成漩涡，排空缓慢（图12-4-2）。

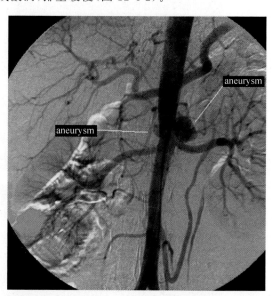

图12-4-2 假性动脉瘤
腹主动脉瘤切除术后，造影复查见肾动脉开口上方与腹主动脉相通的两个囊腔，对比剂排空缓慢。aneurysm.动脉瘤

以往假性动脉瘤多采用外科手术治疗，需要进行破裂血管的修补或改道重建和血肿清除。其困难往往在于血管破口周围存在巨大血肿，在动脉近端难以临时阻断时不易先行破口修补。而在术前可先经皮置入与载瘤动脉直径相当的球囊导管于瘤体近端，术中将球囊膨胀阻断动脉血流，而不必手术暴露并阻断供血动脉，使手术可直接在局部切开清除血肿然后修补动脉破口[76~78]。

［主编评论：目前本症则是复合手术治疗（hybrid therapy）的绝佳适应证。如先行载瘤动脉栓塞或覆膜支架修复破口，再行手术清理血肿，及给予上述治疗。整个治疗可在复合手术室，即包含DSA和符合外科手术条件的介入手术室，进行并一次性完成。］

对于载瘤动脉远端组织可耐受缺血或已经建立有效侧支循环者，可直接栓塞载瘤动脉[79~81]。（主编评论：上一版有后面一句话，"瘤腔和破裂口较小者可按动脉瘤的治疗方法行填塞术"。实际上这是错误的说法，也是以往采用的方法。之所以错误是二者的病理基础不同，本症的所谓瘤壁并不存在。填塞物在动脉血流的冲击下可以不断外移，不能起到在真性动脉瘤中的填塞作用。貌似完美的填塞最终的结果必然是复发。）

假性动脉瘤瘤腔内注射液体栓塞剂如 NBCA 胶或止血药物如凝血酶等亦是封闭瘤腔的一种方法[82,83]。此种方法于载瘤动脉远端尚有正常血供而无法封闭时最为适合。(主编评论:其前提是血管破口和瘤腔较小,预计在瘤腔凝血的情况下破口可自行封闭。对此类情况还有一个更简单的方法,即局部压迫治疗。文献报道多用超声探头探明破口所在部位并直接进行压迫,直至探到瘤腔内血流信号消失为止。此方法特别适用于股动脉等表浅动脉和穿刺造成的假性动脉瘤。)

覆膜支架置入可将瘤腔与血管隔离,可取得较好疗效[84,85]。(主编评论:用覆膜支架将血管破口封闭似乎是一个简单、一劳永逸的治疗方法。但要符合下列条件:首先病变血管直径一般应大于 6mm,目前市售的覆膜支架不适宜过小者而且术后发生继发性血管闭塞的机会随之增加;其次是病变血管走行较直顺,较弯曲和处于关节部位者也会造成前述情况。)

在血肿巨大的情况下,即使栓塞或隔绝了载瘤动脉,仍需对假性动脉瘤的血肿部分进行外科处理。否则

可能是继发感染之源。

## 病例评述

### 例 12-4-1(图 12-4-3)

女性,28 岁。右颜面畸形 25 年,右腋部和胸壁肿块伴右上肢瘫 5 个月。既往诊断为"多发性神经纤维瘤"。CT 平扫示右锁骨下动脉受压移位且包绕于右腋窝肿块内。增强显示肿块中央有数个近似瘤状血管强化区域,时间与右锁骨下动脉强化时间一致(A)。MRI 示右腋窝内肿块内有团状流空信号(B)。右锁骨下动脉造影见右腋动脉外缘瘤样扩张,远端未显影(C)。未行栓塞处理。留管于右锁骨下动脉内预备手术时阻断其血运。两天后手术中发现右前胸壁 25cm×18cm×18cm 肿块,腋窝处肿块为血肿,大部分已机化。右锁骨下动脉穿越肿瘤,腋动脉水平完全破裂,开口于腋窝部血肿内,远端完全闭塞。充盈球囊后结扎锁骨下动脉,切除右前上胸壁及右上纵隔神经纤维瘤,术毕。

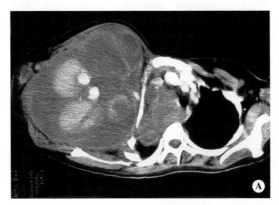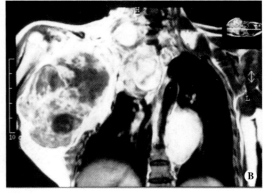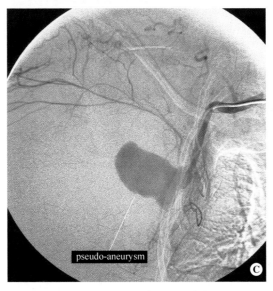

图 12-4-3　右腋动脉假性动脉瘤

pseudo-aneurysm.假性动脉瘤

【评述】 本例为临床误诊病例,主要误诊原因为患者无外伤史,局部肿块在 5 个月内迅速长大,后经动脉造影证实为假性动脉瘤,再追问病史 5 个月前劳动时曾拉伤手臂。因其为多发性神经纤维瘤,可合并血管的畸形而致血管壁较脆弱,所以轻微外伤即可致破裂。术前置入球囊导管于动脉瘤近端的目的是方便手术治疗。术中将球囊膨胀即可阻断供血动脉,可直接从瘤体切开清除血肿而不至于大出血,然后再修补破裂口或将其结扎,不必先行近端动脉解剖和阻断,可明显缩短手术时间,减少出血和创伤。

### 例 12-4-2(图 12-4-4)

男性,28 岁。左大腿外伤术后 40 天,伴肿胀、发热、疼痛感。查体见左下肢肿胀、压痛、皮温高,足背动脉搏动无明显减弱。左股动脉造影见左股深动脉中断,末端形成一囊状对比剂浓染区,对比剂消失缓慢(A、B)。考虑其周围可由股浅动脉提供侧支循环,即以钢圈将左股深动脉栓塞。栓塞后造影复查动脉瘤腔未见显影(C)。

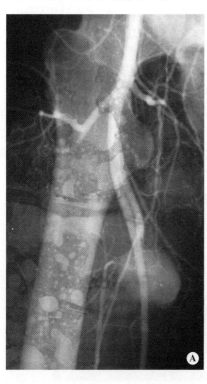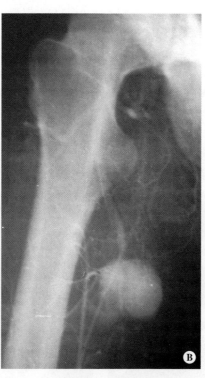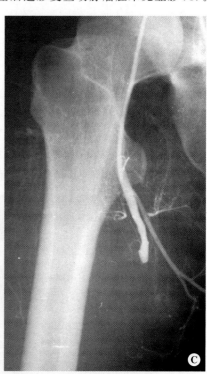

图 12-4-4　外伤性假性动脉瘤

【评述】 载瘤动脉栓塞可使假性动脉瘤的血供中断,而后机化痊愈。但在供血动脉阻断后可造成供血器官严重缺血或坏死者则不可进行。本例为股深动脉的一支发生假性动脉瘤,其供养区无重要器官,且可得到侧支血供,即可行栓塞。栓塞材料主要选用钢圈。需强调的是,栓塞后是否手术清除血肿则根据具体情况而定。

### 例 12-4-3(图 12-4-5)

女性,71 岁。10 年前出现右侧腹股沟肿物,病理诊断为低分化转移性腺癌(考虑卵巢来源可能性大)曾行放、化疗,8 年后肿瘤发展至下腹部及双下肢,并出现双侧下肢高度肿胀。右侧腹股沟区因放疗过程中受外伤发生溃烂,创面约 4cm×5cm,深度 2cm,并感染。病程第 9 年突发溃疡面大出血,因外科难以处理,只能采用大量纱布团压迫止血,不能解开换药。CTA 显示右侧

股深动脉起始部动脉瘤(A)。外科评价不适宜手术处理。讨论决定为急救试行覆膜支架置入术进行止血。术中造影显示右股浅动脉假性动脉瘤(B),置入 8mm×40mm 镍钛合金双层覆膜支架支架 1 枚(C)。3 个月后支架从溃疡面外露,从创面肉眼可见部分支架裸露约 1cm。二期于原支架上、下端分别置入近端 8mm×60mm、远端 8mm×80mm 覆膜支架各 1 枚,与原支架相互重叠 1.5cm(D),以防支架破损出血。术后随访 16 个月,右侧腹股沟溃烂仍缓慢持续进展,溃烂面逐渐扩大。血管支架外露约 3cm,支架外膜完好,支架重叠处无渗漏(E)。右侧腘动脉、足背动脉搏动正常。患者最终死于多器官衰竭。

【评述】 本例是十分罕见的个例。本例的双下肢硬性肿胀和右腹股沟溃疡伴感染等并发症与放疗有较大的关系,一旦出现极难治愈。治疗外周血管损伤所致血管破裂出血,传统方法有外科缝合术和人造血管置换

术。但在存在伤口感染、恶性肿瘤等特殊情况下血管外科处理非常困难。本例介入治疗几乎为唯一选择。本例选择柔顺性及径向膨胀性好、体积小的双层覆膜支架,支架套接时内膜与外膜之间贴合良好。有效地避免了血液外渗。本例中术者所担心的其他问题,如在不能触及左股动脉的情况下穿刺能否成功,粗大的支架传送系统(9F)是否能顺利地越过腹主动脉分叉部,术后能否成功压迫十分坚硬的鼠蹊部止血,如果支架裸露是否会破裂出血和成为导致感染的异物和再闭塞,这些均未发生。患者本身不能行走,术后处于关节部位的支架也无大碍。本例经过适当处理,在支架外露的情况下能够存活年余实属罕见。

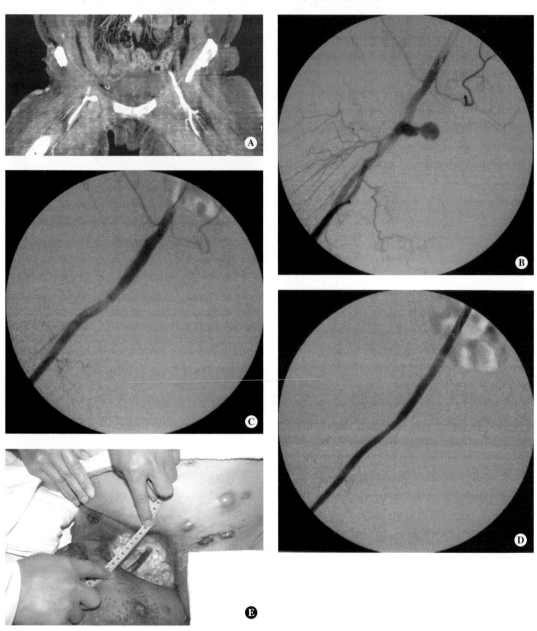

图 12-4-5　右侧股深动脉起始部动脉瘤覆膜支架治疗

## 例 12-4-4(图 12-4-6)

男性,45 岁。误食鸡骨致食管炎症穿孔引起纵隔炎,手术过程中发现主动脉穿孔并行修补术。术后复查 CT 发现胸主动脉假性动脉瘤形成,转行介入法胸主动脉隔绝术。术中造影发现假性动脉瘤位于主动脉右前壁,大小约 4cm×4cm(A),以覆膜 Cuff 自切开之右股动脉送入后释放将其隔绝。隔绝后造影显示假性动脉瘤瘤腔未再显影(B)。

【评述】　胸腹主动脉瘤绝大多数为真性动脉瘤。本例鸡骨刺伤主动脉穿孔形成假性动脉瘤较少见。本例在手术过程中发现主动脉穿孔并行修补术,但术后仍再发假性动脉瘤形成并大量出血。对此外科医生束手无策,采用覆膜支架行腔内隔绝术成为唯一选择。本例患者因造影显示破口位置在胸主动脉中下段,仅使用覆膜 Cuff 隔绝即完全封闭了漏口。本例是较早期病例,目前针对入路动脉仅使用血管缝合器即可完成操作而无须外科切开。

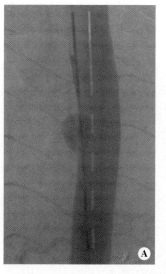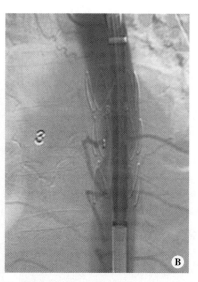

图 12-4-6　胸主动脉假性动脉瘤隔绝术

**例 12-4-5**(图 12-4-7)

女性,60 岁。右膝关节滑膜炎关节镜术后感染,反复行 3 次关节镜下病灶清除术。第 3 次术后 3 天右膝关节引流管内流出 1000ml 血性液体并患者休克。急行右下肢动脉造影显示右下肢膝最上动脉假性动脉瘤(A),超选择插管病变范围显示更加明显(B)。以明胶海绵颗粒及微钢圈将假性动脉瘤载瘤动脉栓塞。栓塞后复查造影显示载瘤动脉仅残端少许显影(C)。术后出血停止,患者康复。

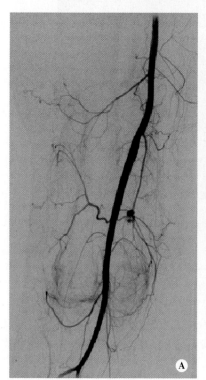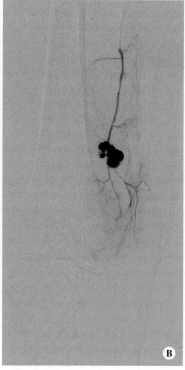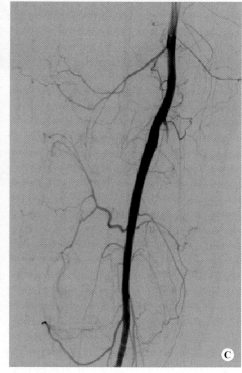

图 12-4-7　手术后右下肢膝最上动脉假性动脉瘤栓塞治疗

【评述】　本例患者反复创伤及感染造成了动脉管壁薄弱形成了假性动脉瘤。载瘤动脉并非股浅动脉本身,其供血区域远端有侧支循环,故可以完全栓塞。栓塞过程中需注意操作精细,避免栓塞剂反流造成股浅动脉主干栓塞而影响下肢动脉血供。

（曾庆乐）

# 第五节　深静脉血栓形成

深静脉血栓形成(deep vein thrombosis,DVT)常见于下肢,特别是左下肢。血栓形成原因主要有三大要素:**静脉壁损伤、静脉血流滞缓和血液高凝状态**。静脉壁损伤可启动外源性凝血途径促进血栓形成。长期卧床、妊娠后期以及左髂总静脉被夹在右髂总动脉和骶骨峡之间的解剖因素等可造成血流淤滞。长期卧床因缺少肌肉收缩运动而导致血流缓慢,而妊娠后期的盆腔高压和各种先天或后天性的因素造成的左髂总静脉受压亦造成远端血流速度缓慢和远端侧支形成。近年来,随着影像学检查技术和方法的改进,左髂静脉压迫综合征(iliac vein compression symdrome,IVCS)越来越被人们所重视。其形成原因主要为解剖上左髂总静脉位于右髂动脉后壁和第5腰椎之间,右髂总动脉长期搏动造成髂静脉前壁结缔组织增生形成组织桥,即髂静脉腔内的"嵴状"突出物造成管腔的狭窄[86~88]。外伤和手术后以及一些遗传性或获得性因素均可致高凝状态。深静脉血栓形成可见于上肢或下肢,但以下肢最为常见。本节主要论述下肢DVT。下肢DVT按照部位可分为3种类型:

**周围型**　指股浅静脉下段以下的深静脉血栓形成。

**中央型**　指髂股静脉血栓形成。

**混合型**　指全下肢深静脉血栓形成。

下肢肿胀、疼痛和浅静脉曲张是下肢DVT的三大症状。根据下肢肿胀的平面可初步估计静脉血栓的上界,一般小腿中部以下水肿病变可能在腘静脉;膝以下水肿、疼痛可能为股浅静脉;大腿中部以下水肿可能为股静脉;臀部以下水肿可能为髂总静脉;双侧下肢水肿为下腔静脉。根据肿胀的严重程度可以判断静脉血栓的危重程度,仅有一般肿胀而无皮肤表面颜色变化的为常见型,而重型DVT则除下肢肿胀外,皮肤颜色已经发生变化,包括股青肿(下肢深静脉严重淤血)和股白肿(伴动脉痉挛持续存在)[89]。疼痛多为坠痛或钝痛,浅静脉曲张多为慢性期侧支循环建立的表现。部分IVCS患者可能仅有轻度下肢肿胀症状,B超检查显示仅血流缓慢,而并无合并深静脉内血栓形成,因此常常会引起

误诊和漏诊,需行静脉造影才能明确诊断。

## 影像诊断

### 彩色多普勒

超声显像可显示病变的深静脉管腔内有实质性回声,部分或全部占据血管腔。DVT急性期管腔明显增宽,血栓为实质性低回声。慢性期管腔变细,管壁增厚,血栓为实质性较强回声。探头加压后,静脉管腔不能被压瘪,深吸气时静脉管腔变化不明显,静脉搏动消失[90](图12-5-1,见彩图12)。

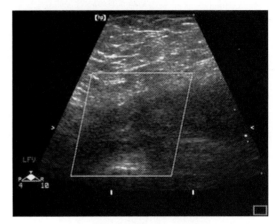

图 12-5-1　左股静脉血栓形成
左股静脉 CDI 可见其内无彩色血流信号

### 经足背静脉顺行静脉造影

本方法是诊断DVT最重要的方法,亦可行逆行静脉造影方法确诊。顺行造影最好在胃肠造影床进行,以便观察血流随体位变化(由半立位至平卧位,再回到半立位)的流动方向和速度,如有无反流等。了解深静脉瓣膜功能时可同时配合Valsalva试验。造影时一般不需要将浅静脉以止血带加压阻断。在检查床倾斜70°的状态下,将健肢垫高,患肢悬空。穿刺患肢浅静脉并推注水溶性碘对比剂80ml。然后在透视监视下倒床,追踪观察对比剂流向进行诊断。

DVT常见的造影表现为深静脉显影完全中断,或对比剂呈不规则细线状通过而勾画出血栓的轮廓。代偿增粗的侧支循环向对侧或上方引流,瓣膜功能不全时可见对比剂自上向下反流(图12-5-2和图12-5-3)。周围型特别是小腿胫腓静脉血栓因其管径较细,常难以显示。IVCS在逆行静脉造影上表现为左髂静脉中上段局限性外压性的狭窄,对比剂在狭窄两端浓度不同,同时骶前有广泛的左向右分流的侧支循环及迂曲粗大的腰升静脉显影。发现"嵴状"突出物为其特征性的表现,可

分为偏侧性、中心性和隔膜型三种。造影过程中应注意测量狭窄远近端压力变化,一般认为如果压力差大于2mmHg则有阳性意义[87]。

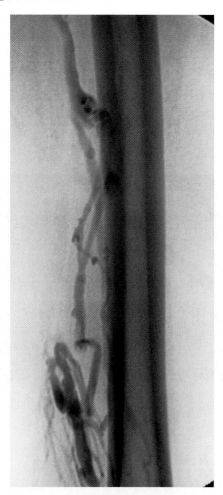

**图 12-5-2　左股静脉血栓形成**

顺行左股静脉造影见腘静脉与股静脉移行处下方闭塞,可见部分血栓负影,对比剂沿管壁一侧呈细线样通过

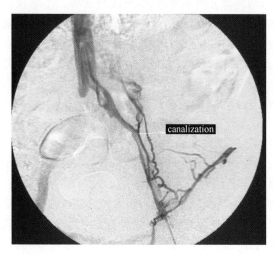

**图 12-5-3　左髂静脉血栓形成**

直接穿刺左股静脉造影见股静脉狭窄,其内血栓形成。沿静脉周围有多支侧支循环。canalization.(侧支)再通

## CTA 或 MRA

最新的多排螺旋或双源 CT 和 MR 均可根据静脉截面上是否有强化明确显示髂股静脉的通畅情况,快速的重建亦可间接说明血栓部位、范围和程度,因而可较准确地诊断 DVT 和 IVCS。由于受血流缓慢和血栓形成区域对比剂不易进入的影响,仍有一定的误诊率。临床上首选应该是常规血管超声检查,如超声明确诊断且具有典型病史及体征者,即可进行静脉造影及治疗。

## 介入治疗

一旦明确诊断为 DVT,即可采取抬高患肢,自患肢静脉滴注低分子右旋糖酐、复方丹参及抗凝、溶栓治疗。抗凝剂主要使用低分子质量肝素和华法林两种。相比于普通肝素,低分子质量肝素安全性较高,出血并发症较少。且其吸收较快,可快速达到预防血栓的目的,以速避凝为例,标准用量为 0.4ml,2 次/日。华法林为口服药物,适合长期持续抗凝,起效相对较慢,一般为介入处理后出院维持治疗时使用,起始剂量第 1～3 天为 3～4mg,之后为 2.5～5mg/d,需经常监测凝血象,维持 PT-INR(国际标准时间)在 2～3。溶栓药物主要为尿激酶和重组组织型纤维蛋白溶酶原激活剂(r-tPA),其中尿激酶临床应用广泛,常用剂量为 20 万～100 万 U/d,而 r-tPA 主要用于急症时溶栓,特别是血栓形成时间在 12 小时以内者,常用剂量为 100mg/d,根据血栓形成的部位和时间用法不尽相同。部分患者经此项治疗可痊愈。如血栓位于腘静脉以下水平,上述方法即为主要治疗方法。如血栓位于股浅静脉或髂静脉水平,可考虑配合介入治疗。可选择下列治疗方法:

将导管插入血栓内或在血栓远端插管行局部溶栓药物灌注术。方法与前述动脉内小剂量尿激酶灌注方法相同。

对上述治疗持续 24 小时后溶栓效果不明显者或血栓形成超过 1 周者,可先行局部血栓抽吸术。通常经病变同侧入路。一般情况下可用 10～14F 导管鞘在导丝引导下深入血栓。撤出导丝后 50ml 注射器接在导管鞘的侧臂上。术者用一手按在导管鞘的阀门上防止漏气,另一只手在负压抽吸的同时前后推动导管鞘。由助手用注射器进行负压抽吸。从阀门插入导丝。当抽吸遇到明显阻力时可能为血栓充满导管鞘,应关闭三通开关。然后拔出导管鞘将其内容物冲洗出来,再沿导丝插入继续进行操作。如注射器吸出的为血液则用纱布过滤,了解是否吸出血栓。此过程进行到血液被顺利抽出且其内没有血栓为止[91,92]。

术中应肝素化和间断局部注射少量尿激酶,以总量不超过 50 万 U 为宜。

(主编评论:术后继续进行局部溶栓药物灌注是必要的。因为局部存留少量血栓和存在继发血栓形成总是令人担心的问题。笔者的经验是不必使用大剂量尿激酶,一般以一天用量不超过 60 万 U 为宜。从留置在患侧股静脉的导管鞘进行滴注适于髂静脉血栓抽吸术后。股静脉血栓者宜经足部浅静脉滴注,同时应在小腿用弹力绷带加压捆扎,促使药液流入深静脉。本方法也适用于肢体肿胀程度较轻不需要进行血栓抽吸术的患者。停止溶栓治疗的指征是肢体明显消肿和造影复查显示静脉血流通畅。)

当双侧下肢小静脉(如小腿)广泛血栓形成时不能经静脉直接碎栓,此时经同侧动脉用尿激酶持续灌注对静脉血栓溶解和减轻肢体肿胀能起到一定的作用。(主编评论:本方法主要适用于股青肿和股白肿的治疗,肿胀程度较轻者或许可以采用前述方法进行治疗。)

对于溶栓后造影复查显示合并静脉狭窄者,在溶栓治疗中可采用球囊导管扩张狭窄段,效果不理想者溶栓过程结束后可考虑行内支架置入术。左髂静脉压迫综合征患者因其腔内狭窄多由纤维化的"崤状"突出物引起,一般球囊扩张后仍不能有效解除狭窄,多数患者需行金属内支架置入。(主编评论:支架的直径以选择 12~14mm 为宜。原因是静脉本身无肌层和血流缓慢,直径较小的支架难以维持长期通畅。)置入过程中需注意支架覆盖整个狭窄段。术后需注意常规抗凝治疗 6 个月,一般以口服华法林为主,但需要注意监测凝血功能以防止出血并发症发生。

下腔静脉滤器置入术可预防术中大血栓脱落造成的肺梗死。(主编评论:在采用上述方法治疗 DVT 时是否必须进行本术确实是个令人困惑的问题。俗话说,"会叫的狗不咬人"。据本人的经验和同行的交流看,DVT 确实存在这种现象,即下肢明显肿胀的患者往往没有肺梗死或致死性肺梗死,反而后者往往出现在没有肿胀的患者。在进行上述治疗的过程中操作导致血栓脱落造成肺梗死的情况也很少见,但可能性不能排除。虽然下腔静脉滤器的获益率并不高且目前的价格仍为不少患者难以接受,但毕竟是一个避险器材。因此术者必须要向患方充分说明滤器的益险比,是否放置滤器要根据其意愿。)

其适应证主要为:

已经发生肺梗死或下腔静脉及髂、股、腘静脉血栓形成的患者有下述情况之一者:存在抗凝治疗禁忌证者;抗凝治疗过程中发生出血等并发症;充分的抗凝治疗后仍复发 PE 和各种原因不能达到充分抗凝者。

肺梗死同时存在下肢深静脉血栓形成者。

髂、股静脉或下腔静脉内有游离漂浮血栓或大量血栓。

诊断为易栓症且反复发生肺梗死者。

急性下肢深静脉血栓形成,欲行经导管溶栓和抽吸血栓。经验上讲,发生在右侧的髂股静脉血栓因为其生理曲度较为平直,一般建议放置滤器;发生在左下肢的 DVT 放置滤器与否,则可根据具体临床情况而定。

**技术成功的标志是造影复查显示闭塞静脉通畅,静脉内膜光滑,侧支循环消失**,患者症状完全缓解。但在临床实践中完全形态学的恢复并非易事,原因比较复杂,如残留难以溶解或抽吸的陈旧性血栓、静脉瓣膜和静脉壁的病变等。因此,不必单纯追求形态学改善,通过综合治疗使患者的症状,特别是肢体肿胀得以改善也是**临床治疗有效的表现**。同时也说明介入后抗凝药物长期口服的必要性。

DVT 的复发率较高,主要原因是致病的三个重要因素难以完全解除,所以术后的预防复发措施十分重要,包括抬高患肢、适当活动患肢促进血液回流和采用药物解除高凝状态等,近年来采用梯度压力袜和静脉加压系统可加快下肢静脉血流回流速度,对防止深静脉再发血栓形成亦有一定帮助。

## 病例评述

### 例 12-5-1(图 12-5-4)

女性,76 岁。左下肢肿胀 4 月余,已在外院行下腔静脉过滤器置入术。查体见左下肢肿胀,彩超示左下肢深静脉血栓形成。MRI 见左髂总静脉处血栓影(A)。左股静脉造影见股静脉至左髂静脉分叉之间不显影,对比剂通过侧支循环向对侧髂静脉引流(B),即以 10mm 球囊扩张血栓段(C),以长鞘反复抽吸出数条条状血栓,同时灌注尿激酶并留鞘持续滴注。2 天后复查造影示髂静脉仍通畅(D)。患者左下肢肿胀消退出院。

【评述】 对于深静脉血栓形成,为预防肺栓塞,如条件许可应先置入过滤器。慢性血栓可以球囊扩张压碎血栓并用较粗导管鞘抽吸血栓,继之需以溶栓药物灌注或滴注溶栓以维持疗效,并同时监测凝血酶原时间。另外,需强调的是,如果造影显示闭塞侧支循环丰富而患者本身症状不甚明显时,应慎重使用开通术及溶栓。

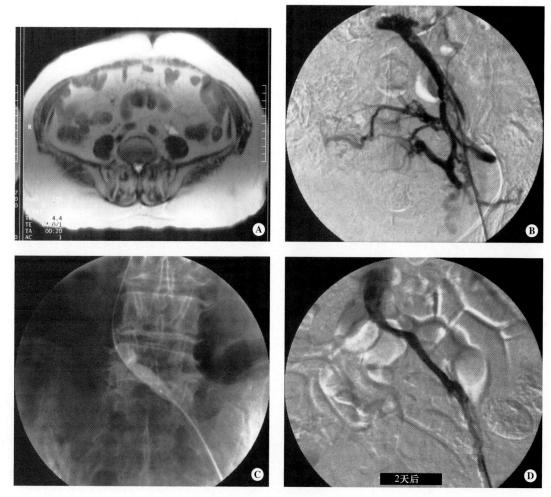

图 12-5-4　左髂总静脉血栓

**例 12-5-2**（图 12-5-5）

男性,23 岁。右小腿截肢术后,右下肢深静脉血栓形成。突发胸闷、心慌、气促,右肺动脉造影示右下肺动脉梗死(A)。经上入路造影见下腔静脉血栓已升至肾静脉开口以上水平(B),故在此放置下腔静脉过滤器,再自左股静脉途径将溶栓导管置于血栓部位持续溶栓(C)。

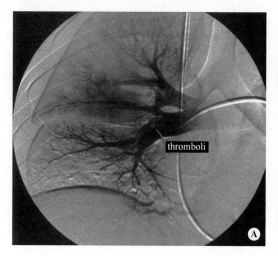
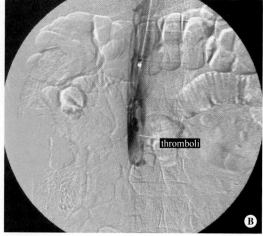

图 12-5-5　右下肢深静脉血栓形成

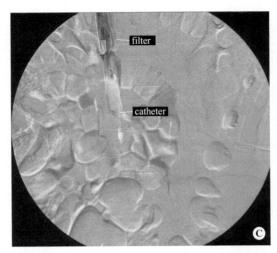

图 12-5-5 右下肢深静脉血栓形成（续）

thromboli.血栓；filter.过滤器；catheter.导管

【评述】 外科截肢术后及长期卧床可导致深静脉血栓形成。确诊后应首先于腔静脉内放置永久或临时过滤器以防止肺栓塞。原则上过滤器应放置于双肾静脉下方以防肾静脉栓塞，但如血栓波及双肾静脉，则可放置于其上。经此处理后，方可继续取栓或溶栓治疗。

**例 12-5-3**（图 12-5-6）

男性，54 岁。双下肢肿胀 3 个月，加重 3 天入院。外院 MR 显示右下肢深静脉血栓，双髂静脉、下腔静脉狭窄闭塞。经颈静脉途径造影见肾静脉以下腔静脉明

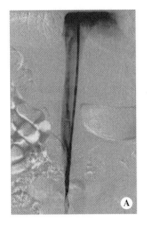
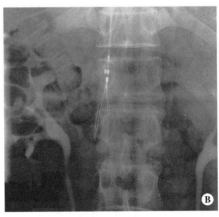
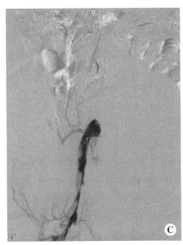
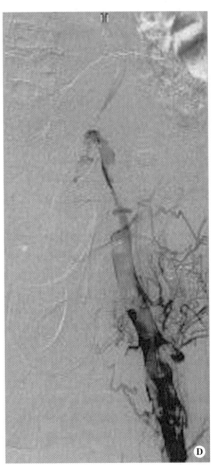

图 12-5-6 两侧股静脉血栓形成

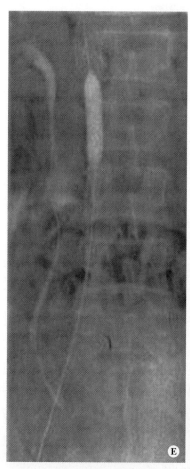

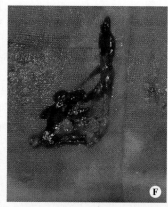

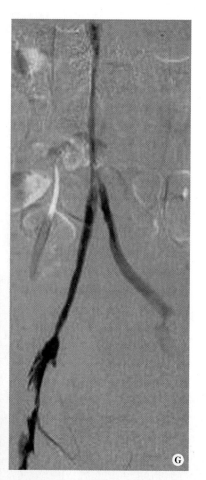

图 12-5-6　两侧股静脉血栓形成（续）

显狭窄闭塞，于狭窄上方放置过滤器 1 枚（A、B）。穿刺双侧腘静脉造影显示两侧股静脉血栓形成，即置管溶栓（C、D）。3 天后右下肢水肿症状轻度改善。考虑下腔静脉和髂静脉狭窄为血栓根本形成因素，决定行下腔静脉、髂静脉支架置入术。取两侧股静脉入路于两侧髂总静脉各放置 1 枚支架，下腔静脉狭窄放置 2 枚支架。放置后扩张不良，下腔静脉和髂静脉中仍有血栓形成。行球囊扩张术及血栓抽吸治疗（E），治疗中使用长导管鞘插入血栓反复抽吸，抽出泥样暗红色血栓（F）。造影见下腔静脉、右侧髂静脉血流改善（G），留置导管溶栓 3 天双下肢水肿明显消退后拔管。

【评述】　静脉狭窄常为导致静脉血栓的首要因素。治疗上除必需的药物溶栓、机械碎栓等针对血栓的治疗外，最终需扩张成形和支架置入解除静脉狭窄。本例于狭窄的下腔静脉和双侧髂总静脉放置支架，建立静脉血液回流途径，再加上药物溶栓和机械抽吸，收到了良好的治疗效果。

### 例 12-5-4（图 12-5-7）

女性，30 岁，因左下肢肿胀半年余入院。2 年前

因"子宫颈癌"于外院行"子宫全切除术"，术后行 8 个疗程放疗。查体显示左下肢较对侧明显肿胀，以小腿中远段及踝关节足部为甚。入院后左下肢彩超检查提示：左下肢血流速度缓慢；右下肢静脉未见异常。盆腔 MR 示子宫颈癌术后改变，盆腔内未见明显占位病变，扫描范围内最高一个层面显示左侧髂静脉较右侧明显增粗，其内信号欠均匀（A）。介入治疗时采取右股静脉入路，导丝导管越过狭窄段后，于左股浅静脉水平造影见左股浅静脉通畅，左髂静脉中段狭窄，对比剂在狭窄远近端明显呈不同密度分布，狭窄段远端可见较多侧支循环形成（B），斜位造影显示左髂静脉中上段明显狭窄（C）。即以狭窄段为中心，置入 12mm 宽、6cm 长金属支架，置入后见膨胀可，复查显示通畅，侧支循环明显减少（D）。

【评述】　该患者存在子宫全切病史，但复查之盆腔 CT 显示未见盆腔内明显占位性病变，因此术后出现左下肢肿胀可能为偶然因素，是否与放疗后局部瘢痕增生有关不得而知。静脉造影表现为典型 IVCS。比较遗憾的是治疗前后狭窄远近端未进行测压对比。支架置入后造影显示狭窄明显改善，侧支循环减少。

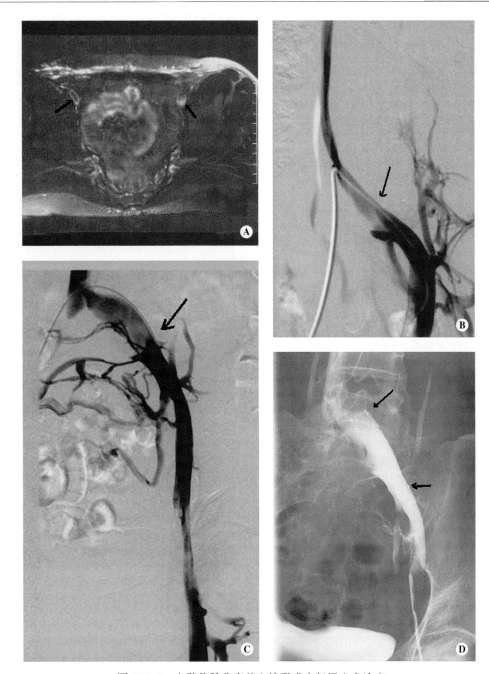

图 12-5-7 左髂静脉狭窄并血栓形成支架置入术治疗

（曾庆乐）

# 第六节 上、下腔静脉阻塞综合征

**上腔静脉阻塞综合征（superior vena cava syndrome，SVCS）指因各种原因所引起的上腔静脉阻塞或狭窄，导致上腔静脉系统血液回流障碍的一系列临床症候群。**良性病因较少见，主要为前纵隔的病变，如纵隔炎、肿瘤放疗后反应和中心静脉置管损伤及留置时间过长后血栓形成等。恶性病因中肺癌占 70%，淋巴瘤及纵隔淋巴结转移占 30%[93,94]。

上腔静脉主要收集膈以上静脉系统的血液回流，当上腔静脉阻塞后所回流血液通过以下 4 条途径进入心脏：胸廓内静脉通路、椎静脉通路、奇静脉通路和胸腹壁静脉通路。尽管上述侧支循环可使上腔静脉系统血液部分回流入心脏，但远远不能满足上半身静脉回流的要求。

初期患者头面、颈部潮红，颜面部和上肢明显肿胀，胸闷、头晕，随之出现颈静脉怒张，颈、胸部浅静脉曲张，严重者发展为不能平卧或睡眠和呼吸困难、端坐呼吸、球结膜水肿等，甚至可昏迷死亡。发展缓慢者症状常较轻，多在睡眠后发生头面部肿胀。

**下腔静脉阻塞综合征(inferior vena cava syndrome, IVCS)指肝静脉以下下腔静脉阻塞造成的下半身血液回流障碍引起的临床症候群。**其阻塞原因亦可分为良、恶性两类,良性较多见,主要为先天性发育异常和血栓形成。恶性为肝癌或肾癌的静脉癌栓伸入和转移性淋巴结肿大等造成的梗阻。下腔静脉梗阻后主要通过腰静脉、椎旁静脉丛和胸腹壁静脉引流。急性梗阻可出现明显的双下肢、会阴部肿胀和胸肋、腰背部静脉曲张和大量腹水等症状,发病缓慢者症状与侧支循环代偿程度有关。代偿较好者症状不明显,代偿不全者常出现下肢和精索静脉曲张及其并发症等[95]。

## 影像诊断

### 平片

胸片检查主要大致了解右上纵隔有无增宽,有无占位性病变,是否可能对上腔静脉构成压迫等。

### B超

B超可显示颈内静脉、锁骨下静脉及头臂静脉显著扩张,管腔内有密集点状回声,可探及上腔静脉周围实质性肿块或肿大淋巴结。彩色血流图显示上腔静脉内彩色血流变细或无彩色血流(图12-6-1,见彩图13)。胸壁和上肢浅表静脉扩张明显。下腔静脉阻塞者可显示双侧下肢深静脉内径增宽,下腔静脉内可见血栓或癌栓形成,腔静脉周围或腔内可见实质性肿块或结节状回声。下腔静脉内无彩色血流显像(图12-6-2)。

### CT增强扫描和MRI

二者对上腔静脉和周围病变的显示均有明显优势,相比而言,CT则发展更快,更为常用(图12-6-3)。

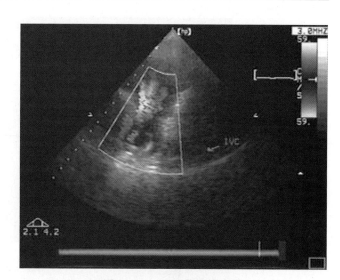

图 12-6-1 上腔静脉综合征
上腔静脉 CDI 见彩色血流为逆向红色血流

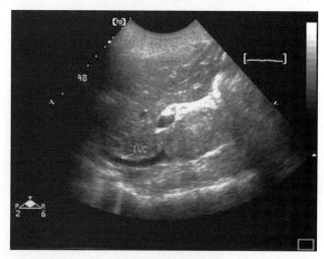

图 12-6-2 下腔静脉综合征 1
下腔静脉肝段通畅,而肝段以下可见肿块回声,管腔完全被肿块占据

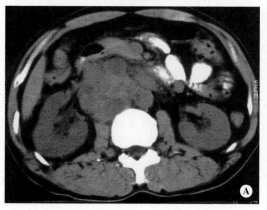
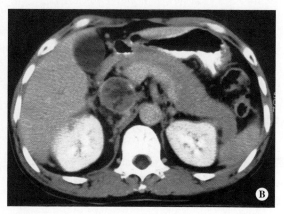

图 12-6-3 下腔静脉综合征 2
CT 增强扫描见腹膜后偏右侧巨大占位性病变。下腔静脉包埋于其中。双肾中极平面以上下腔静脉明显增粗(A)。
增强扫描示其内不均匀强化(B)

### 静脉造影

本方法为诊断 SCVS 和 ICVS 的有效方法之一。采用肘静脉或颈静脉途径穿刺静脉插管,导管接近阻塞段时造影,可清楚显示上腔静脉阻塞部位、程度和侧支循环及有无血栓等情况。上腔静脉受压表现为腔静脉周围弧形压迹,如上腔静脉中断对比剂则完全不能通过。上腔静脉血栓或癌栓形成表现为上腔静脉内不规则充盈缺损(图 12-6-4)。侧支循环则按上述途径引流。为

治疗需要有时需行下腔静脉造影或可明确阻塞段长度和下界。

下腔静脉造影可明确 IVCS 的部位、程度和侧支循环形成状况,可与治疗同时进行。初始造影时导管不可位置过高,一般以第 4 腰椎平面为宜。造影可见下腔静脉血流受阻,对比剂中断。部分可见对比剂呈裂隙状通过。腰静脉和椎旁静脉丛增粗扩张向上引流,多互相连接成网状。如为癌栓形成的梗阻,相应器官的动脉造影静脉期可显示与腔静脉相连的静脉癌栓(图 12-6-5)。

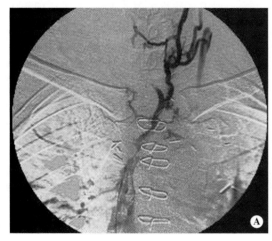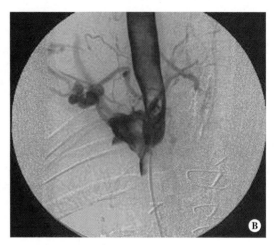

图 12-6-4　纵隔生殖细胞恶性肿瘤

造影见上腔静脉狭窄,甲状腺下静脉侧支显影(A);通过狭窄段造影可见颈静脉内条状密度不均匀充盈缺损,提示癌栓形成(B)

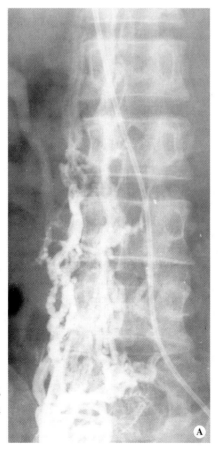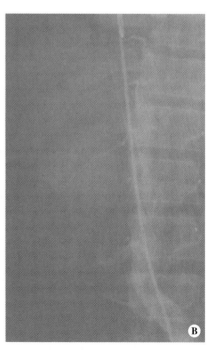

图 12-6-5　与图 12-6-2 同一病例

下腔静脉造影见腔静脉受压左移,腔静脉内可见充盈缺损。对比剂沿腰静脉及椎旁静脉丛向上引流(A);动脉造影见右肾上方有染色(B)

## 介入治疗

若二者由可切除的良、恶性肿瘤引起,首选手术治疗。非手术适应证者可采用介入治疗。

针对病因的介入治疗适于恶性病因者,如肺癌和转移性淋巴结肿大。常采用经导管支气管动脉化疗药物灌注或碘油化疗乳剂栓塞术(方法详见肺癌的介入治疗)。肝癌和肾癌引起的下腔静脉癌栓的治疗方法参见有关章节。

内支架置入术是解除上、下腔静脉阻塞的重要方法。适于前述手段难以解除者。插管入路可选择经右颈静脉和股静脉。术前应造影了解阻塞段的长度及其远端有无血栓或癌栓。对新鲜血栓行溶栓或血栓抽吸术,对于癌栓如果估计放置支架后可以将其压迫至血管壁相对固定才考虑行支架植入术。支架放置应选择支撑力较强的裸支架。放置支架时需注意位置不可过低或过高进入右心房,以免导致支架在心房摆动。具体方法为用导丝导管插至阻塞端部,采用钻挤法通过阻塞段,并造影证实导管端在血管内。送入超硬导丝,准确定位后即可释放支架。可选用网状或"Z"形支架,上腔静脉者常用直径 15~20mm 的支架,下腔静脉者用直径 28~35mm 的支架,长度应超过阻塞段两端各 10mm。(主编评论:近年来观察到早期在下腔静脉使用较多的"Z"形支架发生断裂和脱落进入肺动脉的数例患者。虽然难以统计其发生率如何,但对此支架的不信任感随之加重。水滴石穿的现象要历经多年才能被发现。所以笔者建议尽可能不再使用此支架,如果不得不使用也要将支架整体贴附于血管壁,不要部分裸露于心房。)一般不先采用球囊导管扩张。直接释放支架可压迫固定可能存在的附壁血栓且多能自行膨胀。当支架膨胀不良

时再追加球囊扩张。

## 病例评述

### 例 12-6-1(图 12-6-6)

男性,23 岁。右上肢感觉、运动障碍 2 年余,颈部肿胀 1 个月。诊断为颈胸段椎管上皮样肉瘤术后复发。MRI 见纵隔及上腔静脉侵犯转移。经左肘静脉上腔静脉造影见右侧颈内静脉至右无名静脉段闭塞,长约 17cm,周围可见数条侧支循环(A、B),即于闭塞段由远心端至近心端依次置入 3 枚金属支架。置入后复查见侧支循环减少(图 C)。患者肿胀消退。但 1 个月后再发肿胀入院。再次复查见上腔静脉又发狭窄及血栓形成(D),以 1cm 直径球囊分段扩张后复查见血流恢复通畅(E、F),肿胀缓解后出院。

【评述】 该患者上腔静脉阻塞综合征由肉瘤复发、纵隔及上腔静脉侵犯转移引起,治疗应以支架置入为宜。支架置入后造影复查见血流通畅,但因未进行术后抗凝而导致支架内血栓形成。再次治疗行支架内分段球囊扩张并保留导管溶栓,溶栓后复查见血流恢复通畅,患者症状缓解。因此,PTA 及血管内支架置入术的后续处理如抗凝及溶栓亦相当重要。

### 例 12-6-2(图 12-6-7)

男性,68 岁。食管癌术后、左肺及纵隔淋巴结转移 1 月余。查体见呼吸急促、颜面部肿胀、球结膜充血。经右股动脉途径造影见上腔静脉近右房处 3cm 长狭窄段,导管尚能通过,其周围有侧支循环形成,测压为 40cmH$_2$O(A)。即置入 20mm×70mm 支架 1 枚。置入后再次造影见上腔静脉已被撑开,侧支循环消失,测压为 30cmH$_2$O(B、C)。

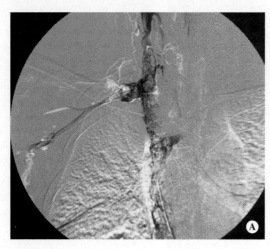
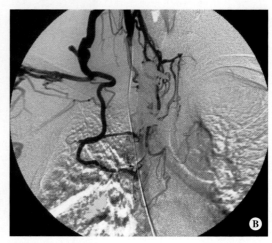

图 12-6-6 上腔静脉阻塞综合征 1

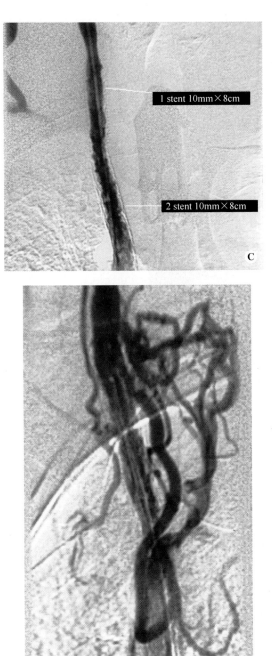

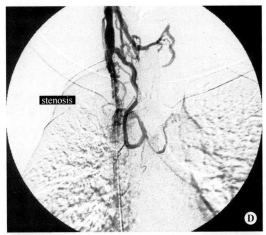

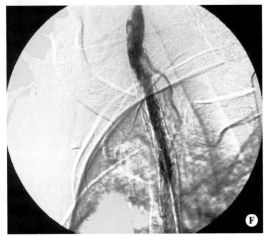

图 12-6-6　上腔静脉阻塞综合征 1（续）

PTA.血管成形术；stent.支架；stenosis.狭窄

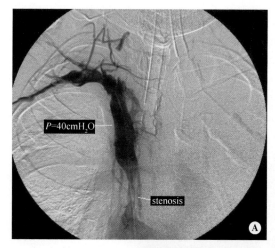
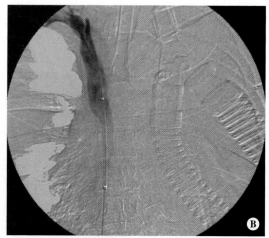

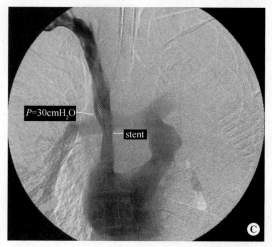

图 12-6-7　上腔静脉阻塞综合征 2
stenosis 狭窄；stent 支架

【评述】　上腔静脉阻塞综合征多因恶性肿瘤纵隔淋巴结转移外压而引起。置入支架为缓解压迫的唯一方法。置入时一般不先行球囊扩张，只有在支架膨胀不良时才行扩张。支架置入后需常规长期抗凝。

### 例 12-6-3（图 12-6-8）

男性，47 岁。左肾癌切除术后复发腹膜后淋巴结转移，行局部立体定向适形放疗后，出现右下肢肿胀疼痛。查体见右下肢肿胀，静脉曲张。左股静脉穿刺造影显示下腔静脉第 1、2 腰椎水平长约 3cm 不规则狭窄，周围侧支循环形成（A）。右股静脉途径造影见右髂总静脉内血栓形成（B）。首先于肾静脉下方放置过滤器 1 枚，再于下腔静脉狭窄段放置 20mm×60mm 支架，IVC 压由 28cmH$_2$O 降低至 20cmH$_2$O（C）。然后对右髂总静脉行球囊扩张及溶栓处理（D）。术后局部血栓大部分溶解（E），下肢肿胀减轻。

【评述】　本例下腔静脉狭窄由淋巴结转移压迫及放疗局部损伤引起。右髂总静脉血栓形成在其基础上发生，所以治疗首先必须放置过滤器以防血栓脱落（下腔静脉狭窄发生在第 1、2 腰椎水平上，并不影响滤器放置的合适位置），然后放置支架开通下腔静脉以改善回流状况，最后方可处理右髂总静脉血栓。处理过程中先采用球囊扩张血栓形成段的目的是利用球囊挤碎血栓以提高溶栓效率。

### 例 12-6-4（图 12-6-9）

男性，52 岁。肝移植术后 12 天，双下肢阴囊水肿 1 天。造影见腔静脉全长管腔粗细不等，染色不均匀（A）。移植肝下腔静脉上段（测压为 28cmH$_2$O）与受体下腔静脉下段（测压为 6cmH$_2$O）（B），吻合口处可见狭窄，对比剂呈细线样通过，狭窄率 70%（C）。在狭窄段置入 20mm 宽、60mm 长金属支架。置入后复查造影见血流明显改善（D）。

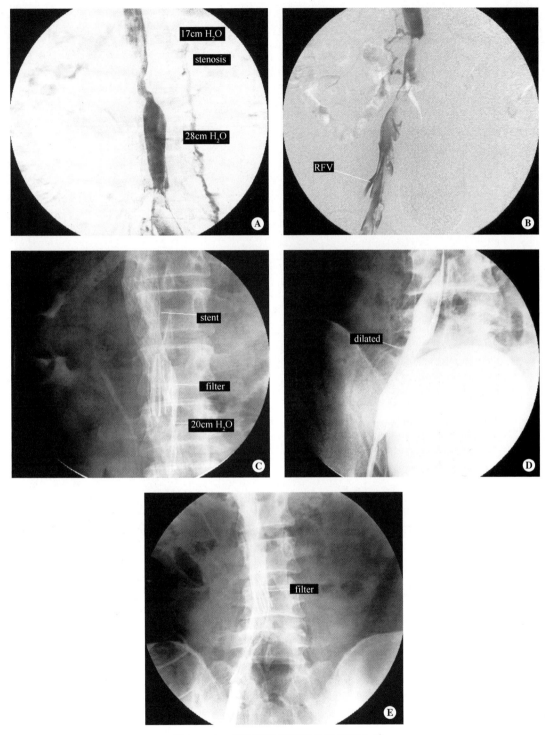

图 12-6-8　肾癌所致下腔静脉阻塞综合征
stenosis 狭窄;stent 支架;dilated 扩张;filter 滤器

【评述】　肝移植术后因供肝体积大小、移植后发生旋转等常导致下腔静脉狭窄。临床表现为快速的双下肢和阴囊水肿,造影表现为下腔静脉狭窄(完全闭塞较少见),血流受限,多数患者下腔静脉内无血栓形成。支架置入常可收到立竿见影的结果。

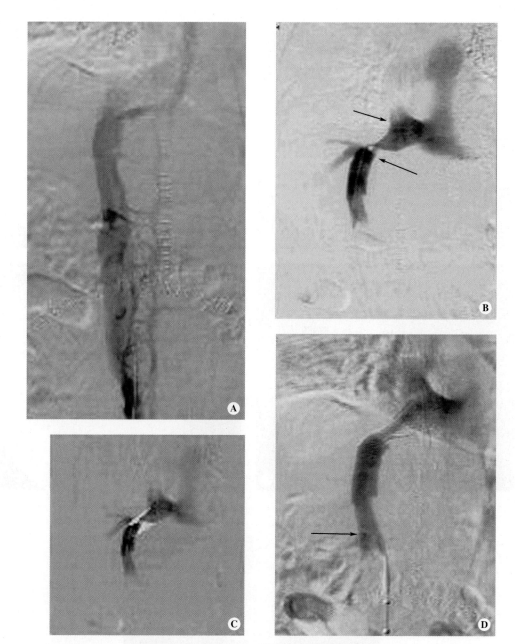

图 12-6-9　肝移植术后下腔静脉阻塞综合征

（曾庆乐）

## 第七节　血管发育畸形

**血管发育畸形亦统称为动静脉畸形,为一组由先天性血管发育异常而引起的疾病**。以往临床上多以加定语的血管瘤命名该组疾病。而 Mulliken 等[96~99] 的研究结果表明,真性血管瘤和血管畸形的组织学表现和其内皮的生物学特性有明显的差异。

血管瘤发生于婴幼儿的皮肤表面,出生时无症状,1 个月时出现临床症状,在第一年内生长最快,超过90%的儿童血管瘤 5~6 岁时已完全消退。增生期血管瘤组织学表现为显著的内皮细胞增生,内皮细胞基底膜多层增厚和细胞内可吸收脱氧胸腺嘧啶核苷,血管瘤组织成分中含大量肥大细胞。消退期血管瘤组织学表现则相反。体积较大的血管瘤可通过病史和体格检查明确诊断(图 12-7-1)。多数儿童血管瘤因为有自愈倾向并不需要积极治疗[100,101]。有 10%～20%的血管瘤需要治疗,治疗方法主要包括药物治疗、激光治疗、冷冻治疗和手术切除等。药物治疗主要使用激素及干扰素等。

发生在体表的血管畸形出生时就出现病变,在体内者常难以发现,随着生长发育而长大,较多在中青年时病情加重,不可能自然消退。创伤和性激素水平的异常可造成其血流动力学改变而加重病损。血管畸形无内皮细胞增生现象,内皮细胞基底膜为单层,内皮细胞内不吸收脱氧胸腺嘧啶核苷,畸形组织内肥大细胞计数正常,病变组织成分为原始动脉、静脉、毛细血管和淋巴管或其组合。

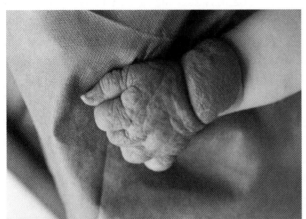

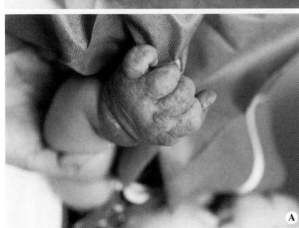

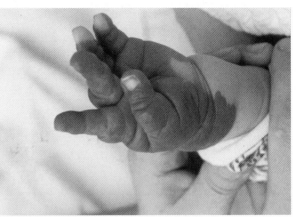

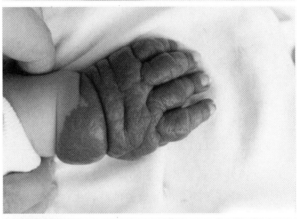

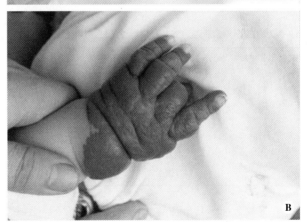

图 12-7-1　儿童右手血管瘤

右手明显肿胀、变形,掌、背侧和手指大片红色斑块样病变,与正常皮肤界限清楚(A);经规律应用干扰素注射治疗后半年,手背侧皮肤红色斑块面积明显变小(B)

以上资料说明血管畸形是胚胎时血管发育异常,而非肿瘤样病变。

既往血管发育畸形包括血管瘤等多种分类方法,同种病变有多个名称,容易造成混淆。Mulliken 等根据上述研究成果将本组病变进行了新的分类和命名,已基本得到国际上认同(表 12-7-1)。

表 12-7-1　血管瘤和血管畸形新旧名称对照

| 原名称 | | 新名称 | 主要组织成分 |
| --- | --- | --- | --- |
| 血管瘤 | 草莓状血管瘤 | 儿童血管瘤 | 肥大细胞和内皮细胞增生 |

续表

| 原名称 | 新名称 | 主要组织成分 |
|---|---|---|
| 肝海绵状血管瘤 | 冠以具体部位 | 畸形静脉团 |
| 椎体、肢体、颜面部血管瘤 | 名称的静脉畸形 | |
| 血管瘤病（Maffuci 综合征） | | |
| 肌内血管瘤 | | |
| 葡萄酒色斑、毛细血管瘤、血管痣 | 毛细血管畸形 | 异常毛细血管 |
| 淋巴管瘤、海绵状淋巴管瘤、水囊瘤 | 淋巴管畸形 | |
| 血管淋巴管瘤 | | |
| 毛细血管淋巴管瘤 | 复合静脉淋巴管畸形 | 毛细血管及淋巴管 |
| 动静脉血管瘤、动脉血管瘤 | 动静脉畸形 | 供血动脉、畸形 |
| 动静脉动脉瘤 | | 血管和引流静脉 |
| 蔓状动脉瘤、匐行性动脉瘤 | | |

（血管畸形）

世界血管发育异常疾病研究协会（ISSVA）[102] 于 1996 年罗马会议，在 Mulliken 分类的基础上，将血管发育异常病变分为 3 类（表 12-7-2）：

**表 12-7-2　血管异常病变 ISSVA 分类法**（1996 年罗马会议）

| 肿瘤样病变 | 单纯性畸形 | 复合性畸形 |
|---|---|---|
| 儿童血管瘤 | 毛细血管畸形（CMs） | 动静脉畸形（AVM）<br>毛细血管静脉畸形（CVM）<br>毛细血管淋巴管静脉畸形（CLVM） |
| | 淋巴管畸形（LM）<br>静脉畸形（VM） | 淋巴管静脉畸形（LVM）<br>毛细血管淋巴管静脉畸形<br>毛细血管淋巴管静脉畸形 |

儿童血管瘤因为其生长的自限性多不需要治疗。即使是血管瘤偶尔出血或发生溃疡，亦只需局部压迫或敷料包扎即可。重要部位的血管瘤可采用皮质激素或 α-干扰素治疗。血管畸形则多数需要治疗，根据不同病变类型部位和范围，选择介入治疗、手术切除或二者配合治疗。本节主要论及适于介入治疗和二者配合治疗的血管畸形如动静脉畸形、动-静脉瘘和静脉畸形等病变类型。

## 动静脉畸形

**动静脉畸形**（arteriovenous malformation，AVM）由增粗的**供血动脉**、**畸形血管团**和迂曲扩张的**引流静脉**组成，供血动脉与引流静脉之间无正常毛细血管床。在血流动力学上具有高流量、低阻力的动静脉分流，盗血现象造成周围正常组织灌注压力不足和自动调节功能受损等特点。动静脉畸形的发生、发展是一个动态、受多种因素影响的复杂过程。AVM 可发生于任何部位，以颅内、颜面部和四肢多见。其临床症状与解剖部位、大小和其引起的并发症相关。严重的 AVM 主要引起盗血所致的局部缺血、充血所引起的局部组织肿大以及出血和过高回心血量引起的心衰等症状。根据 AVM 在各病程中所表现出来的不同临床症状，1990 年荷兰阿姆斯特丹国际血管发育异常会议上，Schobinger 等[103]对其进行了临床分期，各个分期相对应的临床症状见表 12-7-3，并认为此分期对动静脉畸形的治疗有指导意义。Ⅰ 期和部分 Ⅱ 期可较容易地外科切除或重建；部分 Ⅱ 期及 Ⅲ 期病变需要配合介入治疗；Ⅳ 期则无论何种治疗方法预后均较差。

**表 12-7-3　动静脉畸形的 Schobinger 临床分期**

| 分期 | 临床症状 |
|---|---|
| Ⅰ（静止期） | 皮肤红斑/局部温暖 |
| Ⅱ（扩张期） | 搏动、杂音、扩张性生长 |
| Ⅲ（破坏期） | 疼痛、溃疡、出血、感染 |
| Ⅳ（失代偿期） | 心功能衰竭 |

多普勒超声常用于术前诊断和术后的随访，亦用于引导经皮穿刺治疗。AVM 在超声上表现为动脉及静脉管径扩张，高速的动脉血流和低阻力波形，动静脉分流大时，于分流处呈五彩血流。CT 能观察 AVM 的范围及其与周围组织的关系。平扫 CT 表现为局灶性高、低密度或低、等密度混杂密度区，病灶形态不规则，多呈团块状，亦可为点线状，边界不清。占位效应不明显或仅有轻度的占位效应。动态增强 CT 可显示团块状强化，蚯蚓状或结节状畸形血管团，其周围可见增粗的供血动脉和迂曲扩张的引流静脉。MRI 多用于诊断 AVM，亦作为评价和随访的手段。与 CT 比较，MRI 能区分高流量和低流量血管畸形，具有较高的软组织分辨率，可较好地将畸形血管团与周围的神经、肌肉、皮下脂肪和器官等区分。对确定血管畸形的范围和分期有较大的优势。畸形血管团和供血动脉在 $T_1$ 和 $T_2$ 加权图像上均为低或无信号暗区（流空效应），回流静脉在 $T_1$ 加权图像上为低信号，$T_2$ 加权图像上为高信号。伴有血栓时，$T_1$ 和 $T_2$ 加权图像表现为低信号病灶内夹杂等或高信号。增强 MRA 能更好地显示供血动脉、畸形血管团和引流静脉[104～106]。

　　**动脉造影对 AVM 的诊断可等同于病理诊断**，其重要性不言而喻。动脉造影时可见：

供血动脉代偿性增粗，应注意其来源和数量。

畸形血管成团状，其管腔粗细不均，排列紊乱。血管团内对比剂排空迅速，无染色和占位效应，可与肿瘤

区别。

引流静脉扩张，显影时间提早，应注意由供血动脉注入对比剂至引流静脉显影的时间（图 12-7-2）。

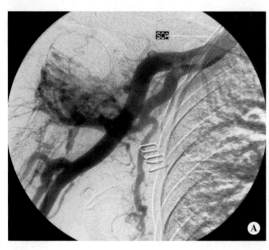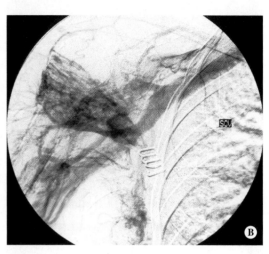

图 12-7-2 左上肢动静脉畸形

左腋动脉造影可见胸肩胛动脉明显增粗(A)；畸形血管团呈瘤样显影，引流静脉早显并扩张(B)

临床经验证明对于绝大部分 AVM 病灶，单纯手术切除不仅存在着切除不完全、失血量大、术后易复发等缺点，而且因为手术常结扎供血动脉，使 AVM 的血供变得更为复杂，为后续的介入治疗增加了相当的难度。

AVM 介入治疗主要采用经导管动脉栓塞术[107,108]。对于范围较大、血供复杂的 AVM，栓塞术治疗扮演重要的角色，有时或许是唯一的治疗手段。但根据栓塞术的不完全清除原理，对于复杂 AVM，即使行多次栓塞术，仍难以完全阻塞所有畸形血管，因此其主要功能为止血、缩小病变范围和减少其血流量，可能为后续的手术治疗或放疗打下基础，部分病例可达到根治的目的。对本病栓塞术的主要技术要求为：

应超选择供血动脉插管后再行栓塞，避免造成正常组织受累。

应选择末梢性永久性栓塞剂。常用的有：无水乙醇、鱼肝油酸钠、PVA 微粒及医用胶等。根据笔者的体会，从安全性、有效性和减少术后反应等方面考虑，采用 PVA 微粒较好。一般担心 PVA 微粒是否会不在畸形血管床停留而造成顺行性误栓。笔者的经验是，造影可明确显示畸形血管团，通常其血管直径难以测准，故不作为参考指标，**参考指标为由供养动脉注入对比剂至引流静脉显影时间**。显影时间在 3 秒以上者，即慢速型可采用直径 $350\sim500\mu m$ 的 PVA 微粒，$2\sim3$ 秒显影者即中速型可采用 $500\sim700\mu m$ 微粒，$1\sim2$ 秒显影者即快速型可采用 $700\sim1000\mu m$ 微粒，引流静脉在 1 秒内显影者则忌用微粒。所以造影时采集速度应达到 6 帧/秒以

上，以便准确判定引流静脉显影时间。引流静脉 1 秒内显影者即超快速型可在球囊导管阻塞供血动脉的前提下采用血管硬化剂或组织胶类栓塞物进行栓塞治疗。除非在急诊止血的情况下，通常不宜单纯采用钢圈等大型栓塞物栓塞畸形血管供养动脉。其理由是供血动脉主干栓塞不能破坏病变血管床，反而形成复杂的侧支血供使后续的治疗变得更加复杂和困难。

栓塞完成的标志是供血动脉主干的血流停滞。（主编评论：目前笔者在使用颗粒性栓塞剂如明胶海绵和 PVA 时喜欢加入平阳霉素 $8\sim16mg$。其目的是让沾着平阳霉素的栓塞剂在局部发挥硬化性栓塞的作用，以减少血管再通的机会。）

必须在 1 个月左右行造影复查，并对残留或新发异常血管进行栓塞。随后 $2\sim3$ 个月复查一次，必要时行补充栓塞。

## 病例评述

### 例 12-7-1（图 12-7-3）

男性，29 岁。左手掌无痛性渐增大肿块 29 年。查体见左掌鱼际部、第 1 和 2 掌骨间隙至食指远侧指间关节有一搏动性肿块，表面静脉明显怒张。左上肢动脉造影显示为 AVM。供血动脉为左桡、尺动脉，引流静脉主要为桡、尺静脉，肿块部位即为畸形血管团，引流静脉显影时间约为 3 秒(A,B)。用塑料套管针顺行穿刺左侧桡动脉，用 PVA 颗粒($350\sim500\mu m$)将其栓塞。再经肘动脉穿

刺插管至尺动脉,行部分栓塞。造影复查可见大部分畸形血管消失,残留小部分畸形血管团显影(C、D)。术后

1个月复诊见左掌肿块缩小约70％,左食指末端可见萎缩和小片干性坏死,局部仍残留部分搏动性组织块。

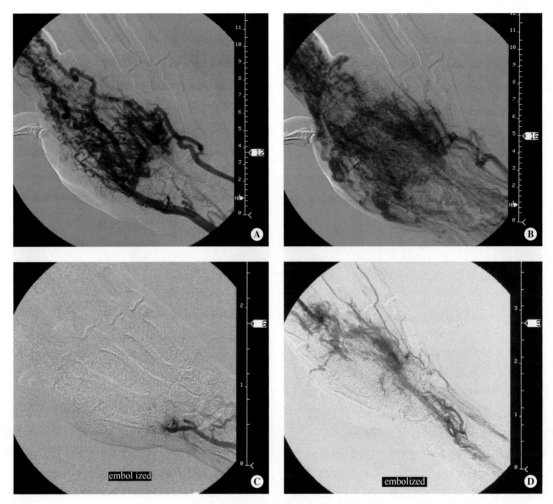

图 12-7-3　左手 AVM 栓塞治疗

embolized.栓塞后

【评述】　本例的特点为 AVM 发生在肢体远端,经股动脉插管因导管长度不够不能到达供血动脉,故选择左桡及肘动脉顺行穿刺插管并栓塞。选择 PVA 栓塞必须严格按引流静脉显影时间合理选择其颗粒大小,否则不但不能起到栓塞作用,尚有可能反流造成肺栓塞的危险。本例尽管已小心控制栓塞程度,但仍引起食指的片状坏死,可能是难以避免的并发症。

### 例 12-7-2(图 12-7-4)

男性,34 岁。双下肢无力 4 个月。查体示双下肢肌力三级。用 Strecker 18 导管超选择血管造影示脊髓大动脉增粗,畸形血管团主体位于 $L_2 \sim L_3$ 脊髓水平,引流静脉为脊髓静脉,引流静脉显影时间为 4 秒(A、B)。即以 PVA 微粒(350 $\mu$m)将脊髓大动脉栓塞。常规造影寻找其他供血动脉,发现第 2 腰动脉左支参与供血,仍用 PVA 颗粒栓塞,但注入部分颗粒后仍不见血流缓慢,造

影复查显示此处畸形血管团较粗大。以 TH 胶 1.5ml 配 0.5ml 超乳化碘油将其栓塞(C、D)。术中患者未出现神经症状,术后复查见 TH 胶铸型于畸形血管内。术后患者曾出现双下肢无力加重,对症治疗 3 天后恢复。

【评述】　脊髓动静脉畸形往往存在多支供血可能,此类 AVM 必须注意在畸形血管团上、下各两个椎体双侧造影寻找。使用微导管超选择插管以提高栓塞安全性,栓塞剂可使用 PVA 或组织胶。本例行第 2 腰动脉栓塞时由于观察不细,先误用 PVA 微粒,幸好及时发现,改用 TH 胶栓塞成功,但 TH 胶等在聚合过程中可产生发热反应,可能是本例并发迟发性下肢无力的原因,所幸较为轻微,可恢复。

需要说明的是,TH 胶为我们早期曾经使用过的一种液体栓塞剂,因其较大的气味刺激性和较高的致敏性现已经较少采用,其代替品可选择 NBCA 或 IBCA。

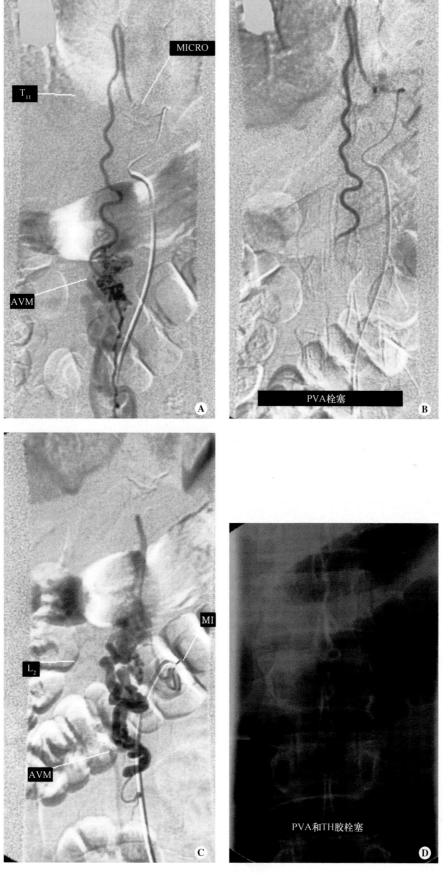

图 12-7-4 脊髓 AVM 栓塞治疗

**例 12-7-3**（图 12-7-5）

男性,28 岁。右耳部红色斑 20 余年,随年龄增长逐渐增大。查体见右耳郭肥大、变形,暗红色,右耳郭、右耳根部可扪及血管搏动,闻及血管杂音。造影见耳后动脉、枕动脉明显增粗,引流静脉粗大呈环状快速显影

（A、B）。分别以明胶海绵颗粒（1mm×1mm）和钢圈数枚将其栓塞。栓塞后复查造影见耳后动脉、枕动脉血流中断,畸形血管基本消失（C）。术后 3 天患者出现左侧胸痛、咯血,胸片显示术前正常（D）,左下肺三角形致密影（E）。临床考虑肺梗死。经抗炎、对症治疗 1 周后症状好转出院。

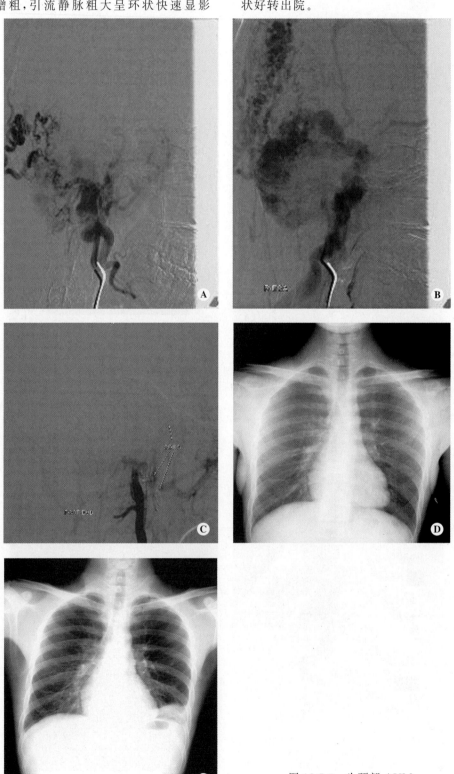

图 12-7-5　头颈部 AVM

【评述】 颜面部为动静脉畸形最常见的好发部位。此患者因供养动脉太粗和引流静脉显影过快改用明胶海绵和钢圈栓塞。近期疗效较为理想,肿块缩小,搏动明显减弱,未出现局部皮肤明显肿胀和皮肤坏死。但即使使用上述大颗粒的明胶海绵颗粒和钢圈栓塞,仍出现了肺梗死并发症,所幸梗死面积较小,经对症治疗后好转。

## 例 12-7-4(图 12-7-6)

男性,7 岁。2005 年时发现左足跟内侧无痛性肿块,2009 年在外院行肿块切除手术。2011 年 5 月肿块再次增大,于笔者所在医院行栓塞治疗。过程中分别超选择畸形血管团的供血动脉,予无水乙醇、PVA 颗粒栓塞(A、B)。7 个月后再次返院行二次造影复查及栓塞治疗(C、D)。10 个月患者再次出现左足底疼痛。术中考虑患者诊断动静脉畸形明确,为达到尽量栓塞畸形血管团的目的,使用头皮针直接穿刺畸形血管团并经造影证实,注入 NBCA 胶与超液化碘油(按 1:4 比例混合)之液体栓塞剂,透视下提示血管团栓塞完全(E、F)。术后患者疼痛症状完全消失,随访至成稿时未见异常。

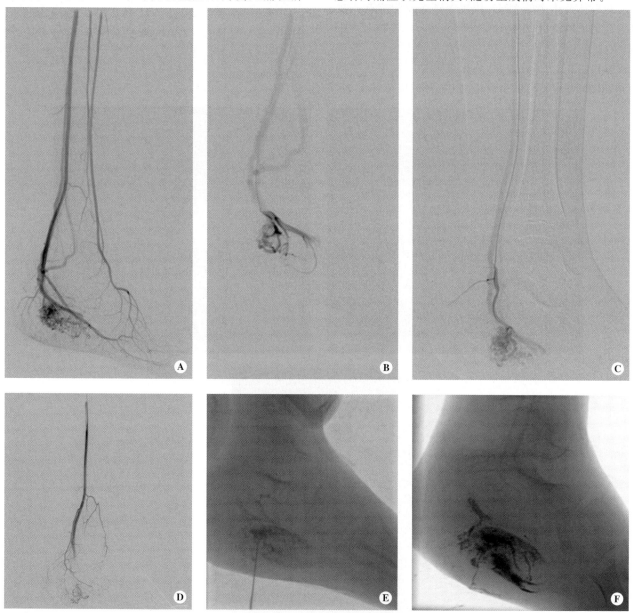

图 12-7-6 左足部 AVM 动脉栓塞和局部穿刺治疗

【评述】 本例特点在于直接经皮穿刺途径注射 NBCA 胶栓塞畸形血管团,其原理类似硬脑膜动-静脉瘘的经眼静脉海绵窦的栓塞,目的在于栓塞"畸形血管湖"。既往多采用动脉途径方式超选择进入畸形血管团的供血动脉后再进行栓塞。此方法对于浅表动静脉畸形简单易行,且行之有效,国外报道相对较多,技术要点为畸形血管团的成功穿刺。

### 静脉畸形

　　按照 Mulliken 的分类,静脉异常包括大血管,如上腔静脉、下腔静脉和门脉系统等的先天性发育异常(包括重复、反位、闭锁、引流异常等)和中小静脉的先天性发育异常两大类疾病。原来称作颜面部及肢体表皮血管瘤、肌肉血管瘤及骨血管瘤和肝海绵状血管瘤等,均应称为**静脉畸形**(venous marformation,VM)。本段主要讨论肢体及体表的 VM。体表 VM 表现为突起于皮肤表面的质软肿块,压迫近端静脉或在一定体位时可膨胀,解除上述因素则可回缩,可伴溃疡和出血等。肌肉 VM 散在肌群中,部位深在,临床表现与一般 VM 稍有差别,其发病年龄多为 20～30 岁,主要造成肢体肥大,

局部肿胀。可影响肌肉或相邻组织,导致疼痛。椎体 VM 可镂空椎体骨质,影响椎体结构稳定性[109]。

　　VM 存在静脉石时平片多可显影,而一旦发现静脉石并结合 VM 的临床表现多可确诊。VM 属低流量血管畸形,在多普勒超声波谱分析上其供血动脉正常,外周血管阻抗声波正常。肌间 VM 可呈特殊的低阻抗声波。肌间 VM 最好加行深静脉多普勒超声检查,以便明确治疗前是否存在深静脉血栓。CT 平扫显示 VM 密度常较周围正常组织为高,边缘不光滑,可见扭曲血管影。增强后有不均匀强化。CT 的另一优点为可显示周围组织如骨质等的受累情况。VM 在 $T_1WI$ 上呈略高信号,因血液流动缓慢在 $T_2WI$ 为明显高信号,部分可见线条状或圆形低信号间隔及迂曲管状或团状血管流空影,有定性诊断价值[110,111](图 12-7-7)。

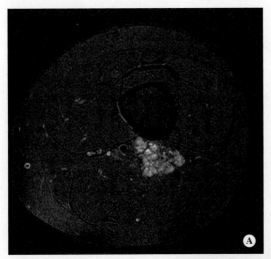
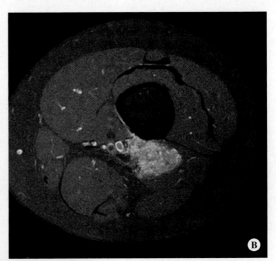
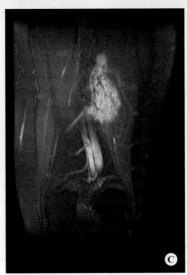

图 12-7-7　左大腿 VM

左侧股骨下段后方软组织深部近骨皮质处可见团块状异常信号影,边界尚清,病变范围约 6.3cm×2.8cm×1.7cm,$T_1WI$ 上呈等信号(A);$T_2WI$ 上呈高信号,内可见流空信号影(B);增强扫描病灶明显强化(C)

直接穿刺造影、动脉造影及 MR 为 VM 的主要影像诊断手段。

直接穿刺造影适于病变位于体表者和动脉造影阴性的深部肌肉间血管 VM。嘱患者利用体位或压迫回流静脉使病变膨胀。用细针穿刺入病变区,抽得回血,透视下注入对比剂至畸形静脉完全显影后点片。随后继续少量注入对比剂以观察有无回流静脉及其直径。拔针后解除压迫观察排空速度。造影表现为团状血管

显影,边界清楚,其内可有间隔,引流静脉细小,在加压注射时方出现,对比剂排空明显延迟,排空时间可达数分钟[112](图 12-7-8)。

动脉造影适于脏器和肌肉 VM 的诊断及与 AVM 的鉴别诊断。表现为早动脉期供血动脉往往无明显增粗或稍增粗,晚动脉期即显示部分 VM 呈斑片状、小点状显影,随时间推移而扩大、变淡,持续至静脉期。而畸形血管的引流静脉常不能得以显示(图 12-7-9)。

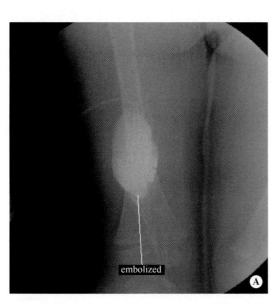

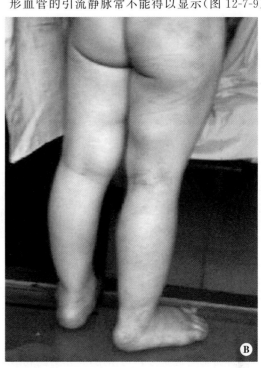

图 12-7-8　右大腿 VM

直接穿刺造影见对比剂缓慢充盈呈囊状,边界清晰,其内有间隔,加压时可见细小静脉向下引流(A)。以平阳霉素 4mg 及超乳化碘油 4ml 和对比剂 4ml 制成乳剂后注入腔内。3 个月后复查见局部肿块明显变小(B)。embolized.栓塞

图 12-7-9　左大腿肌肉 VM
左股动脉造影可见股浅动脉及旋股外侧动脉无明显增粗(A);晚动脉期可见部分静脉呈小点状显影,互相连接成片,并持续至静脉期(B)

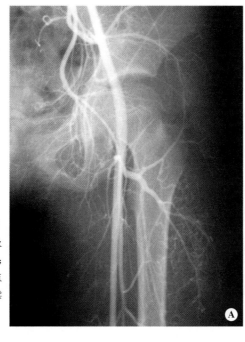

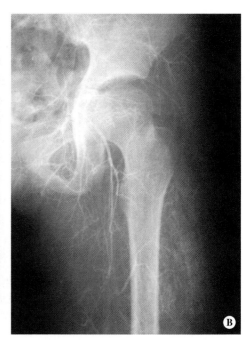

**VM介入治疗的原则是局部或经导管注入血管硬化剂类药物，作用机制是使其内皮变性坏死，继而血栓形成，闭塞畸形血管腔。**单纯供血动脉栓塞疗效欠佳，现基本上不采用。

局部注射主要适用于体表及易经皮穿刺进入畸形血管者，多在直接穿刺造影明确诊断后即可进行。硬化剂主要用无水乙醇、鱼肝油酸钠等制作的泡沫硬化剂和平阳霉素碘油乳剂等。无水乙醇因其不良反应较为强烈已较少应用。

鱼肝油酸钠空气泡沫的制作方法为：鱼肝油酸钠和空气的比例为1∶4，注射器反复推注20次使其充分乳化成泡沫状[113]。具体操作方法参见第四章第十六节。（主编评论：静脉畸形的泡沫硬化疗法与下肢静脉曲张的方法有所不同。不同点主要在于：一是前者的血窦引流静脉不发达，泡沫不容易溢出，所以一次治疗的总注入量可超过20ml。二是在畸形静脉穿刺前可压迫其回流通路以便穿刺成功，但注入泡沫硬化剂时可以解除压迫。因为其内积血过多，不利于与血管内皮充分接触，而静脉曲张则不存在此问题，其积血容易被推开。）

平阳霉素碘油乳剂的使用方法：平阳霉素用量为2~8mg，以少量对比剂将其溶解并与碘油（2~5ml）混合。用注射器反复抽吸及推出使其乳化，然后在透视下缓慢注入异常血窦，使其完全充盈后拔针。平阳霉素对血管内皮有明显的破坏作用，其作用过程相对温和缓慢，即使误注入其他组织，造成的损伤较无水乙醇等轻微。碘油不对异常血管起直接损伤作用，其作为药物载体进入血管腔，缓慢释放药物，并且不易经引流静脉排出，可作为示踪剂在X线下观察[114]。直接穿刺注药，受畸形血管团间隔的影响，多不能完全弥散到整个畸形血管内。因此，对较大范围的VM，采用经皮穿刺注药治疗需多点、多次进行。应采取措施防止栓塞剂外漏或过早引流以减少并发症及提高疗效。术后部分患者初期可出现局部皮肤红肿，病变区触及柔韧感。肿块在1个月内渐缩小，半年内缩至最小程度。对于缩小不完全者可在术后1~2个月再做一次。（主编评论：与泡沫硬化剂相比PLE的效率较低，因其体积大和破坏能力强，而且前者的气体特性使其进入小血窦和排开血液的能力增加。再者没有药物毒副作用。PLE的优点为作用较为温和，可用于比较危险的部位，如眼眶静脉畸形。目前笔者在大多数安全部位使用泡沫硬化剂，在危险部位和对小的病变采用PLE。）

对于肌间VM亦可采用鱼肝油酸钠空气泡沫或平阳霉素碘油乳剂局部注射。此类患者术前应行MRI检查，了解静脉畸形的范围、长度和深度，以便提高经皮穿刺的成功率，泡沫硬化剂的注射方法与体表静脉畸形的方法一样，不过因为肌间VM的范围一般较大，所以多采用分批、分次注射的方法进行。平阳霉素碘油乳剂的方法亦如前述。无论采用哪种硬化剂，要注意静脉特别是深静脉引流的问题，切不可注射硬化剂过量，硬化剂在深静脉显影、停留时间过长，可能会引起深静脉血栓，导致并发症。

对于脏器（主要是肝脏）VM应尽量超选择插管后注药，以免对正常组织造成损伤。

对椎体VM可经皮直接穿刺椎体的病变部位，注射聚甲基丙烯酸甲酯（骨水泥）和钽粉的混合物，利用聚合时产生的热量和本身毒性，达到破坏畸形血管团、闭塞畸形血管团和稳固椎体生物力学、止痛等治疗目的。如病变已经累及椎体周围软组织，采用经动脉常规注入平阳霉素碘油乳剂的治疗方法是较好的选择。

## 病例评述

### 例12-7-5（图12-7-10）

女性，17岁。会阴部肿块14年。查体见会阴部囊性包块，约1.5cm×2.5cm（A）。左侧髂内动脉造影见实质期会阴部末梢有少许血窦显影，血窦形态不规则，未见融合现象（B）。局部穿刺造影见瘤腔大小约3cm×3cm，造影剂充满后可见向外后下方引流（C），将平阳霉素8mg及超乳化碘油5ml及对比剂5ml制成乳剂后缓慢注射，显示沉积良好（D）。

【评述】　平阳霉素作为抗肿瘤抗生素，其对异常血管内皮有破坏和抑制作用。静脉畸形可使用平阳霉素碘油乳剂硬化治疗。乳剂配制应根据畸形引流静脉显影时间而决定。注射时可配合有利体位或局部压迫以延迟引流。为减轻其肿胀、疼痛等副作用，术后可使用激素类药物减轻无菌性炎症反应。

### 例12-7-6（图12-7-11）

男性，8岁。右大腿中段肿痛1年余。查体见右大腿中段内侧肿物，局部无发红，无搏动，触之皮温无升高，无波动感，质软，可压缩。听诊无血管样杂音。MR显示右侧大腿软组织良性肿瘤，考虑为海绵状淋巴管瘤。右股动脉造影见股深动脉分布区域血管稍丰富，未见明确肿瘤血管（A，B）。即以乙醇针穿刺右大腿肿块抽得回血后，造影见不规则团状血管腔，加压未见向远处静脉引流。即以平阳霉素8mg和超乳化碘油3ml制成PLE乳剂后注射。注射后见沉积可（C）。观察期未见明显肿胀，3天后患儿疼痛缓解出院。

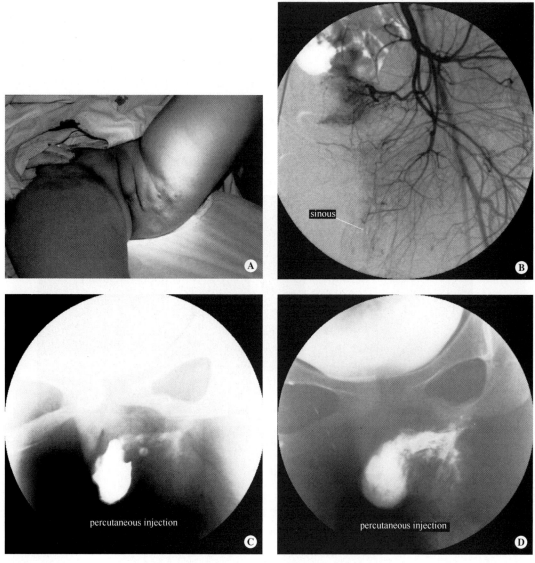

图 12-7-10　会阴部 MV

sinous 血窦；percutaneous injection 经皮穿刺注射

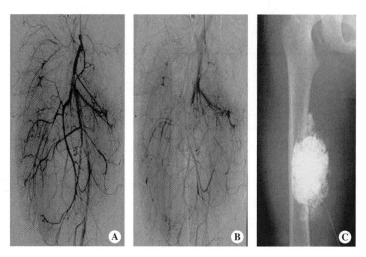

图 12-7-11　右大腿深部 VM

实用临床介入诊疗学图解

【评述】 此例患儿为软组织深部 VM,动脉无明确供血,静脉以血管湖为主要表现形式。一般行为稳定,可因腔内出血而短期内快速增大。治疗方法与皮肤表浅静脉畸形相同。

**例 12-7-7**(图 12-7-12)

女性,22 岁,右膝肿物 3 年,1 年前曾行外科手术切除,后逐渐复发。入院前行走时述局部疼痛。入院后查皮肤颜色正常,温度正常,无搏动,质软,站立时增大,卧位时缩小。听诊无杂音。MRI 显示右侧股骨下段前内侧异常信号影,$T_1WI$ 稍低信号影(A),$T_2WI$ 高信号影(B),诊断为以静脉畸形为主的血管畸形。行股动脉造影未见明确供血(C),穿刺前在大腿中段捆绑止血带,以头皮针穿刺皮下血管团,抽得回血并经造影证实(D)。松开止血带,注射鱼肝油酸钠 2ml 和空气 8ml 充分混匀后之泡沫硬化剂 8ml(E)。再同法以静脉留置针穿刺其深层畸形血管并造影,造影见畸形血管呈蟹足状,经深静脉引流。即以平阳霉素 8mg 溶于 3ml 对比剂并掺入 3ml 超乳化碘油后注射,注射后见平阳霉素碘油乳剂在畸形血管内充盈(F)。

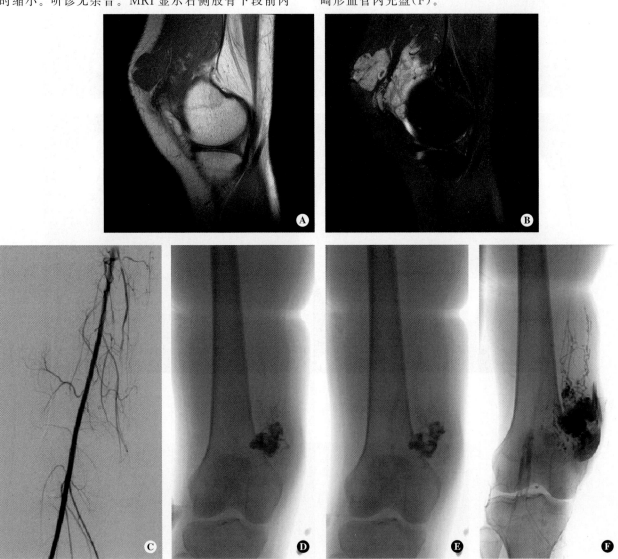

图 12-7-12 右膝 VM,泡沫硬化治疗

【评述】 相比平阳霉素碘油乳剂,泡沫硬化剂因为其为硬化剂和空气混合而成,与血管的接触面相对比液体硬化剂大,加之鱼肝油酸钠本身的硬化性质,因此其效率更高,但相应的副作用亦较为剧烈,同时尚有气栓的风险,因此其术前后处理亦相当重要。术前造影时可于静脉畸形上方绑止血带,但注射时则应该松开,这样才能避免快速向深静脉引流。注射剂量最好每次不超过 8ml,注射后需患侧肢体抬高以尽量滞留泡沫硬化剂于血管腔内,同时避免泡沫硬化剂在短时间内向深静脉引流发生气栓。

**例 12-7-8**（图 12-7-13）

女性，24 岁，右股部肿胀 18 年，外伤后右大腿病理性骨折 1 个月。MRI 见右侧大腿外侧表层、肌肉及间隙内大片弥漫性异常信号，形态不规则，分布不均匀，边界不清，$T_1WI$ 呈等或高信号，$T_2WI$ 及压脂可见高信号影，强化扫描见蔓状病灶有强化征象（A～C）。诊断右侧大腿静脉畸形。曾行手术切开复位、钢板内固定术，但因术中出血控制异常困难被迫放弃。拟行动脉栓塞，动脉造影见股动脉无明显增粗，但二级分支杂乱无章，有血管湖显影，实质期更加明显（D～E）。未进行硬化治疗。后改行 3 次经皮穿刺畸形血管腔内药物注射。注射前穿刺入腔内造影显示大量的畸形血管，并向深处引流（F）。注射药物为平阳霉素碘油乳剂。注射中见乳剂沉积可（G）。注射后患者曾出现右大腿肿胀，经对症治疗后好转出院。

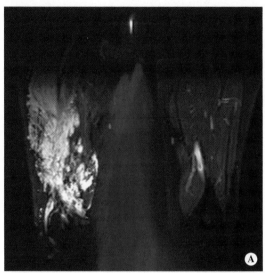

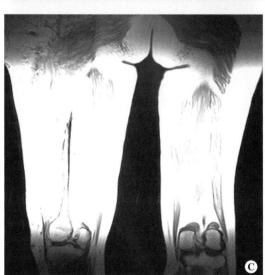

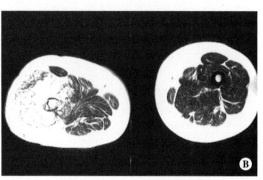

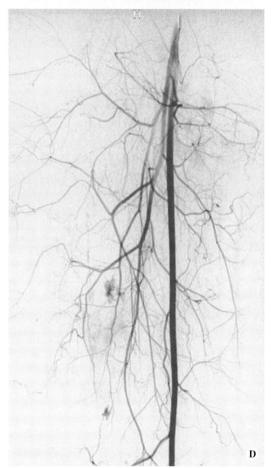

图 12-7-13 肌间 AV

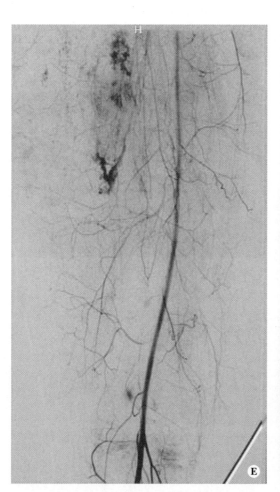

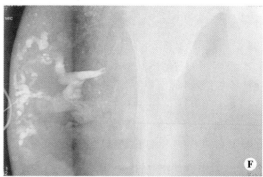

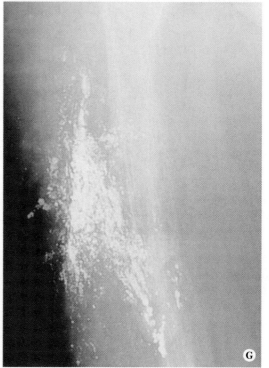

图 12-7-13　肌间 AV(续)

【评述】　此例亦为肌肉 VM。磁共振显示范围明显较动脉造影大,说明其对血流速度缓慢的 VM 病变的范围、程度等显影更加敏感。此例畸形血管丰富,血管湖表浅,适合行经皮穿刺畸形血管腔内硬化剂注射。硬化剂亦通常使用平阳霉素碘油乳剂。硬化过程中应配合适当的体位,注意有无引流及其方向,必要时辅以止血带限制引流。

**例 12-7-9**(图 12-7-14)

男性,33 岁,出生后右眼眶下陷,低头后右眼眶肿胀、突出,右眼视力渐近性下降,眼眶 MRI 检查右侧眼睑下方及眼眶内肌圆锥外可见弥漫性增生性病变,$T_1WI$ 为等信号,$T_2WI$ 及脂肪抑制时为高信号,Gd-DTPA 增强扫描后病灶强化明显。内直肌、外直肌和上直肌均有不同程度受累。同侧颞部皮下可见血管断面数量增多。提示右侧眼眶肌锥外弥漫性病变,考虑为良性血管性肿瘤(A~C)。决定行经皮穿刺硬化注射治疗。以头皮针穿刺右眼畸形血管团,回抽有血,注入对比剂证实为畸形静脉(D)。于透视监视下注入 PYM4mg、对比剂 2ml、超乳化碘油 2ml 混悬乳剂行局部硬化治疗,注射后见 PLE 沉积可(E)。术后出现一过性肿胀,予抗炎、激素减轻水肿及渗出和扩血管治疗,肿胀消退后出院。

【评述】　此例为眼眶内 VM,常发生在球后肌锥内。MRI 显示为血管影像。直接经皮穿刺造影显示为畸形血管团。治疗方法亦为平阳霉素碘油乳剂硬化栓塞。栓塞后常并发明显的眼球肿胀,需采用积极措施如脱水、抗炎、湿敷等减轻肿胀,避免进一步并发症的发生[115]。

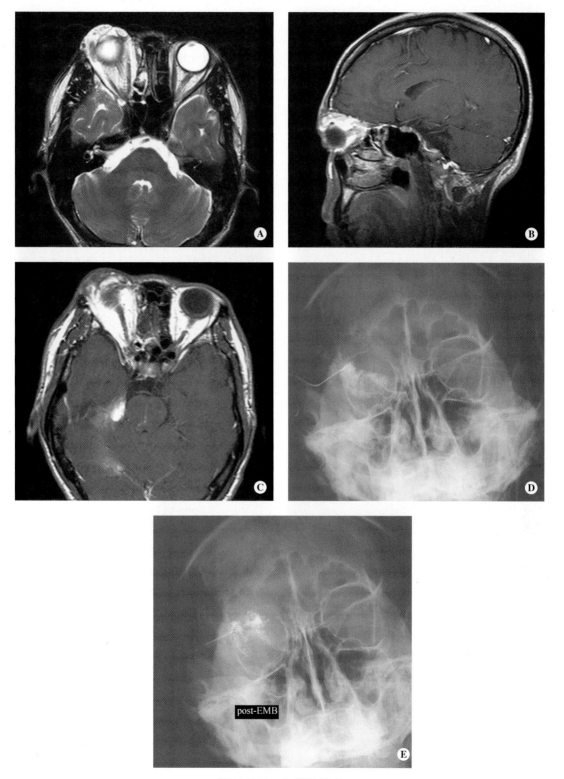

图 12-7-14　右眼眶 VM1

**例 12-7-10**（图 12-7-15）

女性，43 岁。右眼球渐进性突出肿物 7 年。查体见右眼球向内上方明显受压移位，下方球结膜向外突出，右眼睑不能闭合（A），右眼视力下降为 0.06。MRI 检查见右球后肌锥内肿物，性质考虑为血管瘤（B、C）。全脑血管造影见右侧颈内动脉显影晚期球后肿物有少许染色，静脉期未见异常引流（D）。直接穿刺肿物抽得回血后造影见右眼球后 3cm 球形异常网状血管团（E）。即以平阳霉素 4mg 和超乳化碘油 1ml 及对比剂 3ml 制成乳剂后缓慢注射。注射后见球形异常网状血管团内碘油沉积可(F)。术后患者第 2 日开始球后肿物肿胀更加明显,至第 5 日达到最高峰(G),1 周后开始明显消退。3 个月后肿物明显消退(H)。透视碘片见静脉畸形内仍有 PLE 沉积(I)。

【评述】 此例 MRI 图像上基本呈实性,边界清晰,包膜完整,强化不甚明显,类似肿瘤样占位改变。全脑血管造影亦未见明显供血。直接穿刺造影表现为球形异常网状血管团,而非血湖或血窦样改变。综合文献资料分析,诊断应为类血管瘤样病变,淋巴、静脉复合畸形。治疗方法同静脉畸形。展示此病例的目的主要为提醒读者注意诊断上要和纯粹的静脉畸形相鉴别。

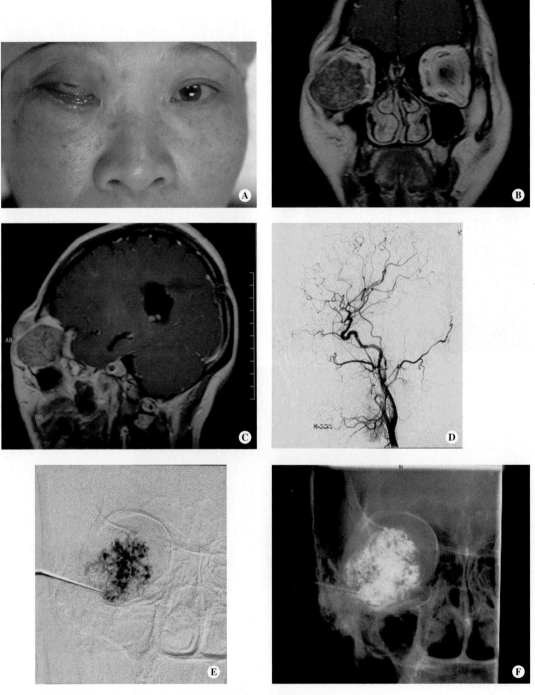

图 12-7-15　右眼眶 VM2

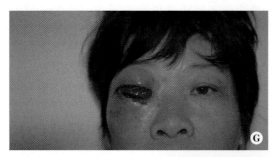
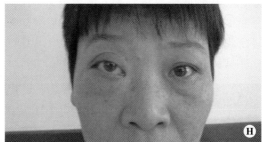

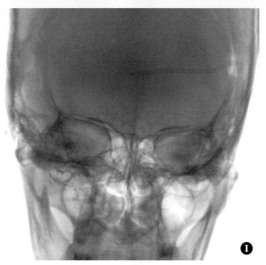

图 12-7-15　右眼眶 VM2(续)

## 毛细血管畸形

　　该类病变少数为单纯毛细血管畸形如葡萄酒色斑，部分为毛细血管、静脉混合畸形(CVM)或毛细血管、淋巴管混合畸形(CLM)。

　　**葡萄酒色斑**病变与皮肤或黏膜相平，边缘清楚，呈浅红色斑状，压之不退色。病变范围随着年龄增长和身体发育成比例增大，色泽加深，面积大小不一。可发生于全身各处皮肤，以颜面部、躯干多见(图 12-7-16)。镜下可见真皮内毛细血管增生扩大，与血管瘤不同的是，内皮细胞无过度增生现象。该病变不会自发消退，除在身体暴露部位影响容貌外，一般对身体无危害。葡萄酒色斑常标志着深部软组织尤其是中枢神经轴的发育障碍[116]。

　　治疗上光动力、脉冲染料激光是体表病变有效的治疗方法[117]，脉冲染料激光常用 585nm 波长的闪烁脉冲染料激光(flashlamp-pumped pulsed dye laser)，治疗应尽早从婴儿期开始，国外报道 4 岁前激光治疗疗效优于 4 岁后，而且治疗次数明显减少。发生于手和上臂的患者较颜面部、颈部和躯干部位疗效差。总体有效率为 50%～70%。少数治疗无效者需切除后植皮修复。

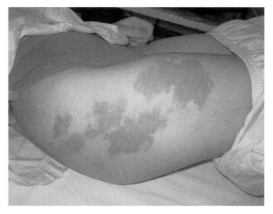

图 12-7-16　右大腿外侧毛细血管畸形
右大腿外侧皮肤红色斑片状病变，病变与皮肤相平，边缘清楚

## 毛细血管扩张症

　　较常见的有毛细血管扩张共济失调、遗传性出血性毛细血管扩张症和蓝色橡皮泡样痣综合征。其中遗传性出血性毛细血管扩张症常合并内脏病变，如肝动静脉畸形或合并肺动静脉畸形(图 12-7-17)。皮肤毛细血管扩张一般不需要处理，对于内脏病变，经动脉造影证实血管畸形后再行供血动脉和 AVM 的栓

塞治疗是预防出血的最佳选择。蓝色橡皮泡样痣综合征则常合并胃肠道血管畸形。内镜检查表现:典型者为孤立的黏膜上结节,中央呈一紫红色小帽,状似乳头。有时可呈扁平状隆起,数目、大小不一。血管造影对于明确诊断和选择进一步的治疗方法有独特的作用。对于局限性出血性病变,经导管栓塞治疗逐渐受到临床的重视[118]。

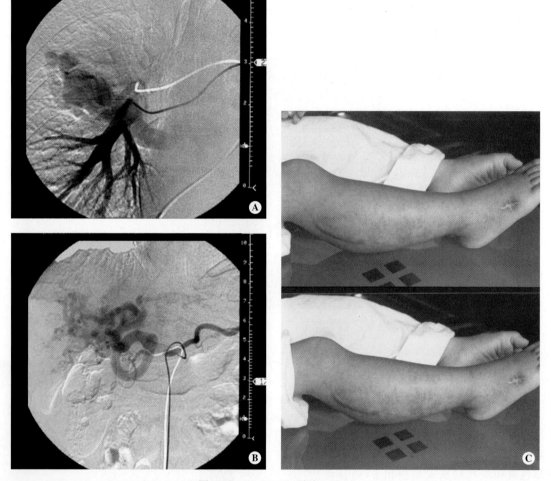

图 12-7-17　HHT、肝肺 AVM

男性,43 岁。查体发现肝、肺不明性质占位 1 周。肺动脉造影显示右下肺动脉增粗,右下肺局部瘤样扩张畸形血管团(A)。肝动脉造影提示肝右、左动脉明显增粗、扭曲,分支紊乱,肝静脉多个分支早显(B)。右侧下肢可见肿胀(C)。结合病史和皮肤毛细血管扩张诊断为 HHT、肝肺 AVM

（曾庆乐）

## 参 考 文 献

[1] Anita M.Evans,Miles M.Cramer et al.Acute atypical type-A thoracic aortic dissection with intramural hematoma:The importance of patient symptoms and the transthoracic echocardiographic examination.J Am Soc Echocardiogr,2002,17(11):1099~1103

[2] Coady MA,Rizzo JA,Elefteriades JA,et al.Pathologic variants of thoracic aortic dissections.:Penetrating Atherosclerotic Ulcers and Intramural Hematomas.Cardiol Clin,1999,17(4):637~657

[3] Svensson LG. Invited commentary . Ann Thorac Surg, 2001, 71(3):1064

[4] Macura KJ,Corl FM,Fishman EK,et al.Path ogenesis in acute aortic syndromes : aortic dissection, intramural hematoma and penetrating atherosclerotic ulcer.AJR Am J Roent genol,2003, 181(2):309~316

[5] 刘玉清.主动脉夹层、壁间血肿和穿透性粥样硬化性溃疡:影像学和发病机制探讨.中国介入影像与治疗学,2004,1(1):3~4

[6] Vedantham S,Picus D,Sanchez LA.Percutaneous management of ischemic complications in patients with type-B aortic dissection.J Vasc Interv Radiol,2003,14(2):181~193

[7] Dennis EW,Samuel A.Kinard JR,et al.Aneurysms of the aorta a consideration of pre- and postoperative medical management.Prog Cardiovasc Dis,1965,7(6):544~564

［8］ Daily PO，Trueblood HW，Edward B．Management of acute aortic dissections．Ann Thorac Surg，1970，10(3)：237～247

［9］ Safi HJ，Miller CC III，Estrera AL，et al．Chronic aortic dissection not a risk factor for neurologic deficit in thoracoabdominal aortic aneurysm repair．Eur J Vasc Endovasc Surg，2002，23（3）：244～250

［10］ Krukenberg E．Beitrage zur frage des aneurysm disease．Beitr Pathol Anat Allg Pathol，1920，67：329～351

［11］ Prat A，de Ibarra JS，Beregi JP，et al．Intramural hematoma of the thoracic aorta：precursor sign to thoracic aortic dissection．Eur J Cardiothorac Surg，1997，12(3)：510～512

［12］ Motoyoshi N，Moizumi Y，Komatsu T，et al．Intramural hematoma and dissection involving ascending aorta：the clinical features and prognosis．Eur J Cardiothorac Surg，2003，24(2)：237～242

［13］ Srichai MB，Lieber ML，Kasper JM，et al．Clinical outcomes of patients presenting with aortic intramural hematoma versus communicating dissection affecting the descending aorta．J Am Coll Cardiol，2002，39（2）：241～245

［14］ Vaccari G，Caciolli S，Calamai G，et al．Intramural hematoma of the aorta：diagnosis and treatment ．Eur J Cardiothorac Surg，2001，19(2)：170～173

［15］ Evans AM，Cramer MM．Acute atypical type-A thoracic aortic dissection with intramural hematoma：the importance of patient symptoms and the transthoracic echocardiographic examination．J Am Soc Echocardiogr，2002，15(10)：1099～1103

［16］ Davies RR，Coe MP，Mandapati D，et al．What is the optimal management of late-presenting survivors of acute type A aortic dissection? Ann Thorac Surg，2007，85(5)：1593～1602

［17］ Vedantham S，Picus D，Sanchez LA，et al．Percutaneous management of ischemic complications in patients with type-B aortic dissection ．J Vasc Interv Radiol，2003，14(2)：181～193

［18］ Slonim SM，Nyman U，Semba CP，et al．Aortic dissection：percutaneous management of ischemic complications with endovascular stents and balloon fenestration．J Vasc Surg，1996，23(2)：241～253

［19］ Sayer D，Bratby M，Brooks M，et al．Aortic morphology following endovascular repair of acute and chronic type B aortic dissection：Implications for management ．Eur J Vasc Endovasc Surg，2008，36(5)：522～529

［20］ 黄连军，杨剑，俞飞成，等．腔内覆膜支架治疗 B 型主动脉夹层对腹部分支血管供血的影响．中华放射学杂志，2005，39（6）：657～659

［21］ Lambrechts D，Casselman F，Schroeyers P，et al．Endovascular treatment of the descending thoracic aorta．Eur J Vasc Endovasc Surg，2003，26(4)：437～444

［22］ Shu C，He H，Li QM，et al．Endovascular repair of complicated acute type-B aortic dissection with stentgraft：early and midterm results ．Eur J Vasc Endovasc Surg，2011，42(4)：448～453

［23］ Lu Q，Jing Z，Zhao Z，et al．Endovascular Stent Graft Repair of Aortic Dissection Type B Extending to the Aortic Arch ．Eur J Vasc Endovasc Surg，2011，42(4)：456～463

［24］ 兰勇，符伟国，王玉琦，等．左锁骨下动脉重建在腔内修复

Standford B 型夹层动脉瘤中的作用．中华普通外科杂志，2006，21(6)：455～458

［25］ Williams DM，Lee DY，Hamilton BH，et al．The dissected aorta：part Ⅲ．Anatomy and radiologic diagnosis of branch vessel compromise．Radiology，1997，203(1)：37～44

［26］ 吴在德，段志泉，等．外科学．第七版．北京：人民卫生出版社，2008：596～597

［27］ Wilson KA，Woodburn KR，Ruckley CV，et al．Expansion rates of abdominal aortic aneurysm：current limitations in evaluation．European Journal of Vascular and Endovascular Surgery，1997，13(6)：521～526

［28］ Powell JT，Gotensparre SM，Sweeting MJ，et al．Rupture rates of small abdominal aortic aneurysms：a systematic review of the literature．European Journal of Vascular and Endovascular Surgery，2011，41(1)：2～10

［29］ Schumacher H，et al．Morphological classification of abdominal aortic aneurysm in selection of patients for endovascular grafting．Br J Surg，1997，25(3)：405～410

［30］ Moll FL，Powell JT，Fraedrich G，et al．Management of abdominal aortic aneurysms clinical practice guidelines of the European Society for vascular surgery．European Journal of Vascular and Endovascular Surgery，2011，41(1)：S1～S58

［31］ Nordon IM，Hinchliffe RJ，Holt PJ，et al．Modern treatment of juxtarenal abdominal aortic aneurysms with fenestrated endografting and open repair-a systematic review．European．Journal of Vascular and Endovascular Surgery，2009，38（1）：35～41

［32］ Towne JB．Endovascular treatment of abdominal aortic aneurysms．The American Journal of Surgery，2005，189(2)：140～149

［33］ Hölzenbein TJ，Kretschmer G，Dorffner R，et al．Endovascular management of "endoleaks" after transluminal infrarenal abdominal aneurysm repair．European Journal of Vascular and Endovascular Surgery，1998，16(3)：208～217

［34］ Hovsepian DM，Hein AH，Pilgram TK，et al．Endovascular abdominal aortic aneurysm repair in 144 patients：correlation of aneurysm size，proximal aortic neck length，and procedure-related complications．Journal of Vascular and Interventional Radiology，2001，12(12)：1373～1382

［35］ Bajwa A，Davis M，Moawad M，et al．Paraplegia following elective endovascular repair of abdominal aortic aneurysm：reversal with cerebrospinal fluid drainage．European Journal of Vascular and Endovascular Surgery，2008，35(1)：46～48

［36］ White GH，Yu W，May J，et al．Endoleak as a complication of endoluminal grafting of abdominal aortic aneurysms：classification，incidence，diagnosis，and management．J Endovasc Surg，1997，4(2)：152～168

［37］ Juszkat R，Staniszewski R，Zarzecka A，et al．Diagnosis of type Ⅲ endoleak and endovascular treatment with aortouniiliac stentgraft．Journal of Vascular and Interventional Radiology，2009，20(1)：125～129

［38］ Gleason TG．Endoleaks after endovascular aortic stent-grafting：impact，diagnosis，and management．Seminars in Thoracic and

Cardiovascular Surgery,2009,21(4):363~372

[39] Cheung AT,Pochettino A,McGarvey ML.et al.Strategies to manage paraplegia risk after endovascular stent repair of descending thoracic aortic aneurysms.The Annals of Thoracic Surgery,2005,80(4):1280~1289

[40] Chang CK,Chuter TA,Niemann CU,et al.Systemic inflammation,coagulopathy,and acute renal insufficiency following endovascular thoracoabdominal aortic aneurysm repair.Journal of Vascular Surgery,2009,49(5):1140~1146

[41] Thom W Rooke,Alan T Hirsch,Sanjay Misra,et al.2011 ACCF/AHA focused update of the guideline for the management of patients with peripheral artery disease（updating the 2005 guideline）：a report of the American College of Cardiology Foundation/American Heart Association Task Force on practice guidelines.Journal of the American College of Cardiology,2011,58(9):2020~2045

[42] Norgren L,Hiatt W R,Dormandy J A,et al.Inter-society consensus for the management of peripheral arterial disease（TASC Ⅱ）.Journal of Vascular Surgery,2007,45(1):S5~S67

[43] Robert B Rutherford.Clinical staging of acute limb ischemia as the basis for choice of revascularization method：when and how to intervene.Seminars in Vascular Surgery,2009,22(1):5~9

[44] Robert B Rutherford,J Dennis Baker,Calvin Ernst,et al.Recommended standards for reports dealing with lower extremity ischemia：Revised version.Journal of Vascular Surgery,1997,26(3):517~538

[45] Sensier Y,Hartshorne T,Thrush A,et al.The effect of adjacent segment disease on the accuracy of colour duplex scanning for the diagnosis of lower limb arterial disease.European Journal of Vascular and Endovascular Surgery,1996,12(2):238~242

[46] Michael C Walls,Paaladinesh Thavendiranathan,Sanjay Rajagopalan.Advances in CT angiography for peripheral arterial disease.Cardiology Clinics,2011,29(3):331~340

[47] Katrin Koziel,Ulrike I Attenberger,Kai Lederle,et al.Peripheral MRA with continuous table movement：imaging speed and robustness compared to a conventional stepping table technique.European Journal of Radiology,2011,80(2):537~542

[48] Salman M Azam,Teresa L Carman.Diagnostic approach to peripheral arterial disease.Cardiology Clinics,2011,29(3):319~329

[49] Philip B Dattilo,Ivan P Casserly.Critical limb ischemia：endovascular strategies for limb salvage.Progress in Cardiovascular Diseases,2011,54(1):47~60

[50] Suhail Allaqaband,Romas Kirvaitis,Fuad Jan,et al.Endovascular treatment of peripheral vascular disease.Current Problems in Cardiology,2009,34(9):359~476

[51] Roy Greenberg,Kenneth Ouriel.Results of the prospective randomized trials for surgery versus catheter-directed thrombolysis of lower extremity arterial disease.Techniques in Vascular and Interventional Radiology,1998,1(4):179~182

[52] Jos C van den Berg.Thrombolysis for acute arterial occlusion.Journal of Vascular Surgery,2010,52(2):512~515

[53] Hasan H Dosluoglu,Linda M Harris.Endovascular management of subacute lower extremity ischemia.Seminars in Vascular Surgery,2008,21(4):167~179

[54] Suzanne D LeBlang,Gary J Becker,James F Benenati,et al.Low-dose urokinase regimen for the treatment of lower extremity arterial and graft occlusions：Experience in 132 cases.Journal of Vascular and Interventional Radiology,3(3):475~483

[55] Evan C Lipsitz,Soo Kim.Antithrombotic therapy in peripheral arterial disease.Cardiology Clinics,2008,26(2):289~298

[56] Monica Kuoppala,Sofia Franzén,Bengt Lindblad,et al.Long-term prognostic factors after thrombolysis for lower limb ischemia.Journal of Vascular Surgery,2008,47(6):1243~1250

[57] Nilesh Patel,David Sacks,Rajesh I Patel,et al.SCVIR reporting standards for the treatment of acute limb ischemia with use of transluminal removal of arterial thrombus.Journal of Vascular and Interventional Radiology,2001,12(5):559~570

[58] J G.Murray,A L Brown,R A Wilkins.Percutaneous aspiration thromboembolectomy：A preliminary experience.Clinical Radiology,1994,49(8):553~558

[59] E.Faglia,L Dalla Paola,G.Clerici,et al.Peripheral angioplasty as the first-choice revascularization procedure in diabetic patients with critical limb ischemia：prospective study of 993 consecutive patients hospitalized and followed between 1999 and 2003,European Journal of Vascular and Endovascular Surgery,2005,29(6):620~627

[60] Thomas Maca,Ramazanali Ahmadi,Kurt Derfler,et al.Elevated lipoprotein(a) and increased incidence of restenosis after femoropopliteal PTA.Rationale for the higher risk of recurrence in females? Atherosclerosis,1996,127(1):27~33

[61] L Remes,R.Isoaho,T Vahlberg,et al.Quality of life among lower extremity peripheral arterial disease patients who have undergone endovascular or surgical revascularization：a case-control study.European Journal of Vascular and Endovascular Surgery,2010,40(5):618~625

[62] Nicolas W Shammas.Complications in peripheral vascular interventions：emerging role of direct thrombin inhibitors.Journal of Vascular and Interventional Radiology,2005,16(2):165~171

[63] X M Yang,H Manninen,P Matsi,et al.Percutaneous endovascular stenting：development,investigation and application.European Journal of Radiology,1991,13(3):161~173

[64] J Rits,J A van Herwaarden,A K Jahrome,et al.The incidence of arterial stent fractures with exclusion of coronary,aortic,and non-arterial settings.European Journal of Vascular and Endovascular Surgery,2008,36(3):339~345

[65] Gerald S Treiman,Peter A Schneider,Peter F Lawrence,et al.Does stent placement improve the results of ineffective or complicated iliac artery angioplasty? Journal of Vascular Surgery,1998,28(1):104~114

[66] Zeller T,Rastan A,Schwarzwalder U,et al.Percutaneous peripheral atherectomy of femoropopliteal stenoses using a new-generation device：six month results from a single-center experience.J Endovasc Ther,2004,11:676~685

[67] Bolia A，Miles K A，Brennan J，et al.Percutaneous transluminal angioplasty of occlusions of the femoral and popliteal arteries by subintimal dissection.Cardiovasc Intervent Radiol，1990，13（3）：357～363

[68] Gerald S Treiman，Richard Treiman，John Whiting.Results of percutaneous subintimal angioplasty using routine stenting.Journal of Vascular Surgery，2006，43（3）：513～519

[69] Stuart I.Myers，Daniel J Myers，Anwar Ahmend，et al.Preliminary results of subintimal angioplasty for limb salvage in lower extremities with severe chronic ischemia and limb-threatening ischemia.Journal of Vascular Surgery，2006，44（6）：1239～1246

[70] Martin Köcher，Marie Cerna，Petr Utikal，et al.Subintimal angioplasty in femoropopliteal region mid-term results.European Journal of Radiology，2010，73（3）：672～676

[71] 施海彬，顾建平.外周血管假性动脉瘤的介入治疗.中华放射学杂志，2005，39（9）：929～931

[72] kalapatapu VR，Shelton KR，Ali AT，et al.Pseudoaneurysm：a review.Curr Treat Options Cardiovasc Med，2008，10（2）：173～183

[73] 张敏惠，曹礼庭，顾鹏.彩色多普勒超声诊断假性动脉瘤.中华超声影像学杂志，2004，13（3）：232～234

[74] Khoo SW，Han DC.The use of ultrasound in vascular procedures.Surg Clin North Am，2011，91（1）：173～184

[75] 王付启，李亚敏.多层螺旋CT血管造影在假性动脉瘤的诊断、治疗及随访中的应用，中国医学影像学杂志，2009，17（3）：234～236

[76] 成军，赵渝，张矛.锁骨下动脉损伤及创伤性假性动脉瘤的腔内治疗策略.重庆医科大学学报，2011，36（5）：612～614

[77] Yu H，Stavas JM，Dixon RG，et al.Temporary balloon tamponade for managing subclavian arterial injury by inadvertent central venous catheter placement.J Vasc Interv Radiol，2011，22（5）：654～659

[78] Barman P，Farber A.Traumatic pseudoaneurysm of the visceral aortic segment managed using both open surgery and endovascular therapy.Ann Vasc Surg，2011，25（6）：840.e13～17

[79] 杨敏玲，谢春明，庞宁车，等.经导管选择性动脉栓塞治疗创伤性假性动脉瘤.中国介入影像与治疗学，2010，7（4）：382～383

[80] Ghoneim TP，Thornton RH，Solomon SB，et al.Selective arterial embolization for pseudoaneurysms and arteriovenous fistula of renal artery branches following partial nephrectomy.J Urol，2011，185（6）：2061～2065

[81] 李麟荪，施海彬，王立富，等.创伤性假性动脉瘤的介入治疗.介入放射学杂志，2004，13（2）：129～131

[82] 周炜，夏建国，叶猛，等.超声引导下经皮注射生物蛋白胶治疗医源性假性动脉瘤（附8例报道）.中国介入影像与治疗学，2010，7（5）：497～498

[83] Hanson JM，Atri M，Power N.Ultrasound-guided thrombin injection of iatrogenic groin pseudoaneurysm：Doppler features and technical tips.Br J Radiol，2008，81（962）：154～163

[84] 卫任，熊江，郭伟，等.膜支架腔内治疗外伤性胫前动脉假性动脉瘤一例.介入放射学杂志，2010，19（9）：676

[85] Dogan S，Memis A，Kale A，et al.Endovascular stent graft place-ment in the treatment of ruptured tuberculous pseudoaneurysm of the descending thoracic aorta：case report and review of the literature.Cardiovasc Intervent Radiol，2009，32（3）：572～576

[86] Cockett FB，Thomas ML.The iliac compression symdrome.Br J Surg，1965，52（8）：816～819

[87] Shebel ND，Whalen CC.Diagnosis and management of iliac vein compression syndrome.J Vasc Nurs，2005，23（1）：10～17；quiz 18～19

[88] Beschorner U，Schwarz T，Rastan A，et al.Percutaneous iliac vein recanalization 17 years after thrombotic occlusion.Vasa，2009，38（1）：76～79

[89] 中华医学会放射学分会介入学组.下肢深静脉血栓形成介入治疗规范的专家共识.中华放射学杂志，2011，45（3）：293

[90] 陆恩祥，任卫东.血管超声诊断图谱.沈阳：辽宁科学技术出版社，1999：105～109

[91] 曾庆乐，陈勇，李彦豪，等.双导丝技术辅助静脉血栓吸除术治疗髂股静脉血栓.中华放射学杂志，2008，42（1）：99

[92] Kim BJ，Chung HH，Lee SH，et al.Single-session endovascular treatment for symptomatic lower extremity deep vein thrombo-sis：a feasibility study.Acta Radiol，2010，51（3）：248～255

[93] 宋进华，顾建平，楼文胜，等.肺癌合并上腔静脉综合征的介入治疗.介入放射学杂志，2008，17（3）：182～184

[94] Lepper PM，Ott SR，Hoppe H，et al.Superior vena cava syndrome in thoracic malignancies.Respir Care，2011，56（5）：653～666

[95] 崔艳峰，祖茂衡，徐浩，等.中、下段下腔静脉阻塞综合征合并血栓形成的介入治疗.徐州医学院学报，2009，29（3）：189～191

[96] Mulliken JB，Glowacki J.Hemangiomas and vascular malforma-tions in infants and children：a classification based on endothelial characteristics.Plast Recontr Surg，1982，69（2）：412～420

[97] Pratt AG.Birthmarks in infants.Arch Dermatol，1967，67（2）：302～305

[98] Jacobs AH，Walton RG.The incidence of birthmarks in the neo-nate.Pediatrics，1976，58（2）：218～222

[99] Holmdahl K.Cutaneous hemangiomas in premature and mature infants.Acta Paediatrica，1955，44（3）：370～375

[100] Jacobs AH.Strawberry hemangiomas：The natural history of the untreated lesion.California Medicine，1957，86（1）：8～12

[101] Bowers RE，Graham EA，Tomlinson KM.The natural history of the strawberry nevus.Arch Dermatol，1960，82（5）：667～680

[102] Enjolras O，Mulliken JB.Vascular tumors and vascular malfor-mations（new issues）.Adv Dermatol，1997，13（2）：375～423

[103] Kohout MP，Hansen M，Pribaz J，et al.Arteriovenous malforma-tions of the head and neck：natural history and management.Plast Reconstr Surg，1998，102（4）：643～654

[104] Cahill AM，Nijs EL.Pediatric vascular malformations：patho-physiology，diagnosis，and the role of interventional radiology.Cardiovasc Intervent Radiol，2011，34（4）：691～704

[105] Fayad LM，Hazirolan T，Bluemke D，et al.Vascular malformations in the extremities：emphasis on MR imaging features that guide treatment options.Skeletal Radiol，2006，35（3）：127～137

[106] Dammann P，Barth M，Zhu Y，et al.Susceptibility weighted mag-

netic resonance imaging of cerebral cavernous malformations: prospects, drawbacks, and first experience at ultra-high field strength (7-Tesla) magnetic resonance imaging. Neurosurg Focus, 2010, 29(3):E5~6

[107] Arnold R, Chaudry G. Diagnostic imaging of vascular anomalies. Clin Plast Surg, 2011, 38(1):21~29

[108] Thiex R, Wu I, Mulliken JB, et al. Safety and clinical efficacy of Onyx for embolization of extracranial head and neck vascular anomalies. AJNR Am J Neuroradiol, 2011, 32(6):1082~1086

[109] Legiehn GM, Heran MK. Venous malformations: classification, development, diagnosis, and interventional radiologic management. Radiol Clin North Am, 2008, 46(3):545~597

[110] Josée Dubois, Gilles Soulez, Vincent L Oliva, et al. Soft-tissue venous malformations in adult patients: imaging and therapeutic issues. Radio Graphics, 2001, 21(10):1519~1531

[111] Hicham Moukaddam, Jeffrey Pollak, Andrew H Haims. MRI characteristics and classification of peripheral vascular malformations and tumors. Skeletal Radiology, 2001, 38(6):535~547

[112] van der Linden E, Pattynama PM, Heeres BC, et al. Long-term patient satisfaction after percutaneous treatment of peripheral vascular malformations. Radiology, 2009, 251(3):926~932

[113] Li L, Feng J, Zeng XQ, Li YH. Fluoroscopy-guided foam sclerotherapy with sodium morrhuate for peripheral venous malformations: Preliminary experience. 2009, J Vasc Surg, 49(4):961~967

[114] 孔伟东, 李彦豪, 曾庆乐, 等. 平阳霉素碘油乳剂局部注射治疗体表静脉畸形的研究. 医学研究生学报, 2009, 1(4):15~17

[115] Chen Y, Li YH, Zhu QH, et al. Fluoroscopic intralesional injection with pingyangmycin lipiodol emulsion for the treatment of orbital venous malformations. AJR Am J Roentgenol, 2008, 190(4):966~971

[116] 何葆华, 金珏, 俞锡娟, 等. 葡萄酒色斑的 Waner 分型与治疗. 中国美容整形外科杂志, 2006, 6(3):240~243

[117] Lin XX, Wang W, Wu SF, et al. Treatment of capillary vascular malformation (port-wine stains) with photochemotherapy. Plast Reconstr Surg, 1997, 99(7):1826~1830

[118] Bergler W, Götte K. Hereditary hemorrhagic telangiectasias: a challenge for the clinician. Eur Arch Otorhinolaryngol, 1999, 256(1):10~15

（本章责任主编　王晓白）

# 第一节　腰椎间盘突出症及颈椎病的介入治疗

腰椎间盘突出（lumbar disc herniation）是一种常见病及多发病，有研究资料表明，50%～60%的人在一生中的不同时期出现过腰腿痛，腰椎间盘突出在人群中的发病率大约为15%。随着医学科学技术的发展对该病的认识也在不断深化，传统的观念正在发生改变。

## 相关基础理论、发病机制及临床表现

腰椎间盘通常由三个部分组成，即软骨板、纤维环和髓核。透明软骨板（称为终板）覆盖于纤维环与椎体间的骨面，与纤维环一起将髓核密封起来。纤维环分内环、中环和外环，各占1/3，由胶原纤维束交叉重叠组成坚实的组织，能承受较大的弯曲力和扭转负荷并维持椎间隙高度。前侧及两侧的纤维环较厚，后侧的纤维环较薄。前纵韧带宽大厚实，保护力强；后纵韧带窄而薄，保护力弱。成人椎间盘组织仅纤维环表层有少量血液供应，其余部分主要依靠淋巴液的渗透维持营养。髓核呈半透明胶冻状，主要由胶原蛋白、蛋白多糖、硫酸软骨素和大量水分组成，起缓冲压力和维持间隙高度的作用。

从生物力学的角度来看，人是直立动物，腰椎承受头颅、上肢及躯干重量，而腰椎的负重力又以$L_4～L_5$及$L_5～S_1$椎间盘最大，加之这两个椎间盘间隙的活动度大，位于这两个节段的纤维环后侧薄弱及后纵韧带保护力相对较差，临床上以$L_4～L_5$及$L_5～S_1$椎间盘后突出最为常见。青壮年的劳动强度大，腰部承受压力也大，且反复屈伸运动增加了损伤机会，腰椎间盘突出及脱垂也以20～50岁的男性体力劳动者多见且程度严重。

发生腰椎间盘突出症的病因主要有两个方面，内因是椎间盘的退行性改变（以下简称退变），外因则有损伤等因素。椎间盘的退变随年龄增长呈一种规律性改变，20岁后开始退变，常以髓核的退变进展最快。最初是纤维环变性、弹性减低，继之发生撕裂及破裂；髓核内蛋白多糖减少、胶原纤维增多、水分丢失、弹性降低，随破裂的纤维环挤入后纵韧带下甚至突入或脱垂入椎管内，表现为椎间盘突出；软骨板随年龄增长逐渐变薄并产生软骨囊样变性及软骨细胞坏死，纤维环的附着点亦随之松弛，自然结构方面的薄弱亦有可能让髓核穿入椎体边缘或挤入椎体形成Schmorl结节。椎间盘缺乏血液供应，一旦损伤或退变自生修复能力较弱，也是此处不同于其他器官的特点。

根据纤维环及髓核脱出部位与方向，病理上将椎间盘突出分为两大类型：

**椎体型**指变性的髓核穿过下方或上方的纤维环，再穿过软骨板呈垂直或斜向进入椎体中部或椎体边缘的髓核突出。根据突出方向不同分为两个亚型。

前缘型：髓核穿入椎体边缘，以下一椎体的前上缘多见，使该边缘出现三角形骨块样改变，临床上易误诊为椎体边缘骨折。

下中型：指髓核垂直或近垂直状向上或向下穿过软骨板进入椎体中，并形成Schmorl结节样改变。

**椎管型**指髓核穿过纤维环向椎管方向突出。前已述及，通常认为腰椎间盘突出有膨出、突出、脱垂及髓核游离四种类型。突出的髓核停留于后纵韧带前者为椎间盘膨出；穿过后纵韧带抵达椎管内者，则称为椎间盘突出；突出物较大向病变间隙上下方突出者为脱垂；若突出物与病变间隙主核分离则称为髓核游离。根据突出物所处解剖位置不同而又分为以下五型：

中央型：突出物位于间盘后缘中央，主要表现为马尾神经的刺激和压迫。

中央旁型：突出物位于间盘后缘中央略偏一侧，临床以马尾神经症状为主，同时可伴有根性刺激症状。发病率比中央型略多。

侧方型：突出物位于脊神经根前方正中部位，可略有偏移者，主要症状为神经根刺激和压迫症状，占80%以上。

外侧型：突出物位于脊神经外侧，多以"脱出"形式出现，不仅可压迫同节（内下方）脊神经根，亦可上移压迫上节神经根。

远外侧型：髓核移至椎管前侧方，甚至进入椎管或椎管侧壁。

# 影像检查

## X线平片

主要了解腰椎生理曲度、有无椎体及附件骨质破坏、有无椎弓根断裂及椎体滑脱、有无椎间隙狭窄等。CT、MRI检查及椎管造影能明确椎间盘突出的部位及程度,以及有无椎管狭窄、腰椎退变、黄韧带肥厚、腰大肌脂肪化等。腰椎间盘突出根据程度的不同,分为膨出、突出、脱垂及髓核游离。

## CT扫描

膨出表现为椎体后缘对称性均匀一致的轻度弧形向后的软组织密度影,边缘光滑,CT值为80～120Hu,硬膜外脂肪层清晰,硬膜囊无明显受压、变形。

突出表现为局部突出于后缘的弧形软组织密度影,边缘光滑,突出缘与纤维环后缘呈钝角相交。若椎间盘向后突出,则硬膜外脂肪受压、移位,甚至消失,硬膜囊前缘受压内凹。明显突出时,可使硬膜囊变扁、闭塞,脊髓受压移位,局部椎管变窄。若椎间盘向侧后方突出,可使侧隐窝前后径缩短,压迫相应的神经根鞘并向后移位。

脱垂者髓核突破纤维环和后纵韧带,脱出缘与纤维环后缘呈锐角相交,模糊而不规则,压迫相应的脊膜囊和神经根,脊膜囊变形,神经根移位。

髓核游离系椎骨内的髓核形成游离碎片,而相应的椎间盘后缘可显示正常或稍后凸。游离碎片密度较高,位于相应椎间盘上或上几个层面的椎管内,压迫该部的硬脊膜囊和神经根。

## MRI成像

在质子密度像或$T_1$加权像上,矢状面可见突出的椎间盘呈半球状,舌状向后方或侧方伸出,其组织的信号强度呈现与该变性椎间盘相等的信号强度。横断面上变性的椎间盘局限突出于椎体后缘,呈三角形或半圆形,边缘规则或略不规则,$T_1$加权像上其信号与邻近椎间盘相仿。当后纵韧带撕裂,部分髓核穿过后纵韧带时,后纵韧带的低信号区失去连续性或显示不清。当髓核穿过后纵韧带形成游离碎片时,矢状面图像上更清楚地显示病变椎间盘层面上或下椎管内游离髓核突出。$T_2$加权像上突出的椎间盘信号比相应节段脑脊液及脂肪信号低,清楚地显示硬膜外脂肪移位、消失,神经根鞘受压向背部移位,硬脊膜囊变形,脊髓组织受压。

# 临床诊断

腰椎间盘突出症在临床上主要表现为腰背痛及下肢放射性疼痛,即坐骨神经痛,大多与劳累和外伤有关,严重者出现大小便失禁及肌肉瘫痪。在临床上我们常常会发现一个有趣的现象,**在无任何疼痛病史的受检对象中行CT及MRI检查时有20％～30％存在椎间盘突出;确诊为腰椎间盘突出的患者,虽然神经根机械压迫持续存在,但疼痛发作与缓解却是交替出现;有30％～40％的患者在实施腰椎间盘外科切除术后,影像复查突出的椎间盘依然存在。临床症状表现为典型的坐骨神经痛患者,约50％并无间盘突出。**这就说明,椎间盘突出不是疼痛的唯一因素。

关于椎间盘突出产生腰腿痛的原因,医学界目前主要有三种学说,即神经根机械压迫、化学性神经根炎和自身免疫学说[1]。神经根机械性受压可产生疼痛,这是传统的观点。但事实上脊神经根受压并不是在所有情况下均可出现根性疼痛,疼痛产生的原因常常与多种因素有关。近年来随着对腰椎间盘突出病理生理学研究的深入,发现除神经根的机械性压迫与根性疼痛的产生有关外,化学性神经根炎、自身免疫机制亦与腰腿痛直接相关。有学者提出正常神经根受压并无疼痛出现,只有那些有炎症的神经根才能在受压或牵拉的情况下诱发根性疼痛。纤维环破裂、髓核溢出,其内的蛋白多糖、β-蛋白及"H"物质可刺激神经根产生化学性炎症。髓核是人体内最大的封闭器官,突出的髓核在修复过程中由于新生的血管长入,与机体免疫系统接触,产生免疫反应,这两种因素在疼痛中起到重要的作用。

腰椎间盘突出症根据患者的临床症状、体征、神经系统检查及影像表现,诊断相对不难。需要强调的是在临床医疗实践中,部分临床医师只注重影像资料,而忽略了患者的临床检查,导致诊断失误而影响疗效。笔者个人的经验认为,除详细询问病史及必要的体检(包括直腿抬高、膝腱反射、跟腱反射及足趾背伸肌力)外,尚需注意有无脊神经后支卡压。其实,患者的临床表现应包括三部分:

椎间盘突出压迫硬脊膜主要表现为腰痛,压迫神经根则表现为坐骨神经痛。

椎间盘突出不明显而纤维环有破裂,其内的髓核被挤出,化学性炎症刺激神经根而出现典型的坐骨神经痛。

机体保护性体位致脊柱侧弯,出现腰椎小关节和骶髂关节疼痛。腰大肌痉挛僵硬压迫脊神经后支出现下腰部、臀部疼痛。

分清楚这三种不同的情况对我们临床治疗方法的选择有重要意义。

临床实际工作中常常会遇见这样的情况,患者影像资料显示的椎间盘病变与临床检查的椎间盘病变不一致,譬如影像上表现为 $L_4\sim L_5$ 椎间盘突出,但神经系统检查提示为 $L_5\sim S_1$ 的症状。为明确"**责任病变椎间盘**",在实施治疗时可通过**诱发试验**来明确,即在可疑椎间盘内通过穿刺针推注 $3\sim 5ml$ 臭氧气体,询问患者感觉,能否诱发出与平日相同或相近的临床症状,以此来明确病变椎间盘,从而正确实施治疗。当然,椎间盘造影是更为精确的检查手段,通过造影可明确病变椎间盘的部位、纤维环撕裂的程度、有无髓核进入硬膜外腔等,但由于造影后椎间盘压力增加、有感染机会及不宜当时实施治疗,临床应用受限。

## 治疗方法发展历程

20世纪30年代末英国及新西兰率先开展椎板切除摘除髓核术来治疗腰椎间盘突出症,是西方医学对该病治疗的巨大进步,有效率也大为提高。但由于开放性手术创伤大、并发症多而受到许多医学专家及患者的质疑。60年代开始探索微创治疗方法,美国医生 Smith 等最早采用木瓜蛋白酶及胶原酶椎间盘内注射术来溶解髓核,有效率可达 $70\%\sim 90\%$[2]。70年代日本的 Hijikata 医师采用经皮钳夹髓核摘除术(5.8mm管径),创伤较开放性手术明显减少,有效率可达 $72\%$[3]。该手术创伤仍然较大,有大血管、神经根损伤及椎间盘感染之可能。为此,80年代美国的 Onik 医师改良"钳夹法",采用管径更小(2.8mm)的"切吸法"来进一步减少手术创伤及感染机会[4]。1988年美国医师 Choy 又采用激光消融术来治疗椎间盘突出,有效率较为接近[5]。90年代中期在意大利率先开展的一种新的治疗方法——臭氧( $O_2\text{-}O_3$ 混合气体)椎间盘髓核消融及神经根阻滞术,较前述方法创伤更小、更安全、有效率更高,目前在欧洲、美国部分州及亚洲的中国、印度、韩国等得到普遍认可[6]。2000年后源自美国的经皮穿刺椎间盘切除器 DEKOMPRESSOR 及椎间盘内电热疗法 IDET 和椎间盘射频消融等诸多手段又加入了微创治疗行业,呈现出"百家争鸣"的一片繁荣景象。总之,发展方向的一个明显趋势是患者选择治疗方法第一,医生主导治疗方法第二;在治疗方法选择上也遵循"宁简单、不复杂、宁保守、不冒进"的原则。解决腰椎间盘突出的根本出路在于解除疼痛,而不是不惜代价根治突出。

## 腰椎间盘髓核臭氧消融及脊神经根阻滞术

前已述及,这项20世纪90年代始于意大利的治疗方法显示了强大的生命力,在世界范围内广为流传。笔者于2000年在意大利波罗尼亚学习期间初次接触到这项技术,其后在国内率先采用该技术治疗椎间盘突出症,并于2003年在国内首先报道了臭氧治疗腰椎间盘突出的临床应用情况[7]。截至2011年8月,已完成2000余例患者临床治疗研究,总有效率近90%。因此,该技术具有非常广阔的临床应用前景,目前在国内已有数百家医院开展了这种治疗方法并获得了优良的临床疗效。

### 作用机制研究

在希腊语中,臭氧(ozone)是一种刺激性气味的含意。臭氧实质上是 $O_2\text{-}O_3$ 的混合气体,其浓度代表混合气体中 $O_3$ 的含量。纯净的臭氧为刺激性强的天蓝色气体,由3个氧原子组成,相对分子质量为48(氧为32),在摄氏零度时100ml水可溶解49ml。在所有的强氧化物中,臭氧的氧化性能名列第三,仅次于氟和过硫酸盐。自然界中的臭氧来自空气在高压放电或紫外线照射时产生,即 $2O_2\longleftrightarrow 3O_3$ 。此过程是可逆的,因此臭氧的分解自然进行且难于储存,其半衰期在不同的温度下有差别,20℃为40分钟,30℃为25分钟,而 $-50$ ℃时则长达3个月[8]。

意大利 Siena 大学 Bocci 教授对臭氧的作用机制进行了大量基础研究。他认为臭氧对椎间盘突出的作用机制主要有四个方面:

氧化作用:氧化髓核内的蛋白多糖,使突出的髓核回缩,达到机械性减压的目的。

抗炎作用:通过拮抗炎症反应中的免疫因子释放、扩张血管、改善静脉回流、减轻神经根水肿及粘连,从而达到缓解疼痛的目的。

抑制免疫反应:纤维环断裂后释放的糖蛋白和 $\beta$-蛋白等作为抗原物质,使机体产生免疫反应,臭氧具有抑制免疫的作用。

镇痛作用: $O_3$ 的镇痛作用直接作用于椎间盘表面、邻近韧带、小关节突及腰肌内广泛分布的神经末梢,这些神经末梢因被炎症因子和突出髓核所释放的化学物质(如 P 物质或磷酸酶 $A_2$ 等)激活而产生疼痛[9]。

关于臭氧浓度与髓核溶解的关系,已有有关的动物试验报道(图13-1-1)。2000年4月,为进一步明确臭氧对椎间盘髓核的作用机制,俞志坚与笔者开展了动物实验研究[10]。选取动物实验家犬 5 只,透视下用 20G Chiba 针穿刺入犬腰椎间盘中心部,抽取 10ml 臭氧,经穿刺针注入 3ml,在椎间孔处将剩余气体注入椎旁组织。其中 $L_2 \sim L_3$ 和 $L_3 \sim L_4$ 注入臭氧浓度为 $50\mu g/ml$, $L_4 \sim L_5$ 和 $L_5 \sim L_6$ 注入臭氧浓度为 $30\mu g/ml$, $L_6 \sim L_7$ 椎间隙作为正常对照。3 只犬注射臭氧 1 次,分别在术后 1 周、1 个月和 2 个月后处死取标本,另外 2 只犬注射臭氧 2 次,间隔 1 周,术后 1 个月和 2 个月处死取标本。将实验和正常对照标本中椎间盘髓核做大体、电镜下和光镜下观察,将相应水平的终板、脊髓、神经根和腰大肌做大体、光镜下观察。结果术后实验动物均无严重的行为异常。术后 1 个月和 2 个月,腰椎间盘髓核水分较正常明显减少而萎缩,胶原纤维明显增生。2 种不同浓度的

臭氧对髓核影响无明显差别,注射 2 次臭氧较注射 1 次者髓核的萎缩程度更明显。5 处椎间盘水平的腰大肌标本内有少量肌纤维萎缩,16 个终板呈轻到中度增厚。结论为椎间盘内 2 种浓度的臭氧注射安全性好,能使髓核缓慢萎缩。同时观察臭氧对髓核超微结构的影响。电镜下实验髓核细胞计数稀少,可见较多坏死细胞的残迹。实验髓核的存活细胞突起消失或短小,且这些细胞内细胞器数目和糖原颗粒均明显减少。髓核基质内不能见到正常髓核基质内的大泡样结构,正常呈网状排列的胶原纤维亦变为致密排列。结论为臭氧能损害髓核内的细胞和组织结构的功能,最终导致髓核内水分丧失,髓核体积明显减小。该实验为国内臭氧治疗腰椎间盘疾病的临床应用奠定了理论依据。

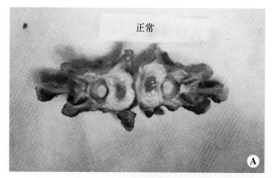
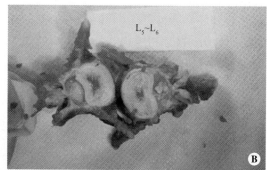
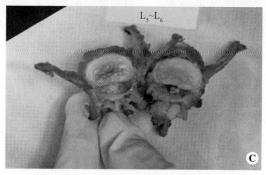

图 13-1-1 犬腰椎间盘臭氧注射实验

正常犬腰椎间盘,显示纤维环完整,髓核含水量丰富,呈胶冻状(A);臭氧注射后 1 个月,显示髓核明显脱水、萎缩(B);
臭氧注射后 2 个月,显示髓核完全干枯、萎缩(C)

2001 年,Iliakis 采用不同浓度的臭氧注入兔腰椎间盘观察组织学的影响,以及接受臭氧治疗的患者再接受外科手术减压,观察椎间盘组织的变化。作者得出如下结论:局部注射 $O_3$ 用 $30\mu g/ml$ 浓度增加了 TNF-α 的含量而减轻炎症和疼痛;用 $55\mu g/ml$ 的 $O_3$(不是最佳浓度)可减少 IL-2β 的含量,该因子可加速细胞间质退化从而加重椎间盘突出所致的疼痛;IFN-γ 明显减少,预示着 $O_3$ 引起椎间盘细胞外间质退变、萎缩从而缓解神经根压迫[11]。

Muto 是意大利最早报道臭氧治疗腰椎间盘突出的学者,2004 年又报道了椎间盘的改变与臭氧浓度相关

性的实验研究[12]。在 2 只 35kg 猪 $L_1 \sim L_2$ 椎间隙注射臭氧,浓度分别为 $30\mu g/ml$ 和 $50\mu g/ml$,每个椎间盘内注射 2～3ml;作为对照,$L_3 \sim L_4$ 椎间隙只注射纯氧。48 小时后取脊柱标本,两只猪的 $L_1 \sim L_2$ 椎间盘内均显示中重度空泡变性,与臭氧浓度呈正相关。$L_3 \sim L_4$ 椎间盘出现轻度退变。在纤维环与髓核接合部出现裂隙状改变。研究表明椎间盘的变性与臭氧浓度密切相关,浓度越高变性越明显,并证实椎间盘内压力降低可减轻神经根受压。本试验说明髓核的干枯萎缩需要一段时间,这与临床疗效的观察相一致。大部分患者均是在术后 1～2 个月才明显缓解症状。

## 病例诊断标准

腰痛合并根性下肢痛,呈典型的坐骨神经分布区域的疼痛。

直腿抬高试验阳性,肌力减弱,感觉障碍和反射异常。

影像学检查:CT 或 MRI 检查表现为椎间盘突出或髓核脱水。

## 仪器设备

C 形臂 X 线机,能进行正、侧位透视,电视监视,清晰度高。也可在 CT 引导下操作。

医用臭氧治疗仪:能产生浓度至少为 $50\mu g/ml$ 的 $O_2$-$O_3$ 混合气体,能实时显示臭氧浓度及压力。臭氧浓度稳定,有氧化还原系统。

穿刺针:斜面针或锥形多侧孔空心针,直径为 $20\sim22G$。

注射器:$2\sim20ml$ 各种规格医用塑料注射器。

氧气:高压瓶装医用纯氧。

## 后外侧入路手术方法

患者健侧卧位,髂骨过高者可采取下侧肢体屈曲、上侧伸直、腰下垫一枕头,以使椎间隙充分舒展开来。

采用后外侧穿刺入路,通常取脊柱中线旁开 $8\sim10cm$ 处为穿刺点(图 13-1-2)。常规消毒铺单,$1\%\sim2\%$利多卡因溶液局麻。21G 多侧孔乙醇注射针或 Chiba 针行侧后方入路穿刺,穿刺角度大约为 $45°$。笔者的经验是**穿刺必须要在标准的侧位下进行,穿刺针沿腰椎小关节外沿进针,侧位透视在椎体后缘平面针尖触及纤维环,此时感觉阻力明显增加。**沿此路径进针通常针尖都能保证在椎间盘中央(图 13-1-3)。若 $L_5\sim S_1$ 间隙穿刺有困难,可采用斜位穿刺法,即将影增器向术者方向倾斜约 $30°$,再向足侧调整角度,**显示 $L_5$ 椎体下缘、上关节突前缘及髂嵴上缘组成的三角。沿此三角进针定能成功**(图 13-1-4)。

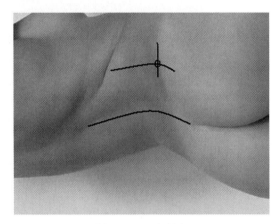

图 13-1-2 穿刺点
穿刺点位于脊柱中线旁开 $8\sim10cm$ 相应椎间隙平面

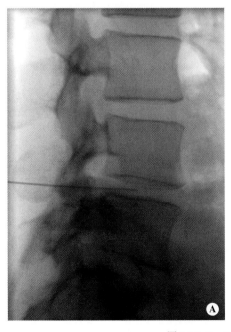 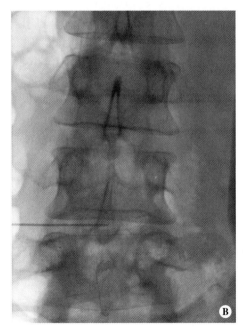

图 13-1-3 正、侧位透视定位
正位针尖位于椎间隙中央(A);侧位针尖位于椎体后 1/3 区域(B)

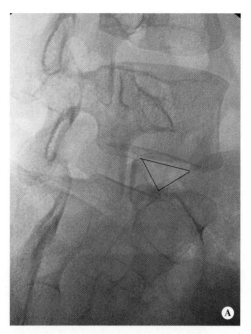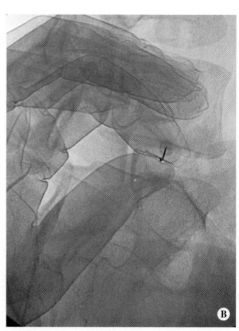

图 13-1-4　斜位穿刺定位

采用斜位穿刺解决 $L_5 \sim S_1$ 穿刺困难者(A、B)

意大利医师常采用髓核造影以明确椎间盘突出和破裂的程度,以及诱发根性疼痛而有利于定位。我们认为通常情况下可以不做,因可加重椎间盘压力、增加感染机会及延误治疗时间。将医用臭氧治疗仪与医用纯氧氧气瓶连接,设定输出的 $O_2$-$O_3$ 混合气体浓度为 $25 \sim 40\mu g/ml$。用注射器获取 $O_2$-$O_3$ 混合气体 10ml(注意不要主动抽取,以免混入空气,而是利用输出气体的压力自动进入)匀速注入椎间盘内。纤维环完整者推注时阻力较大,透视下可见气体在盘内呈不规则线带状弥散。据笔者科室资料,纤维环完整者占 20%,而纤维环破裂者占 80%。破裂又分为**后破裂**、**前破裂**及**侧方破裂**。纤维环后破裂者气体进入硬脊膜外腔,透视下显示为椎体后缘线状透光影(图 13-1-5)。而纤维环前破裂则显示为椎体前沿前纵韧带下气体影。若见气体影在椎体中部显示,提示为纤维环侧方破裂。

退针至椎间孔后缘平面,注意观察有无血液及脑脊液自针尾滴出。注入浓度为 $30 \sim 40\mu g/ml$ 的 $O_2$-$O_3$ 混合气体 $10 \sim 15ml$。可见气体在硬脊膜外腔及腰大肌间隙弥散。再注入镇痛抗炎液行神经根阻滞后即可拔针[3]。镇痛抗炎液有三种配方:地塞米松 5mg 加 2% 利多卡因溶液 5ml;醋酸泼尼松龙 50mg 加 2% 利多卡因溶液 5ml;得保松 7mg(含二丙酸倍他米松 5mg 及倍他米松磷酸钠 2mg)、甲钴胺 0.5mg 加 2% 利多卡因溶液 5ml。笔者推荐使用第三种配方,该配方副作用相对较小。

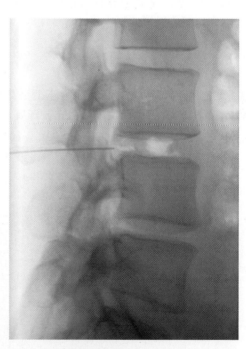

图 13-1-5　纤维环破裂后气体进入硬脊膜外腔

## 小关节内侧缘入路手术方法

患者平卧,距脊柱中线约 1.5cm 的患侧相应椎间隙作为穿刺点。透视下沿该点垂直进针,紧贴小关节内侧缘进入突出的髓核部。应密切观察有无脑脊液溢出。若有脑脊液滴出应停止进针,放弃此穿刺路径。部分患者在穿刺中感觉下肢放射性疼痛,应考虑针尖刺入马尾神经,亦应停止穿刺。侧位透视下进针至病变椎间隙后1/5区域,定位准确后同前注入 $O_2$-$O_3$ 混合气体 3～5ml。过程中注意观察推注臭氧时阻力大小及患者的反应,及时询问患者有无头晕、腰痛及下肢感觉异常。透视下注意观察气体弥散及分布情况。退针至椎体后缘平面,再注射镇痛抗炎液 5ml,注意观察患者反应。大多数患者会立刻感觉患肢疼痛减轻,症状好转。此路径直接将臭氧气体及镇痛抗炎液注射至病变部位,对于神经根炎症较重者有立竿见影之效。因有刺破硬脊膜的风险,若将臭氧气体及镇痛抗炎液注入蛛网膜下腔(图 13-1-6),有头痛及脊髓麻醉之风险,其他式术笔者已较少采用。

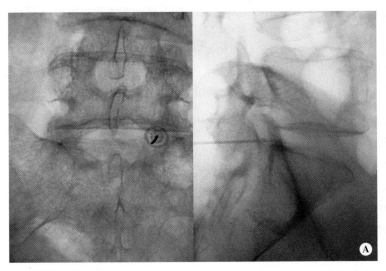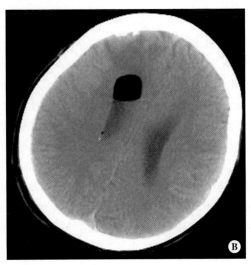

图 13-1-6 腰椎间盘突出
小关节内侧缘入路臭氧注射后脑室积气

## CT 导引下手术方法

患者取俯卧位或侧卧位。单纯性腰椎间盘突出症患者,通常采用经安全三角区注射、经椎间孔注射法($L_4$～$L_5$ 椎间盘)或经椎板外切迹及小关节内侧缘注射法($L_5$～$S_1$ 椎间盘)。CT 扫描显示病变椎间盘,利用定位标尺及角度定位器,确定穿刺点、穿刺角度、进针深度。常规消毒铺巾,2％盐酸利多卡因溶液局麻。用 21G 穿刺针在定位点按定位角度穿刺进针。穿刺进入椎间盘后,行 CT 扫描确定针尖进入椎间盘内。臭氧注射方法同前。行 CT 扫描显示臭氧在椎间盘内呈内积状、裂隙状、弥散状和大部分溢出状分布,用创可贴粘贴局部穿刺点,送返病房。CT 介导下穿刺有观察气体分布比较好的优势,对于熟练的医生也不觉繁琐,但俯卧位穿刺对 $L_5$～$S_1$ 间隙有一定难度(图 13-1-7)。

## 术后处理

患者卧床休息 1 天。临床症状较轻者可回家休养,口服维生素 $B_1$、$B_6$ 等。症状严重者须住院治疗,用 20％甘露醇 250ml、地塞米松 5mg 及神经营养药静脉滴注 3 天。一般情况下无须静脉滴注抗生素。出院后全休 1 周,2 周后按康复计划进行腰背肌锻

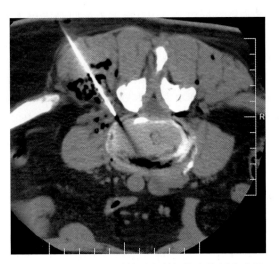

图 13-1-7 显示 CT 引导下穿刺气体在椎间盘内及神经根周围分布的情况

炼,每日 100～200 次,步行 40～60 分钟。有条件者进行游泳锻炼,每日 500～800m。6 个月内禁止负重及参加剧烈的体育活动。

多数患者经康复锻炼后症状缓解,少数患者于 3 个月后实施加强治疗,通常是突出程度巨大者,约占总治疗人数的 15％。

## 临床疗效评价

疗效评价主要采用改良的 Macnab 疗效评价标准[13]及 VAS 疼痛评分。通常取术后 1 周、3 个月、6 个月及 12 个月为评价时间。有条件者 3 个月复查影像学资料。

临床疗效各家报道不一。意大利 Muto 于 1998 年最早报道 93 例,有效率为 78%[5]。Anderula 报告 150 例,有效率为 68%[15]。Alexandre 报告 6665 例从 1994～2000 年的多中心的研究结果,优良率达 80.9%,有效率高达 93%[16]。Marco 报道的有效率为 80%[17]。2003 年何晓峰等报道 129 例,有效率为 75.8%[7],2005 年的有效率提高至 82%[18]。马光辉等报道 86 例,通过 3 个月、6 个月、1 年的随访,总有效率为 81%[19]。2005 年肖越勇报道 150 例腰椎间盘突出于 CT 导向下行臭氧消融治疗,总有效率达 95%[20]。各家报道之有效率最高达 95% 而最低为 68%,原因在于适应证的选择、手术方式和臭氧注射的浓度及剂量不同、相关问题的处理差别等。

根据笔者科室的临床资料,2000 余例患者中纤维环破裂者占 80%,纤维环完整者占 20%。

影像资料(CT 或 MRI)表现为椎间盘突出者约占 50%。为此,根据微创治疗的需要,我们将腰椎间盘突出症患者分为以下几型[14]:

**神经根炎症型**占全部患者的 80%。患者以单侧下肢放射性疼痛或麻木为主要表现,查体可有足趾背伸肌力下降及跟腱反射减弱。明显的特点是纤维环破裂。笔者观察,纤维环破裂的部位有前破裂、侧方破裂和后破裂。前两者与临床症状不相关,后者则能影响硬脊膜及神经根。破裂的程度有大破裂、小破裂及半破裂。大破裂者气体注射至盘内后迅速进入硬脊膜外腔,注射阻力小。小破裂则气体缓慢进入硬脊膜外腔,注射阻力稍大。半破裂者增大注射压力才致纤维环破裂,见于纤维环撕裂已达 3～4 级程度。气体进入硬脊膜外腔时,患者感腰背部剧痛,严重者甚至发生疼痛性休克。所以不宜使用过高浓度(一般不超过 40$\mu$g/ml)及过量(>20ml)的臭氧气体,注射速度不宜太快,最佳注射速度应为 10 秒左右。注射镇痛抗炎液后,患者立即感觉腰腿痛迅速缓解。原因在于臭氧能直接作用于硬脊膜的神经末梢,减轻髓核的化学性刺激和炎症反应,从而迅速缓解疼痛。本型临床有效率达 95% 左右。

**髓核高压型**占全部患者的 20% 左右。纤维环完整、髓核压力增高是其特点。由于纤维环未破裂,注射臭氧时阻力较大。为避免带来不良后果,可采用低压循环注射法以充分消融髓核而不过度加大椎间盘内压力。透视下见椎间盘内气体呈卵圆形低密度影,CT 扫描则显示气体局限于盘内呈裂隙状或不规则形态。由于椎间盘撕裂多为 2～3 级,在注射气体过程中发生纤维环破裂的情况较少。患者常常伴随术后疼痛反应,即所谓的"反跳"现象。笔者所在医院资料统计发生率高达 23%。临床上表现为手术后 3～5 天出现腰腿痛加重,1 周时最剧烈,然后慢慢减轻,可持续 2～6 周。出现"反跳"的原因考虑与髓核内压增加有关。椎间盘注射臭氧后髓核发生变性、坏死,压力增加,从而加剧对神经根的压迫,出现腰腿痛症状加重。应对"反跳"以休息、对症处理及心理辅导为主。

**髓核脱垂型**是腰椎间盘突出程度最重的类型,纤维环破裂口较大,脱出髓核量较多,神经根受压程度重。多数学者都认为是微创治疗的禁忌证,需要接受外科手术治疗。外科手术能直接将髓核摘除,解除对神经根的压迫,疗效确实,但缺点是对脊柱的稳定性有一定程度的影响。日后由于瘢痕增生,还有神经根粘连的可能。

由于脱垂的髓核已进入椎管内,现存的微创治疗方法难以实施直接消融。臭氧治疗的优势在于注射于椎间盘内的臭氧可通过破裂的纤维环渗入脱垂的髓核,从而使髓核能够充分氧化。直接注射臭氧于脱出的髓核内,谓之"靶点"注射。前已述及,小关节内侧缘穿刺入路可直接穿刺至脱出的髓核内,但此入路有穿破蛛网膜下腔的风险,尤其是小关节内侧缘距离较窄的患者。若在穿刺过程中出现脑脊液漏,应放弃手术改行其他治疗方法。我们的经验是尽量不采用"靶点"注射,多次盘内注射仍可获得很好的疗效。

### 术后转归及应对措施

术后患者的转归有四种类型:

*好转型*:术后症状快速缓解,之后逐渐好转,3～6 周后恢复正常。

*反跳型*:术后疼痛快速缓解,1～2 周内逐渐加剧,持续 4～8 周,逐渐恢复正常。

*无效型*:术后 1～2 天感症状缓解,之后回复术前状况,3 个月后仍无改善。

*加重型*:术后疼痛加剧,持续 1～3 个月无改善。

在上述四种类型中,笔者所在医院的资料好转型占 79.0%,反跳型占 11.0%,无效型占 6.0%,加重型占 4.0%。

好转型所占比率最高,分析原因主要是臭氧能够通过破裂纤维环直接作用于椎间盘内及神经根附近的神经末梢,解除疼痛。尤其是再加上镇痛抗炎液的作用,能够阻断疼痛的恶性循环,使神经获得休息、调整和修复的机会。这就可以解释为什么大部分患者在术后的第二天就感觉症状立即缓解。

反跳型主要发生在髓核高压型组中。其原因为在治疗的第一阶段，由于臭氧及镇痛抗炎液的作用在1周内获得缓解；随着镇痛抗炎液作用的消失，臭氧在椎间盘内的作用致椎间盘内压力增加，患者出现症状加重，严重时疼痛难忍。本组中有4例需行硬膜外置管麻醉，5例分别于术后3～4周施行开放式外科手术，其余的通过卧床休息、口服止痛药、康复理疗而获得缓解。为了预防反跳的发生，术后严格的1周卧床休息是必要的，因为卧床时椎间盘压力最低，站立时次之，坐位时压力最高。对于发生"反跳"的患者除了耐心细致的心理辅导外，尚需采取必要的应对措施，包括镇痛剂（如曲马朵、神经妥乐平）、甲钴铵等，以及康复理疗、中医中药等。让患者坚定信念，相信反跳期可以渡过，而不宜采取外科手术等措施，这是取得成功的关键。

无效型的原因比较复杂，分析起来可能与下列因素有关：

诊断错误。有学者预言，腰椎间盘突出的诊断中，80%存在错误，原因是虽然临床上患者有椎间盘突出，CT或MRI也显示突出存在，患者表现为腰痛及下肢疼痛，但真正引起临床症状的原因，有可能是脊神经后支卡压、骨盆出口狭窄、腰椎横突肥大、臀上皮神经炎、小关节紊乱综合征等。

心理因素。患者主观感受影响因数很多，尤其是对疼痛不能进行仪器检查评定，客观上不能明确原因。

加重型可能与下列因素有关：

臭氧发生器性能不稳定，产生的臭氧浓度过高，超过$60\mu g/ml$，可引起神经根及其周围肌肉组织变性坏死。

纤维环完整的患者术中注射气体压力较大，致纤维环突出程度加重甚至破裂。

未能按医师建议休息，术后下床活动太早，或过早恢复工作，椎间盘修复不良。

### 臭氧浓度、镇痛抗炎液的使用与疗效的关系

几乎所有从事臭氧治疗的医师对于临床上臭氧使用的浓度都格外关心。Bocci将用于临床治疗的臭氧浓度分为三类，即高浓度（50～80$\mu g/ml$）、中等浓度（30～50$\mu g/ml$）和低浓度（10～30$\mu g/ml$）。动物试验研究显示6$\mu g/ml$的低浓度臭氧对髓核组织的破坏作用明显不如30$\mu g/ml$及50$\mu g/ml$的高浓度臭氧，提示临床治疗腰椎间盘突出症时医用臭氧的浓度应达到一定的浓度才能取得较好的临床疗效。从大体标本看，髓核接受2次臭氧注射较1次萎缩得彻底，提示临床治疗中多次注射可以取得更好的疗效。在试验中还观察到，臭氧使髓核

组织回缩是个较缓慢的过程，可能与髓核组织没有血管供应有关，因而髓核内多余水分必须缓慢渗出。此过程至少需1周以上，1～2个月有较好的效果[21]。

2003年，Andreula在《American Journal of Neuroradiology》报道了600例CT或MRI显示为包容性腰椎间盘突出者，表现为下腰痛、有或无神经根放射痛，病程在3个月以上。采用浓度为27$\mu g/ml$的$O_3$，椎间盘内每节段4ml，神经根周围8ml加镇痛抗炎液40mg Depo-Medrol和0.5%Marcaine。术后6个月进行临床评估，总有效率为74.3%。作者认为27$\mu g/ml$的浓度是安全有效的，使用皮质激素神经根阻滞在统计学上有明显的差异。2例出现同侧肢体短暂性麻木2小时后缓解，无其他并发症。Andreula指出在腰椎间盘突出症治疗中臭氧浓度和用量是非常关键的，务必不能超过抗氧化酶（过氧化物歧化酶和过氧化氢酶）和谷胱甘肽的含量以防止过氧化物阴离子和过氧化氢（$H_2O_2$）的积累，后者会导致细胞膜退化。在pH超过8的情况下，自由基主要由臭氧生成，但是当pH小于7.5时，臭氧就会分解形成过氧化氢。对活兔和切除的人体椎间盘样本进行的试验表明，最佳的臭氧治疗浓度是27$\mu g/ml$。在此浓度下，臭氧对椎间盘髓核的蛋白多糖作用最直接，造成脱水及细胞破坏，并在5周内由纤维组织替代，生成新的组织细胞，进而造成椎间盘萎缩。这些效果在5个从接受浓度27$\mu g/ml$医用臭氧治疗的患者身上切除的椎间盘组织样品上得到了证实。$O_2$-$O_3$治疗从中体现出的特征是椎间盘髓核中的蛋白多糖脱水，出现胶原纤维，细胞衰退（液泡形成并分裂），呈木乃伊化。其他的发现例如在损害边缘的软骨细胞增生，增大和新的细胞伴随着淋巴细胞组织形成，在没有接受臭氧治疗的椎间盘突出的组织病理检查中经常发现。椎间盘缩小是进行椎间盘内臭氧治疗的主要目的，因为椎间盘缩小可能减少神经根压迫。椎间盘缩小同时也可能帮助减少静脉淤血，从而改善局部微循环并增加供氧。这对于由神经根对缺氧敏感所导致的疼痛有良好帮助。臭氧治疗尚有止痛和抗炎作用，能够拮抗前列腺素或者缓激肽等疼痛因子的释放，将缓解椎间盘突出引起的疼痛。在随后对神经节周围实施类固醇治疗椎间盘引起疼痛的效果报告中，研究比较了两组不同治疗方式的疗效。A组为单纯椎间盘内及神经节周围臭氧注射；B组为椎间盘内及神经节周围臭氧注射后施行神经节周围皮质类固醇和麻醉药混合液注射术。6个月后的疗效评估发现，A组有效率为70.3%，而B组有效率为78.3%；反之，A组无效率为29.7%，而B组无效率为21.7%。显然B组结合了皮质类固醇激素的臭氧治疗提高了有效率。他们认为椎间盘内和神经节周围的臭氧注射加皮质类固

醇激素注射对机械性疼痛和由椎间盘突出所诱发的疼痛都有缓解作用，而皮质类固醇加强了疗效。患者的转归分3个阶段：第一阶段，术后疼痛全部立即消除，或者部分性消除，或逐渐减轻；第二阶段，2周内疼痛逐步减轻，或者明显加剧；第三阶段，6～8周内第二次好转。第一个阶段的疼痛立即缓解在A组患者中出现得较少，而是逐步好转。而在B组患者中，麻醉药的使用也许会导致早期疼痛的缓解。将治疗结果与其他经皮穿刺方法治疗LDH结果进行对比可以说明这种治疗效果是令人满意的，特别是其疗效与胶原酶化学髓核溶解术相近。这点非常重要，因为臭氧疗法显然具有更多的优势。表现在以下几个方面：所用的针更细，因此创伤更小；没有过敏反应，因此无须术前用药；治疗后的不适和建议卧床休息时间短，胶原酶化学髓核溶解术需要1～2周，臭氧疗法只需要2～3天；在疗效尚不十分满意时，可以重复臭氧治疗[22]。

笔者所在医院的经验与此大体相同，在臭氧浓度方面我们更倾向于使用范围在30～40μg/ml，常规加用镇痛抗炎液，这与国内有些专家提倡的使用60～80μg/ml大相径庭。笔者认为适当提高臭氧浓度有利于髓核的破坏，进而提高疗效，但过高的浓度无疑对患者来说是有害的。

## 治疗次数与疗效的关系

2000年前后，意大利比较流行的治疗方式是2周疗法，首次治疗1周后再加强治疗1次。2005年后提倡1次治疗后，观察1个月再根据情况决定是否施行再次治疗。2005年10月在威尼斯召开的第8届世界神经介入放射学大会上，阿根廷医生O. Pepa报道将治疗按7周完成，即所谓"7周疗法"：

第1周用浓度为27μg/ml臭氧，椎间盘内注射7ml及神经根周围注射3ml；第2周，相应平面的双侧小关节间隙注射1ml。

第3～7周每周行腰大肌注射，每次30ml。

O. Pepa报道104例患者，10例颈椎，94例腰椎，疗效为显效者78例（75%），无改善25例（24.04%），加重1例（0.96%）。印度医生V. Kumar报道一组70例经保守治疗无效的患者，包括巨大突出者，采用"3周疗法"：

第1周经后外侧入路在影像引导下进针，首先行椎间盘造影，接着于盘内注射4ml浓度为29μg/ml的臭氧，退针后于硬膜囊周围注射12ml，术后3日行椎间孔注射12ml。

第2周休息；第3周再施行神经根周围、椎板及椎间孔注射。整个臭氧治疗期间结合理疗、康复、体育锻炼、生物工程、心理和营养咨询等手段同时治疗，取得良好疗效。结果有效率达88%，其中55%显效，33%有效，12%无变化。无相应并发症发生[23]。

笔者所在医院的经验是与意大利医生的做法相似。2000～2005年采取2周疗法，2005年底后采取首次治疗后观察1个月根据情况决定是否施行再次注射。我们认为这样既可保证疗效又能减轻患者的经济负担。但脱垂患者因髓核较大，应首选2周疗法，根据情况决定是否实施再次治疗[24]。

## 并发症

笔者在临床治疗最常遇见的并发症是：

腰背部剧烈疼痛。这主要在手术过程中椎间盘内注射臭氧时发生，尤其是纤维环破裂者。有时剧烈的疼痛会导致患者满身冷汗，但鲜见有疼痛性休克者。经镇痛抗炎液处理后疼痛立刻缓解。此时患者感患侧肢体无力，切忌下床行走以免摔伤。

胸闷、耳鸣及舌尖麻木。这类症状发生率高达30%～40%，尤其见于中青年女性患者。究其发生原因笔者认为与臭氧气体及镇痛抗炎液注射入椎旁静脉丛有关。在临床治疗中我们会观察到，臭氧注入静脉后会快速沿椎旁静脉丛进入肺部，刺激肺泡上皮细胞出现咳嗽及胸闷，时间可延续10余分钟。经吸氧后缓解。若注入镇痛抗炎液于静脉丛，患者很快出现耳鸣及舌尖麻木，但神志清醒。休息10分钟后方能缓解。为此特别应注意穿刺针尾有无血液外溢，若有应调整针尖位置。其他罕见的并发症笔者共遇见过3例。1例为心肌梗死，该患者术前未查出有隐性冠心病，术中由于疼痛刺激于术后6小时出现心梗，经内科治疗后康复出院。1例为尿潴留，该例患者为$L_5～S_1$椎间盘突出并轻度椎管狭窄。术后3天出现尿潴留，插尿管1个月后康复。后经"B"超检查发现前列腺增大达6cm。考虑为手术诱发前列腺增大加重尿潴留。1例为穿刺部血肿，患者术前PT时间为17秒，局部血肿对症处理后消散。这3例并发症都是由于术前检查不仔细造成的。由此可见，术前详细检查每一项指标是避免并发症的关键。

## 小结

笔者认为本术有以下优点：

创伤小。使用21 G穿刺针，几乎无损伤，所以未出现过腰大肌血肿、神经根和大血管及腹腔脏器损伤。

并发症极少。只要1次性使用穿刺针，严格无菌操作，几乎无椎间盘感染之虞，因为$O_3$本身就具有消毒和杀菌的作用。

术后反应相对较少。前已述及，除少数有"反跳"

外,大多数无明显反应。

操作简便。本术较其他治疗方法操作更为简便,可减少患者术中痛苦、节约手术时间及减少术者所受的 X 线照射量。

住院时间短,节省了费用。

年龄适应证范围较广。本术对高龄患者是安全的。

可重复施行治疗。脱垂组的患者经 2～3 次治疗后,有效率明显提高。

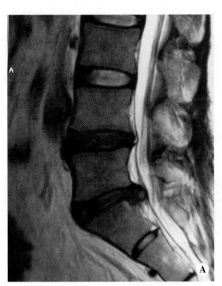
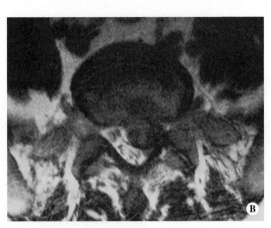

图 13-1-8　腰椎间盘突出症

# 病例述评

## 例 13-1-1（图 13-1-8）

男性,33 岁。患者主述腰痛伴左下肢疼痛 3 个月。查体见腰椎侧弯,左下肢直腿抬高约 30°,跟腱反射减弱,第一蹈趾背伸肌力正常,MR 示 $L_5 \sim S_1$ 椎间盘突出。穿刺 $L_5 \sim S_1$ 椎间盘注射浓度为 $40 \mu g/ml$ 臭氧 10ml,术中气体迅速进入硬膜外腔。1 周后加强注射 1 次。术后 2 个月患者临床症状明显减轻,腰椎侧弯仍存在,遂行腰大肌臭氧注射 3 次,侧弯消失。

【评述】　本例患者因突出程度较重,宜采用多次注射方能奏效。腰大肌臭氧注射有助于解除肌肉痉挛,恢复侧弯。

## 例 13-1-2（图 13-1-9）

女性,67 岁。患者主诉腰痛伴右下肢疼痛 6 个月。查体发现右下肢直腿抬高约 70°,膝、跟蹀反射及第一蹈趾肌力正常。CT 扫描示 $L_4 \sim L_5$ 椎间盘膨出。穿刺 $L_4 \sim L_5$ 椎间盘注射浓度为 $40 \mu g/ml$ 臭氧 8ml,术中注射时有明显阻力,加大注射压力后见气体穿破纤维环迅速进入硬膜外腔。术后患者症状明显缓解,1 周后腰腿痛加剧,持续 3 个月后完全缓解,其间施行物理治疗无效,服镇痛剂（曲马朵 100mg/d）方能入睡。

【评述】　此为典型的反跳现象,反跳期间不宜施行

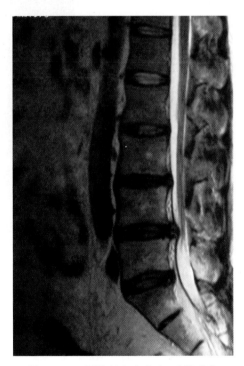

图 13-1-9　腰椎间盘突出症,反跳现象

开窗减压及外科手术。

## 例 13-1-3（图 13-1-10）

女性,30 岁。主诉下腰痛及双下肢痛 1 周。CT 扫描见 $L_4 \sim L_5$ 间盘中央型突出（A）,以 $L_4 \sim L_5$ 椎间盘突

实用临床介入诊疗学图解

出收入院,遂施行臭氧注射。术后使用3天脱水药及少量激素,症状迅速好转。10天后突感双下肢无力,大小便障碍,再次返院治疗。经MR检查,发现患者脊髓内信号改变(B),考虑为脊髓脱髓鞘疾病。经内科治疗数月后痊愈。

【评述】 该例是误诊所致,未详细检查患者仅凭CT影像就诊断为L₄~L₅椎间盘突出,加之椎间盘臭氧注射术后使用少量激素能缓解患者症状,掩盖了病情真相。MR能更加准确地反映脊髓情况。

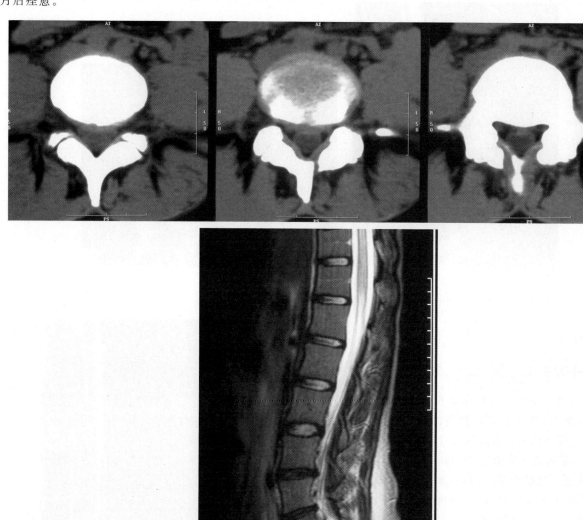

图13-1-10 腰椎间盘突出症

例 13-1-4(图13-1-11)

女性,26岁。主诉左下肢疼痛6月余。查体发现左直腿抬高30°,跟腱反射减弱。MR示L₅~S₁椎间盘巨大突出(A、B)。该椎间盘经臭氧注射2次后(间隔2个月),3个月时症状逐渐缓解。9个月后复查,突出椎间盘明显回缩(C、D)。

【评述】 即便是较大的突出,经臭氧治疗后仍能获得良好疗效。

例 13-1-5(图13-1-12)

男性,33岁。2003年曾因L₃~L₄椎间盘突出经保守治疗后缓解(A、B)。2008年又感左下肢疼痛,MR检查见L₄~L₅椎间盘脱垂,而原L₃~L₄突出之椎间盘已回缩(C、D)。经2次椎间盘臭氧注射(间隔1个月)后症状缓解。

【评述】 本例说明脱垂的椎间盘经保守治疗仍有可能回缩至正常。

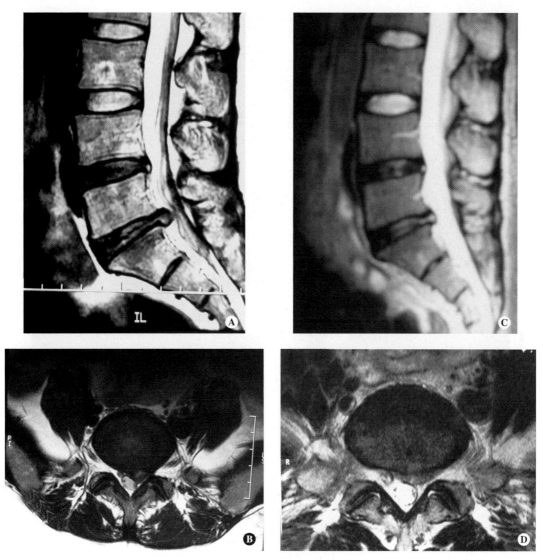

图 13-1-11　腰椎间盘巨大突出

## 颈椎病介入治疗

颈椎病是由于人体颈椎间盘逐渐发生退变、颈椎骨质增生、颈椎正常生理曲线改变后引起的一组综合征。若髓核组织脱出进入椎管，这就是临床上常见的**颈椎间盘突出症，是本节描述的重点**。

### 基础理论

颈椎病是一种慢性退行性疾病，病理改变也是一个长期的过程。首先是椎间盘变性，髓核弹性减弱，在头颅重压下向四周膨隆，甚至形成突出或脱垂。伴随上述病理改变的延续是骨刺的形成。骨刺来源于韧带、椎间隙血肿的机化、钙化。早期多发生于两侧钩突和椎体后上缘的钩椎关节，后期则见于每个椎体缘。骨刺虽为非生理性产物，但在稳定椎间关节、消退局部炎症上有一定意义。由于负重的关系，一般骨刺以第 5～6 颈椎居多，其次为第 4～5、第 6～7 颈椎。骨刺可刺激或压迫神经根、椎动脉、脊髓等。椎体前缘骨刺除极少数影响吞咽及使食管产生相应症状外，很少有临床意义。骨刺的形成是颈椎退变难以逆转的标志[24]。

髓核突出及骨刺的形成，进一步产生一些继发性的病理改变，如后缘骨刺或钩椎关节骨刺可引起脊神经根早期出现水肿、渗出，随后出现变性及纤维化，在临床上产生以上肢疼痛、麻木为主的症状；椎体后方骨刺、向后隆起的纤维环、后纵韧带及其周围组织的水肿、纤维化、软骨化和钙化等，均可造成颈神经和颈部脊髓受压而相应发生变性、纤维化等改变，产生一侧或两侧锥体束症状。当第 6 颈椎以上有侧方增生的骨刺时，机械性压迫与刺激椎动脉可引起血管痉挛性狭窄，出现颅内供血不足的系列症状。

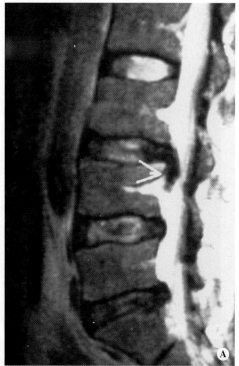

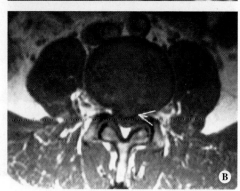

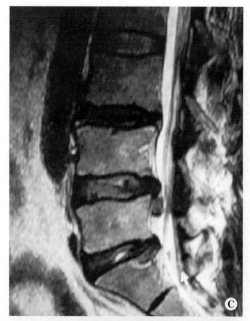

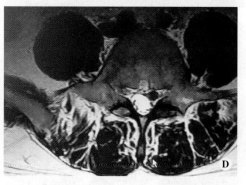

图 13-1-12　腰椎间盘脱垂

## 临床分型症状、物理检查及影像表现

颈椎病的分型很多,常用的分型为[25]:

颈型:以枕颈肩部疼痛,颈部活动受限为主要表现。引起的疼痛的主要原因为颈部肌肉持久痉挛性收缩,导致肌肉的血液循环障碍,游离出乳酸、5-羟色胺、缓激肽等物质而引起疼痛。骨质增生刺激、压迫或损伤第1、2、3对颈神经而引起头痛,尤以枕部为重,也可通过延髓或脊髓三叉神经核的反射作用,而使疼痛放射至头部。刺激或压迫椎动脉周围的交感神经丛或颈部其他交感神经,使椎-基底动脉系统或颅内外动脉舒缩障碍而产生头痛。

神经根型:主要是由于髓核的突出与脱出、后方小关节的骨质增生、钩椎关节的骨刺形成以及其相邻的3个关节(椎体间关节、钩椎关节及后方小关节)的松动与移位均可造成脊神经根刺激与压迫。上述改变主要引起三方面的症状:一是神经根受刺激表现出的根性症状;二是窦椎神经受刺激而表现出颈部症状;三是邻近神经肌肉的牵连性症状(如前斜角肌、胸锁乳突肌等)。

脊髓型:颈椎间盘退变造成脊髓受压和缺血,引起脊髓传导功能障碍者,又分为中央型和周围型两种。中央型的发病是以上肢开始,向下肢发展;周围型的发病是以下肢开始,向上肢发展。此两型又可分为轻、中、重三度。

椎动脉型:由于钩椎关节退变的刺激,压迫椎动脉,造成椎-基底动脉供血不足。

交感神经型:颈椎间盘退变的刺激,压迫颈部交感神经纤维,引起一系列心血管及胃肠反射性症状。

其他型:如食管受压出现吞咽困难。

以上由椎间盘引起的类型,如颈型、神经根型和脊髓型适合于介入治疗。

### 颈椎的物理检查

前屈旋颈试验：患者颈部前屈，嘱其向左右旋转活动。如颈椎处出现疼痛，表明颈椎小关节有退变。

椎间孔挤压试验（压顶试验）：令患者头偏向患侧，检查者左手掌放于患者头顶部、右手握拳轻叩左手背，若出现肢体放射性痛或麻木，表示力量向下传递到椎间孔变小，有根性损害。对根性疼痛明显者，检查者用双手重叠放于头顶、向下加压，即可诱发或加剧症状。当患者头部处于中立位或后伸位时出现加压试验阳性称之为 Jackson 压头试验阳性。

臂丛牵拉试验：患者低头，检查者一手扶患者头颈部、另一手握患肢腕部，做相反方向推拉，看患者是否感到放射痛或麻木，称为 Eaten 试验。如牵拉同时再迫使患肢做内旋动作，则称为 Eaten 加强试验。

上肢后伸试验：检查者一手置于健侧肩部起固定作用、另一手握于患者腕部，并使其逐渐向后、外呈伸展状，以增加对脑神经根牵拉。若患肢出现放射痛，表明颈神经根或臂丛有受压或损伤。

### 影像学检查

拍摄适当体位的颈椎 X 线片，在颈椎病的诊断上是一项非常重要的检查内容。一般可摄颈椎正侧位片，正位片可显示双侧 Luschka 关节及其间隙，可观察双侧椎板宽度是否对称，棘突位置是否有移动；在颈 1～2 开口位，可清晰地观察枢椎齿状突的形态，齿状突和侧方关节的间距以及侧方关节的关节间隙是否有倾斜或其他异常改变；侧位片可观察椎体排列、关节突关节位置的微细变化及棘突的位移等，尤其是可准确测量椎管前后径，可观察颈椎的生理曲线改变。必要时加摄左右斜位及过伸过屈位片，斜位片主要观察椎间孔的形态及 Luschka 关节骨质增生的程度。颈椎有旋转移位时，可见到患椎的上关节突向前上方变位，使椎间孔横径减小；过伸过屈体位的侧位片，可显示颈椎由于失稳引起的移位。

CT 对于诊断椎弓闭合不全、骨质增生、椎体爆破性骨折、后纵韧带骨化、椎管狭窄、脊髓肿瘤所致的椎管扩大或骨质破坏，测量骨质密度以估计骨质疏松的程度有其优点。此外，由于横断层图像可以清晰地见到硬膜鞘内外的软组织和蛛网膜下腔，故能正确地诊断椎间盘突出症、神经纤维瘤、脊髓或延髓的空洞症，对于颈椎病的诊断及鉴别诊断具有一定的价值。MRI 能从多角度、多方向显示颈椎及其椎间盘、韧带及脊髓的情况，尤其重要的是能了解髓核含水量的多少，脊髓有无变性，对于介入治疗具有重要的临床意义。

### 治疗方法的选择

颈椎间盘突出的治疗，大多数专家主张首选非手术疗法[26]。症状较轻的患者，经适当休息及口服镇痛抗炎药即可减轻症状。为限制颈部活动，可带颈托数周。如果症状未能缓解，则应进行牵引治疗。经保守治疗无效，可考虑行微创治疗或外科手术。外科手术可切除突出的椎间盘、增生的骨赘以及行椎体融合、置入人工间盘等，适用于中重度间盘突出，骨赘增生合并神经根、脊髓、椎动脉压迫及颈椎管狭窄者。微创手术在我国 20 世纪 90 年代开始应用于临床，包括颈椎间盘切吸、激光消融术、等离子刀等。出现在 21 世纪初的 $O_2$-$O_3$ 混合气体颈椎间盘髓核消融术，则显现出潜在的优势。

### $O_2$-$O_3$ 混合气体颈椎间盘髓核消融术

#### 适应证与禁忌证

经皮穿刺 $O_2$-$O_3$ 混合气体注射术的最佳适应证为颈椎间盘突出程度为轻中度、病程较短、保守治疗 4～6 周后无效的患者，有相应的神经根定位体征，并与影像表现相符。合并严重骨质增生、椎管狭窄、后纵韧带钙化、脊髓萎缩、黄韧带肥厚及精神障碍者为禁忌。总之，本术对颈椎间盘突出症有较好的疗效及极佳的安全性，中远期疗效有待进一步观察。

#### 手术操作方法

患者仰卧，肩背后垫枕头，使颈部尽量后伸，头略偏向左侧。术前口服用于胃镜检查的麻药。为减少唾液分泌，可口含纱布。穿刺点常规取右侧颈总动脉与气管间隙，穿刺平面平行或略低于病变间盘。常规消毒铺单，2% 利多卡因溶液局麻。嘱患者屏住呼吸，不要吞咽，用 21G 多侧孔乙醇针穿刺至椎间隙前沿，侧位透视下进针至间隙中央（图 13-1-13）。亦可在 CT 引导下进针（图 13-1-14），但脊髓损伤风险较大。设定 $O_2$-$O_3$ 混合气体中 $O_3$ 浓度为 30～40 $\mu g/ml$。用 1.5～3ml $O_2$-$O_3$ 混合气体匀速注入椎间盘内，透视下隐约可见盘内气体进入呈低密度影。注意注射时不要用力过猛，以免造成髓核急性突出。拔针，再穿刺其他病变椎间盘。合并肩背部疼痛者于斜方肌、冈上肌等注入低浓度臭氧 5ml，必要时加 1% 利多卡因溶液局部注射以减轻疼痛感。

术后患者戴颈托。用 20% 甘露醇 250ml、地塞米松 5mg 及神经营养药静脉滴注 4 天，主要目的是预防和缓解局部水肿，减轻椎间盘压力。出院后全休 2 周，再进行适当的颈部肌肉锻炼[27]。

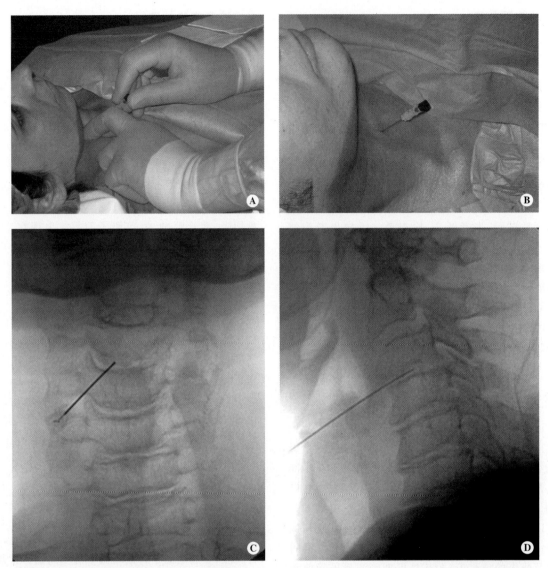

图 13-1-13　侧位透视下进针

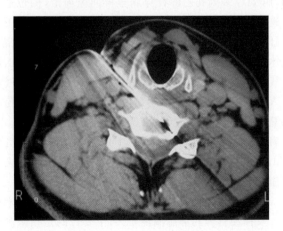

图 13-1-14　CT 引导下进针

## 并发症

$O_2$-$O_3$ 混合气体颈椎间盘髓核消融术与腰椎间盘突

出治疗原理相同。但颈部活动度大,刺激咽喉部易致吞咽运动使穿刺针划伤深部组织。颈椎间盘较腰椎间盘小,且颈髓为高风险区,一旦造成损伤后果非常严重。我们在前后位透视下将穿刺针尖抵达椎间盘右前缘,旋转管球至侧位,再进针达椎间盘中央,可避免穿刺不当造成颈髓损伤。椎间盘内注射臭氧量为 1.5~3ml,注射速度不宜太快,以免臭氧突破椎间盘造成意想不到的严重后果。椎旁注射无必要且有风险。其相对高的安全性对于颈椎这个外科手术高风险、高难度区域来说,具有很重要的临床意义[28]。

颈椎间盘突出治疗的并发症相对腰椎而言要严重得多,虽然发生率较低,但也有报道。可能发生的有:

高位截瘫。这主要发生在技术不熟练的操作者,因穿刺过深而造成颈髓损伤所致。尤其是有的医师在无 X 线监视下穿刺,更易出现这个问题。

颈椎间盘感染。这种情况的发生也是由于操作者在穿刺过程中经过梨状窝或气管及食管,将针尖的细菌带入椎间盘内从而引发感染。

脑梗死。可能的原因是穿刺入椎动脉或邻近血管,注射臭氧发生脑梗死;郭盛龙报道1例颈椎间盘突出症行颈椎间盘臭氧溶解术致脑血管痴呆[29],考虑是将臭氧气体注射入椎动脉致小脑大面积梗死。方生永报道1例在行经皮颈椎间盘穿刺时,有少量出血,可能是穿刺针损伤这些椎动脉的分支。当加压向椎间盘内注入$O_2$-$O_3$混合气体时,气体有可能从穿刺针孔或椎间盘纤维环裂口溢出至椎体前缘或椎管内。由于$O_2$-$O_3$混合气体在组织内扩散力极强而迅速,当注入气体的压力>动脉压时,气体就有可能经扩散,进入损伤的椎动脉分支,逆流至椎动脉,再顺椎动脉血流进入脑动脉。造成脑血流阻塞,形成脑栓塞[30]。

椎间隙变窄。多见于间盘内注射气体量较大(规范剂量是3ml内),或疗效不佳实施多次治疗,使间盘破坏过度导致间隙变窄。

颈部血肿。在穿刺过程中患者不停吞咽,针尖划伤颈前软组织所致。颈椎是高风险区,一旦发生并发症后果往往很严重。所以熟练的医师是手术成功的重要保障。

### 疗效评价

2002年,Albertini报道了1例由于交通事故所致的急性颈椎间盘突出患者,盘内注射臭氧后椎间盘回缩,临床症状完全缓解[31]。2003年,G. Fabris报道采用颈椎旁注射臭氧来治疗椎间盘突出所引起的颈僵硬和根性疼痛,其有效率达87.5%,且无严重并发症发生[32]。2002年6月何晓峰等开展了国内第1例颈椎间盘臭氧注射术。该例患者术前表现为颈肩痛及手指麻木,经2年随访疗效满意,已完全康复,所有症状消失。2005年,何晓峰报道32例臭氧治疗颈椎间盘突出症,有效率为78.1%,与切吸和激光消融有效率接近,未出现任何严重并发症[27,28]。从笔者所在医院的经验来看,神经根型组相对有效率较高,脊髓型组稍差,分析原因可能与脊髓型组病变时间较长有关。2007年,肖越勇等报道了"CT导向下颈椎间盘突出的臭氧消融治疗",采用60μg/ml的臭氧盘内注射(4±3)ml,椎旁注射10ml。优良率达78%[33]。而牟桂玲报道30例臭氧颈椎间盘突出消融术,疗效达80%[34]。

总之,在颈椎这个高风险区,笔者主张将盘内臭氧气体注射量控制在3ml内,浓度30μg/ml内;椎旁不宜采用臭氧气体及镇痛抗炎液注射;不宜采用多次治疗。上述措施较为安全。

### 病例评述

**例13-1-6**(图13-1-15)

男性,45岁。颈肩部疼痛伴左拇指、食指麻木1年。查体示双手肌力正常,鱼际肌饱满,上肢牵拉试验及霍夫曼症阴性。MRI检查示颈5~6椎间盘突出。临床诊为神经根型颈椎病。行椎间盘臭氧注射术,浓度为30μg/ml,盘内注射1ml及椎体周围间隙注射3ml。术后症状缓解。该例为国内首例颈椎间盘臭氧治疗患者,随访10年无复发。

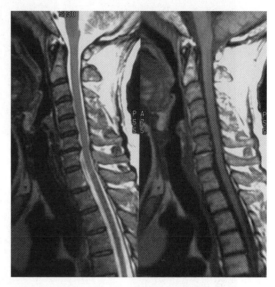

图13-1-15 神经根型颈椎病

**【评述】** 神经根型颈椎病疗效最好。早期病例采用盘内及椎旁均注射臭氧气体,有报道发生气体栓塞的风险后,笔者认为不宜在椎旁注射臭氧。

**例13-1-7**(图13-1-16)

男性,57岁。颈肩部疼痛伴右上肢麻木3年,双足行走时有踩棉花感,排便不畅。查体示右手肌力4级,右鱼际肌萎缩,上肢牵拉试验阳性,霍夫曼征阴性,双下肢肌力正常。MRI检查示颈5~6椎间盘突出。临床诊为脊髓型颈椎病。行椎间盘臭氧注射术,浓度为30μg/ml,盘内注射3ml及椎体周围间隙注射3ml。术后随访3个月症状未缓解,遂行外科手术治疗。

**【评述】** 该例为脊髓型颈椎病,尤其合并脊髓变性者疗效较差。

**例13-1-8**(图13-1-17)

男性,43岁。颈肩部疼痛伴左拇指、食指麻木6月余。查体示双手肌力正常,鱼际肌饱满,上肢牵拉试验及霍夫曼症阴性。MRI检查示颈5～6椎间盘突出。临床诊断为神经根型颈椎病。行椎间盘臭氧注射术,浓度为30μg/ml,盘内注射3ml及椎体周围间隙注射3ml。术后症状缓解。半年后因连续颈部疲劳致症状复发,遂

再次入院治疗。第二次采用同样浓度臭氧椎间盘注射8ml,采用循环注射法。术后3日出现颈部剧烈疼痛,经牵引后无缓解。1周后MRI复查见椎间隙明显变窄,邻近锥体$T_2$像呈高信号。经对症处理1个月后缓解。

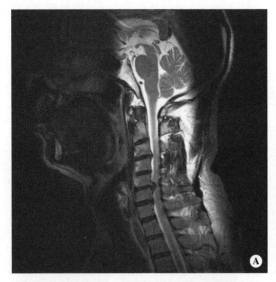

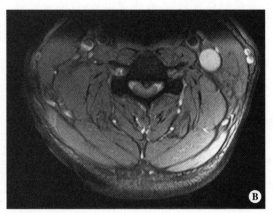

图 13-1-16　脊髓型颈椎病

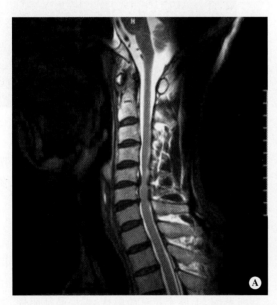

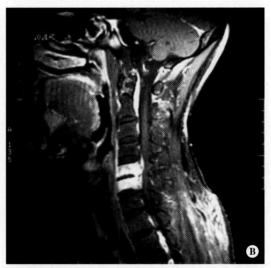

图 13-1-17　神经根型颈椎病

【评述】　本例患者提示颈椎间盘注射过大量臭氧易致椎间盘破坏、间隙狭窄。国外及笔者所在医院的经验以盘内不超过3ml为宜。

**例 13-1-9**(图 13-1-18)

男性,86岁。颈肩部疼痛伴头晕2年,转头时明显。查体示双手肌力正常,上肢牵拉试验及霍夫曼征阴性。

MRI检查示颈5～6椎间盘突出。椎动脉造影显示于颈6椎体平面局限性狭窄,造影术中出现晕厥。临床诊为椎动脉型颈椎病。行颈5～6椎间盘臭氧注射术,浓度为30μg/ml,盘内注射1ml及椎体周围间隙注射3ml。术后症状缓解,头晕消失。

【评述】　椎动脉型颈椎病较少见,需经椎动脉造影确诊。本例经臭氧治疗后获得较好疗效。

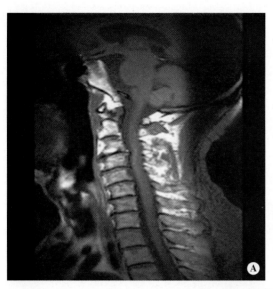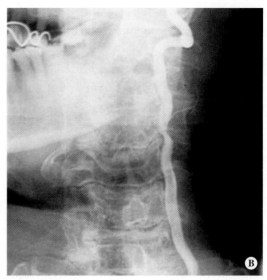

图 13-1-18 椎动脉型颈椎病

（何晓峰）

# 第二节 骨和软组织创伤

骨骼及软组织是创伤的好发部位，传统上由急症科医师首诊，多采用外科治疗手段救治。随着介入治疗技术的普及，**创伤所致的出血，特别是血管破裂所致的大出血，介入治疗成为了首选的治疗手段**。目前介入治疗的优势在于既能及时快速地发现血管损伤部位，又能经导管立即行栓塞治疗。栓塞止血成功后能稳定患者状况，为后续的治疗提供有利条件。

骨折合并血管损伤出血，除具有骨折的一般表现外，主要临床特征是失血性休克，表现为血压下降、心率加快、四肢冰凉等。骨盆骨折合并大出血是其中最为严重的一种，外科止血难度极大，病情十分危急，死亡率高，是介入治疗的最佳适应证。其他部位外伤性出血，在局部止血困难时，亦适于介入治疗。

## 影像诊断

骨和软组织创伤应先行 X 线平片检查，查明骨损伤情况。危急情况下可直接将患者送导管室行血管造影。骨折合并血管损伤的造影表现为血管损伤部位造影剂外溢（图 13-2-1～图 13-2-3）、假性动脉瘤、动-静脉瘘和动脉离断等（图 13-2-4）。

## 介入治疗

外伤骨折后出血 8～10 小时内输血量超过 2000ml，骨折整合后远端动脉搏动弱或肢体温度下降，局部听诊

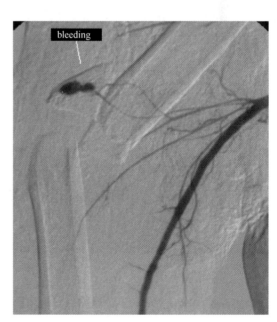

图 13-2-1 外伤性上肢出血

右肱骨上中段骨折致肱深动脉一皮支出血，显示造影剂外溢。
bleeding.出血

闻及血管杂音，有明显的大血肿存在，以及开放性伤口难以止血，均应行血管造影诊断，根据情况施行介入治疗。

骨与软组织外伤并血管损伤需行介入治疗者一般都是因病情危重，存在大量失血及休克状态，因此，**治疗前做好急救的准备工作是非常重要的**。这些准备工作包括备好各种必需的急救药品、心电监护、吸氧、建立一至二条静脉通道等。应急查血型并备血。

一般先做可疑出血部位的动脉造影，了解动脉损伤

的情况、局部血流动力学改变及损伤远端的血供等。在盆腔,应于腹主动脉分叉处造影,从整体上了解盆腔动

脉的情况,再选择性地进入髂内动脉及其分支,行二次造影明确出血的部位。

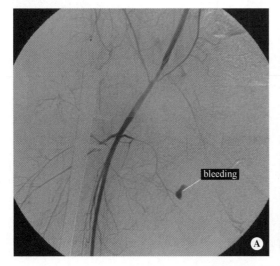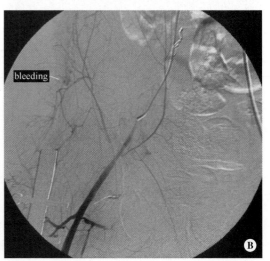

图 13-2-2 外伤性下肢出血

旋股深动脉出血(A);旋髂浅动脉出血(B)。bleeding.出血

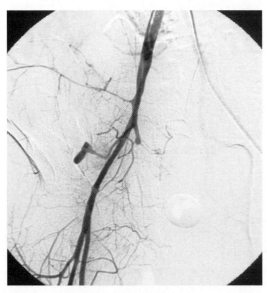

图 13-2-3 骨盆外伤后

造影显示髂内动脉主干离断,近端闭孔动脉造影剂外溢

对于局限性出血应超选择性插管入出血动脉再行栓塞。骨盆外伤的广泛出血,可将导管置于髂内动脉主干施行栓塞。小动脉及其末梢血管出血的栓塞可用明胶海绵颗粒或明胶海绵条(图 13-2-5),加钢圈以加强栓塞效果。较大的动脉分支出血则立即用适当大小的钢圈在接近出血部位栓塞,常需数枚钢圈方可有效止血(图 13-2-6)。造影显示盆腔中心部位出血,均应行双侧髂内动脉栓塞术(图 13-2-7)。

栓塞后血管损伤处无明显造影剂外溢,扩容后血压升高接近正常,观察 15~30 分钟,生命体征稳定表示栓塞成

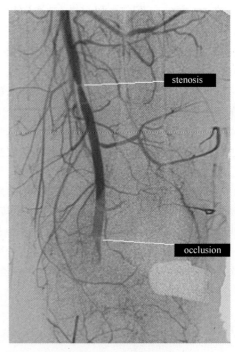

图 13-2-4 左腿外伤后

腘动脉闭塞,其上端尚可见股动脉下段狭窄。stenosis.狭窄;occlusion.阻塞

功,否则应行肾、肝、脾及腰动脉等造影,寻找出血迹象。血压升高后再造影有利于发现潜在出血病灶(图 13-2-8)。

对于外伤性假性动脉瘤、直径较大的动-静脉瘘或直径 6mm 以上的动脉出血,栓塞术常难以止血。此时可采用较受损血管直径大的球囊导管置于动脉近端,膨胀球囊阻塞动脉止血后急送手术室行手术治疗(图 13-2-9)。

本方法可协助外科医生在术中阻断动脉减少出血,有利 于清除血肿、修补受损血管,从而降低手术风险和难度。

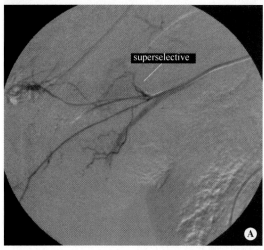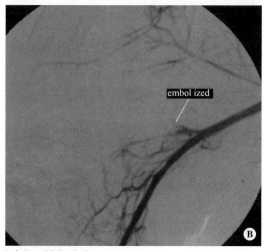

图 13-2-5　外伤性下肢出血栓塞治疗

右股深动脉一分支末端造影剂明显外溢(A);超选择插管后以明胶海绵颗粒及一枚 5mm 钢圈栓塞止血成功(B)。superselective.超选择;embolized.栓塞

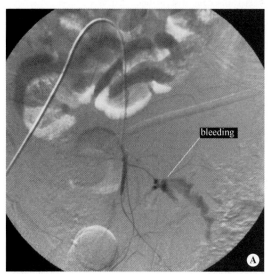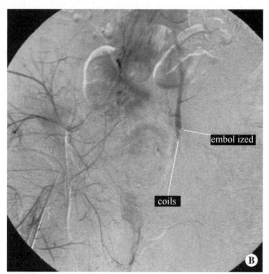

图 13-2-6　外伤性骨盆出血栓塞治疗

超选择入右髂内动脉耻骨支造影可见出血(A);以明胶海绵颗粒和 8mm、5mm 钢圈各一枚栓塞后造影示栓塞成功(B)。bleeding.出血;
coil.钢圈;embolized.栓塞

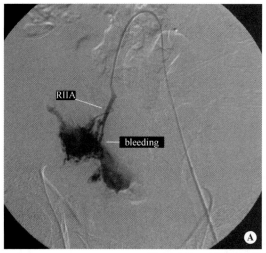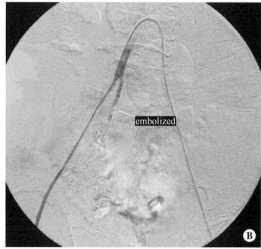

图 13-2-7　右髂骨动脉多分支损伤出血栓塞治疗

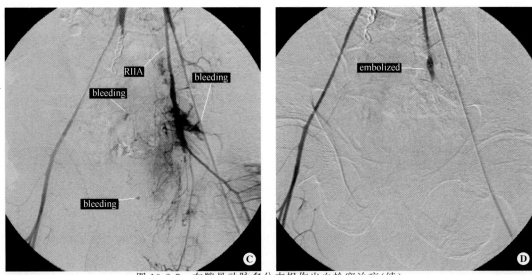

图 13-2-7　右髂骨动脉多分支损伤出血栓塞治疗(续)

造影剂大量外溢(A);右侧髂内动脉主干内放置多枚钢圈达到止血的目的(B);左侧髂内动脉多分支损伤出血,造影剂大量外溢(C);左侧髂内动脉主干内放置多枚钢圈达到止血目的(D)。bleeding.出血;embolized.栓塞

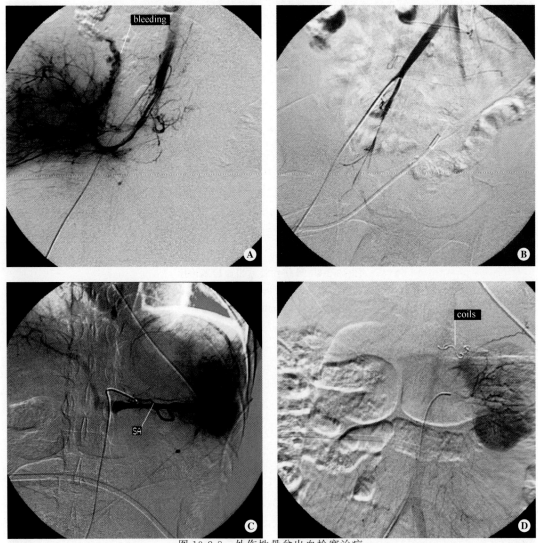

图 13-2-8　外伤性骨盆出血栓塞治疗

造影剂自右髂内动脉大量外溢(A);以 8mm、5mm 钢圈各两枚及 20 粒明胶海绵颗粒栓塞,复查无造影剂外溢征象(B);血压无上升迹象,行脾动脉造影显示脾脏下极动脉分支损伤出血(C);以 30 粒明胶海绵颗粒栓塞并在脾动脉主干内放置 8mm 钢圈两枚止血(D)。bleeding.出血;coils.钢圈

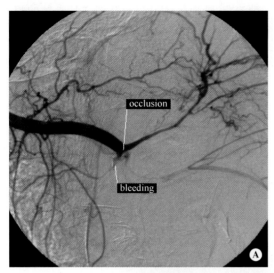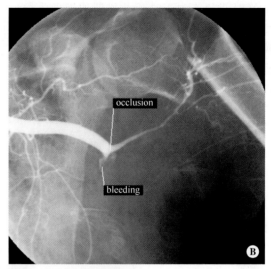

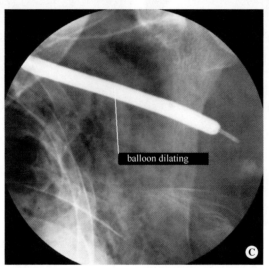

图 13-2-9 外伤性骨盆出血

左锁骨下动脉造影示左腋动脉中段离断并示造影剂外溢(A);左肱骨外科颈骨折(B);引球囊导管至离断处近端血管内并充盈之,即送手
术室行血肿清除和血管吻合(C)。occlusion.阻塞;bleeding.出血;balloon dilating.球囊扩张

(何晓峰)

# 第三节 良性骨肿瘤及肿瘤样病变

可以施行介入治疗的良性骨肿瘤和类肿瘤样病变主要有骨巨细胞瘤、脊索瘤、骨静脉畸形(骨血管瘤)和动脉瘤样骨囊肿等。骨巨细胞瘤男性多见,好发于20~40岁的成年人,好发部位是股骨下端和胫骨上端。脊索瘤和骨静脉畸形好发于椎体和颅板,而动脉瘤样骨囊肿好发于股骨上端、椎体和附件。

良性骨肿瘤和类肿瘤样病变在临床上起病隐匿,生长缓慢,通常无症状或有轻度症状,当病变增大后,常表现为疼痛和肿块,并对邻近的组织器官造成压迫。当病变区骨质破坏严重时,可引起病理性骨折[35]。

良性骨肿瘤和肿瘤样病变以外科手术治疗为主,球囊扩张对于发生于骨盆、椎体等部位的病灶手术治疗较为困难者,介入治疗可发挥一定的作用[36]。

## 影像诊断

在 X 线平片上,以上病变各有其特点。典型的骨巨细胞瘤表现为肥皂泡样改变,病灶呈偏心、膨胀性生长,破坏区边缘清楚、无硬化,骨皮质菲薄,病灶外围尚可见完整、薄层的骨壳。骨静脉畸形骨小梁表现为栅栏样改变,病灶内可有圆点状钙化,病周软组织表现具有特征性,呈密度不均匀性改变。动脉瘤样骨囊肿的典型表现为膨胀生长的透明囊状区,囊内有或粗或细的骨小梁分隔或骨嵴,呈吹泡样外观[37]。

CT 和 MRI 可以作为 X 线平片诊断的辅助手段。在 MRI 上，动脉瘤样骨囊肿的表现则具有一定的特征性，表现囊腔内出现液-液平面或数个囊腔在 $T_1$、$T_2$ 均呈不同程度的高信号[38,39]。

血管造影大部分良性肿瘤及骨囊肿表现为乏血管病灶，供血动脉不增粗，肿块周围血管被推压移位。但也有一部分病变表现为富血供病灶，有新生血管及肿瘤染色，但早期静脉引流和动-静脉瘘极少见（图 13-3-1 和图 13-3-2)[40,41]。

## 介入治疗

血管栓塞术适于富血供的骨巨细胞瘤的手术前辅助治疗、骨静脉畸形和动脉瘤样骨囊肿的根治性治疗。常用的栓塞剂有明胶海绵、PVA 微粒和平阳霉素碘油乳剂等[42]。

以往术前栓塞多采用明胶海绵颗粒，其安全性较好，但因其颗粒大，仅能栓塞小动脉水平，故毛细血管栓塞常不完全，易再通[43]。笔者现多采用平阳霉素碘油乳剂（简称 PLE，平阳霉素用量 2～4mg，碘油 2～3ml）行毛细血管栓塞加明胶海绵或用 PVA 微粒行小动脉栓塞。椎体静脉畸形的栓塞治疗，以选用 PLE 为佳。PLE 停留于血窦内，不必加用明胶海绵栓塞（图 13-3-3)。

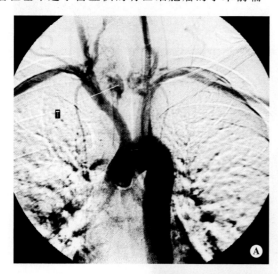
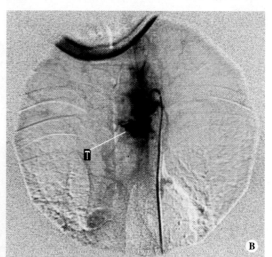
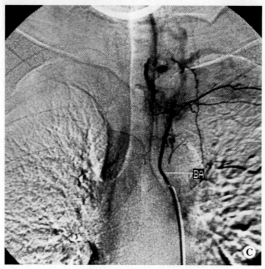

图 13-3-1 甲状腺肿瘤

肿瘤主要由左侧甲状颈干供血，供血分支血管明显增粗、迂曲，静脉迂曲增多(A)；显示肿瘤染色(B)；支气管动脉参与供血，由于血供复杂，未予栓塞治疗(C)

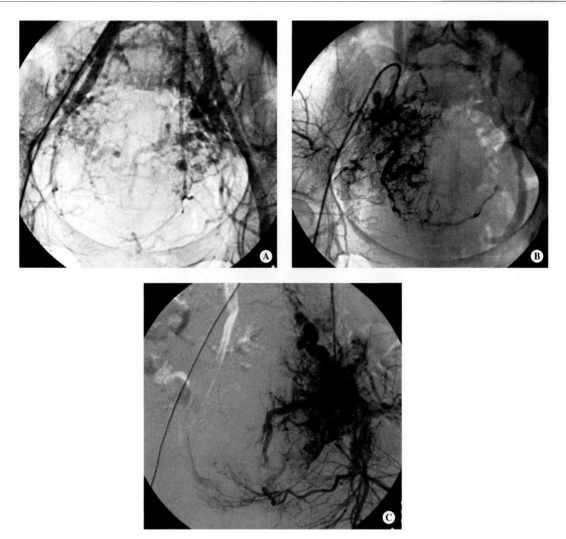

图 13-3-2　腰椎肿瘤

腹主动脉下段造影显示双侧髂内动脉前、后干均增粗，分支增多(A)；导管超选择性进入右侧髂内动脉造影，并可见双侧输尿管受压向外移位(B)；超选择性左侧髂内动脉造影，亦可见新生血管和粗大的引流静脉，有粗大、紊乱、迂曲的引流静脉显影(C)

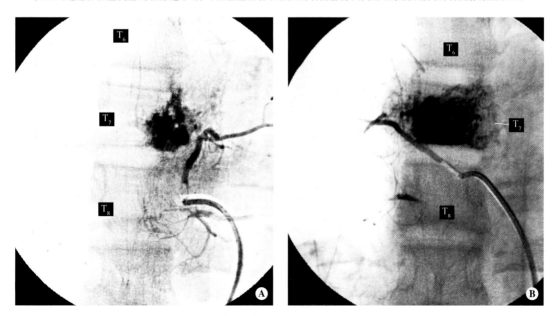

图 13-3-3　胸椎及椎旁软组织肿瘤

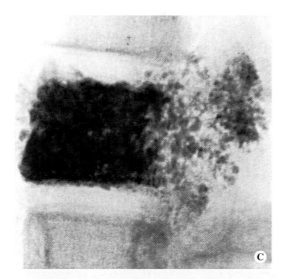

图 13-3-3　胸椎及椎旁软组织肿瘤(续)

T₇水平左侧肋间动脉增粗,有分支向病变椎体左下部分及椎旁软组织供血(A);T₇右侧肋间动脉也增粗,并发出分支向大部分病变椎体供血(B);以平阳霉素及碘油乳剂分别自双侧供血肋间动脉注入,见整个椎体均充填碘油,椎体旁软组织亦可见大量碘油沉积(C)

## 病例评述

### 例 13-3-1(图 13-3-4)

男性,34 岁。半年前无明显诱因出现腰痛,排大便困难,伴会阴部、双下肢麻木无力。逐渐发展为双下肢肌肉萎缩,活动受限,不能站立行走,骶尾部亦出现压痛明显的肿块,呈强迫性俯卧位。CT(A)和 MRI(B、C)示骶尾部肿瘤。自右肱动脉穿刺向腹主动脉下段造影,显示双侧髂内动脉向肿瘤供血,较多细小血管(D),可见明显肿瘤染色(E),用微导管逐支超选择进入各支供血动脉(F),以直径 200μm 的 PVA 颗粒栓塞,再行腹主动脉下段造影肿瘤染色趋于消失(G)。次日患者行骶尾骨肿瘤切除术。术前估计出血约 6000ml 以上,术中实际

出血仅 1800ml。病理示骨巨细胞瘤(Ⅱ级)。

【评述】　该患者为术前栓塞,主要为观察肿瘤供血丰富程度及经栓塞达到减少术中出血的目的。以往术前栓塞多采用明胶海绵,但其颗粒大,仅能达到小动脉水平栓塞,潜在的侧支循环开通或栓塞后择期手术时间过长,血管内再通常导致栓塞不完全,影响手术效果。PVA 颗粒可达到毛细血管水平栓塞,克服了以上缺点,取得减少术中出血的较好效果。术前从相关影像资料分析充分估计到病变由双侧髂内动脉供血的情况,从上入路穿刺插管,插管途径较顺,减少了超选择性插管困难,每条供血血管都能顺利插入。由于双侧髂内动脉供血分支细小,应考虑选用微导管。虽然增加了一定费用,但手术中减少出血效果好,从总体情况来看,实际上减少了总费用。

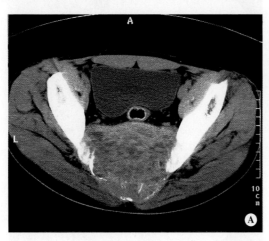

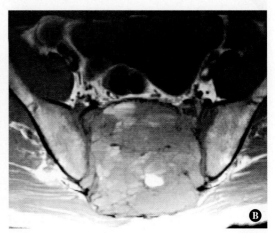

图 13-3-4　骨巨细胞瘤,术前栓塞

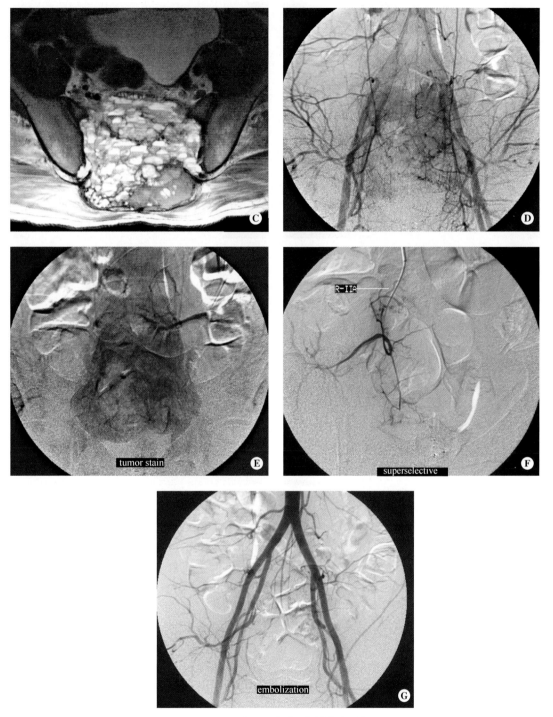

图 13-3-4　骨巨细胞瘤,术前栓塞(续)
tumor stain.肿瘤染色;superselective.超选择;embolization.栓塞

**例 13-3-2**(图 13-3-5)

男性,35 岁。腰背部隐痛 5 年,不伴下肢运动、感觉障碍,无大、小便失禁。CT 示第 3 腰椎内占位病灶,边界清楚,硬化,内有较多分隔,诊断为"血管瘤"。血管造影显示左侧第 3 腰动脉明显增粗,其一分支参与肿瘤大部分供血,实质期见不规则血窦显影(A),右侧第 3 腰动脉亦参与少量病变供血(B)。用微导管分别超选进入双侧第 3 腰动脉,避开其近端分支,尤其是供应脊髓的分支,尽量靠近畸形血管,注入平阳霉素与碘油乳剂(C),可见整个病灶内碘油沉积满意(D),术后经 CT 复查证实。术后患者无任何并发症。

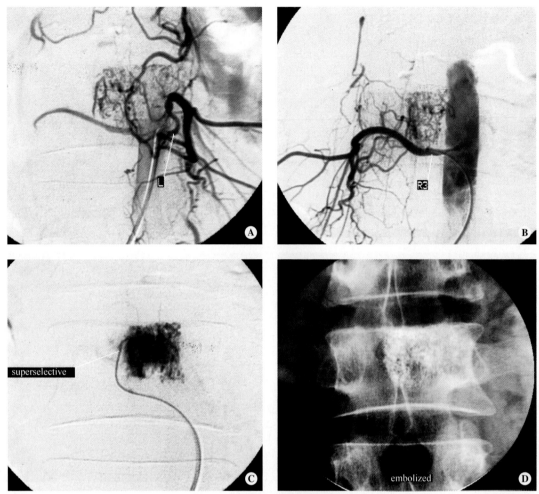

图 13-3-5　椎体 AVM 栓塞治疗

superselective.超选择；embolized.栓塞

【评述】　椎体病变多由肋间动脉或腰动脉分支供血。在治疗时，必须超选择性插管以避开供应脊髓的血管分支，必要时选用微导管，否则易造成脊髓损伤的严重后果。本例为椎体静脉畸形，造影可显示丰富的血窦，宜选用平阳霉素碘油乳剂，因为平阳霉素可以引起血窦内皮细胞坏死，进而造成血栓形成达到破坏血窦的目的，且刺激性小，安全性好。多加用碘油制成乳剂，以延长平阳霉素的作用时间。注射时应注意缓慢推注，力求充盈全部血窦。

（何晓峰）

## 第四节　骨恶性肿瘤

按组织学来分类，骨恶性肿瘤的来源可以是成骨组织，如骨肉瘤、软骨肉瘤、骨纤维肉瘤等；也可来源于骨的附属组织和骨髓组织，如尤文肉瘤、骨血管肉瘤、骨网状细胞肉瘤等；还有一类来源于骨外组织，如转移瘤。骨恶性肿瘤发病年龄多在 20～30 岁，骨转移瘤好发年龄在 40 岁以上。骨恶性肿瘤一般男性多于女性，全身骨骼均可发生，但不同的肿瘤有其好发的部位，如骨肉瘤好发于股骨下段和胫骨上段，骨髓瘤好发于扁骨[44,45]。

临床上，病变部位局部疼痛（尤其是夜间痛）和软组织肿块是骨恶性肿瘤的共同特点。生长迅速的肿瘤常出现皮肤温度增高、肿胀、静脉曲张，全身状况恶化[46]。

## 影像诊断

X 线平片是诊断骨恶性肿瘤的首选方法。CT 和 MRI 作为断层成像，对于肿瘤的细节显示较好，能清楚显示肿瘤的浸润范围，尤其是肿瘤波及软组织的情况。在诊断过程中，要注意肿瘤较为特征性的改变，如骨肉瘤的典型瘤骨，尤文肉瘤的针状新生骨，软骨肉瘤的瘤软骨钙化等。

血管造影表现为供血动脉明显增粗，可见不规则肿瘤血管及血管湖、动-静脉瘘等，实质期肿瘤染色。肿瘤染色反映出肿瘤的范围，对于指导治疗具有重要价值（图 13-4-1 和图 13-4-2）。

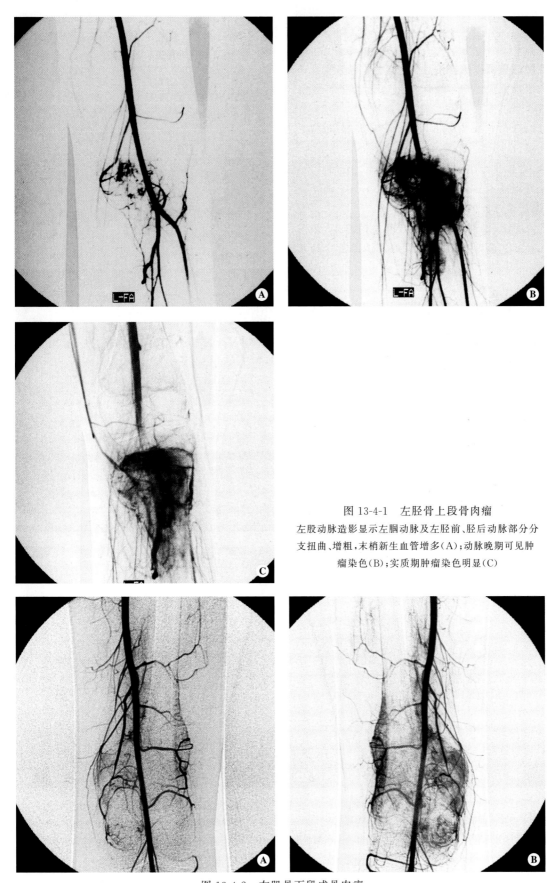

图 13-4-1　左胫骨上段骨肉瘤

左股动脉造影显示左腘动脉及左胫前、胫后动脉部分分
支扭曲、增粗,末梢新生血管增多(A);动脉晚期可见肿
瘤染色(B);实质期肿瘤染色明显(C)

图 13-4-2　右股骨下段成骨肉瘤

右股动脉造影显示右股动脉下段血管分支增粗,有较多的新生血管(A);动脉晚期可见肿瘤染色明显(B)

## 介入治疗

**骨恶性肿瘤强调以综合治疗为主**,手术切除病灶仍是最主要的治疗方法。介入治疗作为其中之一的手段,其目的在于:

在术前进行化疗栓塞,可以缩小肿瘤灶,在肿瘤表面形成假包膜,从而减少术中出血,提高病灶的切除率,降低致残率,在保肢疗法中具有重要意义[47]。

术前治疗结合术后的介入治疗可以减少肿瘤复发率,延长患者的生存时间。

对于不能手术、拒绝手术或术后复发的患者,介入治疗作为一种姑息治疗手段,可以减轻或消除患者的症状,减轻患者的痛苦,达到提高患者生命质量的目的。

对于脊椎、骨盆和颅底等手术治疗困难的部位,介入治疗与放射治疗配合已成为主要的姑息治疗手段[48~53]。

介入治疗方式主要有两种:动脉化疗栓塞术及动脉化疗灌注术。前者适于能超选择性插管到供血动脉的肿瘤,可采用化疗药物碘油乳剂先行毛细血管栓塞,然后再采用明胶海绵或 PVA 微球行小动脉栓塞[54~57](图 13-4-3~图 13-4-5)。若作为术前辅助治疗手段,可选择在栓塞后 1 周内行手术切除。对于巨大肿瘤者,可行多次化疗栓塞,待肿瘤明显缩小后方行手术切除。

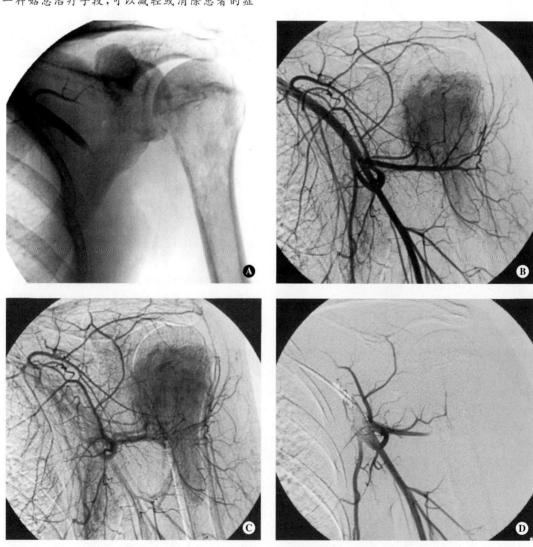

图 13-4-3　左肱骨上段浆细胞瘤

左肱骨上段融冰样骨质破坏区,内侧骨皮质破坏,轻度软组织肿胀(A);左锁骨下动脉造影显示肩胛动脉、肱旋前和旋后动脉、肩胛下动脉均参与肿瘤供血,动脉管径增粗,并可见较多新生血管(B);实质期有染色(C);超选择性进入各供血分支血管注入明胶海绵颗粒,复查显示肿瘤染色基本消失(D)

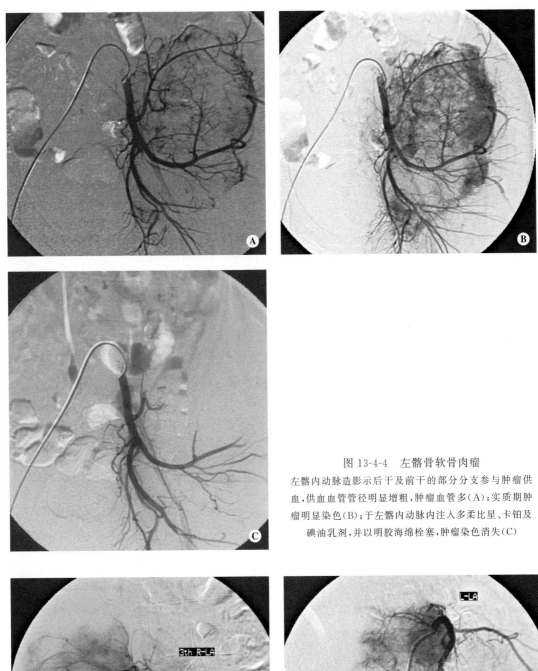

图 13-4-4　左髂骨软骨肉瘤

左髂内动脉造影示后干及前干的部分分支参与肿瘤供血,供血血管管径明显增粗,肿瘤血管多(A);实质期肿瘤明显染色(B);于左髂内动脉内注入多柔比星、卡铂及碘油乳剂,并以明胶海绵栓塞,肿瘤染色消失(C)

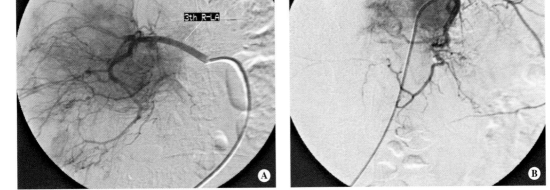

图 13-4-5　第 2 腰椎恶性骨巨细胞瘤栓塞治疗

第 3 腰椎受压变扁,造影显示左侧第 3 腰椎动脉参与供血,并可见明显肿瘤血管及肿瘤染色(A);造影显示右侧第 3 腰椎动脉亦参与供血,并显示明显肿瘤血管和染色(B)

因血供较复杂难以超选择性插管及血供不丰富者，可考虑行动脉内化疗灌注术。方法之一是将导管插入供血动脉主干，于2小时内冲击性化疗药物灌注；方法之二是采用3日疗法，将导管留置于靶动脉内持续灌注化疗药物；方法之三是行左锁骨下导管药盒植入术，导管头端留置于靶动脉，行长期规律性化疗。笔者亦曾采用经导管注入放射性核素锶-89和碘油乳剂，使其聚积于肿瘤内，发挥局部内放疗的作用。

在选择化疗药物时应注意不同的恶性肿瘤对化疗药物的敏感性不同。一般而言，CDDP、顺铂、EPI、ADM、VCR等细胞周期非特异性药物，用于化疗栓塞或一次性冲击化疗药物灌注，适用于骨肉瘤等。MTX和CTX等细胞周期特异性药物用于长期持续性化疗灌注，适用于尤文肉瘤、软组织肉瘤及转移瘤等[53]，可根据病情安排2～3周灌注1次，共3～7次为1个疗程。软骨肉瘤对化疗不敏感应以栓塞治疗为主。

骨恶性肿瘤介入治疗有效的指征为：

疼痛症状近期缓解或消失。

术后追踪观察提示肿块缩小，边界变得清晰，钙化增多。

术前辅助治疗者，术中出血明显减少、术野清楚、肿瘤完整切除，外科医生满意。

## 病例评述

### 例 13-4-1（图 13-4-6）

男性，67岁。左髂骨软骨肉瘤放疗后14年，一直有间歇性隐痛，近1年来左髂骨疼痛加剧，再次行放疗无明显效果，入院行介入治疗。行左髂总动脉造影显示左髂内动脉异常分支增多（A），呈浅淡染色（B）。导管超选择进入左髂内动脉注入卡铂、表柔比星与碘油乳剂，肿瘤内可见碘油沉积（C）。症状仅有暂时性减轻。1个月后CT复查示病灶无明显变化，行左髂内动脉造影示肿瘤供血情况与前次相比无明显变化（D），以3mm、4mm两枚钢圈栓塞左臀上动脉后，在左髂内动脉主干内经导管注入锶-89与碘油乳剂（E）。患者疼痛明显缓解，但2个月后疼痛又复发，再次以同样方式治疗。

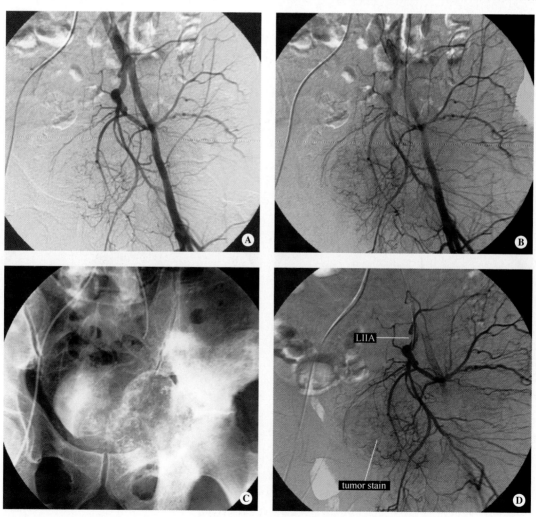

图 13-4-6　左髂骨软骨肉瘤，栓塞治疗

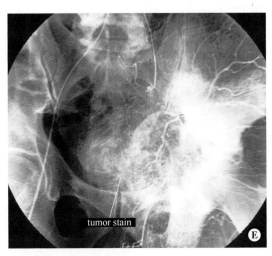

图 13-4-6　左髂骨软骨肉瘤,栓塞治疗(续)

tumor stain.肿瘤染色

【评述】　软骨肉瘤对放疗及化疗均不敏感,对于不能手术切除的病灶或者患者不愿行手术时,介入治疗的目的主要是缓解症状。本例经导管直接向肿瘤供血动脉内灌注锶-89取得较好的止痛效果。锶-89发射出的β射线穿透距离是 2cm,无须隔离治疗。在病变供血动脉注入锶-89,药物在病灶内分布较均匀,较经皮病灶内注射术效果好。锶-89半衰期为 52 天,重复治疗时应注意用药间隔时间。

(何晓峰)

# 第五节　良、恶性椎体病变的骨水泥成形术治疗

参见第四章第十七节内容。

## 病例评述

### 例 13-5-1(图 13-5-1)

女性,60 岁。下腰部疼痛伴右胫前区麻木 2 年余,加重伴左下肢麻木 1 个月。行腰椎 MR 检查,结果提示:腰 4 椎体改变,考虑为椎体内血管瘤并同层椎管狭窄(A)。先行 DSA 和血管栓塞,减少肿瘤出血。介入手术过程:先行腹主动脉下段造影,可见腰 4 椎体一富血供病灶显影,染色明显(B)。超选择入腰 4 动脉,造影显示其部分分支参与椎体血管瘤的血供,实质期血管瘤染色明显(C)。用普通钢圈行腰 4 动脉远端保护性栓塞,近端予直径 500~700μm 的 PVA 颗粒进行栓塞治疗,直至血流停止(D)。再超选择入腰 3 动脉,见腰 3 动脉的部分分支也参与供血(E)。同样用钢圈行保护性栓塞

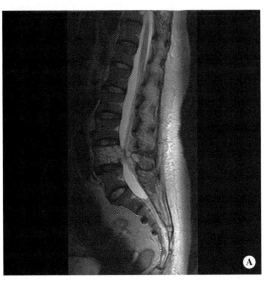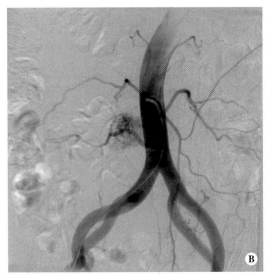

图 13-5-1　椎体内血管瘤

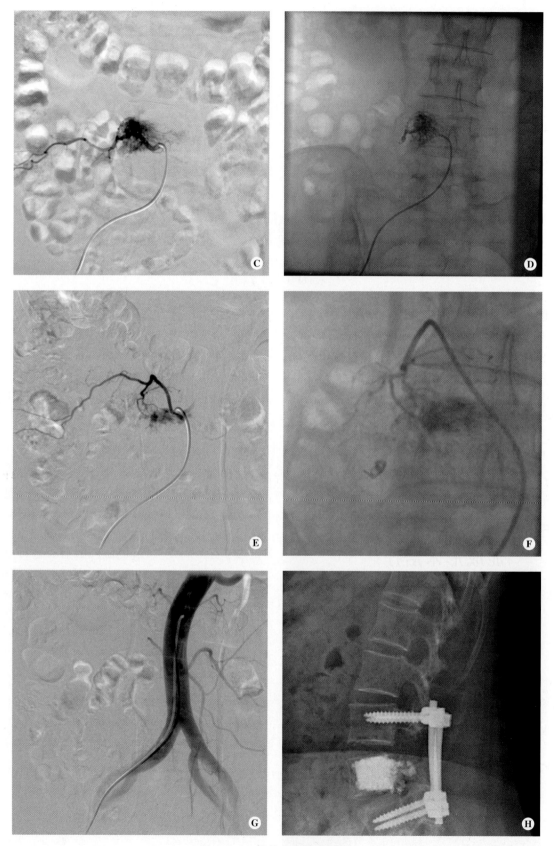

图 13-5-1 椎体内血管瘤(续)

后,予 PVA 颗粒进行栓塞治疗(F)。复查腹主动脉下段造影,见血管瘤未再显影(G)。介入术后第 2 天行骨水泥灌注椎体成形术。在腰 4 双侧上关节突外侧按照标准进针点置入穿刺针,透视确定穿刺针位于椎弓根上中 1/3 内,指向椎体中部。逐步进针,见针头到达椎体前中 1/3 处时停止进针。骨水泥混匀后抽入 2ml 注射器内,待骨水泥黏稠如牙膏状时,拔出穿刺针芯,缓慢将骨水泥经穿刺针套筒注入腰 4 椎体内。透视见骨水泥均匀分布于腰 4 椎体内,椎体后缘少量骨水泥渗漏。停止注射,注射量两侧均为 6ml。待体外骨水泥凝固后拔出穿刺针。术后复查示血管瘤内骨水泥沉积良好(H)。

【评述】 本例鉴于患者血管瘤诊断明确,先行供血动脉栓塞治疗,再实施骨水泥注射,以减少出血的风险。

**例 13-5-2**(图 13-5-2)

男性,36 岁。车祸外伤后腰背痛 1 周,X 线及 MR 示胸 12 椎体压缩性骨折,椎体后缘骨皮质完整。椎体静脉造影未见血管破裂征象。PV 术后骨水泥沉积良好,患者疼痛迅速明显减轻,2 天后出院。

【评述】 骨水泥及时治疗能灭活椎体内神经末梢,短期内疼痛迅速缓解。(该病例由中山大学附属中山医院李晓群教授提供。)

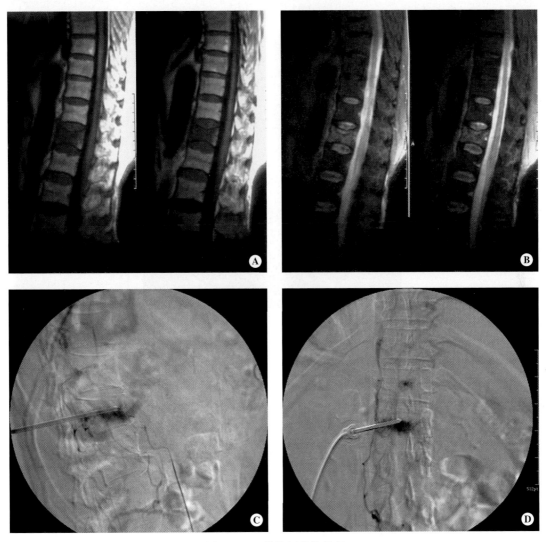

图 13-5-2 椎体压缩性骨折

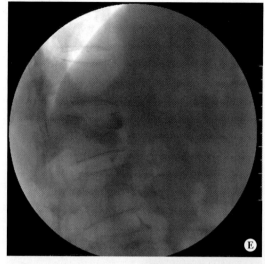

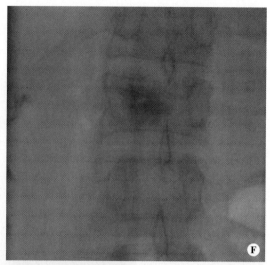

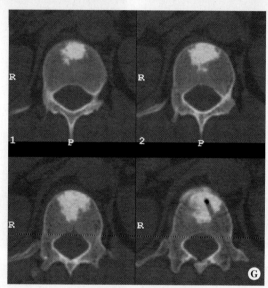

图 13-5-2　椎体压缩性骨折(续)

（庞桦进　何晓峰）

## 第六节　深部软组织内阳性异物套管法钳取术

阳性异物即为 X 线下可视的异物,如金属碎片、铅弹和断针等。软组织内阳性异物存留主要对患者心理上造成一定的负担,部分可引起局部胀痛不适等临床症状,而重金属异物存留对机体有一定的毒性作用。因此,多主张尽可能取出。表浅阳性异物取出较易。皮下组织以下的深部软组织内阳性异物,手术取出费时、创伤大和并发症较多,有时甚至失败。笔者采用介入的方法取深部异物,具有创伤小、成功率高、并发症少等优点,已成为首选的方法。

### 器材

Hijikata 钳夹式椎间盘摘除器套装(山东济南龙冠公司生产和南京英特雷公司生产),含穿刺定位针、系列扩张管、外套管和髓核钳(图 13-6-1),外套管外径为 0.58cm;小手术包。

### 适应证

异物存留原则上均应取出,特别在下列情况应尽早取出:

异物尖锐,可能损伤周围重要组织脏器。

异物位于重要组织如血管、神经周围。

异物随着机体的运动而移位者。

引起患者疼痛不适等症状或心理负担较重者。

异物存留合并感染者,应待感染控制后进行。但如果异物是导致感染的根源或导致感染迁延不愈,应尽早取出。

对于无症状的异物是否取出,主要取决于患者的心理承受状况和取异物对患者的创伤。采用介入的方法取出异物,创伤小、成功率高、并发症少,适应证可适当放宽。

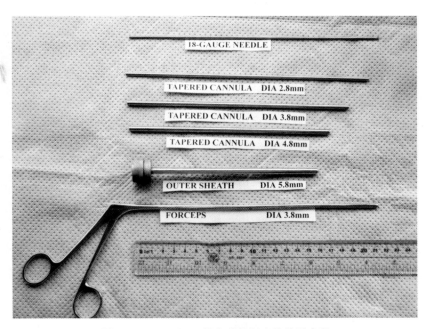

图 13-6-1　Hijikata 钳夹式椎间盘摘除器套装

## 禁忌证

本术不适于在异物合并感染时施行,应在感染控制后进行。

位于大血管等危险部位的异物是否取出,应进行充分的讨论和风险评估,再做决定。

X 线透视下不显影的异物不宜采用本方法取出。

## 技术方法

### 确定异物的位置

术前行必要的 X 线检查,以确定异物的大小、形态、数量及位置。对可能位于血管和神经附近的异物,可行超声和 CT 检查以确定其关系(图 13-6-2)。

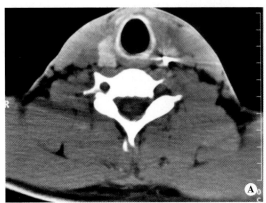
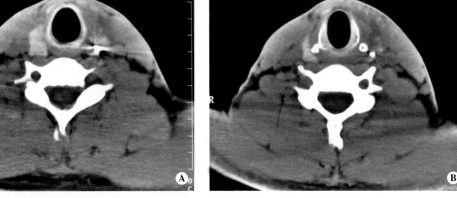
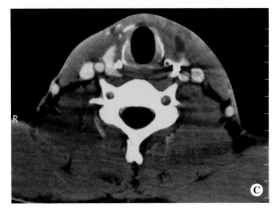

图 13-6-2　CT 检查显示异物与血管的关系

平扫 CT 显示异物位于左胸锁乳突肌后方、甲状腺旁(A);增强 CT 动脉期显示异物与颈动脉的关系(B);静脉期显示异物位于颈动静脉之间(C)

### 选定皮肤进针点

原则为首先应确保进针点至异物的途中无重要的血管、神经。其次在患者较舒适的体位上，应尽量使皮肤进针点与异物之间的距离最短。透视下旋转体位或X线球管，观察异物离皮肤最近处，并在皮肤上做标记，即为皮肤进针点。如为长条状异物，应选离皮肤较近的一端为靶端，皮肤进针点与靶端连线的方向尽量与异物在体内的方向平行，这样有利于异物一次性整体取出，减少长条状异物在机体内断裂的机会（图13-6-3）。

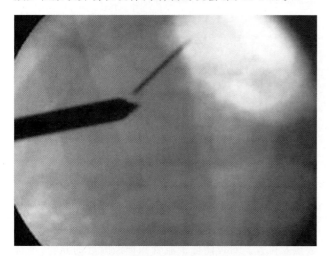

图13-6-3　卧位左背部针状异物存留
穿刺和套管指向异物的下端

### 穿刺

在皮肤进针点局部消毒铺巾，局麻，皮肤切一约1.0cm长小口。透视下将定位针刺向异物处。为减少X线损伤和提高穿刺的准确性，可将X线球管或人体旋转，使X线的方向与皮肤进针点和异物连线的方向成90°，然后在侧位透视下将定位针刺向异物处。正侧位透视均证实针尖触及异物（图13-6-4和图13-6-5），偏差较大时应重新穿刺。对长条状异物，应尽量与异物在体内方向平行穿刺靶端。

### 建立工作通道

确认位置正确后，先用系列扩张管沿定位针逐级扩张穿刺通道。过程中应缓慢旋转推进扩张管，使其头端触及异物，避免改变方向和异物移位。最后引入外套管，撤出扩张管。

### 游离异物

由于异物常有纤维组织包裹并与周围组织粘连，所以必须先将其游离。方法有：

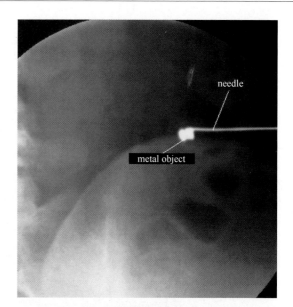

图13-6-4　正位透视观察定位针在异物旁
needle.针；metal object.金属异物

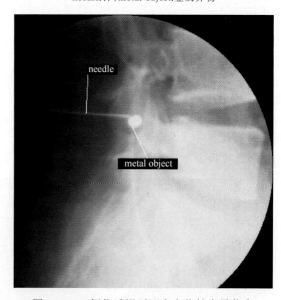

图13-6-5　侧位透视下证实定位针在异物旁

**用外套管游离**。在外套管引入到异物正前方时，旋转推进外套管，使异物进入外套管内（图13-6-6和图13-6-7）。推进时，可于对侧顶住加压，或推向骨性结构，以防止其滑动。为减少对异物周围组织的损伤，应尽量在建立取异物通道时，使外套管头端触及异物。此法不需要撕裂周围组织，创伤小，但有时难以完全将异物游离。多作为基本的游离方法。对于靠近神经的球形异物，如采取钳夹和撕裂异物周围组织的方法时，可出现明显的神经牵拉症状，甚至可对神经造成损伤，此时采用外套管罩住异物后，小心地敲击外套管，利用振动和外套管的"扫扒"使异物游离和自行从外套管滑出，从而可以最大限度地减少对神经的损伤。笔者以此法成功取出4颗位于大腿深部坐骨神经及分支旁的"霰弹"，术后患者下肢活动受限的症状消失，无明显神经损伤并发症。如异物留置体内时间较长，与周围组织包裹严重，此法可能难以取出。

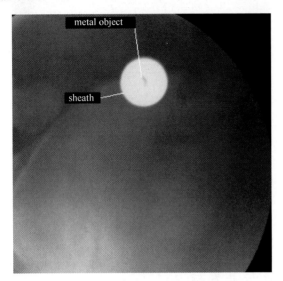

图 13-6-6　正位观察异物进入外套管
metal object.金属异物；sheath.套管

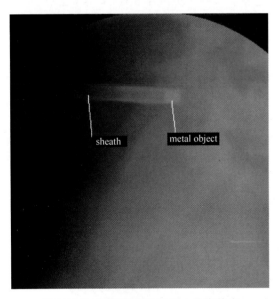

图 13-6-7　侧位观察异物进入外套管内

**用髓核钳游离**。经外套管送入髓核钳达异物旁，稍后退外套管，使钳嘴伸出夹住异物（图 13-6-8 和图 13-6-9），缓慢旋转并外拔髓核钳或与外套管一起外拔，撕裂异物周围组织。如难以钳住异物，周围又无重要的组织器官，可用髓核钳先夹住异物周围组织，缓慢旋转并外拔髓核钳将其撕裂，松解异物与周围组织，以利于钳住异物。

**用血管钳游离**。对颈部异物，位置不是太深，在工作通道建立后，采用髓核钳游离不规则形异物有困难时，可直接采用血管钳经工作通道游离异物，以克服外

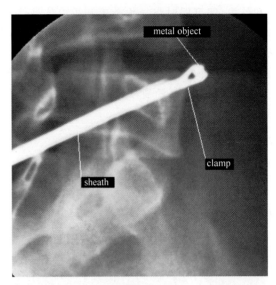

图 13-6-8　侧位透视下髓核钳夹住异物
clamp.钳

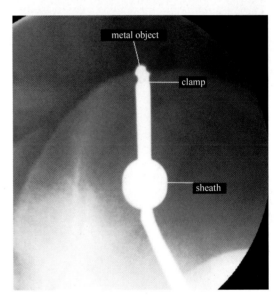

图 13-6-9　正位透视下进一步证实

套管限制髓核钳活动的缺点。笔者以此法成功取出 2 例位于左颈部胸锁乳突肌后方、颈总动脉旁 0.5cm 左右的不规则金属片，术中及术后无出血并发症，其中 1 例先在外院行外科手术取异物，术中误伤甲状腺上动脉，切除了部分甲状腺，仍未将异物取出（图 13-6-2），而转入笔者科室。

上述三种游离异物的方法可结合起来应用。以外套管游离为基础，然后进行髓核钳和（或）血管钳游离。长条状异物，如断针、钢丝等，应游离其靶端。

**取出**

异物被良好游离后，即可在重力作用下沿外套管直接到体外。采用髓核钳或血管钳夹住异物后，缓慢

旋转和外拔,即可同时将异物游离和拔出体外(图13-6-10)。异物体积较大时,可与外套管一起拔出体外。长条状异物,在游离其靶端后,沿其在体内的方向,多可整体拔出体外(图13-6-11)。如异物在体内时间较长,有可能已断裂或易断裂,此时,取出一段后,应同法取出另一段。

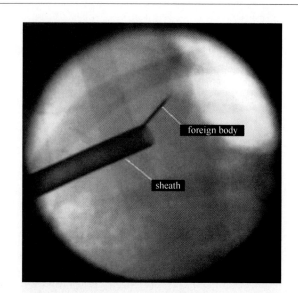

图 13-6-11 异物抓取
采用套管法钳住针状异物的一端

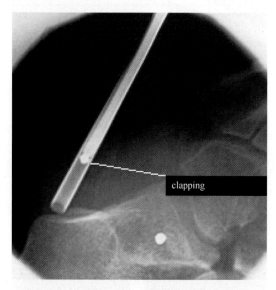

图 13-6-10 异物游离
髓核钳游离异物后,通过外套管直接将异物拔出体外

**术后处理**

观察切口有无明显出血,如有予以压迫止血。小切口可直接用弹力胶布黏合。较大者,需缝合一针。术后常规给予抗生素3天。

## 疗效与并发症

笔者于1998～2006年5月,采用本法对86例体内深部软组织内金属异物存留患者进行治疗。异物数量1～107颗,共198颗。其中类圆形异物175颗,均为猎枪或气枪子弹;不规则形15颗,如铁片(图13-6-12)、铁屑等;长条状异物9例。异物存留时间7～120天,平均60天。其中36例曾行外科取异物失败。有49例患者异物存留于下肢,14例存留于项颈部,10例存留于上肢,腰背部8例,臀部3例,右膝关节腔内1例,盆腔子宫直肠窝内1例。异物长度0.3～3.8cm。所有患者异

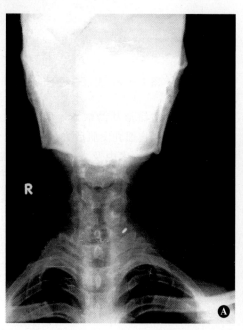

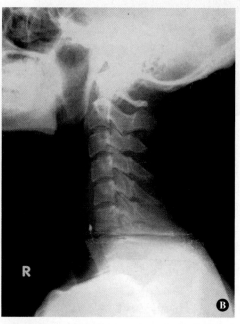

图 13-6-12 阳性异物
正位(A)、侧位(B)显示左颈部不规则形铁片

物均成功取出,成功率100%。其中有1例存留107颗异物的患者分3次将异物取出。

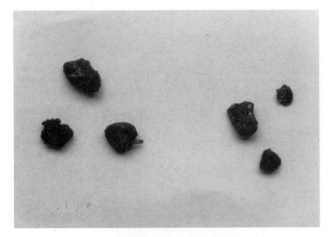

图 13-6-13 部分异物取出后
外周有纤维组织包裹

异物取出时间为3～20分钟,平均10分钟,X线曝光时间为80s～8分钟,平均3.4分钟。

取出的金属异物部分仍包裹有少许周围组织(图13-6-13),行病理检查示透明样变性,少许有异物反应。

1例术后出现第1、2趾麻木感,7天后自行恢复。未发现局部血肿、感染和其他脏器损伤等并发症。随访1～72个月,均未见并发症。

## 病例评述

### 例 13-6-1(图 13-6-14)

男性,39岁。被气枪子弹射中右足部1个月。透视下观察小金属异物位于右足底。引入套管于异物旁(A)。向跟骨推进使异物进入外套管内(B),用髓核钳夹住异物拔出体外。

【评述】 该足底软组织难以固定异物,在用套管套异物时,往往会移动。因此,可将异物推向足根骨,有利于套住异物。

### 例 13-6-2(图 13-6-15)

男性,30岁。右大腿枪伤伴金属异物存留,右膝关节屈曲受限。分3次取出异物107颗。术前部分异物存留(A),采用髓核钳夹住异物取出(B)。

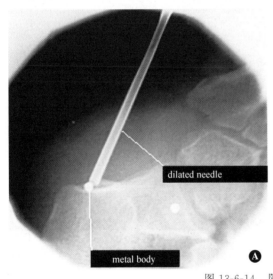
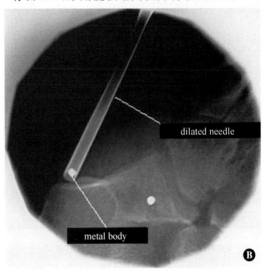

图 13-6-14 阳性异物取出 1
metal body.金属异物;dilated needle.扩张通道

【评述】 该经皮穿刺套管法,为体内异物的取出建立了一操作简单、创伤少的途径。与外科手术相比,本术是采用经皮穿刺,扩张管逐级扩张穿刺通道,建立异物钳取途径,因此,具有以下优点:避免了因手术分离牵拉、肌肉收缩等引起的异物移位,提高了手术成功率,缩短了操作时间;采用外套管法扩张通道,钝性分离周围组织,减少了创伤,且可挤开周围重要的组织器官,避免其损伤。减少了并发症,拓宽了异物取出术的适应证。本例成功取出107颗霰弹,并且取出位于大腿坐骨神经旁的金属异物,足以证明其高效性和安全性。

### 例 13-6-3(图 13-6-16)

男童,11岁。发现左背部针状异物存留1年并断裂(A),到多家医院未能行异物取出。局麻下采用套管法钳住异物的一端并取出(B),分次取出术后(C)。

【评述】 对针状异物的取出,先要确定一端为靶端。一般选定周围无重要的组织结构、接近体表的一端。再选定皮肤进针点,尽量使进针与条状异物平行。套取异物时,要首先使靶端进入套管内,然后才送入髓核钳夹住异物取出。

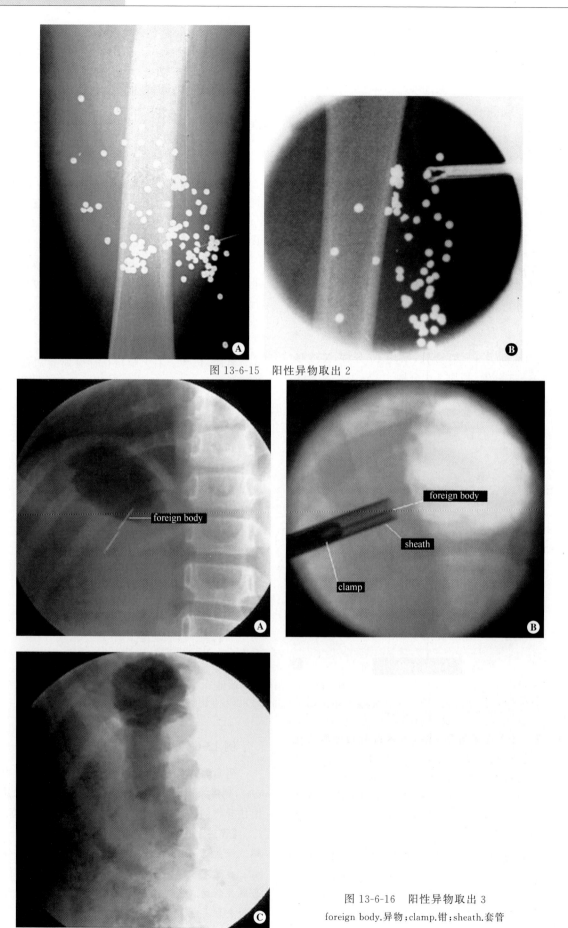

图 13-6-15　阳性异物取出 2

图 13-6-16　阳性异物取出 3
foreign body.异物;clamp.钳;sheath.套管

例 **13-6-4**（图 13-6-17）

女性,64 岁。在外院臀上肌内注射抗生素后疼痛

1 周。局部涂药处理无好转。摄片和 CT 检查示左直肠子宫窝长条状金属异物（A、B）。患者疑为断针,要求取出。确定异物靠外的一端为靶端。正侧位选定皮肤进

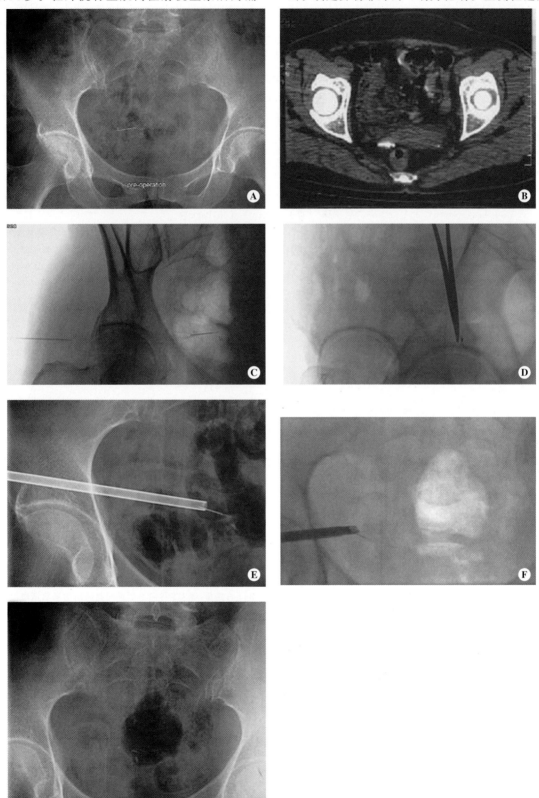

图 13-6-17　阳性异物取出 4

针点(C、D),进针时与针状异物平行,套管捕捉异物的靶端后(E),送入髓核钳夹住异物(F)并取出(G)。取出的针状异物为实心,已生锈,证实不是注射针头。追问病史,考虑为患者在行输卵管节育手术时遗留的。

**【评述】** 本例由于患者怀疑是肌内注射抗生素时的断针,存在医疗纠纷,要求取出。本例成功取出,解除了医疗纠纷。本例异物存留在直肠子宫窝内,且又是针状异物,取出存在一定的难度和风险。在手术过程中尽量向子宫方向操作,减少对直肠损伤的可能。由于异物存留时间较长,周围组织包裹,游离异物的靶端较困难。笔者先采用钝头髓核钳游离靶端,再采用较锐利的髓核钳才夹住靶端取出。

(陈　勇)

## 参 考 文 献

[1] 鲁玉来.腰椎间盘突出症.北京:人民军医出版社,2008

[2] Smith L.Enzyme dissolution of the nucleus polposus in humans. JAMA,1964,187:137~142

[3] Hijikata S.Percutaneous nucleotomy:a new treatment method for lumbar discherniation.J Toden Hosp,1975,5:39~43

[4] Onik G,Helms CA,Ginsburg L,et al.Percutaneous lumbar diskectomy using a new aspiration probe.AJNR Am J Neuroradiol, 1985,6:290~293

[5] Choy D,Ascher P,Ranu HS,et al.Percutaneous laser decompression.Spine,1992,17:949~956

[6] Muto M,Avella F.Percutaneous treatment of herniated lumbar disc by intradiscal oxygen-ozone injection.Interventional Neuroradiology,1998,4:273~286

[7] 何晓峰,俞志坚,李彦豪.经皮穿刺 $O_2$-$O_3$ 混合气体注射术治疗腰椎间盘突出症.中华放射学杂志,2003,37:827~830

[8] Bocci V.Ozone as a bioregulator.Pharmacology and toxicology of ozonetherapy today.J Biol Regulat Homeost Agent,1996,10: 31~53

[9] Bocci V.Biological and clinical effects of ozone.Has ozone therapy a future in medicine? Brit J Biomed Sci,1999,56:270~279

[10] 俞志坚,何晓峰,陈勇,等.臭氧对髓核超微结构的影响.介入放射学杂志,2001,10(3):161~163

[11] Iliakis.Rationalization of the activity of medical ozone on intervertebral disc.Revista di Neuroradiologia,2001,14:23~30

[12] Moto.Intradiscal and intramuscular injection of oxygen-ozone: pathological evaluation.Riv Ital Ossigeno -Ozonoterapia,2004,3: 7~13

[13] MacNab I.Negative disc exploration.J Bone Joint Surg Am,1971, 53:891~903

[14] 何晓峰.臭氧治疗的临床应用.北京:科学出版社,2009

[15] Andreula CF.Lumbosacral disc herniation and correlated degenerative disease:spinal interventional chemodiscolysis with $O_3$.Riv Neuroradiol,2001,14(Suppl 1):81~88

[16] Alexandre.Intradiscal injection of $O_2$-$O_3$ to treat lumbar disc herniation.Riv Ital Ossigeno -Ozonoterapia,2002,1:165~169

[17] Leonardi M,Simonetti L,Barbara C.Effetti dell'ozono sul nucleo polposo:reperti anatomo-patologici su un caso operato.Riv Neuroradiol,2001,14(Suppl 1):57~59

[18] 何晓峰,李彦豪,陈汉威,等.臭氧治疗腰椎间盘突出症 600 例临床疗效分析.中国介入影像与治疗学,2005,2(5):338~341

[19] 马光辉,张国民,杨儒谋,等.臭氧治疗腰椎间盘突出症(附 86 例临床报告).实用临床医学,2003,4(5):36~37

[20] 肖越勇,孟晓东,李继亮,等.CT 导向下臭氧消融术治疗腰椎间盘突出.中国介入影像与治疗学,2005,2(4):245~248

[21] 李庆祥,王燕申.臭氧治疗学.北京:北京医科大学出版社.2008

[22] C.F.Andreula,et al.Minimally invasive oxygen-ozone therapy for lumbar disc herniation.American Journal of Neuroradiology, 2003,24:996~1000

[23] 第 8 届世界神经介入治疗大会论文汇编.2005 年 10 月,威尼斯. L56,Page 84

[24] 何晓峰,李彦豪,宋文阁,等.经皮腰椎间盘臭氧注射术规范化条例.中国介入影像与治疗学,2005,2(5):387~388

[25] 孙钢.脊柱非血管性介入治疗学.济南:山东科学技术出版社,2002

[26] 田慧中.实用脊柱外科学.广州:广东科技出版社,2008

[27] 何晓峰,李彦豪,卢伟,等.经皮穿刺 $O_2$-$O_3$ 混合气体盘内注射术治疗颈椎间盘突出症.中华放射学杂志,2005,39(12):1~4

[28] He XF,Xiao YY.Percutaneous intradiscal $O_2$-$O_3$ injection to treat cervical disc herniation.Rivista di Neuroradiologia,2005,18: 75~78

[29] 郭盛龙,等.颈椎间盘突出症行颈椎间盘臭氧溶解术致脑血管痴呆 1 例.颈腰痛杂志,2011,32:318~319

[30] 方生永,等.经皮穿刺颈椎间盘内注射臭氧髓核消融术穿刺针损伤小动脉致脑栓塞 1 例.临床麻醉学杂志,2011,27:311

[31] F.albertini.Ozone Administration in the treatment of herniated cervical disc.Rivista Italiana di Ossigeno-Ozonoterapia,2002,1: 203~206

[32] Fabris G.Oxygen-ozone therapy for herniated cervical disc description of a personal technical procedure:paravertebral injection into the cervical muscle fasciae.Rivista Italiana di Ossigeno-Ozonoterapia,2003,2:163~168

[33] 肖越勇,等.CT 导向下颈椎间盘突出的臭氧消融治疗.中华放射学杂志,2007,4:397~400

[34] 牟桂玲,等.臭氧髓核溶解术治疗颈椎间盘突出症的临床观察.中国疼痛医学杂志,2006,12:310~311

[35] 单鸿,罗鹏飞,李彦豪.临床介入诊疗学.广州:广东科技出版社,1997:151~154

[36] 吴恩惠,刘玉清,贺龙树.介入性治疗学.北京:人民卫生出版社,1994:381~388

[37] 王云钊,曹来宾.骨放射诊断学.北京:北京医科大学/中国协和医科大学联合出版社,1994:213~305

[38] 隋邦森,吴恩惠,陈雁冰.磁共振诊断学.北京:人民卫生出版社,1994:483~550,808~819

[39] 高元桂,蔡幼铨,蔡祖龙.磁共振成像诊断学.北京:人民军医出版社,1995:642~658

[40] 瞿玉兴,长谷利雄,中冈仲哉等.应用血管栓塞术治疗骨盆骨折大

出血.中华骨科杂志,1996,16:672~674

[41] 崔进国,王秀英,何学文.四肢动脉造影对诊断骨肿瘤及软组织肿瘤的价值.临床放射学杂志,1994,13:38~40

[42] 徐亚峰,董纪元,邢冲冲,等.骨肿瘤的术前栓塞初步研究(以术中失血较多的脊柱、骨盆肿瘤为主).临床放射学杂志,1995,14:370~372

[43] 章祖成,王达芳.选择性动脉栓塞在骨肿瘤治疗中的应用.中华骨科杂志,1996,16:732~734

[44] 金龙,邹英华,桑怀广,等.58例骨与软组织恶性肿瘤的介入治疗——临床、影像与病理综合评价.中华放射学杂志,1999,33:629~632

[45] 顾雄华,刘植珊,李光业,等.下肢恶性骨肿瘤保肢治疗51例.中国矫形外科杂志,1999,6:14~16

[46] 马忠泰.当前骨肉瘤治疗中的几个问题.中华骨科杂志,1995,15:803~804

[47] 崔志鹏,杨铁,邢冲冲,等.骨盆肿瘤的术前栓塞.中华骨科杂志,1996,16:668~671

[48] Lankford A,Scukowski CK.Bilateral external illiac artery dissections after pelvic fracture:case report. J Trauma, 1999, 47:784~786

[49] O'neill PA,Riina J,Sclafani S,et al. Angiographic findings in pelvic fractures.Clin Orthop Relat Res,1996,329:60~63

[50] ohleman T,Bosch U,Gansslen A,et al.The Hannover experience in management of pelvic.Clin Orthop,1994,305:69~80

[51] lein SK,Soroyan RM,Baumgartner F,et al. Management strategies of vascular injuries associated with pelvic fractures.J Cardiovasc Surg,1992,33:349~351

[52] Mucha P,Farnell MS.Analysis of pelvic fracture management.J Trauma,1984,24:379~381

[53] Simon R,Cater FRCS,Rober J,et al.A review of 13 years:experience of osteosarcoma.Clin Orthop,1991,270:45~51

[54] Voegel E,Fuchs WA.Arteriaography in bone tumours.BJR,1976,49:407~409

[55] Rossi C,Rossi S,Boriani S,et al.Percutaneous transcatheter arterial embolization of the bone and soft tissue tumors.Skeletal Radiol,1990,19:555~560

[56] De Cristofaro R,Biagini R,Boriani S,et al.Selective arterial embolization in the treatment of aneurysmal bone cyst and angioma of bone.Skeletal Radiol,1992,21:523~527

[57] Feldman F,Casarella WJ,Dick HM,et al.Selective intraarterial embolization of bone tumor.AJR,1975,123:130~133

（本章责任主编　何晓峰）

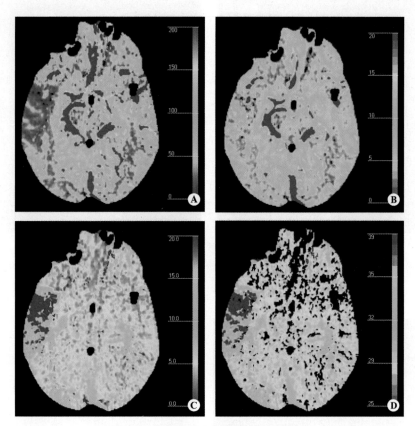

**彩图1　右侧大脑中动脉M1段急性闭塞**

脑CT灌注成像示右侧颞顶叶脑血流量 CBF（A）明显下降，脑血容量 CBV（B）稍下降，平均通过时间 MTT（C）、峰值时间 TTP（D）延长。提示右侧缺血脑组织通过积极治疗恢复血供可使其功能逆转

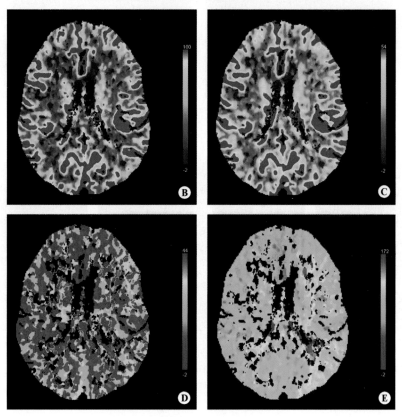

**彩图2　左大脑中动脉M1段重度狭窄**

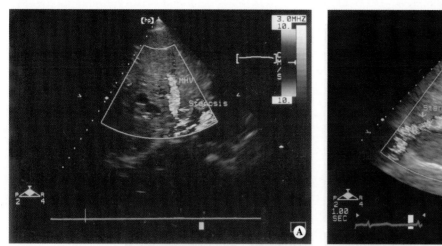
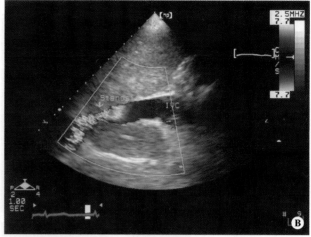

彩图3　BCS彩色多普勒检查

肝中静脉（MHV）狭窄及局部彩色血流束细窄（A）；下腔静脉（IVC）近第二肝门处血流细窄（B）。MHV.肝中静脉；stenosis.狭窄；IVC.下腔静脉

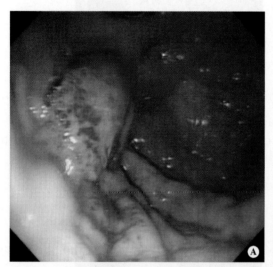
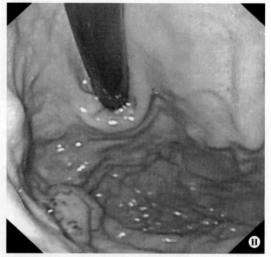

彩图4　区域性门静脉高压

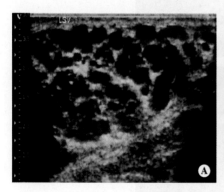
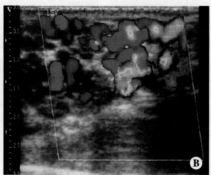
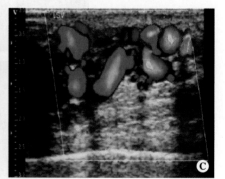

彩图5　左侧精索静脉曲张的CDFI表现

左侧阴囊精部可见曲张的蔓状静脉丛（A），精索静脉内径5.0mm。平静呼吸时可见持续的红、蓝相间的彩色血流信号（B），
Valsalva试验时颜色变亮（C）

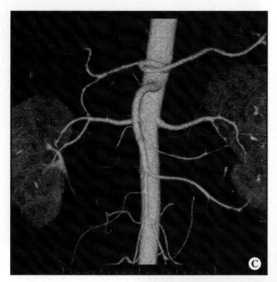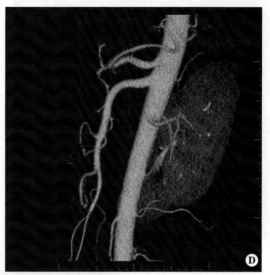

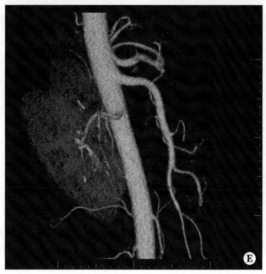

**彩图6 肠系膜上动脉的正常CT解剖**

上腹部CTA示肠系膜上动脉的走行及其与腹主动脉的关系（C. 前后位；D. 右侧位；E. 左侧位）

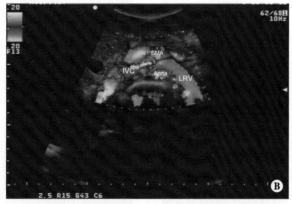

**彩图7 "胡桃夹"综合征的血管影像学检查**

CDFI示左肾静脉近心端有五彩血流通过且流速为145cm/s，远心端流速为30cm/s（B）

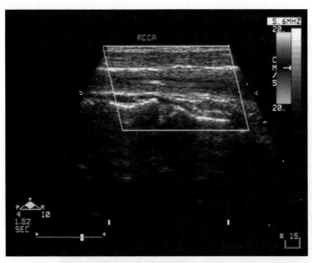

**彩图8　多发性大动脉炎**

CDUS显示动脉内膜增厚，管腔狭窄，血流变细

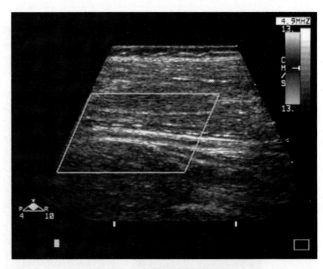

**彩图9　血管闭塞性脉管炎**

CDUS显示胫前动脉内膜尚光滑，CDI见管腔内无彩色血流

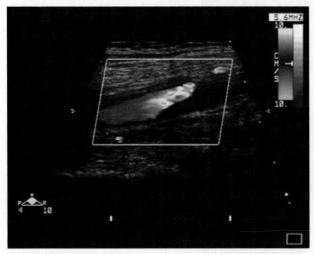

**彩图10　动脉血栓形成**

动脉CDI可见阻塞处成斜坡状，阻塞部位有红蓝血流存在

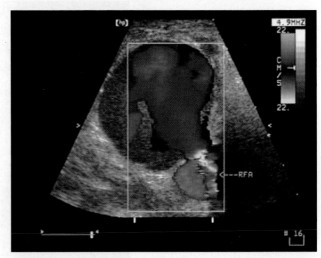

**彩图11　假性动脉瘤形成**

右股动脉旁可见一类圆形腔隙，CDI见其内红色血流信号自股动脉内顺瘘口流入腔隙中，腔内尚有附壁血栓。RFA. 右股动脉

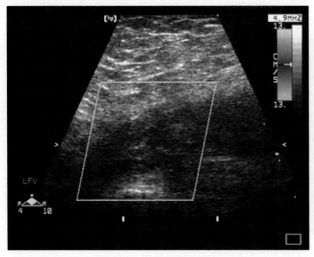

**彩图12　左股静脉血栓形成**

左股静脉CDI可见其内无彩色血流信号

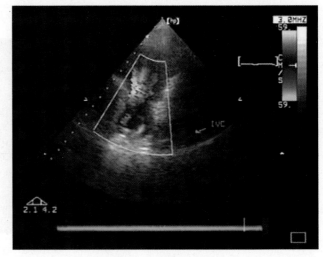

**彩图13　上腔静脉综合征**

上腔静脉CDI见彩色血流为逆向红色血流